OITAVA EDIÇÃO

Manual de Anestesiologia Clínica Procedimentos do Massachusetts General Hospital

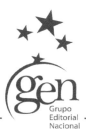

O GEN | Grupo Editorial Nacional – maior plataforma editorial brasileira no segmento científico, técnico e profissional – publica conteúdos nas áreas de ciências da saúde, exatas, humanas, jurídicas e sociais aplicadas, além de prover serviços direcionados à educação continuada e à preparação para concursos.

As editoras que integram o GEN, das mais respeitadas no mercado editorial, construíram catálogos inigualáveis, com obras decisivas para a formação acadêmica e o aperfeiçoamento de várias gerações de profissionais e estudantes, tendo se tornado sinônimo de qualidade e seriedade.

A missão do GEN e dos núcleos de conteúdo que o compõem é prover a melhor informação científica e distribuí-la de maneira flexível e conveniente, a preços justos, gerando benefícios e servindo a autores, docentes, livreiros, funcionários, colaboradores e acionistas.

Nosso comportamento ético incondicional e nossa responsabilidade social e ambiental são reforçados pela natureza educacional de nossa atividade e dão sustentabilidade ao crescimento contínuo e à rentabilidade do grupo.

OITAVA EDIÇÃO

Manual de Anestesiologia Clínica Procedimentos do Massachusetts General Hospital

Editor Sênior
Wilton C. Levine, MD

Editores Associados
Rae M. Allain, MD
Theodore A. Alston, MD, PhD
Peter F. Dunn, MD
Jean Kwo, MD
Carl E. Rosow, MD, PhD

Department of Anesthesia, Critical Care, and Pain Medicine
Massachusetts General Hospital
Harvard Medical School
Boston, Massachusetts

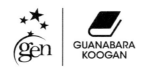

- Os autores deste livro e a editora empenharam seus melhores esforços para assegurar que as informações e os procedimentos apresentados no texto estejam em acordo com os padrões aceitos à época da publicação. Entretanto, tendo em conta a evolução das ciências, as atualizações legislativas, as mudanças regulamentares governamentais e o constante fluxo de novas informações sobre os temas que constam do livro, recomendamos enfaticamente que os leitores consultem sempre outras fontes fidedignas, de modo a se certificarem de que as informações contidas no texto estão corretas e de que não houve alterações nas recomendações ou na legislação regulamentadora.

- Os autores e a editora se empenharam para citar adequadamente e dar o devido crédito a todos os detentores de direitos autorais de qualquer material utilizado neste livro, dispondo-se a possíveis acertos posteriores caso, inadvertida e involuntariamente, a identificação de algum deles tenha sido omitida.

- **Atendimento ao cliente: (11) 5080-0751 | faleconosco@grupogen.com.br**

- Traduzido de
  Handbook of Clinical Anesthesia Procedures of the Massachusetts General Hospital, 8ª ed.
  Copyright © 2010 by Lippincott williams & wilkins, a Wolters kluwer business.
  All rights reserved.
  This edition of Handbook of Clinical Anesthesia Procedures of the Massachusetts General Hospital, 8ª ed., by Wilton C. Levine, is published by arrangement with Lippincott Williams & Wilkins, Inc., USA.
  ISBN: 9781605474601
  Esta edição de Handbook of Clinical Anesthesia Procedures of the Massachusetts General Hospital, 8ª ed., de Wilton C. Levine, é publicada por acordo com Lippincott Williams & Wilkins, Inc., USA.

- Direitos exclusivos para a língua portuguesa
  Copyright © 2012 by
  Guanabara Koogan Ltda.
  Uma editora integrante do GEN | Grupo Editorial Nacional
  Travessa do Ouvidor, 11
  Rio de Janeiro – RJ – 20040-040
  www.grupogen.com.br

- Reservados todos os direitos. É proibida a duplicação ou reprodução deste volume, no todo ou em parte, em quaisquer formas ou por quaisquer meios (eletrônico, mecânico, gravação, fotocópia, distribuição pela Internet ou outros), sem permissão, por escrito, da Editora Guanabara Koogan Ltda.

- Editoração eletrônica: *Anna Serviços de Editoração Ltda.*

- Ficha catalográfica.

CIP-BRASIL. CATALOGAÇÃO NA FONTE
SINDICATO NACIONAL DOS EDITORES DE LIVROS, RJ

M251

Manual de anestesiologia clínica : procedimentos do Massachusetts General Hospital / editor sênior Wilton C. Levine ; editores associados Rae M. Allain... [et al.] ; [revisão técnica Expedito Moreira ; tradução Cláudia Lúcia Caetano de Araújo]. - [Reimpr.]. - Rio de Janeiro : Guanabara Koogan, 2023.
il. ; 14 × 21 cm

Tradução de: Handbook of clinical anesthesia procedures of the Massachusetts General Hospital, 8th ed.
Apêndice
Inclui bibliografia e índice
ISBN 978-85-277-1899-8

1. Anestesiologia – Manuais, guias, etc. 2. Anestesia – Manuais, guias, etc. 3. Anestésicos – Administração e dosagem – Manuais, guias, etc. I. Levine, Wilton C. II. Alston, Theodore A. III. Massachusetts General Hospital. Dept. of Anesthesia, Critical Care, and Pain Medicine.

11-3546.	CDD: 617.96
	CDU: 616-089.5

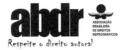

Revisão Técnica

Expedito Moreira, DM, MSc, TSA
Anestesiologista.
Ex-Professor Adjunto de Farmacologia da UFMG.
Ex-Presidente da Sociedade de Anestesiologia de Minas Gerais

Tradução

Cláudia Lúcia Caetano de Araújo
Médica

PREFÁCIO

A oitava edição de *Manual de Anestesiologia Clínica: Procedimentos do Massachusetts General Hospital* foi escrita por residentes, *fellows* e médicos da equipe do Department of Anesthesia, Critical Care and Pain Medicine do Massachusetts General Hospital. Este manual continua a dar ênfase aos fundamentos clínicos relacionados à administração segura da anestesia, aos cuidados perioperatórios, à terapia intensiva e ao controle da dor. As sugestões refletem as práticas clínicas atuais em nosso hospital e constituem a base de nossos programas de residência em Anestesia e *fellowship* em Terapia Intensiva, Dor e Anestesia Cardiotorácica.

Este manual complementa livros e periódicos, e pressupõe que o leitor já tenha algum conhecimento de anestesia, terapia intensiva e controle da dor. Destina-se a ser uma fonte de informações acurada e acessível para anestesiologistas, residentes em Anestesiologia, enfermeiros com capacitação em Anestesia, residentes de Especialidades Clínicas e Cirúrgicas, enfermeiros em geral, terapeutas respiratórios e outros profissionais da área da Saúde que participam da assistência perioperatória. O objetivo é o aprimoramento do ensino clínico e o incentivo a estudos mais detalhados. Cada capítulo contém uma lista atualizada de sugestões de leitura com esse propósito.

Há mais de 30 anos e com a ajuda de mais de 200 pessoas, o *Manual de Anestesiologia Clínica: Procedimentos do Massachusetts General Hospital* é editado, atualizado e aperfeiçoado para atender às necessidades dinâmicas desta área. A oitava edição tem a mesma base das anteriores, com o acréscimo de informações novas e atualizadas, exclusão de informações desatualizadas e manutenção do formato de livro de bolso. Envidamos nossos esforços para reformatar esta edição mantendo as informações necessárias e, ao mesmo tempo, tornando a leitura do texto mais fácil.

Desejamos agradecer aos editores das edições anteriores: Primeira Edição (1978): Philip W. Lebowits, John L. Clark, Daniel F. Dedrick, James R. Zaidan, Robert K. Crone; Segunda Edição (1982): Philip W. Lebowitz, Leslie A. Newberg, Michael T. Gillette; Terceira Edição (1988): Leonard L. Firestone, Philip W. Lebowitz, Charles E. Cook; Quarta Edição (1993): J. Kenneth Davison, William F. Eckhardt, III, Deniz A. Perese; Quinta Edição (1997): William E. Hurford, Michael T. Bailin, J. Kenneth Davison, Kenneth L. Haspel, Carl Rosow; Sexta Edição (2002): William E. Hurford, Michael T. Bailin, J. Kenneth Davison, Kenneth L. Haspel, Carl Rosow, Susan A. Vassallo; Sétima Edição (2007): Peter F. Dunn, Theodore A. Alston, Keith H. Baker, J. Kenneth Davison, Jean Kwo, Carl E. Rosow.

Agradecemos aos colaboradores das edições anteriores: Salahadin Abdi, Martin Andrew Acquadro, Aalok Agarwala, Shahriar Alikhani, Paul H. Alfille, James K. Alfimoff, Rae M. Allain, Robert P. Antonio, Rebecca Aslakson, Edwin G. Avery, IV, Hemanth A. Baboolal, Michael Bailin, Keith H. Baker, Jane C. Ballantyne, Paul Barach, James M. Barton, Salvatore J. Basta, Wayne H. Bellows, Clifferd Bierman, Luca M. Bigatello, Janice Bitetti, Edward Bittner, Ross Blank, Kenneth Blazier, Joshua Bloomstone, David Borsook, Ronald J. Botelho, Jeffrey B. Brand, James G. Cain, Jason A. Campagna, William H. Campbell, Bryn T. Carpenter, Daniel B. Carr, Christopher Carter, Shobana Chandrasekhar, Bobby Su-Pen Chang, Jonathan E. Charnin, Hovig Chitilian, John L. Clark, David Clement, Lydia Conlay, Charles E. Cook, Jeffrey B. Cooper, Benjamin G. Covino, Garland A. Cowan, Robert K. Crone, Jonathan H. Cronin, Marianna Crowley, Deborah J. Culley, Alberto deArmendi, Daniel F. Dedrick, Kevin C. Dennehy, Mark Dershwitz, Dragos Diaconescu, John V. Donlon, Peter F. Dunn, Richard P. Dutton, William Dylewsky, Clifton W. Emerson, Paul L. Epstein, Johnica A. Eyvazzadeh, Leonard L. Firestone, Susan Firestone, Stuart A. Forman, Robert Gaiser, Margaret Gargarian, Edward E. George, Clifford M. Gevirtz, Noel Gibney, Michael T. Gillette, Greg Ginsburg, Kenneth Giuffre, Randall S. Glidden, Takahisa Gogo, Sara N. Goldhaber-Fiebert, Loreta Grecu, Robin Kelly Guillory, Adrian K. Hamburger, Heath Gulden, Tania Haddad, Douglas M. Hansell, Jane Hardiman, P. Grace Harrell, Judith Hellman, Timothy J. Herbst, J. Fredrik Hesselvik, Randall S. Hickle, Thomas L. Higgins, Thomas Hill, Allen J. Hinkle, Ion Hobai, Vincent L. Hoellerich, Jonathan G. Hsaio, Robert Hunsaker, William E. Hurford, Mansoor Husain, Gloria

ix

x Prefácio

Hwang, D. Jay Iaconetti, Jason M. Isa, Charles C. Jeffrey, Andrew A. Jeon, Ping Jin, Ritu Kapoor, Michael D. Kaufman, Lisa A. Keglovits, William Kimball, David Kliewer, David Koehler, W. Andrew Kofke, James L. Konigsberg, Peter G. Kovatsis, Mary Kraft, Jean Kwo, Jill Lanahan, William B. Latta, Phillip K. Lau, Charles E. Laurito, Philip W. Lebowitz, Harish Lecamwasam, Betty Lee, Stephanie Lee, Lisa Leffert, Paul Lennon, Rebecca Leong, David Lerdahl, Wilton C. Levine, Jerrold H. Levy, Michael C. Long, Thomas J. Long, James C. Loomis, Amy C. Lu, Avine Lydon, Ward Reynolds Maier, John J. Marota, George A. Mashour, Eric Corey Matten, James B. Mayfield, Piotr Michalowski, Thomas A. Mickler, Richard A. Miller, Alex Mills, Jeannie Min, Meraj M. Mohiuddin, Rowan Molnar, Holly Ann H. Morgan, Robert J. Morgan, Brian P. Murray, Michael Natale, Leslie A. Newberg, Ronald S. Newbower, Phillippa Newfield, Ervant Nishanian, Takefumi Nishida, Ala Nozari, Daniel L. Nozik, Conor O'Neill, Vilma E. Ortiz, Charles W. Otto, Sissela Park, George W. Pasvankas, Onofrio Patafio, Blake M. Paterson, John Pawlowski, Robert Peloquin, Robert A. Peterfreund, May C.M. Pian-Smith, Michael Pilla, Richard M. Pino, Marjorie A. Podraza, Marie Csete Prager, Douglas E. Raines, Frederic M. Ramsey, Bradley E. Randel, Stacey Lynn Remchuk, Ricardo Rivera, James T. Roberts, Jesse D. Roberts, Jr, Peter Rosenbaum, Carl Rosow, Fred A. Rotenberg, Peter Rothstein, Steve Rotter, Stephanie L. Roundtree, Barbara A. Ryan, Owais Saifee, Warren S. Sandberg, Adam Sapirstein, William P. Schecter, Larry B. Scott, Jaianand S. Sethee, Kenneth E. Shepherd, Harvey C. Shew, George Shorten, Deepal S. Sidhu, Stephen Small, Ken Solt, Deborah Stadfelt, Aileen Starnbach, Wolfgang Steudel, David J. Stone, Barry M. Stowe, Scott C. Streckenbach, Susan L. Streitz, Veronica C. Swanson, Bobbie-Jean Sweitzer, Michele Szabo, Alfonso A. Tagliavia, Robert E. Tainsh, Frank A. Takacs, Gary D. Thal, Steven Thorup, I. David Todres, Arthur J. Tokarczyk, Susan A. Vassallo, Jeanna D. Viola, John S. Wadlington, Samuel Wald, John L. Walsh, Lisa Warren, James P. Welch, Richard A. Wiklund, Derrick B. Willsey, Norman E. Wilson, Julianne S. Wimberly, Lisa Wollman, Tzuhao Harry Wu, Zhongcong Xie, Roy P.H. Yang, James R. Zaidan, Matthew W. Zeleznik e Maria M. Zestos.

Sou imensamente grato à Srta. Rhonda Valenti, pela assistência administrativa nesta edição, e à Sra. Nicole Dernoski, juntamente com sua equipe da Lippincott Williams & Wilkins, pela assistência editorial e apoio. Gostaria de expressar gratidão e reconhecimento a Richard J. Kitz, MD, pela orientação do texto inicial, e a Warren M. Zapol, MD, e Jeanine Wiener-Kronish, MD, pelo aconselhamento, orientação e apoio permanentes. Quero agradecer também à minha amada esposa Lisa e a meus dois filhos, Joshua e Benjamin, por seu amor e apoio infinitos.

Wilton C. Levine, MD

COLABORADORES

Paul H. Alfille, MD
Assistant Professor of Anesthesia
Harvard Medical School
Associate Anesthetist
Department of Anesthesia,
Critical Care, and Pain Medicine
Massachusetts General Hospital
Boston, Massachusetts

Rae M. Allain, MD
Assistant Professor of Anesthesia
Harvard Medical School
Assistant Anesthetist
Department of Anesthesia,
Critical Care, and Pain Medicine
Massachusetts General Hospital
Boston, Massachusetts

Theodore A. Alston, MD, PhD
Assistant Professor of Anesthesia
Harvard Medical School
Associate Anesthetist
Department of Anesthesia,
Critical Care, and Pain Medicine
Massachusetts General Hospital
Boston, Massachusetts

Keith Baker, MD, PhD
Assistant Professor of Anesthesia
Harvard Medical School
Vice Chair for Education
Residency Program Director
Department of Anesthesia,
Critical Care, and Pain Medicine
Massachusetts General Hospital
Boston, Massachusetts

Karsten Bartels
Clinical Fellow in Anesthesia
Harvard Medical School
Anesthesia Resident

Department of Anesthesia,
Critical Care, and Pain Medicine
Massachusetts General Hospital
Boston, Massachusetts

Brian T. Bateman, MD
Clinical Fellow in Anesthesia
Harvard Medical School
Anesthesia Resident
Department of Anesthesia,
Critical Care, and Pain Medicine
Massachusetts General Hospital
Boston, Massachusetts

William Benedetto, MD
Instructor in Anesthesia
Harvard Medical School
Assistant Director
Post Anesthesia Care Unit
Department of Anesthesia,
Critical Care, and Pain Medicine
Massachusetts General Hospital
Boston, Massachusetts

Claudia Benkwitz, MD, PhD
Clinical Fellow in Anesthesia
Harvard Medical School
Anesthesia Resident
Department of Anesthesia,
Critical Care, and Pain Medicine
Massachusetts General Hospital
Boston, Massachusetts

Sheri Berg, MD
Clinical Fellow in Anesthesia
Harvard Medical School
Anesthesia Resident
Department of Anesthesia,
Critical Care, and Pain Medicine
Massachusetts General Hospital
Boston, Massachusetts

xii Colaboradores

Luca M. Bigatello, MD
Associate Professor of Anesthesia
Harvard Medical School
Chief
Anesthesia and Critical Care
Service
VA Boston Heathcare System
Associate Vice Chair for the VA
Program
Department of Anesthesia,
Critical Care, and Pain Medicine
Massachusetts General Hospital
Boston, Massachusetts

Edward A. Bittner, MD, PhD
Instructor in Anesthesia
Harvard Medical School
Fellowship Director
Critical Care Medicine
Department of Anesthesia,
Critical Care, and Pain Medicine
Massachusetts General Hospital
Boston, Massachusetts

Jonathan D. Bloom, MD
Clinical Fellow in Anesthesia
Harvard Medical School
Anesthesia Resident
Department of Anesthesia,
Critical Care, and Pain Medicine
Massachusetts General Hospital
Boston, Massachusetts

Brian D. Cauley, MD, MPH
Clinical Fellow in Anesthesia
Harvard Medical School
Anesthesia Resident
Department of Anesthesia,
Critical Care, and Pain Medicine
Massachusetts General Hospital
Boston, Massachusetts

Jonathan E. Charnin, MD
Instructor in Anesthesia
Harvard Medical School
Assistant in Anesthesia
Department of Anesthesia,
Critical Care, and Pain Medicine
Massachusetts General Hospital
Boston, Massachusetts

Lisa Charo Bain, MD
Clinical Fellow in Neonatology
University of California
Health Sciences Clinical
Instructor
Department of Pediatrics
Moffit-Long Hospitals
UCSF Medical Center
San Francisco, California

Jennifer Chatburn, MD
Clinical Fellow in Anesthesia
Harvard Medical School
Anesthesia Resident
Department of Anesthesia,
Critical Care, and Pain Medicine
Massachusetts General Hospital
Boston, Massachusetts

Victor A. Chin, MD
Clinical Fellow in Anesthesia
Harvard Medical School
Clinical Fellow
Pain Medicine
Department of Anesthesia,
Critical Care, and Pain Medicine
Massachusetts General Hospital
Boston, Massachusetts

Hovig V. Chitilian, MD
Instructor in Anesthesia
Harvard Medical School
Assistant in Anesthesia
Department of Anesthesia,
Critical Care, and Pain Medicine
Massachusetts General Hospital
Boston, Massachusetts

Stephanie C. Cintora, MD
Clinical Fellow in Anesthesia
Harvard Medical School
Anesthesia Resident
Department of Anesthesia,
Critical Care, and Pain Medicine
Massachusetts General Hospital
Boston, Massachusetts

Jeffrey B. Cooper, PhD
Professor of Anesthesia
Harvard Medical School
Director
Biomedical Engineering
Partners Healthcare
Boston, Massachusetts

Jonathan H. Cronin, MD
Assistant Professor
Harvard Medical School
Unit Chief
Neonatology and Newborn Medicine
Department of Pediatrics
Massachusetts General Hospital
Boston, Massachusetts

Anne M. Drewry, MD
Clinical Fellow in Anesthesia
Harvard Medical School
Anesthesia Resident
Department of Anesthesia,
Critical Care, and Pain Medicine
Massachusetts General Hospital
Boston, Massachusetts

Peter F. Dunn, MD
Assistant Professor in Anesthesia
Harvard Medical School
Executive Medical Director
Operating Rooms
Executive Vice Chair
Department of Anesthesia,
Critical Care, and Pain Medicine
Massachusetts General Hospital
Boston, Massachusetts

Oleg V. Evgenov, MD, PhD
Clinical Fellow in Anesthesia
Harvard Medical School
Anesthesia Resident
Department of Anesthesia,
Critical Care, and Pain Medicine
Massachusetts General Hospital
Boston, Massachusetts

Christine Finer, MD
Clinical Fellow in Anesthesia
Harvard Medical School
Anesthesia Resident

Department of Anesthesia,
Critical Care, and Pain Medicine
Massachusetts General Hospital
Boston, Massachusetts

Stuart A. Forman, MD, PhD
Associate Professor of
Anesthesia
Harvard Medical School
Associate Anesthetist
Department of Anesthesia,
Critical Care, and Pain Medicine
Massachusetts General Hospital
Boston, Massachusetts

Keith Fragoza, MD
Clinical Fellow in Anesthesia
Harvard Medical School
Anesthesia Resident
Department of Anesthesia,
Critical Care, and Pain Medicine
Massachusetts General Hospital
Boston, Massachusetts

Margaret A. Gargarian, MD
Assistant Professor of Anesthesia
Harvard Medical School
Assistant Anesthetist
Department of Anesthesia,
Critical Care, and Pain Medicine
Massachusetts General Hospital
Boston, Massachusetts

Cosmin Gauran, MD
Instructor in Anesthesia
Harvard Medical School
Assistant in Anesthesia
Department of Anesthesia,
Critical Care, and Pain Medicine
Massachusetts General Hospital
Boston, Massachusetts

Edward E. George, MD, PhD
Assistant Professor of Anesthesia
Harvard Medical School
Director
Post Anesthesia Care Unit
Department of Anesthesia,
Critical Care, and Pain Medicine
Massachusetts General Hospital
Boston, Massachusetts

xiv Colaboradores

Greg Ginsburg, MD
Instructor in Anesthesia
Harvard Medical School
Assistant in Anesthesia
Department of Anesthesia,
Critical Care, and Pain Medicine
Massachusetts General Hospital
Boston, Massachusetts

Sara N. Goldhaber-Fiebert, MD
Instructor in Anesthesia
Harvard Medical School
Assistant in Anesthesia
Department of Anesthesia,
Critical Care, and Pain Medicine
Massachusetts General Hospital
Boston, Massachusetts

Thomas J. Graetz, MD
Clinical Fellow in Anesthesia
Harvard Medical School
Anesthesia Resident
Department of Anesthesia,
Critical Care, and Pain Medicine
Massachusetts General Hospital
Boston, Massachusetts

P. Grace Harrell, MD
Assistant Professor of Anesthesia
Harvard Medical School
Assistant in Anesthesia
Department of Anesthesia,
Critical Care, and Pain Medicine
Massachusetts General Hospital
Boston, Massachusetts

Bishr Haydar, MD
Clinical Fellow in Anesthesia
Harvard Medical School
Anesthesia Resident
Department of Anesthesia,
Critical Care, and Pain Medicine
Massachusetts General Hospital
Boston, Massachusetts

Christopher J. Hodge, MD
Clinical Fellow in Anesthesia
Harvard Medical School
Anesthesia Resident
Department of Anesthesia,
Critical Care, and Pain Medicine
Massachusetts General Hospital
Boston, Massachusetts

Maryam Jowza, MD
Clinical Fellow in Anesthesia
Harvard Medical School
Anesthesia Resident
Department of Anesthesia,
Critical Care, and Pain Medicine
Massachusetts General Hospital
Boston, Massachusetts

William R. Kimball, MD, PhD
Assistant Professor of Anesthesia
Harvard Medical School
Associate Anesthetist
Department of Anesthesia,
Critical Care, and Pain Medicine
Massachusetts General Hospital
Boston, Massachusetts

James Y. Ko, MD, MPH
Clinical Fellow in Anesthesia
Harvard Medical School
Anesthesia Resident
Department of Anesthesia,
Critical Care, and Pain Medicine
Massachusetts General Hospital
Boston, Massachusetts

Mary Kraft, MD
Assistant Professor of Anesthesia
Harvard Medical School
Associate Anesthetist
Department of Anesthesia,
Critical Care, and Pain Medicine
Massachusetts General Hospital
Boston, Massachusetts

Vikram Kumar, MD
Clinical Fellow in Anesthesia
Harvard Medical School
Anesthesia Resident
Department of Anesthesia,
Critical Care, and Pain Medicine
Massachusetts General Hospital
Boston, Massachusetts

Asheesh Kumar, MD
Clinical Fellow in Anesthesia
Harvard Medical School
Anesthesia Resident
Department of Anesthesia,
Critical Care, and Pain Medicine
Massachusetts General Hospital
Boston, Massachusetts

Jean Kwo, MD
Assistant Professor in Anesthesia
Harvard Medical School
Director
Pre-admission Testing
Department of Anesthesia,
Critical Care, and Pain Medicine
Massachusetts General Hospital
Boston, Massachusetts

Stephanie L. Lee, MD, PhD
Associate Professor of Medicine
Associate Chief
Section of Endocrinology
Diabetes and Nutrition
Department of Medicine
Boston University School of
Medicine
Boston, Massachusetts

Lisa Leffert, MD
Assistant Professor in Anesthesia
Harvard Medical School
Director
Obstetric Anesthesia
Vice Chair
Faculty Development
Department of Anesthesia,
Critical Care, and Pain Medicine
Massachusetts General Hospital
Boston, Massachusetts

Scott A. LeGrand, MD
Clinical Fellow in Anesthesia
Harvard Medical School
Anesthesia Resident
Department of Anesthesia,
Critical Care, and Pain Medicine
Massachusetts General Hospital
Boston, Massachusetts

Wilton C. Levine, MD
Instructor in Anesthesia
Harvard Medical School
Clinical Director
Department of Anesthesia,
Critical Care, and Pain Medicine
Massachusetts General Hospital
Boston, Massachusetts

Jason M. Lewis, MD
Clinical Fellow in Anesthesia
Harvard Medical School
Anesthesia Resident
Department of Anesthesia,
Critical Care, and Pain Medicine
Massachusetts General Hospital
Boston, Massachusetts

Kris C. Lukauskis, MD
Clinical Fellow in Anesthesia
Harvard Medical School
Anesthesia Resident
Department of Anesthesia,
Critical Care, and Pain Medicine
Massachusetts General Hospital
Boston, Massachusetts

John J. A. Marota, MD, PhD
Assistant Professor in Anesthesia
Harvard Medical School
Assistant Anesthetist
Department of Anesthesia,
Critical Care, and Pain Medicine
Massachusetts General Hospital
Boston, Massachusetts

Salomon M. Maya, MD
Clinical Fellow in Anesthesia
Harvard Medical School
Anesthesia Resident
Department of Anesthesia,
Critical Care, and Pain Medicine
Massachusetts General Hospital
Boston, Massachusetts

Rebecca D. Minehart, MD
Instructor in Anesthesia
Harvard Medical School
Assistant in Anesthesia
Department of Anesthesia,
Critical Care, and Pain Medicine
Massachusetts General Hospital
Boston, Massachusetts

Junichi Naganuma, MD
Clinical Fellow in Anesthesia
Harvard Medical School
Anesthesia Resident
Department of Anesthesia,
Critical Care, and Pain Medicine
Massachusetts General Hospital
Boston, Massachusetts

Vilma E. Ortiz, MD
Assistant Professor of Anesthesia
Harvard Medical School
Associate Anesthetist
Department of Anesthesia,
Critical Care, and Pain Medicine
Massachusetts General Hospital
Boston, Massachusetts

Amy J. Ortman, MD
Clinical Fellow in Anesthesia
Harvard Medical School
Anesthesiologist
Department of Anesthesiology
Perioperative and Pain Medicine
Brigham and Women's Hospital
Boston, Massachusetts

Lisbeth L. Pappas, MD
Clinical Fellow in Anesthesia
Harvard Medical School
Anesthesia Resident
Department of Anesthesia,
Critical Care, and Pain Medicine
Massachusetts General Hospital
Boston, Massachusetts

M. Richard Pavao, MD
Clinical Fellow in Anesthesia
Harvard Medical School
Clinical Fellow

Pain Medicine
Department of Anesthesia,
Critical Care, and Pain Medicine
Massachusetts General Hospital
Boston, Massachusetts

Deborah S. Pederson, MD
Instructor in Anesthesia
Harvard Medical School
Assistant Residency Program
Director
Department of Anesthesia,
Critical Care, and Pain Medicine
Massachusetts General Hospital
Boston, Massachusetts

Robert A. Peterfreund, MD, PhD
Associate Professor
Harvard Medical School
Anesthetist
Department of Anesthesia,
Critical Care, and Pain Medicine
Massachusetts General Hospital
Boston, Massachusetts

May C. M. Pian-Smith, MD, MS
Assistant Professor
Harvard Medical School
Assistant Anesthetist
Department of Anesthesia,
Critical Care, and Pain Medicine
Massachusetts General Hospital
Boston, Massachusetts

Richard M. Pino, MD, PhD
Associate Professor in Anesthesia
Harvard Medical School
Associate Anesthetist
Department of Anesthesia,
Critical Care, and Pain Medicine
Massachusetts General Hospital
Boston, Massachusetts

Jason Zhensheng Qu, MD
Assistant Professor in Anesthesia
Harvard Medical School
Assistant in Anesthesia
Department of Anesthesia,
Critical Care, and Pain Medicine
Massachusetts General Hospital
Boston, Massachusetts

Shubha V. Y. Raju, MD
Clinical Fellow in Anesthesia
Harvard Medical School
Anesthesia Resident
Department of Anesthesia,
Critical Care, and Pain Medicine
Massachusetts General Hospital
Boston, Massachusetts

Bradley E. Randel
Assistant Professor of
Anesthesia
Department of Anesthesia
University of California, Davis
School of Medicine
Sacromento, California

James P. Rathmell, MD
Associate Professor of
Anesthesia
Harvard Medical School
Director, Pain Medicine
Department of Anesthesia,
Critical Care, and Pain Medicine
Massachusetts General Hospital
Boston, Massachusetts

Jesse D. Roberts, Jr, MD, MS, FAAP
Associate Professor of Anesthesia
Harvard Medical School
Associate Anesthetist
Department of Anesthesia,
Critical Care, and Pain Medicine
Associate Scientist
Department of Medicine
Associate Pediatrician
Pediatric Service Neonatology
Massachusetts General Hospital
Boston, Massachusetts

Carl E. Rosow, MD
Professor of Anesthesia
Harvard Medical School
Assistant Anesthetist
Department of Anesthesia,
Critical Care, and Pain Medicine
Massachusetts General Hospital
Boston, Massachusetts

Warren S. Sandberg, MD, PhD
Associate Professor of
Anesthesia

Harvard Medical School
Assistant Anesthetist
Department of Anesthesia,
Critical Care, and Pain Medicine
Massachusetts General Hospital
Boston, Massachusetts

Ulrich Schmidt, MD, PhD
Assistant Professor in
Anesthesia
Harvard Medical School
Medical Director
Surgical Intensive Care Unit
Department of Anesthesia,
Critical Care, and Pain Medicine
Massachusetts General Hospital
Boston, Massachusetts

Shahzad Shaefi, MD, MBBS
Clinical Fellow in Anesthesia
Harvard Medical School
Anesthesia Resident
Department of Anesthesia,
Critical Care, and Pain Medicine
Massachusetts General Hospital
Boston, Massachusetts

Michael R. Shaughnessy, MD
Clinical Fellow in Anesthesia
Harvard Medical School
Anesthesia Resident
Department of Anesthesia,
Critical Care, and Pain Medicine
Massachusetts General Hospital
Boston, Massachusetts

Kenneth E. Shepherd, MD
Assistant Professor in Anesthesia
Harvard Medical School
Assistant Anesthetist
Massachusetts General Hospital
Boston, Massachusetts

Emily A. Singer
Clinical Fellow in Anesthesia
Harvard Medical School
Anesthesia Resident
Department of Anesthesia,
Critical Care, and Pain Medicine
Massachusetts General Hospital
Boston, Massachusetts

Ethan Small, MD
Clinical Fellow in Anesthesia
Harvard Medical School
Clinical Fellow
Cardiac Anesthesia
Department of Anesthesia,
Critical Care, and Pain Medicine
Massachusetts General Hospital
Boston, Massachusetts

Ken Solt, MD
Assistant Professor in Anesthesia
Harvard Medical School
Assistant Anesthetist
Department of Anesthesia,
Critical Care, and Pain Medicine
Massachusetts General Hospital
Boston, Massachusetts

Michele Szabo, MD
Assistant Professor of Anesthesia
Harvard Medical School
Director, Medical Student
Education
Department of Anesthesia,
Critical Care, and Pain Medicine
Massachusetts General Hospital
Boston, Massachusetts

Alla Tauber, MD
Clinical Fellow in Anesthesia
Harvard Medical School
Anesthesia Resident
Department of Anesthesia,
Critical Care, and Pain Medicine
Massachusetts General Hospital
Boston, Massachusetts

Arthur J. Tokarcyzk, MD
Clinical Fellow in Anesthesia
Harvard Medical School
Clinical Fellow in Critical Care
Department of Anesthesia,
Critical Care, and Pain Medicine
Massachusetts General Hospital
Boston, Massachusetts

Andrew R. Vaclavik, MD
Clinical Fellow in Anesthesia
Harvard Medical School
Anesthesia Resident

Department of Anesthesia,
Critical Care, and Pain Medicine
Massachusetts General Hospital
Boston, Massachusetts

Susan A. Vassallo, MD
Assistant Professor of Anesthesia
Harvard Medical School
Anesthetist
Department of Anesthesia,
Critical Care, and Pain Medicine
Massachusetts General Hospital
Boston, Massachusetts

Rafael Vazquez, MD
Clinical Fellow in Anesthesia
Harvard Medical School
Anesthesia Resident
Department of Anesthesia,
Critical Care, and Pain Medicine
Massachusetts General Hospital
Boston, Massachusetts

Lisa Warren, MD
Instructor in Anesthesia
Harvard Medical School
Director
Regional and Ambulatory Anesthesia
Department of Anesthesia,
Critical Care, and Pain Medicine
Massachusetts General Hospital
Boston, Massachusetts

Lisa Wollman, MD
Assistant Professor of Anesthesia
Harvard Medical School
Assistant Anesthetist
Department of Anesthesia,
Critical Care, and Pain Medicine
Massachusetts General Hospital
Boston, Massachusetts

Zhongcong Xie, MD, PhD
Associate Professor
Harvard School of Medicine
Assistant Anesthetist
Department of Anesthesia,
Critical Care, and Pain Medicine
Massachusetts General Hospital
Boston, Massachusetts

CONTEÚDO

PARTE I: AVALIAÇÃO DO PACIENTE ANTES DA ANESTESIA — 1

1 Avaliação do Paciente Antes da Anestesia — 1
Alla Tauber e Mary Kraft

2 Considerações Específicas na Doença Cardíaca — 13
Shahzad Shaefi e Hovig V. Chitilian

3 Considerações Específicas na Doença Pulmonar — 25
Stephanie C. Cintora e Kenneth E. Shepherd

4 Considerações Específicas na Doença Renal — 34
Rafael Vazquez e William Benedetto

5 Considerações Específicas na Doença Hepática — 49
Salomon M. Maya e Wilton C. Levine

6 Considerações Específicas na Doença Endócrina — 59
Anne M. Drewry, Robert A. Peterfreund e Stephanie L. Lee

7 Doenças Infecciosas e Controle de Infecções na Anestesia — 81
Shahzad Shaefi e Ulrich Schmidt

PARTE II: ADMINISTRAÇÃO DA ANESTESIA — 94

8 Segurança em Anestesia — 94
Sara N. Goldhaber-Fiebert e Jeffrey B. Cooper

9 O Aparelho de Anestesia — 101
Andrew R. Vaclavik e Greg Ginsburg

10 Monitoramento — 111
Jennifer Chatburn e Warren S. Sandberg

11 Anestésicos Intravenosos e Inalatórios — 128
Claudia Benkwitz e Ken Solt

12 Bloqueio Neuromuscular — 141
Oleg V. Evgenov e Peter F. Dunn

13 Avaliação e Controle das Vias Respiratórias — 154
Cosmin Gauran e Peter F. Dunn

14 Administração de Anestesia Geral — 170
Victor A. Chin e Stuart A. Forman

15 Anestésicos Locais — 178
Maryam Jowza e Rebecca D. Minehart

xix

xx Conteúdo

16 Raquianestesia Peridural e Caudal 185
Jason M. Lewis e May C. M. Pian-Smith

17 Anestesia Regional 205
Keith Fragoza e Lisa Warren

18 Problemas Durante a Anestesia 232
Jonathan D. Bloom e Keith Baker

19 Controle Hemodinâmico Perioperatório 250
Brian T. Bateman e Vilma E. Ortiz

20 Anestesia para Cirurgia Abdominal 262
Emily A. Singer e John J. A. Marota

21 Anestesia para Cirurgia Torácica 278
Junichi Naganuma e Paul H. Alfille

22 Anestesia para Cirurgia Vascular 294
M. Richard Pavao e Edward A. Bittner

23 Anestesia para Cirurgia Cardíaca 307
Ethan Small e Jason Zhensheng Qu

24 Anestesia para Neurocirurgia 334
Scott A. LeGrand e Michele Szabo

25 Anestesia para Cirurgia de Cabeça e Pescoço 352
Brian D. Cauley e Deborah S. Pederson

26 Anestesia para Cirurgia Urológica 363
Kris C. Lukauskis e William R. Kimball

27 Anestesia em Pacientes Idosos 370
Zhongcong Xie e Christine Finer

28 Anestesia nas Emergências Cirúrgicas em Recém-nascidos 375
James Y. Ko, Lisa Charo Bain, Jonathan H. Cronin e Jesse D. Roberts Jr.

29 Anestesia para Cirurgia Pediátrica 393
Susan A. Vassallo e Lisbeth L. Pappas

30 Anestesia para Obstetrícia e Ginecologia 411
Amy Ortman e Lisa Leffert

31 Anestesia Ambulatorial 428
Christopher J. Hodge e Lisa Wollman

32 Anestesia Fora do Centro Cirúrgico 433
Thomas J. Graetz e John J. A. Marota

33 Anestesia no Trauma e na Queimadura 444
Vikram Kumar e Keith Baker

34 Terapia Transfusional 459
Shubha V. Y. Raju e Jonathan E. Charnin

Conteúdo **xxi**

PARTE III: TÓPICOS PERIOPERATÓRIOS — 473

35 A Sala de Recuperação Pós-anestesia — 473
Asheesh Kumar e Edward E. George

36 Insuficiência Respiratória Perioperatória — 489
Michael R. Shaughnessy e Luca M. Bigatello

37 Reanimação de Adultos, Crianças e Recém-nascidos — 501
Richard M. Pino, Bradley E. Randel e Arthur J. Tokarcyzk

38 Dor — 515
Karsten Bartels e James P. Rathmell

39 Medicina Complementar e Alternativa — 527
Margaret A. Gargarian e P. Grace Harrell

40 Questões Éticas e Relacionadas com o Fim da Vida — 533
Sheri Berg e Rae M. Allain

Apêndice A: Informações Farmacológicas Complementares — 538
Bishr Haydar

Índice Alfabético — 564

Manual de Anestesiologia Clínica Procedimentos do Massachusetts General Hospital

PARTE I: AVALIAÇÃO DO PACIENTE ANTES DA ANESTESIA

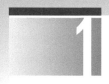

Avaliação do Paciente Antes da Anestesia

Alla Tauber e Mary Kraft

I. CONSIDERAÇÕES GERAIS

Os objetivos da **avaliação pré-anestésica** são o estabelecimento da relação médico-paciente, a familiarização com a afecção cirúrgica e os distúrbios clínicos coexistentes, a elaboração da estratégia de gestão dos cuidados anestésicos perioperatórios e a obtenção do consentimento livre e esclarecido para o plano de anestesia. O anestesiologista emite o parecer detalhado por escrito no prontuário do paciente e conclui apresentando as opções anestésicas e os riscos e benefícios associados a elas. As metas gerais da avaliação pré-operatória são reduzir a morbidade e a mortalidade perioperatórias e aliviar a ansiedade do paciente.

II. ANAMNESE

A análise do prontuário seguida por entrevista do paciente permite obter informações relevantes. O prévio conhecimento da história do paciente ao iniciar a entrevista tranquiliza o paciente ansioso. Quando o prontuário não está disponível, pode-se complementar a história relatada pelo paciente com a discussão direta com outros médicos que o assistam. Ainda que a idade do paciente e a Classificação do Estado Físico da American Society of Anesthesiologists (ASA) sejam preditores mais precisos de resultados adversos, o conhecimento das atividades cotidianas do paciente, entre elas o nível máximo de atividade, ajuda a prever o desfecho geral no período perioperatório.
   A. O **anestesiologista** deve avaliar os sintomas da afecção cirúrgica atual, exames complementares realizados, hipótese diagnóstica, tratamento inicial e resposta ao tratamento. É importante verificar os sinais vitais e estimar a volemia.
   B. **Distúrbios clínicos coexistentes** podem complicar a evolução cirúrgica e anestésica. Deve-se proceder à avaliação sistemática de "órgãos e sistemas", com destaque para as alterações recentes de sinais, sintomas e tratamento (ver Capítulos 2 a 7). Em algumas circunstâncias, é necessário o parecer pré-operatório de especialistas para sanar dúvidas específicas acerca da interpretação de exames laboratoriais incomuns, farmacoterapias pouco conhecidas ou alterações da condição basal do paciente. Os especialistas chamados a dar parecer não devem ser solicitados a dar "autorização" geral para anestesia, pois esta é uma responsabilidade específica do anestesiologista.
   C. **Medicamentos** usados no tratamento de doenças coexistentes, dosagem e horários devem ser averiguados. Os anti-hipertensivos, antianginosos, antiarrítmicos, anticoagulantes, anticonvulsivantes e medicamentos endócrinos específicos (p. ex., insulina) são particularmente importantes. A decisão de manter os medicamentos no período pré-operatório depende da gravidade da doença subjacente, das possíveis consequências da interrupção do tratamento, da meia-vida do medicamento e da probabilidade de interações prejudiciais com os anestésicos sugeridos. Em regra, pode-se manter a maioria dos medicamentos até o momento da cirurgia. A decisão de iniciar ou suspender um medicamento (p. ex., ácido acetilsalicílico, plavix e β-bloqueador) no período perioperatório deve incluir o parecer

1

2 Capítulo 1

dos outros médicos que assistem o paciente acerca dos riscos e benefícios segundo seus pontos de vista.

D. Alergias e Reações a Fármacos. Reações adversas não alérgicas a medicamentos administrados no perioperatório são relativamente comuns e o paciente pode tomá-las por reação alérgica. As reações alérgicas verdadeiras, porém, são relativamente raras. Sendo assim, pode ser difícil identificar a natureza exata de "reações" específicas. É importante, portanto, obter uma descrição minuciosa da "reação alérgica" relatada pelo paciente.

1. **Reações alérgicas verdadeiras.** Toda reação farmacológica que (por observação direta, documentação em prontuário ou descrição do paciente) provocou manifestações cutâneas (prurido com urticária ou rubor), edema facial ou bucal, dispneia, sufocação, sibilos ou colapso vascular deve ser considerada reação alérgica verdadeira.

   a. **Antibióticos,** sobretudo sulfonamidas, penicilinas e derivados da cefalosporina, são os alergênios mais comuns.

   b. A **alergia conhecida a óleo de soja e a componentes da gema de ovo** pode impedir o uso de algumas preparações de propofol.

   c. A **história de "alergia" ao halotano ou à succinilcolina** (no paciente ou em algum parente próximo) justifica atenção especial, pois pode significar a ocorrência de hipertermia maligna, hepatite por halotano ou paralisia prolongada causada por um alelo anormal do gene responsável pela produção de colinesterase plasmática, uma enzima que metaboliza a succinilcolina.

   d. A **alergia verdadeira aos anestésicos locais do tipo amida** (p. ex., lidocaína) é raríssima, embora episódios de síncope, taquicardia ou palpitações associados à injeção de um anestésico local com epinefrina possam ser falsamente atribuídos a uma reação alérgica. Os anestésicos locais do tipo éster (p. ex., procaína) podem causar anafilaxia (ver Capítulo 15).

   e. É importante notar que a história de alergia a crustáceos ou frutos do mar **não** foi associada a alergia ao contraste iodado intravenoso. No entanto, a história de dermatite após exposição tópica a iodo pode contraindicar o uso intravenoso de iodo.

   f. É importante identificar reações alérgicas ou de hipersensibilidade prévias ao **látex** no pré-operatório. Também convém indagar acerca de alergias a frutas/plantas específicas (p. ex., banana, abacate, castanha, damasco, kiwi, papaia etc.), pois 30% a 50% desses indivíduos têm alergia ao látex por reação cruzada. Outros fatores de risco para alergia ao látex são exposição repetida ao látex (p. ex., profissionais de saúde, pacientes com histórico de várias cirurgias), atopia e algumas afecções clínicas (p. ex., espinha bífida). Na presença desses fatores de risco, e na ausência de testes cutâneos ou sorológicos prévios, podem ser indicadas precauções extras, como remover tampas de borracha dos frascos de fármacos antes de retirar os medicamentos e evitar luvas de látex na sala de cirurgia.

2. **Reações adversas e efeitos colaterais.** Muitos medicamentos perioperatórios podem causar efeitos colaterais importantes e desagradáveis (p. ex., náuseas, vômito e prurido após administração de narcóticos) em um paciente consciente. A administração isolada de droperidol pode provocar sensação de "enclausuramento".

3. **Algumas interações farmacológicas raras mas importantes** têm de ser previstas em função do risco à vida. Por exemplo, o tiopental pode precipitar um episódio fatal de porfiria intermitente aguda, e a meperidina pode provocar crise hipertensiva quando administrada a pacientes tratados com inibidores da monoamina oxidase. Anticolinesterásicos (p. ex., donepezila, galantamina e rivastigmina) que passaram a ser usados recentemente no tratamento da doença de Alzheimer podem prolongar o efeito da succinilcolina.

E. História Anestésica

1. **Registros de anestesias anteriores** devem ser examinados para obter as seguintes informações:

   a. Resposta à pré-medicação sedativa/analgésica e aos anestésicos.

   b. Acesso vascular e monitoramento invasivo empregados e eventuais dificuldades.

   c. Facilidade de ventilação com máscara, visão obtida na laringoscopia direta, tamanho e tipo da lâmina de laringoscópio, tubo traqueal usado e profundidade de inserção.

   d. Complicações perianestésicas, como reações adversas a fármacos, consciência intraoperatória, lesão dentária, náuseas e vômito pós-operatórios (NVPO) prolongados, problemas hemodinâmicos e respiratórios, infarto do miocárdio ou insuficiência

Avaliação do Paciente Antes da Anestesia **3**

cardíaca congestiva pós-operatória, internação inesperada em unidade de terapia intensiva (UTI) e demora da recuperação da anestesia e necessidade de reintubação.

e. Os registros intraoperatório e pós-operatório na sala de recuperação devem ser examinados para verificar se houve necessidade de narcóticos.

2. É importante indagar dos pacientes as experiências prévias com anestésicos, inclusive queixas comuns, como NVPO, rouquidão e miopatia/neuropatia, e também as advertências específicas de outros anestesiologistas com descrição de problemas anestésicos anteriores.

F. História Familiar. Deve-se investigar a história de resultados adversos da anestesia em parentes. Perguntas abertas, como "Alguém na sua família já teve reações incomuns ou graves à anestesia?", facilitam a coleta da história. Convém perguntar especificamente sobre história familiar de hipertermia maligna.

G. História Social e Hábitos

1. Tabagismo. A história de intolerância ao esforço físico ou a presença de tosse produtiva ou hemoptise pode indicar a necessidade de avaliação pulmonar complementar ou tratamento. Embora as complicações do tabagismo (p. ex., DPOC ou câncer de pulmão) aumentem o risco de complicações pulmonares perioperatórias, o tabagismo propriamente dito não é mais considerado um grande fator de risco. Apesar disso, convém aconselhar os pacientes a pararem de fumar, uma vez que dados recentes mostraram que as pessoas assumem o compromisso de abandonar o tabagismo em situações que impõem mudanças de vida, tais como uma cirurgia de grande porte.

2. Drogas e álcool. Embora na maioria das vezes o autorrelato de consumo de drogas e álcool subestime o uso, é um ponto de partida útil para definir o tipo de droga usada, a via de administração, a frequência e a data do último uso. O **abuso de estimulantes** pode provocar palpitação, angina, emagrecimento e diminuição do limiar de arritmias graves e convulsões. A **intoxicação alcoólica aguda** diminui a dose de anestésico necessária e predispõe a hipotermia e hipoglicemia, enquanto a abstinência de álcool pode causar hipertensão (HA) grave, tremores, *delirium* e convulsões, além de aumentar bastante as doses de anestésicos e analgésicos necessárias. O uso crônico de opioides/benzodiazepínicos também aumenta o risco de consciência intraoperatória.

H. Revisão de Sistemas. O objetivo da revisão de sistemas (RS) é descobrir sintomas de doenças ocultas e determinar a estabilidade das afecções atuais. A revisão de sistemas deve obter, no mínimo, as seguintes informações:

1. História recente de infecções respiratórias altas, sobretudo em crianças, que pode predispor os pacientes a complicações pulmonares, entre elas broncospasmo e laringospasmo durante a indução e a recuperação da anestesia geral. Pode ser preciso adiar um procedimento eletivo em pacientes com sinais e sintomas atuais de infecção respiratória alta (tosse produtiva, rinorreia, dor de garganta e febre).

2. A **asma** pode acarretar broncospasmo agudo após indução de anestesia ou intubação traqueal. Perguntas específicas sobre hospitalizações/intubações prévias relacionadas com a asma e necessidade de corticosteroides ajudam a definir o grau de asma.

3. A **doença arterial coronariana (DAC) preexistente** pode predispor o paciente a isquemia miocárdica, disfunção ventricular ou infarto do miocárdio com o estresse da cirurgia e anestesia. Os sintomas de angina, dispneia aos esforços, dispneia paroxística noturna e a avaliação da capacidade de exercício ajudam a caracterizar a intensidade da doença.

4. No caso de marca-passos e/ou cardioversores-desfibriladores implantados em razão de uma **história de distúrbios do ritmo** é preciso consultar o fabricante do aparelho ou um eletrofisiologista para conhecer as características especiais de cada aparelho e pode haver necessidade de interrogação pré-operatória.

5. O **diabetes** é um fator de risco para DAC. Os pacientes com disfunção do sistema nervoso autônomo podem apresentar isquemia silenciosa. Alterações na regulação autônoma também são causas de gastroparesia e refluxo ativo. A intubação traqueal é difícil em alguns pacientes diabéticos em razão da artrite das articulações temporomandibulares e coluna cervical decorrente da glicosilação da sinóvia. Perguntas específicas sobre a medida domiciliar da glicose sanguínea e episódio recente de hiperglicemia ou hipoglicemia sintomática esclarecem melhor se há bom controle do diabetes.

6. O **tratamento inadequado da HA** está frequentemente associado à labilidade da pressão arterial durante a anestesia. Caso se observe hipertrofia ventricular esquerda no ECG, a

4 Capítulo 1

HA está associada a maior incidência de complicações pós-operatórias (p. ex., acidente vascular cerebral, infarto do miocárdio). O tratamento com diuréticos pode provocar hipovolemia e desequilíbrios eletrolíticos, sobretudo em idosos.

7. A **hérnia de hiato com sintomas de refluxo esofágico** aumenta o risco de aspiração pulmonar e pode modificar o plano de anestesia (p. ex., pode ser indicada intubação em vigília ou indução em "sequência rápida"). Os pacientes devem ser inquiridos especificamente sobre dor/queimação torácica, gosto amargo na boca após as refeições e/ou regurgitação de alimentos.

8. A **história de radioterapia da região da cabeça e pescoço** aumenta o risco de distorção anatômica das vias respiratórias.

9. **Vertigem e/ou cinetose** estão associadas ao aumento do risco de NVPO. Os demais fatores associados a NVPO são, entre outros, sexo feminino, história de NVPO, abandono do tabagismo, procedimentos ginecológicos e laparoscópicos, cirurgia de estrabismo e necessidade de altas doses de opioides perioperatórios ou pós-operatórios. Em pacientes com vários outros fatores de risco pode ser indicada uma técnica anestésica diferente (p. ex., AIVT).

10. É importante determinar a **probabilidade de gravidez** e a data da última menstruação nas mulheres em idade fértil, porque os medicamentos pré-anestésicos e os anestésicos podem comprometer o fluxo sanguíneo uteroplacentário, ter ação teratogênica ou provocar aborto espontâneo.

11. É preciso identificar os sintomas de **apneia obstrutiva do sono (AOS)** porque podem ocasionar hipoxia perioperatória em adultos e crianças. Os pacientes com AOS necessitam de ampla avaliação cardiovascular, pulmonar e das vias respiratórias. Às vezes é necessário alterar as doses de opiáceos em pacientes com AOS, sobretudo em crianças.

III. O EXAME FÍSICO

O exame físico deve ser completo, mas orientado. A avaliação das vias respiratórias, do coração, dos pulmões e do estado neurológico merece atenção especial. Ao planejar uma anestesia regional, o anestesiologista deve fazer uma avaliação detalhada do local apropriado (p. ex., membros ou dorso).

A. O exame físico deve incluir, no mínimo, o seguinte:

1. **Sinais vitais**
   a. **Altura e peso** são úteis para calcular a dosagem do fármaco e determinar a necessidade de reposição volêmica e a adequação do débito urinário perioperatório. Deve-se calcular o peso ideal de pacientes obesos para ajudar a determinar as dosagens apropriadas e as configurações do ventilador (p. ex., volume corrente).
   b. Aferição da **pressão arterial** nos dois braços e registro de qualquer disparidade (grandes diferenças podem indicar doença da aorta torácica ou de seus principais ramos). Caso haja suspeita de hipovolemia, devem-se verificar os sinais posturais.
   c. Avaliação do ritmo, perfusão (enchimento) e frequência do **pulso em repouso**. O pulso pode ser lento em pacientes tratados com bloqueadores β-adrenérgicos ou rápido e amplo em pacientes com febre, regurgitação aórtica ou sepse. Pacientes desidratados podem ter pulso fraco e rápido.
   d. Frequência, profundidade e padrão **respiratório** em repouso.
   e. **Saturação de oxigênio** e necessidade de oxigênio em repouso.

2. **Cabeça e pescoço.** O Capítulo 13 apresenta os detalhes do exame completo da cabeça e pescoço. Durante o exame pré-operatório básico, é preciso:
   a. **Avaliar a abertura máxima da boca,** o tamanho da língua, a capacidade de ver as estruturas faríngeas posteriores e a classificação de Mallampati (ver Capítulo 13).
   b. **Medir a distância tiromentual,** entre a extremidade do queixo e incisura tireóidea. A distância aproximada de três dedos é considerada normal. Distâncias menores ou maiores indicam possível dificuldade de intubação.
   c. **Documentar a presença de dentes frouxos ou lascados,** coroas artificiais, próteses e outros aparelhos dentários.
   d. **Notar a amplitude de movimento da coluna cervical** em flexão, extensão e rotação.
   e. **Documentar eventual desvio da traqueia,** massas cervicais e distensão da veia jugular. A presença de sopros carotídeos é inespecífica, mas pode sugerir a necessidade de avaliação complementar.

Avaliação do Paciente Antes da Anestesia **5**

   f. Presença de pelos faciais. Barba ou bigode grandes podem prejudicar a boa vedação da máscara durante a ventilação.
3. **Precórdio.** A ausculta cardíaca pode revelar sopros, ritmos de galope ou atrito pericárdico.
4. **Pulmões.** Auscultar para detectar sibilos, roncos ou estertores, que devem ser correlacionados com as observações de facilidade respiratória e do uso de músculos acessórios da respiração.
5. **Abdome.** É importante notar qualquer sinal de distensão, massas ou ascite, pois essas alterações predispõem a regurgitação ou podem comprometer a ventilação.
6. **Membros.** Atrofia e fraqueza muscular devem ser documentadas, bem como perfusão distal geral, baqueteamento digital, cianose e infecções cutâneas (sobretudo em locais onde se pretende inserir um cateter vascular e fazer bloqueio nervoso regional). Equimoses ou lesões inexplicadas, sobretudo em crianças, mulheres e idosos, podem indicar maus-tratos.
7. **Dorso.** Observar eventuais deformidades, equimoses ou infecção.
8. **Exame neurológico.** Documentar o estado mental, a função dos nervos cranianos, a cognição e a função sensoriomotora periférica.

IV. EXAMES LABORATORIAIS

Em geral, não há indicação de exames laboratoriais de rotina para rastreamento. A seleção dos exames deve ser baseada na condição clínica do paciente e na intervenção cirúrgica proposta. A seguir é apresentada uma breve revisão das diretrizes atuais:

A. Os **exames hematológicos** são indicados quando há preocupação com perda de sangue pré-operatória ou intraoperatória, anemia ou coagulopatia.
1. **Nível recente de hematócrito/hemoglobina.** Não há um valor mínimo de hematócrito universalmente aceito antes da anestesia. Hematócritos de 25% a 30% são bem tolerados por indivíduos saudáveis, mas podem causar isquemia em pacientes com DAC. Cada caso deve ser avaliado individualmente no tocante à etiologia e à duração da anemia, assim como à existência de comorbidades. Se não houver uma explicação clara da anemia, pode ser indicado o adiamento da cirurgia para identificar a causa. A determinação rotineira do hematócrito não é necessária em pacientes saudáveis submetidos a procedimentos minimamente invasivos.
2. A **função plaquetária** pode ser avaliada pela história de fácil surgimento de equimoses, sangramento excessivo da gengiva e de pequenos cortes, além da história familiar. Um achado positivo requer a solicitação de outros exames laboratoriais e talvez de um parecer hematológico.
3. O **coagulograma** só é solicitado quando há indicação clínica (p. ex., história de diátese hemorrágica, uso de anticoagulante, doença hepática ou doença sistêmica grave) ou planos de administração de anticogulantes no pós-operatório. Os níveis de fator Xa são usados para monitorar pacientes tratados com heparina de baixo peso molecular.
4. A **determinação do tipo sanguíneo** e a **pesquisa de anticorpos irregulares** são necessários quando há previsão de grande perda de sangue.

B. A **bioquímica sérica** só é solicitada quando há uma indicação específica na anamnese ou no exame físico. Por exemplo, a dosagem dos níveis sanguíneos de ureia e creatinina é indicada em pacientes com doença crônica renal, cardiovascular ou hepática e também no diabetes ou na obesidade mórbida. Também é indicada em pacientes tratados com diuréticos, digoxina, corticosteroides ou antibióticos aminoglicosídios.
1. A **hipopotassemia** é comum em pacientes tratados com diuréticos e geralmente é corrigida com facilidade por suplementos orais de potássio no pré-operatório. A hipopotassemia leve (2,8 a 3,5 mEq/ℓ) não deve impedir a cirurgia eletiva. A correção rápida com potássio intravenoso pode provocar arritmias e parada cardíaca. É razoável adiar a cirurgia até que haja correção cuidadosa da hipopotassemia acentuada, sobretudo durante o uso de digoxina ou na presença de arritmia (ver Capítulo 4, seção II.C.2).
2. A **hiperpotassemia** é frequente em pacientes com doença renal em fase terminal. Nesses pacientes, pequenas elevações do nível sérico de potássio são bem toleradas, mas é prudente escolher soluções de reposição que não contenham potássio adicional. Grandes elevações dos níveis de potássio também predispõem a arritmias. O tratamento da hiperpotassemia é indicado quando a concentração ultrapassa 6 mEq/ℓ ou quando há alterações do eletrocardiograma (ECG).

6 Capítulo 1

   C. O **ECG** é importante em todos os pacientes com fatores de risco para DAC. Além disso, detecta novas arritmias e ajuda a avaliar a estabilidade de ritmos anormais conhecidos. Não deve ser feito apenas porque o paciente tem idade avançada. Anormalidades do ECG em idosos são comuns mas inespecíficas e não têm valor preditivo adicional além dos fatores de risco clínicos (ver Capítulo 10). Embora o ECG de repouso não seja um exame sensível para detecção de isquemia miocárdica oculta, a anormalidade exige correlação com a anamnese, o exame físico e o ECG prévios.

   D. A **radiografia de tórax** deve ser feita em pacientes com mais de 50 anos de idade com doença cardiopulmonar que serão submetidos a operação de alto risco.

   E. As **provas de função pulmonar (PFP)** são usadas para avaliar a intensidade da doença pulmonar e a resposta aos broncodilatadores; além disso, têm papel reconhecido na avaliação de pacientes submetidos a ressecção pulmonar. No entanto, as PFP não preveem complicações pulmonares pós-operatórias em outras operações que não a ressecção pulmonar (ver Capítulo 3, seção III.C.4 e Capítulo 21, seção I.C).

V. RELAÇÃO ANESTESIOLOGISTA-PACIENTE

   A. **O período perioperatório é emocionalmente estressante** para muitos pacientes que podem ter receios relativos à cirurgia (p. ex., câncer, desfiguramento, dor pós-operatória e até mesmo morte) e à anestesia (p. ex., medo de perder o controle, não despertar da operação, acordar durante a cirurgia, náuseas, confusão e dor pós-operatórias). O anestesiologista pode aliviar muitos desses temores e promover a confiança com as seguintes medidas:

      1. **Entrevista organizada e sem pressa** na qual demonstra ao paciente que está interessado e compreende seus temores e preocupações. É importante abordar inquietações específicas manifestadas pelo paciente. Pacientes relutantes em responder às perguntas podem ser incentivados pela pergunta: "você conhece alguém que teve problemas causados pela anestesia?"

      2. **Tranquilização do paciente** de que você estará com ele no centro cirúrgico. Se o médico responsável pela avaliação não for o anestesiologista, deve garantir ao paciente que suas preocupações e necessidades serão comunicadas e abordadas.

      3. **Informação ao paciente** sobre os eventos do período perioperatório, que incluem:

        a. A partir de que horário o paciente não pode mais comer nem beber nada (dieta zero).

        b. O tempo estimado de cirurgia.

        c. Medicamentos a serem mantidos no dia da cirurgia. Em geral, são mantidos anti-hipertensivos (β-bloqueadores, bloqueadores dos canais de cálcio e clonidina), anticonvulsivantes, antiarrítmicos, broncodilatadores inalados, medicamentos contra o refluxo gastresofágico, corticosteroides e suplementos hormonais. Os inibidores da enzima de conversão da angiotensina e os bloqueadores do receptor da angiotensina podem causar hipotensão refratária intraoperatória e podem ser suspensos no dia da cirurgia. Dependendo da indicação de uso de anticoagulante, pode ser preciso substituir a varfarina por heparina de baixo peso molecular ou heparina não fracionada. O Capítulo 6 analisa o controle perioperatório dos esquemas de insulina.

        d. Pode-se considerar a doação autóloga de sangue em pacientes estáveis que tenham cirurgia agendada e probabilidade de transfusão de sangue, como na artroplastia articular total e na prostatectomia radical.

        e. Controle do tratamento com ácido acetilsalicílico e anti-inflamatórios não esteroides (AINE). A leve inibição da função plaquetária não aumenta o risco de hemorragia na maioria das cirurgias e não aumenta o risco da raquianestesia ou anestesia peridural. A reversão completa dos efeitos do ácido acetilsalicílico requer 7 a 10 dias para a produção de novas plaquetas, enquanto o efeito dos AINE desaparece em três ou quatro meias-vidas. O celecoxibe não afeta a função plaquetária; portanto, pode ser mantido no período perioperatório.

        f. Procedimentos que serão realizados no dia da cirurgia, antes do início da operação (p. ex., instituição de cateteres IV ou arteriais, colocação de monitores de rotina, cateteres peridurais e explicação de possível intubação em vigília), com a garantia de que serão administradas sedação IV e analgesia (local e intravenosa) suplementares, quando necessário, durante esse período.

Avaliação do Paciente Antes da Anestesia **7**

    g. Planos de recuperação pós-operatória na sala de recuperação pós-anestesia ou UTI para observação mais intensiva.

    h. Planos de controle da dor pós-operatória.

B. O **consentimento livre e esclarecido** implica a discussão do plano de anestesia, opções e possíveis complicações em termos compreensíveis para o leigo. A exposição deve ser feita no idioma nativo do paciente com intérpretes treinados na área médica. No caso de algumas línguas raras, pode ser necessário fazer a entrevista com auxílio de um intérprete via telefone.

    1. **Alguns aspectos da conduta anestésica não pertencem à esfera da experiência comum** e devem ser explicitamente definidos e discutidos de antemão. Os exemplos são intubação traqueal, ventilação mecânica, monitoramento invasivo, técnicas de anestesia regional, transfusão de produtos do sangue e cuidados pós-operatórios na UTI.

    2. A apresentação de **opções** à conduta sugerida é importante, uma vez que podem ser necessárias em caso de falha do procedimento planejado ou de alteração das circunstâncias clínicas.

    3. Os **riscos inerentes aos procedimentos relacionados com a anestesia** devem ser apresentados de tal forma que sejam úteis para que uma pessoa sensata tome uma decisão. Em geral, convém revelar as complicações relativamente frequentes, mas não todos os riscos remotos. O anestesiologista deve explicar ao paciente as complicações mais frequentes e graves dos procedimentos comuns, a saber:

        a. **Anestesia regional.** Cefaleia, infecção, sangramento local, lesão de nervos, reações farmacológicas e possibilidade de anestesia inadequada com o bloqueio regional. Algumas técnicas de anestesia regional estão associadas a riscos mais específicos (p. ex., pneumotórax após bloqueio nervoso infraclavicular) e, ao considerar seu uso, é preciso levar em conta os benefícios associados para cada paciente. Importa ainda discutir a anestesia geral e seus riscos, uma vez que pode ser necessária como plano alternativo.

        b. **Anestesia geral.** Dor de garganta, rouquidão, náuseas e vômito, lesão dentária e reações alérgicas aos fármacos administrados. A possibilidade de consciência intraoperatória, lesão pulmonar ou cardíaca, acidente vascular cerebral ou morte, perda visual pós-operatória, intubação pós-operatória ou internação em UTI deve ser abordada quando conveniente.

        c. **Transfusão sanguínea.** Febre, reações hemolíticas e risco de infecção. Hoje, o risco de transmissão do vírus da hepatite B é de 1:200.000, ao passo que o risco de infecção pelo HIV e pelo vírus da hepatite C é de 1:2.000.000 unidades transfundidas.

        d. **Cateterização vascular.** Lesão de nervo periférico, tendão ou vaso sanguíneo; hemotórax e/ou pneumotórax em caso de acesso venoso central; além de infecção.

        e. **Nota.** Nos casos sem especificação objetiva do risco, o paciente também deve ser informado sobre isto.

    4. **Circunstâncias atenuantes.** O consentimento livre e esclarecido pode ser dispensado na anestesia em situações de emergência.

    5. **Crianças não devem ser usadas como intérpretes para obter o consentimento livre e esclarecido. Parentes podem servir de intérpretes se o paciente assinar uma declaração de renúncia ao sigilo.** Nessa declaração o paciente abre mão do direito a um tradutor designado pelo hospital e autoriza um parente a servir de intérprete.

    6. **Desejos e crenças religiosas/pessoais** podem exigir considerações especiais antes da operação. No caso de um paciente Testemunha de Jeová submetido a cirurgia eletiva, é importante que haja um plano claro, compreendido e aceito pelo paciente e por toda a equipe cirúrgica. As mesmas considerações aplicam-se ao paciente com ordens de "não ressuscitar" (ver Capítulo 40, seção I.G).

VI. PARECER DO ANESTESIOLOGISTA

As anotações pré-operatórias do anestesiologista são um documento médico-legal arquivado no prontuário hospitalar. Assim sendo, devem conter:

A. **Descrição concisa e legível** da data e horário da entrevista, do procedimento planejado e da lateralidade (se for o caso).

B. **Achados positivos e negativos relevantes** na anamnese, no exame físico e nos exames laboratoriais, inclusive uma lista de alergias e medicamentos importantes.

8 Capítulo 1

C. Uma **lista de problemas** que inclua todas as doenças, seus tratamentos e limitações funcionais atuais.

D. A **impressão geral** da complexidade das condições clínicas do paciente com alocação em uma das **classes de Estado Físico da ASA:**
  1. Classe 1. Paciente saudável (sem anormalidades fisiológicas, físicas nem psicológicas).
  2. Classe 2. Paciente com doença sistêmica leve sem limitação das atividades cotidianas.
  3. Classe 3. Paciente com doença sistêmica grave que limite as atividades, mas não seja incapacitante.
  4. Classe 4. Paciente com doença sistêmica incapacitante que represente uma ameaça constante à vida.
  5. Classe 5. Paciente moribundo cuja sobrevida provavelmente será menor que 24 h, seja ou não operado.
  6. Classe 6. Paciente com morte cerebral cujos órgãos estejam sendo removidos para doação.
  7. Quando o procedimento é realizado em caráter de emergência, acrescenta-se a letra E à classe do Estado Físico da ASA.

E. O **plano de anestesia** no prontuário hospitalar descreve a estratégia geral de conduta. Inclui, no mínimo:
  1. **Avaliação da necessidade de pré-medicação.** Muitos pacientes com cirurgia agendada têm alto nível de apreensão e ansiedade. A profundidade e extensão da ansiedade variam muito de acordo com o paciente. Portanto, a seleção da dose e do tipo de ansiolítico deve ser individualizada.
  2. **Avaliação da necessidade de monitoramento invasivo.** A maioria dos pacientes submetidos a cirurgia minimamente invasiva necessita apenas dos monitores tradicionais preconizados pela ASA. No entanto, se houver possibilidade de grandes oscilações hemodinâmicas intraoperatórias, convém considerar o monitoramento invasivo (p. ex., pressão venosa central para monitoramento da volemia, acesso arterial para o caso de uma possível instabilidade hemodinâmica).
  3. **Revisão das opções anestésicas.** Existem muitos métodos para garantir anestesia, analgesia e estabilidade hemodinâmica em todos os tipos de operação. É importante analisar a anestesia geral, anestesia regional e suas combinações e arrolar as opções adequadas para o paciente na avaliação final.
  4. **Plano de controle pós-operatório da dor.** Alguns pacientes têm doenças (p. ex., câncer, osteoartrite) que exigem tratamento crônico da dor. A análise do tratamento analgésico vigente e as informações acerca da eficácia de esquemas analgésicos prévios podem ajudar a escolher analgésicos apropriados no pós-operatório e a avaliar a necessidade de terapias adjuvantes (p. ex., bloqueio peridural e regional).
  5. Quando o entrevistador não for assistir o paciente no dia da cirurgia, este deve compreender que os detalhes finais do plano de anestesia serão determinados pela equipe responsável. O parecer do anestesiologista deve detalhar a discussão com o paciente e incluir opções anestésicas, riscos específicos, necessidades de monitoramento e planos pós-operatórios. O entrevistador deve comunicar diretamente à equipe de anestesia a presença de comorbidades importantes.

VII. DIRETRIZES PARA DIETA ZERO
O Quadro 1.1 apresenta as diretrizes atuais da ASA de jejum pré-operatório.

VIII. PRÉ-MEDICAÇÃO
A. Distúrbios clínicos preexistentes devem ser controlados ou estabilizados antes da operação. Muitas complicações associadas a esses distúrbios podem ser evitadas pela administração criteriosa de medicamentos padronizados.
  1. A **hipertensão arterial** não tratada pode causar lesão de órgãos-alvo no período perioperatório. O tratamento agudo da HA crônica pode ser indicado em pacientes com pressão arterial sistólica acima de 20% do nível de referência. Quando a HA persiste, a despeito do tratamento, ou quando a pressão arterial diastólica é maior que 115 mmHg, é aconselhável adiar a cirurgia eletiva até que se controle a pressão arterial do paciente.
  2. O uso pré-operatório de **β-bloqueadores** pode beneficiar pacientes com **DAC** (história de revascularização miocárdica/ACTP, infarto do miocárdio prévio ou angina e isquemia

Diretrizes da ASA para Jejum Pré-operatório

Idade	Líquidos Claros (Horas)	Leite Materno (Horas)	Leite Não Humano/Lanche Leve (Horas)	Alimentos Gordurosos Fritos/Carne (Horas)
Lactente	2	4	6	8
Criança	2	4	6	8
Adulto	2	N/A	6	8

em teste com estresse) ou sob risco de DAC (idade ≥ 65 anos, HA, diabetes melito, hipercolesterolemia, história familiar de DAC e fumantes). Novos estudos indicam que o uso rotineiro de β-bloqueio perioperatório para diminuir a mortalidade perioperatória pode ser prejudicial. No entanto, é recomendável que pacientes em tratamento crônico com β-bloqueador mantenham o medicamento até o dia da operação para evitar efeitos de abstinência.

3. **Asma.** A administração de albuterol ou ipratrópio (dois disparos de inalador dosimetrado na área de indução anestésica) pode ser necessária em pacientes com asma moderada a grave ou em pacientes sintomáticos apesar do tratamento clínico ideal.
4. **Diabetes melito.** Os pacientes podem apresentar hiper ou hipoglicemia pré-operatória ou intraoperatória. A hiperglicemia torna o paciente suscetível à hiperosmolaridade, que tem como possíveis consequências o comprometimento da função enzimática (p. ex., sintase do óxido nítrico, elastase leucocitária, amilase e lipase), cetoacidose diabética ou estado não cetótico hiperglicêmico hiperosmolar. Os sinais e sintomas de hipoglicemia em pacientes tratados com insulina ou agentes hipoglicemiantes podem ser mascarados pela anestesia geral. Antes da operação, convém determinar a glicemia capilar e, se necessário, iniciar tratamento com infusão de glicose ou insulina (ver Capítulo 6, seção I).
5. A ASA publicou **diretrizes para reduzir o risco de aspiração pulmonar** que devem ser levadas em conta nos pacientes sob alto risco de pneumonite por aspiração, entre eles parturientes, pacientes com hérnia de hiato e sintomas de refluxo, vias respiratórias difíceis, íleo paralítico, obesidade, diabetes mal controlado, depressão sensorial e todos os pacientes traumatizados. Não é recomendada a rotina de aspiração profilática em pacientes sem fatores de risco. Os medicamentos apresentados adiante reduzem a quantidade de ácido gástrico, mas há poucos dados convincentes de que reduzam a frequência de aspiração pulmonar ou a morbidade e mortalidade em casos de aspiração do conteúdo gástrico:
   a. Os **antagonistas da histamina (H_2)** produzem diminuição da produção de ácido gástrico proporcional à dose. A **cimetidina** (Tagamet), 200 a 400 mg VO, intramuscular ou intravenosa, e a **ranitidina** (Zantac), 150 a 300 mg VO ou 50 a 100 mg por via intravenosa ou intramuscular, diminuem bastante o volume e a acidez das secreções gástricas. Os esquemas multidose (i. e., na noite da véspera e na manhã da operação) são os mais eficazes, embora se possa recorrer à administração parenteral para obter início rápido (< 1 h). A cimetidina retarda a eliminação de muitos fármacos, entre eles teofilina, diazepam, propranolol e lidocaína, o que pode aumentar a toxicidade desses agentes. A ranitidina não foi associada a efeitos colaterais desse tipo.
   b. Os **inibidores da bomba de prótons**, como o omeprazol, são muito eficazes na diminuição da produção de ácido, mas sua ação não é rápida o bastante para que sejam usados no período pré-operatório imediato. Os pacientes em tratamento crônico com esses medicamentos devem receber uma dose na noite da véspera da operação.
   c. **Antiácidos não particulados.** As suspensões coloidais de antiácidos neutralizam o ácido gástrico, mas podem provocar pneumonite grave se aspiradas. Um antiácido não particulado, como citrato de sódio e ácido cítrico (Bictra – 30 a 60 mℓ, 30 min antes da indução), é menos eficaz na elevação do pH gástrico, mas é menos prejudicial se aspirado.

10 Capítulo 1

    d. A **metoclopramida** (Reglan) estimula o esvaziamento gástrico mediante aumento do tônus do esfíncter esofágico inferior e relaxamento simultâneo do piloro. Administra-se uma dose oral de 10 mg 1 a 2 horas antes da anestesia. A dose intravenosa é administrada na área de indução anestésica. A administração intravenosa deve ser lenta para evitar cólicas abdominais. Como todos os antagonistas da dopamina, o fármaco pode produzir distonia e outros efeitos extrapiramidais.

B. Os objetivos da administração de **sedativos e analgésicos** antes da cirurgia são aliviar a ansiedade do paciente; evitar dor durante a cateterização vascular, os procedimentos de anestesia regional e o posicionamento; e facilitar a indução suave de anestesia. A avaliação pré-operatória minuciosa pelo anestesiologista pode reduzir a necessidade desses fármacos.

    1. Os sedativos e analgésicos devem ser reduzidos ou suspensos em pacientes idosos, debilitados ou que apresentem intoxicação aguda e em pacientes com obstrução ou trauma das vias respiratórias superiores, apneia central, deterioração neurológica ou pneumopatia ou valvopatia cardíaca grave.

    2. Nos pacientes com adição a opioides e barbitúricos e pacientes em tratamento crônico com analgésicos, a pré-medicação deve ser suficiente para superar a tolerância e evitar abstinência durante ou logo após a cirurgia.

    3. Os **benzodiazepínicos** são muito eficazes no tratamento da ansiedade.

        a. O **midazolam** (Versed), na dose de 1 a 3 mg IV ou IM, é um benzodiazepínico de ação curta que garante excelente amnésia e sedação. Não deve ser administrado a pacientes já parcialmente sedados, visto que pode causar depressão respiratória significativa, sobretudo quando combinado a um opioide.

        b. O **lorazepam** (Ativan) é outra opção (1 a 2 mg VO ou IV), mas a amnésia e a sedação pós-operatórias podem ser mais prolongadas. A administração intramuscular é contraindicada.

    4. **Barbitúricos** como o pentobarbital (Nembutal) raramente são usados na sedação pré-operatória. Às vezes, porém, são empregados por profissional não anestesiologista para sedação durante procedimentos diagnósticos (p. ex., endoscopia, ressonância magnética e tomografia computadorizada).

    5. Os **opioides** só costumam ser administrados como pré-medicação em caso de dor intensa. Um paciente internado pode já estar em uso de morfina, hidromorfona ou meperidina. Os pacientes em uso de opioides orais, como a oxicodona, podem tomar uma dose para proporcionar conforto até o momento da operação. A fentanila intravenosa é apropriada para uso imediatamente antes da indução, pois seus efeitos são rápidos e intensos, porém de curta duração.

C. Não é frequente o uso de **anticolinérgicos** como pré-medicação. **Glicopirrolato** (0,2 a 0,4 mg IV para adultos e 10 a 20 $\mu g/kg$ para crianças) ou **atropina** (0,4 a 0,6 mg para adultos e 0,02 mg/kg para crianças) é associada à quetamina como antissialagogo. Às vezes, o efeito de ressecamento é desejável durante cirurgia bucal ou broncoscopia.

D. **Agentes antieméticos** podem ser administrados antes da indução ou durante a operação para evitar NVPO (ver Capítulo 35, seção X). Os fatores de risco para NVPO são sexo feminino, história de cinetose ou NVPO, não fumar, operação ginecológica ou laparoscópica e uso de opioides pós-operatórios. Convém considerar o uso profilático de antieméticos em pacientes com pelo menos dois fatores de risco. No caso de pacientes sob alto risco de NVPO são administrados dois agentes com mecanismos de ação diferentes (Quadro 1.2). A eficácia de todos os antieméticos é semelhante. Portanto, o agente de primeira linha deve ser o mais seguro e de menor custo.

IX. ADIAMENTO DE PROCEDIMENTOS CIRÚRGICOS

Às vezes, é melhor para o paciente que intervenções cirúrgicas eletivas sejam adiadas para avaliação clínica complementar e otimização da sua condição. Alguns distúrbios, se não avaliados e tratados adequadamente, aumentam muito a morbidade e a mortalidade:

A. A história de **infarto do miocárdio** 7 a 30 dias antes do procedimento requer avaliação do risco de isquemia atual e pode exigir o parecer do cardiologista para identificar a necessidade de outras intervenções antes da operação.

B. **Recente instabilidade do ritmo cardíaco.** Fibrilação atrial de início recente, *flutter* atrial, taquicardia supraventricular, taquicardia ventricular sustentada (10 batimentos ou mais) e bloqueio cardíaco de segundo ou terceiro grau devem ser avaliados por ECG, derivação longa para avaliação do ritmo, reposição eletrolítica e parecer cardiológico.

Avaliação do Paciente Antes da Anestesia **11**

QUADRO 1.2 — Antieméticos

Antiemético	Mecanismo de Ação	Efeitos Colaterais	Dose
Ondansetrona	Antagonista do receptor 5-HT3	Tontura, cefaleia e prolongamento do QTc	4 mg IV
Droperidol[a]	Antagonista do receptor da dopamina (D_2)	Distonia, prolongamento do QTc e redução do limiar de convulsão	0,5 a 1,25 mg IV
Haloperidol	Antagonista do receptor D_2	Distonia, prolongamento do QTc e redução do limiar de convulsão	1 mg IV
Dexametasona	Desconhecido	Prurido anal/vulvar e hiperglicemia	4 mg IV
Metoclopramida	Antagonista do receptor da dopamina	Desconforto GI com cólica abdominal e distonia	10 mg IV
Prometazina	Anti-histamínico	Sedação e redução do limiar de convulsão	6,25 mg IV
Escopolamina	Anticolinérgico	Boca seca, visão borrada, confusão e retenção urinária	1,5 mg por via transdérmica

[a] As restrições atuais da Food and Drug Administration destacam o risco de prolongamento de QTc e *torsade de pointes* e determinam o monitoramento por ECG durante 2 a 3 h após a administração da dose.

C. A **coagulopatia** pode predispor o paciente a hemorragia de vulto e tem várias causas, entre elas disfunção hepática, medicamentos e sepse. As possíveis causas devem ser investigadas a fundo e tratadas antes da operação.

D. A **hipoxia** de origem desconhecida deve ser investigada antes da cirurgia. Há muitas causas de hipoxia, desde a diminuição da fração de oxigênio inspirado até uma grande comunicação interventricular. É aconselhável iniciar a avaliação com gasometria arterial e radiografia de tórax (RXT), que podem ser seguidas por vários outros exames diagnósticos, dependendo da possível origem da hipoxia.

Leituras Sugeridas

American Society of Anesthesiologists. Practice guidelines for preoperative fasting and the use of pharmacologic agents to reduce the risk of pulmonary aspiration: application to healthy patients undergoing elective procedures. A report by the Task Force on Preoperative Fasting and the Use of Pharmacologic Agents to Reduce the Risk of Pulmonary Aspiration. http://www.asahq.org/practice/npo/npoguide.html

American Society of Anesthesiologists. Basic standards for preanesthetic care. http://www.asahq.org/publicationsAndServices

American Society of Anesthesiologists. Statement of routine preoperative laboratory and diagnostic screening. http://www.asahq.org/publications and Services

American Society of Anesthesiologists. Latex Allergy: Another Complication for Anesthesiology, Part 1. http://www.asahq.org/Newsletters/1999/04_99/Latex_0499.html

American Society of Anesthesiologists Task Force on Preanesthesia Evaluation. Practice advisory for preanesthesia evaluation: a report by the American Society of Anesthesiologists Task Force on Preanesthesia Evaluation. *Anesthesiology* 2002;96:485–496. http://www.asahq.org

American Society of Anesthesiologists Task Force on Management of the Difficult Airway. Practice guidelines for management of the difficult airway. An updated report by the American Society of Anesthesiologists Task Force on Management of the Difficult Airway. *Anesthesiology* 2003;98:1269–1277. http://asahq.org

American Society of Anesthesiologists Task Force on Perioperative Management of Patients with Cardiac Rhythm Management Devices. Practice advisory for the perioperative management of patients with cardiac rhythm management devices: Pacemakers and implantable cardioverter-defibrillators. American Society of Anesthesiologists. *Anesthesiology* 2005;103:186–198. http://www.asahq.org

Apfel CC, Korttila K, Abdalla M, et al. A factorial trial of six interventions for the prevention of postoperative nausea and vomiting. *N Engl J Med* 2004;350:2441–2451.

12 Capítulo 1

Brown KA. Intermittent hypoxia and the practice of anesthesia. *Anesthesiology* 2009;110(4):922–927.

Connolly LA. Anesthetic management of obstructive sleep apnea patients. *J Clin Anesth* 1991;3(6):461–469.

Devereaux PJ, Yang H, Guyatt GH, et al. Rationale, design, and organization of the Perioperative Ischemic Evaluation (POISE) trial: a randomized controlled trial of metoprolol versus placebo in patients undergoing noncardiac surgery. *Am Heart J* 2006;152:223–230.

Egan TD, Wong KC. Perioperative smoking cessation and anesthesia: a review. *J Clin Anesth* 1992;4:63–72.

Egbert LD, Batttit GE, Turndorf H, et al. The value of the preoperative visit by an anesthetist. A study of doctor-patient rapport. *JAMA* 1963;185:553–555.

Fleischer LA, Barash PG. Preoperative cardiac evaluation for noncardiac surgery: a functional approach. *Anesth Analg* 1992;74:586–598.

Fleisher LA, Beckman JA, Brown KA, et al. ACC/AHA 2007 guidelines on perioperative cardiovascular evaluation and care for noncardiac surgery: a report of the American College of Cardiology/American Heart Association Task Force on Practice Guidelines (Writing Committee to Revise the 2002 Guidelines on Perioperative Cardiovascular Evaluation for Noncardiac Surgery). 2007. American College of Cardiology Web site. http://content.onlinejacc.org/cgi/content/full/j.jacc.2007.09.003. Accessed November 19, 2008.

Gan TJ. Risk factors for postoperative nausea and vomiting. *Anesth Anal* 2006;102:1884–1898.

Goodnough LT, Shander A, Brecher ME. Transfusion medicine: looking to the future. *Lancet* 2003;361(9352):161–169.

Klafta JM, Roizen MF. Current understanding of patients' attitudes toward and preparation for anesthesia: a review. *Anesth Analg* 1996;83:1314–1321.

Liu LL, Dzankic S, Leung JM. Preoperative electrocardiogram abnormalities do not predict postoperative cardiac complications in geriatric surgical patients. *J Am Geriatr Soc* 2002;50(7):1186–1191.

Mangano DT, Layug EL, Wallace A, et al. Effect of atenolol on mortality and cardiovascular morbidity after noncardiac surgery. *N Engl J Med* 1996;335:1713.

Raith K, Hochhaus G. Drugs used in the treatment of opioid tolerance and physical dependence: a review. *Int J Clin Pharmacol Ther* 2004;42:191–203.

Smetana GW. Preoperative pulmonary evaluation. *N Engl J Med* 1999;340:937.

Sadr Azodi O. The efficacy of a smoking cessation programme in patients undergoing elective surgery: a randomised clinical trial. *Anesthesiology* 2009;64(3):259–265.

Vealnovich V. The value of routine preoperative laboratory testing in predicting postoperative complications: a multivariate analysis. *Surgery* 1991;109:236–243.

Wagner S, Breiteneder H. The latex-fruit syndrome. *Biochem Soc Trans* 2002;6:935–940.

White PF. Pharmacologic and clinical aspects of preoperative medication. *Anesth Anal* 1986;65:963–974.

2
Considerações Específicas na Doença Cardíaca

Shahzad Shaefi e Hovig V. Chitilian

I. CARDIOPATIA ISQUÊMICA

A doença arterial coronariana (DAC) acomete cerca de 16 milhões de norte-americanos. A prevalência aumenta com a idade e a DAC é um fator de risco para eventos cardíacos perioperatórios. Eventos cardíacos perioperatórios, entre eles infarto do miocárdio (IM), angina instável, insuficiência cardíaca congestiva (ICC) e arritmia grave são as principais causas de morte perioperatória.

A. Fisiologia

1. **Equilíbrio entre oferta e demanda de oxigênio.** A isquemia miocárdica ocorre quando a demanda de oxigênio é maior que a oferta.

   a. **Oferta.** O miocárdio é perfundido pelas artérias coronárias. A **artéria coronária esquerda** divide-se e dá origem às **artérias descendente anterior esquerda** e **circunflexa**, que irrigam a maior parte do ventrículo esquerdo (VE), septo interventricular (inclusive os feixes atrioventriculares [AV]) e átrio esquerdo. A artéria **coronária direita** irriga o septo interventricular, inclusive os nós sinoatrial e AV. As artérias coronárias são artérias terminais com mínima formação de colaterais. A **oferta miocárdica de oxigênio** depende do diâmetro da artéria coronária, pressão diastólica no VE, pressão diastólica aórtica e conteúdo arterial de oxigênio.

      (1) O **fluxo sanguíneo coronariano** depende do gradiente de pressão entre a raiz aórtica e o leito coronariano a jusante. A maior parte do fluxo sanguíneo coronariano ocorre na diástole. O fluxo sanguíneo na artéria coronária em indivíduos normais é controlado principalmente por mediadores locais. As artérias coronárias de pacientes com DAC relevante podem apresentar dilatação máxima em repouso.

      (2) A **frequência cardíaca** é inversamente proporcional à duração da diástole. Altas frequências cardíacas diminuem a duração da perfusão coronariana máxima.

      (3) O conteúdo de **oxigênio no sangue** é determinado pela concentração de hemoglobina, saturação de oxigênio e conteúdo de oxigênio dissolvido. O aumento da fração de oxigênio inspirado e/ou da concentração de hemoglobina aumenta o conteúdo de oxigênio no sangue.

   b. **Demanda.** O consumo miocárdico de oxigênio (MV_{O_2}) é maior quando há aumento da tensão na parede ventricular e da frequência cardíaca (velocidade de encurtamento) e, em menor grau, da contratilidade.

      (1) A **tensão da parede ventricular** obedece à lei de Laplace: a tensão da parede é igual à pressão ventricular transmural multiplicada pelo raio do coração e dividida pelo dobro da espessura da parede. Alterações nesses parâmetros afetam a demanda de oxigênio.

      (2) **Frequência cardíaca.** A taquicardia é bem tolerada por corações normais. A dilatação de artérias coronárias ateroscleróticas pode não ser adequada para satisfazer o aumento da demanda quando há aumento da frequência cardíaca.

      (3) A **contratilidade** aumenta quando há aumento do cronotropismo, da distensão do miocárdio, do cálcio e das catecolaminas. A intensificação da contratilidade eleva o consumo de oxigênio.

   c. **Equilíbrio entre oferta e demanda.** A aterosclerose é a causa mais comum de desequilíbrios entre oferta e demanda. Distúrbios como estenose aórtica, hipertensão sistêmica e cardiomiopatia hipertrófica, caracterizados por acentuada hipertrofia ventricular e

14 Capítulo 2

altas pressões intraventriculares, também podem aumentar o MV_{O_2} e provocar desequilíbrios, mesmo quando as artérias coronárias são normais. O objetivo do tratamento é melhorar o equilíbrio entre oferta e demanda.

(1) **Aumento da oferta**
  (a) **Aumento da pressão de perfusão coronariana** com administração de volume ou de agonistas α-adrenérgicos para aumentar a pressão diastólica aórtica.
  (b) **Aumento do fluxo sanguíneo coronariano** com nitratos para dilatar as artérias coronárias.
  (c) **Aumento do conteúdo de oxigênio** por meio da elevação da concentração de hemoglobina ou da pressão parcial de oxigênio.

(2) **Redução da demanda**
  (a) **Redução da frequência cardíaca**, seja diretamente com antagonistas β-adrenérgicos, seja indiretamente pelo decréscimo do tônus simpático com opioides e ansiolíticos.
  (b) **Redução do tamanho ventricular** (diminuição da tensão da parede) mediante redução da pré-carga com nitratos, cálcio, antagonistas dos canais de cálcio ou diuréticos. Às vezes o aumento do inotropismo diminui a demanda por meio da redução do tamanho ventricular e da tensão da parede.
  (c) A **redução da contratilidade** pode diminuir o MV_{O_2} se não houver aumento excessivo do tamanho ventricular e da tensão da parede. Os bloqueadores dos canais de cálcio e os anestésicos voláteis reduzem a contratilidade.
  (d) A **contrapulsação com balão intra-aórtico** aumenta a pressão de perfusão coronariana mediante elevação da pressão diastólica. Também diminui a resistência à ejeção do VE e, consequentemente, o tamanho e a tensão da parede do VE.

B. **Avaliação Cardiovascular Pré-operatória de Cirurgias Não Cardíacas.** O American College of Cardiology e a American Heart Association (ACC/AHA) elaboraram diretrizes conjuntas para avaliação cardiovascular pré-operatória de pacientes candidatos a cirurgia não cardíaca. A avaliação inicial compreende história do paciente, exame físico direcionado e exames laboratoriais de rotina. A anamnese deve tentar determinar os fatores de risco cardíacos e a capacidade funcional. Os exames laboratoriais são guiados pela história do paciente. Nos pacientes com doença cardiovascular conhecida, convém solicitar ECG de repouso, radiografia de tórax, hemoglobina e nível sérico de creatinina. Os ECG pré-operatórios são importantes em homens acima de 40 anos e mulheres com mais de 50 anos. O nível de hemoglobina é determinado em homens acima de 65 anos e mulheres de qualquer idade ou quando há expectativa de perda de grande volume de sangue. De acordo com a história clínica do paciente, a capacidade funcional e a natureza do procedimento cirúrgico, as diretrizes da ACC/AHA asseguram uma abordagem progressiva para a identificação de pacientes possivelmente beneficiados por outros exames cardiovasculares.

1. **Triagem inicial**
   a. A necessidade de **operação de emergência** impede a avaliação cardíaca mais detalhada.
   b. Em todas as outras circunstâncias, a avaliação cardíaca complementar é guiada pela **avaliação clínica** do paciente, **capacidade funcional** e **risco da operação**.

2. A **avaliação clínica** deve tentar identificar a presença de **afecções cardíacas ativas** e **fatores clínicos de risco cardíaco**.
   a. As **afecções cardíacas ativas** são infarto agudo do miocárdio (IAM) (< 7 dias), IM recente (< 1 mês antes da cirurgia), angina instável, insuficiência cardíaca descompensada, doença valvar grave e arritmias relevantes (bloqueio AV de alto grau, arritmias sintomáticas, arritmias supraventriculares com descontrole da frequência ventricular e taquicardia ventricular).
   b. Os **fatores de risco clínicos** são história de cardiopatia isquêmica (IM prévio, ondas Q anormais no ECG), insuficiência cardíaca compensada, doença cerebrovascular, diabetes melito e insuficiência renal (creatinina $\geq$ 2 mg/dℓ ou diminuição da taxa de filtração glomerular).

3. A **capacidade funcional** pode ser expressa em equivalentes metabólicos (MET). Um MET representa o consumo de oxigênio em repouso.
   a. A **baixa capacidade funcional** é definida como a capacidade de exercício inferior a 4 MET. As atividades que exigem menos de 4 MET são cozinhar, dançar devagar,

Considerações Específicas na Doença Cardíaca   **15**

jogar golfe (locomovendo-se com carrinho) e caminhar um ou dois quarteirões em terreno plano na velocidade de 3,2 a 4,8 km/h.

b. A **capacidade funcional moderada ou excelente** é definida como a capacidade de exercício superior a 4 MET. Entre as atividades que correspondem à capacidade funcional moderada estão subir um lance de escadas, caminhar em terreno plano a 6,4 km/h, correr uma distância curta, esfregar o chão ou jogar golfe sem usar o carrinho para se locomover. A capacidade de praticar esportes extenuantes, como natação, tênis ou futebol, geralmente corresponde a excelente capacidade funcional.

4. Risco específico associado à cirurgia. Com o propósito de estratificar o risco, as intervenções cirúrgicas foram classificadas em **baixo risco, risco intermediário** e **vasculares**.

a. Em procedimentos vasculares de grande porte, o risco de morbidade cardíaca perioperatória descrito é superior a 5%. O risco cirúrgico é máximo e esses pacientes são considerados à parte em termos de estratificação de risco. As operações vasculares de grande porte incluem **procedimentos aórticos abertos** e **cirurgia vascular periférica**. O reparo endovascular de aneurisma aórtico e a endarterectomia carotídea são considerados procedimentos de risco intermediário.

b. A operação de **risco intermediário** abrange procedimentos com risco cardíaco inferior a 5%, como intervenções **intraperitoneais e intratorácicas** não complicadas, **endarterectomia carotídea**, reparo **endovascular** de aneurisma aórtico abdominal, cirurgia da **cabeça e pescoço**, cirurgia **ortopédica** e cirurgia da **próstata**.

c. A operação de **baixo risco** tem risco cardíaco inferior a 1%. Esses procedimentos compreendem cirurgia **endoscópica**, procedimentos **superficiais, cirurgia da mama** e **cirurgia de catarata**.

5. Diretrizes da ACC/AHA para avaliação cardiovascular pré-operatória

a. Em pacientes com **afecções cardíacas ativas**, convém adiar as operações eletivas até que haja avaliação complementar e otimização da condição clínica cardíaca. A avaliação cardiovascular complementar, que inclui exames invasivos e não invasivos (ver seção I.C), deve ser feita de acordo com a condição específica do paciente.

b. Os pacientes submetidos a **operação de baixo risco** ou **sem fatores de risco clínico** podem prosseguir **sem avaliação complementar**.

c. Os pacientes com **capacidade funcional ≥ 4 MET** e assintomáticos podem ser operados sem necessidade de outros exames. **Exames não invasivos** são considerados em pacientes com fatores de risco nos casos em que os resultados influenciam a conduta.

d. **Exames não invasivos** podem ser cogitados em pacientes com **baixa capacidade funcional (< 4 MET)** submetidos a **operação de risco intermediário** nos casos em que os resultados influenciam a conduta. Caso contrário, é possível operar esses pacientes com tratamento clínico adequado.

e. O tratamento de pacientes com **baixa capacidade funcional (< 4 MET)** que serão submetidos a **operação vascular** tem como base o número de **fatores de risco clínicos**. Os pacientes com **≤ 2 fatores de risco clínicos** podem ser operados com **otimização clínica**. **Exames não invasivos** são realizados nos casos em que os resultados alteram a conduta. Pacientes com **baixa capacidade funcional** e **≥ 3 fatores de risco clínicos** que serão submetidos a **operação vascular** devem passar por **exames cardíacos complementares** (invasivos e/ou não invasivos) **nos casos em que os resultados podem alterar a conduta operatória**.

C. Avaliação Cardíaca Complementar. A avaliação cardíaca complementar, feita quando há indicação, mede a capacidade funcional, identifica disfunções cardíacas e estima o risco cardíaco perioperatório.

1. O **ECG de repouso de 12 derivações** é recomendado para todos os pacientes submetidos a operações vasculares e também para pacientes com **≥ 1** fator de risco clínico que serão submetidos a procedimentos de risco intermediário. Além disso, o ECG pré-operatório é aconselhável para pacientes com mais de 50 anos, ainda que assintomáticos.

2. O **ecocardiograma** é usado para avaliar a função VE em pacientes com história de insuficiência cardíaca ou com dispneia de origem desconhecida e em pacientes com história de cardiopatia valvar, bem como para avaliar um sopro diagnosticado recentemente.

3. Teste com estresse

a. A **prova de esforço** faz a medida objetiva da capacidade funcional. É a modalidade preferida em pacientes capazes de alcançar níveis adequados de esforço. A sensibilidade

16 Capítulo 2

e a especificidade para DAC multivascular são de 81% e 66%, respectivamente. As provas de esforço são altamente preditivas quando as alterações do segmento ST são características de isquemia (> 2 mm, persistentes até a recuperação e/ou associadas a hipotensão). O risco de eventos cardíacos perioperatórios é bem maior em pacientes com ECG anormais durante baixo nível de esforço físico. A cintigrafia com radionuclídios ou o ecocardiograma podem ser combinados ao teste com estresse físico nos pacientes cujos ECG de referência invalidam a interpretação.

    b. O **teste com estresse farmacológico**, com administração de um agente que aumente a demanda miocárdica de oxigênio (dobutamina) ou dilate as artérias coronárias (dipiridamol ou adenosina) é adequado nos pacientes incapazes de fazer esforço. O teste de estresse com dobutamina geralmente é associado ao ecocardiograma para detectar anormalidades do movimento da parede provocadas pelo aumento do trabalho miocárdico. Os testes de estresse com dipiridamol ou adenosina geralmente são associados ao exame por imagem com radionuclídios para detectar áreas de risco no miocárdio. A vasodilatação farmacológica está associada ao risco de teste falso-negativo em pacientes com DAC multivascular que já apresentam dilatação máxima de todos os vasos. Nos dois casos, o risco cardíaco perioperatório é diretamente proporcional à extensão da área de miocárdio sob risco de acordo com a imagem.

  4. O **cateterismo cardíaco** é a técnica padrão para avaliação de DAC. As informações obtidas incluem dados anatômicos, com observação da direção do fluxo, hemodinâmicos e da função geral do coração (ver Capítulo 23, seção I.B.4).

  5. O **parecer cardiológico** ajuda a determinar os exames que serão úteis e a interpretar os resultados. O especialista ajuda a otimizar o tratamento clínico pré-operatório do paciente e faz o acompanhamento pós-operatório. O seguimento é crucial no início de novas farmacoterapias e muitas vezes em pacientes com marca-passos e cardioversores-desfibriladores implantáveis (CDI) (ver Capítulo 2, seção V-VI).

D. As indicações de revascularização miocárdica pré-operatória, por cirurgia de *bypass* **com enxerto da artéria coronária** ou **intervenção coronariana percutânea (ICP)**, geralmente são iguais às indicações em situação não operatória. A cirurgia não é, por si só, uma indicação de revascularização coronariana, seja qual for a extensão da doença vascular ou a diminuição da fração de ejeção do VE.

E. Considerações Pré-anestésicas

  1. É provável que os pacientes estejam ansiosos. A tranquilização durante a consulta pré-operatória ajuda a aliviar a ansiedade. **Ansiolíticos** podem controlar o aumento do tônus simpático e ser muito úteis.

  2. Em geral, os **medicamentos cardiológicos** são mantidos no pré-operatório. As possíveis exceções são os inibidores da enzima de conversão da angiotensina (em razão da vasodilatação prolongada), os medicamentos de liberação lenta ou ação prolongada e os diuréticos.

    a. *β*-**bloqueadores.** A maioria dos dados existentes sugere que a administração perioperatória de *β*-bloqueadores diminui a isquemia e o infarto perioperatórios em pacientes com DAC. Um ensaio controlado, randomizado, multicêntrico, em larga escala mostrou associação entre o início de doses maiores de *β*-bloqueadores imediatamente antes da cirurgia e o aumento do risco de acidente vascular cerebral e mortalidade. Os pacientes em uso pré-operatório de *β*-bloqueadores devem continuar a recebê-los no período perioperatório. Na ausência de contraindicações (*i. e.*, reação adversa prévia, sintomas de ICC), deve-se considerar o início de tratamento pré-operatório com *β*-bloqueador nos pacientes de alto risco cardíaco que serão submetidos a cirurgia vascular. Quando possível, os *β*-bloqueadores devem ser iniciados dias a semanas antes da cirurgia eletiva e a dose deve ser ajustada com atenção. O benefício do bloqueio beta perioperatório em pacientes de alto risco submetidos a operações de risco baixo e intermediário não é tão certo e pode ser ultrapassado pelo aumento do risco.

    b. **Estatinas.** De acordo com estudos de observação e metanálises, a administração perioperatória de estatinas pode reduzir as complicações cardíacas e a mortalidade.

    c. **Clonidina.** Pequenas doses pré-operatórias de clonidina podem oferecer proteção cardiológica e reduzir a mortalidade.

  3. O **momento da cirurgia em caso de ICP** é um desafio especial. É importante tomar as decisões sobre a conduta junto com o cardiologista e o cirurgião.

Considerações Específicas na Doença Cardíaca 17

a. **Angioplastia com balão sem implante de** *stent.* As recomendações atuais apoiam o adiamento por 2 a 4 semanas das cirurgias sem urgência. O tratamento com ácido acetilsalicílico deve ser mantido no período perioperatório.

b. *Stents* **coronarianos metálicos não recobertos (SMNR).** As recomendações atuais da AHA/ACC são adiar cirurgia não cardíaca eletiva por 4 a 6 semanas depois de ICP com SMNR. Esse tempo permite a conclusão do tratamento com tienopiridina e a endotelização do *stent.* O risco de eventos isquêmicos é maior dentro de 30 dias após a ICP, bem menor entre 30 e 90 dias e mínimo depois de 90 dias. O ácido acetilsalicílico deve ser mantido no período perioperatório.

c. *Stents* **farmacológicos (SF).** A trombose do SF pode ocorrer até 1 ano e meio após o implante e muitas vezes está relacionada com a omissão do tratamento perioperatório com tienopiridina. A recomendação consensual vigente é adiar a cirurgia eletiva por 1 ano após o implante. O ácido acetilsalicílico deve ser mantido no período perioperatório.

d. Caso seja necessário um procedimento cirúrgico não cardíaco no mesmo período do tratamento antiplaquetário duplo após ICP, considere a continuação do tratamento durante todo o período perioperatório. Se o risco de hemorragia exigir a interrupção do tratamento com tienopiridina, convém manter o ácido acetilsalicílico e reiniciar a tienopiridina logo que possível.

4. É aconselhável administrar **oxigênio suplementar** a todos os pacientes com risco significativo de isquemia, sobretudo quando há prescrição de sedação pré-operatória.

5. O Capítulo 10 discute o **monitoramento.**

6. **Técnica anestésica.** Não há dados convincentes de desfecho que respaldem a superioridade de uma técnica anestésica específica nos pacientes sob risco de eventos cardíacos perioperatórios.

II. CARDIOPATIA NÃO CORONARIANA

A. **Endocardite Infecciosa.** Nos pacientes cujas afecções cardíacas estão associadas a maior risco de resultados adversos por endocardite infecciosa, recomenda-se **profilaxia com antibióticos** nos **procedimentos dentários** que impliquem **manipulação de tecido gengival ou da região periapical dos dentes,** ou nos procedimentos que exijam **perfuração da mucosa bucal.** Os pacientes sob alto risco de resultados adversos por endocardite infecciosa são aqueles com **próteses valvares, uso de material protético para reparo valvar, endocardite infecciosa prévia, receptores de transplante cardíaco com lesões regurgitantes valvares** e **cardiopatia congênita (CC).** A profilaxia da endocardite **não é recomendada** em pacientes submetidos a **procedimentos gastrintestinais ou geniturinários,** mas é recomendada em pacientes de alto risco submetidos a procedimentos que impliquem incisão da mucosa respiratória. O Capítulo 7 (seção V.B) apresenta as opções apropriadas de antibióticos profiláticos.

B. **Estenose Aórtica**

1. A **causa** geralmente é a calcificação progressiva e o estreitamento de uma valva normal ou bicúspide. A estenose grave é definida por área da valva inferior a 1,0 cm² ou gradiente médio superior a 40 mmHg. A estenose leve é definida por área da valva maior que 1,5 cm² ou gradiente médio inferior a 25 mmHg. A estenose moderada é definida por área da valva entre 1,0 e 1,5 cm² ou gradiente entre 25 e 40 mmHg.

2. **Sintomas** de angina, síncope ou insuficiência cardíaca surgem tardiamente no processo da doença. Na ausência de intervenção cirúrgica, a sobrevida média é de 2 a 3 anos após o surgimento de sintomas.

3. Há **hipertrofia** e rigidez **ventricular** em resposta à sobrecarga pressórica. A contração atrial coordenada torna-se essencial para manter o enchimento ventricular e o volume sistólico adequados. O ventrículo é suscetível a isquemia por causa do aumento da massa muscular e diminuição da perfusão coronariana em caso de aumento da pressão intraventricular.

4. **Considerações anestésicas.** A estenose aórtica é a única lesão valvar diretamente associada ao aumento do risco de isquemia perioperatória, IM e morte.

a. É importante manter o **ritmo sinusal normal** e a **volemia** adequada. Hipotensão, taquicardia (diminuição de enchimento e aumento das demandas de oxigênio) e bradicardia acentuada (diminuição do débito cardíaco) são mal toleradas e devem ser tratados intensivamente para manter a pressão de perfusão coronariana.

18 Capítulo 2

    b. A possibilidade de **estimulação elétrica do coração** deve ser considerada no tratamento da bradicardia. Taquiarritmias supraventriculares devem ser tratadas energicamente com cardioversão por corrente contínua.

    c. Os **cateteres arteriais pulmonares** podem ser úteis para avaliar pressões de enchimento basais, função ventricular e resposta a intervenções farmacológicas, hidratação e alterações da frequência e do ritmo cardíacos. Também permitem a estimulação AV.

    d. **Nitratos e vasodilatadores periféricos** devem ser administrados com extrema cautela, pois pequenas reduções do volume ventricular podem diminuir muito o débito cardíaco.

    e. O **tratamento da isquemia** nesses pacientes é direcionado para o aumento da oferta de oxigênio mediante elevação da pressão de perfusão coronariana e diminuição do consumo de oxigênio (geralmente por redução da frequência cardíaca).

C. Regurgitação Aórtica

    1. As **causas** são cardiopatia reumática, endocardite, trauma, doenças vasculares do colágeno e processos que dilatem a raiz aórtica (p. ex., aneurisma, doença de Marfan e sífilis).

    2. Fisiopatologia

        a. A regurgitação aórtica aguda pode causar súbita sobrecarga volêmica no VE com aumento da pressão diastólica final no VE e da pressão de oclusão capilar pulmonar. As manifestações são diminuição do débito cardíaco, ICC, taquicardia e vasoconstrição.

        b. A regurgitação aórtica crônica causa dilatação do VE e hipertrofia excêntrica. Os sintomas podem ser mínimos até que a doença esteja avançada, quando há insuficiência cardíaca esquerda.

    3. Considerações anestésicas

        a. Manter frequência cardíaca normal ou levemente aumentada para minimizar a regurgitação e manter a pressão de perfusão diastólica aórtica e coronariana.

        b. Manter hidratação adequada.

        c. Aumentar o fluxo anterógrado e diminuir a pressão diastólica final no VE e a tensão na parede miocárdica com vasodilatadores.

        d. Evitar constritores arteriais periféricos. Podem agravar a regurgitação.

        e. Considerar estimulação elétrica cardíaca. As anormalidades de condução são mais frequentes nesses pacientes.

        f. A contrapulsação com balão intra-aórtico geralmente é contraindicada na regurgitação aórtica.

D. Estenose Mitral

    1. A **origem** é quase sempre reumática.

    2. Fisiopatologia

        a. O aumento da pressão atrial esquerda e a sobrecarga volêmica expandem o átrio esquerdo e podem causar **fibrilação atrial**.

        b. A **elevação da pressão atrial esquerda** aumenta a pressão venosa pulmonar e a resistência vascular pulmonar. Por sua vez, a pressão ventricular direita (VD) é aumentada até que seja alcançado um determinado débito cardíaco. A hipertensão pulmonar crônica provoca remodelagem vascular pulmonar.

        c. A **hipertensão pulmonar** pode causar regurgitação tricúspide, insuficiência do VD e diminuição do débito cardíaco.

        d. A **taquicardia** é mal tolerada, pois reduz o tempo de enchimento diastólico, diminui o débito cardíaco e aumenta a pressão atrial esquerda.

    3. Considerações anestésicas

        a. **Evitar a taquicardia.** Controlar farmacologicamente a resposta ventricular ou considerar a cardioversão em pacientes com fibrilação atrial. Manter digoxina, bloqueadores dos canais de cálcio e bloqueadores β-adrenérgicos no período perioperatório.

        b. **Evitar hipertensão pulmonar.** Hipoxia, hipercarbia, acidose, atelectasia e simpaticomiméticos aumentam a resistência vascular pulmonar. Oxigênio, hipocarbia, alcalose, nitratos, prostaglandina E_1 e óxido nítrico inalado reduzem a resistência vascular pulmonar.

        c. A **hipotensão** pode ser causada por hipovolemia; no entanto, deve haver grande atenção à insuficiência do VD. Inotrópicos e agentes que reduzam a hipertensão pulmonar podem ser úteis (p. ex., dopamina, dobutamina, milrinona, anrinona, nitratos, prostaglandina E_1 e óxido nítrico inalado).

Considerações Específicas na Doença Cardíaca **19**

   d. Um **cateter na artéria pulmonar** pode auxiliar a avaliação perioperatória da volemia, pressões intracardíacas e débito cardíaco.

   e. A **pré-medicação** deve ser adequada para evitar ansiedade e taquicardia. É preciso cautela no caso de pacientes com hipotensão, hipertensão pulmonar ou baixo débito cardíaco.

E. Regurgitação Mitral

   1. As **causas** são prolapso da valva mitral, cardiopatia isquêmica, endocardite e ruptura do músculo papilar pós-IM.

   2. Fisiopatologia. A regurgitação mitral permite a ejeção do sangue para o átrio esquerdo durante a sístole. O grau de regurgitação depende do gradiente de pressão entre ventrículo e átrio, do tamanho do óstio da valva mitral e da duração da sístole.

      a. A **regurgitação mitral aguda** é comum no IM. A sobrecarga volêmica aguda das câmaras cardíacas esquerdas acarreta disfunção do VE com aumento da tensão da parede.

      b. A **regurgitação mitral crônica** provoca sobrecarga e dilatação gradual do átrio esquerdo e do VE, com hipertrofia compensatória.

      c. A **medida da fração de ejeção** não identifica os fluxos anterógrado e retrógrado, pois a valva incompetente permite ejeção bidirecional imediata na sístole.

   3. Considerações anestésicas

      a. A **taquicardia relativa** é desejável para reduzir o tempo de enchimento e o volume ventricular. A bradicardia está associada a aumento do volume do VE e regurgitação.

      b. A **redução da pós-carga** é benéfica. O aumento da resistência vascular sistêmica intensifica a regurgitação.

      c. Manter a pré-carga.

      d. É indicado **ajuste minucioso da dose** dos depressores miocárdicos.

F. A **cardiomiopatia hipertrófica** é um distúrbio cardíaco genético caracterizado por **hipertrofia assimétrica do VE**. Embora não haja aumento do gradiente na via de saída do VE em repouso na maioria dos pacientes com cardiomiopatia hipertrófica, muitos desenvolvem **obstrução dinâmica da via de saída** com aumento do débito cardíaco. O mecanismo de obstrução subaórtica da via de saída do VE é o movimento anterior sistólico das válvulas da valva mitral, que leva ao contato septal ventricular.

   1. Os fatores que **agravam a obstrução da via de saída** são diminuição da pressão arterial, diminuição do volume intraventricular, aumento da contratilidade e aumento da frequência cardíaca.

   2. As **implicações clínicas** e o tratamento são semelhantes aos da estenose aórtica.

   3. As **considerações anestésicas** são:

      a. Manter ritmo sinusal normal.

      b. Considerar cardioversão na taquicardia supraventricular.

      c. Continuar tratamento com β-adrenérgicos e bloqueadores dos canais de cálcio.

      d. Manter volemia normal.

      e. Corrigir a vasodilatação com agonistas α-adrenérgicos para evitar taquicardia e alterações acentuadas da contratilidade.

      f. Usar inotrópicos com cautela, pois podem exacerbar a obstrução da via de saída.

      g. Só usar nitratos e dilatadores periféricos com extrema cautela.

III. CARDIOPATIA CONGÊNITA (CC)

Graças ao aumento da sobrevida de pacientes com CC, os anestesiologistas têm encontrado com maior frequência adultos com CC em situações de operação não cardíaca. Dependendo da lesão subjacente, um adulto com história de CC (CCA) pode ter uma lesão **não corrigida** ou pode ter sido submetido a um procedimento **de reparo** ou **paliativo** no passado. Como o tratamento clínico e cirúrgico desses distúrbios continua a evoluir, pacientes com a mesma anomalia congênita podem ter sido submetidos a procedimentos bem diferentes e, consequentemente, podem ter anatomia e fisiologia diferentes. Deve-se considerar a transferência do paciente para instituições com grande experiência no tratamento desses distúrbios.

A. Considerações Gerais

   1. O **risco** associado aos procedimentos cirúrgicos é **maior** em pacientes com CCA que na população normal. Os pacientes de **alto risco** para cirurgia não cardíaca são aqueles que têm **hipertensão pulmonar, CC cianótica, disfunção ventricular grave, lesões obstrutivas graves à esquerda** e **insuficiência de classe III ou IV da New York Heart Association**. Os pa-

20 Capítulo 2

cientes de **risco moderado** para cirurgia não cardíaca são aqueles com **próteses de valvas ou condutos, comunicações intracardíacas, obstrução moderada à esquerda** e **disfunção ventricular moderada.**

2. É essencial conhecer bem a **anatomia cardíaca**, a **fisiopatologia** e a **capacidade funcional** do paciente, além dos **estresses fisiológicos** associados à intervenção cirúrgica. A avaliação pré-operatória deve incluir ECG, radiografia de tórax, ecocardiograma, oximetria arterial, hemograma e coagulograma.

3. A **disfunção miocárdica** pode ser uma consequência a longo prazo da fisiologia da lesão original ou do procedimento reparador ou paliativo subsequente. Também pode ser consequência de hipoxemia crônica.

4. As **arritmias** são comuns nessa população de pacientes e podem ser causadas pela fisiopatologia da anomalia cardiovascular ou por fibrose secundária à operação anterior. A taquicardia reentrante intra-atrial e a taquicardia ventricular são comuns nesses pacientes.

5. Os **pacientes cianóticos** geralmente apresentam policitemia e risco de acidente vascular cerebral e trombose. A hidratação intravenosa é importante. A hemodiluição pode ser considerada no caso de hematócrito pré-operatório superior a 60%.

6. A **hemostasia anormal**, geralmente leve, foi observada em pacientes com CC cianótica. Pode haver anormalidades das vias de coagulação extrínseca e intrínseca, assim como da função plaquetária.

7. A **embolia gasosa sistêmica** é um risco constante quando há comunicações (*shunts*) bidirecionais ou direita-esquerda. É preciso retirar as bolhas de ar dos cateteres intravenosos e deve-se considerar o uso de filtros de ar.

8. **Profilaxia da endocardite infecciosa.** Pacientes com próteses das valvas cardíacas, CC complexa e condutos construídos cirurgicamente correm alto risco de resultado adverso por endocardite. Convém administrar profilaxia com antibióticos contra endocardite infecciosa quando submetidos a procedimentos dentários (ver seção II.A e Capítulo 7, seção V.B).

9. A discussão completa das lesões específicas comuns em pacientes com CCA escapa à finalidade deste capítulo. O leitor deve consultar as Leituras Sugeridas, onde encontrará uma exposição mais completa sobre o tema.

IV. PACIENTE DE TRANSPLANTE CARDÍACO

A. Anualmente são realizados mais de 2.000 transplantes cardíacos com taxa de sobrevida em 1 ano superior a 85% e sobrevida em 5 anos maior que 70%. É cada vez mais frequente a presença desses pacientes em situações de cirurgia não cardíaca.

B. Os pacientes pós-transplante cardíaco geralmente necessitam de cirurgia relacionada com a doença vascular de base ou com as complicações do tratamento crônico com corticosteroides ou imunossupressores.

C. Fisiologia do Coração Transplantado

1. Com o tempo, pode haver reinervação simpática. Não parece haver reinervação parassimpática; no entanto, há relato de bradicardia relacionada com a administração de neostigmina.

2. Nos corações transplantados há aterosclerose acelerada do enxerto e maior risco de isquemia miocárdica.

3. **Hemodinâmica do coração transplantado**
   a. A formação e a condução de impulsos cardíacos são normais, embora haja aumento da frequência cardíaca em repouso.
   b. O mecanismo de Frank-Starling é preservado. Os corações transplantados respondem normalmente às catecolaminas circulantes.
   c. A autorregulação do fluxo sanguíneo coronariano é preservada.
   d. Em razão da desnervação autônoma, o coração transplantado, para satisfazer a demanda ocasionada pelo aumento do débito cardíaco, inicialmente aumenta o volume sistólico e, depois, aumenta a frequência cardíaca em resposta às catecolaminas circulantes.

4. **Efeitos farmacológicos**
   a. Os fármacos que atuam por meio do sistema nervoso autônomo (p. ex., atropina e digoxina) são ineficazes.
   b. Os agentes de ação direta são eficazes. Pode-se usar isoproterenol para aumentar a frequência cardíaca e norepinefrina ou fenilefrina para aumentar a pressão arterial. Há declínio da resposta à efedrina.

Considerações Específicas na Doença Cardíaca **21**

    c. Os receptores β-adrenérgicos estão intactos e sua densidade pode estar aumentada.

    d. O ensino tradicional afirma que as anticolinesterases não afetam a frequência de um coração desnervado; no entanto, decorrido tempo suficiente após o transplante, outros mecanismos relacionados com o receptor podem assumir o controle e permitir que as anticolinesterases exerçam efeito bradicárdico. Portanto, sempre deve ser administrado um antagonista muscarínico concomitante para bloquear os efeitos colaterais cardíacos e outros efeitos muscarínicos.

D. Considerações Anestésicas

1. É importante determinar o nível de atividade e a capacidade de exercício do paciente. O cardiologista pode dar parecer sobre a função cardíaca e a anatomia, avaliadas por ecocardiograma e cateterismo.
2. A DAC de base pode ser assintomática. Os sinais de isquemia incluem história de dispneia, sinais de declínio da função cardíaca e arritmias.
3. É importante fazer um ECG de 12 derivações inicial, que pode mostrar múltiplas ondas P e bloqueio de ramo direito.
4. A radiografia de tórax pode ser útil.
5. Para avaliar o efeito da imunossupressão e da farmacoterapia concomitante, os exames laboratoriais iniciais devem incluir hemograma completo, eletrólitos, ureia sanguínea, creatinina, glicose e provas de função hepática.
6. A técnica asséptica rigorosa é obrigatória em todas as intervenções (p. ex., acesso intravenoso), pois o paciente pode estar em tratamento prolongado com imunossupressores.
7. **Monitoramento.** O monitoramento invasivo é usado de acordo com a condição cardiopulmonar do paciente e a intervenção cirúrgica proposta. Em geral, a veia jugular interna direita é o local de acesso para biopsias endocárdicas repetidas e pode ser preciso reservá-la para este fim.
8. **Anestesia**

    a. Anestesia geral, regional e raquianestesia foram administradas a pacientes submetidos a transplante cardíaco. A escolha da anestesia pode ser guiada por outros critérios além da história de transplante cardíaco.

    b. Objetivos hemodinâmicos

        (1) Manter a pré-carga.

        (2) Evitar vasodilatação súbita. As alterações compensatórias iniciais do débito cardíaco dependem do mecanismo de Frank-Starling em virtude da resposta tardia da frequência cardíaca.

        (3) Em caso de hipotensão súbita, administrar líquido para expandir a volemia e vasopressores de ação direta, como fenilefrina e norepinefrina.

V. MARCA-PASSOS

A. A função de cada marca-passo é descrita por um código padronizado de cinco letras.

1. A primeira letra designa a **câmara estimulada** (O, nenhuma; A, átrio; V, ventrículo; D, dupla [átrio e ventrículo]).
2. A segunda letra indica a **câmara monitorada** (O, nenhuma; A, átrio; V, ventrículo; D, dupla).
3. A terceira letra aponta o **modo de resposta do marca-passo** aos eventos detectados (O, nenhuma; I, inibição do pulso do marca-passo; T, ativação do pulso do marca-passo; D, resposta dupla: as atividades atrial e ventricular espontâneas inibem os estímulos atrial e ventricular, e a atividade atrial deflagra uma resposta ventricular).
4. A quarta letra indica a presença ou ausência de **modulação da frequência** (O, não há modulação da frequência; R, há modulação da frequência).
5. A quinta letra especifica a presença e o tipo de **estimulação** de vários pontos (O, nenhuma; A, mais de um ponto de estimulação em um dos átrios, pontos de estimulação em cada átrio ou uma combinação dos dois; V, mais de um ponto de estimulação em um dos ventrículos, pontos de estimulação em cada ventrículo ou uma combinação dos dois; D, qualquer combinação de A e V).
6. Por exemplo, um marca-passo **VVI** monitora e estimula o ventrículo, mas é inibido e não deflagra diante de uma onda R. Um marca-passo **DDD** monitora e estimula tanto o átrio quanto o ventrículo. Um marca-passo VVIRV tem estimulação ventricular inibida com modulação da frequência e estimulação ventricular em vários pontos. Esse modo

22 Capítulo 2

geralmente é usado em pacientes com insuficiência cardíaca, fibrilação atrial crônica ou retardo de condução intraventricular. Um marca-passo **DDDRD** estimula as duas câmaras, com modulação da frequência e estimulação de vários pontos no átrio (ou átrios) e ventrículo(s).

B. Indicações. Consultar as diretrizes práticas da ACC/AHA/North American Society of Pacing and Electrophysiology (NASPE) para obter mais informações (ver Leituras Sugeridas).

1. Bloqueio AV de terceiro grau (completo)
2. Tipo II, bloqueio AV de segundo grau
3. Bradicardia sintomática
4. Terapia de ressincronização cardíaca. Estimulação biventricular para melhorar a sincronia de despolarização do VD e VE em pacientes com insuficiência cardíaca sintomática associada a anormalidade de condução intraventricular. Esse tratamento reduz o período de hospitalização e a mortalidade em pacientes cujo tratamento clínico é, de modo geral, ótimo.

C. Avaliação Pré-operatória de Pacientes com Marca-passo Permanente

1. Determinar a **indicação** de uso do marca-passo e o grau de **dependência do aparelho**.
2. Determinar a **localização** do gerador de pulso. Atualmente, a maioria é implantada na parte superior do tórax. Modelos antigos podem estar localizados no abdome.
3. Determinar o **modelo** e o **modo** programado do marca-passo. Caso não haja fácil acesso às informações, é possível identificar o fabricante e o número do modelo por meio de uma radiografia. É preciso identificar o fabricante para programar o marca-passo, pois os mecanismos de programação são diferentes. Verificar se a modulação de frequência está ativa. Além disso, determinar a resposta do aparelho a ímãs.
4. Verificar se o aparelho está funcionando corretamente pela história do paciente, registros eletrofisiológicos de acompanhamento clínico e ECG. A interrogação do aparelho é o único método confiável para verificar as configurações e a função da bateria.
5. Os pacientes com marca-passo não devem entrar em salas onde haja um aparelho de ressonância magnética, pois há risco de mau funcionamento do marca-passo.

D. Controle Intraoperatório

1. Os **marca-passos modernos** são extremamente resistentes à interferência eletromagnética **(IEM)** associada ao uso de eletrocautério. Em caso de interferência, pode haver inibição do pulso do marca-passo ou reversão ao modo de estimulação assincrônico (*i. e.*, DOO ou VOO).
2. A aplicação de um **anel (*donut*) magnético** comum reverte a maioria dos marca-passos para o modo assincrônico. Isso impede a inibição do pulso do marca-passo por IEM durante o uso de eletrocautério. Em geral, há restauração da função normal do marca-passo quando o ímã é removido. O método mais confiável para determinar a resposta de um marca-passo ao ímã é a interrogação. O uso de ímã durante intervenções cirúrgicas só é necessário quando o pulso do marca-passo é inibido por IEM. Se usado, o ímã deve ser colocado diretamente sobre o marca-passo. É melhor fixar o ímã com esparadrapo para evitar o deslocamento acidental.
3. A **reprogramação dos marca-passos** por IEM produz estimulação assincrônica (*i. e.*, "competitiva") que pode ser observada no ECG.
4. A exposição intraoperatória do aparelho à IEM pode ser reduzida colocando-se a placa de retorno da corrente (**"placa de aterramento"**) de tal modo que a **corrente proveniente do eletrocautério não passe perto do gerador de pulsos.** Outras medidas são o uso de **pulsos intermitentes e de curta duração,** com a menor energia possível, e o uso de sistema de **eletrocautério bipolar** ou **bisturi ultrassônico (harmônico).** Considerar a inativação das funções sensíveis à frequência durante o procedimento.
5. **Monitorar a frequência cardíaca** durante o uso de eletrocautério com estetoscópio precordial ou esofágico, oxímetro de pulso, cateter arterial ou palpação do pulso.
6. A maioria dos fabricantes recomenda a **avaliação pós-operatória da função do marca-passo** quando é usado eletrocautério.

E. Opções de Marca-passo no Perioperatório

1. **Transcutâneo.** É possível aplicar estimulação externa por meio de grandes placas colocadas nas paredes anterior e posterior do tórax. Este é um método fácil e barato de estimulação ventricular.

Considerações Específicas na Doença Cardíaca   **23**

2. Transvenoso
  a. É possível inserir um eletrodo temporário no coração através de uma veia central.
  b. Existem vários cateteres de artéria pulmonar com opção de marca-passo (ver Capítulo 10).
3. Transesofágico. É possível estimular o átrio esquerdo com um eletrodo inserido no esôfago.

VI. CARDIOVERSOR-DESFIBRILADOR IMPLANTÁVEL

O CDI modificou radicalmente o tratamento de pacientes sob alto risco de morte súbita cardíaca.
A. A cardioversão elétrica é o único tratamento confiável da fibrilação ventricular.
B. O CDI é implantado na parede abdominal ou torácica e conectado a dois eletrodos de desfibrilação (adesivos) ou derivações transvenosas. A estimulação e o monitoramento usam um eletrodo separado. Esse eletrodo detecta taquicardia ou fibrilação ventricular e administra um pulso elétrico de 20 a 30 J por até quatro tentativas consecutivas.
C. Todos os CDI são sensibilíssimos à IEM durante o uso do eletrocautério. A IEM é detectada pelo CDI como fibrilação ventricular e pode provocar descargas irregulares.
D. A programação de todos os CDI determina especificamente a suspensão da detecção em resposta à aplicação de um ímã. Portanto, a aplicação do ímã impede a interpretação errada da IEM como fibrilação ventricular. A aplicação do ímã não afeta as funções de estimulação do CDI. A maioria dos CDI é programada para retomar a atividade logo que o ímã for removido. Alguns CDI podem ser programados para desativação permanente após aplicação do ímã. A retirada e reaplicação do ímã reativam esses aparelhos. Deve-se consultar o cardiologista do paciente ou o fabricante do CDI a respeito da resposta do aparelho ao ímã.
E. A aplicação intraoperatória do ímã é preferível à desativação do CDI: no caso de taquicardia ventricular ou fibrilação ventricular intraoperatória, a simples retirada do ímã garante a retomada das funções de detecção e deflagração do CDI, normalmente em menos de 10 segundos. Essa resposta é mais segura e mais rápida que qualquer possível reação humana (como a desfibrilação externa).
F. A falha do CDI durante a anestesia pode ser causada por alterações nos limiares de desfibrilação. É recomendável que haja um desfibrilador externo, e alguns defendem a aplicação pré-operatória das pás do desfibrilador externo.
G. Os pacientes com CDI não devem entrar em salas onde haja um aparelho de ressonância magnética, pois há risco de mau funcionamento do CDI.

Leituras Sugeridas

ASA Task Force on Perioperative Management of Patients with Cardiac Rhythm Management Devices. Practice advisory for the perioperative management of patients with cardiac rhythm management devices: pacemakers and implantable cardioverter-defibrillators. *Anesthesiology* 2005;103:186–198.

Ashary N, Kaye AD, Hegazi AR, et al. Anesthetic considerations in the patient with a heart transplant. *Heart Dis* 2002;4:191–198.

Bernstein AD, Daubert J-C, Fletcher RD, et al. The revised NASPE/BPEG generic code for antibradycardia, adaptive-rate, and multisite pacing. *Pacing Clin Electrophysiol* 2002;25:260–264.

Devereaux PJ, Yang H, Yusuf S, et al. Effects of extended-release metoprolol succinate in patients undergoing non-cardiac surgery (POISE trial): a randomised controlled trial. *Lancet* 2008;371:1839–1847.

Fleisher LA, Beckman JA, Brown KA, et al. ACC/AHA 2007 guidelines on perioperative cardiovascular evaluation and care for noncardiac surgery: a report of the American College of Cardiology/American Heart Association Task Force on Practice Guidelines. *Circulation* 2007;116:e418–e500.

Gibbons RJ, Antman EM, Alpert JS, et al. ACC/AHA 2002 guideline update for exercise testing. *Circulation* 2002;106:1883–1892.

Gregoratos G, Abrams J, Epstein AE, et al. ACC/AHA/NASPE 2002 guideline update for implantation of cardiac pacemakers and antiarrhythmia devices—summary article. *J Am Coll Cardiol* 2002;40:1703–1719.

Grines CL, Bonow RO, Caset DE Jr, et al. Prevention of premature discontinuation of dual antiplatelet therapy in patients with coronary artery stents: a science advisory from the American Heart Association, American College of Cardiology, Society for Cardiovascular Angiography and Interventions, American College of Surgeons, and American Dental Association, with representation from the American College of Physicians. *Circulation* 2007;115:813–818.

Hindler K, Shaw AD, Samuels J, et al. Improved postoperative outcomes associated with preoperative statin therapy. *Anesthesiology* 2006;105:1260–1272.

Kertai MD. Preoperative coronary revascularization in high-risk patients undergoing vascular surgery: a core review. *Anesth Analg* 2008;106:751–758.

Lovell A. Anaesthetic implications of grown-up congenital heart disease. *Br J Anaesth* 2004;93:129–139.

Nishimura RA, Carabello BA, Faxon DP, et al. ACC/AHA 2008 guideline update on valvular heart disease: focused update on infective endocarditis. *Circulation* 2008;118:887–896.

Nuttall GA, Brown MJ, Stombaugh JW, et al. Time and cardiac risk of surgery after bare-metal stent percutaneous coronary intervention. *Anesthesiology* 2008;109:588–595.

Poldermans D, Boersma E, Bax JJ, et al. The effect of bisoprolol on perioperative mortality and myocardial infarction in high risk patients undergoing vascular surgery. Dutch Echocardiographic Cardiac Risk Evaluation Applying Stress Echocardiography Study Group. *N Engl J Med* 1999;341:1789–1794.

Rabbitts JA, Nuttall GA, Brown MJ, et al. Cadiac risk of noncardiac surgery after percutaneous coronary intervention with drug-eluting stents. *Anesthesiology* 2008;109:596–604.

Rozner MA. The patient with a cardiac pacemaker or implanted defibrillator and management during anaesthesia. *Curr Opin Anaesthesiol* 2007; 20:261–268.

Warnes CA, Williams RG, Bashore TM, et al. ACC/AHA 2008 guidelines for the management of adults with congenital heart disease: executive summary. *Circulation* 2008;118:1–56.

Considerações Específicas na Doença Pulmonar

Stephanie C. Cintora e Kenneth E. Shepherd

I. CONSIDERAÇÕES GERAIS

As complicações pulmonares pós-operatórias (CPPO), como exacerbação de doença pulmonar preexistente, pneumonia e/ou falência respiratória, são tão prevalentes quanto as complicações cardíacas e contribuem para a morbidade, mortalidade e aumento da permanência hospitalar. Embora sejam necessárias outras pesquisas, hoje os fatores de risco para CPPO podem ser classificados, *grosso modo*, em fatores relativos ao paciente e relativos à intervenção. As CPPO podem ser reduzidas em todos os tipos de procedimentos mediante identificação dos pacientes de risco, otimização do tratamento clínico pré-operatório, assistência intraoperatória alerta e assistência pós-operatória intensiva, com destaque para a analgesia e a expansão pulmonar.
  A. Evidências de metanálises respaldam a diminuição do risco em pacientes específicos (ver seção III.A.1).
  B. Os fatores de risco relacionados com o procedimento incluem
    1. Anestesia geral
    2. Operação de emergência
    3. Operação com duração superior a 3 h
    4. Local da operação (abdominal, torácica, cabeça e pescoço, vascular e neurocirurgia)
  C. As intervenções pós-operatórias recomendadas nos casos de risco são manobras de expansão pulmonar e uso seletivo de sondas nasogástricas (ver seção VIII).

II. CLASSIFICAÇÃO DAS DOENÇAS PULMONARES

  A. As **doenças obstrutivas das vias respiratórias** são caracterizadas por taxas de fluxo expiratório anormais. A **limitação do fluxo de ar** pode ser estrutural ou funcional. O **principal mecanismo de hipoxemia** na doença obstrutiva é o desequilíbrio regional entre ventilação e perfusão (**desequilíbrio V̇/Q̇**). A **dispneia**, um sintoma importante, tem origem multifatorial, mas está, em grande parte, relacionada com a sobrecarga dos músculos respiratórios.
    1. A **doença pulmonar obstrutiva crônica** (DPOC) é uma doença pulmonar obstrutiva que avança devagar e acomete as vias respiratórias e/ou o parênquima pulmonar, com consequente perda gradual da função pulmonar. A DPOC duplica o risco de CPPO e está associada a aumento das complicações cardíacas e renais pós-operatórias. Em geral é classificada como atribuível ao enfisema ("soprador rosado") ou à bronquite crônica ("cianótico pletórico"). Embora muitas vezes coexistam, as duas formas são apresentadas separadamente adiante.
       a. O **enfisema** é causado por aumento permanente anormal dos alvéolos distais aos bronquíolos terminais, associado a alterações destrutivas da parede alveolar. Há perda da retração elástica normal do pulmão, seguida de fechamento prematuro das vias respiratórias com volumes pulmonares acima do normal durante a expiração.
       b. A **bronquite crônica** é definida como a presença de tosse produtiva que dura pelo menos 3 meses por 2 anos consecutivos quando o excesso de secreção não é causado por outras doenças. O fator de precipitação mais comum é o tabagismo.
    2. A **asma** é uma síndrome complexa e heterogênea. É uma doença inflamatória na qual uma complexa cascata de mediadores provoca aumento do tônus das vias respiratórias, edema, secreções mucosas e aumento da sensibilidade das vias respiratórias a diversos

26 Capítulo 3

estímulos, entre eles exercício, resfriamento, ressecamento e/ou manipulação das vias respiratórias com instrumentos, infecção, medicamentos e exposição ocupacional.

3. A **fibrose cística** está relacionada com a secreção de muco muito viscoso, que resulta em obstrução das vias respiratórias, fibrose, infecção pulmonar crônica e caquexia. As alterações tardias são pneumotórax e bronquiectasia com hemoptise, hipoxemia, retenção de dióxido de carbono e falência respiratória.

B. A **doença pulmonar restritiva** é caracterizada por diminuição da complacência pulmonar e pode ser intrínseca ou extrínseca. A resistência das vias respiratórias geralmente é normal, mas os volumes pulmonares e a capacidade de difusão são reduzidos. Como na doença obstrutiva, a principal causa de hipoxemia em afecções restritivas é o desequilíbrio V̇/Q̇. Em geral, são várias as causas da disfunção pulmonar, assim como dos defeitos obstrutivos e restritivos mistos. O diagnóstico apropriado requer anamnese e exame físico meticulosos. As provas de função pulmonar podem ser necessárias para diferenciar as afecções obstrutivas e restritivas, bem como para avaliar a resposta do paciente ao tratamento.

1. Intrínseca

a. O **edema pulmonar** é o acúmulo intersticial e alveolar de líquido por mecanismos hidrostáticos, cardiogênicos (p. ex., insuficiência cardíaca congestiva [ICC]) ou não cardiogênicos (p. ex., síndrome de angústia respiratória aguda [SARA]).

b. A **doença intersticial pulmonar** causa inflamação/fibrose do interstício, alvéolos ou leito vascular. Esta última pode acarretar hipertensão pulmonar e *cor pulmonale*. Entre os exemplos estão sarcoidose, pneumonite por hipersensibilidade crônica e fibrose por radiação.

2. Extrínseca

a. **Doença pleural,** seja fibrose, seja derrame.

b. **Deformidade da parede torácica,** como cifoescoliose, espondilite anquilosante, peito escavado, trauma ou queimadura.

c. **Compressão do diafragma** por obesidade, ascite, gravidez ou retração durante operação abdominal.

C. A **hipertensão pulmonar** é caracterizada por pressão arterial pulmonar média superior a 25 mmHg em repouso (ou > 30 mmHg durante o exercício), com pressão de oclusão capilar pulmonar normal. A alteração pode resultar em dilatação, hipertrofia e insuficiência atrial e ventricular direita.

1. A **hipertensão pulmonar primária** é causada por deposição idiopática de fibrina nos capilares e arteríolas pulmonares, acompanhada por intensificação da trombogênese. A área transversal total da rede vascular pulmonar pode diminuir muito.

2. A **hipertensão pulmonar secundária** é causada por qualquer afecção que

a. **Aumente a pressão venosa capilar ou pulmonar** (p. ex., regurgitação mitral);

b. **Aumente o fluxo sanguíneo arterial pulmonar** (p. ex., persistência do canal arterial); ou

c. **Diminua a área transversal da rede vascular pulmonar** (p. ex., causas agudas, como embolia pulmonar, ou crônicas, como fibrose pulmonar).

3. O *cor pulmonale* é a insuficiência ventricular direita secundária a distúrbios que reduzem a área transversal da rede vascular pulmonar. Na doença avançada há policitemia, desequilíbrio V̇/Q̇ e insuficiência ventricular direita com deslocamento do septo interventricular para a esquerda.

III. IDENTIFICAÇÃO DO PACIENTE DE RISCO

A. Anamnese

1. As **informações relacionadas com o paciente** que devem ser obtidas são idade avançada (> 60), doença pulmonar preexistente (p. ex., DPOC) e informações não pulmonares relacionadas com a condição física geral e afecções (classe funcional 2 da ASA ou maior, capacidade funcional reduzida, desnutrição e ICC). Entre os preditores laboratoriais, apenas os baixos níveis séricos de albumina (< 30 g/ℓ) são boas evidências na previsão de CPPO.

2. **Sintomas de doença respiratória,** como tosse, expectoração, hemoptise, sibilos, dispneia e dor torácica devem ser reconhecidos. É importante identificar exposições ocupacionais, medicamentos, alterações recentes da condição clínica, além de sintomas de apneia obstrutiva do sono (AOS). Embora os dados não sejam conclusivos, a AOS parece ser um fator de risco em potencial para o desenvolvimento de complicações respiratórias e cardiovasculares perioperatórias, sobretudo se não tratada.

Considerações Específicas na Doença Pulmonar **27**

3. **Tosse crônica** pode sugerir bronquite ou asma. Quando a tosse é produtiva, o exame do escarro pode detectar infecção e, quando conveniente, a amostra é enviada para coloração pelo Gram, cultura ou citologia.

4. A **história de tabagismo** é avaliada em maços-ano (número de maços fumados por dia multiplicado pelo número de anos de tabagismo). Os riscos de câncer, DPOC e CPPO são diretamente proporcionais à história de tabagismo.

5. **Dispneia** é um desconforto respiratório. É importante definir o nível de atividade; a dispneia grave (que ocorre durante atividade mínima ou em repouso) pode ser um preditor de baixa reserva ventilatória e da necessidade de suporte ventilatório pós-operatório.

B. Achados Físicos

1. **Biotipo** e aparência geral.

   a. A **obesidade,** a **gravidez** e a **cifoescoliose** reduzem os volumes e as capacidades pulmonares (capacidade residual funcional [CRF] e capacidade pulmonar total [CPT]) e a complacência pulmonar, além de predisporem a atelectasia e hipoxemia.

   b. Os **pacientes desnutridos e caquéticos** têm depressão do estímulo respiratório e diminuição da força muscular, além de predisposição a pneumonia.

   c. A **cianose** requer uma concentração de hemoglobina reduzida mínima de 5 g/dℓ. O surgimento de cianose depende de muitos fatores, entre eles débito cardíaco, captação de oxigênio pelo tecido e concentração de hemoglobina. A cianose sugere hipoxemia, mas é pouco confiável.

2. **Sinais respiratórios.** A avaliação deve incluir frequência e padrão respiratórios, coordenação do diafragma e o uso de músculos acessórios.

   a. A **taquipneia,** frequência respiratória superior a 25 incursões/min, geralmente é o primeiro sinal de angústia respiratória.

   b. **Padrão respiratório**

      (1) A **respiração com lábios franzidos,** a **posição trípode** e o esforço respiratório visível podem indicar obstrução das vias respiratórias.

      (2) O **uso dos músculos acessórios** aumenta com a sobrecarga e a disfunção do diafragma e dos músculos intercostais.

      (3) A **assimetria da expansão da parede torácica** pode ser causada por obstrução brônquica unilateral, trauma, pneumotórax, derrame pleural, consolidação pulmonar ou lesão unilateral do nervo frênico (que provoca elevação do hemidiafragma).

      (4) **Desvio da traqueia** pode sugerir pneumotórax ou doença do mediastino com compressão da traqueia. Casos graves podem dificultar a intubação ou causar obstrução das vias respiratórias durante indução da anestesia geral.

      (5) **Paradoxo inspiratório.** Normalmente, a parede abdominal move-se para fora com a parede torácica durante a inspiração. O paradoxo inspiratório ocorre quando há colapso do abdome junto com a expansão da parede torácica durante a inspiração e sugere paralisia ou disfunção grave do diafragma.

   c. **Ausculta**

      (1) A **diminuição do murmúrio vesicular** pode indicar consolidação local, pneumotórax ou derrame pleural.

      (2) **Estertores**, geralmente nas partes inferiores, podem indicar atelectasia ou ICC.

      (3) Os **sibilos** podem indicar doença obstrutiva das vias respiratórias.

      (4) O **estridor** pode indicar estreitamento das vias respiratórias superiores.

3. **Sinais cardiovasculares**

   a. O **pulso paradoxal** pode ser observado em pacientes com asma e é definido como queda da pressão arterial sistólica superior a 10 mmHg durante a inspiração. Provavelmente é causado por comprometimento seletivo do enchimento e da ejeção do ventrículo esquerdo secundário à pressão pleural negativa gerada durante a ventilação espontânea. O pulso paradoxal também é observado no tamponamento pericárdico e na obstrução da veia cava superior, mas o mecanismo fisiológico é diferente do que ocorre na asma.

   b. A **hipertensão pulmonar** é consequência da elevação da resistência vascular pulmonar.

      (1) Os **sinais físicos** incluem desdobramento da segunda bulha com hiperfonese do componente pulmonar, distensão da veia jugular, hepatomegalia, refluxo hepatojugular e edema periférico.

28 Capítulo 3

(2) Fatores que podem causar aumento agudo da resistência vascular pulmonar são hipoxia, hipercarbia, acidose, embolia pulmonar, SARA e aplicação de altos níveis de pressão expiratória final positiva (PEEP).

C. Exames Diagnósticos

1. Radiografia de tórax

  a. A **hiperinsuflação** e a diminuição da trama vascular são características de DPOC e asma.

  b. Derrame pleural, fibrose pulmonar e anormalidades ósseas (cifoescoliose e fraturas costais) podem prever doenças restritivas.

  c. A **doença alveolar**, que inclui ICC, consolidação, atelectasia, colapso lobar (obstrução brônquica) e pneumotórax, é um importante preditor de desequilíbrio V̇/Q̇ e hipoxemia.

  d. Lesões específicas, entre elas pneumotórax, bolhas enfisematosas e cistos, podem impedir o uso de óxido nitroso.

  e. Pode haver **estreitamento ou desvio da traqueia** em razão de compressão ou massas no mediastino. A avaliação complementar com tomografia computadorizada ou ressonância magnética pode ser útil para detalhar a localização precisa e o grau de obstrução das lesões traqueais e brônquicas.

2. Eletrocardiograma. Os sinais eletrocardiográficos de disfunção pulmonar significativa são:

  a. Baixa voltagem e pequena progressão da onda R atribuíveis à hiperinsuflação.

  b. Sinais de hipertensão pulmonar e *cor pulmonale*, como

    (1) Desvio do eixo para a direita.

    (2) P *pulmonale* (ondas P > 2,5 mm de altura em DII).

    (3) Hipertrofia ventricular direita (relação R/S > 1 na derivação V_1).

    (4) Bloqueio do ramo direito.

3. Gasometria arterial

  a. Pressão parcial de oxigênio (Pa$_{O_2}$). A hipoxemia é considerada grave quando a Pa$_{O_2}$ é inferior a 55 mmHg. Os pacientes com hipoxemia grave em repouso têm disfunção pulmonar significativa e correm maior risco de CPPO.

  b. Pressão parcial de dióxido de carbono (Pa$_{CO_2}$). A hipercarbia é definida pela Pa$_{CO_2}$ superior a 45 mmHg. Em geral, os pacientes com retenção crônica de dióxido de carbono têm doença pulmonar em fase terminal com pouca ou nenhuma reserva e correm maior risco de CPPO.

  c. A **medida do pH** associada à Pa$_{CO_2}$ identifica distúrbios acidobásicos.

4. As **provas de função pulmonar (PFP)** avaliam a mecânica pulmonar e a reserva funcional e propiciam avaliação objetiva da função pulmonar. Nessa situação, são usadas para estimar a função pulmonar residual após ressecção pulmonar, com base em avaliações da função pulmonar regional (que mensuram a disfunção em cada pulmão). O impacto das PFP pré-operatórias na previsão do risco de CPPO clinicamente importantes em outras intervenções cirúrgicas não é tão claro. O uso de PFP pré-operatórias na avaliação desses pacientes deve ser individualizado. Os valores normais para um homem adulto de 70 kg são: capacidade pulmonar total (CPT), 5,5 ℓ; capacidade vital (CV), 4 ℓ; capacidade residual funcional (CRF), 2,5 ℓ; volume residual (VR), 1,5 ℓ; e volume expiratório forçado no primeiro segundo (VEF$_1$), 3,2 ℓ, que corresponde a 80% da CV. Os **defeitos obstrutivos** são caracterizados por elevação da CPT, CRF e VR com VEF$_1$ reduzido (< 80%). Os **defeitos restritivos** são caracterizados por diminuições proporcionais de todos os volumes pulmonares com uma relação VEF$_1$/CVF normal ou aumentada.

IV. EFEITOS DA ANESTESIA E DA CIRURGIA SOBRE A FUNÇÃO PULMONAR

A anestesia geral diminui os volumes pulmonares e promove o desequilíbrio V̇/Q̇ e o surgimento de atelectasia. Muitos anestésicos deprimem a resposta ventilatória à hipercarbia e à hipoxia. No pós-operatório, a atelectasia e a hipoxemia são achados comuns, sobretudo em pacientes com doença pulmonar preexistente. A função pulmonar é ainda mais comprometida por dor pós-operatória, o que pode limitar a tosse e a expansão pulmonar.

A. Mecânica Respiratória e Troca Gasosa

  1. A anestesia geral e a posição de decúbito dorsal reduzem a CRF. A atelectasia ocorre quando os volumes pulmonares durante a respiração corrente caem abaixo do volume em que há

Considerações Específicas na Doença Pulmonar **29**

fechamento das vias respiratórias (capacidade de fechamento). A PEEP pode minimizar esse efeito. A posição de decúbito dorsal causa movimento cefálico do diafragma e redução da CRF.

2. A ventilação com pressão positiva, comparada à respiração espontânea, causa desequilíbrio $\dot{V}/\dot{Q}$. Durante a ventilação com pressão positiva, as partes altas do pulmão recebem maior proporção da ventilação que as partes baixas. Em contrapartida, o fluxo sanguíneo pulmonar tende a ser maior nas porções baixas do pulmão; sua distribuição é afetada pela gravidade e pela distribuição anatômica dos vasos pulmonares. A consequência é um aumento variável do desequilíbrio $\dot{V}/\dot{Q}$ e do espaço morto fisiológico.

B. Controle da Respiração

1. **A resposta ventilatória à hipercarbia é reduzida por anestésicos inalatórios, propofol, barbitúricos e opioides.** A Pa_{CO_2} está elevada na ventilação espontânea durante anestesia geral, assim como o **limiar de apneia** (a Pa_{CO_2} em que pacientes submetidos a apneia por hiperventilação retomam a ventilação espontânea).

2. **A resposta ventilatória à hipoxia também pode ser deprimida por anestésicos inalatórios, propofol, barbitúricos e opioides.** O efeito pode ser ainda mais importante em pacientes com doença pulmonar crônica grave que normalmente retêm dióxido de carbono e dependem mais do estímulo hipóxico para aumentar a ventilação.

3. Os efeitos depressores respiratórios dos anestésicos e analgésicos podem ser mais acentuados em pacientes com AOS.

C. Efeito da Cirurgia. A função pulmonar pós-operatória é afetada pelo local da cirurgia. A capacidade de tossir e respirar profundamente é reduzida após operações abdominais em comparação com procedimentos periféricos, o que parece estar relacionado com a disfunção do diafragma e com a dor provocada pela tosse e pela respiração profunda. A CV pode ser reduzida em até 75% após intervenções abdominais superiores e em cerca de 50% após operações abdominais inferiores ou torácicas. A recuperação da função pulmonar pode levar várias semanas. Os procedimentos periféricos têm pequeno impacto sobre a CV ou a eliminação de secreções.

D. Efeito Sobre a Função Ciliar. As vias respiratórias superiores normalmente aquecem e umidificam o ar inspirado, oferecendo um ambiente ideal para a atividade normal dos cílios e do muco nas vias respiratórias. A anestesia geral, geralmente com gases não umidificados em altas taxas de fluxo, resseca as secreções e pode facilmente causar danos ao epitélio respiratório. A intubação traqueal exacerba esse problema, pois isola a nasofaringe. Há espessamento das secreções, redução da função ciliar e diminuição da resistência do paciente a infecções pulmonares.

V. TRATAMENTO PERIOPERATÓRIO NA DOENÇA PULMONAR

A. Os objetivos do tratamento pré-operatório são melhorar os aspectos reversíveis da doença.

1. A **interrupção do tabagismo** por 12 h antes da operação reduz os níveis de nicotina e carboxi-hemoglobina, promovendo melhor transporte de oxigênio tecidual. A interrupção por períodos maiores (no mínimo algumas semanas) diminui o risco de infecção da ferida e pode reduzir o risco de CPPO mediante melhora da função pulmonar e minoração das secreções e irritabilidade nas vias respiratórias.

2. É necessário tratar os pacientes com **exacerbações agudas de DPOC ou asma** e adiar os procedimentos eletivos até a resolução. Infelizmente, não há dados que informem por quanto tempo o risco continua aumentado depois da resolução.

3. A identificação do paciente com **apneia do sono** e a instituição e otimização de pressão contínua nas vias respiratórias/pressão positiva bifásica nas vias respiratórias (CPAP/BiPAP) no período pré-operatório podem estar associadas a melhores resultados.

4. As medidas que visam à **prevenção de tromboembolia perioperatória** (como meias elásticas ou anticoagulantes) são importantes em todas as cirurgias de grande porte e podem ser instituídas no período pré-operatório, intraoperatório ou pós-operatório.

5. As **manobras de expansão pulmonar** (respiração profunda voluntária, tosse, espirometria de incentivo e percussão e vibração torácica associada à drenagem postural) melhoram a mobilização de secreções e aumentam o volume pulmonar, reduzindo a incidência de CPPO. O ideal é que haja treinamento pré-operatório desses métodos para otimizar o resultado pós-operatório.

B. Conduta Intraoperatória

1. A **umidificação dos gases inspirados** promove a eliminação das secreções brônquicas.

30 Capítulo 3

    2. As **configurações do ventilador** e a **administração de líquidos** durante a anestesia devem ser determinadas de acordo com as alterações fisiológicas específicas causadas pela cirurgia e doença(s) preexistente(s) do paciente.

C. A **conduta pós-operatória** é definida na **seção VIII** deste capítulo.

D. Tratamento Clínico

    1. Os **simpaticomiméticos**, ou agonistas β_2-adrenérgicos, promovem broncodilatação por relaxamento, mediado por AMP cíclico, do músculo liso brônquico.

        a. Em geral, são escolhidos **fármacos com seletividade β_2-adrenérgica**, classificados em dois grupos: de ação curta e de ação prolongada.

            (1) Os β_2**-agonistas de ação curta**, como o albuterol inalatório, são usados profilaticamente antes da manipulação das vias respiratórias e em episódios de broncospasmo agudo.

            (2) Os β_2**-agonistas de ação prolongada**, como o salmeterol e o formotorol, são combinados a um corticosteroide inalatório para terapia de manutenção. Não são indicados no tratamento de exacerbações agudas da broncoconstrição.

        b. Entre os **fármacos com efeitos mistos, β_1 e β_2-adrenérgicos**, estão a **epinefrina** (Adrenalin) e o **isoproterenol** (Isuprel). O potencial cronotrópico e arritmogênico desses fármacos é motivo de preocupação em pacientes com cardiopatia. O uso intravenoso (IV) de baixas doses de epinefrina ($< 1\ \mu g$/min) pode ser considerado no broncospasmo grave refratário. Em baixas doses (0,25 a 1,0 μg/min) predominam os efeitos agonistas β_2-adrenérgicos, com elevação da frequência cardíaca atribuível à estimulação β_1-adrenérgica. Quando são usadas doses maiores de epinefrina, predominam os efeitos α-adrenérgicos, com elevação da pressão arterial sistólica.

2. **Parassimpaticolíticos.** Os anticolinérgicos exercem efeito broncodilatador direto mediante bloqueio da ação da acetilcolina em mensageiros secundários, como o monofosfato cíclico de guanina. Esses fármacos podem melhorar a VEF$_1$ em pacientes com DPOC, quando administrados por inalação. Os agentes específicos incluem:

    a. O **brometo de ipratrópio** (Atrovent) tem ação curta e é administrado por inalador dosimetrado (IDM) ou nebulizador.

    b. O **tiotrópio** (Spiriva) tem ação prolongada e é administrado por inalador de pó seco para terapia de manutenção.

    c. O **glicopirrolato** (Robinul), 0,2 a 0,8 mg, é administrado por nebulizador.

    d. O **sulfato de atropina**, que tem considerável absorção sistêmica, pode causar taquicardia, o que limita sua utilidade.

3. **Metilxantinas** (p. ex., aminofilina e teofilina).

    a. As metilxantinas causam broncodilatação por vários mecanismos, entre eles ativação das histona-desacetilases, bloqueio dos receptores de adenosina, liberação de catecolaminas endógenas e aumento da concentração intracelular de AMP cíclico pela inibição inespecífica de enzimas fosfodiesterases. Acredita-se também que influenciem a estimulação direta do diafragma. Devem ser mantidas até a manhã da operação, mas são inúteis durante a anestesia geral.

    b. A **toxicidade** é frequente quando os níveis do fármaco ultrapassam 20 μg/mℓ; os sinais e sintomas são náuseas, vômito, cefaleia, ansiedade, taquicardia, arritmias e convulsões. A determinação da dose requer monitoramento meticuloso, pois fumantes e adolescentes (pacientes com metabolismo rápido do fármaco) podem necessitar de doses maiores, ao passo que pacientes idosos, com ICC ou hepatopatia, ou em tratamento com cimetidina, propranolol ou eritromicina, devem receber doses menores, em razão do metabolismo mais lento do fármaco.

    c. **Pacientes que permanecerão longo tempo em jejum ou "dieta zero"** podem ser tratados com teofilina ou aminofilina IV (um sal solúvel de etilenodiamina que contém 85% de teofilina por peso). As preparações orais de teofilina podem ser reiniciadas quando a administração enteral de medicamentos for tolerada.

4. Os **corticosteroides** são usados com frequência em pacientes que não respondem aos broncodilatadores. Os mecanismos de ação são complexos e ainda não plenamente compreendidos; no entanto, parecem reduzir a inflamação e a sensibilidade das vias respiratórias, o edema, a secreção de muco e a constrição do músculo liso. Embora sejam úteis nas exacerbações graves agudas, o efeito clínico pode levar algumas horas.

Considerações Específicas na Doença Pulmonar **31**

a. A via preferencial de administração dos **corticosteroides** é a inalatória (p. ex., flunisolida [Aerobid] por IDM, 2 jatos 6/6 h) porque os efeitos colaterais sistêmicos são menores.

b. Os corticosteroides IV mais usados são **hidrocortisona** (Solu-Cortef), 100 mg IV 8/8 h, e **metilprednisolona** (Solu-Medrol), até 0,5 mg/kg IV 6/6 h, na bronquite asmática e, muitas vezes, em doses mais altas na exacerbação da asma grave. Nos esquemas perioperatórios geralmente há redução da dose e frequência, além de alteração da via de administração conforme a resposta clínica.

c. A reposição em **"dose de estresse"** pode ser necessária nos pacientes em uso recente ou atual de corticosteroides (ver Capítulo 6).

5. O **cromoglicato** é um medicamento inalado usado na profilaxia da asma. Os mecanismos de ação precisos ainda são desconhecidos, mas parece estabilizar as membranas dos mastócitos e diminuir a liberação de mediadores broncoativos pré-formados. É inútil no tratamento agudo do broncospasmo.

6. **Mucolíticos**

a. A **acetilcisteína** (Mucomyst), administrada por nebulizador, pode reduzir a viscosidade do muco pela ruptura das ligações dissulfeto nas mucoproteínas.

b. Às vezes, usa-se **solução salina hipertônica** para reduzir a viscosidade do muco. Quando administrada por nebulizador, a transferência osmótica de água para o muco aumenta o volume e promove a eliminação deste. A inalação de solução salina hipertônica, da mesma forma que a acetilcisteína – e, às vezes, até mesmo os agonistas β-adrenérgicos, anticolinérgicos e corticosteroides –, pode aumentar a resistência nas vias respiratórias.

c. A **desoxirribonuclease recombinante** (DNase ou Pulmozyme), em uma dose diária de 10 a 40 mg por via inalatória, é usada em alguns pacientes com fibrose cística para diminuir a viscosidade das secreções brônquicas mediante clivagem de filamentos de DNA no escarro. Isso melhora em 5% a 20% a limpeza das vias respiratórias e a função pulmonar em muitos pacientes com fibrose cística.

7. Os **antagonistas dos leucotrienos (LT)** (zafirlucaste e montelucaste) exercem efeitos anti-inflamatórios por bloqueio dos receptores de LT. Atualmente são aprovados para profilaxia e terapia de manutenção da asma crônica. Ainda não foi identificado um benefício específico no período perioperatório. As possíveis reações adversas são anormalidades da função hepática e vasculite eosinofílica (síndrome de Churg-Strauss).

8. O **anticorpo anti-IgE (omalizumabe)**, injetável, é usado na terapia de manutenção de pacientes asmáticos com forte componente alérgico e sintomas mal controlados a despeito do tratamento máximo.

9. A **quetamina** é um relaxante do músculo liso brônquico. Aparentemente, tem ação simpaticomimética e/ou antagonista do carbacol e da histamina, que são espasmogênicos. A quetamina foi usada no tratamento do broncospasmo refratário, ou estado de mal asmático.

VI. PRÉ-MEDICAÇÃO

Os objetivos da pré-medicação são aliviar a ansiedade, minimizar a broncoconstrição em resposta a irritantes das vias respiratórias (gases secos e manipulação) e facilitar a indução suave da anestesia.

A. A **oxigenoterapia**, quando necessária no pré-operatório, deve ser mantida durante o transporte do paciente para o centro cirúrgico e claramente registrada como "prescrição" pré-operatória.

B. **Nos pacientes tratados com agonistas β-adrenérgicos ou anticolinérgicos**, esses medicamentos são levados ao centro cirúrgico; seu uso pré-operatório pode reduzir a reatividade das vias respiratórias.

C. Muitas vezes é indicado o uso inalatório de **anticolinérgicos** para evitar o broncospasmo secundário à estimulação vagal decorrente de manipulações das vias respiratórias, como laringoscopia e intubação traqueal. É possível administrar alguns desses agentes por via parenteral. A administração por essa via, porém, pode causar ressecamento das secreções e aumento da viscosidade do muco.

D. **Antagonistas da histamina (H_2)** (cimetidina, ranitidina) podem exacerbar o broncospasmo em pacientes com asma, pois o bloqueio dos receptores H_2 pode resultar em broncoconstrição

32 Capítulo 3

mediada por H₁ sem oposição. É recomendável considerar a administração concomitante de um bloqueador H₁ (difenidramina, 25 mg IV).

E. Os **benzodiazepínicos** são ansiolíticos eficazes, mas podem causar sedação excessiva e depressão respiratória em pacientes comprometidos, sobretudo quando associados a opioides.

F. Os **opioides** proporcionam analgesia e sedação, mas é preciso ajustar a dose com cuidado para evitar depressão respiratória, sobretudo em pacientes com disfunção pulmonar grave e/ou AOS.

VII. TÉCNICA ANESTÉSICA

A. O **bloqueio nervoso periférico ou anestesia local** pode ser a melhor escolha nos pacientes com doença pulmonar quando a intervenção é periférica, como no olho ou nos membros.

B. A **raquianestesia ou anestesia peridural** é uma opção razoável nas operações dos membros inferiores. Os pacientes com DPOC grave dependem do uso de músculos acessórios, entre eles os músculos intercostais para inspiração e os músculos abdominais para expiração forçada. A raquianestesia pode ser prejudicial se o bloqueio motor diminuir a CRF, reduzir a capacidade de tossir e de eliminar secreções ou precipitar insuficiência ou falência respiratória. A **combinação das técnicas de anestesia peridural e geral** assegura o controle das vias respiratórias e propicia ventilação adequada, além de evitar hipoxemia e atelectasia. Provavelmente, a melhor técnica em procedimentos periféricos prolongados é a anestesia geral ou uma técnica combinada.

C. A **anestesia geral**, com frequência associada à anestesia peridural, é indicada nos procedimentos abdominais altos e torácicos.
   1. A maioria dos agentes voláteis assegura broncodilatação e profundidade adequada da anestesia para atenuar a hiper-reatividade de vias respiratórias sensíveis. No entanto, a inalação de desflurano pode causar irritação das vias respiratórias e tosse e esse fármaco não é a escolha ideal em pacientes com vias respiratórias reativas.
   2. Também é importante evitar a hiperinsuflação pulmonar dinâmica **(auto-PEEP)** durante anestesia geral endotraqueal em pacientes com vias respiratórias reativas ou elevada complacência pulmonar (DPOC grave). A **auto-PEEP**, que pode acarretar hipotensão e diminuição do débito cardíaco, costuma ocorrer quando o tempo expiratório é insuficiente para o esvaziamento total dos pulmões.
   3. O uso de máscara laríngea (ML) diminui, mas não elimina o risco de broncospasmo, uma vez que a própria laringoscopia ou manipulação da laringe podem provocar reação broncospástica nesses pacientes. Outro risco associado ao uso de ML é a incapacidade de ventilar durante o broncospasmo, pois a pressão inspiratória pode ultrapassar a força de vedação da ML na laringe. A ML ProSeal foi desenvolvida recentemente para superar essa limitação e pode-se considerar seu uso.

VIII. ASSISTÊNCIA PÓS-OPERATÓRIA

Deve haver fácil acesso às **manobras de expansão pulmonar** (respiração profunda, espirometria de incentivo, fisioterapia torácica, aspiração e/ou ventilação não invasiva com CPAP/BiPAP) para todos os pacientes de alto risco. A **profilaxia da tromboembolia, o alívio eficaz da dor e o uso seletivo de sondas nasogástricas** também são importantes para reduzir as CPPO. É importante prever a possibilidade de **suporte ventilatório pós-operatório** (invasivo ou não invasivo) e discutir o assunto com o paciente.

Leituras Sugeridas

Arozullah AM, Shukri SF, Henderson WG, et al. Development and validation of a multifactorial risk index for predicting postoperative pneumonia after major noncardiac surgery. *Ann Intern Med* 2001;135(10):847–857.

Blaise G, Langleben D, Hubert B. Pulmonary arterial hypertension. *Anesthesiology* 2003;99:1415–1432.

Duggan M, Kavanagh BP. Pulmonary atelectasis: a pathogenic perioperative entity. *Anesthesiology* 2005;102(4):838–854.

Evans R, Perez F, Ognjen G, et al. Pulmonary diseases. In: Sweitzer BJ, ed. *Preoperative assessment and management.* 2nd ed. Philadelphia: Lippincott Williams & Wilkins, 2008:124–149.

Global Initiative for Asthma. *Global strategy for asthma management and prevention.* 2006. http://www.ginasthma.org

Gross JB, Bachenberg KL, Benumof JL, et al. Practice guidelines for the perioperative management of patients with obstructive sleep apnea: a report by the American Society of Anesthesiologists task force on perioperative management of patients with obstructive sleep apnea. *Anesthesiology* 2006;104:1081–1093.

Hwang D, Shakir N, Limann B, et al. Association of sleep-disordered breathing with postoperative complications. *Chest* 2008;133:1128–1134.

Johnson RG, Arozullah AM, Neumayer L, et al. Multivariable predictors of postoperative failure after general and vascular surgery: results from the patient safety in surgery study. *J Am Coll Surg* 2007;204:1188–1198.

Lai HC, Lai HC, Wang KY, et al. Severe pulmonary hypertension complicates outcome of non-cardiac surgery. *Br J Anaesth* 2007;99:184–190.

Putensen C, Wrigge H. Tidal volumes in patients with normal lungs. *Anesthesiology* 2007;106:1085–1087.

Qaseem A, Snow V, Fitterman N, et al. Risk assessment for and strategies to reduce perioperative pulmonary complications for patients undergoing noncardiothoracic surgery: a guideline from the American College of Physicians. *Ann Intern Med* 2006;144:575–580.

Qaseem A, Snow V, Shekelle P, et al. Diagnosis and management of stable chronic obstructive lung disease: a clinical guideline from the American College of Physicians. *Ann Intern Med* 2007;147:633–638.

Smith D, Riel J, Tiles I, et al. Intravenous epinephrine in life-threatening asthma. *Ann Emerg Med* 2003;41:706–711.

Squadrone V, Coha M, Cerutti E, et al. Continuous positive airway pressure for treatment of postoperative hypoxemia. *JAMA* 2005;293:589–595.

Thompson JS, Baxter T, Allison JG, et al. Temporal patterns of postoperative complications. *Arch Surg* 2003;138:596–603.

Warner DO. Perioperative abstinence from cigarettes: physiologic and clinical consequences. *Anesthesiology* 2006:104:356–367.

Considerações Específicas na Doença Renal

Rafael Vasquez e William Benedetto

I. CONSIDERAÇÕES GERAIS

Cerca de 5% da população tem doença renal, com tendência a aumento da prevalência com a idade. A disfunção renal perioperatória complica a atenção ao paciente e ocasiona aumento da morbidade e mortalidade. Além da otimização da volemia, não há consenso sobre a prevenção da insuficiência renal aguda (IRA). Apesar disso, é possível diminuir a morbidade e a mortalidade quando se compreende plenamente os aspectos relacionados com a doença renal.

II. FISIOLOGIA

O fluxo sanguíneo renal é controlado por mecanismos autorreguladores intrínsecos, que ajudam a manter o volume e a composição dos líquidos corporais e auxiliam a excreção de metabólitos e toxinas, bem como a retenção de nutrientes. Os rins mantêm um equilíbrio interno estável a despeito de grandes variações no aporte de líquidos e solutos. Controlam o volume intravascular, a osmolalidade e o equilíbrio acidobásico e eletrolítico; além disso, excretam hormônios, produtos finais do metabolismo, drogas e fármacos.

A. Regulação do Fluxo Sanguíneo
1. Os rins recebem 20% de todo o débito cardíaco e o córtex renal, 94% do fluxo sanguíneo total. A medula renal recebe apenas 6% de todo o fluxo sanguíneo renal, mas extrai cerca de 80% do oxigênio que recebe, o que a torna muito suscetível à isquemia, sobretudo o segmento espesso ascendente medular da alça de Henle.
2. O **fluxo sanguíneo renal** é autorregulado entre pressões arteriais médias de 60 a 150 mmHg por mecanismos intrínsecos que equilibram o tônus arteriolar aferente e eferente. Fatores extrínsecos como inervação vasoconstritora simpática, receptores dopaminérgicos e sistema renina-angiotensina também alteram o fluxo sanguíneo renal. A autorregulação pode ser comprometida na sepse grave, IRA e, talvez, na circulação extracorpórea. O rim é quase desprovido de receptores β_2.

B. Regulação de Líquidos
1. A **água corporal total** (ACT) representa cerca de 60% do peso. Em obesos, é mais preciso e prático calcular a ACT usando como base o peso ideal.
    a. Dois terços da ACT estão no **meio intracelular**.
    b. Um terço da ATC está no meio extracelular.
        (1) Dois terços do líquido extracelular são **intersticiais** e um terço é **intravascular**.
        (2) O **volume sanguíneo estimado** é de 70 mℓ/kg, com volume plasmático de 50 mℓ/kg.
2. As células da **mácula densa** do segmento espesso ascendente são quimiorreceptores que monitoram a concentração tubular de sódio e ajudam a controlar a volemia.
3. A **hipovolemia** é controlada pela ativação de sistemas neuro-hormonais de vasoconstrição e retenção de sódio, entre eles:
    a. **Sistema renina-angiotensina-aldosterona**
        (1) O **aparelho justaglomerular** renal secreta renina em resposta a hipoperfusão renal, diminuição da quantidade de cloreto de sódio na porção distal do néfron e aumento da atividade simpática. A renina cliva o angiotensinogênio e forma angiotensina I, que depois é convertida em angiotensina II pela enzima de conversão da angiotensina (ECA) nos pulmões e em outros tecidos.

Considerações Específicas na Doença Renal **35**

(2) A **angiotensina II** causa vasoconstrição arteriolar e estimula a liberação de aldosterona.

(3) A **aldosterona** é um mineralocorticoide liberado pelo córtex suprarrenal em resposta à angiotensina II, a altos níveis de potássio, à diminuição do teor de sódio e ao hormônio adrenocorticotrófico. A aldosterona atua nos túbulos distais e aumenta a reabsorção de sódio em troca de potássio e prótons.

(4) Os **diuréticos** inibem a capacidade de concentração de urina dos rins, pois eliminam o gradiente de concentração medular renal. A necrose tubular aguda (NTA) apresenta-se inicialmente como incapacidade de concentração da urina causada pelo mau funcionamento da bomba de Na^+/K^+-ATPase no segmento espesso ascendente medular da alça de Henle em razão de perda da polaridade celular.

b. A **arginina vasopressina** (AVP) (também chamada de hormônio antidiurético [ADH]) é liberada pela hipófise posterior em resposta a aumento da osmolalidade, diminuição do volume extracelular, ventilação com pressão positiva e estímulos operatórios, inclusive dor. A AVP aumenta a permeabilidade do ducto coletor à água pela inserção de "aquaporinas", canais de água. Desse modo, o ADH conserva água e concentra a urina.

4. Hipervolemia

a. O **peptídio natriurético atrial**, um neuropeptídio, é o principal estímulo para excreção de sódio, juntamente com a redução da angiotensina II e a atividade simpática, resultando em diminuição da reabsorção de sódio e consequente produção de urina diluída (300 mOsm/kg) e abundante excreção de sódio na urina (80 mEq/ℓ). Os diuréticos de alça podem provocar um quadro semelhante, mesmo quando há hipovolemia.

b. As **cininas**, produzidas pela conversão de cininogênios pelas calicreínas, são reguladas pela ingestão de sódio, liberação de renina e níveis hormonais. Causam vasodilatação renal e natriurese.

5. Equilíbrio osmótico

a. O efeito multiplicador de contracorrente da alça de Henle mantém o **interstício medular** hipertônico.

b. **Osmolalidade calculada** (mOsm/kg) = 2[Na^+] + ([nitrogênio ureico] (mg/dℓ)/2,8) + ([glicose] (mg/dℓ)/18). Osmolalidade normal = 290 mOsm/kg.

c. **Intervalo osmolar** = Osm (medida) – Osm (calculada), normalmente é menor que 10. O aumento do intervalo osmolar ocorre quando há, no sangue, substâncias osmoticamente ativas, mas não medidas (p. ex., etanol, manitol, metanol e sorbitol).

6. O **ganho diário de água de um adulto** é de aproximadamente 2.600 mℓ: 1.400 mℓ em líquidos, 800 mℓ em alimentos sólidos e 400 mℓ provenientes do metabolismo. O ganho mínimo de água para excretar a quantidade de solutos é de aproximadamente 600 mℓ/dia.

C. Equilíbrio Eletrolítico

1. Distúrbios da homeostase do sódio

a. Hiponatremia: Concentração plasmática de sódio inferior a 134 mEq/ℓ.

(1) A **ACT** pode estar elevada, baixa ou normal (geralmente um sinal de excesso de água livre).

(2) A **hiponatremia** costuma acarretar diminuição da osmolalidade plasmática.

(3) É importante excluir a **pseudo-hiponatremia** por hiperglicemia (diabetes melito não controlado), hiperlipidemia ou hiperproteinemia (mieloma múltiplo) para evitar tratamento errado.

(4) As **manifestações clínicas** variam com o grau de hiponatremia e a velocidade de instalação. Os sintomas geralmente só surgem quando a concentração de sódio cai abaixo de 125 mEq/ℓ.

(a) Hiponatremia moderada ou de instalação gradual: Confusão, cãibras musculares, letargia, anorexia e náuseas.

(b) Hiponatremia grave ou de instalação rápida: Convulsões e coma.

(5) Em geral, não há necessidade de normalização intensiva do [Na^+] sérico. Deve-se fazer a **correção na velocidade de 0,5 mEq/ℓ/h** até alcançar 120 mEq/ℓ a fim de evitar complicações decorrentes da correção rápida (p. ex., edema cerebral, mielinólise pontina central e convulsões). Nesse momento, o paciente deve estar fora de perigo, e o [Na^+] deve ser normalizado lentamente ao longo de dias. O tratamento depende do estado volêmico.

36 Capítulo 4

(a) O tratamento da **hiponatremia hipervolêmica** causada por insuficiência renal, insuficiência cardíaca congestiva, cirrose ou síndrome nefrótica consiste em restrição de sódio e água e, possivelmente, diuréticos.

(b) O tratamento da **hiponatremia hipovolêmica** em consequência do uso de diuréticos, vômito ou preparo intestinal é feito com soro fisiológico. Na hiponatremia hipovolêmica grave, o $[Na^+]$ pode ser corrigido parcialmente para 125 mEq/ℓ, ou uma osmolalidade sérica de 250 mmol/ℓ, no decorrer de 6 a 8 h, com solução salina hipertônica a 3,5%. A solução salina hipertônica é perigosa em estados de expansão do volume e retenção de sódio, como a insuficiência cardíaca congestiva.

(c) O tratamento da **hiponatremia normovolêmica** causada por síndrome de secreção inapropriada de ADH, hipotireoidismo, fármacos que comprometem a excreção renal de água ou intoxicação hídrica é a restrição de líquidos.

b. **Hipernatremia:** Concentração plasmática de sódio superior a 144 mEq/ℓ. Em geral, é causada por diminuição da sede ou da capacidade de obter água.

(1) A **ACT** pode estar elevada, baixa ou normal (geralmente um sinal de déficit de água livre).

(2) As **manifestações clínicas** dependem do grau de hipernatremia e velocidade de instalação, variando desde tremor, fraqueza, irritabilidade e confusão mental até convulsões e coma.

(3) O **tratamento** depende da volemia do paciente. A correção rápida pode provocar edema cerebral, convulsões, lesão neurológica permanente e morte. A velocidade máxima de correção do $[Na^+]$ plasmático deve ser de 0,5 mEq/ℓ/h. A deficiência de água, quando presente, pode ser calculada da seguinte forma:

$$\text{Volume a repor } (\ell) = [(0,6 \times \text{peso [kg]}) \times ([Na^+] - 140)/140]$$

(a) A **hipernatremia hipervolêmica** é secundária à sobrecarga de Na^+ pelo excesso de mineralocorticoides, diálise com soluções hipertônicas ou tratamento com solução salina hipertônica ou bicarbonato de sódio ($NaHCO_3$). O excesso de Na^+ corporal total (*i. e.*, volume) pode ser removido por diálise ou tratamento com diuréticos e a perda de água é reposta com soro glicosado a 5% (SG5%).

(b) A **hipernatremia hipovolêmica** ocorre quando a perda de água é maior que a perda de Na^+ (p. ex., diarreia, vômito e diurese osmótica) ou quando o consumo de sódio é inadequado (p. ex., anomalia do mecanismo da sede e alteração do estado mental). Na presença de **instabilidade hemodinâmica ou sinais de hipoperfusão**, a administração de líquidos deve começar com NaCl a 0,45% ou até mesmo a 0,9%. **Após a reposição volêmica**, a reposição da deficiência de água livre remanescente deve empregar SG5% até que a concentração de Na^+ diminua. A seguir, pode-se substituí-lo por solução salina a 0,45%.

(c) A **hipernatremia normovolêmica** geralmente é causada por diabetes insípido em pacientes com mecanismo de sede normal. A conduta consiste em tratar a causa subjacente, corrigir o déficit de água livre com SG5% e usar vasopressina exógena no diabetes insípido neurogênico.

2. **Distúrbios da homeostase do potássio**

a. **Hipopotassemia:** $[K^+]$ plasmática abaixo de 3,3 mEq/ℓ.

(1) A $[K^+]$ sérica é um índice inadequado das reservas **corporais totais de potássio**, pois 98% do potássio corporal estão no meio intracelular. Assim, é preciso que haja grandes déficits de $[K^+]$ para que haja diminuição da $[K^+]$ sérica. Em um homem de 70 kg com pH normal, a queda da $[K^+]$ sérica de 4 para 3 mEq/ℓ reflete um déficit de 100 a 200 mEq. Abaixo de 3 mEq/ℓ, cada decréscimo de 1 mEq/ℓ reflete um déficit adicional de 200 a 400 mEq.

(2) **Causas**

(a) **Déficit de K^+ corporal total.**

(b) **Desvios na distribuição** de K^+ (do meio extracelular para o meio intracelular).

(3) A **perda de $[K^+]$** pode se dar no:

(a) **Trato gastrintestinal** (p. ex., vômito, diarreia, aspiração nasogástrica, desnutrição crônica ou obstrução ileal).

Considerações Específicas na Doença Renal **37**

(b) Rim (p. ex., diuréticos, excesso de mineralocorticoides e glicocorticoides, e alguns tipos de acidose tubular renal).

(4) Há alterações na **distribuição de K+** na alcalose (transferência de H+ para o líquido extracelular e de K+ para o meio intracelular). Assim, a rápida correção da acidose, por hiperventilação ou administração de NaHCO$_3$, pode causar hipopotassemia indesejável.

(5) As **manifestações clínicas** são raras, exceto quando a [K+] é inferior a 3 mEq/ℓ ou quando a velocidade de queda é rápida.

   (a) Os **sinais** são fraqueza, potencialização do bloqueio neuromuscular, íleo paralítico e distúrbios da contratilidade cardíaca.

   (b) A hipopotassemia aumenta a excitabilidade e predispõe o paciente a **arritmias** que podem ser refratárias ao tratamento, se a hipopotassemia não for corrigida. As alterações eletrocardiográficas são achatamento das ondas T, ondas U, aumento dos intervalos PR e QT, depressão do segmento ST e arritmias atriais e ventriculares. A ectopia ventricular é mais provável em caso de tratamento concomitante com digitálicos.

   (c) A [K+] sérica abaixo de 2,0 mEq/ℓ está associada a vasoconstrição e rabdomiólise.

(6) Tratamento. A reposição rápida de K+ pode causar mais problemas que a hipopotassemia. Não é necessário corrigir a hipopotassemia crônica ([K+] $\geq$ 2,5 mEq/ℓ) antes da indução da anestesia. Os distúrbios de condução ou a diminuição da contratilidade induzidos por hipopotassemia podem ser tratados com K+ (0,5 a 1,0 mEq IV a cada 3 a 5 min) até a resolução. É preciso acompanhar a [K+] sérica com rigor durante a correção.

b. Hiperpotassemia: [K+] plasmática acima de 4,9 mEq/ℓ.

(1) Alguns distúrbios e fármacos agravam a hiperpotassemia, como estresse catabólico, acidose, anti-inflamatórios não esteroides (AINE), ECA-I, diuréticos poupadores de potássio e betabloqueadores.

(2) Etiologia

   (a) Excreção diminuída (p. ex., insuficiência renal e hipoaldosteronismo).

   (b) Deslocamento para o meio extracelular (p. ex., acidose, isquemia, rabdomiólise, síndrome de lise tumoral e fármacos como succinilcolina). A acidose aumenta a [K+] sérica em 0,5 mEq para cada 0,1 unidade de queda do pH.

   (c) Administração de sangue, penicilina potássica e substitutos do sal a pacientes com insuficiência renal.

   (d) Pseudo-hiperpotassemia por hemólise da amostra.

(3) As **manifestações clínicas** são mais prováveis nas alterações agudas que na elevação crônica.

   (a) Os **sinais e sintomas** são fraqueza muscular, parestesia e anormalidades da condução cardíaca, que se tornam perigosos quando os níveis de K+ aproximam-se de 7 mEq/ℓ. Nesse caso, pode haver bradicardia, fibrilação ventricular e parada cardíaca.

   (b) A hiperpotassemia inibe a condução elétrica. Os **achados ao ECG** são ondas T com picos altos, depressão do segmento ST, prolongamento do intervalo PR, perda da onda P, diminuição da amplitude da onda R, alargamento do QRS e prolongamento do intervalo QT.

(4) O **tratamento** depende da natureza das alterações do ECG e dos níveis séricos.

   (a) As **alterações do ECG** são tratadas com administração por via intravenosa lenta de 0,5 a 1,0 g de cloreto de cálcio (CaCl$_2$). A dose pode ser repetida em 5 min se as alterações persistirem.

   (b) A **hiperventilação** e a administração de **NaHCO$_3$** causam deslocamento de K+ para o meio intracelular. Podem ser administrados entre 50 e 100 mEq de NaHCO$_3$ por via IV durante 5 min, com repetição da dose em 10 a 15 min.

   (c) A **insulina** também causa o deslocamento de K+ para o meio intracelular. A insulina regular (10 unidades) é administrada por via IV simultaneamente com 25 g de glicose (uma ampola de solução a 50%) durante 5 min. Verificar o nível de glicose 30 min depois para evitar hipoglicemia.

38 Capítulo 4

(d) Os tratamentos acima são medidas a curto prazo para reduzir a [K$^+$] por deslocamento celular. As resinas de troca de cátions (sulfonato de poliestireno sódico [Kayexalate], 20 a 50 g com sorbitol) administradas por via oral ou retal removem lentamente o K$^+$ do corpo e devem ser usadas logo que possível. A [K$^+$] sérica também pode ser reduzida por diálise.

D. Funções Reguladoras e Metabólicas Extrarrenais
1. A **eritropoetina** estimula a produção de hemácias. O tratamento de pacientes com eritropoetina recombinante exógena evita a anemia por insuficiência renal crônica (IRC) e suas sequelas.
2. A **vitamina D** é convertida em sua forma mais ativa, 1,25-di-hidroxivitamina D, pelo rim.
3. O **hormônio paratireoidiano** tem ação renal, onde promove a conservação de cálcio, inibe a reabsorção de fosfato e aumenta a conversão de vitamina D pelo rim.
4. Os hormônios peptídicos e proteicos como a insulina são metabolizados, sendo responsáveis pela diminuição geral da necessidade de insulina à medida que a insuficiência renal progride.

III. INSUFICIÊNCIA RENAL

A definição varia, mas foi descrita como o aumento da creatinina sérica em 0,5 mg/dℓ, aumento da creatinina sérica em 50% ou creatinina sérica acima de 2 mg/dℓ.

A. Insuficiência Renal Aguda. A incidência varia de acordo com a causa, definição e tipo de cirurgia, mas é de 4% a 24%, com taxas de mortalidade de até 60% a 90%. A disfunção renal pós-operatória está associada a maior incidência de hemorragia gastrintestinal, infecção respiratória, sepse e maior permanência na UTI e no hospital.

1. **Epidemiologia.** De 2% a 5% dos pacientes hospitalizados; aumenta com a idade.
2. **Etiologia**
    a. **Pré-renal.** Causada por diminuição do volume circulante (hipovolemia) ou constatação da diminuição do volume circulante (débito cardíaco reduzido ou hipotensão). Em geral, a correção precoce da causa subjacente ocasiona rápida reversão da disfunção renal, mas a hipoperfusão renal contínua pode provocar lesão renal intrínseca.
    b. **Intrarrenal.** A causa mais comum é a NTA por isquemia (ver seção III.C). Outras causas intrarrenais são toxinas, glomerulonefrite aguda e nefrite intersticial.
    c. **Pós-renal.** As lesões obstrutivas impedem o esvaziamento e podem ser causadas por cálculos renais, bexiga neurogênica, doença prostática ou tumor invasivo. A obstrução unilateral raramente causa IRA.
3. **Diagnóstico.** As manifestações clínicas na doença avançada são hipervolemia por declínio da capacidade de excretar água e sódio, com consequente hipertensão e edema periférico, possível hipovolemia por incapacidade de concentração da urina, retenção de potássio, diminuição da excreção de fármacos e toxinas, além de possível avanço para IRC. Os índices urinários e séricos ajudam a distinguir as causas pré-renais, intrarrenais e pósrenais (Quadro 4.1).
4. **Prevenção.** Baseia-se principalmente na tradição, observações casuais ou extrapolação de modelos animais. Um objetivo modesto é manter o débito urinário (DU) acima de 0,5 mℓ/kg/h e evitar hipovolemia, hipoxia ou diminuição da oferta de O$_2$, constrição renovascular e aumento da demanda de O$_2$, além de manter a vasodilatação renal e o fluxo sanguíneo tubular renal e atenuar a lesão por isquemia e reperfusão renal.
5. **Tratamento**
    a. **Medicamentos** como diuréticos, dopamina e fenoldopam são usados para aumentar o DU, tratar a hipertensão e corrigir desequilíbrios eletrolíticos, hídricos e acidobásicos, mas não há comprovação de que evitem ou tratem a IRA (ver seções IV.A e IV.B).
    b. **Hemodiálise.** A incidência de pacientes com IRA que necessitam de diálise varia de acordo com a operação (p. ex., na revascularização do miocárdio é de 1,1%, enquanto na cirurgia geral é de 0,6%).
        (1) A **hemodiálise** emprega uma membrana semipermeável artificial que separa o sangue dos pacientes do dialisado e permite a troca de solutos por difusão. Com frequência são necessários acesso vascular (por cateteres venosos centrais ou uma fístula arteriovenosa criada cirurgicamente) e anticoagulação sistêmica ou regional. Em geral, é realizada 3 vezes/semana, e as anormalidades dos eletró-

QUADRO 4.1 — Índices Urinários e Séricos de Diagnóstico

	Pré-renal	Renal	Pós-renal
Urina (Na)	< 10 mEq/ℓ	> 20 mEq/ℓ	> 20 mEq/ℓ
Urina (Cl)	< 10 mEq/ℓ	> 20 mEq/ℓ	
FE_{Na}	< 1%	> 2%	> 2%
Osmolaridade da urina	> 500	< 350	< 350
Creatinina urinária/sérica	> 40	< 20	< 20
Índice de insuficiência renal	< 1%	> 2%	> 2%
Ureia urinária/sérica	> 8	< 3	< 3
Nitrogênio ureico (BUN)/creatinina sérica	> 20	10	10

FE_{Na}, excreção fracional de sódio.

litos séricos e de volume são corrigidas por ajuste do líquido do banho de diálise. Amostras de sangue colhidas logo após a diálise são imprecisas, porque a redistribuição de líquidos e eletrólitos leva cerca de 6 h. Outras opções são as técnicas de hemodiálise arteriovenosa ou venovenosa contínua. As complicações são infecção ou trombose da fístula arteriovenosa, desequilíbrio ou demência da diálise, hipotensão, pericardite e hipoxemia.

(2) Pode haver **hipotensão** durante a hemodiálise, com alterações da pré-carga, alterações eletrolíticas, anormalidades acidobásicas, efeitos hemodinâmicos dos fármacos de tamponamento e diminuição da resposta simpática.

(3) As **indicações** de diálise na IRA e IRC são hiperpotassemia, acidose, sobrecarga volêmica, complicações urêmicas (pericardite, tamponamento e encefalopatia) e azotemia grave.

(4) A **ultrafiltração** e a **hemofiltração** permitem a retirada de volume com mínima eliminação de resíduos. Essas técnicas são úteis em pacientes hipervolêmicos. Assim como na hemodiálise convencional, pode ser necessário anticoagulação.

  (a) A **ultrafiltração** usa equipamento de hemodiálise para criar uma força propulsora hidrostática através da membrana sem dialisado no lado oposto. Assim, remove-se um ultrafiltrado do soro sem reposição desse volume. A remoção rápida de grandes volumes de líquido pode causar hipotensão.

  (b) A **hemofiltração** usa o mesmo princípio da ultrafiltração; no entanto, administra-se líquido de reposição ao paciente antes ou depois do filtro de membrana e os solutos/eletrólitos são removidos por convecção. Os deslocamentos de volume são minimizados de modo que o paciente tolere maiores períodos de filtração contínua.

  c. A **terapia de substituição renal contínua (TSRC)** é definida como qualquer método contínuo de remoção extracorpórea de solutos ou líquidos. Além da IRA, as indicações são eliminação de líquidos, desequilíbrios eletrolíticos e tratamento da acidose metabólica. A menor velocidade do fluxo sanguíneo na TSRC propicia melhor estabilidade hemodinâmica em comparação com a hemodiálise regular.

B. A **doença renal crônica (DRC)** é definida como lesão renal (anormalidades estruturais ou funcionais do rim) por ≥ 3 meses, que provoca anormalidades da composição do sangue ou da urina, anormalidades dos exames por imagem ou taxa de filtração glomerular (TFG) inferior a 60 mℓ/min/1,73 m^2 por ≥ 3 meses.

  1. **Epidemiologia.** A DRC afeta mais de 20 milhões de adultos nos EUA (Quadro 4.2).
  2. **Etiologia.** As causas comuns são hipertensão, diabetes melito, glomerulonefrite crônica, doença tubulointersticial, doença renovascular e doença renal policística.

40 Capítulo 4

		QUADRO 4.2 Classificação de DRC da National Kidney Foundation		

Estágio	Descrição	TFG	Prevalência nos EUA (%)
I	Normal	≥ 90	3,3
II	Leve	60-89	3,0
III	Moderada	30-59	4,3
IV	Grave	15-29	0,2
V	Insuficiência	<15	0,1

3. **Manifestações clínicas**
   a. **Hipervolemia e hipertensão**, às vezes resultando em insuficiência cardíaca congestiva e edema.
   b. **Aterosclerose acelerada**, que pode aumentar o risco de doença coronariana.
   c. **Pericardite urêmica e derrames pericárdicos**, que podem causar tamponamento cardíaco.
   d. Pode haver **hiperpotassemia, hipermagnesemia** e **hiponatremia**.
   e. **Hipocalcemia** e **hiperfosfatemia** causadas por elevação do hormônio paratireoidiano, com consequente osteodistrofia renal.
   f. **Acidose metabólica** causada por retenção de sulfatos e fosfatos e incapacidade de excretar produtos do metabolismo.
   g. **Anemia crônica** secundária à queda da produção de eritropoetina e diminuição da sobrevida das hemácias.
   h. **Disfunção plaquetária**, que pode ser tratada temporariamente com acetato de desmopressina.
   i. **A disfunção gastrintestinal é comum em consequência do acúmulo de ureia, que pode ocasionar inflamação de todo o trato GI. O aumento do volume gástrico e da produção de ácido, bem como o retardo do esvaziamento gástrico**, elevam a incidência de úlcera péptica, náuseas e vômito, o que faz crescer o risco de regurgitação e aspiração durante a anestesia.
   j. **Maior suscetibilidade a infecções causadas por disfunção leucocitária e imune em consequência da uremia, desnutrição e reação inflamatória à diálise.**
   k. **Alterações do sistema nervoso central** variam de leves alterações do raciocínio a encefalopatia grave e coma. As neuropatias periféricas e autonômicas são comuns.
   l. **Intolerância à glicose e hipertrigliceridemia.**
4. **Tratamento.** Quando necessário, 85% são submetidos à hemodiálise e 15%, à diálise peritoneal. O transplante é o método preferido de tratamento na maioria dos pacientes com IRC.
   a. **Hemodiálise (ver seção III.A.5.b)**
   b. **A diálise peritoneal** usa os capilares do peritônio como membrana de troca semipermeável e o dialisado é infundido na cavidade peritoneal com um cateter peritoneal de demora. As vantagens em relação à hemodiálise são menor hipotensão ou desequilíbrio e dispensa do tratamento com heparina. No entanto, a diálise peritoneal é menos eficiente e limitada em estados catabólicos em comparação com a hemodiálise. As complicações são infecção, hiperglicemia em função da dextrana no dialisado e aumento da perda de proteínas para o dialisado.

C. **Causas Específicas de Insuficiência Renal**
   1. A **NTA** pode ser provocada por isquemia ou toxinas e é a principal forma intrínseca de IRA. A NTA é a causa mais comum de insuficiência renal perioperatória e seu desenvolvimento está associado a alta mortalidade. Os principais fatores de risco para NTA são história de insuficiência renal preexistente, administração de contrastes radiológicos ou de antibióticos aminoglicosídios e idade avançada. A conduta anestésica nos pacientes sob risco de NTA compreende meticuloso controle hídrico e hemodinâmico com o objetivo de manter euvolemia, perfusão renal normal e débito urinário. Não há terapia específica com benefício comprovado na prevenção ou no tratamento da NTA perioperatória.

Considerações Específicas na Doença Renal **41**

2. As **glomerulonefropatias** constituem outra família de doenças cuja apresentação pode ser insidiosa ou mais aguda, com insuficiência renal fulminante. A síndrome nefrótica pode ser a manifestação inicial, com proteinúria intensa (3,5 g/dia), hipoalbuminemia, hiperlipidemia e edema. As preocupações relativas à anestesia são diminuição do volume intravascular e de proteínas, doença aterosclerótica acelerada e aumento do risco de infecção. A glomerulonefropatia pode ser secundária a doenças autoimunes, como o lúpus eritematoso sistêmico, ou a vasculites, como a granulomatose de Wegener. O tratamento pode empregar glicocorticoides e agentes citotóxicos.

3. A **nefrosclerose hipertensiva** é um importante fator causal de doença renal em fase terminal (DRFT) e pode responder por até 30% dos pacientes que iniciam diálise. O tratamento da hipertensão diastólica atenua o avanço da doença e a morbidade e mortalidade associadas.

4. A **nefropatia diabética** é a maior causa isolada de DRFT nos EUA. A nefropatia apresenta-se com proteinúria e há declínio progressivo da função renal ao longo de 10 a 30 anos depois do diagnóstico inicial. A nefropatia diabética geralmente manifesta-se como acidose tubular renal tipo IV (hipoaldosteronismo hiporreninêmico) ou como necrose papilar. Há alta correlação entre disfunção renal e retinopatia diabética. O controle agressivo da glicose sanguínea e da pressão arterial pode evitar o desenvolvimento e impedir o avanço da nefropatia.

5. As **doenças tubulointersticiais** afetam principalmente os túbulos e interstício renais e compreendem formas agudas e crônicas de nefrite intersticial.
   a. A causa mais comum de **nefrite intersticial aguda** em adultos é o uso de fármacos (p. ex., penicilinas, cefalosporinas, sulfonamidas, rifampicina e AINE). As infecções sistêmicas são as causas mais comuns em crianças. Em geral, a nefrite intersticial aguda apresenta-se como insuficiência renal oligúrica com grau variável de proteinúria. Os sintomas de reação inflamatória, como febre, erupção cutânea, eosinofilia e eosinofilúria, são sugestivos de nefrite intersticial aguda. O tratamento é de suporte e inclui a interrupção de fármacos suspeitos.
   b. As causas mais comuns de **nefrite intersticial crônica** são obstrução ao fluxo de urina ou refluxo, abuso de analgésicos ou intoxicação por metais pesados. Na fase inicial, há perda da capacidade de concentrar urina, poliúria e nictúria. As manifestações posteriores dependem das lesões anatômicas. O acometimento do túbulo contorcido proximal ocasiona uma síndrome semelhante à de Fanconi (perda de HCO_3^- e acidose tubular renal com perda de glicose, fosfato e aminoácidos). O acometimento do túbulo contorcido distal e ductos coletores causa perda da secreção de ácido, acidemia e perda de sódio com consequente hiperpotassemia. O único tratamento específico da nefrite intersticial crônica é o tratamento do distúrbio de base.

6. As **doenças renais policísticas** são doenças autossômicas dominantes responsáveis por 5% a 8% das DRFT do adulto. Cerca de 25% dos pacientes com 50 anos de idade e 50% dos pacientes com 75 anos têm DRFT. A doença cística também pode acometer o fígado. Além disso, há associação com aneurismas intracranianos e aórticos. A esclerose tuberosa e a doença de Hippel-Lindau também podem apresentar-se como doença renal cística.

IV. FARMACOLOGIA E RIM

A. Os **diuréticos** são usados para aumentar o débito urinário (Quadro 4.3), tratar a hipertensão e corrigir distúrbios eletrolíticos, hídricos e acidobásicos. O uso de diuréticos (p. ex., furosemida) diminui a duração da oligúria e a necessidade de hemodiálise, mas não afeta a mortalidade nem a recuperação da IRA.

B. A **dopamina** e o **fenoldopam** dilatam as arteríolas renais e aumentam o fluxo sanguíneo renal, a natriurese e a TFG. O uso de dopamina em baixas doses (0,5 a 3 µg/kg/min) foi proposto para evitar e tratar a IRA, mas a eficácia nunca foi comprovada. O uso de fenoldopam, um agonista específico dos receptores 1 da dopamina, pode preservar a função renal sem a toxicidade da dopamina.

C. **Efeitos Renais dos Anestésicos.** Os pacientes com função renal normal apresentam alterações pós-anestésicas transitórias da função renal. Essas alterações podem ocorrer apesar de modificações insignificantes da pressão arterial e do débito cardíaco, sugerindo que alterações na distribuição intrarrenal do fluxo sanguíneo são as responsáveis. Quando há exposição breve à anestesia, as alterações da função renal observadas são reversíveis (fluxo sanguíneo renal

QUADRO 4.3 Diuréticos

	Local Primário de Ação	Efeito Primário	Efeitos Colaterais	Comentários
Não osmóticos				
Diuréticos de alça (furosemida, ácido etacrínico e bumetanida)	Porção ascendente espessa da alça de Henle e bomba de $Na^+/K^+/Cl^-$	Natriurese e clorurese moderada a intensa	Hipopotassemia, alcalose e contração do volume	Interferem na concentração e diluição da urina
Tiazídicos (clorotiazida, diazida e metolazona)	Túbulos distais e bomba de Na^+/Cl^-	Natriurese leve a moderada	Hiponatremia, hipopotassemia, alcalose e contração do volume	Interferem na diluição da urina e tendem a ser ineficazes na insuficiência renal e na ICC
Inibidores da anidrase carbônica (acetazolamida)	Túbulo proximal e troca de Na^+-H^+	Natriurese leve	Hipercloremia, hipopotassemia e acidose metabólica	Usados principalmente em oftalmologia; efeito renal autolimitado
Diuréticos poupadores de potássio (espironolactona, triantereno, amilorida)	Ducto coletor e troca de Na^+-K^+, Na^+-H^+	Natriurese leve a moderada	Hiperpotassemia	Associados aos diuréticos perdedores de K^+ ou ao hiperaldosteronismo
Osmóticos				
Manitol	Túbulo proximal, porção descendente da alça de Henle e ducto coletor	Diurese moderada a intensa	A princípio, vasodilatação e expansão volêmica	Desloca o líquido intracelular para o espaço intravascular
			Mais tarde, hiperosmolalidade e contração de volume	

ICC, insuficiência cardíaca congestiva.

Considerações Específicas na Doença Renal **43**

e TFG voltam aos níveis de referência em algumas horas). Quando a operação é extensa e a anestesia é prolongada, a diminuição da capacidade de excretar água ou concentrar urina pode durar vários dias.

1. **Efeitos indiretos.** Todos os agentes inalatórios e muitos agentes de indução provocam depressão miocárdica, hipotensão e aumento leve ou moderado da resistência vascular renal, com consequente diminuição do fluxo sanguíneo renal e da TFG. A secreção compensatória de catecolaminas causa redistribuição do fluxo sanguíneo cortical renal. Os níveis de arginina-vasopressina (AVP) não se alteram durante a anestesia com halotano ou morfina, mas aumentam com o início da estimulação cirúrgica. A hidratação antes da indução anestésica atenua a elevação da AVP provocada por estímulos dolorosos. A raquianestesia e a anestesia peridural diminuem o fluxo sanguíneo renal, a TFG e o débito urinário.

2. **Efeitos diretos.** A toxicidade direta de agentes fluorados é objeto de preocupação, pois o fluoreto (F^-) inibe os processos metabólicos, afeta a capacidade de concentração da urina e pode causar edema e necrose tubular proximal. A magnitude da elevação de F^- depende da concentração e duração da ação do anestésico.

   a. O **isoflurano** e o **desflurano** não estão associados à liberação relevante de F^-.

   b. Apenas 2% do **enflurano** absorvido são metabolizados em F^-, assim produzindo baixos níveis de F^- (geralmente < 15 $\mu mol/\ell$). Há uma preocupação teórica de que o uso de enflurano em pacientes com disfunção renal possa causar acúmulo de F^- e aumento da nefrotoxicidade.

   c. O **sevoflurano** também é metabolizado em F^-. Bases fortes que se acumulam no absorvente de CO_2 com baixos fluxos de gás podem degradar o sevoflurano em um produto intermediário nefrotóxico. Observou-se nefrotoxicidade em ratos. A Food and Drug Administration alerta contra o uso de baixos fluxos de gás inspirado com sevoflurano. Alguns autores advertem contra seu uso em pacientes com doença renal preexistente.

   d. O metabolismo do **halotano** produz níveis muito baixos de F^-.

V. FARMACOLOGIA E INSUFICIÊNCIA RENAL

Muitos anestésicos comuns podem ser afetados por disfunção renal decorrente de alterações dos volumes de compartimentos, eletrólitos, pH (acidemia que aumenta a porcentagem de fármaco não ionizado), diminuição da concentração sérica de proteínas que aumenta a biodisponibilidade de fármacos ligados a proteínas, além de diminuição da biotransformação e das taxas de excreção (Quadro 4.4). Não é preciso alterar muito as doses iniciais na IRC, pois a duração da ação de fármacos administrados em bolo é determinada por redistribuição, e não por eliminação. Na administração de doses repetidas ou infusão prolongada, a duração da ação depende da eliminação, e devem-se reduzir as doses de manutenção de fármacos com excreção renal relevante.

A. **Fármacos lipossolúveis** geralmente são pouco ionizados e precisam ser metabolizados em formas hidrossolúveis no fígado antes da eliminação renal. Com poucas exceções, os metabólitos têm baixa atividade biológica.

   1. Os **benzodiazepínicos** e as **butirofenonas** são metabolizados no fígado em compostos ativos e inativos, eliminados pelo rim. Entre 90% e 95% dos benzodiazepínicos estão ligados a proteínas. É preciso ter grande cuidado com o uso de diazepam, em razão de sua longa meia-vida e seus metabólitos ativos. Na insuficiência renal grave pode haver acúmulo de benzodiazepínicos e seus metabólitos. A diálise remove pequena quantidade de benzodiazepínicos.

   2. Os **barbitúricos**, o **etomidato** e o **propofol** apresentam alta ligação a proteínas; assim, nos pacientes com hipoalbuminemia, há uma proporção muito maior disponível para chegar aos receptores. Acidose e alterações da barreira hematencefálica reduzem ainda mais as doses necessárias para indução. É recomendável usar doses iniciais menores na insuficiência renal.

   3. Os **opioides** são metabolizados no fígado, mas podem ter efeito mais intenso e prolongado em pacientes com insuficiência renal, sobretudo em casos de hipoalbuminemia, nos quais há diminuição da ligação às proteínas. Os metabólitos ativos da morfina e meperidina podem prolongar sua ação, e o acúmulo de normeperidina pode causar convulsões. Não há alteração da farmacocinética da fentanila, sufentanila, alfentanila e remifentanila na insuficiência renal.

44 Capítulo 4

QUADRO 4.4 Considerações sobre os Fármacos Perioperatórios Administrados a Pacientes com Insuficiência Renal Crônica

Classe do Fármaco	Farmacocinética	Considerações
Anestésicos voláteis	Metabolismo pulmonar.	O sevoflurano produz composto A, um metabólito que pode ser nefrotóxico.
Lipossolúveis		
Barbitúricos	A fração livre da dose de indução é quase duplicada em pacientes com IRC.	Hipotensão exagerada e outros efeitos clínicos na IRC. É preciso reduzir a dose de indução.
Benzodiazepínicos	Aumento da fração livre na IRC.	Potencializa os efeitos clínicos na IRC. A administração repetida causa acúmulo de metabólitos ativos.
Propofol	Metabolismo hepático extenso e rápido. Farmacocinética inalterada na IRC.	A IRC não altera os efeitos clínicos.
Etomidato	Aumento da fração livre na IRC.	A IRC não altera os efeitos clínicos.
Quetamina	A redistribuição e o metabolismo hepático são os principais responsáveis pelo fim dos efeitos anestésicos. Alteração mínima da fração livre na IRC.	A IRC não altera os efeitos clínicos.
Opioides	Metabolizados no fígado.	O efeito pode ser aumentado e prolongado na IRC.
		Os metabólitos ativos podem prolongar a ação com administração crônica: A morfina-6-glicuronídio (morfina) tem potentes efeitos analgésicos e sedativos. A normeperidina (meperidina) tem efeitos neurotóxicos. A hidromorfona-3-glicuronídio (hidromorfona) pode causar disfunção cognitiva e mioclonia. A fentanila não tem metabólito ativo.
Fármacos Ionizados		
Relaxantes musculares	A dose padrão de succinilcolina aumenta o K^+ sérico em 0,5 a 0,8 mEq/ℓ na IRC.	A succinilcolina não é contraindicada na IRC se não houver elevação do K^+ sérico.
	Muitos bloqueadores neuro-musculares (BNM) não despolarizantes têm efeitos prolongados, pois dependem da excreção renal.	O cisatracúrio, o mivacúrio e o rocurônio são preferíveis na IRC.
Inibidores da colinesterase	Diminuição da eliminação na IRC e meia-vida prolongada.	O prolongamento da meia-vida é semelhante ou maior que a duração do bloqueio por BNM de ação prolongada; portanto, raramente é observada recurarização.

(continua)

Classe do Fármaco	Farmacocinética	Considerações
Digoxina	Excretada na urina.	Aumento do risco de toxicidade na IRC.
Fármacos Vasoativos		
Catecolaminas		Catecolaminas com efeitos α-adrenérgicos causam vasoconstrição renal e podem diminuir o fluxo sanguíneo renal.
Nitroprussiato de sódio	Metabolizado pelo rim e excretado na forma de tiocianato.	A toxicidade por acúmulo de tiocianato é mais provável na IRC.
Antibióticos		
Penicilina, cefalosporinas, aminoglicosídios e vancomicina	Dependem principalmente da eliminação renal.	A dose inicial não é modificada, mas é preciso ajustar as doses de manutenção.

Quadro 4.4 Considerações sobre os Fármacos Perioperatórios Administrados a Pacientes com Insuficiência Renal Crônica (*Continuação*)

B. **Fármacos Ionizados.** Fármacos altamente ionizados em pH fisiológico tendem a ser eliminados inalterados pelo rim, e a disfunção renal pode prolongar a duração da ação.
   1. **Relaxantes musculares.** Mivacúrio, cisatracúrio e rocurônio estão entre os bloqueadores neuromusculares com duração mais previsível e podem ser preferíveis nos pacientes com disfunção renal.
   2. **Inibidores da colinesterase.** O comprometimento da função renal acarreta declínio da eliminação dos agentes de reversão e prolongamento de sua meia-vida. O período de prolongamento é semelhante ou maior que a duração do bloqueio com pancurônio ou *d*-tubocurarina; portanto, raramente observa-se retorno do relaxamento muscular após reversão (recurarização) adequada.
   3. A **digoxina** é excretada na urina e o risco de intoxicação digitálica é maior em pacientes com insuficiência renal.
C. Algumas propriedades dos **agentes vasoativos** causam preocupação no paciente com doença renal.
   1. As **catecolaminas** com efeitos α-adrenérgicos (norepinefrina, epinefrina, fenilefrina e efedrina) causam vasoconstrição renal e podem diminuir o fluxo sanguíneo renal.
   2. O **isoproterenol** também reduz o fluxo sanguíneo renal, embora em menor grau.
   3. O **nitroprussiato de sódio** contém cianeto, é metabolizado pelo rim e excretado na forma de tiocianato. A toxicidade, principalmente neurológica, decorrente do acúmulo excessivo de tiocianato é mais provável em pacientes com insuficiência renal.

VI. ANESTESIA
A. **Avaliação Pré-operatória.** É preciso esclarecer a causa da doença renal (p. ex., diabetes melito, glomerulonefrite e doença renal policística). A cirurgia eletiva deve ser adiada até a resolução das afecções agudas. A depuração de creatinina é o melhor parâmetro para estimativa da função renal residual (ver seção VI.A.3.e) e a informação mais importante para a anestesia. A anamnese e o exame físico devem ser completos e orientados por sistemas (ver Capítulo 1).
   1. **Anamnese**
      a. É necessário pesquisar **sinais e sintomas** de poliúria, polidipsia, disúria, edema e dispneia.
      b. **Medicamentos relevantes** devem ser detalhados: diuréticos, anti-hipertensivos, suplementos de potássio, digitálicos e agentes nefrotóxicos (AINE, aminoglicosídios, exposição a metais pesados e corantes radiológicos usados recentemente).

46 Capítulo 4

    c. O **cronograma das seções de hemodiálise** deve ser anotado e coordenado com os procedimentos eletivos.

2. Exame físico

    a. É preciso examinar completamente os pacientes à procura dos estigmas de insuficiência renal, descritos na seção III.B.3.

    b. É necessário avaliar a permeabilidade da **fístula arteriovenosa** (pela presença de um frêmito ou sopro). O acesso intravenoso e a aferição da pressão arterial devem ser feitos no membro oposto.

3. Exames laboratoriais

    a. O **exame de urina** faz a avaliação qualitativa da função renal geral.

      (1) Os achados sugestivos de doença renal são pH anormal, proteinúria, piúria, hematúria e cilindros.

      (2) Muitas vezes a perda da capacidade renal de concentrar urina ocorre antes que sejam notadas outras alterações. A densidade específica igual ou superior a 1,018 após jejum noturno sugere preservação da capacidade de concentração. No entanto, o contraste radiológico e os agentes osmóticos elevam a densidade específica e invalidam esse exame.

    b. Os **eletrólitos urinários**, a osmolalidade e a creatinina na urina ajudam a determinar a volemia e a capacidade de concentração e são usados para diferenciar doenças pré-renais e intrarrenais (ver Quadro 4.1).

    c. O **nível sanguíneo de ureia** é um indicador insensível da TFG, visto que sofre influência da volemia, do débito cardíaco, da alimentação e do biotipo. A relação entre ureia e creatinina normalmente é de 10:20:1; a elevação desproporcional da ureia pode indicar hipovolemia, baixo débito cardíaco, hemorragia gastrintestinal ou uso de corticosteroides.

    d. A **creatinina sérica normal** é de 0,6 a 1,2 mg/dℓ, mas é influenciada pela massa muscular esquelética e pelo nível de atividade do paciente. A concentração de creatinina é inversamente proporcional à TFG, de modo que a duplicação da creatinina geralmente corresponde a uma redução de 50% da TFG.

    e. A **depuração de creatinina** é usada para estimar a TFG e propicia a melhor estimativa da reserva renal. Normalmente é de 80 a 120 mℓ/min. A equação a seguir permite estimar a depuração de creatinina aproximada:

$$\{[140 - \text{idade (anos)}] \times \text{peso (kg)}\}/[72 \times \text{creatinina sérica (mg/d}\ell)]$$

    No caso de mulheres, multiplicar por 0,85. Em indivíduos obesos, deve-se usar o peso corporal ideal para estimar a depuração de creatinina. Essa fórmula é inválida na presença de insuficiência renal acentuada ou alteração da função renal. Medicamentos como trimetoprima, antagonistas do receptor H_2 e salicilatos bloqueiam a secreção de creatinina e podem elevar a creatinina sérica e reduzir a depuração de creatinina.

    f. As concentrações séricas de Na^+, K^+, Cl^- e HCO_3^- geralmente são normais até que haja insuficiência renal avançada. Convém fazer avaliação criteriosa do risco e benefício da operação eletiva se a [Na^+] estiver abaixo de 131 ou acima de 150 mEq/ℓ ou se a [K^+] estiver abaixo de 2,5 ou acima de 5,9 mEq/ℓ, pois essas anormalidades podem agravar arritmias e prejudicar a função cardíaca.

    g. Há alteração das concentrações séricas de Ca^{2+}, PO_4^- e Mg^{2+}.

    h. **Exames hematológicos** devem avaliar anemia e anormalidades da coagulação.

    i. O **ECG** pode revelar isquemia ou infarto do miocárdio, pericardite e os efeitos das anormalidades eletrolíticas (ver seção II.C).

    j. As **radiografias de tórax** podem mostrar sinais de sobrecarga hídrica, derrame pericárdico, infecção, pneumonite urêmica ou cardiomegalia.

4. Avaliação do risco. Os fatores de risco para disfunção renal pós-operatória são:

    a. **Insuficiência renal preexistente.**

    b. **Diabetes melito,** tipos 1 e 2 (ver seção III.C.4).

    c. **Idade acima de 65 anos** em razão do declínio da reserva renal e da TFG relacionado com a idade.

    d. **Insuficiência cardíaca congestiva.**

    e. **Operação de alto risco,** como cirurgia da artéria renal, cirurgia da aorta torácica e abdominal e circulação extracorpórea prolongada (> 3 h).

Considerações Específicas na Doença Renal **47**

f. Exposição recente a **toxinas.**

(1) Os **meios de contraste** diminuem a oferta de O_2, uma vez que causam vasoconstrição intrarrenal e diminuição da oferta de sangue medular, além de aumento da demanda de O_2. A carga osmótica aumenta o trabalho dos néfrons medulares.

(2) Pigmentos biliares

(3) Endotoxemia

(4) Antibióticos aminoglicosídios

(5) AINE

g. **Hipoperfusão renal prolongada** provocada por choque, sepse, síndrome nefrítica e cirrose.

5. Otimização

a. Nos pacientes em hemodiálise é importante fazer diálise antes da cirurgia, aguardando até a operação um período suficiente para que haja equilíbrio hidreletrolítico. Amostras de sangue colhidas logo após a hemodiálise podem ser imprecisas em razão da redistribuição de líquidos e eletrólitos. O equilíbrio pode levar até 6 h.

b. No paciente em TSRC, a decisão de continuação intraoperatória deve ser tomada com base no motivo da TSRC, na duração e no tipo de procedimento. A maioria dos pacientes tolera a interrupção da TSRC antes da operação e a reinstituição posterior. Alguns pacientes, porém, podem não tolerar nem mesmo um curto período de interrupção da TSRC, geralmente por causa do aumento de K^+ ou acidose, e pode ser preciso decidir entre o adiamento da operação e o preparo de TSRC na sala de cirurgia ou até mesmo durante o transporte até o centro cirúrgico. Procedimentos cirúrgicos de grande porte ou prolongados também podem exigir TSRC intraoperatória.

c. É prudente adiar uma operação vascular eletiva de grande porte por alguns dias após exposição a meio de contraste. Além disso, o pré-tratamento com *N*-acetilcisteína (NAC) e a **infusão de bicarbonato de sódio** (IBS) antes da administração de contraste radiológico podem evitar a nefropatia induzida por contraste.

(1) Administra-se **NAC** 20% (200 mg/mℓ), na dose de 1.200 mg VO, de 12/12 h, na véspera e no dia de administração do contraste, no total de 2 dias.

(2) Administra-se **IBS** de 150 mEq/ℓ de bicarbonato de sódio (três ampolas de 50 mEq de bicarbonato de sódio em 1 ℓ de SG5% ou água livre), na dose de 3 mℓ/kg/h, por 1 h antes da administração de contraste, seguida por infusão de 1 mℓ/kg/h durante 6 h após o procedimento.

B. Conduta Intraoperatória. Tanto a anestesia geral quanto a anestesia regional com monitoramento convencional são aceitáveis. Ao cogitar anestesia regional, é preciso identificar (e documentar) neuropatias coexistentes e analisar o coagulograma para identificar eventuais coagulopatias.

1. É necessário cuidado ao administrar a **pré-medicação**, pois pacientes com insuficiência renal podem ser mais sensíveis a depressores do sistema nervoso central, sobretudo se houver uremia acentuada (ver seção V.A.1).

2. Às vezes é preciso reduzir a dose e a velocidade de administração de **agentes indutores** para evitar hipotensão (ver seção V.A.2). É importante determinar o nível sérico de potássio antes de administrar succinilcolina.

3. A maioria dos anestésicos causa vasodilatação periférica e depressão miocárdica; nesse caso, a compensação requer a administração de vasoconstritores ou líquidos. A angiotensina II aumenta a vasoconstrição arteriolar eferente para manter a pressão de filtração glomerular. No entanto, esse mecanismo compensatório pode estar reduzido nos pacientes tratados com ECA-I ou bloqueador do receptor da angiotensina, o que pode reduzir a pressão de perfusão renal e a produção de urina.

a. Os **narcóticos** aumentam a liberação de ADH e podem reduzir ainda mais o DU (ver seção V.A.3).

b. Os **anestésicos voláteis** halogenados podem ter toxicidade renal direta (ver seção IV.C.2).

4. A estimulação cirúrgica provoca aumento dos níveis circulantes de catecolaminas, hormônios catabólicos e citocinas que elevam o ADH. A estimulação eleva os níveis de aldosterona e glicocorticoides, com consequente retenção de sódio/água e perda de potássio.

5. O **posicionamento** deve ser cuidadoso, pois esses pacientes são propensos a fraturas secundárias à osteodistrofia renal.

48 Capítulo 4

    6. A **reposição hídrica** leva em conta as necessidades hídricas de manutenção, perdas por evaporação/insensíveis (p. ex., procedimentos abdominais a céu aberto com perdas de até 10 mℓ/kg/h), perda de líquido por extravasamento ou para o terceiro espaço e perda de sangue/intravascular.

      a. A reposição hídrica deve ser cautelosa com soluções cristaloides isotônicas. Convém evitar líquidos que contenham potássio no caso de pacientes anúricos.

      b. Grandes volumes de cloreto de sódio a 0,9% podem provocar acidose metabólica hiperclorêmica. Dados limitados sugerem que a solução de lactato de Ringer está associada a menor incidência de acidose metabólica e hiperpotassemia, sobretudo em pacientes submetidos a transplante renal.

      c. Nos procedimentos mais extensos, a pressão venosa central ou o cateter arterial pulmonar ajudam a orientar a reposição hídrica (ver Capítulo 10).

    7. A IRC provoca vários distúrbios hematológicos, entre eles anemia, disfunção leucocitária e coagulopatia. Consequentemente, é maior o risco de hemorragia intraoperatória. As intervenções para reduzir o sangramento são:

      a. A eritropoetina recombinante corrige a anemia, normaliza a hemoglobina inicial e pode restaurar a função plaquetária.

      b. A DDAVP normaliza o tempo de sangramento e melhora a função plaquetária, pois estimula a liberação do complexo von Willebrand-fator VIII do endotélio para o plasma, onde se liga às plaquetas para ativá-las. Os efeitos são observados 1 a 2 h após a infusão e duram cerca de 6 a 12 h.

      c. O crioprecipitado contém o complexo von Willebrand-fator VIII, que corrige o tempo de sangramento prolongado em cerca de 50% dos casos. Há, porém, risco de infecção hematogênica.

      d. Estrogênios conjugados podem diminuir o tempo de sangramento e têm duração de ação maior que a DDAVP.

      e. Diálise intensiva.

      f. Hemodiálise sem heparina ou com baixa dose de heparina.

C. Conduta no Pós-operatório

    1. A reposição hídrica pós-operatória deve levar em conta as perdas por derrames e tubo de drenagem, bem como o retorno do líquido do terceiro espaço para o compartimento vascular.

      a. A **reposição hídrica** deve ser feita com líquidos isotônicos e glicose até que seja possível administrar quantidade adequada de líquidos VO.

    2. A **hipertensão** é um problema pós-operatório comum, agravado pela sobrecarga hídrica. Os diuréticos e anti-hipertensivos de ação curta são eficazes nos pacientes não submetidos a diálise. Os pacientes em tratamento com diálise podem necessitar de diálise pós-operatória.

Leituras Sugeridas

Briguori C, Colombo A, Violante A. Standard vs double dose of N-acetylcysteine to prevent contrast agent associated nephrotoxicity. *Eur Heart J* 2004;25:206–211.

Colson P, Ryckwaert F, Coriat P. Renin angiotensin system antagonists and anesthesia. *Anesth Analg* 1999;89:1143–1155.

Merten GJ, Burgess P, Gray LV. Prevention of contrast induced nephropathy with sodium bicarbonate. *JAMA* 2004;291:2328–2334.

Petroni KC. Continuous renal replacement therapy: anesthetic implications. *Anesth Analg* 2002;94:1288–1297.

Petroni KC, Cohen NH. Continuous renal replacement therapy: anesthetic implications. *Anesth Analg* 2002;94:1288–1297.

Sadovnikoff N. Perioperative acute renal failure. *Int Anesthesiol Clin* 2001;39(1):95–109.

Sear JW. Kidney dysfunction in the postoperative period. *Br J Anaesth* 2005;95:20–32.

Sladen RS. Anesthetic considerations for the patient with renal failure. *Anesthesiol Clin North Am* 2000;18(4):863–881.

Sladen RN. Renal physiology. In: Miller R, ed. *Anesthesiology*, 6th ed. New York: Churchill Livingstone, 2005:777–811.

Tepel M. Prevention of radiographic contrast agent induced reductions in renal function by acetylcysteine. *N Engl J Med* 2000;343:180–184.

Weldon BC, Monk TG. The patient at risk for acute renal failure. *Anesthesiol Clin North Am* 2000;18(4):705–737.

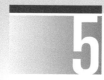

Considerações Específicas na Doença Hepática

Salomon M. Maya e Wilton C. Levine

I. ANATOMIA DO FÍGADO
A. Estrutura do Fígado
1. A unidade anatômica do fígado é o **lóbulo**, formado por placas hexagonais de hepatócitos e tríades portais (ramo terminal da veia porta, artéria hepática e ramo do ducto colédoco) que circundam uma veia hepática central.
2. Os hepatócitos são classificados segundo a posição em relação à tríade portal. As células mais próximas da tríade são chamadas **células da zona 1**. Essas células recebem a maior parte do oxigênio e dos nutrientes e são responsáveis pela maior parte do metabolismo do nitrogênio, oxidação e síntese de glicogênio. A **zona 2** é uma área de transição. Os **hepatócitos da zona 3** são os mais distantes da tríade e correm maior risco de lesão isquêmica.

B. Suprimento Sanguíneo Hepático.
O fígado representa apenas 2% da massa total do corpo, mas recebe 20% a 25% do débito cardíaco.
1. A **artéria hepática** garante 20% a 25% do fluxo sanguíneo hepático total e 45% a 50% do oxigênio consumido pelo fígado.
2. A **veia porta** drena o estômago, o baço, o pâncreas e o intestino. Assegura 75% do fluxo sanguíneo hepático e 50% a 55% do oxigênio hepático.
3. O **fluxo sanguíneo total hepático** depende muito do retorno venoso dos órgãos pré-portais. O fluxo na artéria hepática é controlado pelo tônus simpático e pela concentração local de adenosina e está inversamente relacionado com o fluxo na veia porta (FVP). A diminuição do FVP aumenta a concentração hepática de adenosina, com consequente dilatação arteriolar local e aumento do fluxo na artéria hepática. Doenças que aumentam a resistência vascular hepática (p. ex., cirrose, doença infiltrativa, como na doença hepática metastática, e síndrome de Budd-Chiari) podem reduzir o fluxo sanguíneo hepático total.

II. FUNÇÃO HEPÁTICA
A. Síntese e Armazenamento
1. **Proteínas.** O fígado do adulto normal produz diariamente 12 a 15 g de proteínas, entre elas:
   a. A **albumina** é produzida apenas no fígado e tem meia-vida aproximada de 20 dias. Representa 50% das proteínas plasmáticas circulantes e é a mais importante proteína de ligação dos fármacos, sobretudo de ácidos orgânicos, como penicilinas e barbitúricos. A albumina contribui para a pressão oncótica e também atua como proteína transportadora de bilirrubina e hormônios.
   b. A **glicoproteína ácida** α_1 é um "reagente da fase aguda" e é responsável por ligação a fármacos básicos, como anestésicos locais do grupo amida, propranolol e opioides.
   c. A **pseudocolinesterase** é responsável pela degradação da succinilcolina, mivacúrio e anestésicos locais do tipo éster. Em caso de declínio acentuado da função hepatocelular ou de uma deficiência enzimática genética, os baixos níveis plasmáticos dessa enzima podem causar efeitos clínicos acentuados.
   d. Todos os **fatores da coagulação** proteicos são produzidos no fígado, com exceção do fator VIII, que é produzido no endotélio vascular. A síntese de fatores II (protrombi-

50 Capítulo 5

na), VII, IX e X, bem como das proteínas C, S e Z, depende de vitamina K; deficiência de vitamina K ou distúrbios da função hepática podem causar deficiências de fatores da coagulação e sangramento excessivo. O fator VII tem a meia-vida mais curta (4 a 6 h); portanto, seus níveis caem aproximadamente na mesma velocidade que os da proteína C (9 h). Como o fator VII está na via extrínseca, avaliada pelo tempo de protrombina (PT), esse declínio inicial da atividade do fator VII prolonga o PT, embora outras vias ainda não tenham sido afetadas. Os fatores II, IX e X têm meias-vidas aproximadas de 60, 24 e 36 h, respectivamente. Assim, são necessários 4 a 6 dias até que suas atividades alcancem um nível mínimo e seja obtido um efeito antitrombótico correlacionado com a RNI.

2. **Carboidratos.** O fígado participa ativamente da regulação homeostática dos níveis plasmáticos de glicose (**síntese de glicogênio** e **gliconeogênese**). O fígado normal armazena glicogênio suficiente para garantir a oferta de glicose durante um jejum de 12 a 24 h. Depois desse período, a glicose é produzida por gliconeogênese a partir de aminoácidos, glicerol e lactato.

3. **Lipídios.** A maior parte das lipoproteínas, assim como do colesterol e fosfolipídios, é produzida no fígado.

4. **Heme e bile.**

   a. O fígado é o principal órgão eritropoético do feto e continua a ser o principal local de hematopoese até cerca de 2 meses de idade. Em adultos saudáveis, o fígado é responsável por 20% da produção de heme. Anormalidades da **síntese de heme** podem provocar porfiria (ver Capítulo 6).

   b. O fígado produz cerca de 800 mℓ de bile por dia. Os sais **biliares** são detergentes que auxiliam a absorção, transporte e excreção de lipídios. A bile também transporta resíduos metabólicos e metabólitos dos fármacos do fígado para o intestino. Como emulsificante, a bile facilita a absorção de gorduras no intestino delgado. A ausência de produção ou liberação de bile causa icterícia e incapacidade de absorver gordura e vitaminas lipossolúveis (A, D, E e K) e pode provocar esteatorreia, carência de vitaminas e coagulopatia.

B. Degradação

1. **Proteínas.** O principal local de degradação de proteínas é o fígado, onde os aminoácidos são decompostos em um processo que produz ureia para eliminação da amônia. Pacientes com hepatopatia podem ser incapazes de produzir ureia, o que acarreta rápida elevação dos níveis plasmáticos de amônia e encefalopatia hepática.

2. **Hormônios corticosteroides.** O principal local de decomposição do colesterol é o fígado e seus produtos intermediários servem como substrato para a produção de sais biliares, hormônios corticosteroides e membranas celulares. O fígado também é o principal local de decomposição dos hormônios corticosteroides e a **insuficiência hepática acarreta excesso de corticosteroides.** Níveis séricos elevados de aldosterona e cortisol aumentam a reabsorção de sódio e água e a perda de potássio na urina, contribuindo para o edema, a ascite e as anormalidades eletrolíticas frequentes na hepatopatia. A diminuição do metabolismo de estrogênios e o declínio da conversão em androgênios causam outros estigmas clínicos de hepatopatia, entre eles angiomas aracniformes, ginecomastia, eritema palmar e atrofia testicular.

3. **Heme e bile.** A bilirrubina ligada à albumina é levada aos hepatócitos, onde é conjugada ao ácido glicurônico e torna-se hidrossolúvel. Esses produtos são excretados na bile e eliminados nas fezes ou na urina.

C. Metabolismo dos Fármacos

1. O fígado tem suprimento sanguíneo duplo, recebendo sangue da artéria hepática e das veias portas. A razão de extração hepática (REH) mede a eficiência do fígado na remoção de fármacos do fluxo aferente hepático. É definida como a fração da concentração de um fármaco que, ao entrar no fígado, é removida por eliminação e metabolismo hepático. Os fármacos de alta extração são absorvidos pelo intestino e levados ao fígado, onde podem ser metabolizados antes da chegada à circulação sistêmica (metabolismo de primeira passagem). Os fármacos com alta razão de extração e significativo metabolismo de primeira passagem têm baixa biodisponibilidade oral.

2. **Depuração hepática** = REH × velocidade do fluxo sanguíneo hepático. Alguns fármacos têm alto grau de metabolismo hepático e uma REH próxima de 1,0 (propofol). Nesses

Considerações Específicas na Doença Hepática **51**

casos, o metabolismo hepático depende principalmente do fluxo sanguíneo hepático, e alterações moderadas da função hepática têm pequeno efeito sobre a depuração. Outros fármacos têm REH inferior a 1,0 e a depuração depende tanto da função hepática quanto de alterações no fluxo sanguíneo hepático.

3. **Ligação a proteínas.** O grau de ligação a proteínas depende da afinidade específica do fármaco e da concentração de proteínas. A concentração reduzida de proteínas plasmáticas, frequente na hepatopatia, aumenta a proporção de fármaco livre. Somente o fármaco livre tem atividade e está disponível para conversão em uma forma menos ativa. Portanto, a diminuição das proteínas plasmáticas pode afetar a potência e/ou a eliminação de um fármaco.

4. É frequente o aumento do **volume de distribuição** em pacientes com hepatopatia, e a **anastomose portossistêmica** permite que fármacos administrados por via oral passem ao largo do fígado, o que diminui o efeito de primeira passagem. Ambos alteram o efeito e o metabolismo dos fármacos.

5. **Indução enzimática.** As **enzimas do citocromo P450** são produzidas no fígado e responsáveis por grande parte do metabolismo dos fármacos. Alguns deles, como barbitúricos, etanol e fenitoína, induzem as enzimas do citocromo P450. A indução do citocromo P450 aumenta a tolerância ao efeito de um fármaco e também a outros fármacos metabolizados pelo sistema do citocromo P450.

6. A **eliminação hepática de fármacos** tem duas etapas:

   a. As reações da **fase I** modificam a estrutura de uma substância por oxidação, redução ou hidrólise (principalmente por enzimas do citocromo P450). Os produtos dessa fase podem ter atividade metabólica. Os fármacos com alta afinidade pelo complexo P450 (p. ex., ciprofloxacino) podem reduzir o metabolismo de fármacos administrados concomitantemente.

   b. As reações da **fase II** podem ou não suceder as reações da fase I e são conjugações estimuladas enzimaticamente com glicuronídio, sulfato, taurina ou glicina. Essas conjugações aumentam a hidrossolubilidade do metabólito para excreção urinária.

III. METABOLISMO DOS ANESTÉSICOS

A. Anestésicos Intravenosos

1. **Agentes de indução**

   a. O **propofol** é metabolizado no fígado (REH cerca de 1) em substâncias hidrossolúveis excretadas pelos rins. O metabolismo extra-hepático de propofol também contribui para sua depuração total.

   b. A duração da ação dos **barbitúricos** é determinada pela redistribuição e pelo metabolismo hepático; os efeitos podem ser prolongados em pacientes com doença hepática. A hipoalbuminemia, observada em pacientes com alteração da função hepática, pode reduzir a ligação às proteínas e aumenta a fração ativa livre desses fármacos. Portanto, a dose dos barbitúricos deve ser ajustada criteriosamente em pacientes com hepatopatia.

   c. A **quetamina** é metabolizada pelo sistema enzimático microssomal hepático em norquetamina, que tem cerca de 30% da atividade do fármaco original. A REH da quetamina é aproximadamente 1.

   d. O **etomidato** é metabolizado no fígado, por hidrólise de ésteres, em metabólitos inativos. Semelhante à quetamina, o etomidato tem REH alta; portanto, a depuração é afetada por distúrbios que reduzem o fluxo sanguíneo hepático. A recuperação de uma dose de indução inicial deve-se basicamente à rápida redistribuição.

2. O metabolismo dos **benzodiazepínicos e opioides** ocorre principalmente no fígado e há aumento acentuado das meias-vidas em pacientes com hepatopatia. Além disso, a potência é maior em casos de hipoalbuminemia, pois os fármacos, que geralmente estão ligados a proteínas, agora estão livres no plasma, resultando em maiores níveis. Esses fatores podem confundir o quadro clínico de encefalopatia hepática e devem ser ajustados com atenção.

3. **Bloqueadores neuromusculares.** Os pacientes com hepatopatia costumam apresentar resistência aos bloqueadores musculares não despolarizantes, provavelmente em razão do aumento do volume de distribuição ou aumento dos receptores neuromusculares. A eliminação mais lenta, porém, pode reduzir a necessidade de doses de manutenção.

52 Capítulo 5

   a. Os **bloqueadores neuromusculares de ação prolongada** (*i. e.*, pancurônio) são excretados principalmente na urina. Cerca de 30% do pancurônio é eliminado por mecanismos hepatobiliares, e seu efeito pode ser prolongado em pacientes com obstrução biliar ou cirrose.

   b. Os **bloqueadores neuromusculares de ação intermediária, vecurônio** e **rocurônio**, dependem muito da excreção e do metabolismo hepatobiliar (ambos são excretados, 50% inalterados, na bile). Isso acarreta diminuição da depuração e prolongamento do efeito em pacientes com hepatopatia. O **cisatracúrio** sofre degradação por eliminação de Hofmann e não é afetado por doença hepática.

   c. O **bloqueador neuromuscular de ação curta**, succinilcolina, é completamente metabolizado no plasma pela pseudocolinesterase. A produção de colinesterase pode estar reduzida na hepatopatia grave, e a duração de sua ação pode ser prolongada em pacientes com disfunção hepática.

IV. HEPATOPATIA

A. A **hepatopatia** é classificada de acordo com o tempo de evolução e a gravidade.

   1. Parenquimatosa

     a. A **lesão hepatocelular aguda** tem muitas causas, entre elas infecção viral (hepatite A, B, C, D e E; vírus Epstein-Barr; citomegalovírus; herpesvírus simples; vírus ECHO e vírus Coxsackie), fármacos, substâncias químicas e tóxicas (aí incluídos álcool, halotano, fenitoína, propiltiouracila, isoniazida, tetraciclina e paracetamol), além de erros congênitos do metabolismo (p. ex., doença de Wilson e deficiência de α_1-antitripsina).

     b. A **doença crônica do parênquima** está associada a graus variáveis de comprometimento funcional. A **cirrose** pode ser consequência de várias agressões, inclusive hepatite ativa crônica, alcoolismo, hemocromatose, cirrose biliar primária e distúrbios congênitos. A fibrose hepática em fase terminal aumenta muito a resistência ao fluxo sanguíneo portal e acarreta hipertensão portal e varizes esofágicas. Outras complicações da associação de hipertensão portal e declínio da função hepática são ascite, coagulopatia, hemorragia gastrintestinal e encefalopatia.

   2. A **colestase** é mais frequente na colelitíase e na colecistite aguda ou crônica. A cirrose biliar primária e a colangite esclerosante primária também se iniciam como doenças colestáticas que acabam por ocasionar lesão do parênquima e insuficiência hepática. A **hiperbilirrubinemia** é um importante indicador de doença hepatobiliar. A **hiperbilirrubinemia não conjugada** é causada pela produção excessiva de bilirrubina (p. ex., transfusão de grande volume, absorção de hematomas grandes ou hemólise) ou pela diminuição da captação de bilirrubina não conjugada pelo hepatócito (p. ex., síndrome de Gilbert). A **hiperbilirrubinemia conjugada** geralmente ocorre na doença hepatocelular (p. ex., hepatite alcoólica ou viral e cirrose), doença dos pequenos ductos biliares (p. ex., cirrose biliar primária e síndrome de Dubin-Johnson) ou obstrução dos ductos biliares extra-hepáticos (p. ex., carcinoma pancreático, colangiocarcinoma e cálculos biliares).

B. Manifestações de Hepatopatia

   1. Sistema nervoso central. A disfunção hepática pode causar **encefalopatia**. Embora não se conheça a patogenia exata, o comprometimento da neurotransmissão, a presença de substâncias ácido γ-aminobutiricoérgicas intrínsecas e a alteração do metabolismo cerebral podem participar da patogenia. A elevação dos **níveis de amônia** é frequente na encefalopatia, mas não há correlação com a intensidade ou o desfecho da encefalopatia. Os sinais variam de distúrbios do sono até a presença de asterixe ou coma. Os pacientes com insuficiência hepática aguda grave costumam apresentar encefalopatia rapidamente progressiva complicada por **edema cerebral**. A elevação da pressão intracraniana deve ser tratada intensivamente para evitar isquemia cerebral. A hiponatremia extrema ou seu tratamento muito intensivo podem causar **mielinólise pontina central** fatal. As alterações do estado mental e o aumento da sensibilidade a sedativos exigem cautela na dosagem dos medicamentos pré-operatórios.

   2. Sistema cardiovascular

     a. Pacientes com hepatopatia avançada apresentam **estado circulatório hiperdinâmico** com **débito cardíaco** elevado, taquicardia em repouso e **resistência vascular sistêmica reduzida**. Acredita-se que os altos níveis de óxido nítrico, glucagon e prostaglandinas

Considerações Específicas na Doença Hepática **53**

sejam responsáveis pela vasodilatação arteriolar. **Anastomoses arteriovenosas**, como angiomas aracniformes cutâneos, podem surgir em quase todos os leitos vasculares.

b. Pacientes com insuficiência hepática avançada também podem apresentar queda do volume intravascular efetivo em razão de vasodilatação e anastomose portossistêmica. Além disso, hipoalbuminemia, níveis aumentados de aldosterona e secreção inapropriada de hormônio antidiurético aumentam o **volume total de líquido corporal**, o que agrava a ascite e o edema/anasarca.

c. Sempre se deve cogitar a possibilidade de **cardiomiopatia alcoólica (CMA)** em pacientes com história de abuso de álcool. A CMA é caracterizada por aumento da massa miocárdica, dilatação dos ventrículos e adelgaçamento da parede. As alterações da função ventricular podem depender do estágio da doença, uma vez que a CMA assintomática está associada à disfunção diastólica, enquanto a disfunção sistólica é um achado comum em pacientes com CMA sintomática caracterizada por dilatação do ventrículo esquerdo, espessura normal ou reduzida da parede do ventrículo esquerdo e aumento da massa ventricular esquerda.

3. **Sistema respiratório**

a. A **proteção das vias respiratórias** é uma das principais preocupações na hepatopatia. Os pacientes com as características típicas de doença avançada têm ascite (aumento da pressão abdominal – e consequente diminuição da capacidade residual funcional [CRF]) e encefalopatia (alteração do estado mental) que pode afetar a capacidade de proteger as vias respiratórias e deve ser considerada fator de risco para aspiração. Com frequência é aconselhável a proteção definitiva das vias respiratórias com indução em sequência rápida e intubação quando há necessidade de anestesia geral.

b. A **hipoxemia crônica** tem muitas causas. A ascite e o derrame pleural volumosos ocasionam atelectasia e fisiologia pulmonar restritiva. A diminuição da vasoconstrição pulmonar hipóxica provoca desigualdade da ventilação-perfusão; a anastomose intrapulmonar pode ser relevante (10% a 40%). A hipertensão pulmonar pode coexistir com a hipertensão portal e provocar insuficiência cardíaca direita. A síndrome hepatopulmonar é uma tríade formada por hepatopatia, aumento do gradiente de oxigênio alveolar-arterial e dilatação vascular intrapulmonar. Pode-se observar síndrome de platipneia-ortodeoxia (hipoxemia postural e dispneia induzidas por postura ortostática), pois a circulação hiperdinâmica e a baixa resistência pulmonar aceleram o trânsito do sangue através dos pulmões e estimulam o trânsito do sangue desoxigenado para a circulação sistêmica. Por ação da gravidade, o deslocamento do sangue para os leitos pré-capilares dilatados nas bases pulmonares aumenta a dispneia hipoxêmica em posição ortostática.

4. **Sistema gastrintestinal**

a. A elevação da pressão no sistema porta, decorrente do aumento do volume de sangue nesses vasos ou do aumento da resistência (formação de tecido cicatricial, fibrose) ao fluxo sanguíneo portal, acarreta **hipertensão portal**, esplenomegalia e congestão venosa esplâncnica. Desse modo, há aumento da circulação colateral, caracterizada por hemorroidas, varizes esofágicas e dilatação das veias na parede abdominal (cabeça de medusa). A **ascite** é causada por congestão venosa esplâncnica associada a hipoalbuminemia e diminuição da pressão oncótica. Aumenta o risco de deiscência da ferida abdominal, hérnia da parede abdominal e comprometimento respiratório. O tratamento da ascite pode ser feito com diuréticos, com atenção meticulosa aos eletrólitos e à função renal. Caso haja ascite volumosa não controlada antes da cirurgia, pode ser aconselhável proceder à paracentese. É recomendável a reposição com albumina, coloides ou produtos do sangue para reduzir o risco de síndrome hepatorrenal (SHR).

b. O **sangramento de varizes** pode evoluir rapidamente para choque hemorrágico. Após reposição volêmica, o tratamento consiste em vasopressina, somatostatina, bloqueio β-adrenérgico, escleroterapia ou ligadura endoscópica.

5. **Sistema renal**

a. A depleção de volume intravascular pode provocar **azotemia pré-renal**. O nível sanguíneo de ureia pode ser ilusoriamente baixo em vista da incapacidade de síntese de ureia a partir da amônia no fígado.

b. O **equilíbrio hidreletrolítico** é complicado pelo uso frequente de diuréticos. Alcalose metabólica, hipopotassemia e hiponatremia (apesar da sobrecarga de sódio total no

54 Capítulo 5

organismo) são comuns em pacientes com hepatopatia. A hiponatremia pode causar convulsões e agravamento da encefalopatia hepática; deve haver cuidado ao tratar a hiponatremia, pois a correção rápida pode provocar mielinólise pontina central. Em geral, a correção da hiponatremia é feita com restrição hídrica e interrupção dos diuréticos.

c. A **SHR** é caracterizada por aumento da resistência vascular renal, oligúria e insuficiência renal na presença de insuficiência hepática. As sequelas são diminuição do fluxo sanguíneo renal, retenção de sódio e aumento da sensibilidade a anti-inflamatórios não esteroides. Há recuperação da função renal normal após transplante de fígado ou quando há resolução da insuficiência hepática.

6. A **coagulopatia** é causada por vários fatores.

   a. A **síntese de fatores da coagulação** (II, VII, IX e X) e de anticoagulantes endógenos (proteínas C, S e Z) está comprometida na insuficiência hepática.

   b. A **colestase** reduz a absorção de gordura e vitaminas lipossolúveis (A, D, E e K). A **vitamina K**, produzida na mucosa intestinal, é um importante cofator na síntese dos fatores da coagulação II, VII, IX e X.

   c. A **trombocitopenia** secundária ao hiperesplenismo, à insuficiência da medula óssea induzida por álcool e ao consumo é frequente.

   d. Quando necessário, deve-se fazer a **correção pré-operatória de anormalidades da coagulação** com plasma fresco congelado (PFC) ou vitamina K. Em situações de emergência, convém evitar a vitamina K em razão do tempo prolongado de início (cerca de 8 h). Nessas situações, pode-se administrar PFC e, nas situações refratárias, é considerado o uso de crioprecipitado, DDAVP, fator VIIa e plaquetas. A anestesia regional pode ser inadequada no caso de insuficiência hepática ou previsão de insuficiência hepática. Convém aventar a possibilidade de coagulopatia pós-operatória antes de instituir anestesia peridural. O monitoramento invasivo ajuda a avaliar a volemia e orientar seu controle. Não se deve subestimar a importância de acesso venoso adequado para infusão intraoperatória de solução cristaloide, coloide, produtos do sangue e fármacos vasoativos.

7. A **deficiência nutricional**, caracterizada por marasmo e kwashiorkor, pode ser parte da doença hepática, sobretudo em alcoólatras. É um fator de risco para aumento da morbidade e mortalidade pós-operatória e é importante tratá-las com suplementos ricos em carboidratos/lipídios e pobres em aminoácidos para evitar o agravamento da encefalopatia hepática. A suplementação nutricional é ainda mais importante em alcoólatras e deve incluir vitamina B_1. Se a operação não for urgente, é aconselhável otimizar o estado nutricional antes.

8. O **controle glicêmico** depende muito do fígado. Pode haver **hipoglicemia** na insuficiência hepática em fase terminal, durante a fase anepática do transplante de fígado ou na insuficiência hepática associada a episódio de choque circulatório grave. Convém fazer monitoramento rigoroso e frequente dos níveis sanguíneos de glicose e administrar soluções de glicose quando necessário. A insuficiência hepática grave diminui as reservas de **glicogênio**, exigindo gliconeogênese para manter a normoglicemia. A **gliconeogênese** também está comprometida na hepatopatia grave e no alcoolismo.

V. RISCO CIRÚRGICO EM PACIENTES COM HEPATOPATIA

A. Mortalidade

1. As taxas de mortalidade descritas em pacientes com cirrose submetidos a vários procedimentos cirúrgicos que não incluem transplante variam de **8,3%** a **25%** (em comparação com 1,1% nos pacientes não cirróticos). A grande variação da mortalidade está relacionada com a **gravidade da doença, o tipo de operação, as características demográficas do paciente e a experiência das equipes de cirurgia, anestesia e UTI.**

B. Avaliação do Risco

1. A avaliação do risco pré-operatório ajuda a prever a sobrevida e pode reduzir a morbidade e a mortalidade perioperatória.

2. A classificação de **Child-Turcotte-Pugh (CTP)** foi elaborada para avaliar o risco de procedimentos cirúrgicos com anastomose portossistêmica; depois, constatou-se que previa a sobrevida a longo prazo em pacientes com cirrose. Esse sistema de estratificação do risco leva em conta a **ascite, o nível de bilirrubina, o nível de albumina, o estado nutricional, a encefalopatia e o PT** (Quadro 5.1).

Considerações Específicas na Doença Hepática 55

QUADRO 5.1 — Classificação de Child-Pugh Modificada

Parâmetro	Pontos		
	1	2	3
Albumina (g/dℓ)	> 3,5	2,8 a 3,5	< 2,8
Bilirrubina (mg/dℓ)[a]	< 2,0	2,0 a 3,0	> 3,0
Ascite	Ausente	Leve	Moderada
Encefalopatia	Ausente	Graus I e II	Graus III e IV
Prolongamento do PT (s)	< 4,0	4,0 a 6,0	> 6,0

Classe A, 5 a 6 pontos; classe B, 7 a 9 pontos; classe C, 10 a 15 pontos.
[a]Na cirrose biliar primária: um ponto para bilirrubina inferior a 4,0 mg/dℓ, dois pontos para bilirrubina entre 4 e 10 mg/dℓ e três pontos para bilirrubina acima de 10 mg/dℓ.

3. Outros preditores de risco perioperatório são **tipo de operação**, presença de **sepse, reoperação** e cirurgia eletiva *versus* **de emergência**. Os procedimentos que exigem laparotomia (maior redução do fluxo sanguíneo arterial hepático) ou outras incisões intra-abdominais (colecistectomia aberta, cirurgia gástrica e colectomias), cirurgia cardíaca ou intervenções associadas a perda de sangue volumosa têm taxas de mortalidade bastante altas.

4. Um sistema de classificação elaborado mais recentemente, o **modelo para doença hepática em fase terminal (MELD)**, também foi originalmente criado a fim de selecionar pacientes cirróticos para procedimentos de anastomose portossistêmica, mas foi considerado superior à classificação de CTP na previsão da sobrevida em 3 meses de pacientes com cirrose. Esse sistema emprega os níveis séricos de bilirrubina e creatinina e a RNI para prever a sobrevida (Quadro 5.2).

C. Avaliação Pré-operatória
1. A avaliação rotineira da função hepática com exames laboratoriais não se mostrou útil quando aplicada à população cirúrgica em geral.
2. A **anamnese** e o **exame físico** meticulosos são as melhores técnicas de triagem no período pré-operatório. Os sintomas relevantes são história de icterícia, prurido, mal-estar e anorexia. É importante considerar a exposição a fármacos, álcool e outras toxinas. Ao exame físico podem-se observar estigmas de hepatopatia, como hepatoesplenomegalia, ascite, edema periférico, angiomas aracniformes, atrofia testicular, cabeça de medusa, hemorroidas, asterixe, ginecomastia e lipoatrofia temporal.

QUADRO 5.2 — Classificação MELD

MELD = 3,78 [Ln bilirrubina sérica (mg/dℓ)] + 11,2 [Ln RNI] + 9,57 [Ln creatinina sérica (mg/dℓ)] + 6,43

Ao interpretar a classificação MELD em pacientes hospitalizados, a mortalidade em 3 meses é

- **40 ou mais** – mortalidade de 100%
- **30 a 39** – mortalidade de 83%
- **20 a 29** – mortalidade de 76%
- **10 a 19** – mortalidade de 27%
- **< 10** – mortalidade de 4%

A pontuação máxima para o MELD é 40. Todos os valores acima de 40 são designados como 40.
No caso de diálise duas vezes nos últimos 7 dias, o valor de creatinina sérica usado deve ser 4,0.
Todo valor inferior a 1 é designado como 1 (ou seja, se o nível de bilirrubina for 0,8, usa-se o valor de 1,0).

56 Capítulo 5

3. Convém considerar **exames laboratoriais** na suspeita de doença hepática (bilirrubina, transaminases, fosfatase alcalina, albumina, proteínas totais, PT e sorologias para hepatite).

4. **ECG, radiografia de tórax e avaliação da função miocárdica** devem ser considerados segundo a indicação com base na idade, gravidade e duração da doença.

5. A **duração** e a intensidade da doença hepática influenciam o prognóstico geral, e a **biopsia hepática percutânea** pode ser indicada para fazer o diagnóstico antes de cirurgia eletiva.

D. Deve-se empreender o máximo esforço para **corrigir anormalidades antes da operação**, inclusive coagulopatia, ascite mal controlada, desequilíbrios volêmicos e eletrolíticos, disfunção renal, encefalopatia, trombocitopenia e estado nutricional.

VI. ANESTESIA EM PACIENTES COM HEPATOPATIA

A. O planejamento da anestesia precisa levar em conta o procedimento cirúrgico, o tipo e o grau de doença hepática e as alterações do fluxo sanguíneo hepático provocadas pelos anestésicos. É preciso ter atenção meticulosa à **manutenção de perfusão hepática adequada** e à oferta de oxigênio. Tanto a **anestesia geral quanto a anestesia regional** podem diminuir o fluxo sanguíneo hepático total. Episódios de isquemia hepática perioperatória (causados por manipulação cirúrgica ou anestesia) podem exacerbar hepatopatias preexistentes. Hipotensão, hemorragia e vasopressores podem diminuir a oxigenação, com consequente aumento da disfunção hepática pós-operatória. A tração cirúrgica e o posicionamento do paciente podem prejudicar o fluxo sanguíneo hepático. A ventilação com pressão positiva e a pressão expiratória final positiva podem comprometer a pressão venosa hepática e diminuir o débito cardíaco e o fluxo sanguíneo hepático total. É importante evitar a **hiperventilação**, uma vez que a hipocarbia já reduz o fluxo sanguíneo hepático.

B. É preciso ter cuidado ao considerar a **anestesia regional** em paciente com doença hepática. A coagulopatia e a trombocitopenia aumentam o risco de hemorragia peridural e formação de hematoma. Em um ensaio controlado randomizado recente de 367 pacientes submetidos a hepatectomia parcial, a analgesia peridural, por si só, foi associada a aumento do risco de transfusão de concentrado de hemácias e aparentemente não minimizou complicações nem encurtou o período de hospitalização. No entanto, a anestesia regional pode ser apropriada em um paciente com hepatopatia bem compensada e com coagulograma e contagem de plaquetas razoavelmente normais, mas isso precisa ser analisado caso a caso.

C. O **acesso venoso** suficiente é importantíssimo, sobretudo em operações do parênquima hepático. **Cateteres intravenosos periféricos de grande calibre** são inseridos antes ou depois da indução de anestesia para operação de grande porte (com frequência, calibre 12 ou maior). Nos pacientes com acesso periférico insuficiente, podem ser inseridos **cateteres venosos centrais de grande calibre** (*i. e.*, 8,5 F de luz única ou 12 F de luz dupla). As precauções universais são obrigatórias em vista do alto risco de infecção nesses pacientes.

D. O monitoramento invasivo também é um elemento importante do planejamento anestésico. Um **cateter arterial** facilita a coleta de sangue para monitorar a gasometria arterial, a glicose e os eletrólitos e para aferir a pressão arterial. É considerado rotineiro nas cirurgias de grande porte em pacientes com doença hepática em fase terminal. A **cateterização venosa central** é indicada para monitoramento da pressão e rápida administração de fármacos na circulação central. Os **cateteres na artéria pulmonar** ajudam a guiar a administração de líquidos e vasopressores em alguns pacientes. A habilidade na instituição do acesso é importante em pacientes com coagulopatia. O exame ultrassonográfico da veia antes ou durante a cateterização reduz a incidência de punção da artéria carótida e o número de tentativas ao realizar cateterização da veia jugular.

E. Deve-se hesitar menos em proceder à **indução em sequência rápida** nesses pacientes, em vista da elevada pressão intra-abdominal e aumento do risco de aspiração.

F. Outras variáveis fisiológicas que devem ser levadas em consideração são débito urinário, temperatura corporal, níveis sanguíneos de glicose, distúrbios eletrolíticos e coagulação.

G. É preciso levar em conta também a **assistência pós-operatória** e o momento da **extubação** nos pacientes com comorbidades graves.

H. **Considerações cirúrgicas para o anestesiologista durante intervenções hepáticas.** O sangramento excessivo e a necessidade de transfusão foram correlacionados com aumento da morbidade pós-operatória. A conduta deve concentrar-se no equilíbrio entre limitar a perda de sangue e, ao mesmo tempo, manter perfusão hepática adequada. Novas técnicas cirúrgicas de ressec-

Considerações Específicas na Doença Hepática **57**

ção e outros procedimentos hepáticos foram desenvolvidos para reduzir a perda de sangue. A **exclusão vascular hepática total** (EVT), a **manobra de Pringle** (MP) e a **anestesia com baixa pressão venosa central** (PVC) são três dessas técnicas.

1. A EVT é o pinçamento dos vasos aferentes (veia porta e artéria hepática) e eferentes (veia cava inferior e região supra-hepática da veia cava inferior) do fígado. Essa técnica pode causar grandes prejuízos ao retorno venoso e à condição hemodinâmica do paciente. Também resulta em um tempo significativo de isquemia quente do órgão e pode aumentar a disfunção hepática pós-operatória.
2. A MP é o pinçamento intermitente dos vasos aferentes hepáticos (veia porta e artéria hepática) para causar isquemia intermitente. Pode haver sangramento retrógrado de grande monta através das veias hepáticas e veia cava.
3. **Anestesia com baixa PVC.** A baixa PVC facilita o controle do sangramento das veias hepáticas e da veia cava inferior durante a dissecção do parênquima. A anestesia com baixa PVC diminui o gradiente de pressão que promove sangramento por lesões venosas extra-hepáticas acidentais, bem como o sangramento venoso hepático durante dissecção do parênquima.

   Pequenos estudos correlacionaram essa técnica de anestesia à diminuição da perda de sangue e da necessidade de transfusão. Até hoje, não foram publicados ensaios controlados randomizados sobre essa técnica. Da mesma forma, é real a possibilidade de complicações relacionadas com a manutenção de baixa PVC, porém a frequência é baixa.

VII. DISFUNÇÃO HEPÁTICA PÓS-OPERATÓRIA

A disfunção hepática após cirurgia e anestesia é comum e varia de pequena elevação das enzimas até a insuficiência hepática fulminante. A disfunção hepática pós-operatória tem muitas causas.

A. As **causas cirúrgicas** incluem manobras que prejudicam o fluxo sanguíneo hepático ou obstruem o sistema biliar (pinçamento de vasos, retração ou lesão direta). As elevações pós-operatórias das enzimas hepatocelulares ou bilirrubina também podem ser causadas por aumento da quantidade de bilirrubina após transfusão de grande volume, reabsorção de hematoma ou hemólise. Pode haver insuficiência hepática franca durante ou após o choque de qualquer causa.

B. As causas **não cirúrgicas** de disfunção hepática incluem casos não diagnosticados de hepatite viral pré-operatória, alcoolismo e colelitíase. Também é preciso avaliar a farmacoterapia perioperatória como causa de icterícia.

C. A **hepatite por halotano** é clinicamente indistinguível da hepatite viral. O diagnóstico é feito por exclusão. A disponibilidade de isoflurano, desflurano e sevoflurano geralmente dispensa a administração de halotano.

Leituras Sugeridas

Badalamenti S, Graziani G, Salerno F, et al. Hepatorenal syndrome. New perspectives in pathogenesis and treatment. *Arch Intern Med* 1993;153:1957–1967.

Carton EG, Plevak DJ, Kranner PW, et al. Perioperative care of the liver transplant patient. Part 2. *Anesth Analg* 1994;78:382–399.

Carton EG, Rettke SR, Plevak DJ, et al. Perioperative care of the liver transplant patient. Part 1. *Anesth Analg* 1994;78:120–133.

Chen H, Merchant NB, Didolkar MS. Hepatic resection using intermittent vascular inflow occlusion and low central venous pressure anesthesia improves morbidity and mortality. *J Gastrointest Surg* 2000;4:162–167.

Child CG, Turcotte JG. Surgery and portal hypertension. *Major Probl Clin Surg* 1964;1:1–85.

Cook RC. Pharmacokinetics and pharmacodynamics of nondepolarizing muscle relaxants. In: Park GR, Kang Y, eds. *Anesthesia and intensive care for patients with liver disease.* New York: Butterworth-Heinemann, 1995:79–88.

Dershwitz M, Hoke JF, Rosow CE, et al. Pharmacokinetics and pharmacodynamics of remifentanil in volunteer subjects with severe liver disease. *Anesthesiology* 1996;84:812–820.

Hoteit MA, Ghazale AH, Bain AJ, et al. Model for end-stage liver disease score versus Child score in predicting the outcome of surgical procedures in patients with cirrhosis. *World J Gastroenterol* 2008;14(11):1774–1780.

Jones RM, Moulton CE, Hardy, KJ. Central venous pressure and its effect on blood loss during liver resection. *Br J Surg* 1995;85:1058–1060.

Kamath PS. Clinical approach to the patient with abnormal liver test results. *Mayo Clin Proc* 1996;71:1089–1095.

Melendez JA, Arslan V, Fisher ME, et al. Perioperative outcomes of major hepatic resections under low central venous pressure anesthesia: blood loss, blood transfusion, and the risk of postoperative renal dysfunction. *J Am Coll Surg* 1998;187:620–625.

Millwala F, Nguyen GC, Thuluvath PJ. Outcomes of patients with cirrhosis undergoing non-hepatic surgery: risk assessment and management. *World J Gastroenterol* 2007;13(30):4056–4063.

Page A, Rostad B, Staley CA, et al. Epidural analgesia in hepatic resection. *J Am Coll Surg* 2008;206(3):1184–1192.

Parks DA, et al. Hepatic physiology. In: Miller RD, ed. *Anesthesia*, 5th ed. New York: Churchill Livingstone, 2000:647–662.

Patel T. Surgery in the patient with liver disease. *Mayo Clin Proc* 1999;74:593–599.

Picker O, Beck C, Pannen B. Liver protection in the perioperative setting. *Best Pract Res Clin Anaesthesiol* 2008;22(1):209–224.

Scott VL, Dodson SF, Kang Y. The hepatopulmonary syndrome. *Surg Clin North Am* 1999;79:23–41.

Wiklund RA. Preoperative preparation of patients with advanced liver disease. *Crit Care Med* 2004;32:S106–S115.

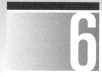

Considerações Específicas na Doença Endócrina

Anne M. Drewry, Robert A. Peterfreund e Stephanie L. Lee

I. DIABETES MELITO
A. O **diabetes melito** (DM) é uma doença sistêmica crônica caracterizada por ausência absoluta ou relativa de insulina. É a endocrinopatia mais comum no período perioperatório.
B. **Fisiologia do DM.** A insulina é sintetizada nas células beta do pâncreas. A glicose, os agonistas β-adrenérgicos, a arginina e a acetilcolina estimulam a secreção de insulina; os agonistas α-adrenérgicos e a somatostatina inibem sua secreção. A insulina facilita o transporte de glicose e potássio através das membranas celulares, aumenta a síntese de glicogênio e inibe a lipólise. Os tecidos periféricos resistem aos efeitos da insulina durante períodos de estresse (p. ex., cirurgia, infecção e circulação extracorpórea). Durante o jejum, a insulina é produzida em baixos níveis, o que impede o catabolismo e a cetoacidose.
C. **Tipos de DM**
   1. O **DM tipo 1** é causado por destruição autoimune das células beta com deficiência absoluta de insulina. Em geral, o diagnóstico é feito em idade mais jovem e os pacientes são magros, sensíveis a pequenas quantidades de insulina e propensos à cetoacidose. O tratamento é feito com insulina.
   2. O **DM tipo 2** é o tipo observado em 90% dos diabéticos adultos. Os pacientes apresentam resistência periférica à insulina e necessitam de altos níveis para manter a euglicemia. Em geral, são idosos, obesos, resistentes à cetose e propensos a complicações hiperosmolares. O tratamento inicial habitual consiste apenas em dieta e exercício. Hipoglicemiantes orais, sensibilizadores à ação da insulina e/ou insulina são acrescentados de acordo com a necessidade. Os diabéticos tipo 2 costumam apresentar síndrome metabólica, uma associação de obesidade, hiperlipidemia, hipertensão (HA) e resistência à insulina.
   3. **DM gestacional.** O DM gestacional é uma complicação presente em 2% a 5% das gravidezes. Mais de 50% das parturientes com DM gestacional desenvolvem DM tipo 2 mais tarde.
   4. O **DM secundário** decorre de outras causas de insuficiência absoluta ou relativa de insulina. A hipossecreção de insulina é observada na destruição do pâncreas por fibrose cística, pancreatite, hemocromatose, câncer e após cirurgia pancreática. A intolerância à glicose pode ser causada por glucagonoma, feocromocitoma, tireotoxicose, acromegalia ou excesso de glicocorticoide.
D. **Tratamento Ambulatorial do DM**
   1. **Hipoglicemiantes orais (Quadro 6.1)**
      a. As **sulfonilureias** aumentam a liberação pancreática de insulina. A **gliburida**, a sulfonilureia de ação mais duradoura entre as usadas atualmente, pode induzir hipoglicemia até 50 h após a administração. A clorpropamida pode causar hiponatremia e um efeito semelhante ao do dissulfiram. As sulfonilureias aumentam a eficácia dos diuréticos tiazídicos, barbitúricos e anticoagulantes, pois deslocam esses fármacos da albumina.
      b. As **meglitinidas e derivados da D-fenilalanina** atuam por meio de receptores diferentes dos receptores da sulfonilureia e aumentam rapidamente a liberação de insulina pelo pâncreas.
      c. As **biguanidas** diminuem a resistência à insulina, reduzem a produção hepática de glicose e inibem a absorção intestinal de glicose. Não causam hipoglicemia quando usadas sozinhas no tratamento do diabetes. Estão associadas à acidose láctica, sobre-

60 Capítulo 6

QUADRO 6.1 — Agentes Diferentes da Insulina Usados no Tratamento do DM

Agente		Início (horas)	Duração (horas)
Sulfonilureia	Tolbutamida	< 0,25	6 a 12
	Glipizida (Glucotrol)	1	10 a 20
	Glipizida XL	1	20 a 24
	Tolazamida	1	10 a 24
	Gliburida (Micronase e Diabeta)	1	18 a 24
	Glimepirida (Amaryl)	1	24
	Clorpropamida	1	60
Inibidor da α-glicosidase[a]	Acarbose (Precose)	Imediato	< 0,3
	Miglitol (Glyset)	Imediato	< 0,3
Biguanida[a]	Metformina (Glucophage, Glumetza, Riomet e Fortamet)	1	8 a 12
Tiazolidinadiona[a]	Pioglitazona (Actos)	1	24
	Rosiglitazona (Avandia)	1	24
Meglitinida	Repaglinida (Prandin)	≤ 0,25	6 a 7
Derivado da D-fenilalanina	Netaglinida (Starlix)	< 0,25	3 a 4
Análogo do GLP[a,b]	Exenatida (Byetta)	< 0,25	6 a 12
	Liraglutida (Victoza)[d]	lento	24
Análogo da amilina[a]	Pranlintida (Symlin)	< 0,25	2 a 4
Inibidor de DPP-IV[a,c]	Sitagliptina (Januvia)	1	24
	Saxagliptina (Onglyza)	1 a 2	24
Agonista da dopamina	Mesilato de bromocriptina (Cycloset)	1	8 a 12

[a]Quando usado como agente único de tratamento, é improvável que haja glicemia de jejum.
[b]Peptídio 1 semelhante ao glucagon.
[c]Dipeptidilpeptidase IV.
[d]Aprovado apenas na Europa, não na América do Norte.

tudo em pacientes com insuficiência cardíaca congestiva, choque ou disfunção renal ou hepática. A diarreia é um efeito colateral comum.

d. As **tiazolidinadionas** reduzem a produção hepática de glicose, estimulam a ação da insulina no fígado e músculo esquelético e diminuem a resistência à insulina. Os efeitos colaterais são edema, obesidade abdominal, anemia e hepatotoxicidade.

e. Os **inibidores da α-glicosidase** retardam a digestão de carboidratos e reduzem a hiperglicemia pós-prandial. Os efeitos colaterais são má absorção, flatulência e diarreia.

f. Os **inibidores da dipeptidilpeptidase IV (DPP-IV)** aumentam o nível de peptídio 1 semelhante ao glucagon (GLP-1) endógeno, assim promovendo a secreção de insulina e reduzindo a secreção de glucagon de acordo com o nível de glicose. Não estão associados a efeitos colaterais gastrintestinais (GI) significativos nem a hipoglicemia.

g. Os **agonistas da dopamina** melhoram o controle glicêmico por reajuste da atividade circadiana nos neurônios hipotalâmicos. Isso reduz os níveis de glicose, triglicerídios e ácidos graxos livres de jejum e pós-prandiais. Os efeitos colaterais são fadiga, cefaleia e tontura.

Considerações Específicas na Doença Endócrina **61**

QUADRO 6.2 Preparações de Insulina Subcutânea (SC) Usadas no Tratamento do DM

Classe	Agente	Início (horas)	Efeito Máximo (horas)	Duração (horas)
Ação Curta				
	Lispro (Humalog)	$\leq$ 0,25	1 a 2	4 a 6
	Asparte (NovoLog)	$\leq$ 0,25	1 a 2	4 a 6
	Glulisina (Apidra)	$\leq$ 0,25	1 a 2	4 a 6
	Regular	0,5 a 1	2 a 4	6 a 10
Ação Intermediária				
	NPH[a]	2 a 4	6 a 12	12 a 18
	NPL[b]	0,5	2 a 3	12 a 18
	Lenta	1 a 3	6 a 15	22 a 28
Ação Prolongada				
	Ultralenta	2 a 8	10 a 30	$\geq$ 36
	Glargina (Lantus)	2 a 4	Não há pico	20 a 24
	Detemir (Levemir)	2 a 4	Não há pico	20 a 24

Nota: O início da ação é imediato quando se administra insulina regular IV. A duração da ação é de cerca de 1 h.
[a]NPH é Protamina Neutra Hagedorn.
[b]NPL é Protamina Neutra Lispro.

2. **Agentes injetáveis**
   a. **Insulina (Quadro 6.2).** As insulinas de ação curta são administradas imediatamente antes das refeições para evitar hiperglicemia pós-prandial. As insulinas de ação intermediária geralmente são administradas várias vezes ao dia para garantir níveis basais e máximos. As insulinas de ação prolongada são administradas 1 vez/dia para simular a secreção basal de insulina. A administração de insulina também pode ser contínua, por meio de uma bomba. O fígado e o rim metabolizam a insulina. Sendo assim, a insuficiência renal pode prolongar a ação da insulina com efeitos clinicamente relevantes.
   b. Os **análogos da amilina** (Quadro 6.1) inibem a liberação hepática pós-prandial de glicose, inibem a secreção de glucagon e reduzem o apetite mediante retardo do esvaziamento gástrico. Os análogos da amilina não causam hipoglicemia quando administrados sozinhos, mas isso pode acontecer quando são combinados à insulina. O efeito colateral mais comum são as náuseas.
   c. Os **análogos de GLP-1** (Quadro 6.1) promovem a secreção de insulina estimulada por glicose, reduzem os níveis de insulina, retardam o esvaziamento gástrico e aumentam a biossíntese de insulina. Os eventos adversos mais comuns são náuseas, vômito e diarreia. Os pacientes em tratamento concomitante com análogo de GLP e uma sulfonilureia correm maior risco de hipoglicemia.
E. **Complicações Agudas do Diabetes.** A cetoacidose diabética (CAD) e a síndrome hiperosmolar hiperglicêmica (SHH, antes chamada estado hiperosmolar hiperglicêmico não cetótico [EHHNC] são consequência da deficiência de insulina, resistência à insulina durante o estresse (p. ex., infecção, cirurgia, infarto do miocárdio [IM], desidratação e trauma), ou medicamentos.
   1. A **CAD** ocorre principalmente no DM tipo 1 e pode ser a apresentação inicial desse tipo.
      a. A **CAD** está associada a depressão da contratilidade miocárdica, diminuição do tônus vascular, acidose com intervalo aniônico causada por cetonas, anormalidades eletrolíticas, hiperglicemia e hiperosmolaridade. Os pacientes costumam apresentar hipovolemia acentuada em razão da diurese forçada associada a hiperglicemia, vômito e

62 Capítulo 6

diminuição da ingestão durante a doença. Há declínio do K^+ total (3 a 10 mEq/kg de peso), porém com níveis séricos falsamente normais ou elevados, pois a acidose causa saída de K^+ das células. As concentrações de Na^+ medidas são artificialmente reduzidas em 1,6 mEq/ℓ para cada 100 mg/dℓ de elevação da glicose. A hipofosfatemia e a hipomagnesemia por diurese osmótica são comuns. Os pacientes podem apresentar náuseas, vômito, dor abdominal, poliúria, polidipsia, fraqueza, insuficiência renal, choque, respiração rítmica profunda (Kussmaul) com hálito cetônico ou alterações do estado mental. A mortalidade da CAD é inferior a 5% quando identificada e tratada precocemente.

b. O **tratamento da CAD** consiste em reposição volêmica, insulina, correção de anormalidades eletrolíticas, identificação e tratamento de fatores de estresse ou precipitantes (IM, infecção etc.) e cuidados de suporte.

    (1) Iniciar o tratamento com 15 a 20 mℓ/kg de solução de soro fisiológico (SF) na primeira hora, seguido por 5 a 15 mℓ/kg/h. Se o nível sérico de sódio corrigido for alto ou normal, pode-se usar o mesmo volume de solução de NaCl a 0,45%. Monitorar a hemodinâmica e o débito urinário. Considerar monitoramento invasivo.

    (2) Iniciar reposição de potássio se os níveis séricos caírem abaixo de 5,5 mEq/ℓ e o paciente estiver produzindo urina. Se os pacientes apresentarem hipopotassemia acentuada (< 3,3 mEq/ℓ), iniciar reposição de potássio imediata com 40 mEq de potássio por hora. Adiar um pouco a insulinoterapia até o início da reposição de potássio.

    (3) Tratar a hiperglicemia e a deficiência de insulina com insulina regular intravenosa (IV). Administrar o primeiro bolo de 0,1 a 0,15 U/kg IV e iniciar infusão a aproximadamente 0,1 U/kg/h. O monitoramento deve incluir determinações horárias de glicose e eletrólitos, além de medidas frequentes do pH, osmolalidade e cetonas para guiar o ajuste da dose de insulina e a reposição de eletrólitos. Caso o nível sérico de glicose caia menos de 50 mg/dℓ após 1 h, duplicar a velocidade de infusão de insulina a cada hora até que haja um declínio da glicose de 50 a 75 mg/h. Quando a glicose estiver abaixo de 250 mg/dℓ, reduzir a infusão de insulina para 3 a 6 U/h e acrescentar 5% de glicose aos líquidos IV. Continuar a infusão de insulina até a normalização do intervalo aniônico e do bicarbonato sérico. A interrupção prematura da infusão de insulina pode causar recrudescência da CAD.

    (4) Repor magnésio e fosfato, conforme a necessidade, depois de confirmar que a função renal e o débito urinário são normais. O tratamento com bicarbonato só deve ser considerado na acidose grave (pH < 7), instabilidade hemodinâmica ou arritmias.

    (5) Identificar e tratar os fatores precipitantes.

    (6) A intubação pode ser necessária para proteger as vias respiratórias de pacientes com alteração do estado mental.

2. A **SHH** pode ser a apresentação inicial do DM tipo 2.

    a. A **SHH** está frequentemente associada a níveis de glicose superiores a 600 mg/dℓ, anormalidades eletrolíticas, disfunção do sistema nervoso central (SNC) (depressão da sensibilidade, convulsões e coma) e hiperosmolalidade, hipovolemia e hemoconcentração graves por diurese osmótica. O déficit de água típico pode ser de 8 a 10 ℓ. Os pacientes podem apresentar visão turva, déficits neurológicos, emagrecimento, cãibras nas pernas, polidipsia ou poliúria. Embora os níveis de insulina sejam inadequados para evitar hiperglicemia, são suficientes para bloquear a lipólise, a cetogênese e a cetoacidose. A mortalidade por SHH pode ser de até 15%.

    b. **Tratamento da SHH**

        (1) Iniciar a administração de líquidos com 1 a 1,5 ℓ (ou 15 a 20 mℓ/kg) de SF na primeira hora, seguida por 5 a 15 mℓ/kg/h de SF ou solução de NaCl a 0,45%, conforme a concentração de sódio esteja baixa, normal ou alta. Convém administrar cerca de 50% do déficit hídrico nas primeiras 12 h, e o restante mais devagar ao longo das 24 a 36 h subsequentes. Após a reposição inicial, fazer a correção gradual da hiperglicemia e hiperosmolaridade graves ao longo de 24 h para reduzir o risco de edema cerebral. A velocidade de reposição hídrica pode

Considerações Específicas na Doença Endócrina **63**

ser ajustada em idosos ou pacientes com história de insuficiência cardíaca congestiva.

(2) Administrar insulina após o início da reposição hídrica. A concentração de glicose pode cair até 80 a 200 mg/dℓ/h apenas com a administração de líquidos. Administrar insulina como no tratamento da CAD. Iniciar com bolo de 0,1 a 0,15 U/kg, seguido por infusão de 0,1 U/kg/h. A infusão de insulina pode ser duplicada a cada hora até que se observe resposta apropriada. Ajustar a velocidade de infusão de insulina para manter os níveis de glicose abaixo de 250 mg/dℓ até a normalização dos parâmetros cardiovasculares, eletrolíticos e metabólicos.

(3) Medir os níveis de glicose e eletrólitos a cada hora. A reposição de potássio e eletrólitos é semelhante à empregada no tratamento da CAD. A ausência de acidose geralmente torna a deficiência de potássio menos intensa que na CAD.

(4) É importante pesquisar e tratar fatores precipitantes.

(5) A intubação pode ser necessária para proteger as vias respiratórias de pacientes com alteração do estado mental.

(6) Considerar profilaxia da trombose venosa, pois o risco de eventos trombóticos é alto nesses pacientes.

F. As **considerações anestésicas no paciente com DM** concentram-se na diminuição do risco, manutenção da euglicemia, prevenção ou tratamento de complicações agudas do DM e prevenção de complicações perioperatórias relacionadas com as complicações crônicas do DM.

1. **CAD, SHH e anormalidades metabólicas** devem ser tratadas antes da cirurgia eletiva e controladas ativamente na sala de cirurgia se a operação for urgente.

2. O **controle glicêmico** deve manter níveis séricos de glicose entre 120 e 180 mg/dℓ e evitar CAD, SHH e hipoglicemia. A hiperglicemia perioperatória é indesejável. Diminui a quimiotaxia e a função dos leucócitos, aumenta as taxas de infecção, prejudica a cicatrização de feridas, causa desidratação por diurese osmótica e promove um estado de hiperviscosidade e talvez trombogênico. A hiperglicemia também está associada a maiores taxas de rejeição de aloenxerto renal e a piores resultados após IM, acidente vascular cerebral, queimadura, traumatismo encefálico e lesão da medula espinal.

a. Os **hipoglicemiantes orais** e sensibilizadores à insulina que possam causar hipoglicemia (sulfonilureias, meglitinidas e derivados D-fenilalanina) devem ser suspensos no dia da operação. Também convém suspender análogos da amilina e análogos de GLP-1, que retardam o esvaziamento gástrico, para diminuir o risco de náuseas e vômito pós-operatórios (NVPO). A metformina deve ser interrompida desde o dia da cirurgia até que seja confirmada a função renal pós-operatória normal, em vista de sua associação com acidose láctica. As tiazolidinadionas e os inibidores da DPP-IV não causam hipoglicemia e podem ser administrados na manhã da operação. Os inibidores da α-glicosidade também não provocam hipoglicemia, mas são ineficazes quando os pacientes estão em jejum. Em geral, os pacientes com DM tipo 2 bem controlado, submetidos a operação de pequeno porte e que suspenderam os hipoglicemiantes orais, podem ser tratados com insulina. No entanto, é importante monitorar os níveis de glicose em todos os pacientes para evitar hipoglicemia ou hiperglicemia não diagnosticada. Pacientes que tomaram hipoglicemiantes orais podem necessitar de infusão de glicose, e pacientes mal controlados ou submetidos a operação de grande porte podem necessitar de tratamento com insulina.

b. **Diabéticos tipo 2 tratados com insulina.** A insulina deve ser mantida durante a noite antes da operação. Convém administrar cerca de metade da dose matutina habitual de insulina de ação intermediária ou prolongada em uma dose subcutânea. A substituição por glargina, uma insulina sem pico, minimiza o risco de hipoglicemia. Não devem ser administradas insulinas de ação curta. Iniciar infusão contendo glicose (glicose a 5%, 1,5 mℓ/kg/h) logo que possível (com a dose de insulina matinal nos pacientes hospitalizados e ao chegar ao hospital no caso de pacientes internados no dia da operação). Os pacientes cuja cirurgia está agendada para mais tarde devem chegar cedo para facilitar o controle da glicose e insulina durante o período de jejum. É importante verificar o nível sanguíneo de glicose com frequência (a cada 2 a 4 h). Se a glicose cair abaixo de 120 mg/dℓ, aumentar a taxa de infusão de glicose. Se a glicose ultrapassar 180 mg/dℓ, uma infusão de insulina regular deve ser inicia-

64 Capítulo 6

QUADRO 6.3 — Diretrizes para Infusão Rotineira de Insulina Regular IV

Iniciar infusão de insulina regular a 0,5 a 1 unidade/h (25 unidades/25 mℓ de solução salina). Verificar a glicemia no mínimo a cada hora até que haja estabilidade e ajustar a infusão quando apropriado. Depois, verificar a glicemia no mínimo a cada 2 h.

Ajuste da Velocidade de Infusão de Insulina Regular, unidades/h

Glicose Sanguínea (mg/dℓ)	Modificação da Infusão	Outro Tratamento
< 70	Interromper por 30 min	Administrar 15 a 20 mℓ de G50%. Reavaliar a glicose depois de 30 min. Repetir a administração de G50% até glicose > 70 mg/dℓ.
70 a 120	− 0,3 U/h	
121 a 180	Sem alteração	
181 a 240	+ 0,3 U/h	
241 a 300	+ 0,6 U/h	
> 300	+ 1,0 U/h	

Notas: As diretrizes partem do pressuposto de que o paciente está em jejum e não há CAD nem SHH. A dose deve ser individualizada com base no monitoramento frequente da glicose sanguínea.
G50% é uma solução de glicose a 50% em água.

da e mantida durante todo o período perioperatório. Em vista da irregularidade da absorção subcutânea, é preferível a administração por via intravenosa de insulina durante a operação, sobretudo em caso de hipotermia, instabilidade hemodinâmica ou necessidade de vasopressores. O Quadro 6.3 apresenta as diretrizes para infusão intraoperatória de insulina regular. Durante o tratamento com insulina IV, deve-se determinar o nível de glicose no mínimo a cada hora até a estabilização e, a partir daí, a cada 2 h. Monitorar os níveis de potássio durante a infusão de insulina. Diminuir a velocidade de infusão de insulina e evitar a administração de potássio se houver insuficiência renal.

c. **DM tipo 1. Sempre é necessário administrar insulina a esses pacientes, a despeito dos níveis de glicose baixos ou normais, para evitar a cetoacidose.** Pode ser necessário administrar simultaneamente infusão de solução contendo glicose para evitar hipoglicemia. A administração perioperatória de insulina a pacientes com diabetes tipo 1 em uso de bomba de insulina ou tratados com os novos esquemas intensivos de três ou mais injeções diárias de insulina deve ser discutida de antemão com o médico responsável pelo controle do diabetes. A seção I.F.2.b prévia e o Quadro 6.3 expõem as diretrizes sobre o tratamento com insulina.

d. **Combinações de insulina em proporção fixa** (p. ex., 70/30 NPH/regular, 50/50 NPL/Lispro ou 75/25 NPL/Lispro) são prescritas no tratamento ambulatorial de alguns diabéticos. Depois de consultar o médico responsável pelo tratamento do diabetes desses pacientes, mudar para preparações de uma única insulina no período pré-operatório imediato. Na manhã da cirurgia, pode-se então administrar uma dose reduzida (cerca de 50%) apenas da insulina de ação prolongada, conforme já descrito.

3. **Doença vascular.** Os pacientes diabéticos têm grande predisposição a todos os tipos de doença vascular. A doença macrovascular (artéria coronária, cerebrovascular e vascular periférica) e a doença microvascular (retinopatia e nefropatia) são mais frequentes, mais extensas e ocorrem em idade mais jovem que na população em geral. A cardiopatia isquêmica é a causa mais comum de morbidade perioperatória em diabéticos. A isquemia cardíaca pode ser silenciosa em razão da neuropatia autonômica. A continuação do β-bloqueio perioperatório e o alto índice de suspeita são as bases do tratamento. O DM e a HA são comorbidades frequentes. Os pacientes podem apresentar hipovolemia em

Considerações Específicas na Doença Endócrina **65**

razão do tratamento crônico da HA ou da diurese hiperglicêmica, o que resulta em acentuada hipotensão pós-indução. Isso pode ser exacerbado em pacientes com neuropatia autonômica, incapazes de compensar a vasodilatação. O DM é a causa mais comum de insuficiência renal crônica que requer hemodiálise. É importante evitar nefrotoxinas e considerar tratamentos de proteção renal em pacientes expostos a contraste IV.

4. **Neuropatia.** A neuropatia autonômica está presente em 20% a 40% dos pacientes com DM prolongado. Pode causar isquemia cardíaca assintomática, diminuição do tônus do esfíncter esofágico inferior, gastroparesia, atonia vesical e labilidade da pressão arterial. Há aumento do risco de morte súbita cardíaca secundária a disfunção cardíaca autonômica e diminuição da resposta ventilatória central à hipoxia. Os pacientes com neuropatia autonômica podem ter hipotermia intraoperatória mais acentuada, maior risco de aspiração por aumento do conteúdo gástrico e menor capacidade de compensar o bloqueio simpático produzido pela anestesia regional. Os sinais de neuropatia autonômica cardíaca são taquicardia em repouso, hipotensão ortostática e diminuição da variabilidade batimento a batimento durante a respiração profunda. A metoclopramida, 10 mg IV, no período pré-operatório, pode acelerar o esvaziamento gástrico em pacientes com gastroparesia. Se a gastroparesia for intensa, considerar o início de dieta de líquidos claros 1 a 2 dias antes da operação. As neuropatias periféricas podem causar dor e dormência. Os pacientes com neuropatia periférica são mais vulneráveis a lesões decorrentes do posicionamento e devem ser protegidos com almofadas. Documentar neuropatias antes de iniciar a anestesia regional.

5. **Controle das vias respiratórias**
   a. A **rigidez articular** pode complicar o controle das vias respiratórias. Cerca de 30% dos diabéticos tipo 1 são considerados de "intubação difícil" em virtude da diminuição da mobilidade da articulação temporomandibular e da coluna cervical.
   b. **Obesidade,** apneia do sono e excesso de tecido faríngeo são comuns em pacientes com síndrome metabólica ou DM tipo 2.

6. **Protamina.** A reação à protamina é mais provável em pacientes diabéticos tratados com insulina NPH ou NPL.

II. HIPOGLICEMIA

A. **Etiologia.** As causas mais comuns são doses excessivas de insulina ou hipoglicemiantes orais. As causas incomuns de hipoglicemia são adenoma (insulinoma) ou carcinoma pancreático, cirrose, hipopituitarismo, insuficiência suprarrenal, hepatoma, sarcoma, ingestão de etanol e insuficiência renal (diminuição da depuração de insulina).

B. **Sinais e Sintomas.** As respostas adrenérgicas à hipoglicemia causam taquicardia, diaforese, palpitações, HA e tremor. A neuroglicopenia pode ocasionar irritabilidade, cefaleia, confusão, torpor, convulsões e coma. *A anestesia geral mascara os sinais e sintomas de hipoglicemia.* Os pacientes com DM de longa duração e episódios prévios de hipoglicemia costumam perder a resposta simpática à hipoglicemia, uma situação denominada **hipoglicemia sem sinais de alarme** (inconsciência da hipoglicemia), mais comum em pacientes com excelente controle da glicose.

C. As **considerações anestésicas** incluem a infusão contínua de glicose e a verificação periódica da glicose sérica. É importante prever a oscilação dos níveis de glicose decorrente do estresse cirúrgico e da manipulação do insulinoma.

III. DOENÇA DA TIREOIDE

A **doença da tireoide** é a segunda doença endócrina mais comum no período perioperatório e acomete cerca de 1% da população adulta. A razão entre os sexos feminino e masculino é de 5:1 a 10:1.

A. **Fisiologia.** O hormônio estimulante da tireoide (TSH), secretado pela adeno-hipófise, estimula a tireoide a captar iodo e a produzir os hormônios tri-iodotironina (T_3) e L-tiroxina (T_4); 80% do T_3 são produzidos por conversão do T_4 nos tecidos periféricos. O T_3 é 20 a 50 vezes mais potente que o T_4, mas tem meia-vida mais curta. T_3 e T_4 estão extensamente ligados (> 99%) às proteínas plasmáticas, mas só o hormônio tireoidiano livre (não ligado) tem atividade biológica. T_3 e T_4 são os principais reguladores da atividade metabólica. Eles alteram a velocidade das reações bioquímicas, o consumo total de oxigênio corporal e a produção de calor.

66 Capítulo 6

B. Avaliação e Exames Laboratoriais. Atualmente, a dosagem do TSH sérico é o melhor exame de triagem inicial para avaliar a função da tireoide na população ambulatorial. Os níveis de TSH aumentam no hipotireoidismo e caem na tireotoxicose. A avaliação da função tireoidiana é complexa em pacientes doentes. Caquexia, glicocorticoides, estresse, dopamina e febre podem reduzir os níveis de TSH. Desse modo, a determinação de T_4 total, do índice de tiroxina livre e de T_3 total pode auxiliar o diagnóstico em pacientes doentes.

C. Tireotoxicose

1. As **causas de tireotoxicose**, em ordem decrescente de frequência, são doença de Graves, bócio multinodular tóxico, tireoidite subaguda (fase aguda), adenoma tóxico, estimulação do receptor de TSH pela superprodução de β-gonadotropina coriônica humana por tumores hipofisários ou placentários e tumores ovarianos que secretam hormônio tireoidiano (*struma ovarii*). A ingestão de dose excessiva de hormônio tireoidiano, iodo em excesso ou amiodarona também causa tireotoxicose.

2. A **tireotoxicose é um estado hipermetabólico.** Os pacientes apresentam nervosismo, intolerância ao calor, fadiga, diarreia, insônia, aumento da transpiração, fraqueza muscular, tremores, irregularidade menstrual e emagrecimento. Os sinais cardiovasculares são arritmias (taquicardia sinusal e fibrilação atrial), palpitações, HA e insuficiência cardíaca congestiva de alto débito ou isquêmica. Pode haver leucopenia, anemia ou trombocitopenia. As baixas concentrações de fatores de coagulação decorrentes do aumento do metabolismo elevam a sensibilidade à terapia anticoagulante. A doença oftálmica só ocorre no hipertireoidismo de Graves.

3. **Tratamento da tireotoxicose.** O excesso crônico de hormônio tireoidiano é tratado por ablação glandular, com cirurgia ou iodo radioativo, ou por inibição da produção de hormônio com fármacos antitireoidianos específicos (p. ex., propiltiouracila [PTU] e metimazol). Podem ser necessárias 2 a 6 semanas de farmacoterapia até normalizar os níveis de hormônio. Os efeitos colaterais mais graves de antitireoidianos são hepatite e agranulocitose. A urticária é um efeito colateral comum da terapia antitireoidiana.

4. A **crise tireotóxica**, uma emergência endócrina, é um estado de descompensação fisiológica causado por tireotoxicose grave. Os fatores precipitantes são infecção, cirurgia, trauma, interrupção dos medicamentos antitireoidianos, excesso de iodo, agentes de contraste iodados IV e amiodarona. A crise tireotóxica ocorre de 6 a 18 h após a operação. As manifestações são diarreia, vômito e febre (38°C a 41°C), que levam a hipovolemia, taquicardia, insuficiência cardíaca congestiva, choque, fraqueza, irritabilidade, *delirium* e coma. A crise tireotóxica pode simular hipertermia maligna, síndrome maligna neuroléptica, sepse, hemorragia, crise de feocromocitoma ou reação a transfusão/fármaco. A taxa de mortalidade da crise tireotóxica é superior a 20%.

5. **O tratamento da crise tireotóxica** (Quadro 6.4) inclui bloqueio da síntese e liberação de hormônios tireoidianos, bloqueio da conversão de T_4 em T_3, inibição da resposta simpática com bloqueio β-adrenérgico e terapia de suporte (resfriamento ativo, meperidina para atenuar a produção de calor por calafrios, hidratação intensiva e reposição eletrolítica). É aconselhável administrar corticosteroides se houver algum sinal de insuficiência suprarrenal (inclusive choque cardiovascular). O PTU tem de ser administrado **no mínimo 1 h antes** do tratamento com iodo para evitar o agravamento da tireotoxicose.

6. **Considerações anestésicas.** O ideal é que haja eutireoidismo antes da cirurgia para evitar a precipitação de uma crise tireotóxica. Antitireoidianos, doses farmacológicas de iodo e antagonistas β-adrenérgicos devem ser mantidos durante a operação.

   a. Em situações de emergência, preparar os pacientes tireotóxicos para operação em menos de 1 h com altas doses IV de propranolol ou esmolol (100 a 300 μg/kg/min) ajustadas até que a frequência cardíaca seja inferior a 100 bpm.

   b. Considerar pré-medicação sedativa generosa se não houver risco de comprometimento das vias respiratórias. Evitar estimulação simpática (dor, quetamina, pancurônio e anestésicos locais com epinefrina).

   c. A anestesia regional pode ser benéfica em pacientes tireotóxicos, pois bloqueia as respostas simpáticas. Convém evitar o acréscimo de epinefrina ao anestésico local em vista do risco de agravamento da taquicardia e HA. Às vezes há trombocitopenia na tireotoxicose. É aconselhável consultar a contagem de plaquetas antes de iniciar anestesia regional.

Considerações Específicas na Doença Endócrina 67

 QUADRO 6.4 Tratamento da Crise Tireotóxica

Bloqueio da Resposta Simpática	
Propranolol	1 a 2 mg IV (repetir quando necessário) ou 40 a 80 mg VO, 6/6 h
Verapamil	5 a 10 mg IV (repetir quando necessário)
Esmolol	50 a 100 µg/kg/min IV
Bloqueio da Síntese de Hormônio Tireoidiano (Tionamidas)	
PTU	200 mg VO, a cada 4 a 6 h
Metimazol	20 mg VO ou retal, 4/4 h
Bloqueio da Liberação de Hormônio Tireoidiano	
Ácido iopanoico[a]	500 mg VO, 12/12 h
Iodo (SSKI)[a]	100 mg VO, 12/12 h
Dexametasona	2 mg VO, 6/6 h
Bloqueio da Conversão de T_4 em T_3	
Propranolol, PTU e ácido Iopanoico	
Corticosteroides (hidrocortisona, 100 mg VO/IV, 8/8 h ou dexametasona, 2 mg VO/IV, 6/6 h)	
Terapia de Suporte	
Líquidos, resfriamento (com meperidina para evitar calafrios), reposição eletrolítica, antipiréticos (não ácido acetilsalicílico), tratamento da doença precipitante e da insuficiência cardíaca congestiva, oxigênio, nutrição, considerar plasmaférese e suporte das vias respiratórias	

SSKI é uma solução saturada de iodeto de potássio.
[a]Administrar ácido iopanoico ou SSKI > 1 h após PTU ou metimazol para evitar um pico de produção de hormônio.

    d. Pode haver hipovolemia causada por hipertensão, diarreia e transpiração. A hipotensão deve ser tratada com agentes de ação direta e hidratação. Contar com a possibilidade de taquicardia acentuada em resposta aos anticolinérgicos.
    e. Proteger os olhos proptóticos em pacientes com doença de Graves, pois o fechamento palpebral pode ser incompleto.
    f. O metabolismo dos fármacos e a necessidade de anestésicos parecem aumentar em razão do metabolismo acelerado na tireotoxicose. Todavia, alguns pacientes com doença de Graves têm miastenia *gravis* (incidência 30 vezes maior) e, por isso, a dose dos relaxantes deve ser ajustada com cuidado.
    g. Bócios grandes podem deslocar e comprimir a traqueia, com comprometimento das vias respiratórias. Além disso, a traqueostomia de emergência pode ser difícil em pacientes com bócio.
D. Hipotireoidismo
    1. Etiologia do hipotireoidismo. O hipotireoidismo pode ser congênito, decorrente de lesão da tireoide (cirurgia, iodo radioativo e radiação) ou secundário a doença hipofisária. Outras causas são tireoidite de Hashimoto, deficiência de iodo, farmacoterapia (lítio, amiodarona ou fenilbutazona) e fase avançada da tireoidite subaguda. A tireoidite de Hashimoto é a causa mais comum de hipotireoidismo em adultos e pode estar associada a outros processos autoimunes (lúpus sistêmico, artrite reumatoide, insuficiência suprarrenal primária, anemia perniciosa, DM tipo 1 ou síndrome de Sjögren).
    2. As **manifestações clínicas de hipotireoidismo** são letargia, prejuízo do raciocínio, depressão, intolerância ao frio, edema facial com aumento da língua, ganho de peso, rouquidão, parestesia, irregularidade menstrual, ascite, anemia, anormalidades da coagulação, constipação intestinal e íleo adinâmico com retardo do esvaziamento gástrico. As manifesta-

68 Capítulo 6

ções cardiovasculares e hemodinâmicas são hipertensão diastólica, derrame pericárdico, bradicardia, hipovolemia intravascular, cardiomiopatia reversível, alterações do ECG com anormalidades de condução e diminuição dos reflexos barorreceptores. Os achados associados são destruição autoimune da suprarrenal com diminuição da produção de cortisol e aldosterona, hiponatremia e sobrecarga hídrica por diminuição da excreção de água e queda da taxa de filtração glomerular (TFG), além da síndrome de secreção inapropriada de hormônio antidiurético (SIADH).

3. **Tratamento do hipotireoidismo.** O tratamento crônico compreende suplementos orais de hormônio tireoidiano. A T_4 é administrada 1 vez/dia e os efeitos iniciais levam de 7 a 10 dias; a estabilização requer 3 a 4 semanas de tratamento. A dose de T_4 geralmente é ajustada a cada 4 a 6 semanas com base nos níveis séricos de TSH. A T_3 não costuma ser usada como tratamento no hipotireoidismo em razão da meia-vida curta. A administração cautelosa de uma dose de ataque de hormônio tireoidiano IV ou oral acelera a recuperação. A administração por via intravenosa de hormônio tireoidiano a pacientes com doença coronariana deve ser cautelosa, pois o aumento do metabolismo e do consumo de oxigênio pode induzir isquemia cardíaca.

4. O **coma mixedematoso** (hipotireoidismo acentuado) é um diagnóstico clínico. Cirurgia, fármacos, trauma e infecção iniciam a descompensação em paciente com hipotireoidismo grave. É definido por depressão do estado mental associada à depressão da resposta ao CO_2, insuficiência cardíaca congestiva, hipotermia e sintomas exagerados de hipotireoidismo.

5. O **tratamento do coma mixedematoso** emprega T_3 na dose de 25 μg IV, 12/12 h, reaquecimento passivo, cuidados de suporte (que podem incluir intubação/ventilação), correção de anormalidades eletrolíticas, hidrocortisona (50 mg IV, 8/8 h ou infusão contínua) e tratamento da hipotensão, da insuficiência cardíaca congestiva, de derrames e da causa precipitante (como IM, acidente vascular cerebral [AVC] ou infecção).

6. **Considerações anestésicas.** Apenas o hipotireoidismo grave requer adiamento da cirurgia eletiva.
   a. Pode haver dificuldade de acesso e manutenção da via respiratória em função do aumento da língua, relaxamento dos tecidos orofaríngeos, bócio e diminuição do esvaziamento gástrico.
   b. Os pacientes podem ser propensos à hipotensão em razão da hipovolemia e da diminuição dos reflexos barorreceptores (sobretudo com depressores cardíacos e vasodilatadores).
   c. Os pacientes também apresentam insensibilidade ao CO_2 e aumento da sensibilidade aos depressores do SNC e bloqueadores neuromusculares.
   d. Pode ser necessária a suplementação com corticosteroides.
   e. Há maior probabilidade de insuficiência cardíaca congestiva, hipotermia, hipoglicemia, hiponatremia e recuperação tardia da anestesia.

E. **Cirurgia da Tireoide.** As indicações de cirurgia da tireoide são diagnóstico de neoplasia, câncer da tireoide, hipertireoidismo resistente ao tratamento clínico, bócio retroesternal e bócio causador de sintomas obstrutivos ou problemas estéticos.

1. **Considerações anestésicas.** A anestesia geral com intubação traqueal é a técnica mais comum.
   a. A avaliação pré-operatória deve incluir análise da função tireóidea e apreciação de possível dificuldade de intubação.
   b. Alguns cirurgiões monitoram a integridade do nervo laríngeo recorrente com eletromiografia (EMG). Eletrodos inseridos nos músculos laríngeos ou eletrodos externos acoplados ao tubo traqueal detectam atividade da musculatura laríngea em resposta à estimulação do nervo. Outra opção é o uso de máscara laríngea (ML) para assegurar a via respiratória. A ML permite ver a função das pregas vocais durante a operação com um fibroscópio. É necessário evitar ou minimizar o bloqueio neuromuscular nessas situações.
   c. As complicações pós-operatórias da cirurgia da tireoide são paralisia do nervo laríngeo recorrente, hipotireoidismo, hipocalcemia por hipoparatireoidismo, lesão do nervo frênico, pneumotórax, crise tireotóxica e obstrução das vias respiratórias por sangramento, edema, traqueomalácia preexistente ou paresia bilateral do nervo laríngeo recorrente.

Considerações Específicas na Doença Endócrina **69**

IV.METABOLISMO DO CÁLCIO E DOENÇA DAS PARATIREOIDES

A. Fisiologia. O cálcio é essencial para a excitabilidade neuromuscular, automaticidade cardíaca, divisão mitótica, coagulação, contração muscular, secreção e ação de neurotransmissores e hormônios, e atividade de muitas enzimas. O hormônio paratireoidiano (PTH) e a vitamina D permitem pouca variação da concentração de cálcio extracelular. O PTH aumenta a absorção intestinal de cálcio, estimula a liberação osteoclástica de cálcio e fósforo do osso, diminui a depuração renal de cálcio e promove a formação de 1,25-di-hidroxivitamina D pelo rim. Os níveis de íons cálcio e magnésio controlam a secreção de PTH. A vitamina D estimula os efeitos do PTH e é necessária para a absorção de cálcio pelo trato GI. A calcitonina das células "C" tireoidianas reduz as concentrações de cálcio e fósforo mediante inibição da reabsorção renal de cálcio e atividade osteoclástica, mas tem papel fisiológico limitado em seres humanos.

B. O cálcio sérico é dividido nas formas ligada (principalmente à albumina) e livre (não ligada, ionizada). O fosfato, o citrato e outros ânions formam complexos com cerca de 6% do cálcio sérico total. A hipoalbuminemia reduz o nível total de cálcio em cerca de 0,8 mg/dℓ para cada grama por decilitro de albumina abaixo do normal (4,0 g/dℓ). A acidose aumenta, enquanto a alcalose diminui, o nível de cálcio ionizado mediante alterações na ligação à albumina. O cálcio ionizado, a forma fisiologicamente importante, pode ser medido diretamente no sangue total.

C. Hipercalcemia

1. **As causas de hipercalcemia** são hiperparatireoidismo (50% dos casos ambulatoriais), câncer, imobilização, doenças granulomatosas, intoxicação por vitamina D, hipercalcemia hipocalciúrica familiar, tireotoxicose, fármacos (lítio, tiazídicos, cálcio, vitamina A e teofilina), doença de Paget, doença renal, AIDS e insuficiência suprarrenal. O **hiperparatireoidismo** é caracterizado por hipercalcemia e hipofosfatemia, com nível elevado intacto de PTH, geralmente causado por adenoma da paratireoide. A hiperplasia das quatro paratireoides só causa hiperparatireoidismo em 10% dos casos. A hiperplasia da paratireoide pode estar associada a adenoma hipofisário e tumores pancreáticos na neoplasia endócrina múltipla (NEM) tipo I ou a carcinoma medular da tireoide e feocromocitoma na NEM tipo IIa. O carcinoma da paratireoide é uma causa rara de hiperparatireoidismo e hipercalcemia. A **hipercalcemia do câncer** é causada por liberação de uma molécula semelhante ao PTH (proteína relacionada com o PTH) por tumores e por destruição óssea, direta ou mediada por citocinas, que resulta na reabsorção do cálcio ósseo.

2. O Quadro 6.5 apresenta um resumo das **manifestações clínicas da hipercalcemia**. A hipercalcemia leve costuma ser assintomática. Quando o nível total de cálcio sérico (corrigido para o nível de albumina) está acima de 13 mg/dℓ, há aumento do risco de calcificação do órgão-alvo, cálculos renais e nefrocalcinose. Um nível de cálcio acima de 14 a 15 mg/dℓ é considerado emergência endócrina, pois os pacientes podem apresentar uremia, coma, parada cardíaca ou morte.

3. **Tratamento da hipercalcemia**

   a. A **hidratação** com soro fisiológico IV para manter débito urinário de 100 a 150 mℓ/h é o tratamento inicial da hipercalcemia. Nos pacientes com sintomas de hipervolemia, pode-se acrescentar furosemida. É necessário monitorar hipopotassemia, hipomagnesemia, hipervolemia e hipovolemia induzida por diurese. Deve-se considerar a diálise em pacientes com insuficiência renal ou cardíaca. Os objetivos também incluem o tratamento da causa da hipercalcemia. Pode ser necessário tratamento na UTI.

   b. Os **bifosfonatos** (pamidronato, 60 a 90 mg IV, durante 4 h ou zoledronato, 4 mg IV, durante 15 min) diminuem a reabsorção e são a opção preferencial na hipercalcemia grave ou com risco de vida e na hipercalcemia do câncer. O efeito máximo ocorre em 2 a 4 dias. Os efeitos colaterais são insuficiência renal, febre, mialgia, uveíte e osteonecrose da mandíbula e maxila. Nos casos de insuficiência renal crônica são usadas doses menores de bifosfonatos.

   c. A **calcitonina de salmão** (4 a 8 unidades internacionais [UI]/kg SC, 12/12 h) reduz a concentração sérica de cálcio em 1 a 2 mg/dℓ em 4 a 6 h, mas seus efeitos são transitórios.

   d. O **nitrato de gálio** (100 a 200 mg/m^2/dia IV $\times$ 5 dias) inibe a reabsorção óssea e é eficaz na hipercalcemia humoral de processos malignos, mas seu uso é limitado pela nefrotoxicidade e a necessidade de infusão contínua durante 5 dias.

Hipercalcemia: Sinais e Sintomas

Gastrintestinais
- Náuseas/vômito
- Anorexia
- Constipação intestinal
- Pancreatite
- Úlcera péptica
- Dor abdominal

Hemodinâmicos
- Desidratação
- Hipertensão
- ECG/alterações da condução
- Sensibilidade aos digitálicos
- Arritmias
- Resistência às catecolaminas

Hematológicos
- Anemia
- Trombose

Osteopenia/osteoporose
Fraqueza/atrofia/fatigabilidade

Sistema nervoso central
- Convulsões
- Desorientação/psicose
- Perda de memória
- Sedação/letargia/coma
- Ansiedade/depressão

Renais
- Poliúria
- Nefrolitíase
- Diminuição do fluxo sanguíneo renal
- Insuficiência oligúrica (tardia)

---

  e. A **terapia com glicocorticoide** (prednisona, 40 a 100 mg/dia VO, durante 3 a 5 dias) é eficaz em alguns casos de mieloma múltiplo, intoxicação por vitamina D e doenças granulomatosas, embora não em outras causas de hipercalcemia.
 4. **Considerações anestésicas.** A hipercalcemia acima de 12 mg/dℓ requer correção pré-operatória. É importante normalizar e monitorar o volume intravascular e outras alterações eletrolíticas. O efeito da hipercalcemia sobre o bloqueio neuromuscular é imprevisível, portanto, a dose dos relaxantes deve ser ajustada com atenção. A fraqueza muscular decorrente da hipercalcemia pode agravar a função respiratória. É necessário posicionamento cuidadoso em vista da possibilidade de osteoporose. Os pacientes com hipercalcemia são predispostos à intoxicação digitálica e podem ter anormalidades de condução. Evitar hipoventilação, pois a acidose aumenta os níveis de cálcio livre.
D. A **hipocalcemia** é definida como o nível sérico de cálcio inferior a 8,5 mg/dℓ *na ausência de hipoalbuminemia ou anormalidades do pH.*
 1. **Etiologia da hipocalcemia.** Uma importante causa de hipocalcemia é o hipoparatireoidismo por produção insuficiente de PTH ou, raramente, por resistência aos efeitos do PTH nos tecidos do órgão-alvo. A produção inadequada de PTH pode ocorrer após lesão da glândula durante cirurgia do pescoço. Os sintomas podem ser observados no período pós-operatório imediato ou depois de dias ou semanas. Outras causas são radiação, hemossiderose, processos infiltrativos (câncer e amiloidose) e hipomagnesemia grave (< 1 mg/dℓ). As causas menos comuns de hipocalcemia são deficiência grave de vitamina D e sequestro de cálcio por queimaduras extensas, embolia gordurosa e pancreatite. Furosemida, hiperfosfatemia e antiepilépticos podem causar hipocalcemia. Na sala de cirurgia, a **transfusão de grande volume** (30 mℓ/kg/h), sobretudo em pacientes com insuficiência hepática, provoca hipocalcemia quando o cálcio liga-se ao citrato.
 2. **Manifestações clínicas da hipocalcemia.** Em geral, os pacientes permanecem assintomáticos até que o nível total de cálcio seja inferior a 7,0 mg/dℓ ou que o cálcio ionizado seja inferior a 2,8 mg/dℓ, sobretudo quando o início é insidioso.

Considerações Específicas na Doença Endócrina **71**

a. A hipocalcemia crônica causa letargia, cãibras musculares, prolongamento do intervalo QT, insuficiência renal, catarata, demência e alterações da personalidade.
b. A hipocalcemia aguda provoca irritabilidade neuromuscular com cãibras e parestesia nas mãos, nos pés e ao redor da boca. Os pacientes podem apresentar irritabilidade do nervo facial à percussão (sinal de Chvostek) ou espasmo do carpo na isquemia provocada por torniquete durante 3 min (sinal de Trousseau).
c. A hipocalcemia grave provoca estridor, laringospasmo, tetania, apneia, coagulopatia, hipotensão resistente a catecolaminas, psicose/confusão e convulsões que não respondem ao tratamento convencional.
3. **Tratamento da hipocalcemia**
a. A hipocalcemia grave ou sintomática deve ser tratada com cálcio IV. O cálcio irrita as veias e deve ser administrado por acesso central sempre que possível. Uma ampola de 10 mℓ de gluconato de cálcio contém 93 mg de cálcio elementar; uma ampola de 10 mℓ de cloreto de cálcio contém 273 mg de cálcio. Em situações de urgência, administram-se duas ampolas de gluconato de cálcio ou uma ampola de cloreto de cálcio, por via IV, durante 10 a 20 min. Situações menos urgentes são tratadas com infusão IV de cálcio elementar, na dose de 15 mg/kg, durante 8 a 12 h. É necessário monitorar os níveis de cálcio e creatinina, o ECG e a condição hemodinâmica durante o tratamento parenteral. Os objetivos terapêuticos são nível sérico total de cálcio de aproximadamente 8 mg/dℓ e baixo nível urinário de cálcio. Avaliar os níveis de fósforo, potássio e magnésio e corrigir as anormalidades. Corrigir a hiperfosfatemia com ligantes de fosfato orais; tratar a hipomagnesemia (< 1 mg/dℓ) com sulfato de magnésio parenteral.
b. A hipocalcemia leve a moderada pode ser tratada com administração oral de cálcio e vitamina D. A dose necessária é de 1,5 a 3 g/dia de cálcio elementar (3.750 a 7.500 mg de carbonato de cálcio) e 0,25 a 3,0 µg/dia de 1,25-di-hidroxivitamina D (calcitriol) em doses fracionadas.
c. Na reposição crônica, administra-se calcitriol ou vitamina D (ergocalciferol, 50.000 UI, 1 a 3 vezes/semana), além do cálcio.
4. **Considerações anestésicas.** Corrigir anormalidades de cálcio e outros eletrólitos. Alcalose respiratória ou metabólica, hipotermia, infusões rápidas de produtos do sangue (sobretudo na insuficiência hepática) e disfunção renal agravam a hipocalcemia. Acompanhar o coagulograma. Os pacientes podem apresentar hipotensão com insensibilidade a agonistas β-adrenérgicos, prolongamento do intervalo QT, bloqueio atrioventricular avançado e insensibilidade aos digitálicos. A resposta aos bloqueadores neuromusculares é imprevisível. É necessário posicionamento cuidadoso em vista da possibilidade de osteoporose.
E. **Cirurgia da Paratireoide**
1. As **considerações anestésicas** e as complicações cirúrgicas na cirurgia da paratireoide são semelhantes às observadas na cirurgia da tireoide. Pode-se usar anestesia geral ou regional. Os cirurgiões podem monitorar o nervo laríngeo recorrente durante a operação. A fim de confirmar a remoção apropriada do tecido paratireóideo, pode-se fazer a dosagem dos níveis sanguíneos de PTH durante a operação e a redução de 50% indica o êxito da cirurgia. A meia-vida de circulação do PTH é de apenas alguns minutos.

V. DOENÇA DO CÓRTEX SUPRARRENAL

A. **Fisiologia.** A glândula suprarrenal é constituída de córtex, que secreta glicocorticoides, mineralocorticoides e androgênios, e medula, que secreta catecolaminas. Esses hormônios mantêm a homeostase em situações de estresse.
1. **Glicocorticoides.** O cortisol é o principal hormônio dessa classe. Há produção diurna diária em resposta ao hormônio adrenocorticotrófico (ACTH) da adeno-hipófise. O cortisol é necessário para a conversão da norepinefrina em epinefrina na medula suprarrenal e para a produção de angiotensina. É anti-inflamatório e tem muitos efeitos sobre o metabolismo dos carboidratos, proteínas e ácidos graxos. O estresse estimula a liberação de cortisol. O cortisol eleva a pressão arterial por aumento da vasoconstrição induzida pelas catecolaminas.
2. **Mineralocorticoides.** A aldosterona é o principal hormônio dessa classe e o principal regulador do volume extracelular e da homeostasia do potássio. A produção é controlada

QUADRO 6.6 — Hormônios Glicocorticoides e Mineralocorticoides

	Potência Relativa			
Corticosteroide	Glicocorticoide	Mineralocorticoide	Dose Equivalente (mg)	Duração (horas)
Ação curta				8 a 12
Cortisol	1,0	1,0	20	
Cortisona	0,8	0,8	25	
Aldosterona	0,3	3.000	—	
Ação intermediária				12 a 36
Prednisona	4,0	0,8	5	
Prednisolona	4,0	0,8	5	
Metilprednisolona	5,0	0,5	4	
Fludrocortisona	10,0	125	—	
Ação prolongada				> 24
Dexametasona	25 a 40	0	0,75	

pelo sistema renina-angiotensina e pela concentração sanguínea de potássio (ver Capítulo 4). A aldosterona causa reabsorção de Na^+ e excreção de K^+ e H^+ no túbulo distal.

3. **Androgênios.** As anormalidades da secreção de androgênio raramente são importantes para a conduta anestésica.

B. **Farmacologia.** Há corticosteroides sintéticos com diferentes potências e proporções de efeitos glicocorticoides e mineralocorticoides (Quadro 6.6).

C. **Hiperaldosteronismo Primário (Síndrome de Conn)**
   1. **Etiologia.** As causas são adenomas suprarrenais produtores de aldosterona e excesso de aldosterona por hiperplasia suprarrenal bilateral.
   2. **Manifestações clínicas.** Os pacientes apresentam HA diastólica, alcalose hipopotassêmica, cefaleia e fraqueza muscular.
   3. **Tratamento.** O tratamento definitivo de adenomas suprarrenais produtores de aldosterona é a adrenalectomia. O tratamento convencional da hiperplasia suprarrenal bilateral é feito com espironolactona ou eplerenona, inibidores dos receptores da aldosterona.

D. **Excesso de Glicocorticoides (Síndrome de Cushing)**
   1. **Etiologia.** A causa mais comum de síndrome de Cushing é a administração de corticosteroides exógenos. As causas endógenas são secreção hipofisária excessiva de ACTH (definida como doença de Cushing), secreção de ACTH por tumores em outras partes do corpo e secreção excessiva de cortisol secundária a adenoma suprarrenal ou hiperplasia micronodular bilateral das suprarrenais (HMBSR).
   2. **Manifestações clínicas.** Os pacientes apresentam obesidade do tronco, face de lua cheia, doença por refluxo gastresofágico, HA, hipernatremia, excesso de volume intravascular, hiperglicemia, hipopotassemia, estrias cutâneas vermelhas ou roxas, má cicatrização das feridas, atrofia e fraqueza muscular, osteopenia/osteoporose, hipercoagulabilidade com tromboembolia, alterações do estado mental e labilidade emocional, osteonecrose asséptica, pancreatite, HA intracraniana benigna, úlcera péptica, glaucoma ou infecção.
   3. **Considerações anestésicas.** Os pacientes costumam apresentar HA refratária ao tratamento. O volume intravascular excessivo pode ser reduzido com diuréticos, mas é preciso repor o potássio. Monitorar os níveis séricos de glicose e corrigir quando necessário. A osteoporose requer posicionamento cuidadoso. Os pacientes podem ter doença coronariana ignorada. Considerar profilaxia de trombose venosa. A adrenalectomia é efetuada no adenoma da suprarrenal ou na HMBSR e pode ser laparoscópica ou a céu aberto. Convém iniciar reposição de glicocorticoides pós-operatória tanto na adrenalectomia

Considerações Específicas na Doença Endócrina **73**

unilateral quanto na bilateral. A reposição de mineralocorticoides só é necessária após a adrenalectomia bilateral. O tratamento da secreção excessiva de ACTH é a excisão do tumor secretor. A anestesia na cirurgia hipofisária transesfenoidal é apresentada no Capítulo 24, seção V.E.

E. Hipofunção do Córtex Suprarrenal

1. **Etiologia.** As causas de hipofunção do córtex suprarrenal são hipofunção idiopática, destruição autoimune, remoção cirúrgica, radiação, destruição metastática, infecção, hemorragia, fármacos (cetoconazol, rifampicina e metirapona), infiltração granulomatosa, vasculite, trombose da veia suprarrenal ou perda da estimulação por ACTH. A administração exógena de corticosteroides pode inibir o eixo hipotalâmico-hipofisário-suprarrenal por até 12 meses depois do fim do tratamento.

2. **Manifestações clínicas.** A deficiência de glicocorticoides pode causar febre episódica, dor abdominal e hipotensão, difíceis de distinguir do abdome agudo cirúrgico. A deficiência de mineralocorticoides causa diminuição da retenção urinária de sódio, diminuição da resposta às catecolaminas circulantes e hiperpotassemia.

   a. A **insuficiência suprarrenal primária (doença de Addison)** está associada a baixos níveis de cortisol e de aldosterona, com consequente emagrecimento, cefaleia, fraqueza, fadiga, anorexia, náuseas/vômito, dor abdominal, hipotensão postural, diarreia ou constipação intestinal e hiperpigmentação.

   b. A **insuficiência suprarrenal secundária**, precipitada por anormalidades da secreção de ACTH, ocasiona baixos níveis de cortisol, mas função normal da aldosterona. Os pacientes podem apresentar pan-hipopituitarismo, com sintomas de deficiência de TSH, hormônio de crescimento (GH) ou gonadotropinas.

   c. **Insuficiência suprarrenal aguda** (crise de Addison) é uma emergência clínica que pode ocorrer em situações de estresse, como cirurgia, trauma ou infecção. Os pacientes apresentam taquicardia e hipotensão que não responde à administração de líquidos, além de náuseas, dor abdominal e alterações do estado mental.

3. **Tratamento.** Em condições basais, a reposição é feita com 10 a 20 mg/dia de hidrocortisona (10 a 15 mg ao acordar e 5 a 10 mg às 16 h) ou com 4 a 7,5 mg de prednisona 1 vez/dia. Durante períodos de estresse, é preciso aumentar a dose de glicocorticoide. O tratamento da crise de Addison inclui líquidos (glicose a 5% em soro fisiológico), reposição de corticosteroides (100 a 150 mg de hidrocortisona IV ou 6 mg de dexametasona IV seguida por 30 a 50 mg de hidrocortisona IV 8/8 h ou em infusão contínua), inotrópicos quando necessário e correção de eletrólitos. Os pacientes podem apresentar hipoglicemia e alterações do estado mental. É preciso identificar e tratar as causas precipitantes. A dose de hidrocortisona pode ser reduzida em 50% a cada 1 a 2 dias, dependendo da condição clínica. Na insuficiência suprarrenal primária, é necessário administrar fludrocortisona (Florinef) na dose de 0,05 a 0,1 mg/dia VO, quando a dose diária de hidrocortisona for inferior a 50 a 75 mg.

4. **Considerações anestésicas.** Avaliar e corrigir alterações volêmicas, hemodinâmicas e dos níveis de glicose e eletrólitos, quando necessário. Evitar o uso de etomidato na hipofunção da suprarrenal em vista do risco de inibir ainda mais as suprarrenais. Os pacientes com hipofunção suprarrenal podem apresentar acentuada sensibilidade a fármacos sedativos, anestésicos ou vasoativos. É preciso ajustar as doses com cuidado para evitar depressão cardiovascular. A reposição perioperatória de corticosteroides é controversa e deve ser individualizada. A suplementação perioperatória de glicocorticoide pode ser necessária em pacientes tratados durante mais de 14 dias com doses suprafisiológicas de corticosteroides no ano anterior. A seguir, é apresentada uma recomendação de doses de hidrocortisona IV perioperatória:

   a. **Cirurgia de pequeno porte** (herniorrafia inguinal, pequenos procedimentos urológicos ou ginecológicos e pequena cirurgia plástica), 25 mg de hidrocortisona ou a dose diária habitual de corticosteroides (a que for mais alta) no pré-operatório. Retomar o esquema habitual no 1º dia do pós-operatório.

   b. **Cirurgia de médio porte** (colecistectomia a céu aberto, substituição articular e revascularização do membro), 50 a 75 mg de hidrocortisona ou a dose diária habitual de corticosteroides (a que for mais alta) no pré-operatório, 50 mg, 8/8 h, durante a operação e 20 mg, 8/8 h, no 1º dia do pós-operatório. Retomar o esquema habitual no 2º dia do pós-operatório.

74 Capítulo 6

   c. Cirurgia de grande porte (cirurgia cardiotorácica ou abdominal de grande porte), 100 a 150 mg de hidrocortisona ou a dose diária habitual de corticosteroides (a que for mais alta) no período de 2 h antes da operação, 50 mg, 8/8 h, até o 2º ou 3º dia do pós-operatório; depois, reduzir em 50% ao dia até retomar o esquema pré-operatório.

VI. DOENÇA DA MEDULA SUPRARRENAL

A. Fisiologia. As fibras pré-ganglionares do sistema nervoso simpático estimulam a liberação de catecolaminas pela medula suprarrenal. Os efeitos periféricos das catecolaminas são estimulação cronotrópica e inotrópica do coração, alterações vasomotoras, aumento da glicogenólise hepática e inibição da liberação de insulina. No rim e no fígado, as catecolaminas são biotransformadas em metanefrina, normetanefrina e ácido vanililmandélico.

B. Feocromocitoma

1. **Epidemiologia.** Os feocromocitomas são tumores funcionalmente ativos, secretores de catecolaminas, da medula suprarrenal; 10% são bilaterais, 10% são metastáticos e 10% a 25% são familiares (ocorrem como parte da NEM IIa e NEM IIb ou associados a neurofibromatose, esclerose tuberosa, síndrome de Hippel-Lindau ou de Sturge-Weber). Dez por cento dos tumores estão fora da suprarrenal (conhecidos como paragangliomas). O feocromocitoma é uma causa rara de HA (cerca de 0,1%). A maioria dos tumores produz epinefrina, norepinefrina e dopamina. A secreção independe do controle neurogênico.

2. **Manifestações clínicas.** Os sinais e sintomas são causados pela liberação excessiva de catecolaminas. A apresentação clássica inclui palpitações, cefaleia e diaforese em paciente com hipertensão episódica, mas 10% não têm HA. Outros sintomas são ansiedade, tremor, hiperglicemia, hipotensão ortostática e emagrecimento. Em geral, os pacientes com feocromocitoma apresentam desidratação e hemoconcentração. A pesquisa de catecolaminas e seus metabólitos na urina de 24 h é o exame de rotina para rastreamento. O diagnóstico pré-operatório é importante, pois o diagnóstico intraoperatório está associado à mortalidade de aproximadamente 50%. O tratamento é a excisão.

3. **Avaliação e preparo pré-operatórios.** É importante o reconhecimento pré-operatório da lesão de órgão-alvo. A cardiomiopatia dilatada ou hipertrófica induzida por catecolaminas ocorre em 20% a 30% dos pacientes. Insuficiência cardíaca congestiva, hipovolemia, hemorragia intracraniana, hiperglicemia e insuficiência renal são outras possíveis preocupações. É preciso identificar e tratar endocrinopatias concomitantes. Os objetivos do tratamento pré-operatório são restaurar o volume intravascular e reduzir os efeitos das catecolaminas sobre os órgãos-alvo.

   a. O bloqueio de receptores α geralmente é iniciado com administração oral de fenoxibenzamina, um bloqueador α_1-adrenérgico e α_2-adrenérgico de ação prolongada irreversível (dose inicial de 20 a 30 mg/dia, aumentada para 60 a 250 mg/dia até controlar a pressão arterial), ou prazosina (1 a 6 mg VO, 4 vezes/dia) ou doxazosina (4 a 12 mg/dia VO), que são bloqueadores α_1 de ação mais curta. O bloqueio adequado dos receptores α pode levar 14 dias. Os critérios de avaliação clínica sugestivos de que um paciente está pronto para a operação são pressão arterial inferior a 165/95, hipotensão postural (mas pressão arterial > 80/45), máximo de uma extrassístole ventricular (IV) a cada 5 min, ECG sem alterações por 1 a 2 semanas e congestão nasal. A prazosina/doxazosina e a fenoxibenzamina devem ser interrompidas, respectivamente, por volta de 12 e 48 h antes da operação.

   b. A reposição volêmica adequada é indicada por ganho ponderal e queda do hematócrito.

   c. O bloqueio β é instituído com cuidado (em razão da possibilidade de cardiomiopatia) e somente *depois* do início do bloqueio α (para evitar a estimulação dos receptores alfa vasculares sem oposição e o agravamento da HA).

   d. Uma estratégia menos comum de tratamento pré-operatório é esgotar as reservas de catecolaminas na medula suprarrenal com metirosina, um inibidor da síntese de catecolaminas (1 a 4 g/dia). Os critérios de avaliação clínica são os mesmos usados com prazosina, doxazosina e fenoxibenzamina.

4. **Considerações anestésicas.** O objetivo é evitar hipotensão ou descarga simpática, pois ambas podem provocar uma crise adrenérgica. A sedação pré-operatória pode ser útil. É importante evitar fármacos simpaticomiméticos, vagolíticos ou que induzam liberação de histamina, bem como respostas simpáticas a indução, intubação, pneumoperitônio e

Considerações Específicas na Doença Endócrina **75**

estimulação cirúrgica. Uma técnica combinada, com uso de anestesia peridural, bloqueia com eficácia as respostas simpáticas (mas não as descargas de catecolaminas), mas é preciso evitar diligentemente a hipotensão.

a. A aferição da pressão arterial deve ser direta (invasiva). A necessidade de outro tipo de monitoramento invasivo depende da condição clínica do paciente.

b. O magnésio bloqueia os receptores de catecolaminas e a liberação de catecolamina pela medula suprarrenal e terminações nervosas adrenérgicas periféricas. Pode ser útil como auxiliar (dose de ataque de 40 a 60 mg/kg IV, infusão de 2 g/h e bolos de 20 mg/kg, quando necessário), mas pode retardar o despertar e causar fraqueza muscular.

c. Pode haver arritmias e HA grave (crise hipertensiva) durante a operação. As opções de tratamento são bolos IV de nitroprussiato de sódio (NTP), 50 a 100 µg; nicardipino, 1 a 2 mg; magnésio, 20 mg/kg; ou fentolamina, 1 a 5 mg. O betabloqueio com labetalol ou esmolol pode ser necessário depois do tratamento da HA.

d. Depois da ligadura do suprimento venoso do tumor, pode haver diminuição súbita da pressão arterial em razão da queda dos níveis circulantes de catecolaminas e bloqueio α e bloqueio β residual. A reposição volêmica vigorosa e o tratamento com um vasopressor de ação direta, como a fenilefrina, são habituais. A vasopressina pode ser útil.

e. A glicose deve ser monitorada no período perioperatório, pois os pacientes podem apresentar hiperglicemia pré-operatória e hipoglicemia pós-operatória.

f. Os níveis endógenos de catecolaminas devem normalizar-se logo após a remoção do tumor, mas a normalização da pressão arterial pode demorar muito mais. Pode ser necessário assistência em UTI no período pós-operatório. Os pacientes submetidos a adrenalectomia bilateral necessitam de reposição de glicocorticoide e mineralocorticoide.

VII. DOENÇA HIPOFISÁRIA

A. Adeno-hipófise

1. Fisiologia. A adeno-hipófise, por meio da produção de TSH, ACTH, hormônio foliculoestimulante, hormônio luteinizante, GH e prolactina, controla as glândulas tireoide e suprarrenal, os ovários e testículos, o crescimento e a lactação. Um sistema de *feedback* negativo mediado pelos hormônios periféricos controla rigorosamente a secreção da adeno-hipófise. Os adenomas da adeno-hipófise podem causar excesso de hormônio ou hipopituitarismo. Os macroadenomas (> 1 cm de diâmetro) podem comprimir estruturas adjacentes e provocar distúrbios visuais, convulsões ou aumento da pressão intracraniana (PIC).

2. Hiperfunção da adeno-hipófise. O adenoma hipofisário é a causa mais comum de hiperfunção da adeno-hipófise. Os prolactinomas geralmente não afetam a conduta anestésica. O hipertireoidismo de um adenoma secretor de TSH e o hiperadrenalismo de um adenoma secretor de ACTH são tratados conforme descrição anterior (ver seções III e V). As alterações anatômicas e fisiológicas observadas em tumores secretores de GH exigem avaliação cuidadosa.

a. Acromegalia (excesso de GH)

(1) Manifestações clínicas. O GH estimula o crescimento de osso, cartilagem e tecidos moles, ocasionando prognatismo, estreitamento subglótico da traqueia e supercrescimento dos tecidos moles dos lábios, língua, epiglote e pregas vocais. O supercrescimento do tecido conjuntivo pode causar paralisia do nervo laríngeo recorrente, síndrome do túnel do carpo e outras neuropatias periféricas. Muitas vezes esses pacientes desenvolvem intolerância à glicose, fraqueza muscular, artrite, osteoporose, HA, apneia obstrutiva do sono (AOS), insuficiência cardíaca congestiva e arritmias. Também há maior incidência de doença coronariana e carcinoma do cólon. O tratamento primário é a ressecção cirúrgica do tumor. O tratamento clínico da doença persistente após cirurgia inclui agonistas da dopamina (bromocriptina e cabergolina), análogos da somatostatina (octreotida) e antagonistas do receptor do GH (pegvisomanto). Em geral, a excisão de adenomas hipofisários secretores de GH é transesfenoidal (ver Capítulo 24, seção V.E).

76 Capítulo 6

(2) Considerações anestésicas. É importante pesquisar, antes da operação, outras endocrinopatias e doenças cardíacas. Em geral, é difícil manter a via respiratória com máscara convencional, e a intubação traqueal pode ser difícil. Deve haver equipamento avançado de acesso às vias respiratórias e traqueostomia, e deve-se considerar a intubação em vigília com fibroscópio. Às vezes são necessários tubos traqueais de pequeno diâmetro. É importante monitorar com atenção os níveis séricos de glicose e usar um estimulador de nervo periférico para ajustar a dose de relaxante muscular. Os pacientes podem apresentar osteoporose e maior suscetibilidade a neuropatias periféricas. É necessário posicionamento cuidadoso. Os pacientes com AOS correm alto risco de obstrução pós-operatória.

3. **Hipofunção da adeno-hipófise**
   a. **Etiologia.** O adenoma hipofisário é a causa mais comum de hipofunção da adeno-hipófise. Outras causas de insuficiência hipofisária são trauma, radiação, apoplexia hipofisária, tumores, doença infiltrativa e hipofisectomia cirúrgica. A síndrome de Sheehan é um distúrbio de insuficiência hipofisária no qual o choque hemorrágico causa vasospasmo e subsequente necrose hipofisária em puérperas.
   b. **Considerações anestésicas.** A insuficiência suprarrenal ocorre 4 a 14 dias após a destruição da hipófise. Pode ser necessária a suplementação perioperatória de glicocorticoides. Como a meia-vida do hormônio tireoidiano é de 7 a 10 dias, só há hipotireoidismo sintomático 3 a 4 semanas após cirurgia ou apoplexia hipofisária.

B. **Neuro-hipófise**
   1. **Fisiologia.** A neuro-hipófise é formada por terminações nervosas de neurônios com origem no hipotálamo. O hormônio antidiurético (ADH; vasopressina) e a ocitocina são armazenados na neuro-hipófise. O ADH controla a osmolaridade plasmática e o volume de líquido extracelular, além de facilitar a reabsorção tubular renal de água. Hipovolemia intravascular, dor por trauma ou cirurgia, náuseas e pressão positiva nas vias respiratórias estimulam a secreção de ADH. A ocitocina estimula a contração uterina no trabalho de parto e a ejeção de leite na lactação.
   2. **Diabetes insípido (DI)**
      a. **Etiologia.** O DI decorre da secreção insuficiente de ADH pela neuro-hipófise (DI central) ou da ausência de resposta dos túbulos renais ao ADH (DI nefrogênico). As causas de DI central são trauma intracraniano, hipofisectomia, hipofisite, doença metastática da hipófise ou hipotálamo e doenças infiltrativas. As causas de DI nefrogênico são hipopotassemia, hipercalcemia, anemia falciforme, mieloma crônico, uropatia obstrutiva, insuficiência renal crônica e tratamento com lítio. O DI nefrogênico pode ser observado no terceiro trimestre de gravidez e também pode ser congênito.
      b. As **manifestações clínicas** são polidipsia e poliúria. Há diluição excessiva da urina e a osmolaridade sérica é alta. O débito urinário é maior que 2 ℓ/dia.
      c. **Considerações anestésicas.** O DI leve (volumes diários de urina de 2 a 6 ℓ em pacientes com mecanismo da sede adequado) não requer tratamento. Nos pacientes que não podem ingerir líquidos, o tratamento inicial deve ser a administração de líquidos isotônicos (soro fisiológico) para reverter o choque. Quando a osmolalidade é inferior a 290 mOsm/kg, é necessário administrar líquidos hipotônicos (NaCl a 0,45%). Pode-se calcular o déficit de água corporal total da seguinte forma:

$$\text{Déficit de água } (\ell) = [0,6 \times \text{peso (kg)}] \times [([\text{Na}^+] - 140)/140]$$

No cálculo é usado o peso inicial antes da desidratação. São necessários monitoramento meticuloso e ajuste do débito urinário, volume plasmático, sódio e osmolaridade.

   (1) O **DI central** pode ser tratado com desmopressina (DDAVP), análogo sintético da vasopressina, na dose de 1 a 2 µg SC ou IV, a cada 6 a 24 h, conforme a necessidade (ou com infusão intraoperatória). Os efeitos colaterais da DDAVP são hiponatremia, HA e vasospasmo coronariano.
   (2) O **DI nefrogênico** está associado à ausência de redução do volume urinário pela vasopressina. É preciso garantir hidratação oral ou parenteral adequada. A clorpropamida (um hipoglicemiante oral) potencializa os efeitos do ADH nos túbulos renais e pode ser útil. A inibição da síntese de prostaglandinas (por ibuprofeno, indometacina ou ácido acetilsalicílico) ou a leve depleção de sal com diurético tiazídico pode reduzir o volume de urina.

Considerações Específicas na Doença Endócrina   **77**

3. A **SIADH** é a secreção persistente de ADH na ausência de estímulo osmótico.

a. A SIADH pode ser causada por câncer, distúrbios do SNC (trauma, infecção e tumor), distúrbios pulmonares (tuberculose, pneumonia, ventilação com pressão positiva e doença pulmonar obstrutiva crônica), e fármacos (nicotina, narcóticos, clorpropamida, clofibrato, vincristina, vimblastina, ciclofosfamida e inibidores da recaptação de serotonina). Outras causas são lúpus, HIV, síndrome de Guillain-Barré, hipotireoidismo, doença de Addison, insuficiência cardíaca congestiva, cirrose e porfiria. A SIADH está associada a osmolalidade urinária maior que a osmolalidade sérica (com baixa osmolalidade sérica), sódio urinário acima de 20 mEq/ℓ e sódio sérico inferior a 130 mEq/ℓ. Caso o nível sérico de sódio caia abaixo de 110 mEq/ℓ, pode haver edema cerebral e convulsões.

b. A restrição hídrica (800 a 1.000 mℓ/dia) é o principal tratamento da hiponatremia leve da SIADH. A hiponatremia crônica assintomática praticamente não causa morte. Assim, a reposição de soluções contendo sódio é reservada para a hiponatremia grave, sintomática (Na$^+$ sérico < 120 mEq/ℓ). A velocidade máxima de correção da hiponatremia deve ser 0,5 mEq/ℓ/h, pois a correção muito intensiva pode provocar mielinólise pontina central, um distúrbio neurológico irreversível (ver Capítulo 4, seção II.C). A demeclociclina antagoniza os efeitos do ADH nos túbulos renais e pode ser útil.

VIII. CARCINOIDE

A. Tumores Carcinoides. A maioria dos tumores carcinoides surge no trato GI (apêndice, íleo e reto), mas também são observados tumores nos pulmões e em outras partes. Os tumores carcinoides secretam substâncias que afetam o tônus da musculatura lisa vascular, brônquica e GI. A serotonina e a histamina são os hormônios secretados com maior frequência, mas os tumores carcinoides podem secretar 35 peptídios e hormônios, entre eles bradicinina, prostaglandinas, calicreína e outros. Os estímulos para a liberação de mediadores são catecolaminas, histamina, hipotensão e manipulação tumoral.

B. A **síndrome carcinoide** é observada em 2% a 5% dos pacientes com tumores carcinoides. Essa síndrome ocorre quando substâncias produzidas pelo tumor chegam à circulação sistêmica. Substâncias secretadas por tumores GI são metabolizadas no fígado (evitando a síndrome carcinoide) até que a secreção ultrapasse a capacidade neutralizadora do fígado, seja pela quantidade produzida, seja pela diminuição da atividade hepática decorrente de metástases. Os tumores fora do trato GI podem produzir a síndrome por liberação direta de mediadores para a circulação sistêmica; 40% a 50% dos carcinoides de intestino delgado e porção proximal do cólon provocam síndrome carcinoide. Os sintomas são menos frequentes nos carcinoides brônquicos, raros nos carcinoides do apêndice e inexistentes nos carcinoides retais.

C. As **manifestações clínicas** da síndrome carcinoide dependem dos mediadores liberados por um tumor. Os sintomas comuns são rubor, broncoconstrição, hipermotilidade GI e hipoglicemia ou hiperglicemia. Vasodilatação e vasoconstrição periféricas podem causar hipotensão intensa e HA. As lesões valvares à direita, que causam regurgitação tricúspide e estenose pulmonar, são observadas em 20% a 40% dos pacientes com síndrome carcinoide. A doença valvar esquerda é incomum.

D. O **tratamento** é a ressecção cirúrgica do tumor. As metástases hepáticas podem ser ressecadas cirurgicamente ou embolizadas. O tratamento clínico é usado no preparo para a cirurgia ou embolização, em pacientes com doença irressecável e em pacientes que não são candidatos à cirurgia. A octreotida, um análogo da somatostatina de ação prolongada, é a base do tratamento clínico.

E. Considerações Anestésicas

1. Hipovolemia, anormalidades da glicose e distúrbios eletrolíticos devem ser tratados no pré-operatório. É importante avaliar se há cardiopatia valvar e pode haver necessidade de profilaxia contra endocardite. Em geral, há administração pré-operatória de octreotida, na dose de 50 a 100 µg, por via SC. Os níveis máximos são alcançados em 30 min. A sedação pré-operatória pode minimizar a liberação de mediadores provocada pela ansiedade.

2. É preciso estar preparado para uma grande perda de sangue, pois os tumores são vascularizados, e pode haver disfunção hepática ou metástases. Convém instituir monito-

78 Capítulo 6

ramento invasivo da pressão arterial em vista da expectativa de grandes oscilações da pressão arterial. O monitoramento da pressão venosa central pode ajudar a diferenciar a causa da hipotensão (hipovolemia ou crise carcinoide).

3. É importante evitar os fatores que desencadeiam a liberação de mediadores (hipotensão, ansiedade, dor, hipoxia, hipercarbia, compressão tumoral, fármacos que provocam liberação de histamina ou catecolaminas e estimulação simpática). Deve-se prever a liberação intraoperatória de mediadores e tratar com octreotida em bolo (25 a 50 μg IV, diluídos a 10 μg/mℓ) ou infusão (50 a 100 μg/h IV). Broncoconstrição, hipotensão ou HA devem ser tratadas com octreotida, líquidos e vasoconstritores de ação direta, quando necessário (fenilefrina). O tratamento convencional nesses distúrbios (β-agonistas, epinefrina e nitroprussiato) estimula a liberação de mediadores e exacerba os sintomas.

4. Os pacientes com síndrome carcinoide podem despertar tardiamente da anestesia em razão do excesso de serotonina. A assistência pós-operatória na UTI pode ser apropriada, sobretudo se houver necessidade de redução gradual da dose de octreotida.

IX. PORFIRIAS

A. Etiologia. O heme, um componente da hemoglobina, mioglobina e citocromos, é constituído de ferro e porfirinas. As porfirias são causadas por defeitos na via de biossíntese do heme, com acúmulo de precursores da porfirina antes da anormalidade na cadeia de biossíntese. Há diversas formas, dependendo do local de anormalidade na via de biossíntese. Quando um fator ambiental ou fisiológico estimula a produção de heme, há acúmulo de porfirinas, que causam sintomas por mecanismos desconhecidos. Os estímulos conhecidos são jejum, desidratação, infecção, estresse, consumo de álcool, variação hormonal e muitos fármacos. A porfiria é uma doença autossômica dominante com penetração incompleta. É essencial identificar pacientes de risco antes da operação (pela história familiar, ascendência ou sintomas) a fim de evitar a administração de um agente desencadeante a um paciente com porfiria e a precipitação de uma crise.

B. Classificação das Porfirias. As porfirias são classificadas em hepáticas ou eritropoéticas, de acordo com o local do defeito enzimático. Também são classificadas em agudas ou não agudas, dependendo da capacidade de produzir uma crise de porfiria aguda em resposta a um estímulo ambiental ou fisiológico. Esta classificação é mais relevante para os anestesiologistas, pois apenas as porfirias agudas são motivo de preocupação perioperatória.

1. As **porfirias agudas** abrangem a porfiria intermitente aguda, a porfiria variegada, a coproporfiria hereditária e a rara porfiria por deficiência de delta-aminolevulinato desidratase (ALAD). Também são classificadas como porfirias hepáticas. As características de uma crise aguda são dor abdominal, náuseas/vômito, distúrbios autonômicos com sudorese, taquicardia e HA contínua, além de manifestações neurológicas que incluem convulsões e fraqueza neuromuscular. As crises podem ser fatais e as manifestações neurológicas, permanentes.

2. As **porfirias não agudas** incluem a porfiria cutânea tardia (uma porfiria hepática), a porfiria eritropoética congênita e a protoporfiria eritropoética. Embora os pacientes possam apresentar doença hepática, esplenomegalia, anemia, aumento do risco de infecção, fotossensibilidade e manifestações cutâneas, as crises com manifestações neuroviscerais precipitadas por fármacos e os estresses fisiológicos são improváveis nas porfirias não agudas.

C. A **fotossensibilidade** é uma característica da protoporfiria eritropoética, porfiria eritropoética congênita, porfiria cutânea tardia, porfiria variegada e coproporfiria hereditária. A luz nos comprimentos de onda visíveis, 400 a 410 nm e 580 a 650 nm, interage com os compostos heme acumulados na pele para precipitar alterações cutâneas, entre elas a formação de bolhas e sensação de queimação. O equipamento clínico, inclusive as lâmpadas do centro cirúrgico, pode emitir luz nesses comprimentos de onda. É preciso cuidado para evitar queimaduras em pacientes fotossensíveis.

D. Implicações Anestésicas. É importante evitar diligentemente o início ou a exacerbação de uma crise de porfiria. Hipovolemia e anormalidades eletrolíticas devem ser tratadas. Evitar o jejum. Procurar garantir 2.000 cal/dia por via enteral ou administração de glicose a 10% IV. A fraqueza da musculatura respiratória ou as alterações do estado mental podem exigir intubação e ventilação pré-operatórias ou impedir a extubação pós-operatória. Embora possa ser usada anestesia regional, os pacientes são propensos a neuropatias e instabilidade autonômica significativa.

Considerações Específicas na Doença Endócrina **79**

1. Os **anestésicos locais mais usados**, com a possível exceção da cocaína, mepivacaína e ropivacaína, provavelmente são seguros.
2. Aparentemente, o propofol, a quetamina, os relaxantes musculares, os opioides e o óxido nitroso são seguros. É provável que os agentes de reversão do bloqueio neuromuscular, as fenotiazinas e a maioria dos agentes vasoativos (com a possível exceção da hidralazina, do nifedipino e da fenoxibenzamina) sejam seguros.
3. Não há dados confiáveis sobre a segurança dos **anestésicos voláteis**.
4. Ondansetrona, ranitidina e metoclopramida devem ser usadas com cautela.
5. Existem **listas de fármacos contraindicados** (inclusive etomidato, barbitúricos, fármacos antiepilépticos e muitos benzodiazepínicos) que devem ser consultadas. O uso do número mínimo de fármacos, de ação curta, reduz o risco. Administrar todos os fármacos com cuidado e atenção à possível apresentação aguda de sinais e sintomas compatíveis com uma crise de porfiria.

E. As **crises agudas** devem ser controladas com cuidados de suporte, afastamento de eventuais precipitantes, administração de carboidratos e tratamento da hipovolemia, dor e anormalidades cardiovasculares e eletrolíticas. Considerar a infusão de hematina, 3 a 4 mg/kg IV, durante 20 min. Os riscos do tratamento com hematina são insuficiência renal, coagulopatia e tromboflebite.

Leituras Sugeridas

Geral

Connery LE, Coursin DB. Assessment and therapy of selected endocrine disorders. *Anesthesiol Clin North Am* 2004;22(1):93–123.

Graham GW, Unger BP, Coursin DB. Perioperative management of selected endocrine disorders. *Int Anesthesiol Clin* 2000;38:31–67.

Kearney T, Dang C. Diabetic and endocrine emergencies. *Postgrad Med J* 2007;83:79–86.

Peterfreund RA, Lee SL. Endocrine surgery and intraoperative management of endocrine conditions. In Longnecker D, Brown D, Newman M, et al. eds. *Anesthesiology*. McGraw-Hill, 2007:1420–1449.

Schiff RL, Welsh GA. Perioperative evaluation and management of the patient with endocrine dysfunction. *Med Clin North Am* 2003;87:175–192.

Diabetes

Bagry HS, Raghavendran S, Carli F. Metabolic syndrome and insulin resistance: perioperative considerations. *Anesthesiology* 2008;108:506–523.

Chen D, Lee SL, Peterfreund RA. New therapeutic agents for diabetes mellitus: implications for anesthetic management. *Anesth Analg* 2009;108:1803–1810.

Ferrari LR. New Insulin analogues and insulin delivery devices for the perioperative management of diabetic patients. *Curr Opin Anaesth* 2008;21:401–405.

Kitabchi AE, Nyenwe EA. Hyperglycemic crises in diabetes mellitus: diabetic ketoacidosis and hyperglycemic hyperosmolar state. *Endocrinol Metab Clin North Am* 2006;35:725–751.

Tireoide

Kwaku MP, Burman KD. Myxedema coma. *J Intens Care Med* 2007;22:224–231.

Langley RW, Burch HB. Perioperative management of the thyrotoxic patient. *Endocrinol Metab Clin North Am* 2003;32:519–534.

Stathatos N, Wartofsky L. Perioperative management of patients with hypothyroidism. *Endocrinol Metab Clin North Am* 2003;32:503–518.

Cálcio

Aguilera IM, Vaughan RS. Calcium and the anaesthetist. *Anaesthesia* 2000;55:779–790.

Ariyan CE, Sosa JA. Assessment and management of patients with abnormal calcium. *Crit Care Med* 2004;32:S146–S154.

Suliburk JW, Perrier ND. Primary hyperparathyroidism. *Oncologist* 2007;12:644–653.

Suprarrenais

Ganguly A. Primary aldosteronism. *N Engl J Med* 1998;339:1828–1834.

Marik PE, Varon J. Requirement of perioperative stress doses of corticosteroids: a systematic review of the literature. *Arch Surg* 2008;143:1222–1226.

Pivonello R, De Martino MC, De Leo M, et al. Cushing's syndrome. *Endocrinol Metab Clin North Am* 2008;37:135–149.

Salvatori R. Adrenal insufficiency. *JAMA* 2005;294:2481–2488.

80 Capítulo 6

Feocromocitoma

Kinney MAO, Bradly JN, Warner MA. Perioperative management of pheochromocytoma. *J Cardiovasc Anesth* 2002;16:359–369.

Pacak K. Preoperative management of the pheochromocytoma patient. *J Clin Endocrinol Metab* 2007;92:4069–4079.

Hipófise

Ben-Shlomo A, Melmed S. Acromegaly. *Endocrinol Metab Clin North Am* 2008;37:101–122.

Lim M, Williams D, Maartens N. Anaesthesia for pituitary surgery. *J Clin Neurosci* 2006;13:413–418.

Nemergut EC, Zuo Z. Airway management in patients with pituitary disease: a review of 746 patients. *J Neurosurg Anesthesiol* 2006;18:73–77.

Carcinoide

Dierdorf SF. Carcinoid tumor and carcinoid syndrome. *Curr Opin Anaesthesiol* 2003;16:343–347.

Vaughan DJA, Brunner MD. Anesthesia for patients with carcinoid syndrome. *Int Anesthesiol Clin* 1997;35:129–142.

Porfiria

James MFM, Hift RJ. Porphyrias. *Br J Anaesth* 2000;85:143–153.

Jensen NF, Fiddler DS, Striepe V. Anesthetic considerations in porphyrias. *Anesth Analg* 1995;80:591–599.

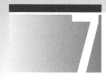

Doenças Infecciosas e Controle de Infecções na Anestesia

Shahzad Shaefi e Ulrich Schmidt

I. Os anestesiologistas têm um papel importante em muitos aspectos do controle de infecções na sala de cirurgia. Nos EUA, 1,7 milhão de indivíduos são infectados anualmente durante o período de hospitalização. As infecções nosocomiais são responsáveis por cerca de 100.000 mortes e custos adicionais de mais de 6,5 bilhões de dólares. Desde outubro de 2008, muitas dessas infecções hospitalares são consideradas complicações evitáveis com implicações no pagamento.
   A. **Responsabilidades do Anestesiologista Relacionadas com o Controle de Infecções**
      1. **Prevenção da transmissão** de agentes infecciosos entre os pacientes, entre os pacientes e a equipe cirúrgica, e entre a equipe da sala de cirurgia e os pacientes.
      2. **Prevenção de complicações infecciosas** provocadas por procedimentos invasivos, como instituição de cateteres intravenosos, intra-arteriais e de anestesia regional; bloqueios de nervos e anestesia neuraxial.
      3. **Prevenção de complicações relacionadas com a anestesia** que possam predispor a infecção, como aspiração durante a indução e a intubação.
      4. **Participação na prevenção de infecções da ferida cirúrgica.** As infecções da ferida são as infecções hospitalares mais comuns em pacientes operados. Aumentam o período de hospitalização e elevam muito os custos de assistência, mesmo depois da alta.
         a. A administração oportuna e apropriada de antibióticos perioperatórios reduz as infecções das feridas e é considerada uma medida de remuneração por desempenho (*pay for performance*).
         b. Um número crescente de evidências defende que o uso intraoperatório de maior fração de oxigênio inspirado ($F_{I_{O_2}}$ de 0,8) diminui a incidência de infecções da incisão em pacientes submetidos a cirurgia colorretal.
   B. **Vias de Transmissão de Infecção na Sala de Cirurgia**
      1. O **contato físico** entre o hospedeiro e um objeto contaminado ou uma pessoa colonizada ou infectada é o mecanismo mais comum de transmissão de infecção.
      2. A **transmissão por gotículas** decorre da deposição de grandes gotículas contendo microrganismos, produzidas por um indivíduo infectado ao tossir, espirrar e falar. As gotículas percorrem distâncias curtas e são depositadas nas mucosas do novo hospedeiro ou em superfícies e depois são transmitidas por contato direto.
      3. A **transmissão pelo ar** é consequência da inalação de pequenas partículas que contêm microrganismos e são suspensas no ar quando a pessoa tosse, espirra ou fala. Ao contrário das gotículas maiores, essas partículas permanecem suspensas no ar e são disseminadas por correntes de ar.
      4. O **sangue e os líquidos corporais** podem ser uma fonte de material infectado, que pode ser transmitido por soluções de continuidade na pele ou mucosa do hospedeiro quando há contato entre os líquidos corporais infectados e o hospedeiro. O teste de rotina de produtos do sangue para detecção de alguns patógenos hematogênicos comuns (vírus da imunodeficiência humana [HIV], vírus da hepatite B [HBV] e vírus da hepatite C [HCV]) diminuiu radicalmente a incidência de infecções relacionadas com a transfusão.

II. **CONTROLE DE INFECÇÕES NA SALA DE CIRURGIA**
   A. É preciso tomar **medidas de controle de infecção** para evitar a transmissão de patógenos de pacientes para a equipe da sala de cirurgia e vice-versa, evitar a infecção da ferida cirúrgica

82 Capítulo 7

e a introdução de microrganismos durante procedimentos invasivos, como a instituição de cateteres venoso central, na artéria pulmonar e peridural. A adesão às diretrizes de **precaução de isolamento** reduz o risco ocupacional de contrair doenças infecciosas e diminui a transmissão de infecções no hospital.

B. As **precauções clássicas** visam a limitar a transmissão de microrganismos pela diminuição da colonização microbiana de superfícies, equipamento, roupas e mãos e pela prevenção da exposição ocupacional ao sangue e outros líquidos biológicos possivelmente infectados. A rotina de **lavagem das mãos** é essencial para controlar a propagação de infecções.

1. **Reduzir ao mínimo a colonização das superfícies e equipamento da sala de cirurgia**
   a. **Limpar a sala de cirurgia**, aí incluídos o aparelho e os monitores de anestesia, com agente bactericida no intervalo entre as operações.
   b. **Limitar o trânsito** na sala de cirurgia.
   c. **Esterilizar o equipamento reutilizável** (p. ex., laringoscópios, broncoscópios e instrumentos cirúrgicos).
   d. É preciso **trocar todo o ar** no mínimo 15 vezes por hora na sala. Além disso, deve-se manter pressão positiva na sala de cirurgia em relação às áreas adjacentes.
   e. **Outras** (nem sempre usadas): ventilação com fluxo laminar, radiação ultravioleta e filtração de partículas no ar de alta eficiência.

2. **Reduzir a um mínimo a transmissão pelo contato com os pacientes**
   a. A **higiene das mãos** foi identificada como principal risco para transmissão de doenças infecciosas no hospital. Em 2008, a Joint Commission tornou a observação da higiene das mãos meta nacional de segurança dos pacientes. É recomendada a desinfecção das mãos com soluções antissépticas antes e depois do contato com cada paciente ou após contato com material contaminado. A política hospitalar constante e implementada rigorosamente, a educação e a vigilância aumentam a adesão à limpeza das mãos com produtos à base de álcool. Além disso, o cumprimento das normas de higiene das mãos diminui as taxas hospitalares globais de *Staphylococcus aureus* resistente à meticilina (MRSA).
   b. **Usar luvas** em caso de provável contato com sangue ou outros líquidos corporais. É preciso trocar as luvas (e lavar as mãos) antes e depois do contato com cada paciente.
   c. **Usar vestimentas de sala de cirurgia que não soltem fiapos**, aí incluídos gorros, máscaras, conjuntos cirúrgicos e propés ou sapatos de uso exclusivo na sala de cirugia, e limpos adequadamente e com regularidade.

3. **Reduzir a um mínimo a probabilidade de infecções relacionadas com a anestesia e os procedimentos anestésicos**
   a. **Inserção de cateteres venosos centrais (CVC)**. A taxa média de infecções hematogênicas relacionadas com CVC nos EUA é de 5,3 por 1.000 cateteres-dia, o que significa cerca de 80.000 infecções por ano e um aumento de até 35% da morbidade ajustada por doença, com um custo estimado de 2,3 bilhões de dólares. Evidências recentes mostraram que a implantação de protocolos poderia praticamente eliminar as infecções relacionadas com os CVC. As medidas mais recomendadas são (i) educação dos clínicos acerca das melhores práticas para controle de infecção; (ii) abastecimento regular e uso de um carrinho com os suprimentos necessários; (iii) seleção criteriosa do local de inserção do cateter (veia jugular interna, subclávia e femoral); (iv) técnica asséptica durante inserção e preparo (desinfecção das mãos, uso de luvas, aventais, gorros e máscaras cirúrgicas estéreis, e campos estéreis completos); (v) preparo da pele com clorexidina aquosa a 2%; (vi) uso de *checklist* por um membro da equipe para confirmar a aplicação das práticas de controle de infecção, o qual tem poder de interromper o procedimento (em situações que não constituem emergências) se essas práticas não estiverem sendo cumpridas; e (vii) discussão diária acerca da necessidade do CVC e retirada de cateteres o mais cedo possível.
   b. **Usar técnica estéril** para inserção de cateteres, bloqueios nervosos e anestesia neuraxial. É preciso usar luvas e campos estéreis, além de inspecionar atentamente e limpar o local de inserção com solução antisséptica. Os cateteres de demora não devem ser inseridos em áreas aparentemente infectadas ou inflamadas. Os cateteres intravenosos periféricos podem ser inseridos após limpeza do local de inserção com álcool isopropílico a 70% ou iodopovidona.

Doenças Infecciosas e Controle de Infecções na Anestesia **83**

    c. Cobrir os locais dos cateteres com curativos transparentes estéreis. Os locais dos cateteres devem ser examinados regularmente no pós-operatório para observação de sinais de infecção.

    d. Usar técnica estéril de administração de fármacos.

4. As **precauções universais** aplicam-se a todos os pacientes, qualquer que seja a doença de base. Há necessidade de precauções de barreira ante a possibilidade de contato com sangue e outras secreções e líquidos corporais que possam abrigar agentes infecciosos. As barreiras são luvas, óculos ou protetor facial e avental.

C. Precauções contra Transmissão. Precauções especiais, que incluem **precauções relativas a contato, transmissão pelo ar** e **gotículas**, são usadas na suspeita de infecção ou em casos de infecção ou colonização por determinados microrganismos. As medidas de precaução variam de acordo com os microrganismos. Na vigência de precauções especiais, coloca-se na porta do quarto do paciente **aviso** indicando o tipo de precaução e os procedimentos necessários ao entrar e sair. Essas diretrizes devem ser seguidas na sala de cirurgia e na sala de recuperação pós-anestesia (SRPA), e avisos devem ser colocados na(s) porta(s) da sala de cirurgia e perto do paciente na SRPA.

1. As **precauções de contato** aplicam-se em muitas situações, incluindo (entre outras) colonização ou infecção por várias bactérias resistentes a antibióticos, como *Staphylococcus aureus* resistente à meticilina (MRSA) e *Enterococcus* resistente à vancomicina (ERV), algumas infecções virais e *Clostridium difficile*. A vigilância sistemática de MRSA diminuiu as taxas de infecção nosocomial em várias populações de pacientes, mas um estudo recente de investigação e vigilância de pacientes perioperatórios não confirmou esse benefício. Não se sabe se a profilaxia com vancomicina diminuirá a incidência de infecções da incisão cirúrgica em portadores de MRSA, e, embora não seja o padrão de tratamento, as diretrizes nacionais do Hospital Infection Control Practices Advisory Committee sugerem que a "alta" frequência de infecção por MRSA em uma instituição deve influenciar o uso de vancomicina para profilaxia.

A incidência e a intensidade da doença causada por *Clostridium difficile* vêm aumentando e essa é a causa mais frequente de diarreia nosocomial. Devem ser instituídas precauções de contato para os pacientes com suspeita de infecção ou infecção comprovada por *C. difficile*. A limpeza das mãos apenas com produto à base de álcool é insuficiente; portanto, é recomendada a lavagem das mãos com água e sabão para eliminar os esporos da bactéria.

    a. Usar luvas e avental ao entrar na sala.

    b. Retirar avental e luvas e lavar as mãos ao sair da sala.

    c. Prontuário médico. Deixar o prontuário e as folhas de evolução fora da sala e não permitir que tenham contato com o paciente nem com as roupas de cama contaminadas. Colocar o prontuário em saco plástico durante o transporte.

    d. Acomodação depois da SRPA. A melhor opção é um quarto privativo. Um quarto semiprivativo, compartilhado com um paciente colonizado ou infectado pelos mesmos microrganismos, é aceitável.

    e. Interrupção das precauções de contato. As diretrizes sobre o momento de interrupção das precauções de contato variam de acordo com os organismos infecciosos e os hospitais. Por exemplo, os protocolos de interrupção da precaução de contato para MRSA podem ser diferentes dos usados para enterococos resistentes à vancomicina (ERV). Além disso, alguns hospitais podem exigir duas culturas negativas do local previamente infectado, enquanto outros exibem uma série de culturas nasais negativas. A política do Massachusetts General Hospital requer que:

        (1) O paciente esteja há no mínimo 48 h sem usar antibióticos.

        (2) Haja culturas negativas do local infectado, se possível, e três culturas negativas em dias diferentes de coleta nos locais mais comuns de colonização pelo organismo (p. ex., retal para ERV e nasal para MRSA).

        (3) Se os critérios (1) e (2) não forem satisfeitos, devem ser mantidas as precauções de contato. Por exemplo, os pacientes submetidos a cirurgia ambulatorial, com infecção por MRSA prévia documentada e sem culturas negativas subsequentes documentadas, devem ser mantidos em precauções de contato.

2. As **precauções contra gotículas** são usadas para limitar a disseminação de agentes infecciosos presentes em gotículas maiores produzidas ao tossir, espirrar e falar. *Neisseria*

84 Capítulo 7

meningitidis, Haemophilus influenzae, Mycoplasma pneumoniae, adenovírus e vírus da rubéola são exemplos de agentes infecciosos transmitidos por gotículas.

   a. **Usar máscara cirúrgica** quando estiver a menos de 90 cm de um indivíduo infectado. Descartar a máscara ao sair do quarto e lavar as mãos em seguida.

   b. **Transporte.** O paciente infectado deve usar máscara cirúrgica durante o transporte.

   c. **Acomodação depois da SRPA.** A melhor opção é um quarto privativo. Um quarto semiprivativo, compartilhado com um paciente colonizado ou infectado pelos mesmos microrganismos, é aceitável.

3. As **precauções contra transmissão aérea** são usadas para limitar a disseminação de agentes infecciosos em partículas que permanecem suspensas no ar. *Mycobacterium tuberculosis* (MBT), vírus varicela-zoster (VVZ), vírus Ebola, coronavírus e vírus do sarampo são exemplos de microrganismos transmitidos por partículas disseminadas no ar.

   a. Há **máscaras especializadas (respiradores N95)** para filtrar partículas muito pequenas.

     (1) Todas as pessoas que entram no quarto de pacientes que necessitam de precauções contra transmissão aérea de tuberculose (TB) e as pessoas que precisam entrar no quarto e não são imunes ao VVZ ou ao sarampo devem usar **respiradores**, e não máscaras cirúrgicas tradicionais.

     (2) Os profissionais que usam respirador devem fazer um **teste de verificação da vedação** antes do uso para garantir a vedação adequada.

   b. **É necessário um quarto privativo de isolamento com pressão negativa para todos os pacientes em precauções contra transmissão aérea.**

   c. **Transporte.** O paciente deve usar máscara cirúrgica durante o transporte. Pacientes intubados devem ser transportados com filtro bacteriano no tubo traqueal.

4. A **SRPA (ou unidade de terapia intensiva [UTI])** e o andar para onde o paciente vai devem ser informados antecipadamente sobre precauções especiais de isolamento.

D. **Prevenção da Exposição a Sangue e Líquidos Corporais Infectados**

1. A **exposição ocupacional** a patógenos hematogênicos, como HIV, HBV e HCV, interessa particularmente aos anestesiologistas, cuja rotina inclui a realização de procedimentos com agulhas e sangue. A exposição pode ser decorrente de perfurações com agulhas, mas também da exposição de cortes abertos, respingos nos olhos e outras áreas expostas e contato com outros objetos cortantes contaminados que não agulhas (p. ex., bisturis e ampolas quebradas).

2. **Medidas preventivas**

   a. **Lavagem das mãos e uso de luvas e óculos de proteção**, como explicado anteriormente.

   b. **Não reencapar agulhas usadas nem remover agulhas usadas das seringas.** As lesões por agulhas são mais frequentes durante o reencapamento. As agulhas usadas devem ser descartadas sem tampa. Existem vários dispositivos que protegem a ponta da agulha usada sem necessidade de recolocar a tampa.

   c. **Descartar imediatamente as agulhas usadas.** Todas as agulhas devem ser descartadas em recipientes especiais imperfuráveis.

   d. **Usar sistemas sem agulha para administração de fármacos parenterais.**

   e. **Não colocar seringas com agulhas nos bolsos.**

E. **Tratamento da Exposição a Sangue e Líquidos Corporais Infectados**

1. **Lavar áreas de contato.** Usar água e sabão ou soro fisiológico estéril na pele; lavar mucosas com água ou soro fisiológico estéril. Não é recomendada a lavagem com agentes cáusticos, como peróxido de hidrogênio.

2. **Comunicar a exposição imediatamente** ao serviço de saúde ocupacional/medicina do trabalho dos funcionários do hospital ou equivalente. A Occupational Safety and Health Administration exige que todas as instituições de saúde tenham protocolos para avaliar e tratar exposições ocupacionais, que incluem:

   a. **Testes sorológicos** (HIV, HBV e HCV) da fonte (quando conhecida) e do profissional de saúde.

   b. Consideração da **profilaxia pós-exposição (PPE)** nos casos de exposição ao HIV e ao HBV.

   c. **Aconselhamento.**

III. MICRORGANISMOS DE INTERESSE PARA OS ANESTESIOLOGISTAS

O *website* dos Centers for Disease Control and Prevention (CDC) (www.cdc.gov) tem revisões atualizadas de possíveis patógenos, incluindo todos os microrganismos revistos aqui, e seu tratamento.

Doenças Infecciosas e Controle de Infecções na Anestesia 85

A. Vírus

1. HIV

  a. Transmissão. O HIV é transmitido pela exposição percutânea ou da mucosa a sangue ou líquidos corporais infectados por lesão com agulha ou outro objeto cortante, transfusão sanguínea e contato sexual. Também há transmissão perinatal de HIV da mãe infectada para o recém-nascido.

  b. Risco ocupacional de HIV. O risco de infecção ocupacional pelo HIV em profissionais de saúde é baixo. A maioria dos casos documentados de soroconversão ocorreu após exposição percutânea; acredita-se que a exposição das mucosas seja de baixo risco.

    (1) O risco de soroconversão é de 0,3% após exposição percutânea ao sangue de uma pessoa infectada pelo HIV.

    (2) O risco de transmissão de HIV é maior em casos de lesões profundas, sangue do paciente visível no instrumento causador da lesão, agulha inserida em uma veia ou artéria do paciente, paciente nas fases terminais de infecção pelo HIV e possivelmente agulhas de maior calibre.

  c. Profilaxia pós-exposição (PPE). Os CDC publicaram diretrizes para o tratamento de profissionais de saúde expostos ao HIV. Essas diretrizes são atualizadas com frequência à medida que surgem outros estudos; o leitor deve consultar o *website* dos CDC (www.cdc.gov) e a linha direta da National Clinicians' Post-Exposure Prophylaxis (888-448-4911) para obter informações atualizadas sobre PPE. Vários fatores são levados em conta ao se decidir pelo início da PPE e ao escolher o esquema empregado. Pode-se optar entre esquemas básicos e ampliados, de acordo com o tipo de exposição, o volume de sangue ou líquido corporal de exposição, o estado sorológico para HIV da fonte de exposição e, se conhecida, a sensibilidade do vírus a fármacos antirretrovirais. É preciso monitorar os efeitos colaterais e a toxicidade dos fármacos nas pessoas submetidas a PPE. As diretrizes dos CDC destacam a importância de protocolos institucionais para notificação precoce de exposição ao HIV e administração oportuna de PPE e recomendam a participação de profissionais especialistas em terapia antirretroviral na PPE.

2. HBV. A hepatite B aguda geralmente não deixa sequelas. Dez por cento dos indivíduos infectados tornam-se portadores crônicos do HBV e correm o risco de desenvolver hepatite ativa crônica, cirrose e carcinoma hepatocelular. A intensidade e a cronicidade da infecção são diferentes em cada pessoa; os indivíduos infectados pelo HBV podem continuar infecciosos durante toda a vida. Cerca de 250 profissionais de saúde morrem a cada ano por sequelas de infecção ocupacional por HBV. A vacinação é uma forma segura e eficaz de prevenção da infecção por hepatite B.

  a. O **HBV é transmitido** pela exposição percutânea ou das mucosas a sangue ou líquidos corporais infectados decorrente de lesão com agulha ou outro objeto cortante, transfusão sanguínea, contato sexual ou durante o período perinatal. Alguns profissionais de saúde que contraem infecção pelo HBV não se recordam de exposição ao sangue ou líquidos corporais de pacientes infectados.

  b. O **risco ocupacional de infecção por HBV** depende da quantidade de inoculado e do estado sorológico para o antígeno e da hepatite B (HBeAg) do paciente fonte. O risco é maior na inoculação com agulha de grande calibre que na exposição da mucosa à saliva possivelmente infecciosa. Caso o paciente fonte seja positivo tanto o antígeno de superfície da hepatite B (HBsAg) quanto para HBeAg, o risco de hepatite clínica por inoculação com agulha é de 22% a 31%. No entanto, se um paciente fonte for positivo para HBsAg, mas negativo para HBeAg, o risco de hepatite clínica é de apenas 1% a 6%.

  c. Vacinação contra HBV. A vacina contra HBV recombinante é recomendada para todos os profissionais de saúde que têm contato com sangue ou líquidos corporais com sangue. A vacinação é feita com três doses ao longo de 6 meses, que devem ser concluídas antes do possível contato com sangue ou líquidos corporais contaminados. A vacinação tradicional tem eficácia mínima de 90%. Devem-se determinar os níveis de anticorpos ao fim da série de vacinação. Vinte e cinco por cento dos indivíduos sem resposta inicial à vacina respondem a uma segunda série.

  d. A **PPE** pode ser indicada depois de exposição ao sangue ou líquidos corporais se o paciente fonte for positivo para HBsAg ou se tiver estado sorológico de HBsAg des-

86 Capítulo 7

conhecido. A decisão depende do estado imune do indivíduo exposto. A PPE geralmente emprega associação de imunização passiva com imunoglobina da hepatite B (HBIg) e imunização ativa contra HBsAg (anticorpo contra HBsAg [anti-HBs]). A PPE deve ser iniciada o mais cedo possível depois da exposição. Segundo as diretrizes dos CDC,

(1) **Indivíduos não vacinados** devem iniciar a série de vacinas em qualquer caso de exposição, seja qual for o estado sorológico de HBsAg do paciente fonte. Caso se saiba que a fonte é positiva para HBsAg, também é recomendado o uso de HBIg em dose única.

(2) Deve-se avaliar a adequação da resposta anti-HBs de **indivíduos vacinados**. Os **indivíduos com resposta vacinal inadequada** (anti-HBs < 10 mUI/mℓ) são tratados com HBIg e, em alguns casos, revacinados se a fonte for positiva para HBsAg ou se o estado sorológico para HBsAg da fonte for desconhecido e for considerado de alto risco. Os **indivíduos com resposta vacinal adequada** (anti-HBs ≥ 10 mUI/mℓ) não necessitam de tratamento complementar.

3. **HCV.** Os profissionais de saúde com exposição ocupacional ao sangue correm risco de contrair HCV. A infecção crônica por HCV e a hepatite crônica ocorrem em 85% e 75%, respectivamente, daqueles infectados por HCV.

   a. A **transmissão no ambiente hospitalar** geralmente ocorre pelo grande volume ou pela exposição percutânea repetida ao sangue, embora haja relato de transmissão pelo respingo de sangue nas conjuntivas.

   b. **Risco de transmissão do HCV.** A taxa descrita de soroconversão do HCV após acidente com agulha ou lesão por outro objeto cortante com sangue infectado é, em média, de 1,8%.

   c. **PPE.** Não há diretrizes para PPE na HCV. Embora a interferona seja aprovada no tratamento da hepatite C crônica, não foi amplamente estudada como agente profilático e não é recomendada atualmente para PPE.

4. **Herpesvírus simples (HSV) I e II**

   a. A **transmissão de HSV** é feita por contato direto entre um indivíduo infectado ou secreções infectadas e a mucosa ou a pele lesada. O HSV pode ser eliminado por indivíduos assintomáticos. O HSV pode ser transmitido por profissionais de saúde.

   b. O **panarício herpético** é a infecção do dedo por HSV e pode ser causado por exposição ocupacional ao HSV I ou HSV II. As lesões são dolorosas e inflamadas e podem ser acompanhadas por febre e linfadenopatia localizada. Os anestesiologistas podem adquirir panarício herpético (principalmente por HSV I) pelo contato com secreções orais de um paciente infectado. As pessoas com panarício herpético ativo podem transmitir HSV e devem evitar contato com pacientes durante o período de transmissibilidade.

5. O **citomegalovírus (CMV)** é um herpesvírus. Embora geralmente seja assintomático, algumas situações predispõem à infecção por CMV com risco de vida, entre elas as infecções intrauterinas e em hospedeiros gravemente enfermos ou imunodeprimidos. A infecção pode ser causada pela reativação de infecção latente no hospedeiro e pela exposição a uma fonte externa como transfusão sanguínea ou transplante de órgão.

   a. A **transmissão** ocorre por contato direto entre o hospedeiro suscetível e a fonte infectada e por transfusão de sangue ou transplante de órgãos infectados.

   b. **Os produtos do sangue geralmente contêm CMV.** Para reduzir a chance de transmissão, os pacientes imunossuprimidos e as parturientes que sejam negativos para CMV devem receber sangue de doadores soronegativos para CMV.

6. O **vírus varicela-zoster (VVZ)** causa varicela e herpes-zóster (cobreiro).

   a. **Transmissão.** O VVZ é altamente contagioso e disseminado por contato direto ou por secreções respiratórias no ar. Os anestesiologistas podem ser expostos ao VVZ ao cuidar de pacientes com infecção primária ou com herpes-zóster. Os profissionais de saúde infectados podem transmitir o VVZ para outros profissionais e para os pacientes.

   b. A **infecção** é comuníssima em crianças, nas quais geralmente evolui sem complicações. Adultos e pessoas imunodeprimidas podem ter infecção grave. A infecção durante a gravidez pode ter efeitos desastrosos sobre o feto.

   c. Os **profissionais de saúde não imunes** que possam ter contato com pacientes de alto risco devem ser vacinados contra o VVZ. Não devem ter contato com pacientes du-

Doenças Infecciosas e Controle de Infecções na Anestesia **87**

rante a fase contagiosa da infecção ativa e não devem ter contato direto com pacientes entre 10 e 21 dias após exposição significativa ao VVZ ativo.

7. Todos os anos há surtos de infecção por **vírus *influenza*.** O vírus *influenza* causa manifestações mais graves que a maioria das outras infecções respiratórias virais. Em geral, não há risco de vida, mas o vírus *influenza* causa cerca de 20.000 mortes anuais. As infecções graves geralmente ocorrem em pessoas idosas, debilitadas e com doenças crônicas.

   a. **Transmissão.** O vírus *influenza* dissemina-se por gotículas produzidas por tosse ou espirro. Os anestesiologistas podem adquirir, e depois disseminar, o vírus *influenza* em razão da íntima associação com as secreções respiratórias.

   b. A **vacinação anual** é recomendada para profissionais de saúde que cuidam de pacientes sob risco de complicações graves relacionadas com a *influenza*.

8. As **doenças priônicas**, como a **doença de Creutzfeldt-Jakob** e o **kuru**, são causadas por um grupo incomum de partículas infecciosas contendo proteínas (príons). Os príons podem causar distúrbios neurodegenerativos lentamente progressivos e fatais. A **transmissão** parece decorrer da inoculação direta de material infectado em um hospedeiro. Há muitos relatos de transmissão por transplantes de dura-máter. O longo período de incubação dificultou a avaliação epidemiológica do risco ocupacional de doenças priônicas. Todavia, acredita-se que o risco de transmissão para profissionais de saúde seja baixo, e não há relato de transmissão por transfusão de sangue. Além das precauções universais que se aplicam a todos os pacientes, é preciso esterilizar totalmente o equipamento reutilizável (como laringoscópios) antes de reutilizá-lo.

B. Bactérias

1. O *Mycobacterium tuberculosis* **(MBT)** causa tuberculose (TB). A infecção geralmente acomete os pulmões, mas também pode haver doença extrapulmonar. A infecção por MBT frequentemente é assintomática e as bactérias tornam-se inativas. Todavia, permanecem vivas e, mais tarde, podem ser ativadas e causar doença. Em geral, a doença ativa ocorre em pacientes com doenças crônicas, debilitados ou imunodeprimidos. As cepas de tuberculose (TB) resistentes a antibióticos causam problemas.

   a. A **transmissão** se dá pela inalação de gotículas aerossolizadas contendo MBT suspensas no ar depois que um hospedeiro infectado tosse, espirra ou fala. Os profissionais de saúde que costumam lidar com secreções respiratórias correm grande risco de contrair MBT.

   b. **Prevenção da transmissão**

      (1) **Precauções respiratórias** devem ser usadas em todos os casos de TB ou suspeita de TB até que seja confirmada a ausência de bacilos álcool-acidorresistentes.

      (2) O teste cutâneo tuberculínico deve fazer parte da avaliação de rotina dos **profissionais de saúde.** A conversão recente pode ser tratada com isoniazida.

      (3) É preciso usar **máscaras faciais especializadas (respiradores N95)**, que filtram partículas muito pequenas (ver seção II.C.3.a).

2. As **bactérias resistentes aos antibióticos** tornaram-se um problema importante em pacientes hospitalizados e podem limitar muito as opções de tratamento nas infecções graves. Muitos fatores contribuíram para o aumento acentuado da resistência de bactérias gram-positivas e gram-negativas aos antibióticos, tais como hospitalização prolongada, presença de cateteres de demora, ventilação mecânica prolongada, falhas nas práticas de controle de infecção e falha no reconhecimento e tratamento adequado da resistência aos antibióticos. A Campaign to Prevent Antimicrobial Resistance in Healthcare Settings (Campanha para Prevenir Resistência aos Antimicrobianos em Ambientes de Cuidados de Saúde) dos CDC cita quatro estratégias de intervenção para prevenção de infecções: diagnóstico imediato e tratamento adequado, prudência no uso de terapia antimicrobiana e prevenção da transmissão.

IV. ANTIBIÓTICOS NA SALA DE CIRURGIA

O Quadro 7.1 apresenta as diretrizes para antibioticoterapia profilática perioperatória.

A. Indicações de Antibióticos na Sala de Cirurgia

1. **Profilaxia** contra infecções da ferida cirúrgica e endocardite.
2. **Continuação do tratamento** da infecção ativa.

88 Capítulo 7

> **QUADRO 7.1** Diretrizes do Partners Health Care para Antibioticoterapia Profilática Perioperatória de Rotina em Procedimentos que Demandem a Incisão da Pele ou Mucosa

Intervenção Cirúrgica ou Local	Antibiótico Pré-operatório	Em Caso de Alergia	Antibiótico Pós-operatório
Apêndice ou esôfago	Cefazolina, 1 g, e metronidazol, 500 mg	1[a]	Igual 8/8 h × 2
Cólon ou reto	2 dias e 1 dia antes da cirurgia: neomicina oral, 500 mg, e eritromicina (base) 250 mg, às 7 h, 12 h, 18 h e ao deitar. Pré-op.: cefazolina, 1 g, e metronidazol, 500 mg	1[a]	Cefazolina, 1 g, e metronidazol, 500 mg, 8/8 h × 2
Vias biliares ou outro local GI	Cefazolina, 1 g	1[a]	Cefazolina 8/8 h × 2
Ginecológica a céu aberto	Cefazolina, 1 g	1[a]	Cefazolina, 8/8 h × 2
Tórax ou cabeça e pescoço	Cefazolina, 1 g; quando o procedimento incluir o orofaringe ou o esôfago, acrescentar 500 mg de metronidazol	3[a]	Nenhum
Coração	Cefazolina, 1 g[b]	3[a]	Cefazolina, 8/8 h × 3 a 5
Vascular	Cefazolina, 1 g	3[a]	Cefazolina, 8/8 h × 3 a 5
Neurocirurgia	Cefazolina, 1 g	2[a]	Cefazolina, 8/8 h × 2
Ortopédica: inclui artroplastia e outros procedimentos	Cefazolina, 1 g	3[a]	Cefazolina, 8/8 h × 2
Plástica	Cefazolina, 1 g	3[a]	Nenhum
Mama	Cefazolina, 1 g	3[a]	Nenhum
Implantação de marca-passo/desfibrilador cardíaco interno automático	Cefazolina, 1 g	3[a]	Nenhum
Outra cirurgia limpa	Cefazolina, 1 g a critério do cirurgião	3[a]	Nenhum
GU			
Prostatectomia transuretral, urina estéril	Nenhum		
Cirurgia a céu aberto, urina estéril	Cefazolina, 1 g	2[a]	Cefazolina, 8/8 h × 2

A profilaxia deve ser administrada logo antes da operação. Deve ser administrada outra dose se o tempo decorrido entre o início da administração e a incisão ultrapassar 90 min, no caso da cefazolina, ou 150 min, no caso da vancomicina.

Administração intraoperatória de outra dose: deve-se administrar outra dose de cefazolina a cada 4 h durante a operação.

A dose de vancomicina deve ser repetida depois de 8 h de operação.

Os pacientes com feridas abertas ou com risco de endocardite podem necessitar de antibioticoterapia complementar. Os pacientes submetidos à cirurgia GU cuja urina não seja estéril necessitam de tratamento complementar.

Podem ser necessárias modificações da dose na frequência em pacientes nos extremos de peso e idade e naqueles com anormalidades da função renal ou hepática.

[a]*Em caso de alergia a cefalosporinas ou história de hipersensibilidade imediata, reação esfoliativa ou outra reação grave à penicilina:*
1. Clindamicina, 600 mg, 8/8 h, e gentamicina, 5 mg/kg × 1.
2. Vancomicina, 1.000 mg, 12/12 h, e gentamicina, 5 mg/kg × 1.
3. Vancomicina, 1.000 mg como dose pré-operatória; caso seja indicada a administração pós-operatória, repetir 12/12 h por três a cinco doses.

Doenças Infecciosas e Controle de Infecções na Anestesia **89**

B. Princípios Básicos da Antibioticoterapia Profilática
  1. O Quadro 7.1 resume as **Diretrizes do Partners Health Care** para rotina de antibioticoterapia profilática perioperatória.
  2. As **indicações** de antibioticoterapia profilática são procedimentos com alto risco de infecção pós-operatória, risco de endocardite, implante de material estranho ou manutenção da antibioticoterapia para tratamento de uma infecção ativa. O uso profilático de antibióticos não é necessário em todos os procedimentos cirúrgicos em todos os pacientes.
  3. A ocasião e a duração dos antibióticos perioperatórios são importantíssimas.
    a. Os **antibióticos intravenosos pré-operatórios** devem ser administrados de 30 a 60 min antes da incisão para garantir níveis adequados no momento da incisão.
    b. A **administração intraoperatória de outra dose** deve ser considerada nas operações mais longas. Por exemplo, a cefazolina costuma ser administrada a cada 4 a 8 h na sala de cirurgia. A administração é mais frequente (4/4 h) quando a cirurgia é acompanhada por grande perda de sangue e/ou necessidade de reposição volêmica.
    c. No **período pós-operatório**, os antibióticos geralmente são mantidos por 24 a 48 h. Não é recomendada a administração prolongada, uma vez que, além de não trazer benefícios, acarreta risco de colonização e infecção subsequente por bactérias resistentes.
  4. Efeitos adversos dos antibióticos
    a. **Reações de hipersensibilidade**, associadas a quase todas as classes de antibióticos e cuja intensidade varia da erupção cutânea à anafilaxia.
    b. **Hipotensão**, provocada pela liberação de histamina (p. ex., vancomicina) ou anafilaxia.
    c. **Bloqueio neuromuscular e potencialização dos bloqueadores neuromusculares**, decorrentes do uso de aminoglicosídios, clindamicina, polimixinas e tetraciclinas. Raramente, há fraqueza intensa e prolongada dos músculos respiratórios.
    d. **Hipernatremia**, provocada pela grande quantidade de sódio associada à administração de derivados da penicilina, como ticarcilina e piperacilina.
    e. **Nefrotoxicidade** (p. ex., aminoglicosídios) e **ototoxicidade** (p. ex., aminoglicosídios e vancomicina).
    f. **Hemorragia**, decorrente da disfunção plaquetária (p. ex., ticarcilina) ou diminuição da produção de fatores da coagulação dependentes de vitamina K (p. ex., cefotetana).
  5. **Velocidade de infusão.** Alguns antibióticos são administrados rapidamente sem dificuldade. Outros, como a vancomicina, os aminoglicosídios e a clindamicina, devem ser administrados mais devagar para evitar efeitos adversos.
C. Infecções Cirúrgicas Pós-operatórias. Muitos fatores influenciam o desenvolvimento e a intensidade das infecções pós-operatórias. As medidas profiláticas são eficazes na prevenção de infecções da incisão. As bactérias causadoras de infecções da incisão indicam o local de origem da infecção e são alteradas por tratamento recente com antibióticos, hospitalização pré-operatória prolongada e doenças coexistentes. As infecções graves da incisão que ocorrem nas primeiras 48 h depois da cirurgia podem ser causadas por *Clostridium* ou por estreptococos do grupo A (*Streptococcus pyogenes*), o que pode exigir desbridamento cirúrgico de emergência além da antibioticoterapia intensiva.
  1. A **classificação da ferida cirúrgica** ajuda a orientar a antibioticoterapia.
    a. **Limpa.** Não há perfuração de órgãos internos que abrigam bactérias. A maioria das infecções de feridas cirúrgicas limpas é causada por bactérias gram-positivas aeróbicas que colonizam a pele, como *S. aureus*, *Staphylococcus* coagulase-negativos e *Streptococcus* spp.
    b. **Contaminada.** As bactérias causadoras de infecção de feridas contaminadas refletem a origem da contaminação (aparelho respiratório, gastrintestinal [GI] ou geniturinário [GU]) e geralmente são bactérias entéricas gram-negativas e bactérias anaeróbicas como *Bacteroides*.
      (1) **Limpa-contaminada.** Há abertura de órgãos sem extravasamento do conteúdo.
      (2) **Contaminada.** Extravasamento do conteúdo dos órgãos sem formação de pus.
      (3) **Suja ou infectada.** Extravasamento do conteúdo dos órgãos com pus.
  2. **Patógenos.** Os causadores mais comuns de infecções depois de cirurgias "limpas" são as bactérias gram-positivas, como *S. aureus* e estreptococos. As infecções depois de cirurgias "contaminadas" podem ser polimicrobianas, por bactérias gram-positivas e gram-negativas aeróbicas e anaeróbicas. Muitos fatores influenciam a flora colonizadora, in-

90 Capítulo 7

clusive duração da hospitalização, uso de antiácidos e bloqueadores dos receptores de histamina 2, uso recente de antibióticos, dismotilidade ou obstrução GI e o estado imune do hospedeiro.

D. Antibióticos Usados com Frequência

1. Os **betalactâmicos** são penicilinas, cefalosporinas, carbapenens (como meropeném) e monobactâmicos (como aztreonam).

   a. A **cefazolina**, uma cefalosporina de primeira geração, é amplamente usada em profilaxia, pois é ativa contra a maioria das bactérias gram-positivas e muitas gram-negativas que tendem a causar infecções de feridas limpas no período pós-operatório inicial. As cefalosporinas de segunda geração, como a **cefoxitina** e a **cefotetana**, oferecem cobertura suplementar contra gram-negativos e anaeróbios e podem ser usadas em cirurgias "contaminadas", sobretudo do trato GI. As cefalosporinas de terceira e quarta gerações, como **ceftriaxona**, **ceftazidima** e **cefepima**, geralmente são administradas como continuação do tratamento pré-operatório de uma infecção, conhecida ou suspeita, por bactérias gram-negativas. A **penicilina** costuma ser usada na profilaxia em cirurgias dentárias.

   b. **Reações adversas**
      (1) **Reações de hipersensibilidade**, que variam de erupção cutânea à anafilaxia. Entre 5% e 10% dos pacientes alérgicos à penicilina são alérgicos às cefalosporinas de primeira geração.
      (2) **Hemorragia** (ver seção IV.B.4.f).
      (3) **Hipervolemia ou hipernatremia** (ver seção IV.B.4.d).
      (4) **Nefrite intersticial** (principalmente nafcilina).
      (5) **Toxicidade no sistema nervoso central.**

2. A **vancomicina** é usada como opção aos betalactâmicos em pacientes alérgicos ou colonizados com bactérias gram-positivas resistentes a antibióticos, como o MRSA. É preciso usar outros antibióticos, se houver necessidade de cobertura contra organismos gram-negativos.

   a. **Reações adversas**
      (1) **Síndrome do homem vermelho**, caracterizada por rubor da face, pescoço e tronco e por graus variáveis de hipotensão. É provocada pela liberação de histamina e não é de natureza alérgica. A síndrome do homem vermelho é minimizada pela administração do fármaco diluído em grande volume e diminuição da velocidade de infusão.
      (2) **Reações de hipersensibilidade**, que variam de erupção cutânea a anafilaxia.
      (3) **Ototoxicidade**, que pode ser permanente e é mais frequente em pacientes tratados com vancomicina e um aminoglicosídio.
      (4) **Nefrotoxicidade**, que era uma importante preocupação com a vancomicina, mas não parece ser importante com as preparações atuais.

3. Os **aminoglicosídios** são gentamicina, amicacina e tobramicina. Na sala de cirurgia, os aminoglicosídios podem ser combinados a outros agentes, como um betalactâmico e um antianaeróbico, sobretudo nos casos de extravasamento do conteúdo intestinal.

   a. **Reações adversas**
      (1) **Nefrotoxicidade** é o efeito adverso mais comum e geralmente é leve, não oligúrica e reversível. Os fatores de risco são idade avançada, debilitação, insuficiência renal inicial, hipotensão, hipovolemia e administração concomitante de outras nefrotoxinas, como agentes de contraste intravenosos.
      (2) **Ototoxicidade**, que pode provocar vertigem e surdez. A velocidade lenta de administração foi sugerida como possível forma de diminuir o risco de ototoxicidade.
      (3) **Fraqueza e potencialização do bloqueio neuromuscular** (ver seção IV.B.4.c).

4. A **clindamicina** pode ser usada como profilaxia na cirurgia de cabeça e pescoço ou como opção aos betalactâmicos em pacientes alérgicos. É ativa contra a maioria das bactérias anaeróbicas e aeróbicas gram-positivas. As **reações adversas** compreendem desconforto GI, erupção cutânea e elevação dos níveis de enzimas hepáticas. A clindamicina é notória causadora de colite por *C. difficile*. A administração rápida de clindamicina pode ter efeitos colaterais adversos, como gosto metálico desagradável na boca e dor perineal; houve relatos de hipotensão intensa e até mesmo de parada cardíaca causada por infusão rápida. Assim, a infusão deve ser lenta, a uma velocidade não superior a 30 mg/min (cerca de 20 min/dose de 600 mg).

Doenças Infecciosas e Controle de Infecções na Anestesia **91**

5. O **metronidazol** pode ser associado a outros agentes, como um betalactâmico e um aminoglicosídio, sobretudo nos casos de extravasamento do conteúdo intestinal. O metronidazol só é ativo contra bactérias anaeróbicas. As **reações adversas** são raras e compreendem sintomas GI (gosto metálico na boca, anorexia e náuseas) e disfunção neurológica (neuropatia periférica, convulsões, ataxia e vertigem).

V. CONSIDERAÇÕES DIVERSAS
A. Pneumonia por Aspiração
1. Complicações infecciosas e não infecciosas podem ser causadas pela **aspiração de conteúdo gástrico** durante a indução e a intubação ou em outras ocasiões do período perioperatório.
   a. A **pneumonite por aspiração** (síndrome de Mendelson) é uma pneumonite química **não infecciosa** causada por aspiração de conteúdo gástrico estéril.
   b. A **pneumonia por aspiração** é um processo infeccioso resultante da aspiração de secreções orofaríngeas ou gástricas não estéreis contendo bactérias patogênicas. A radiografia de tórax geralmente mostra infiltrado nas partes subjacentes do pulmão (na maioria das vezes, o lobo inferior direito).
2. **Microbiologia.** A pneumonia por aspiração é causada por bactérias gram-positivas, como *S. aureus*, bactérias gram-negativas como *Pseudomonas aeruginosa, Escherichia coli, Klebsiella pneumoniae* e, às vezes, anaeróbios.
3. Os **fatores de risco para o desenvolvimento de pneumonia por aspiração** são aspiração de grande volume, diminuição da imunidade, colonização de secreções orofaríngeas por bactérias patogênicas e dentição em más condições (menor probabilidade em indivíduos edêntulos).
4. **Antibióticos e aspiração.** Convém evitar o uso desnecessário de antibióticos para reduzir o risco de colonização por bactérias resistentes.
   a. Não é recomendável o uso rotineiro de antibióticos no tratamento inicial da **aspiração de conteúdo gástrico testemunhada.** As exceções são situações que predispõem à colonização do estômago geralmente estéril, como obstrução intestinal e uso de antiácido ou bloqueador do receptor da histamina 2. Os antibióticos devem ser cogitados quando não há melhora da pneumonite depois de 48 h.
   b. **Há indicação de antibióticos na pneumonia por aspiração.** A escolha dos antibióticos depende de vários fatores, entre eles doença periodontal, alergias e antibioticoterapia recente. O tratamento inicial visa bactérias gram-negativas e gram-positivas e possivelmente anaeróbicas. As escolhas subsequentes de antibiótico devem ser guiadas por coloração pelo Gram e cultura de secreções das vias respiratórias inferiores.
B. Endocardite. Pacientes com anormalidades cardíacas congênitas e adquiridas correm risco de desenvolver endocardite infecciosa após alguns procedimentos cirúrgicos e dentários e podem necessitar de antibioticoterapia profilática perioperatória contra endocardite.
1. **Risco de endocardite pós-operatória.** A endocardite é uma doença rara e pouquíssimos casos de endocardite bacteriana são causados por cirurgia.
2. **Profilaxia da endocardite.** A American Heart Association publicou diretrizes recentes de profilaxia da endocardite que deixam de recomendar a profilaxia em procedimentos não dentários (esofagogastroduodenoscopia [EGD], colonoscopia, cirurgia GI e GU). Além disso, a cobertura profilática deve ser administrada apenas aos pacientes sob risco muito alto e submetidos a procedimentos dentários com manipulação do tecido gengival ou da região periapical ou perfuração da mucosa oral. Estes compreendem os pacientes com próteses valvares cardíacas, endocardite infecciosa prévia, cardiopatia coronariana ou os receptores de transplante cardíaco com regurgitação valvar por anormalidade estrutural. Essa é uma alteração importante em relação às diretrizes prévias.
C. Os **pacientes imunodeprimidos** correm maior risco de adquirir infecções na comunidade, hospitalares e oportunistas. As **causas de imunodepressão** são terapia imunossupressora, como nos transplantes de órgãos e da medula óssea, queimaduras, câncer, infecção pelo HIV, quimioterapia, uso de corticosteroides e desnutrição grave.
1. Convém adiar **cirurgias eletivas**, se possível, em pacientes com imunodepressão grave (como número total de neutrófilos < 500 células/mm^3).
2. **Membros da equipe com infecções respiratórias** não devem cuidar de pacientes com imunodepressão grave. Se isso não for possível, o profissional deve usar máscara cirúrgica durante o contato com o paciente.

92 Capítulo 7

3. A observação rigorosa de **técnica estéril** é essencial na prevenção de complicações infecciosas.

4. A **antibioticoterapia profilática** é usada em receptores de transplante de órgãos para profilaxia de infecção pós-operatória da ferida a curto prazo e para prevenção de infecções oportunistas a longo prazo. Há interação importante entre alguns antibióticos e imunossupressores. A administração concomitante de vários antibióticos pode alterar o metabolismo da ciclosporina (com fluoroquinolonas, eritromicina, fluconazol, rifampicina e isoniazida) e aumentar a toxicidade (com aminoglicosídios, anfotericina B, vancomicina, pentamidina e trimetoprima/sulfametoxazol). É importante monitorar os níveis de ciclosporina em pacientes tratados com esses agentes.

5. Pode ser conveniente que pacientes imunodeprimidos usem máscaras durante o transporte.

D. As **infecções relacionadas com o cateter intravascular** podem ocorrer em qualquer tipo de acesso intravenoso, mas são mais frequentes com os cateteres venoso central e arterial pulmonar. A infecção pode ser restrita ao local do cateter (infecções locais) ou disseminada (infecções hematogênicas relacionadas com cateter [CRBSI]).

1. Os **patógenos bacterianos** típicos são *Staphylococcus* coagulase-negativos e *Streptococcus*, mas também incluem várias bactérias gram-negativas e gram-positivas. *Candida* spp. são responsáveis por cerca de 10% das infecções relacionadas com cateter.

2. Os **fatores de risco** são nutrição parenteral total e cateterização prolongada.

3. As **manifestações clínicas** incluem febre e leucocitose. Embora possa haver eritema no local de inserção do cateter, não é comum haver sinais localizados de infecção. Os pacientes podem apresentar fisiologia séptica.

4. **Diagnóstico.** É preciso fazer culturas do sangue, escarro e urina antes de instituir a antibioticoterapia, mas isso não deve atrasar a administração de antibióticos. As hemoculturas devem ser colhidas de dois locais diferentes. Muitas vezes os cateteres venosos centrais (CVC) são retirados quando há suspeita de CRBSI. No entanto, se houver suspeita de CRBSI em paciente com possibilidade limitada de acesso vascular ou no qual, por outros motivos, a retirada do cateter seja indesejável, o diagnóstico pode ser auxiliado por hemoculturas quantitativas simultâneas de uma veia periférica e do canhão do cateter. Uma contagem de colônias 5 a 10 vezes maior na cultura do acesso central que da veia periférica sustenta o diagnóstico de CRBSI.

5. O **tratamento** consiste em retirada do acesso e administração de antibióticos. A cobertura empírica inicial deve abranger possíveis patógenos e, depois, deve ser ajustada para cobertura dos microrganismos observados na hemocultura.

   a. Os protocolos de **retirada de via de acesso** variam de acordo com a instituição e a UTI. No Massachusetts General Hospital, acessos possivelmente infectados costumam ser substituídos por novo acesso em outro local, exceto se houver circunstâncias atenuantes específicas, como trombose de outros vasos centrais. Em outras instituições, porém, a suspeita de infecção da via de acesso é tratada por substituição do cateter sobre um fio-guia, análise de hemocultura e cultura quantitativa da extremidade do cateter, e o acesso só é substituído por outro local se as culturas quantitativas da extremidade ou hemoculturas forem positivas.

   b. A **escolha do antibiótico** deve ser guiada pela situação clínica e pelos dados de cultura disponíveis. O tratamento empírico pode ser necessário se houver sintomas de infecção da via de acesso antes de definir o microrganismo causador. Os antibióticos devem ser modificados para proporcionar cobertura dos patógenos apropriados de acordo com os resultados da cultura. Nas infecções bacterianas relacionadas com o cateter e não complicadas, os antibióticos são mantidos por 7 a 14 dias. No entanto, hospedeiros imunodeprimidos, sobretudo com micoses, podem necessitar de tratamento mais longo.

6. Os protocolos de **substituição** variam entre as instituições e até mesmo em diferentes UTI da mesma instituição. Não foi demonstrado benefício da rotina de substituição de cateteres, porém muitos profissionais trocam os acessos centrais depois de aproximadamente 1 semana.

Leituras Sugeridas

Bancroft EA. Antimicrobial resistance: it's not just for hospitals. *JAMA* 2007;298:1803–1804.

Doenças Infecciosas e Controle de Infecções na Anestesia **93**

Bratzel DW, Houck PM. Antimicrobial prophylaxis for surgery: an advisory statement from the national surgical infection prevention project. *Clin Inf Dis* 2004;38:1706–1715.

Centers for Disease Control and Prevention. Guidelines for preventing the transmission of *Mycobacterium tuberculosis* in health care facilities, 1994. *MMWR Morb Mortal Wkly Rep* 1994;43:1–132.

Centers for Disease Control and Prevention. Immunization of health care workers. *MMWR Morb Mortal Wkly Rep* 1997;46:1–42.

Centers for Disease Control and Prevention. Updated US Public Health Service guidelines for the management of occupational exposures to HBV, HCV, and HIV and recommendations for postexposure prophylaxis. *MMWR Morb Mortal Wkly Rep* 2001; 50(RR11):1–42.

Cheng EY, Numphius N, Hennen CR. Antibiotic therapy and the anesthesiologist. *J Clin Anesth* 1995;7:425–439.

Halsey J. Current and future treatment modalities for *Clostridium difficile*-associated disease. *Am J Health Syst Pharm* 2008;65:705–715.

Harbarth S, Fankhauser C, Schrenzel J, et al. Universal screening for methicillin-resistant *Staphylococcus aureus* at hospital admission and nosocomial infection in surgical patients. *JAMA* 2008;299:1149–1157.

Klevens RM, Edwards JR, Richards CL Jr, et al. Estimating health care-associated infections and deaths in U.S. hospitals, 2002. *Public Health Rep* 2007;122:160–166.

Klevens RM, Morrison MA, Nadle J, et al. Invasive methicillin-resistant *Staphylococcus aureus* infections in the United States. *JAMA* 2007;298:1763–1771.

Kollef MH, Afessa B, Anzueto A, et al. Silver-coated endotracheal tubes and incidence of ventilator–associated pneumonia: the NASCENT randomized trial. *JAMA* 2008;300: 805–813.

Mangram AJ, Horan TC, Pearson ML, et al. Guideline for prevention of surgical site infection, 1999. Hospital Infection Control Practices Advisory Committee. *Infect Contr Hosp Epidemiol* 1999;20:250–278.

Marik PE. Aspiration pneumonitis and aspiration pneumonia. *N Engl J Med* 2001;344:665–671.

Moran GJ. Emergency department management of blood and body fluid exposures. *Ann Emerg Med* 2000;35:47–62.

Nishimura RA, Carabello BA, Faxon DP, et al. ACC/AHA 2008 guideline update on valvular heart disease: focused update on infective endocarditis. *Circulation* 2008;118:887–896.

Osmon DR. Antimicrobial prophylaxis in adults. *Mayo Clin Proc* 2000;75:98–109.

Proceedings of the national sharps injury prevention meeting, September 12, 2005, Atlanta, GA. Accessed at: http://www.cdc.gov/sharpssafety/pdf/proceedings.pdf

Pronovost P, Needham D, Berenholtz S, et al. An intervention to decrease catheter-related bloodstream infections in the ICU. *N Engl J Med* 2006;355:2725–2732.

Stone PW, Hedblom EC, Murphy DM, et al. The economic impact of infection control: making the business case for increased infection control resources. *Am J Infect Control* 2005;33:542–547.

PARTE II: ADMINISTRAÇÃO DA ANESTESIA

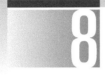

Segurança em Anestesia

Sara N. Goldhaber-Fiebert e Jeffrey B. Cooper

I. O RISCO DA ANESTESIA
A. Não Há como Medir com Precisão o Risco Global da Anestesia
1. Dados recentes sugerem que a anestesia contribui para a morte em cerca de 1 por 10.000 anestesias. Essas estimativas são especulativas porque é impossível controlar as condições.
2. A mortalidade evitável relacionada com a anestesia em pacientes saudáveis (classes 1 e 2 da American Society of Anesthesiologists) pode ser da ordem de 1 em 100.000. É maior a probabilidade de eventos adversos em pacientes de maior risco submetidos a intervenções cirúrgicas de complexidade crescente.
3. Muitos outros pacientes têm lesões não fatais graves e que implicam custos elevados, como lesão neurológica permanente.
4. Embora a anestesiologia seja reconhecida como uma especialidade importante no tocante à segurança do paciente e os desfechos adversos tenham diminuído bastante, os riscos da anestesia ainda são substanciais. É preciso manter e reforçar os esforços prévios bem-sucedidos para promover a segurança e reduzir mortes e lesões evitáveis.

B. Acidentes que Resultam em Lesão São Causados Principalmente por Falhas do Sistema, mas o Erro Humano É um Importante Fator que Contribui para a Maioria dos Desfechos Adversos Evitáveis
1. No mínimo metade dos eventos adversos poderia ser evitada e pode ter sido causada por desvio das práticas de anestesia aceitas.
2. Raramente um acidente tem uma só causa. A maioria é provocada por um ou mais eventos ou falhas do sistema. As falhas do sistema são irregularidades nas inspeções e equilíbrios necessários para a operação segura do sistema. A conduta atual aceita para prevenção de acidentes concentra-se nas falhas do sistema, e não no operador.
3. A prevalência dos quase acidentes é muito maior que a dos eventos que provocam lesão. Esses eventos de "quase perda" são usados como indicadores da segurança geral do sistema.
4. Os resultados adversos geralmente são atribuídos a uma ou mais das seguintes causas diretas ou indiretas: hipovolemia, hipoxia, hipotensão, hipoventilação, obstrução das vias respiratórias, superdosagem medicamentosa, aspiração, preparo inadequado, supervisão inadequada, problemas de comunicação ou controle insatisfatório da crise.

C. Vigilância e Atenção aos Detalhes São Essenciais para a Segurança da Anestesia. A vigilância permite que o anestesiologista mantenha-se atento aos eventos e sinais ao seu redor enquanto desempenha outras tarefas. A atenção aos detalhes permite que se concentre ativamente em uma questão (como a rotulagem correta de uma seringa) em meio aos muitos estímulos sensoriais concomitantes. A coordenação de diferentes níveis cognitivos (pensamento *versus* ação) e o controle simultâneo de muitos problemas são partes essenciais da tomada de decisão dinâmica.

Segurança em Anestesia **95**

D. Acidentes Graves Geralmente São Causados por uma Associação de Lapso da Vigilância e Erros de Conhecimento, Julgamento ou Habilidade. Essas associações podem ser desencadeadas por interações do paciente, equipamento, anestesiologista, cirurgião e ambiente. Esses fatores podem combinar-se para dificultar a detecção imediata ou a correção apropriada de um problema. A indisciplina nas rotinas pessoais, a desorganização ergonômica do local de trabalho e as anotações erradas ou irregulares no prontuário contribuem para os acidentes.

II. ESTRATÉGIAS GERAIS DE SEGURANÇA

A. Elaborar um Plano Pré-operatório. É preciso elaborar um plano de anestesia minucioso (que inclua priorização de metas e provisões para crises); familiarizar-se com o procedimento, o equipamento e a técnica anestésica; preparar o paciente; preparar o espaço de trabalho (inclusive aspectos ergonômicos de espaço de manobra, desobstrução do campo visual e acesso ao paciente e ao aparelho); fazer inspeção completa do aparelho de anestesia, monitores e outros aparelhos; inspecionar o equipamento de reserva; identificar todos os medicamentos; e, depois de reavaliar o plano de anestesia, obter medicamentos ou equipamentos complementares que possam ser necessários. É preciso saber onde estão os suprimentos e o equipamento de emergência.

B. Desenvolver o Domínio da Situação. Usar método sistemático ao examinar o aparelho, os monitores, o paciente, o campo cirúrgico e o ambiente. Dispor o equipamento e os monitores apropriados de modo a facilitar isso. Avaliar constantemente o "quadro geral" e conceber diagnósticos diferenciais para explicar os eventos observados, bem como "mapas mentais" das diferentes intervenções possíveis. Ante a anormalidade de um sinal vital, avaliar rapidamente os outros e, ao mesmo tempo, repetir a aferição e observar o que está acontecendo no campo cirúrgico.

C. Aprimorar o Trabalho em Equipe: Comunicação. O trabalho em equipe promove a segurança e pode ser essencial na prevenção ou recuperação de uma situação crítica. Uma equipe saudável tem respeito profissional mútuo; os membros dividem tarefas, metas e informações essenciais, o que permite que todos façam bem o seu trabalho. Para aprimorar o trabalho em equipe e a comunicação, trate os cirurgiões e enfermeiros pelos seus nomes desde o início e mantenha contato ocular. As solicitações e delegações de tarefas devem ser claras e específicas, chamando os profissionais pelo nome; deve-se solicitar confirmação verbal de todas as tarefas designadas (p. ex., "Jack, faça X e me avise quando terminar."). É importante delegar as tarefas para os profissionais mais capacitados. Nunca pressuponha que intervenções importantes foram realizadas ou medicamentos cruciais foram administrados conforme o planejado, até a confirmação.

D. Compensar Fatores Geradores de Estresse. Reconhecer as situações que prejudicam o desempenho: pressão por maior produção, ruído, má iluminação, fadiga, monotonia, doença, fome e tensão interpessoal. Tentar otimizar o ambiente de trabalho, o que inclui medidas simples, como acender a luz. Considerar questões mais sutis, como o reconhecimento das próprias limitações, solicitando o descanso necessário quando excessivamente cansado ou doente.

E. Confirmar Observações. É preciso fazer observações cruzadas com sistemas redundantes (p. ex., verificar a frequência cardíaca no eletrocardiograma [ECG] e no oxímetro de pulso) e analisar covariáveis (p. ex., pesquisar uma alteração concomitante da frequência cardíaca com um aumento da pressão arterial). Quando uma situação não fizer sentido, analisá-la com uma segunda pessoa.

F. Implementar Medidas Compensatórias. Reagir a um problema em desenvolvimento pela implementação de medidas contemporizadoras até que seja encontrada uma solução mais definitiva (p. ex., aumentar a fração de oxigênio inspirado se a saturação de oxigênio cair; administrar líquidos intravenosos ou vasopressores se houver hipotensão). Entretanto, as medidas compensatórias não devem ser a única resposta ao problema. É preciso pesquisar a causa primária corrigível e tratá-la apropriadamente.

G. Preparar-se para a Crise. É preciso estar preparado para crises. Deve-se ter um plano para eventualidades e estar preparado para reformulá-lo. **Convém pedir ajuda ao enfrentar situações possivelmente incontroláveis.** É importante aprender a pedir ajuda cedo, pois ela pode não chegar imediatamente. Revisar, praticar e usar os protocolos aceitos para emergências e reanimação (p. ex., protocolos de suporte avançado de vida cardiológico e de hipertermia maligna).

96 Capítulo 8

H. Reconhecer e Enfrentar as Pressões para Produção, Inclusive as Limitações Econômicas e de Tempo. Às vezes há **conflito entre essas pressões** e a avaliação pré-operatória, o preparo e o monitoramento adequados; além disso, também pode haver pressão para realizar um procedimento quando existem motivos clínicos para cancelá-lo. Se você não estiver certo de que o procedimento deva ser realizado ou acreditar que não é seguro anestesiar o paciente, diga isso claramente aos seus colegas. A pressão para dar prioridade à eficiência e à produção em detrimento da segurança já causou acidentes catastróficos em vários segmentos de atividade. A segurança do paciente tem de ser prioridade, a despeito de pressões explícitas ou veladas e de incentivos à produção.

I. Aprender com as Dificuldades. Uma ocorrência que quase termina em um desfecho adverso deve ser usada para melhorar o desempenho em situações semelhantes no futuro. Todo erro é uma oportunidade para aprender e melhorar. Use o sistema de controle de qualidade do seu departamento para comunicar essas ocorrências.

III. ERROS CRUCIAIS A CONHECER E EVITAR

A seguir é apresentada uma lista parcial de armadilhas importantes a evitar. Essa lista foi elaborada a partir de experiências clínicas, análises de controle de qualidade e teorias descritas na literatura. Muitos desses erros podem ser rapidamente letais ou provocar morbidade significativa. Embora muitas vezes fatores relativos aos sistemas (já apresentados) provoquem erros ou compliquem seus efeitos, os erros citados aqui podem ser decorrentes do simples desconhecimento de uma armadilha específica; portanto, é importante conhecê-los. O *website* do Department of Anesthesia, Critical Care, and Pain Medicine do Massachusetts General Hospital (http://www2.massgeneral.org/anesthesia/index. aspx?page=education_training_reference&subpage=anesthesia) apresenta uma lista mais ampla, com explicações bem mais detalhadas, diagramas e dicas de prevenção e tratamento.

A. Erros Concernentes às Vias Respiratórias
1. A permanência da **válvula de Passy-Muir** na traqueostomia ao insuflar o balão para administrar ventilação com pressão positiva causa **insuflação pulmonar repetida sem mecanismo para expiração**.
2. A **permanência do cilindro de O₂ de reserva** depois da inspeção do aparelho pode retardar a detecção de um defeito na tubulação até que o cilindro de reserva esteja vazio.
3. A **pré-oxigenação insuficiente** pode provocar acentuada **dessaturação em caso de intubação difícil**.
4. A reintubação pode ser muito difícil em caso de **extubação acidental durante uma cirurgia em decúbito ventral**.
5. A **extubação** (acidental) **de um paciente durante o transporte** pode levar à perda do controle da via respiratória.
6. A **quantidade insuficiente de O₂ no cilindro** durante o **transporte** pode causar dessaturação grave.

B. Erros Concernentes à Medicação
1. A **administração de fenitoína não diluída por infusão intravenosa rápida** pode causar hipotensão refratária, arritmias e morte.
2. A **administração de potássio não diluído por infusão intravenosa rápida** pode causar fibrilação ventricular e parada cardíaca.
3. A **administração de neostigmina sem um fármaco antimuscarínico (p. ex., glicopirrolato)** pode causar **assistolia**, bradicardia intensa e bloqueio atrioventricular, e pode ser fatal.
4. A **succinilcolina** pode causar intensa **hiperpotassemia e arritmias**, provocar **hipertermia maligna e ser fatal** se administrada em situações contraindicadas.
5. **Medicamentos** aos quais o paciente é **alérgico** podem causar **anafilaxia**.
6. A **administração de sangue do tipo errado** (erro na transcrição de informações) pode causar **reação de incompatibilidade** e ser fatal.

C. Erros Concernentes ao Procedimento
1. O **pneumotórax hipertensivo iatrogênico** ignorado pode causar **rápido colapso cardiovascular**.
2. A **injeção intravascular** acidental **de anestésicos locais** durante o bloqueio nervoso pode causar **toxicidade neurológica** e **cardíaca**, com risco de morte (sobretudo com bupivacaína).
3. **Hematomas peridurais evitáveis** podem surgir quando se administra raquianestesia ou anestesia peridural a **pacientes com coagulopatia**.

Segurança em Anestesia **97**

4. A inserção ou retirada de **cateteres venosos centrais** pode acarretar **embolia gasosa**, com risco de acentuada instabilidade hemodinâmica.
5. A **embolia gasosa** pode ocorrer em **sistemas intravenosos pressurizados** que contenham **ar na bolsa intravenosa ou equipos intravenosos não preenchidos.**
6. A permanência prolongada do torniquete usado para acesso venoso ou coleta de sangue no paciente anestesiado pode causar **necrose do membro.**
7. A conexão de um **dreno de ventriculostomia** a uma **bolsa pressurizada de solução salina com heparina** (em um paciente que provavelmente já tem pressão intracraniana elevada) **pode aumentar a pressão intracraniana.**

IV. CONTROLE DE QUALIDADE

Existem vários tipos de programas de controle de qualidade, mas todos têm de incluir diversas atividades com o objetivo de manter e melhorar a qualidade da assistência e de reduzir a um mínimo o risco de lesão por anestesia.

A. Documentação. É preciso preencher um relatório de incidentes e enviar ao setor de controle de qualidade sempre que houver uma ocorrência extraordinária, um desfecho imprevisto, lesão do paciente ou quase morte, sobretudo se for necessário acompanhamento para evitar recorrência. O relatório deve incluir os fatos relevantes e evitar juízos de valor. Os incidentes são analisados pelo comitê de controle de qualidade do departamento, que recebe outras informações dos envolvidos e pode sugerir mecanismos de correção se forem identificados elementos sistemáticos. Casos com especial valor educativo devem ser expostos nas reuniões de apresentação de casos. É recomendada a análise contínua e o *feedback* de eventos adversos (morte e quase morte) para identificar e avaliar problemas do sistema e elaborar normas. (Ver detalhes na seção V.C.)

B. Normas e Diretrizes. Os anestesiologistas devem conhecer bem as políticas e os procedimentos de segurança da instituição, aí incluídos aqueles relativos ao monitoramento, resposta a um evento adverso, *check-list* na troca de anestesiologista, protocolos de reanimação, exames perioperatórios e eventuais procedimentos ou práticas especiais para o uso de fármacos, equipamentos e suprimentos. (As normas nacionais em vigor nos Estados Unidos e as diretrizes práticas são apresentadas na seção V adiante e em www. asahq.org.)

C. Treinamento de Segurança. Os anestesiologistas devem passar por treinamento de segurança para aprender e observar habilidades básicas. É recomendável que o treinamento inclua **segurança ambiental básica** (incêndio, evacuação e segurança elétrica [ver Capítulo 18, seção XIX]), **prevenção de infecção cruzada** (ver Capítulo 7) e **habilidades de controle de crises** (p. ex., suporte avançado de vida em cardiologia, suporte avançado de vida no trauma, suporte avançado de vida em pediatria, administração de recursos na crise em anestesia e tratamento da hipertermia maligna). Convém usar técnicas de simulação sempre que possível a fim de permitir a prática em condições semirreais. É preciso dar atenção especial ao aprendizado de habilidades genéricas de controle de eventos críticos, que inclui clareza de papéis (p. ex., liderança e delegação de tarefas), comunicação (uso de nomes e fechamento do círculo de instruções), gestão de recursos (p. ex., distribuição da equipe, tempo e equipamento), uso apropriado de suporte (p. ex., atribuição de responsabilidades, monitoramento e verificação cruzada de informações) e avaliação global (p. ex., prevenção de erros de fixação e domínio da situação).

D. A Segurança É Influenciada pela Cultura de Trabalho da Instituição. É necessário que o compromisso permanente com a segurança, inclusive com a existência de sistemas duplicados, treinamento contínuo e dedicação ao aprendizado com os erros, faça parte da cultura da organização.

V. NORMAS E PROTOCOLOS

Descrevemos três protocolos importantes e ilustrativos:

A. As Normas da American Society of Anesthesiologists para monitoramento básico em anestesia aplicam-se a toda assistência anestésica, embora as medidas de suporte de vida apropriadas tenham prioridade em situações de emergência. Diante de circunstâncias atenuantes, o anestesiologista responsável pode dispensar algumas exigências. Essas normas não se aplicam

98 Capítulo 8

a pacientes em trabalho de parto nem ao controle da dor. Todos os anestesiologistas devem conhecer as normas atuais completas (ver Capítulo 10 e www.asahq.org), que descrevem condições específicas e exceções. Os principais elementos são:

1. É imprescindível a presença de um **profissional qualificado** na sala durante todo procedimento de anestesia geral, anestesia regional e cuidados anestésicos monitorados.

2. Deve haver **avaliação permanente** da *oxigenação* (com um analisador de oxigênio e oxímetro de pulso), *ventilação* (via sinais clínicos e capnometria; é preciso fazer análise contínua do dióxido de carbono ao fim da expiração na intubação traqueal; é forçoso usar alguma forma de monitoramento com alarme audível durante a ventilação mecânica), *circulação* (via ECG contínuo; verificação da pressão arterial e frequência cardíaca no mínimo a cada 5 min; e uma ou mais destas avaliações: palpação de um pulso, ausculta cardíaca, monitoramento do traçado de pressão intra-arterial, monitoramento do pulso periférico por ultrassonografia, pletismografia ou oximetria de pulso) e *temperatura* (por qualquer método, quando há programação, previsão ou suspeita de alterações significativas da temperatura corporal).

B. Troca de Anestesiologista e Comunicação com a Equipe

1. É importante que os anestesiologistas façam pausas periódicas. Convém evitar a **substituição do anestesiologista**, se possível, durante procedimentos curtos; é é preciso ter cuidado em intervenções complexas – isto é, se não for possível transferir satisfatoriamente para outra pessoa o senso intuitivo do profissional em relação à conduta anestésica. **O horário da substituição deve constar do relatório.**

2. **Durante a substituição, é preciso transmitir com clareza as seguintes informações** antes que o anestesiologista que iniciou o procedimento saia da sala. A Figura 8.1 mostra um exemplo de *check-list*.

   a. **Detalhes clínicos prévios.** Diagnóstico do paciente, cirurgia, alergias, história clínica e cirúrgica pregressa, medicamentos relevantes e todos os exames complementares normais ou anormais pertinentes.

   b. **Controle intraoperatório.** Andamento da intervenção cirúrgica, técnicas de avaliação e controle das vias respiratórias, plano anestésico e situação atual, sinais vitais atuais com explicação de eventuais anormalidades ou tendências, acesso intravenoso e monitoramento, avaliação da perda de sangue e volemia (inclusive o encaminhamento de amostra ao banco de sangue, além de reserva e da disponibilidade de hemoderivados), necessidade prevista de outros medicamentos (p. ex., narcóticos, relaxamento muscular ou reversão e antieméticos) e providências, inclusive local para recuperação e previsão da necessidade de suporte ou monitoramento durante o transporte (p. ex., agentes inotrópicos e intubação prolongada).

3. **Comunicação com os cirurgiões.** A preocupação com a capacidade do paciente de suportar a cirurgia eletiva/anestesia e a necessidade de diagnóstico ou tratamento complementar, para otimizar conduta intraoperatória, deve ser discutida com a equipe cirúrgica. Também é preciso, desde cedo, informar aos cirurgiões responsáveis sobre possíveis complicações anestésicas pós-operatórias que possam afetar a assistência pós-operatória.

4. A **comunicação com outros médicos**, inclusive anestesiologistas da sala de recuperação, deve ser iniciada quando apropriado. Isso complementa os relatórios detalhados padrões entregues à equipe de enfermagem. A comunicação deve ser um **alerta** sucinto explicando por que o médico deve ficar atento ao paciente, que inclua a história e a conduta intraoperatória pertinentes (p. ex., paciente com via respiratória difícil).

C. Diretrizes para Medidas a Serem Tomadas Depois de um Evento Adverso na Anestesia. As diretrizes adiante devem ser usadas quando há morte ou lesão de um paciente supostamente relacionada com a conduta anestésica:

1. Os **objetivos** são limitar a lesão do paciente por um evento adverso específico associado à anestesia e garantir que as causas do evento sejam identificadas para evitar recorrência. As atividades visam a garantir a assistência ao paciente, evitar a perda ou alteração de equipamentos ou suprimentos relacionados com o evento, documentar informações, comunicar aos profissionais apropriados e oferecer a orientação necessária e apoio aos cuidadores.

2. As **diretrizes** determinam as responsabilidades do anestesiologista, do supervisor do incidente (de preferência outro profissional que não o anestesiologista envolvido na ocorrência), do responsável pelo equipamento e do supervisor do acompanhamento.

Segurança em Anestesia 99

Check-list da Troca de Anestesiologista

Detalhes clínicos prévios:

[ ] Nome/idade do paciente, cirurgia, cirurgião, diagnóstico, HDA
[ ] Membros da equipe/apresentações
[ ] Alergias (e reações)
[ ] Condição inicial (capacidade funcional, raciocínio, capacidade de cooperar)
[ ] Peso
[ ] HPP/HCP
[ ] Medicamentos (e medicamentos pregressos pertinentes, p. ex., esteroides, anticoagulantes)
[ ] Exames complementares pertinentes

Durante a operação (conduta, planos):

[ ] Avaliação das vias respiratórias, controle, dificuldades?, configurações do ventilador
[ ] Anestésicos/narcóticos/pressores/relaxantes/antieméticos (medicamentos programados/planejados?, concentração dos medicamentos preparados?)
[ ] Antibióticos (administrados? próxima administração?)
[ ] Sinais vitais atuais e tendências
[ ] Hidratação (líquidos administrados, urina, PSE, hemoderivados disponíveis, planos em curso)
[ ] Cateteres
[ ] Exames laboratoriais atuais e programados (a serem colhidos)
[ ] Evolução da cirurgia
[ ] Equipamento auxiliar (p. ex., torniquete, *laser*)
[ ] Alguma preocupação/problema? (p. ex., condição do paciente, cateteres, aparelhos, equipamento, cirurgia)
[ ] Planos de extubação?
[ ] Previsão de necessidade de monitoramento/equipamento durante o transporte?
[ ] Destino pós-operatório? (leito solicitado?)
[ ] Preocupações no pós-operatório (p. ex., plano de analgesia, necessidade de parecer, DU)
[ ] Alguma dúvida do anestesiologista substituto?

FIGURA 8.1 *Check-list* da substituição do anestesiologista. Este é um exemplo de procedimento para guiar a substituição intraoperatória de um anestesiologista por outro na assistência ao paciente. PSE, perda de sangue estimada; HDA, história da doença atual; HPP, história patológica pregressa; HCP, história cirúrgica pregressa; DU, débito urinário.

3. O **anestesiologista** envolvido em um evento adverso deve:
   a. Providenciar a continuação da assistência ao paciente.
   b. Comunicar ao coordenador de anestesia do centro cirúrgico logo que possível. Caso tenha havido participação de residente ou enfermeiro com capacitação em anestesia, este deve comunicar ao responsável pelo serviço.
   c. Não descartar suprimentos nem mexer no equipamento.
   d. Documentar a ocorrência no prontuário do paciente (inclusive o número de série do aparelho de anestesia).
   e. Não alterar o prontuário.
   f. Participar do acompanhamento do caso.
   g. Consultar especialistas, quando necessário.
   h. Enviar relatório de acompanhamento ao departamento de controle de qualidade.
   i. Documentar a assistência prestada no prontuário do paciente.

100 Capítulo 8

Leituras Sugeridas

American Society of Anesthesiologists. http://www.asahq.org/publicationsAndServices/sgstoc.htm. Accessed December 9, 2009.

Anesthesia Patient Safety Foundation. www.apsf.org. Accessed December 9, 2009.

Beckmann U, Runciman WB. The role of incident reporting in continuous quality improvement in the intensive care setting. *Anaesth Intensive Care* 1996;24:311–313.

Bognar SM. *Human error in medicine.* Hillsdale: Lawrence Erlbaum, 1994.

Cooper JB, Gaba DM. A strategy for preventing anesthesia accidents. *Int Anesthesiol Clin* 1989;27:148–152.

Cooper JB, Longnecker D. Safety and quality: The guiding principles of patient-centered care. In Longnecker, D, ed. New York: McGraw Hill Medical Publishing, 2007:20–37.

Cooper JB, Newbower RS, Kitz RJ. An analysis of major errors and equipment failures in anesthesia management: considerations for prevention and detection. *Anesthesiology* 1984;60:34–42.

Gaba DM. Anaesthesiology as a model for patient safety in health care. *BMJ* 2000;320:785–788. Available at: www.bmj.com/cgi/content/full/320/7237/785

Gaba DM, Fish K, Howard S. *Anesthesia crisis management.* New York: Churchill Livingstone, 1994.

Goldhaber-Fiebert SN, Torri A. Crucial errors in anesthesia to know and avoid. Internal anesthesia department materials at Massachusetts General Hospital. Personal Communication. December 2005. Available at: http://www2.massgeneral.org/anesthesia/index.aspx?page=education_training_reference&subpage=anesthesia.

Howard SK, Gaba DM, Fish KJ, et al. Anesthesia crisis resource management training: teaching anesthesiologists to handle critical incidents. *Aviat Space Environ Med* 1992;63:763–770.

Institute for Safe Medication Practice. www.ISMP.org. Accessed December 9, 2009.

Keats AS. Anesthesia mortality in perspective. *Anesth Analg* 1990;71:113–119.

Kohn LT, Corrigan JM, Donaldson MS, eds. *To err is human: building a safer healthcare system.* Washington, DC: National Academy Press, 1999.

Leape LL. Error in medicine. *JAMA* 1994;272:1851–1857.

Morrell RC, Eichhorn JH. *Patient safety in anesthetic practice.* New York: Churchill Livingstone, 1997.

National Patient Safety Foundation. www.npsf.org. Accessed December 9, 2009.

Rall M, Gaba DM. Human performance in patient safety. In: Miller RD, ed. *Miller's anesthesia.* New York: Elsevier Churchill Livingstone, 2005:3021–3072.

O Aparelho de Anestesia

Andrew R. Vaclavik e Greg Ginsburg

I. CONSIDERAÇÕES GERAIS

A função básica do aparelho de anestesia é preparar uma mistura gasosa de composição variável e conhecida com precisão para administração ao paciente. O aparelho administra um fluxo controlado de oxigênio, óxido nitroso, ar e vapores anestésicos. Esses gases são levados a um sistema respiratório, que permite administrar ventilação com pressão positiva e controlar o dióxido de carbono alveolar por diminuição da reinalação a um nível mínimo e/ou por absorção de dióxido de carbono. Um ventilador mecânico é conectado ao sistema respiratório, liberando as mãos dos anestesiologistas para fazerem outras tarefas. Vários monitores são usados para vigiar o funcionamento do sistema, detectar falhas do equipamento e fornecer informações sobre o paciente.

II. O SISTEMA DE ADMINISTRAÇÃO DE GASES (FIGURA 9.1)

A. Suprimentos de Gás

1. **Gases canalizados.** Na parede há saídas de oxigênio, óxido nitroso e ar a pressões de 50 a 55 libras/pol^2 (psi). Essas saídas e os chicotes que levam os gases até o aparelho são indicados pelo diâmetro e codificados por cor para evitar a administração de uma mistura gasosa hipóxica.
2. **Cilindros**
    a. **Um cilindro de oxigênio (tamanho E) cheio** tem pressão de 2.000 a 2.200 psi e contém o equivalente a 660 ℓ de gás a pressão atmosférica e temperatura ambiente. A pressão no cilindro de oxigênio é diretamente proporcional à quantidade de oxigênio nele contida.
    b. **Um cilindro de óxido nitroso (tamanho E) cheio** tem pressão de 745 psi e contém o equivalente a 1.500 ℓ de gás a pressão atmosférica e temperatura ambiente. O óxido nitroso no cilindro cheio está quase todo na fase líquida; a pressão no cilindro não diminui até terminar o conteúdo líquido, quando ainda resta um quarto do volume total de gás.
    c. Alguns aparelhos têm **cilindros de ar**. Um cilindro cheio (tamanho E) tem pressão de 1.800 psi e contém o equivalente a 630 ℓ de gás a pressão atmosférica e temperatura ambiente.
    d. **Reguladores de pressão** diminuem a alta pressão dos cilindros para cerca de 45 psi (logo abaixo da pressão na tubulação), de modo que, ao usar gases do cilindro, não seja necessário ajustar o rotâmetro para compensar a mudança de pressão que ocorre com seu esvaziamento. Se tanto os cilindros quanto a rede canalizada estiverem conectados e abertos, o gás flui preferencialmente da rede, que tem pressão um pouco maior que a pressão regulada do cilindro. Esses reguladores dividem o aparelho em sistemas de alta pressão (proximal ao regulador) e baixa pressão (distal ao regulador).

B. Válvulas de controle de fluxo e fluxômetros controlam e medem o fluxo de gás.

1. **Uma válvula em agulha** controla o fluxo de cada gás. Por medida de segurança, o botão de controle de oxigênio tem textura diferente e, às vezes, é mais saliente que os botões de óxido nitroso e ar. As pressões dos gases são reduzidas de 45 a 55 psi (pressão elevada) para um nível quase igual à pressão atmosférica (pressão baixa) pelas válvulas em agulha.

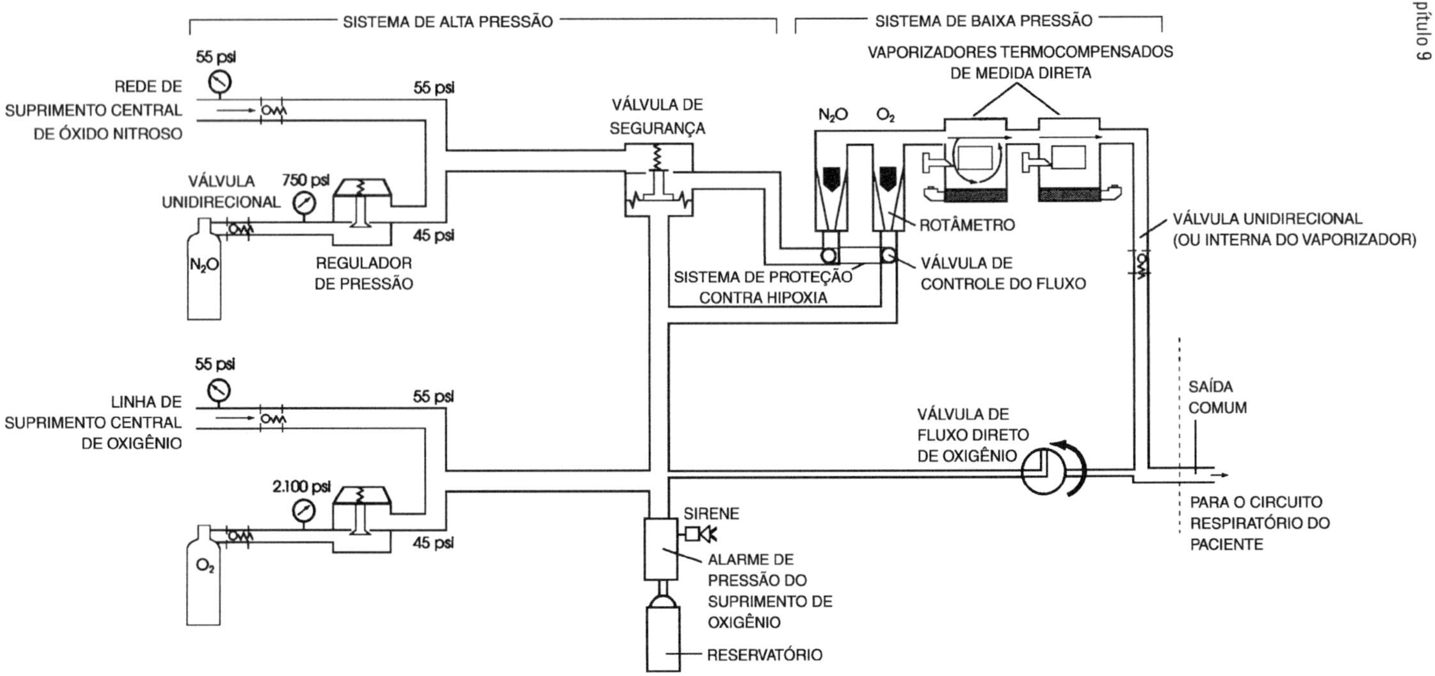

102 Capítulo 9

FIGURA 9.1 Esquema de um aparelho de anestesia. Há muitas variações de modelo, dependendo do ano de fabricação e do fabricante.

O Aparelho de Anestesia **103**

2. **Fluxômetros.** O fluxômetro é um tubo de vidro afunilado e calibrado que tem, em seu interior, um flutuador cônico ou esférico que indica o fluxo de gás. Nos fluxômetros com flutuador esférico a leitura deve ser feita no meio da esfera, ao passo que nos dispositivos com flutuador cônico a leitura deve ser feita no topo do flutuador. Os novos aparelhos de anestesia têm fluxômetros eletrônicos e mostradores digitais. O fluxômetro de oxigênio é sempre colocado em posição distal, de modo a diminuir o risco de administração de uma mistura de gás hipóxica em caso de vazamento.

C. **Vaporizadores.** Os aparelhos de anestesia têm um ou mais vaporizadores de superfície termocompensados, calibrados para administrar uma concentração específica de anestésico medida em porcentagem por volume. O princípio de operação desses vaporizadores consiste no desvio de uma pequena proporção da mistura gasosa total recebida para uma câmara de vaporização, onde é totalmente saturada por anestésico antes de ser reconduzida ao fluxo principal. Portanto, a concentração de anestésico administrada pelo vaporizador é proporcional à quantidade de gás que atravessa a câmara de vaporização, controlada principalmente pelo botão do vaporizador. Como a pressão de vapor saturado varia com a temperatura, um mecanismo secundário modifica a quantidade de gás desviada através da câmara para compensar alterações de temperatura. Os vaporizadores são calibrados para um anestésico específico e têm adaptadores de enchimento indexados por pinos para evitar a adição inadvertida de um anestésico errado a um vaporizador. A câmara de vaporização tem um invólucro metálico para promover a transferência de calor e compensar a perda de calor pelo resfriamento à medida que o anestésico evapora. O vaporizador de desflurano é aquecido e pressurizado para compensar a pressão de vapor relativamente alta do anestésico e o resfriamento extremo que ocorre na vaporização de altas concentrações.

D. A **Saída Comum de Gases** é a abertura por onde os gases saem do aparelho; é conectada ao sistema respiratório pelo tubo de gás fresco.

E. **Válvula de Fluxo Direto de Oxigênio.** Oxigênio a 100%, sob pressão de 45 a 55 psi, passa diretamente do sistema de alta pressão à saída comum de gases. O fluxo de oxigênio pode ser de até 40 a 60 ℓ/min. É preciso tomar precauções ao usar essa válvula para evitar barotrauma.

III. SISTEMAS RESPIRATÓRIOS

O sistema circular é o mais usado. Os sistemas de conexão em "T" (Mapleson D e F) são usados em lactentes por causa da baixa resistência e pequeno espaço morto.

A. O **Sistema Circular.** Este sistema incorpora um absorvedor de dióxido de carbono e impede a reinalação do dióxido de carbono expirado. Permite baixo fluxo de gás fresco, o que poupa o uso de anestésicos inalatórios caros e mantém maior grau de umidade e temperatura no circuito respiratório. O circuito consta de um absorvedor, duas válvulas unidirecionais, um adaptador em Y, uma bolsa reservatório e uma válvula limitadora de pressão ajustável (APL) ou válvula *pop-off* (Figura 9.2).

1. O **absorvedor de dióxido de carbono.** A cal sodada ($CaOH_2$ + NaOH + KOH + sílica) ou a cal baritada ($Ba[OH]_2$ + $Ca[OH]_2$) contida no absorvedor combina-se ao dióxido de carbono, formando $CaCO_2$ e liberando calor e umidade (H_2O). Um corante sensível ao pH torna-se violeta, o que indica esgotamento da capacidade de absorção. Nos aparelhos mais antigos com sistema de filtro duplo, o componente superior deve ser substituído quando houver mudança de cor de 25% a 50% dos grânulos, embora um segundo filtro garanta uma margem de segurança. É preciso que o tamanho do recipiente usado acomode o volume corrente do paciente para obter eficiência máxima.

2. Duas **válvulas unidirecionais** (inspiratória e expiratória) impedem a reinalação do gás expirado sem que antes atravesse o absorvedor de dióxido de carbono.

3. O **adaptador em Y** é usado para conectar os ramos inspiratório e expiratório do sistema ao paciente.

4. A **bolsa reservatório e a válvula APL** estão no ramo expiratório. A bolsa reservatório acumula gás entre as inspirações. É usada para observar a ventilação espontânea e auxiliar a ventilação manualmente. Em regra, usa-se uma bolsa reservatório de 3 ℓ para adultos; bolsas menores podem ser apropriadas para crianças. A válvula APL controla a pressão no sistema respiratório e permite a saída do excesso de gás. O ajuste da válvula vai de totalmente aberta (para ventilação espontânea, pressão de pico mínima de 1 a 3 cm H_2O) até totalmente fechada (pressão máxima de 75 cm H_2O ou maior). A pressão pode elevar-se a níveis perigosos e acarretar barotrauma e comprometimento hemodinâmico se a válvula for esquecida em posição total ou parcialmente fechada.

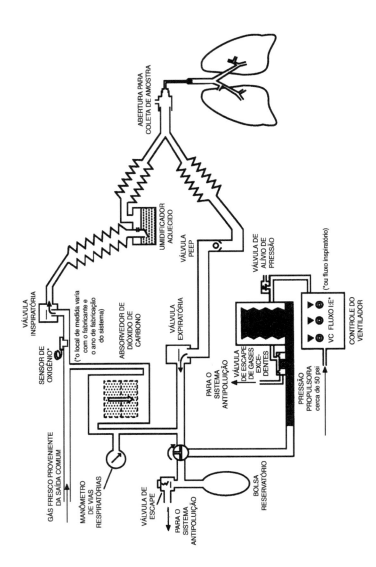

FIGURA 9.2 Típico sistema respiratório circular com ventilador. O manômetro de vias respiratórias pode monitorar do lado do paciente da válvula inspiratória. A válvula PEEP pode integrar o ventilador. Há outras variações possíveis, de acordo com o fabricante.

B. **Sistemas de Conexão em "T"**. Os sistemas de conexão em "T" são sistemas de reinalação de um só ramo. Como não há absorvedor de CO_2, a reinalação é inevitável, salvo se for usado um fluxo de gás fresco no mínimo igual ao fluxo de pico do paciente. A concentração de CO_2 inspirada é controlada pelo fluxo de gás fresco e/ou pela variação da ventilação minuto. Mapleson classificou todas as configurações possíveis dos sistemas de reinalação de ramo único (incluída a conexão em "T") de acordo com a posição relativa do paciente, o fluxo de gás fresco, a bolsa reservatório e a válvula. Os sistemas de Mapleson D e F são usados com maior frequência e têm conexão em "T". Todos os sistemas com conexão em "T" necessitam de altos fluxos de gás fresco (no mínimo, o dobro ou o triplo da ventilação minuto) para evitar reinalação durante a ventilação espontânea. A capnografia é útil para verificar se houve eliminação suficiente de dióxido de carbono.

1. O circuito **Mapleson D** é um sistema semifechado com bolsa reservatório e válvula APL na extremidade do aparelho e entrada de gás fresco na extremidade do paciente (Figura 9.3).
2. O circuito de **Bain** é uma versão coaxial do Mapleson D. O tubo de gás fresco é um tubo não corrugado de pequeno diâmetro, que passa por dentro do tubo corrugado expiratório de grande diâmetro. Os gases inspirados são aquecidos e o sistema parece mais simples, mas há risco de hipoxia em caso de vazamento, portanto, é importante sempre inspecionar meticulosamente o circuito à procura de vazamentos.
3. O circuito **Mapleson F** (modificação por Jackson-Rees do T de Ayres ou Mapleson E) é útil principalmente em recém-nascidos e lactentes pequenos. Consta apenas de uma bolsa reservatório com escape distal e um tubo de respiração corrugado de comprimento definido, havendo entrada de gás fresco no sistema pelo lado do paciente. A ventilação manual de pacientes pequenos é eficaz com esse sistema, pois é possível ajustar manualmente o enchimento da bolsa reservatório com escape distal, o que a torna um indicador sensível da complacência pulmonar. O sistema também permite que o anestesiologista fique perto do lactente durante a ventilação manual. As vantagens desse circuito diminuíram com a introdução de sistemas antipoluição, que aumentam seu peso, e com o aperfeiçoamento de outros sistemas (p. ex., tubos de respiração de baixa complacência e aprimoramento dos ventiladores mecânicos).

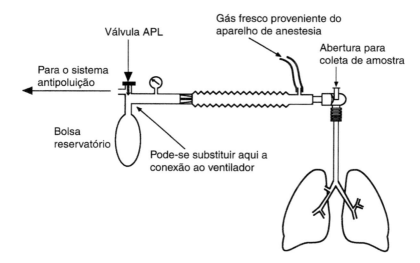

FIGURA 9.3 Esquema de um sistema respiratório Mapleson D. Na modificação de Bain, o gás fresco flui através de um tubo que corre dentro do tubo corrugado.

106 Capítulo 9

IV. VENTILADORES PARA ANESTESIA

A. Os aparelhos convencionais de anestesia têm um ventilador mecânico que usa um **fole compressível dentro de câmara fechada**. Há compressão intermitente do fole quando o oxigênio ou ar entra na câmara e a pressuriza. Os ventiladores são geradores de fluxo (em oposição a geradores de pressão) ciclados a tempo, sujeitos a controle mecânico e eletrônico e a impulso pneumático (que exige 10 a 20 ℓ de gás por minuto). Os controles do ventilador variam de acordo com fabricantes e modelos. Alguns ventiladores exigem a seleção prévia da ventilação minuto, frequência e razão inspiração/expiração (*I/E*) para produzir o volume corrente desejado; outros permitem o ajuste direto do volume corrente, com razão *I/E* dependente da taxa de fluxo inspiratório (cujo ajuste é independente). Parte do fluxo de gás fresco administrado pelo aparelho soma-se ao volume corrente definido durante a fase inalatória. Por exemplo, um aumento do fluxo total de gás fresco de 3 para 6 ℓ/min aumenta a ventilação minuto administrada em 1 ℓ/min, a uma razão *I/E* de 1:2, ou em 1,5 ℓ/min, a uma razão *I/E* de 1:1 (tempo inspiratório maior nesta última). Embora os ventiladores acionados a gás possam ser acionados com segurança por oxigênio ou ar, na maioria das vezes é escolhido o oxigênio proveniente da rede canalizada. Em geral, o uso de gases de cilindro para acionar o ventilador em caso de falha da rede é determinado pelo usuário. Se o aparelho estiver configurado para acionar o ventilador usando oxigênio do cilindro, a ventilação mecânica deve ser interrompida em caso de falha da rede canalizada para poupar oxigênio.

B. Os **geradores de fluxo** administram volume corrente fixo sem levar em conta alterações da complacência do paciente (ao contrário dos geradores de pressão), mas não compensam vazamentos do sistema e pode haver barotrauma em razão das altas pressões geradas. Eles são fidedignos na administração do volume corrente predefinido (mesmo diante de um pequeno vazamento). O risco de barotrauma é mínimo quando os pulmões têm complacência normal e são saudáveis.

C. Nos lactentes e pacientes com doença pulmonar, a manutenção de volumes correntes fixos pode aumentar excessivamente a pressão nas vias respiratórias superiores e o risco de barotrauma. Os **geradores de pressão** são mais apropriados nessas situações, pois há controle da pressão nas vias respiratórias.

D. A inflexibilidade de muitos ventiladores limita muito seu uso em casos de anormalidade da mecânica pulmonar. Nessas situações, pode ser preferível usar ventilação manual ou um ventilador para cuidados intensivos. Aparelhos de anestesia relativamente novos são dotados de versáteis **ventiladores controlados por microprocessador**, que permitem sofisticada manipulação e monitoramento da pressão nas vias respiratórias (p. ex., pressão expiratória final positiva [PEEP] variável) e das taxas de fluxo. Esses ventiladores têm um pistão, em vez de fole, e também são notáveis pela administração mais uniforme de volumes correntes fixos, qualquer que seja a vazão de gás fresco. Como os ventiladores de UTI, os novos aparelhos de anestesia operam em vários modos (como ventilação com controle de pressão, suporte de pressão, mandatória sincronizada e com relação inversa), assim permitindo que o anestesiologista otimize a ventilação, a oxigenação, a hemodinâmica e o desmame.

V. RECURSOS DE SEGURANÇA

A. Um **Alarme Sonoro de Oxigênio** é incorporado à via de suprimento de oxigênio do sistema de alta pressão. Consiste em um regulador de pressão e uma sirene ou apito que soa quando a pressão na linha de suprimento está acima de 0 e abaixo de 25 psi.

B. Uma **válvula de segurança** acionada por pressão no sistema de alta pressão da via de suprimento de óxido nitroso só se abre quando a pressão de oxigênio no sistema de alta pressão ultrapassa 25 psi. Se a pressão de oxigênio cair abaixo disso, o fluxo de óxido nitroso cessa. Como tanto o alarme sonoro de oxigênio quanto a válvula de segurança respondem especificamente à baixa pressão na via de suprimento de oxigênio do sistema de alta pressão, nenhum deles protege contra a administração de mistura hipóxica no sistema de baixa pressão a jusante (p. ex., no fechamento acidental da válvula de controle do fluxo de oxigênio).

C. **Controle da Proporção de Oxigênio.** Em geral, os aparelhos de anestesia têm um dispositivo para controlar a proporção de oxigênio administrada. Este pode ser uma conexão mecânica entre os botões de controle do fluxo de oxigênio e óxido nitroso que não permite a seleção de fração de oxigênio inspirado ($F_{I_{O_2}}$) inferior a 25%. Por outro lado, alguns aparelhos têm um monitor da proporção de oxigênio que faz soar um alarme quando a $F_{I_{O_2}}$ é baixa.

O Aparelho de Anestesia **107**

D. Todos os aparelhos de anestesia têm **alarmes de pressão**.
   1. Um **alarme de baixa pressão** é acionado por um período de pressão igual a zero no sistema ou por um longo período de pressão subatmosférica. A baixa pressão pode ser causada por desconexão ou grande vazamento no sistema. A pressão negativa geralmente indica mau funcionamento do sistema antipoluição ou inalação contra obstrução.
   2. Um **alarme de alta pressão** pode ter limite variável ou predefinido (p. ex., 65 cm H_2O). O alarme de alta pressão pode indicar obstrução da tubulação ou do tubo traqueal ou, ainda, alteração da complacência pulmonar (p. ex., broncospasmo, pneumotórax, insuflação laparoscópica ou "anestesia superficial").
   3. Um **alarme de pressão contínua** alerta o usuário em caso de elevação da pressão por mais de alguns segundos. As possíveis causas são obstrução ou fechamento da válvula *pop-off*, mau funcionamento da válvula de segurança do ventilador ou obstrução do sistema antipoluição.

VI. SISTEMA ANTIPOLUIÇÃO

O sistema antipoluição canaliza gases a serem eliminados da sala de cirurgia para um local fora do prédio do hospital ou onde os gases possam ser descartados com segurança (p. ex., sistema de exaustão sem recirculação). A concentração ambiente de gases anestésicos na sala de cirurgia não deve ultrapassar 25 partes por milhão (ppm) para o óxido nitroso e 2 ppm para agentes halogenados. Sistemas antipoluição específicos para gases anestésicos devem fazer parte da rotina. Esses equipamentos constam de sistemas coletor, de transferência, de recolhimento e de eliminação.

A. O **Sistema Coletor** leva os gases a serem eliminados ao sistema de transferência e opera a partir da válvula APL e da válvula expiratória do ventilador. Além disso, os gases eliminados podem ser recolhidos dos analisadores de gases.
B. O **Sistema de Transferência** é a tubulação que une os sistemas de coleta e recolhimento.
C. O **Sistema de Recolhimento** garante que não haja acúmulo de pressão positiva nem negativa na extremidade do paciente do sistema. Pode ser aberto ou fechado. O tipo aberto consta de filtro reservatório com uma extremidade aberta para a atmosfera. Em geral aplica-se aspiração ao filtro, com exaustão do gás a ser eliminado. O sistema fechado consiste em bolsa reservatório com válvulas de segurança para pressão positiva e negativa a fim de manter a pressão na bolsa dentro de limites aceitáveis.
D. O **Sistema de Eliminação** pode ser passivo ou ativo, embora os tipos passivos sejam inadequados para hospitais modernos. O sistema passivo é um tubo de grande diâmetro que leva os gases diretamente para o exterior ou para os ductos de exaustão. Os sistemas ativos podem ser alimentados por sistemas a vácuo, ventiladores, bombas ou sistemas de Venturi.

VII. ANÁLISE DE GASES

Há diversos métodos para monitorar as concentrações de O_2, CO_2 e gases anestésicos no sistema respiratório. O analisador de oxigênio é o monitor mais importante para detecção de mistura de gás hipóxica. A capnometria, a medida de CO_2, tem muitos usos, inclusive o monitoramento da adequação da ventilação e a detecção de falhas do circuito respiratório. O monitoramento das concentrações de anestésico respiração a respiração permite acompanhar sua captação e distribuição. A maioria dos analisadores de gás tem alarmes integrados. As técnicas de medida são:

A. A **espectrometria de massa** permite a medida rápida da concentração de qualquer gás, mas o espectrômetro é muito grande e tem de ser posto em local central, onde possa servir a várias salas de cirurgia. Uma amostra de gás é colhida através de abertura lateral no circuito respiratório perto da conexão em Y e levada, através de um cateter de náilon, até o espectrômetro de massa central. A amostra é ionizada por um feixe de elétrons. Os fragmentos produzidos são acelerados através de um campo de alta voltagem e submetidos, então, a um campo magnético defletor. Os fragmentos específicos são detectados em coletores e a concentração relativa de cada agente é determinada. O sistema central é calibrado automaticamente. Um sistema de interruptores permite que o espectrômetro de massa recolha amostras de muitos locais. O tempo entre as medidas em cada sala pode ser de um ou vários minutos, dependendo do número de salas conectadas. É possível solicitar uma amostra "imediata".
B. A **análise por infravermelho** usa espectrofotômetro e a lei de Beer para medir continuamente a concentração de gás ou anestésico em uma mistura. Os gases cuja molécula tem dois ou mais

108 Capítulo 9

átomos diferentes absorvem radiação infravermelha; portanto, a análise por infravermelho pode ser usada para medir as concentrações de CO_2, N_2O e anestésicos halogenados, mas não O_2. Em regra, uma parte do gás é retirada do circuito respiratório a uma taxa constante (50 a 300 mℓ/min) e introduzida em uma pequena câmara de medida no instrumento. Pulsos de energia infravermelha em comprimento de onda absorvido apenas pelo gás de interesse são emitidos através do gás, e a diferença de energia absorvida é usada para determinar a concentração de gás. O circuito respiratório de alguns capnógrafos contém uma câmara de medida e um sensor em miniatura. A maioria dos instrumentos infravermelhos só mede um anestésico volátil pré-selecionado por vez.

  C. Analisadores de Oxigênio. Medidas contínuas das concentrações de oxigênio em uma mistura de gases podem ser feitas por espectrometria de massa; análise por célula polarográfica, galvânica ou combustível; ou análise paramagnética.

  1. **Analisadores de oxigênio de célula polarográfica.** O sensor do analisador é colocado no ramo inspiratório do circuito. O sensor tem um anodo e um catodo em solução eletrolítica com voltagem polarizante. O oxigênio difunde-se através de uma membrana semipermeável para a solução eletrolítica e, depois, dependendo da captação de oxigênio no catodo e, portanto, da pressão parcial de oxigênio, há geração de uma corrente. O sensor tem vida útil limitada; é preciso substituir as células periodicamente. Deve ser colocado em posição vertical para evitar acúmulo de umidade e, às vezes, é preciso retirá-lo para secar.

  2. **Analisadores de célula galvânica ou combustível** são semelhantes aos analisadores de célula polarográfica, exceto pelo uso de material diferente no anodo, no catodo e nos eletrólitos e pela não aplicação de voltagem polarizante. Essa célula é semelhante a uma bateria que consome oxigênio.

  3. **Analisadores paramagnéticos.** Esses analisadores baseiam-se no princípio de que o oxigênio é paramagnético e, portanto, atraído por um campo magnético, enquanto a maioria dos outros gases é fracamente diamagnética e repelida por um campo magnético. Modernos analisadores paramagnéticos em miniatura têm uma câmara magnética de oscilação rápida e fazem análise respiração a respiração. Muitas vezes são associados a outra técnica de análise de gases no monitor do agente anestésico.

VIII. ACESSÓRIOS

  A. É importante que haja à disposição **um sistema de ventilação com pressão positiva de reserva** (bolsa autoinflável) em qualquer procedimento anestésico. Em muitas salas de cirurgia, esses balões são guardados na parte de trás do aparelho de anestesia.

  B. Pode-se usar um **umidificador**, indicado principalmente em lactentes e crianças pequenas e durante anestesia com alto fluxo. Dois tipos são usados durante a anestesia: umidificadores com reservatório de água e com condensador. Os umidificadores com reservatório de água estão associados a risco de superaquecimento (com consequente lesão do paciente) e infecção. Os umidificadores com condensador aumentam a resistência do sistema respiratório, porém seu uso é mais simples. A alta resistência os torna inadequados para uso em crianças pequenas.

  C. Uma **válvula PEEP** pode ser conectada ao ramo expiratório do circuito respiratório. Muitos aparelhos novos têm o recurso PEEP integrado.

  D. Deve haver uma **lanterna** à disposição para o caso de falta de energia elétrica.

  E. **Sistemas digitais de gerenciamento de informações,** que incluem prontuários anestésicos eletrônicos, estão cada vez mais substituindo prontuários clínicos e anestésicos por escrito. As vantagens são melhor documentação, inclusive coleta automática de dados perioperatórios do paciente, bancos de dados acessíveis que facilitam o controle de qualidade e o uso dos recursos, elaboração de cobranças mais precisas e completas, e cumprimento eficiente de vários requisitos de regulamentação e credenciamento.

IX. A PRÓXIMA GERAÇÃO DE APARELHOS DE ANESTESIA

O aparelho de anestesia tradicional funciona bem e satisfaz quase todas as necessidades. A morbidade e a mortalidade relacionadas com o aparelho geralmente são atribuíveis ao mau uso humano (p. ex., desconexão do circuito respiratório que passa despercebida), e não à falha real do equipamento. No entanto, os aparelhos convencionais estão no fim de seu ciclo evolutivo e já está em curso a introdução de uma nova geração. Os **aparelhos de anestesia da próxima gera-**

O Aparelho de Anestesia **109**

ção trazem muitos desafios para os anestesiologistas em vista da maior complexidade, mudança de leiaute e função, e integração de novas tecnologias. As vantagens dignas de nota de alguns novos aparelhos são:

A. Interfaces eletrônicas que facilitam a medida e a manipulação mais versáteis e precisas das concentrações de gases, pressões nas vias respiratórias e ventilação (controlada e assistida).

B. Alarmes em Maior Número e Adaptáveis

C. Menos conexões externas, talvez reduzindo a incidência de desconexões, erros de conexão, acotovelamento e outros incidentes.

D. Autoinspeção automática do aparelho, o que provavelmente aumenta a taxa de detecção de mau funcionamento e, ao mesmo tempo, libera o anestesiologista para outras tarefas.

E. Aprimoramento da coleta de dados para facilitar a integração com sistemas digitais de gerenciamento de informações.

X. RECOMENDAÇÕES PARA A INSPEÇÃO DO APARELHO DE ANESTESIA

Essa inspeção, ou um equivalente razoável, deve ser feita antes de administrar a anestesia. As recomendações são válidas apenas para um sistema de anestesia que atenda aos padrões atuais e relevantes, inclusive com ventilador de fole ascendente e pelo menos os seguintes monitores: capnógrafo, oxímetro de pulso, analisador de oxigênio, monitor de volume respiratório (espirômetro) e monitor de pressão no sistema respiratório com alarmes de alta e baixa pressão. Os usuários são incentivados a adaptar essa diretriz às diferenças no modelo do equipamento e às variações locais da prática clínica. Essas modificações locais devem ser submetidas à revisão por pares. Os usuários devem consultar o manual de operação acerca de procedimentos e precauções específicas do fabricante, sobretudo o teste de vazamento no sistema de baixa pressão (ver seção X.C.2). (**Nota:** Se um anestesiologista usar o mesmo aparelho em procedimentos sucessivos, as etapas indicadas por um asterisco [*] adiante não precisam ser repetidas ou podem ser abreviadas após a inspeção inicial.)

A. Equipamento de Ventilação de Emergência. Verificar a existência e o funcionamento do equipamento de ventilação de reserva.*

B. Sistema de Alta Pressão
  1. Inspecionar o cilindro de oxigênio.*
    a. Abrir o cilindro de O_2 e verificar se está com pelo menos metade da carga (cerca de 1.000 psi).
    b. Fechar o cilindro.
  2. Inspecionar os suprimentos centrais de gases canalizados. * Verificar se os chicotes estão conectados e se os manômetros da rede indicam cerca de 50 psi.

C. Sistema de Baixa Pressão
  1. Verificar o estado inicial do sistema de baixa pressão.*
    a. Fechar as válvulas de controle de fluxo e desligar os vaporizadores.
    b. Verificar o nível de enchimento e fechar bem a tampa de abastecimento dos vaporizadores.
  2. Verificar se há vazamento no sistema de baixa pressão do aparelho.*
    a. Verificar se a chave geral do aparelho e as válvulas de controle de fluxo estão DESLIGADAS.
    b. Acoplar a pera de aspiração à saída comum de gases (frescos).
    c. Apertar a pera várias vezes até seu esvaziamento completo.
    d. Verificar se a pera continua totalmente vazia durante, no mínimo, 10 segundos.
    e. Abrir um vaporizador de cada vez e repetir os itens "c" e "d".
    f. Retirar a pera de aspiração e reconectar o tubo de gás fresco.
  3. Ligar a chave geral do aparelho e todos os outros equipamentos elétricos necessários.*
  4. Testar os fluxômetros.*
    a. Ajustar o fluxo de todos os gases em toda a amplitude, avaliando se os flutuadores funcionam bem e se os tubos de fluxo não estão danificados.
    b. Tentar criar uma mistura hipóxica de O_2/N_2O e verificar se ocorrem as alterações corretas de fluxo e/ou se é acionado o alarme.

D. Sistema Antipoluição. Ajustar e inspecionar o sistema antipoluição.*
  1. Verificar se estão corretas as conexões entre o sistema antipoluição e a válvula APL (*pop-off*) e a válvula de segurança do ventilador.
  2. Ajustar o vácuo de eliminação dos resíduos de gases (se necessário).

110 Capítulo 9

 3. Abrir toda a válvula APL e ocluir o conector em Y.
 4. Com fluxo mínimo de O_2, permitir o esvaziamento completo da bolsa reservatório antipoluição e verificar se o manômetro do absorvedor indica quase 0.
 5. Com o fluxo direto de O_2 ativado, permitir o enchimento completo da bolsa reservatório antipoluição e verificar se o manômetro do absorvedor indica menos de 10 cm H_2O.

E. Sistema Respiratório
 1. **Calibrar o monitor de O_2.**
    a. Expor o sensor ao ar ambiente e verificar se o monitor indica 21%.
    b. Verificar se o alarme de queda de O_2 está habilitado e funcionando.
    c. Reinstalar o sensor no circuito e encher o sistema respiratório com O_2.
    d. Verificar se o monitor agora indica concentração superior a 90%.
 2. **Verificar o estado inicial do sistema respiratório.**
    a. Colocar o seletor no modo "bolsa".
    b. Verificar se o circuito respiratório está completo, íntegro e desobstruído.
    c. Verificar se o absorvedor de CO_2 está em ordem.
    d. Instalar no circuito respiratório os acessórios necessários (p. ex., umidificador e válvula PEEP) para o caso.
 3. **Verificar vazamentos no sistema respiratório.**
    a. Ajustar os fluxos de todos os gases para 0 (ou fluxo mínimo).
    b. Fechar a válvula APL (*pop-off*) e ocluir o conector em Y.
    c. Pressurizar o sistema respiratório a 30 cm H_2O com fluxo direto de O_2.
    d. Verificar se a pressão permanece estável durante, no mínimo, 10 segundos.
    e. Abrir a válvula APL (*pop-off*) e verificar se a pressão cai.

F. Sistemas de Ventilação Manual e Automática. Testar os sistemas de ventilação e as válvulas unidirecionais.
 1. Acoplar uma segunda bolsa respiratória ao conector em Y.
 2. Ajustar os parâmetros ventilatórios para o próximo paciente.
 3. Passar para o modo de ventilação automática ("Ventilador").
 4. Encher o fole e a bolsa com fluxo direto de O_2 e, depois, LIGAR o ventilador.
 5. Ajustar o fluxo de O_2 em nível mínimo e desligar o fluxo de outros gases.
 6. Verificar se, durante a inspiração, o fole administra volume corrente apropriado e se, durante a expiração, o fole se enche completamente.
 7. Ajustar o fluxo de gases frescos para cerca de 5 ℓ/min.
 8. Verificar se o fole do ventilador e os pulmões simulados se enchem e esvaziam adequadamente sem manutenção de pressão ao fim da expiração.
 9. Inspecionar o funcionamento das válvulas unidirecionais.
 10. Testar o funcionamento dos acessórios do circuito respiratório.
 11. DESLIGAR o ventilador e colocar no modo de ventilação manual.
 12. Ventilar manualmente e avaliar o enchimento e o esvaziamento dos pulmões artificiais, bem como a resistência e a complacência apropriadas do sistema.
 13. Retirar a segunda bolsa respiratória do conector em Y.

G. Monitores. Inspecionar, calibrar e/ou ajustar os limites de alarme de todos os monitores.

H. Posição Final. Verificar o estado final do aparelho.
 1. Vaporizadores desligados.
 2. Válvula APL aberta.
 3. Botão seletor no modo "Bolsa".
 4. Todos os fluxômetros desligados.
 5. Nível adequado de aspiração do paciente.
 6. Sistema respiratório pronto para uso.

I. Acessórios. Verificar a presença e o funcionamento das lâmpadas, sistemas eletrônicos de registro e todos os outros dispositivos.

Leituras Sugeridas

Dorsch JA, Dorsch SE, eds. *Understanding anesthesia equipment,* 4th ed. Philadelphia: Lippincott Williams & Wilkins, 1999.

Ehrenwerth J, Eisencraft JB. *Anesthesia equipment,* 2nd ed. St. Louis: Mosby Year Book, 2001.

Olympio MA. Modern anesthesia machines offer new safety features. *Anesthe Patient Saf Found Newsl* 2003;18:17–32.

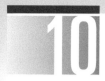

Monitoramento

Jennifer Chatburn e Warren S. Sandberg

I. MONITORAMENTO CLÁSSICO

Os Standards for Basic Anesthetic Monitoring da ASA determinam a presença do anestesiologista e a avaliação contínua da oxigenação, ventilação, circulação e temperatura durante toda a anestesia.

A. **O monitoramento clássico na anestesia geral** inclui oxigenação (analisador de oxigênio e oximetria de pulso), ventilação (capnografia e ventilação minuto), circulação (eletrocardiograma [ECG], pressão arterial e avaliação da perfusão) e temperatura, se necessário.

B. **O monitoramento clássico nos cuidados anestésicos monitorados e na anestesia regional** inclui oxigenação (oximetria de pulso), ventilação (frequência respiratória), circulação (ECG, pressão arterial e avaliação da perfusão) e temperatura, se necessário.

C. É possível acrescentar **monitoramento complementar**, como monitoramento invasivo da pressão arterial e venosa, ecocardiografia, monitoramento do bloqueio neuromuscular e monitoramento do sistema nervoso central.

II. SISTEMA CARDIOVASCULAR

A circulação pode ser avaliada por sinais clínicos, ECG, monitoramento da pressão arterial por técnicas não invasivas e invasivas, pressão venosa central (PVC), cateter na artéria pulmonar e ecocardiografia.

A. Sinais e Sintomas Clínicos de Anormalidades da Perfusão
  1. Sistema nervoso central: alterações do estado mental, déficits neurológicos.
  2. Sistema cardiovascular: dor torácica, dispneia, anormalidades do ECG, anormalidades do movimento da parede ao ecocardiograma.
  3. Renais: diminuição do débito urinário, aumento dos níveis sanguíneos de ureia e creatinina, diminuição da excreção fracional de sódio.
  4. Gastrintestinais: dor abdominal, diminuição dos ruídos intestinais, hemorragia.
  5. Periféricos: membros frios, enchimento capilar insatisfatório, diminuição dos pulsos.

B. ECG. O ECG é usado para determinar a frequência cardíaca e detectar e diagnosticar arritmias, isquemia miocárdica, função do marca-passo e anormalidades eletrolíticas. A presença de sinal no ECG não é garantia de que haja contração e débito cardíaco.

  1. **Mecanismo de monitoramento**
      a. **Eletrodos.** Os eletrodos do ECG medem um sinal elétrico pequeno (cerca de 1 mV). Isso torna o ECG propenso à interferência elétrica externa e requer a aplicação adequada do eletrodo à pele limpa e seca.
      b. **Localização dos eletrodos.** A detecção eficaz de arritmias e isquemia requer a colocação dos eletrodos em posições específicas no corpo. As derivações dos membros têm de ser colocadas nos membros apropriados ou perto deles e a derivação precordial (V5) no quinto espaço intercostal, na linha axilar anterior.
      c. **Modos e opções**
          (1) Os monitores costumam ter algumas opções de filtragem de ruído, geralmente chamadas modos "diagnóstico" e "monitor". O modo monitor usa uma faixa estreita (0,5 a 40 Hz) e filtra o ruído, enquanto o modo diagnóstico usa uma faixa mais larga (0,05 a 100 Hz) e filtra menos sinal e ruído. Usa-se o modo diagnóstico ao monitorar isquemia.

112 Capítulo 10

(2) É comum haver o recurso de acompanhamento automático de alterações do segmento ST, útil para monitorar a ocorrência de isquemia.

2. **Detecção do ritmo.** A relação entre as ondas P e QRS permite o diagnóstico de arritmia; a derivação II permite ver melhor a onda P.

3. **Detecção de isquemia.** O monitoramento das derivações II e V5 permite detectar isquemia em qualquer ponto de uma extensa área do miocárdio. A derivação II monitora a porção inferior do coração, irrigada pela artéria coronária direita. A derivação V5 monitora a maior parte do ventrículo esquerdo, irrigada pela artéria descendente anterior esquerda. A derivação I pode ser monitorada quando há risco associado à artéria circunflexa esquerda.

C. Pressão Arterial

A pressão arterial é determinada pela resistência vascular e pelo fluxo sanguíneo. A irrigação sanguínea de um órgão pode ser baixa, apesar da pressão arterial adequada, em razão da alta resistência vascular. A autorregulação em um órgão pode causar alterações locais da resistência a fim de manter o fluxo sanguíneo constante.

1. A **pressão arterial média** pode ser aferida diretamente ou calculada a partir dos valores sistólico e diastólico.

2. A **aferição não invasiva automática da pressão arterial** é o método não invasivo de determinação da PA mais usado na sala de cirurgia. A **aferição manual** mede diretamente as pressões sistólica e diastólica pela ausculta dos ruídos de Korotkoff, palpação ou Doppler.

   a. Limitações

   (1) O tamanho da braçadeira pode ser responsável por aferições incorretas; a braçadeira pequena demais superestima a pressão arterial, ao passo que a braçadeira muito grande subestima seu nível. A largura da braçadeira deve cobrir dois terços do braço ou da coxa.

   (2) Arritmias e artefatos de movimento podem ocasionar valores errados ou a ausência de leitura, o que atrasa a obtenção de medidas precisas quando se usa o esfigmomanômetro automático.

   (3) Medidas frequentes durante oscilações rápidas ou acentuadas da pressão arterial podem causar congestão venosa e isquemia.

   (4) Pressões arteriais muito baixas ou muito altas podem não ter correlação com as medidas intra-arteriais; com frequência, a medida não invasiva da pressão arterial superestima a baixa pressão arterial (*i. e.*, pressão sistólica inferior a 80 mmHg).

3. A **pressão arterial sistólica pode ser estimada por palpação** com base na possibilidade de palpação do pulso em pontos estratégicos: artéria radial (80 mmHg), artéria femoral (60 mmHg) ou artéria carótida (50 mmHg). Esse método permite fazer estimativas quando a pressão arterial está muito baixa.

4. O **monitoramento invasivo da pressão arterial** usa cateter arterial de longa permanência ligado a um transdutor de pressão por cateter preenchido por líquido. O transdutor converte a pressão em sinal elétrico, que é exibido.

   a. Indicações

   (1) Necessidade de controle rigoroso da pressão arterial (p. ex., hipertensão ou hipotensão induzida).

   (2) Instabilidade hemodinâmica do paciente.

   (3) Coleta frequente de sangue arterial.

   (4) Impossibilidade de usar métodos não invasivos de medição da pressão arterial.

   b. Interpretação

   (1) A pressão arterial sistólica geralmente é monitorada nas situações em que sua elevação pode causar ruptura (p. ex., aneurisma).

   (2) A PAM costuma ser monitorada para avaliar a pressão de perfusão adequada de órgãos vitais.

   c. O **material** necessário é o cateter arterial de calibre apropriado e o aparelho transdutor. Em geral, o calibre do cateter é 22 a 24 em lactentes, 20 a 22 em crianças e 18 a 20 em adultos.

   (1) O **transdutor** é conectado a um tubo extensor cheio de líquido e a um frasco de soro fisiológico pressurizado. O sistema é lavado continuamente a 3 mℓ/h para evitar coagulação. O sinal deve ter uma resposta em frequência plana abaixo de 20 Hz para monitorar todas as frequências cardíacas fisiológicas.

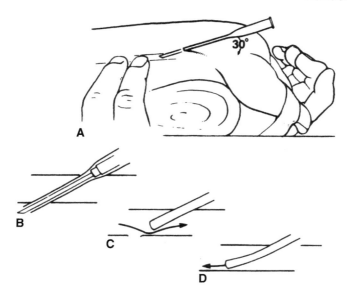

FIGURA 10.1 Cateterização da artéria radial por punção percutânea. **A:** Método de punção direta. **B-D:** Método de transfixação. A posição da mão e do antebraço é igual nos dois métodos.

    (2) O **tubo extensor** deve ser rígido e o mais curto possível, sem dobras nem bolhas de ar.
    (3) **Ajuste.** O transdutor deve ser zerado eletronicamente enquanto aberto para o ar e posto na altura do seio coronário na maioria dos pacientes. As exceções incluem a colocação do transdutor no nível da cabeça durante cirurgia de aneurisma cerebral.
    (4) Um **aparelho de irrigação** lava o sangue do cateter após a inserção.
5. **Procedimento: Cateterização arterial**
   a. **Locais.** A artéria radial é o local mais comum. Também são usadas as artérias ulnar, braquial, axilar, femoral e dorsal do pé. À medida que aumenta a distância ao coração, aumenta a pressão sistólica, diminui a pressão diastólica e geralmente há pequena variação da PAM.
   b. **Procedimento: Cateterização da artéria radial**
    (1) O punho é posicionado em hiperextensão sobre uma tala (Figura 10.1) e a pele é limpa. O procedimento deve ser feito em condições assépticas. Pode-se fazer um botão com anestésico local na pele se o paciente estiver acordado.
    (2) A agulha é introduzida até perfurar a artéria e observar-se fluxo sanguíneo. A seguir, o cateter é deslizado sobre a agulha e inserido na artéria. Depois que o cateter está no vaso, a agulha é removida e o cateter é conectado ao tubo extensor do transdutor. A técnica de Seldinger, com uso de fio-guia estéril, facilita a inserção do cateter.
    (3) Não irrigar o cateter com mais de 3 mℓ. Foi demonstrado que há fluxo retrógrado para a circulação cerebral.
   c. **Considerações relativas à punção**
    (1) A melhor técnica de cateterização das artérias femoral e axilar é o uso de cateter 18 ou 20 para puncionar o vaso, seguido pela inserção de um cateter de calibre 18 mais longo, 15 cm, pela técnica de Seldinger.
    (2) O **teste de Allen modificado** foi recomendado para avaliar a permeabilidade relativa e a contribuição das artérias radial e ulnar para a irrigação sanguínea da mão, mas os resultados não são confiáveis.

(3) É preciso avaliar a pressão arterial e o pulso nos lados direito e esquerdo; se houver disparidade, o cateter é inserido no lado que tiver maior pressão.
(4) Há possibilidade de trombose em caso de cateterização prévia. É importante avaliar a pulsação proximal antes da punção. A pulsação distal pode indicar apenas fluxo colateral.

d. **Complicações**
(1) **Um traçado achatado** (*overdamped*) resulta em medida de níveis falsamente baixos de pressão arterial. A causa pode ser obstrução arterial, oclusão do cateter, tubo excessivamente longo, torneiras de 3 vias, bolhas de ar ou acotovelamento do tubo de extensão.
(2) **Um traçado exagerado** (*underdamped*) resulta em medida de níveis falsamente altos de pressão arterial. A causa pode ser o uso de tubo extensor flexível ou hiper-ressonância causada por reverberação das ondas de pressão.
(3) As complicações raras são trombose arterial, isquemia, infecção e formação de fístula ou aneurisma. É preciso retirar o cateter e usar a artéria contralateral se houver indicação de nova punção. Não se deve puncionar a artéria ulnar ipsilateral em caso de complicações na artéria radial.

D. **PVC e Débito Cardíaco.** A **PVC** é medida pela conexão do espaço intravascular a um transdutor de pressão através de um tubo extensor cheio de líquido.
1. A pressão é monitorada no nível da veia cava ou do átrio direito. O aparelho transdutor (ver seção II.C.4.c) é colocado no nível do seio coronário.
   a. **Indicações**
   (1) Medida da pressão de enchimento das câmaras cardíacas direitas para avaliar o volume intravascular e a função do átrio e ventrículo direitos.
   (2) Administração de medicamentos na circulação central.
   (3) Acesso intravenoso em pacientes com acesso periférico difícil.
   (4) Injeção de indicador para determinar o débito cardíaco (p. ex., corante verde de indocianina).
   (5) Acesso para inserção de cateter na artéria pulmonar (CAP).
   b. **Onda.** O traçado da PVC tem três deflexões positivas – as ondas **a, c** e **v** – e duas deflexões negativas – as **depressões x** e **y** (Figura 10.2). As ondas correspondem à contração atrial, à contração ventricular isovolêmica, que inclui o abaulamento da tricúspide, e ao enchimento atrial, respectivamente. A depressão x corresponde ao

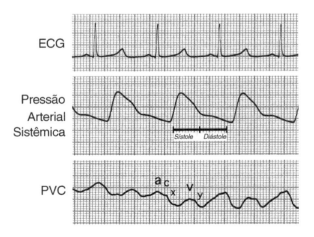

FIGURA 10.2 A parte inferior da figura mostra um traçado de PVC normal, e a parte superior mostra o ECG correspondente. As ondas **a, c** e **v** são identificadas no traçado de pressão venosa. A depressão *x* ocorre entre as ondas **c** e **v**; a depressão *y*, depois da onda **v**.

relaxamento atrial e ao colapso sistólico do pulso venoso. A depressão y corresponde ao relaxamento ventricular e ao colapso diastólico do pulso venoso.
  c. **Análise**
     (1) **Limites de variação.** A PVC é lida entre as ondas **a** e **c** ao fim da expiração, o que reduz a um mínimo a interferência da respiração. A **PVC normal é de 2 a 6 mmHg.**
     (2) **Quedas da PVC** indicam aumento do desempenho cardíaco, diminuição do retorno venoso ou diminuição do volume intravascular (pressão sistêmica média). A diminuição da PVC associada a aumento da pressão arterial, sem alterações da resistência vascular sistêmica, deve-se ao aumento do desempenho cardíaco. Se houver queda da pressão arterial, a diminuição da PVC é causada pelo decréscimo do volume intravascular ou do retorno venoso.
     (3) **Aumentos da PVC** indicam diminuição do desempenho cardíaco, aumento do retorno venoso ou aumento do volume intravascular (pressão sistêmica média). O aumento da PVC associado a aumento da pressão arterial, sem alterações da resistência vascular sistêmica, deve-se ao aumento do volume intravascular ou do retorno venoso. Se houver queda da pressão arterial, o aumento da PVC é causado por diminuição do desempenho cardíaco.
  d. **Patologia e PVC**
     (1) **Ondas a em canhão** são causadas pela contração atrial contra a válvula tricúspide fechada, como ocorre na dissociação atrioventricular.
     (2) **Ondas v grandes** são causadas por regurgitação do fluxo durante a contração ventricular, como na regurgitação tricúspide.
  e. A **ventilação com pressão positiva** afeta o débito cardíaco e o retorno venoso. Essa relação determina o efeito da pressão expiratória final positiva (PEEP) sobre a PVC (Figura 10.3). De acordo com a regra de Starling, a pressão transmural, que é a diferença entre a pressão atrial e a pressão extracardíaca, está relacionada com o débito cardíaco. Em baixos níveis de PEEP, a PVC aumenta com a elevação da PEEP. Com altos níveis de PEEP (acima de 15 cm H_2O aproximadamente), a PVC aumenta à medida que o débito cardíaco diminui, fruto da queda do débito ventricular direito.
2. **Procedimento: PVC**
  a. **Locais.** Os locais comuns são veia jugular interna, veia subclávia, veia jugular externa, veia axilar, veia cefálica e veia femoral.

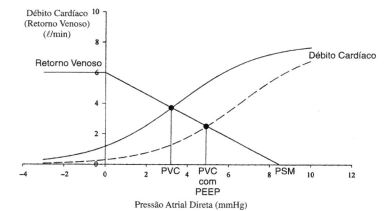

FIGURA 10.3 Efeito da PEEP sobre as curvas de retorno venoso/débito cardíaco. A PEEP desvia a curva de Starling para a direita no mesmo grau que a pressão extracardíaca transmitida. Com altos níveis de PEEP (> 15 cm H_2O), a curva pode ser deprimida em razão do aumento da pós-carga ventricular direita. Consequentemente, a PVC é maior. PSM, pressão sistêmica média.

116 Capítulo 10

b. O **material** necessário é frasco de soro fisiológico pressurizado, tubo de extensão cheio de líquido e transdutor. O transdutor é colocado no nível do seio coronário.

(1) Cateteres de luz múltipla são inseridos diretamente, e há cateteres que têm de uma a quatro luzes e oferecem acesso para administração de vários medicamentos, monitoramento da pressão e coleta de amostras de sangue.

(2) O **introdutor** é um cateter de grande calibre com válvula em septo. Em seguida, insere-se através do introdutor um cateter especial de luz múltipla ou um CAP.

(3) A **ultrassonografia** pode ser usada para identificar a anatomia, auxiliar a inserção do cateter e verificar a posição.

c. Complicações

(1) Arritmias, causadas pela irritação do endocárdio pelo fio-guia ou CAP, são temporárias e cessam com a retirada do cateter ou fio.

(2) A **punção arterial** pode causar lesão significativa do vaso e hemorragia se o dilatador ou cateter for inserido na artéria. Antes de inserir o dilatador, é preciso confirmar a posição intravenosa pela cor, gasometria ou medida da pressão pela agulha exploradora, agulha de paredes finas ou cateter 18. Caso haja punção de uma artéria antes da inserção do dilatador, é preciso retirar a agulha, comprimir o local durante no mínimo 5 min (10 min em caso de coagulopatia) e escolher outro local. Se o cateter for inserido na artéria, deve-se mantê-lo no lugar e consultar um cirurgião vascular.

(3) O fio-guia não deve parecer preso ao inserir o dilatador, pois isso pode ser sinal de lesão venosa ou punção da parede posterior. Não continue a introduzir o fio-guia se a passagem for difícil.

(4) Pneumotórax, hemotórax, hidrotórax, quilotórax ou **tamponamento pericárdico** podem ser indicados por alterações dos sinais vitais. Essas complicações são parcialmente excluídas por radiografia de tórax. O risco de pneumotórax é maior na punção da veia subclávia.

(5) Infecção e embolia gasosa podem ocorrer a qualquer tempo antes da retirada do cateter. O risco de infecção é maior na punção da veia femoral. Para reduzir o risco de embolia gasosa ao retirar o cateter, o local é ocluído durante manobra de Valsalva. A posição de Trendelenburg ajuda a evitar a entrada de ar nos acessos cervical e subclávio.

d. Na punção da **veia jugular interna pela técnica de Seldinger**, o **lado direito** é preferido porque o trajeto dos vasos até o átrio direito é mais retilíneo (Figura 10.4).

(1) Posição e preparo. O paciente deve estar em decúbito dorsal ou na posição de Trendelenburg com a cabeça estendida e voltada para o lado esquerdo. Para reduzir infecções relacionadas com o cateter, o paciente deve ser coberto, da cabeça aos pés, com campos estéreis, o profissional deve usar avental estéril e luvas, e o pescoço deve ser limpo com clorexidina.

(2) Os **pontos de referência anatômicos** são incisura jugular, clavícula, margem lateral do músculo esternocleidomastóideo (ECM) e ângulo da mandíbula. A punção deve ser feita no ponto médio entre o processo mastoide e a inserção esternal do ECM.

(3) O **acesso** mediano é feito entre as cabeças clavicular e esternal do ECM, enquanto o acesso posterior é feito cerca de 1 cm superior à veia jugular externa, na margem lateral da cabeça clavicular do ECM.

(4) Uma agulha exploradora é inserida em ângulo de 45° com a pele, enquanto se aspira, e empurrada em direção ao mamilo ipsilateral até aspirar sangue venoso. Uma vez encontrada a veia, a seringa é retirada e um fio-guia é introduzido através da agulha ou cateter.

(5) É preciso verificar a posição intravenosa pela cor, gasometria ou medida da pressão. Retira-se a agulha ou cateter e amplia-se o acesso lateralmente com bisturi.

(6) Usando contratração, introduz-se um dilatador rígido sobre o fio com suaves movimentos giratórios; o fio-guia ainda deve se mover com facilidade, o que indica a manutenção da posição intravascular.

(7) Retira-se o dilatador, mantendo o fio-guia, e introduz-se um cateter central ou introdutor sobre o fio. Também é possível inserir o introdutor e o dilatador simultaneamente. O fio é retirado, as vias são aspiradas e lavadas, e o cateter é fixado do à pele.

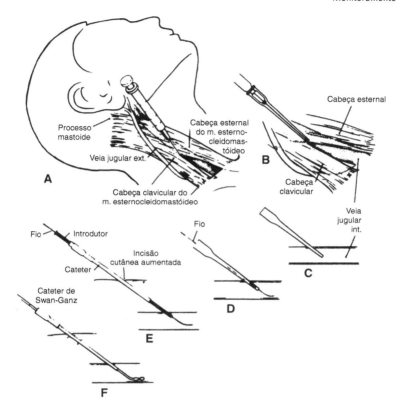

FIGURA 10.4 A-F: Cateterização da veia jugular interna direita (técnica de Seldinger). Os detalhes são apresentados no texto.

(8) É preciso fazer uma radiografia de tórax para confirmar a posição e excluir complicações, como pneumotórax. A extremidade do cateter deve estar na junção da veia cava superior (VCS) com o átrio direito e não deve tocar a parede da VCS em ângulo reto.

e. O acesso à **veia subclávia (VSC)** pode ser fácil, pois o vaso passa sob a clavícula na linha clavicular média. É um dos locais mais comuns de acesso venoso central. Embora a artéria não seja compressível em caso de punção, a coagulopatia não é uma contraindicação ao acesso. A VSC geralmente é preferida para maior conforto do paciente, e com frequência escolhe-se a VSC esquerda em caso de inserção de CAP.

(1) Os **pontos de referência anatômicos** são a clavícula, a incisura jugular do esterno e a margem lateral do ECM em sua inserção na clavícula. A punção é feita medial à linha medioclavicular.

(2) A agulha de parede fina é inserida em direção à incisura jugular do esterno. É usada para identificar a clavícula, depois a extremidade é avançada sob a clavícula. A inserção total do cateter não deve ultrapassar 16 a 17 cm, pois isso pode colocar a extremidade no átrio direito.

f. A **veia femoral** é uma das veias centrais de acesso mais fácil e não há risco de pneumotórax em sua punção. As limitações são imobilidade do quadril e utilidade restrita durante a reanimação cardiopulmonar.

118 Capítulo 10

   (1) Os **pontos de referência anatômicos** são a artéria femoral, o ligamento inguinal, a espinha ilíaca anterossuperior (EIAS) e o tubérculo púbico. A veia femoral situa-se imediatamente medial à artéria femoral. Caso a artéria não seja palpável, a veia é localizada de forma confiável a um terço da distância do tubérculo púbico à EIAS. Nos dois casos, o ponto de inserção é logo inferior ao ligamento inguinal, 1 a 2 cm medial à artéria.

   (2) A **punção** é feita pela técnica de Seldinger.

  g. A **veia jugular externa** é cateterizada da mesma forma que a veia jugular interna, descrita na seção II.D.2.b. Tem trajeto oblíquo através do ECM, ao longo de uma linha que vai do ângulo da mandíbula até o ponto médio da clavícula. A compressão oclusiva na porção inferior da veia perto da clavícula pode facilitar a inserção do cateter. Como o vaso faz uma curva para se unir à VSC, a inserção do fio-guia pode ser difícil e não deve ser forçada. Por esse motivo, a canulação da veia jugular interna pode ser mais fácil para inserção de cateter central.

  h. A **veia basílica** pode ser usada para acesso à circulação central com cateter longo. A inserção do fio-guia na VSC pode ser difícil, mas pode ser facilitada pela abdução do braço ipsilateral e rotação da cabeça para o mesmo lado da inserção.

3. **Cateterização da artéria pulmonar e pressões de oclusão da artéria pulmonar.** O cateter na artéria pulmonar (CAP) informa sobre a função ventricular e o volume vascular pela medida da PVC, pressão na artéria pulmonar (PAP), pressão de oclusão da artéria pulmonar (POAP), coleta de amostras de sangue venoso misto e débito cardíaco.

  a. **Mecanismo.** O CAP é inserido através de um introdutor venoso central. Atravessa a veia cava, o átrio direito e o ventrículo direito até chegar à artéria pulmonar. Acoplando o espaço intravascular a um transdutor por um tubo cheio de líquido, o CAP pode medir a pressão em cada local mencionado acima. A insuflação do balão na extremidade do cateter permite medir a POAP, ou pressão de "encunhamento", que reflete a pressão atrial esquerda e a pré-carga ventricular esquerda. Para reduzir a um mínimo o efeito da pressão alveolar sobre a POAP, a extremidade deve ficar na zona III de West, onde a pressão venosa pulmonar é maior que a pressão alveolar. Felizmente, a extremidade costuma terminar nesse local.

  b. **Indicações**

   (1) Hipotensão inexplicada.

   (2) Acesso para estimulação cardíaca.

   (3) Procedimentos cirúrgicos com alterações fisiológicas relevantes (p. ex., reparo aberto de aneurisma aórtico e transplante pulmonar ou hepático).

   (4) Infarto agudo do miocárdio com choque.

   (5) O CAP só deve ser usado se o possível benefício do diagnóstico ou orientação do tratamento superar os riscos de complicações. O CAP deve ser retirado quando a medida ativa não for mais necessária.

  c. **PAP e POAP**

   (1) **Traçado.** O formato do traçado da PAP é semelhante ao da onda arterial sistêmica. Em vista da localização, a onda é menor e precede a onda sistêmica. Com o balão inflado, o CAP mede a POAP, que é semelhante ao traçado da PVC, com ondas **a** e **v**. Esse traçado é semelhante ao das pressões no átrio esquerdo e é um pouco retardado por causa do pulmão interposto.

   (2) **Limites de variação. A PAP normal é de 15 a 30 mmHg, na fase sistólica, e 5 a 12 mmHg, na fase diastólica. A variação normal da POAP é de 5 a 12 mmHg.** Ao fim da expiração, esta se aproxima da pressão atrial esquerda e correlaciona-se com o volume diastólico final no ventrículo esquerdo.

  d. A **análise da POAP** é usada para avaliar o desempenho das câmaras cardíacas esquerdas. Um modelo básico da função das cavidades esquerdas é oferecido pela relação entre a curva pressão-volume sistólico final e a curva pressão-volume diastólico final. Como a pressão diastólica final ventricular esquerda (PDFVE), que tem correlação com o volume diastólico final ventricular esquerdo, é conhecida, podem-se fazer as seguintes deduções (Figura 10.5).

   (1) O **aumento da POAP** pode ser causado por aumento do volume diastólico final, diminuição da complacência ou ambos.

   (2) A **diminuição da POAP** pode ser causada por diminuição do volume diastólico final, aumento da complacência ou ambos.

Monitoramento 119

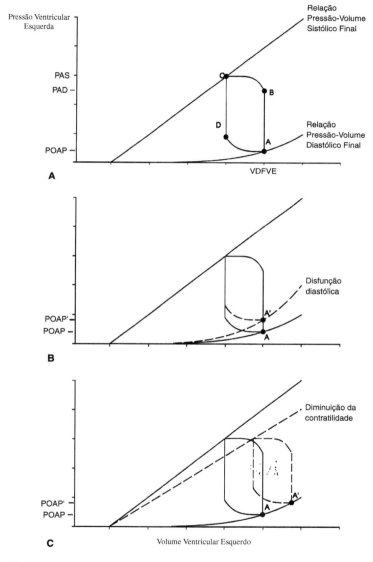

FIGURA 10.5 Relações entre pressão e volume no ventrículo esquerdo. **(A)** O ciclo cardíaco (A-B-C-D-A) é limitado pela relação pressão-volume sistólico final (que indica a contratilidade) e a relação pressão-volume diastólico final. A POAP aproxima-se da pressão diastólica final ventricular esquerda. O aumento da POAP pode ser atribuído à complacência diastólica reduzida **(B)**, ao aumento do volume diastólico final ventricular esquerdo (VDFVE) **(C)** ou a uma combinação de ambos. O aumento do VDFVE geralmente resulta da contratilidade reduzida quando o ventrículo direito tem desempenho apropriado **(C)**. PAS, pressão arterial sistólica; PAD, pressão arterial diastólica.

120 Capítulo 10

   e. Patologia e POAP

     (1) **Grandes ondas a** podem ser causadas por hipertrofia ventricular esquerda (HVE) ou dissociação atrioventricular. A HVE diminui a complacência do ventrículo esquerdo e eleva a PDFVE. Assim, a POAP deve ser medida no pico da onda **a**. Durante a dissociação atrioventricular, deve-se medir a pressão antes da onda **a**.

     (2) **Grandes ondas v** são consequência de regurgitação mitral.

     (3) A **dilatação das câmaras cardíacas direitas** pode causar desvio do septo interventricular para o interior do ventrículo esquerdo, o que diminui efetivamente a complacência diastólica final do ventrículo esquerdo. Assim, aumenta a PDFVE.

     (4) A **embolia pulmonar** pode elevar a PAP sem elevação concomitante da POAP.

   f. **Material/tipos de cateter.** A maioria dos cateteres está disponível na forma heparinizada ou não heparinizada. Os tipos de CAP são:

     (1) Cateteres de **infusão venosa** (VIP, VIP+) têm acessos extras para infusão e coleta de amostras.

     (2) **Acessos para fios marca-passo** permitem inserir eletrodos de estimulação cardíaca.

     (3) Os cateteres de **medida contínua do débito cardíaco** realizam determinações automáticas frequentes do débito cardíaco usando pulsos com baixa temperatura e geram uma curva de termodiluição; os valores geralmente são uma média ao longo do tempo.

     (4) Cateteres **oximétricos** monitoram a saturação venosa mista de O_2.

     (5) Cateteres de **fração de ejeção do ventrículo direito** usam um termistor de resposta rápida para calcular a fração de ejeção ventricular direita, além do débito cardíaco.

4. Procedimento: cateter da artéria pulmonar

   a. Os **locais e o preparo** são semelhantes aos do cateter venoso central descrito na seção II.D.2. O CAP é sempre inserido através de um cateter introdutor. O profissional geralmente calça um novo par de luvas estéreis entre a inserção do introdutor e do CAP.

   b. **Técnica.** O CAP é preparado e examinado da seguinte forma:

     (1) A **bainha é inserida** até 70 cm, antes do teste do balão.

     (2) O teste do **balão** é a insuflação com 1,5 mℓ de ar. O balão deve ser simétrico e insuflado e esvaziado sem problemas.

     (3) Todas as aberturas são lavadas para garantir a permeabilidade e são acopladas a transdutores de pressão calibrados. A elevação e o abaixamento da extremidade distal do CAP devem produzir alterações no traçado de pressão e servem como teste rápido do sistema antes da inserção.

     (4) **Inserção** (Figura 10.6). Segura-se o CAP de modo a seguir uma curva natural através do coração durante a passagem através do introdutor. Uma vez alcançada a marca de 20 cm, o balão é insuflado com 1,5 mℓ de ar e o traçado da PVC é confirmado. À medida que o cateter avança, passa-se a observar o traçado da onda ventricular direita e depois da onda na artéria pulmonar (com incremento da pressão diastólica e platô diastólico descendente). O CAP é avançado até que seja observado um traçado de onda da POAP e o balão, esvaziado. A onda deve voltar ao traçado da artéria pulmonar após o esvaziamento. Caso isso não aconteça, deve-se recuar o CAP cerca de 5 cm com o balão vazio, reinsuflar o balão e avançar o CAP até encontrar um traçado de POAP. Normalmente, o balão deve ser mantido vazio.

     (5) A **fixação** da bainha ao introdutor, na parte proximal, e à marca de 70 cm, na parte distal, garante a capacidade de manipulação asséptica do CAP. O introdutor e o CAP são fixados ao paciente e cobertos com curativo oclusivo.

   c. **Distâncias.** A partir da veia jugular interna direita, os locais são alcançados "nas dezenas". O átrio direito é alcançado a 20 cm; o ventrículo direito, a 30 cm; a artéria pulmonar, a 40 cm; e a POAP deve estar a 50 cm. No acesso pela veia subclávia, subtraem-se 5 cm dessas distâncias; no acesso pela veia femoral, somam-se 20 cm a essas distâncias.

   d. Durante a inserção do CAP, pode haver dificuldade para introduzir o cateter no ventrículo direito e na artéria pulmonar em decorrência de mau funcionamento do balão, lesões valvulares, estado de baixo fluxo ou dilatação do ventrículo direito. É preciso reavaliar a calibração e a escala do equipamento de monitoramento. A insuflação do

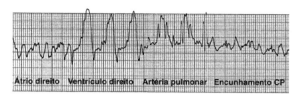
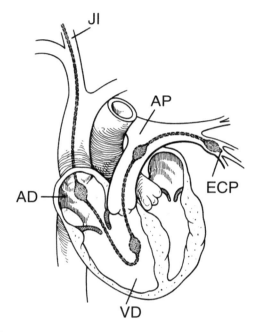

FIGURA 10.6 Ondas de pressão características observadas durante a inserção de um cateter de artéria pulmonar (CAP). JI, jugular interna; AD, átrio direito; VD, ventrículo direito; AP, artéria pulmonar; ECP, encunhamento capilar pulmonar.

balão com 1,5 mℓ de ar, o avanço lento do CAP e inspirações profundas do paciente para aumentar o retorno venoso podem ser úteis. Pode ser preciso recuar o CAP até uma profundidade de 20 a 30 cm, girá-lo um pouco e reintroduzi-lo.

e. **Complicações**

(1) **Arritmias** são possíveis em razão da estimulação direta do átrio ou ventrículo em 50% a 70% das inserções de cateter. Em geral, são transitórias e resolvem-se espontaneamente ou com a retirada do CAP. É possível que haja bloqueio cardíaco completo e taquicardia ventricular (até 0,3% das inserções), que devem ser tratados apropriadamente.

(2) O **bloqueio de ramo direito** é um risco específico em pacientes com bloqueio de ramo esquerdo ou bloqueio cardíaco de primeiro grau, já que este pode acarretar bloqueio cardíaco completo. Nesse caso, deve-se retirar o CAP e iniciar estimulação temporária.

(3) Há possibilidade de **ruptura da artéria pulmonar ou infarto** por hiperinsuflação ou insuflação prolongada do balão ou por compressão direta pelo CAP. Assim, é preciso insuflar devagar o balão e monitorar o volume para alcançar a POAP.

122 Capítulo 10

Além disso, normalmente convém monitorar a PAP; caso haja POAP persistente, o cateter deve ser recuado imediatamente e reposicionado.

(4) Os **marca-passos** não são contraindicação à inserção de CAP, embora se deva usar orientação fluoroscópica caso o marca-passo tenha sido implantado há menos de 6 semanas.

(5) Pode haver **ruptura do balão** na hiperinsuflação acima da recomendação de 1,5 mℓ.

(6) **Lesão valvular, nós no cateter, formação de trombo e infecção** são complicações possíveis com os CAP.

5. O **débito cardíaco** típico é de 4 a 8 ℓ/min, enquanto o índice cardíaco é de 2,4 a 4,0 ℓ/min/m^2. A técnica convencional de medida do DC emprega CAP e termodiluição. Os riscos da inserção de CAP despertaram interesse em outros métodos de medir o DC, como análise do contorno da onda de pulso, técnicas de diluição corporal total, Doppler esofágico, métodos de Fick e cardiografia de impedância.

a. A **termodiluição com CAP** é o método de referência para medida do DC. Injeta-se um volume conhecido de soro fisiológico frio na abertura da PVC. A consequente alteração da temperatura é monitorada pelo termistor na extremidade do CAP. A área sob a curva temperatura-tempo está relacionada com o débito cardíaco.

(1) O **DC deve ser medido ao fim da expiração.** Alterações da pressão intratorácica afetam a medida do DC. A pressão intratorácica negativa durante a fase inspiratória da respiração espontânea aumenta o retorno venoso e a pressão transmural no ventrículo esquerdo. A pressão intratorácica positiva durante a fase inspiratória da ventilação com pressão positiva diminui o retorno venoso e a pressão transmural no ventrículo esquerdo.

(2) A **regurgitação tricúspide** geralmente causa subestimativa do DC e do índice cardíaco pelo prolongamento do tempo e aumento da área sob a curva do DC. Embora a subestimativa seja o erro mais comum, os valores também podem ser superestimados.

(3) **Erros na medida do DC** também podem ser causados por extravasamento do líquido injetado, injeção muito lenta, uso da constante de cateter errada e *shunt* intracardíaco.

b. A **análise do contorno da onda de pulso** determina o volume sistólico e o débito cardíaco por análise computadorizada do traçado da onda de pulso arterial. Esse método pressupõe que a pressão do pulso aórtico seja proporcional ao volume sistólico. Os efeitos do tônus vascular são incluídos no cálculo como um fator de conversão estimado a partir da frequência cardíaca, PAM e complacência vascular. As limitações são:

(1) **Não linearidade de alterações da complacência aórtica.** A pressão provoca alterações não lineares da complacência da aorta. Isso pode limitar a precisão das estimativas do volume sistólico.

(2) Pode haver **ressonância e amortecimento**, como no uso de qualquer cateter arterial para monitoramento invasivo da pressão arterial.

c. As **técnicas de diluição corporal total** eram originalmente realizadas por diluição do corante verde de indocianina. Os métodos disponíveis atualmente são PiCCO e LiDCO.

(1) A **termodiluição transpulmonar (PiCCO)** requer um cateter venoso central e um cateter arterial femoral especializado com termistor. Injeta-se um bolo de soro fisiológico frio através do cateter venoso central. O termistor arterial femoral registra as alterações de temperatura a jusante. A análise da curva estima o débito cardíaco e o volume sanguíneo no coração.

(2) A **diluição de lítio (LiDCO)** pode ser usada com cateter na artéria radial ou braquial com sensor de lítio na extremidade. Uma solução de cloreto de lítio com concentração e volume conhecidos é injetada através de uma veia central ou periférica. É gerada uma curva que relaciona a concentração de lítio arterial ao tempo. O DC é calculado a partir da área sob a curva.

(3) **Limitações das técnicas de diluição.** O *shunt* intracardíaco e a insuficiência aórtica podem acarretar subestimativa do DC.

d. O **Doppler esofágico** mede o fluxo sanguíneo na aorta torácica descendente (FSA) com feixe de Doppler e sensor posicionado em ângulo conhecido no esôfago. Essa técnica mede o FSA, mas não o DC diretamente. Como o FSA corresponde a cerca de 70% do DC, é possível estimar o DC evitando-se os riscos invasivos da inserção de CAP. É necessário treinamento mínimo para inserção da sonda, que pode permanecer dias no lugar. Não é, porém, fácil inseri-la em pacientes acordados e não há informações diretas sobre as pressões de enchimento cardíaco.

e. Técnicas de Fick modificadas. O método NICO (monitoramento não invasivo do débito cardíaco) (Philips Respironics, Pittsburgh, PA, EUA) usa sensores no circuito respiratório conectado ao paciente intubado para medir o fluxo, a pressão nas vias respiratórias e a concentração de CO_2. Durante períodos de reinalação, calcula-se a eliminação de CO_2 a partir dessas medidas. O princípio de Fick é aplicado para calcular o débito cardíaco, que é proporcional à alteração na eliminação de CO_2 dividida pela alteração no CO_2 ao fim da expiração.

f. A **cardiografia de impedância torácica** usa eletrodos cutâneos colocados ao longo do pescoço e tórax para medir alterações da voltagem e impedância. Como o sangue é melhor condutor que o músculo, o osso e a pele, as alterações do volume sanguíneo torácico durante o ciclo cardíaco provocam alterações da impedância. Aplica-se a lei de Ohm para usar a modificação da impedância com o propósito de determinar o DC. Esse método não é invasivo e o posicionamento dos eletrodos requer treinamento mínimo. A medida pode ser imprecisa em indivíduos com compleição física grande.

6. Ecocardiografia

a. Mecanismo. A ecocardiografia usa ondas de ultrassom para criar uma imagem bidimensional do coração e das estruturas adjacentes. Pode ser transtorácica ou transesofágica, dependendo das estruturas que se deseja examinar, da anuência do paciente e das condições de exame. Permite avaliação independente dos mesmos parâmetros medidos pelo CAP, mas também mostra a função das valvas cardíacas, a contratilidade ventricular, a função diastólica e as estruturas intracardíacas.

b. Indicações

(1) Hipotensão de causa desconhecida.

(2) Dificuldade de interpretar os dados obtidos com o CAP.

(3) Suspeita de massas ou vegetações intracardíacas.

(4) Anormalidades valvulares.

(5) *Shunts.*

(6) Embolia gasosa.

(7) Doença pericárdica.

(8) Aneurisma/dissecção torácica.

c. Métodos

(1) O **ecocardiograma transtorácico** pode ser feito com o paciente acordado e garante boa visualização das estruturas no lado direito do coração e estimativas qualitativas do desempenho contrátil, embora a visualização das câmaras esquerdas seja limitada e possa ser impedida pela localização cirúrgica.

(2) O **ecocardiograma transesofágico** requer anestesia tópica, local ou geral, mas pode ser feito durante a operação e permite melhor visualização das câmaras esquerdas do coração.

III. SISTEMA RESPIRATÓRIO

O sistema respiratório é responsável pela captação de oxigênio e eliminação de dióxido de carbono e é um conduto para administração de anestésicos.

A. Os **monitores respiratórios obrigatórios** durante anestesia geral são oximetria de pulso, capnografia, analisador da fração de oxigênio inspirado e alarme de desconexão. A observação direta do tórax e um estetoscópio precordial ou esofágico oferecem informações complementares. Durante a anestesia regional, a respiração pode ser monitorada por observação direta, oximetria e capnografia.

B. A técnica mais fácil de avaliar a **oxigenação** é a **oximetria de pulso**. Outros métodos são a avaliação qualitativa da cor da pele, oximetria transcutânea e gasometria arterial.

1. Método. A absorção da luz pelas formas oxigenada e desoxigenada de hemoglobina é diferente na maioria dos comprimentos de onda, inclusive de 660 a 960 nm, os compri-

124 Capítulo 10

mentos usados pela maioria dos aparelhos. A lei de Beer-Lambert permite calcular a concentração de cada tipo com base na absorção da luz nesses comprimentos de onda. A proporção de absorção é usada para calcular a saturação de oxigênio da hemoglobina. O sensor tem pelo menos dois diodos emissores de luz (960 e 660 nm) e um detector de luz. Pode ser aplicado nos dedos das mãos e dos pés, nos lobos da orelha, na língua, ou, com um sensor especial, no nariz.

2. **Interpretação.** A variação normal em adultos saudáveis é de 96% a 99%, mas valores acima de 88% podem ser aceitáveis em pacientes com doença pulmonar. O valor alto da oximetria de pulso (Sp_{O_2}) geralmente indica que o oxigênio está disponível nos pulmões, é absorvido pelo sangue e levado aos tecidos distais. A baixa Sp_{O_2} pode ser causada por um problema na via acima ou por um erro de monitoramento.

3. **Limitações**

   a. A oximetria pode ser um indicador tardio da troca gasosa inadequada.

   b. A **carboxi-hemoglobina** absorve luz a 660 nm da mesma forma que a hemoglobina oxigenada e provoca falsa elevação dos níveis, embora não contribua para a oxigenação.

   c. A **metemoglobina** absorve luz tanto a 660 nm quanto a 940 nm, resultando em saturação de 85%, que não tem correlação com a saturação verdadeira. Em geral, a metemoglobinemia pode ser tratada com azul de metileno.

   d. Injeções de **azul de metileno, verde de indocianina, índigo carmim** e **azul de isossulfano** provocam falsa diminuição transitória dos níveis de saturação.

   e. A Sp_{O_2} tende a ser falsamente superestimada em situações de baixa saturação (abaixo de 80%).

   f. Baixa perfusão, movimento e esmalte de unha (principalmente azul) podem impedir ou tornar duvidosa a interpretação dos níveis de Sp_{O_2}.

C. A **ventilação** é avaliada pela medida do dióxido de carbono ao fim da expiração (*i. e.*, capnografia) e por espirometria. Os termos capnometria e capnografia costumam ser usados como sinônimos, pois ambas analisam e registram o nível de dióxido de carbono, e a última gera um traçado. A capnografia não apenas avalia a respiração, mas também confirma a intubação traqueal e faz o diagnóstico de doenças.

1. **Método.** A medida do dióxido de carbono geralmente é baseada na absorção da luz infravermelha para determinar a concentração. Pode ser feita no circuito respiratório (capnógrafo de fluxo principal ou *mainstream*) ou por aspiração de amostras de gás pelo capnógrafo (capnógrafo de fluxo lateral ou *sidestream*). Os capnógrafos de fluxo principal costumam tracionar o tubo traqueal e podem causar queimadura por calor radiante, enquanto os capnógrafos de fluxo lateral ocasionam um atraso da medida, dependendo do volume da amostra, e podem causar vazamentos significativos na amostragem. A capnografia de fluxo lateral também pode ser usada em paciente não intubado para avaliação qualitativa da respiração.

2. **Traçado.** O traçado normal do dióxido de carbono ao fim da expiração ($PetCO_2$) (Figura 10.7) tem uma porção expiratória (fases I, II, III e, às vezes, IV) e uma porção inspiratória (fase 0). Dois ângulos, o ângulo α (entre as fases II e III) e o ângulo β (entre as fases III e 0), também auxiliam a interpretação (ver Figura 10.7).

   a. A **fase 0** é o segmento inspiratório.

   b. A **fase I** é o gás sem dióxido de carbono que não participa da troca gasosa (espaço morto).

   c. A **fase II** é a ascensão rápida e inclui tanto o gás alveolar quanto o gás do espaço morto.

   d. A **fase III** é um platô que inclui gás alveolar e tem pequena inclinação positiva. A $PetCO_2$ é medida no fim da fase III.

   e. A **fase IV** é uma ascensão terminal, observada em obesos e gestantes com diminuição da complacência torácica.

   f. O **ângulo** α é formado pelas fases II e III e diz respeito à relação ventilação-perfusão pulmonar. O **ângulo** β é formado pelas fases III e 0, é de aproximadamente 90° e pode ser usado para avaliar a reinalação.

3. **Limites de variação e análise**

   a. Normalmente, a $PetCO_2$ é 2 a 5 mmHg mais baixa que a pressão de CO_2 arterial, portanto, a variação típica do dióxido de carbono ao fim da expiração durante anestesia geral é de 30 a 40 mmHg.

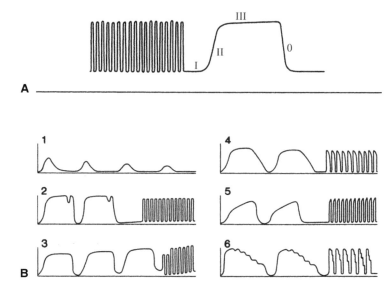

FIGURA 10.7 A: Capnograma normal. I, expiração do espaço morto; II, expiração mista do espaço morto e do gás alveolar; III, expiração do gás alveolar e platô; 0, inspiração. A fase IV é uma elevação que ocorre no fim da fase III. **B:** Capnogramas que podem ser encontrados na prática. 1, onda indefinida com declínio rápido, compatível com intubação esofágica; 2, entalhes regulares no platô expiratório final, observados na hipoventilação pulmonar ou durante a recuperação de bloqueio neuromuscular; 3, elevação progressiva da linha de base e do platô, observada na reinalação de dióxido de carbono, erro de calibração, entre outros; 4, doença pulmonar restritiva; 5, doença pulmonar obstrutiva; 6, oscilações cardiogênicas.

  b. Por causa do gás engolido, a **intubação esofágica** pode resultar em retorno de dióxido de carbono semelhante ao da intubação traqueal, exceto pela diminuição da $PetCO_2$ até zero depois de algumas respirações.
  c. **Um sinal inicial de hipertermia maligna** é a rápida elevação do dióxido de carbono ao fim da expiração, sobretudo se não houver resposta à hiperventilação.
  d. Choque/baixa perfusão, embolia, auto-PEEP, obstrução das vias respiratórias e vazamentos no sistema diminuem o dióxido de carbono ao fim da expiração.
  e. A absorção de dióxido de carbono durante laparoscopias, a reperfusão depois da retirada de pinça arterial ou torniquete e o esgotamento do absorvedor de CO_2 ou a canalização por locais de baixa resistência aumentam o dióxido de carbono ao fim da expiração.
  f. O aumento do ângulo β com elevação das fases 0/I e III é um sinal de **falha da válvula inspiratória**.
  g. A elevação das fases 0/I e III é um sinal de **falha da válvula expiratória** ou mau funcionamento do absorvedor.

IV. MONITORAMENTO DO SISTEMA NERVOSO CENTRAL (NÍVEL DE CONSCIÊNCIA)
 A. O **índice bispectral (BIS)** (Aspect Medical Systems, Newton, MA) e dispositivos relacionados avaliam a depressão do sistema nervoso central durante a anestesia geral. É um monitor complementar, independente da pressão arterial e da frequência cardíaca, para avaliar a hipnose. Baseia-se no eletroencefalograma (EEG) de superfície, que tem a amplitude e a frequência modificadas à medida que aumenta a profundidade da anestesia.
  1. **Mecanismo.** Um sensor na região frontal transmite sinais de EEG para um conversor de sinais digital, que envia as informações ao monitor para processamento e análise.

126 Capítulo 10

a. O BIS é um valor numérico processado derivado dos 15 a 30 segundos prévios de medidas do EEG. Varia de 0 (EEG isoelétrico) a 100 (vigília).

b. O **índice de qualidade do sinal** aponta a qualidade do sinal de EEG e baseia-se principalmente na impedância e em artefatos.

c. O **indicador eletromiográfico** mostra a energia dos músculos em decibéis na faixa de frequência de 70 a 110 Hz. Os limites de variação são de 30 a 55 dB.

d. O **visor do EEG** mostra o traçado filtrado do EEG.

e. A **taxa de supressão** é a porcentagem de tempo nos últimos 63 segundos em que o EEG é considerado isoelétrico (linha plana). Varia de 0% a 100%.

2. **Indicações.** O monitoramento do nível de consciência é útil para avaliar a profundidade da anestesia e pode efetivamente reduzir a incidência de recordação dos eventos intraoperatórios. As indicações específicas são:

a. Situações delicadas de emergência, como durante procedimentos neurológicos ou bloqueio neuromuscular prolongado.

b. Redução da administração excessiva de agente hipnótico, como no caso de instabilidade hemodinâmica ou para acelerar a recuperação.

c. Durante anestesia intravenosa total.

d. Anestesia em circuito fechado, na qual o BIS serve como guia direto da administração do agente hipnótico. Esse recurso não é oferecido nos EUA no momento por estar em análise.

3. **Interpretação do BIS**

a. A recordação de palavras ou imagens é deprimida com valores de BIS de 70 a 75. A recordação explícita é muito reduzida quando o BIS é inferior a 70, e um BIS de 40 está relacionado com a anestesia geral.

b. Previsivelmente, o aumento progressivo da concentração de agentes hipnóticos causa diminuição do BIS. A resposta do BIS aos hipnóticos aumenta com a idade.

c. O BIS não é afetado por opioides.

4. **Complicações.** O BIS pode ser impreciso por causa dos artefatos de diferentes causas.

a. A atividade muscular excessiva pode causar falsa elevação do BIS. Isso pode ser controlado com paralisia, se indicado.

b. Raramente, convulsões e "anormalidades encefálicas" provocam valores errados de BIS em razão de atipia da anatomia ou dos padrões de ECG.

c. Agentes hipnóticos específicos têm efeitos diferentes sobre o BIS. A resposta do BIS ao óxido nitroso não é linear e pode não ser confiável. A quetamina afeta pouco o BIS, mesmo com doses clinicamente eficazes, mas pode diminuir a resposta à estimulação na presença de outros agentes. O etomidato está associado a aumento da atividade muscular na indução e, portanto, pode causar falsa elevação do BIS.

d. A interferência elétrica ou mecânica externa pode tornar o BIS questionável.

B. Outros métodos de monitoramento da consciência são o **monitoramento da entropia**, com algoritmo de entropia espectral de Datex-Ohmeda, e os **potenciais evocados auditivos de média latência**, e ambos têm boa correlação com o efeito do anestésico sobre a consciência.

V. MONITORAMENTO DA TEMPERATURA

A. **Mecanismo.** A medida da temperatura pode ser intermitente ou contínua. A limitação dos métodos mais externos de verificação da temperatura é que podem não refletir alterações da temperatura central, sobretudo quando há vasoconstrição.

B. **Indicações**

1. **Necessidade de controlar a temperatura** durante indução de hipotermia e reaquecimento (p. ex., na circulação extracorpórea ou neurocirurgia vascular).

2. **Lactentes e crianças pequenas** tendem a apresentar labilidade térmica por causa da elevada razão entre área de superfície e volume.

3. **Os adultos sujeitos a grandes perdas por evaporação ou a baixas temperaturas do ambiente** (como ocorre na exposição de cavidade corporal, transfusão de grande volume de líquidos não aquecidos ou queimaduras) são propensos à hipotermia.

4. Monitoramento de **pacientes febris** tendo em vista o risco de hiper ou hipotermia.

5. Pacientes com **disfunção autonômica** perdem o autocontrole da temperatura corporal.

6. A **hipertermia maligna** é sempre uma complicação possível e o monitoramento da temperatura deve estar sempre disponível.

C. Locais de Monitoramento

1. A **temperatura cutânea**, medida na fronte, normalmente é de 1,6°C a 2,2°C mais baixa do que a temperatura corporal, e essa diferença pode aumentar à medida que o resfriamento avança.

2. A **axila** é um local comum de determinação não invasiva da temperatura, que geralmente é 0,6°C mais baixa do que a temperatura central. O sensor deve ser colocado sobre a artéria axilar com o braço aduzido.

3. Há boa correlação entre a **temperatura na membrana timpânica** e a temperatura central. O cerume interposto pode aumentar o gradiente em relação à temperatura central.

4. A mudança da **temperatura retal** é mais lenta que a da temperatura central. Esse fenômeno costuma ser notado durante o reaquecimento depois da hipotermia e indica reaquecimento periférico ou "superficial" mais lento. A perfuração retal é uma complicação rara.

5. A **temperatura nasofaríngea**, medida na porção posterior da nasofaringe, reflete a temperatura encefálica. Para aferi-la, é preciso medir a distância entre o meato auditivo externo e a parte externa da narina e inserir o sensor a essa distância. Esse método pode provocar epistaxe, em casos de coagulopatia ou gravidez, ou necrose cutânea, se houver compressão prolongada da narina pelo sensor. Não é recomendado em pacientes com traumatismo craniano ou rinorreia de líquido cerebrospinal.

6. O monitoramento da **temperatura esofágica** reflete bem a temperatura central. A sonda é inserida no terço inferior do esôfago e, em raras ocasiões, pode ser introduzida erradamente nas vias respiratórias.

7. A **temperatura do sangue** pode ser medida com o termistor de um CAP.

VI. MONITORAMENTO DO BLOQUEIO NEUROMUSCULAR (VER CAPÍTULO 12)

Leituras Sugeridas

Jacobsohn E, Chorn R, O'Connor M. The role of the vasculature in regulating venous return and cardiac output: historical and graphical approach. *Can J Anaesth* 1997;44:849–867.

Kodali BS. *Capnography: A comprehensive educational website*, May 2005. Harvard Medical School. 30 September 2005. http://www.capnography.com

Lake CL. *Clinical monitoring: practical applications for anesthesia & critical care*, 1st ed. Philadelphia: WB Saunders, 2001.

Mark JB. *Atlas of cardiovascular monitoring.* New York: Churchill Livingstone, 1998.

Pagel PS, Grossman W, Haering JM, et al. Left ventricular diastolic function in the normal and diseased heart (pt 1). *Anesthesiology* 1993;79:836–854.

Pagel PS, Grossman W, Haering JM, et al. Left ventricular diastolic function in the normal and diseased heart (pt 2). *Anesthesiology* 1993;79:1104–1120.

Perret C, Tagan D, Feihl F, et al. *The pulmonary artery catheter in critical care.* Oxford: Blackwell Science, 1996.

Sagawa K, Maughan L, Suga H, et al. *Cardiac contraction and the pressure-volume relationship.* Oxford: Oxford University Press, 1988.

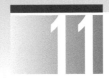

Anestésicos Intravenosos e Inalatórios
Claudia Benkwitz e Ken Solt

I. **FARMACOLOGIA DOS ANESTÉSICOS INTRAVENOSOS**

É comum o uso de anestésicos intravenosos (IV) para indução e manutenção de anestesia geral e para sedação. O início e o término rápidos da ação desses fármacos devem-se ao seu transporte para dentro e fora do encéfalo. Depois de uma injeção IV em bolo, fármacos lipossolúveis, como propofol, tiopental e etomidato, são rapidamente distribuídos para o **grupo de tecidos bem vascularizados** (p. ex., encéfalo, coração, fígado e rins), o que resulta em início de ação extremamente rápido. As concentrações plasmáticas caem à medida que o fármaco é captado pelos tecidos menos irrigados (p. ex., músculo e gordura) e rapidamente deixa o encéfalo. Essa **redistribuição** a partir do encéfalo é responsável pelo fim dos efeitos, mas ainda é preciso que haja **depuração** do fármaco ativo, geralmente por **metabolismo** hepático e **eliminação** renal. A meia-vida de eliminação é o tempo necessário para que a concentração plasmática de um fármaco caia em 50% durante a fase de eliminação da depuração. A **meia-vida sensível ao contexto (MVSC)** é o tempo necessário para a diminuição de 50% da concentração do fármaco no compartimento central após o fim de uma infusão contínua de duração específica (a duração é o "contexto").

A. O **propofol** (2,6-di-isopropilfenol) é usado para a indução ou manutenção da anestesia geral e para sedação consciente. É preparado em emulsão isotônica a 1% de óleo em água que contém lecitina de ovo, glicerol e óleo de soja. A proliferação bacteriana é inibida por ácido etilenodiaminotetracético (EDTA), ácido etilenodiaminopentacético (DTPA), sulfito ou álcool benzílico, dependendo do fabricante.

1. **Mecanismo de ação.** Facilita a neurotransmissão inibitória por ativação dos receptores do ácido γ-aminobutírico tipo A (GABA$_A$) no sistema nervoso central (SNC). A modulação dos receptores de glicina, dos receptores de N-metil-D-aspartato (NMDA), dos receptores canabinoides e dos canais iônicos controlados por voltagem também pode contribuir para as ações do propofol.

2. **Farmacocinética**
   a. Metabolismo hepático e extra-hepático em metabólitos inativos excretados pelos rins.
   b. A MVSC é curta (15 min após infusão durante 2 h), o que torna as infusões de propofol úteis para manutenção da anestesia.

3. **Farmacodinâmica**
   a. **SNC**
      (1) As doses de indução logo produzem inconsciência (30 a 45 segundos), seguida por rápido término do efeito decorrente da redistribuição. A recuperação é rápida e geralmente acompanhada por elevação do humor. Doses baixas provocam sedação e amnésia.
      (2) Efeitos analgésicos fracos em concentrações hipnóticas.
      (3) Diminui a pressão intracraniana (PIC) e também a pressão de perfusão cerebral (PPC) em razão da diminuição acentuada da pressão arterial média (PAM). A autorregulação cerebral e a vasoconstrição em resposta à hiperventilação não são afetadas.
      (4) O propofol é um anticonvulsivante e eleva mais o limiar convulsivo que o metoexital.
      (5) Há inibição da atividade eletroencefalográfica (EEG) proporcional à dose. Doses maiores causam padrão de supressão de surtos (*burst suppression*) e EEG isoelétrico.

(6) Deprime potenciais evocados somatossensoriais (PESS) e potenciais evocados motores (PEM), mas tem pequeno efeito sobre potenciais evocados auditivos do tronco encefálico (PEATE).

(7) As náuseas e o vômito pós-operatórios (NVPO) são menos frequentes após uma anestesia à base de propofol que com outras técnicas, e doses sub-hipnóticas têm efeitos antieméticos.

b. Sistema cardiovascular

(1) Diminuições da pré-carga, pós-carga e contratilidade proporcionais à dose acarretam diminuição da pressão arterial (PA) e do débito cardíaco. A hipotensão pode ser acentuada em pacientes hipovolêmicos, idosos ou com comprometimento hemodinâmico.

(2) O efeito sobre a frequência cardíaca (FC) é mínimo e há depressão do reflexo barorreceptor.

c. Sistema respiratório

(1) Diminuições da frequência respiratória (FR) e do volume corrente (VC) proporcionais à dose.

(2) Redução da resposta ventilatória à hipoxia e hipercarbia.

4. Dosagem e administração. Quadro 11.1.

a. Ajustar a dose em pequenos acréscimos nos pacientes hipovolêmicos, idosos ou com comprometimento hemodinâmico ou na associação a outros anestésicos.

b. As doses de indução e manutenção necessárias são relativamente maiores em lactentes e crianças pequenas.

c. A emulsão de propofol fomenta a multiplicação bacteriana apesar do acréscimo de antimicrobianos; preparar o fármaco em condições estéreis, rotular com data e horário e descartar o propofol aberto não usado depois de **6 h** para evitar contaminação bacteriana.

5. Efeitos adversos

a. Irritação venosa. A administração por via intravenosa pode causar dor, aliviada pela administração em veia calibrosa ou pelo acréscimo de lidocaína à solução (p. ex., 20 mg de lidocaína a 200 mg de propofol). O método mais eficaz para reduzir a dor é administrar lidocaína (0,5 mg/kg IV) 1 a 2 min antes da injeção de propofol com torniquete proximal ao local de acesso IV.

b. Distúrbios lipídicos. O propofol é uma emulsão lipídica e deve ser usado com cuidado em pacientes com distúrbios do metabolismo lipídico (p. ex., hiperlipidemia e pancreatite).

QUADRO 11.1 Posologia dos Anestésicos IV Mais Usados

Fármaco	Dose		
	Indução (mg/kg)	Manutenção (µg/kg/min)	Sedação (Ajustar a Dose até Obter Efeito)
Propofol IV	2,0 a 2,5	100 a 150	25 a 75 µg/kg/min
Tiopental IV	3 a 5		
Midazolam IV	0,1 a 0,4	0,5 a 1,5	0,5 a 1,0 mg
Midazolam IM			0,07 a 0,1 mg/kg
Quetamina IV	0,5 a 2	15 a 90	0,1 a 0,8 mg/kg
Quetamina IM	5 a 10		2 a 4 mg/kg
Etomidato IV	0,2 a 0,4	10	5 a 8 µg/kg/min[a]
Dexmedetomidina IV			0,2 a 0,7 µg/kg/h[b]

[a] Por curtos períodos.
[b] Após dose de ataque de 0,5 a 1,0 µg/kg durante 10 min.

130   Capítulo 11

  c. **Mioclonia** e **soluços** podem ocorrer após doses de indução, embora com menor frequência que com o uso de metoexital ou etomidato.

  d. **A síndrome de infusão de propofol** é um distúrbio raro e com frequência fatal que ocorre nos pacientes em estado grave (em geral crianças) submetidos a infusões prolongadas de altas doses de propofol. O quadro clínico típico é de rabdomiólise, acidose metabólica, insuficiência cardíaca e insuficiência renal.

B. **Barbitúricos** como tiopental e metoexital rapidamente provocam inconsciência (30 a 45 segundos), seguida por rápido fim do efeito decorrente da redistribuição. As apresentações de barbitúricos para administração por via intravenosa são muito alcalinas (pH > 10) e geralmente são preparadas em soluções diluídas (1,0% a 2,5%).

  1. **Mecanismo de ação.** Assim como o propofol, os barbitúricos facilitam a neurotransmissão inibitória por ativação dos receptores $GABA_A$. Também inibem a neurotransmissão excitatória via receptores de glutamato e receptores nicotínicos da acetilcolina.

  2. **Farmacocinética**
     a. Metabolismo hepático. A depuração do metoexital é muito maior que a do tiopental. O tiopental é metabolizado em pentobarbital, um metabólito ativo com meia-vida mais longa.
     b. Doses múltiplas ou infusões prolongadas podem produzir sedação prolongada ou inconsciência por causa da diminuição da taxa de redistribuição, retorno do fármaco ao compartimento central e metabolismo hepático lento. A MVSC do tiopental é longa, mesmo após infusões curtas.

  3. **Farmacodinâmica**
     a. **SNC**
        (1) Depressão do SNC dose-dependente que varia da sedação à inconsciência. As doses necessárias para inibir respostas a estímulos dolorosos são muito maiores.
        (2) A vasoconstrição cerebral e a diminuição da taxa metabólica cerebral ($TMCO_2$) proporcionais à dose reduzem a PIC e o fluxo sanguíneo cerebral (FSC). A autorregulação cerebral não é afetada.
        (3) Inibição da atividade eletroencefalográfica (EEG) proporcional à dose. Em altas doses, o tiopental produz um EEG isoelétrico. Por outro lado, o metoexital pode provocar atividade convulsiva.
        (4) Os efeitos sobre os PESS ou PEM são mínimos, mas há depressão dos PEATE proporcional à dose.
     b. **Sistema cardiovascular**
        (1) Causam venodilatação e deprimem a contratilidade miocárdica, provocando diminuição da PA e do débito cardíaco proporcional à dose, sobretudo em pacientes dependentes da pré-carga. A diminuição da PA é menos intensa que com o propofol.
        (2) Os reflexos barorreceptores são praticamente preservados; portanto, a FC pode aumentar em resposta à hipotensão.
     c. **Sistema respiratório**
        (1) Diminuição da frequência respiratória (FR) e do volume corrente (VC) proporcionais à dose. Há depressão acentuada da resposta ventilatória à hipoxia e à hipercarbia. Pode haver apneia 30 a 90 segundos após uma dose de indução.
        (2) Os reflexos laríngeos são mais preservados que com o propofol; portanto, é maior a incidência de tosse e laringospasmo.

  4. **Dosagem e administração.** Ver Quadro 11.1.
     a. Reduzir as doses em pacientes hipovolêmicos, idosos ou com comprometimento hemodinâmico.
     b. Podem precipitar-se quando misturados a fármacos em solução com pH menor (p. ex., succinilcolina) e também podem causar a precipitação de outros fármacos (p. ex., vecurônio). Portanto, é prudente evitar a injeção simultânea em uma via de acesso IV com outros fármacos.

  5. **Efeitos adversos**
     a. **Alergia.** As alergias verdadeiras são incomuns. Às vezes, o tiopental causa reações anafilactoides (*i. e.*, urticária, rubor e hipotensão) secundárias à liberação de histamina.

Anestésicos Intravenosos e Inalatórios **131**

b. Porfiria
(1) Absolutamente contraindicados em pacientes com porfiria intermitente aguda, porfiria variegada e coproporfiria hereditária.
(2) Os barbitúricos induzem enzimas de síntese da porfirina, como ácido δ-aminolevulínico sintetase; pacientes com porfiria podem acumular precursores tóxicos do heme e ter uma crise aguda.

c. Irritação venosa e lesão tecidual
(1) Podem causar dor no local de administração secundária à irritação venosa.
(2) O tiopental pode causar dor intensa e necrose tecidual se a injeção for extravascular ou intra-arterial. No caso de administração intra-arterial, a heparina, os vasodilatadores e o bloqueio simpático regional podem ser úteis no tratamento.

d. A **mioclonia** e os **soluços** são frequentes durante a indução com metoexital.

C. Os **benzodiazepínicos** incluem o midazolam, o lorazepam e o diazepam. São usados com frequência para sedação, amnésia, ansiólise ou como auxiliares da anestesia geral. O midazolam é preparado em uma forma hidrossolúvel de pH 3,5, enquanto o diazepam e o lorazepam são dissolvidos em propilenoglicol e polietilenoglicol, respectivamente.

1. Mecanismo de ação. Promovem a neurotransmissão inibitória por aumento da afinidade de receptores $GABA_A$ pelo GABA. Diferentes efeitos clínicos (p. ex., amnésia, sedação e ansiólise) parecem ser mediados por diferentes subtipos de receptores de $GABA_A$.

2. Farmacocinética
a. Após administração por via intravenosa, os efeitos do midazolam e do diazepam no SNC iniciam-se em 2 a 3 min (são um pouco mais demorados que os efeitos do lorazepam). Os efeitos são interrompidos pela redistribuição; portanto, as durações dos efeitos de uma única dose de diazepam e midazolam são semelhantes. Os efeitos do lorazepam são um pouco mais prolongados.
b. Os três fármacos são metabolizados no fígado. As meias-vidas de eliminação do midazolam, lorazepam e diazepam são, respectivamente, de cerca de 2, 11 e 20 h. Os metabólitos ativos do diazepam são mais duradouros que o fármaco original e acumulam-se com a administração repetida. O hidroximidazolam pode acumular-se e causar sedação em pacientes com insuficiência renal.
c. A depuração do diazepam é reduzida em idosos, mas esse é um problema menor com o midazolam e o lorazepam. Pacientes obesos podem necessitar de doses iniciais mais altas de benzodiazepínicos, mas a depuração não é muito diferente.

3. Farmacodinâmica
a. SNC
(1) Efeitos amnésticos, anticonvulsivantes, ansiolíticos, relaxantes musculares e sedativos-hipnóticos proporcionais à dose. A amnésia pode durar apenas 1 h após uma dose de midazolam como pré-medicação. Às vezes, a sedação é prolongada.
(2) Não provocam analgesia acentuada.
(3) Diminuição do FSC e da $TMCO_2$ proporcional à dose.
(4) Não produzem supressão de surtos (*burst suppression*) nem padrão isoelétrico do EEG mesmo em doses muito altas.

b. Sistema cardiovascular
(1) Discreta vasodilatação sistêmica e diminuição do débito cardíaco. Em geral, não há alteração da FC.
(2) As alterações hemodinâmicas podem ser acentuadas em pacientes hipovolêmicos ou em estado grave quando são administrados rapidamente em altas doses ou com um opioide.

c. Sistema respiratório
(1) Pequenas diminuições da FR e do VC proporcionais à dose. Alguma diminuição do estímulo ventilatório hipóxico.
(2) A depressão respiratória pode ser acentuada quando são administrados com um opioide a pacientes com doença pulmonar ou a pacientes debilitados.

4. Dosagem e administração. O Quadro 11.1 apresenta os dados sobre o midazolam.
a. Doses IV de diazepam (2,5 mg) ou lorazepam (0,25 mg) aumentadas gradualmente podem ser usadas para sedação.
b. As doses orais apropriadas são 5 a 10 mg de diazepam ou 2 a 4 mg de lorazepam.

132 Capítulo 11

5. Efeitos adversos
- **a. Interações medicamentosas.** A administração de benzodiazepínico a um paciente tratado com **valproato**, um anticonvulsivante, pode precipitar episódio psicótico.
- **b. Gravidez e trabalho de parto**
  - **(1)** A administração durante o primeiro trimestre pode aumentar um pouco o risco de fenda labial e palatina.
  - **(2)** Atravessam a placenta e podem causar depressão do SNC no recém-nascido.
- **c.** Os veículos do diazepam e lorazepam podem causar **tromboflebite superficial e dor no local da injeção.**

6. O **flumazenil** (imidazobenzodiazepina) é um antagonista competitivo no local de ligação aos benzodiazepínicos dos receptores GABA$_A$ no SNC.
- **a.** Há reversão dos efeitos sedativos induzidos pelos benzodiazepínicos em 2 min; os efeitos máximos ocorrem em cerca de 10 min. Não há antagonismo completo dos efeitos depressores respiratórios dos benzodiazepínicos.
- **b.** A meia-vida é mais curta que a dos agonistas benzodiazepínicos, portanto, pode haver necessidade de mais de uma dose.
- **c.** É transformado em metabólitos inativos no fígado.
- **d. Dose.** 0,3 mg IV, a cada 30 a 60 s (até uma dose máxima de 5 mg).
- **e. Contraindicado** em casos de superdosagem de antidepressivos tricíclicos e em pacientes tratados com benzodiazepínicos para controle de convulsões ou de elevação da PIC. É preciso ter cuidado na administração aos pacientes em tratamento prolongado com benzodiazepínicos, uma vez que pode precipitar abstinência aguda.

D. O **etomidato** é um sedativo-hipnótico usado com maior frequência para indução IV de anestesia geral. É apresentado em uma solução contendo 35% de propilenoglicol.

1. Mecanismo de ação. Facilita a neurotransmissão inibitória por ativação dos receptores GABA$_A$.

2. Farmacocinética
- **a.** Após uma dose de indução, os tempos até a perda e o retorno da consciência são semelhantes aos do propofol. Os efeitos de uma dose única em bolo cessam em decorrência da redistribuição.
- **b.** Depuração muito alta no fígado e por esterases circulantes a metabólitos inativos.

3. Farmacodinâmica
- **a. SNC**
  - **(1)** Não tem propriedades analgésicas.
  - **(2)** Há diminuição de FSC, TMCO$_2$ e PIC e, em geral, manutenção da PPC. A vasoconstrição cerebral em resposta à hiperventilação é preservada.
  - **(3)** Depressão da atividade eletroencefalográfica (EEG) dependente da dose, com padrão de supressão de surtos (*burst suppression*) em doses maiores.
  - **(4)** Causa menor depressão dos potenciais evocados que o propofol e o tiopental. Os PEATE não são afetados, enquanto os PESS são estimulados.
- **b. Sistema cardiovascular**
  - **(1)** Alterações mínimas da FC, da PA e do débito cardíaco. Muitas vezes é escolhido para induzir anestesia geral em pacientes com comprometimento hemodinâmico.
  - **(2)** Não afeta o tônus simpático nem a função barorreceptora. Não inibe efetivamente respostas hemodinâmicas à dor.
- **c. Sistema respiratório**
  - **(1)** Diminuições da FR e do VC proporcionais à dose; pode haver apneia transitória.
  - **(2)** Os efeitos depressores respiratórios do etomidato são menos acentuados que os do propofol ou barbitúricos.

4. Dosagem e administração. Ver Quadro 11.1.

5. Efeitos adversos
- **a.** Pode haver **mioclonia** após a administração, sobretudo em resposta à estimulação.
- **b. Náuseas e vômito** são mais frequentes no período pós-operatório que com outros anestésicos.
- **c. Irritação venosa e tromboflebite superficial** podem ser causadas pelo propilenoglicol, o veículo. A administração em infusão IV de solução carreadora de fluxo livre reduz a um mínimo esses efeitos.

Anestésicos Intravenosos e Inalatórios **133**

   d. Supressão da suprarrenal. Inibe a 11β-hidroxilase; uma única dose de indução inibe a síntese de esteroides pela suprarrenal por até 24 h. Pode não causar um problema clinicamente relevante após uma só dose, mas doses repetidas ou infusões foram associadas a aumento da mortalidade em pacientes na UTI.

E. A **quetamina** é um agente sedativo-hipnótico com potentes propriedades analgésicas. É usada para indução de anestesia geral e para sedação e analgesia no período perioperatório.

   1. Mecanismo de ação. Os efeitos anestésicos são atribuídos principalmente ao antagonismo não competitivo de receptores NMDA no SNC, embora também haja relato de efeitos nos receptores de opioides, receptores da acetilcolina e canais de sódio e cálcio controlados por voltagem.

   2. Farmacocinética

     a. Provoca inconsciência em 30 a 60 segundos após uma dose de indução IV. Os efeitos são interrompidos pela redistribuição em 15 a 20 min. Após administração intramuscular (IM), o início dos efeitos no SNC leva cerca de 5 min, com efeito máximo em aproximadamente 15 min.

     b. É convertida rapidamente no fígado em vários metabólitos, alguns dos quais têm atividade modesta (p. ex., norquetamina). A meia-vida de eliminação é de 2 a 3 h.

     c. Doses repetidas em bolo ou infusões prolongadas provocam seu acúmulo.

   3. Farmacodinâmica

     a. SNC

       (1) Produz um estado "dissociativo" acompanhado por amnésia e analgesia profunda. A analgesia requer concentrações muito menores que a hipnose, portanto, os efeitos analgésicos persistem após o retorno da consciência.

       (2) Aumenta o FSC, a PIC e a $TMCO_2$; a vasoconstrição cerebral em resposta à hiperventilação é preservada.

       (3) Estimulação dos PESS; depressão dos PEATE e potenciais evocados visuais (PEV).

       (4) Alterações do EEG, proporcionais à dose, diferentes das provocadas por outros anestésicos; altas doses não produzem EEG isoelétrico.

     b. Sistema cardiovascular

       (1) Aumento da FC, do débito cardíaco e da PA nas artérias sistêmicas e pulmonares mediante liberação de catecolaminas endógenas.

       (2) É usada com frequência para induzir anestesia geral em pacientes com comprometimento hemodinâmico, sobretudo quando é preciso manter altas a frequência cardíaca e a pré-carga e a pós-carga. Deve ser usada com cuidado em pacientes com DAC ou hipertensão pulmonar.

       (3) Pode atuar como depressor miocárdico direto quando administrada a pacientes com estimulação máxima do sistema nervoso simpático ou bloqueio nervoso autônomo.

     c. Sistema respiratório

       (1) Em geral, causa depressão mínima da FR e do VC e tem efeito mínimo sobre a resposta ao CO_2.

       (2) Broncodilatador potente em razão dos efeitos simpaticomiméticos.

       (3) Os reflexos protetores da laringe são relativamente bem preservados, embora ainda possa haver aspiração.

   4. Dosagem e administração. Ver Quadro 11.1.

     a. Útil para indução IM em pacientes sem acesso IV (p. ex., crianças).

     b. Apresentado em solução concentrada a 10% apenas para uso IM.

   5. Efeitos adversos

     a. Há estimulação acentuada das **secreções orais**. A coadministração de um antissialagogo (p. ex., glicopirrolato) pode ser útil.

     b. Distúrbio emocional. Pode causar agitação e alucinações desagradáveis no período pós-operatório inicial. A maior incidência está associada a idade avançada, sexo feminino e doses acima de 2 mg/kg, mas pode ser muito reduzida com a coadministração de um benzodiazepínico ou propofol. As crianças parecem ser menos afetadas por alucinações que os adultos. Convém pensar em alternativas nos pacientes com transtornos psiquiátricos.

     c. Tônus muscular. A quetamina pode causar movimentos mioclônicos aleatórios, sobretudo em resposta à estimulação. O tônus muscular geralmente está aumentado.

134 Capítulo 11

    d. Aumenta a PIC e é relativamente contraindicada em pacientes com traumatismo craniano ou hipertensão intracraniana.

    e. Efeitos oculares. Pode causar midríase, nistagmo, diplopia, blefarospasmo e aumento da pressão intraocular; devem-se cogitar alternativas durante cirurgias oftalmológicas.

    f. Pode ser difícil avaliar a profundidade anestésica. Os sinais clínicos de profundidade anestésica (p. ex., FR, PA e FC) e os monitores de profundidade anestésica por EEG são menos confiáveis quando se usa quetamina.

F. Dexmedetomidina. A dexmedetomidina é um agente sedativo com propriedades analgésicas. É usada como auxiliar da anestesia geral e regional e para sedação na UTI e na sala de cirurgia.

    1. Mecanismo de ação. Agonista altamente seletivo do receptor α_2-adrenérgico. A **clonidina** é um agonista α_2 menos seletivo e de ação mais prolongada, com propriedades sedativas e analgésicas semelhantes.

    2. Farmacocinética

        a. Há redistribuição rápida após administração por via intravenosa. A meia-vida de eliminação é de aproximadamente 2 h.

        b. É amplamente metabolizada no fígado.

    3. Farmacodinâmica

        a. SNC

          (1) Produz um estado de sedação, porém despertável, semelhante ao sono natural.

          (2) Potencializa os efeitos no SNC do propofol, anestésicos voláteis, benzodiazepínicos e opioides.

          (3) Amnéstico fraco; não tem propriedades anticonvulsivantes.

        b. Sistema cardiovascular

          (1) Diminui a FC e a PA, embora possa haver hipertensão transitória após um bolo IV.

          (2) O barorreflexo é bem preservado.

        c. Sistema respiratório

          (1) Depressão respiratória mínima, embora possa haver sinergia com os efeitos depressores de outros anestésicos.

          (2) Os reflexos das vias respiratórias são preservados, o que a torna útil para intubação com fibroscópio em vigília.

        d. Sistema endócrino. A dexmedetomidina pode reduzir a resposta da suprarrenal ao hormônio adrenocorticotrófico depois de infusões prolongadas, embora o significado clínico seja incerto.

    4. Dosagem e administração. Ver Quadro 11.1.

        a. Convém considerar a diminuição da dose em pacientes com disfunção hepática significativa. Como a atividade dos metabólitos da dexmedetomidina não foi estudada, pode ser prudente reduzir a dose em pacientes com disfunção renal grave.

        b. Indicada apenas para infusões por menos de 24 h.

    5. Efeitos adversos. A dexmedetomidina pode ter efeitos antimuscarínicos (p. ex., boca seca e visão turva) em razão da inibição da liberação de acetilcolina mediada por receptores α_2 da suprarrenal.

G. Opioides. Morfina, meperidina, hidromorfona, fentanila, sufentanila, alfentanila e remifentanila são opioides usados com frequência em anestesia geral. O principal efeito é a analgesia e, portanto, são usados para complementar outros agentes durante a indução ou manutenção da anestesia geral. Em altas doses, os opioides são usados, às vezes, como o principal anestésico (p. ex., cirurgia cardíaca). A potência, a farmacocinética e os efeitos colaterais variam de acordo com o opioide.

    1. Mecanismo de ação. Ligação a receptores específicos no encéfalo, medula espinal e em neurônios periféricos. Os opioides citados anteriormente são todos relativamente seletivos para receptores opioides μ.

    2. Farmacocinética

        a. Os dados farmacocinéticos são apresentados no Quadro 11.2.

        b. O início da ação dos derivados da fentanila ocorre minutos após a administração por via intravenosa; o efeito máximo da hidromorfona e da morfina pode levar de 20 a 30 min por causa da sua menor lipossolubilidade. A redistribuição é responsável pelo fim dos efeitos de todos os opioides, à exceção da remifentanila.

QUADRO 11.2 Dose, Tempo até o Efeito Máximo e Duração da Analgesia de Opioides Agonistas e Agonistas-Antagonistas IV[a]

Opioide	Dose (mg)[b]	Efeito máximo (min)	Duração (h)[c]
Morfina	10	30 a 60	3 a 4
Meperidina	80	5 a 7	2 a 3
Hidromorfona	1,5	15 a 30	2 a 3
Oximorfona	1,0	15 a 30	3 a 4
Metadona	10	15 a 30	3 a 4
Fentanila	0,1	3 a 5	0,5 a 1
Sufentanila	0,01	3 a 5	0,5 a 1
Alfentanila	0,75	1,5 a 2	0,2 a 0,3
Remifentanila	0,1	1,5 a 2	0,1 a 0,2
Pentazocina	60	15 a 30	2 a 3
Butorfanol	2	15 a 30	2 a 3
Nalbufina	10	15 a 30	3 a 4
Buprenorfina[d]	0,3	< 30	5 a 6

[a]Os dados acerca dos derivados da fentanila foram obtidos em estudos intraoperatórios e os demais, de estudos da dor no pós-operatório.
[b]Doses aproximadamente equianalgésicas (ver texto).
[c]Duração média da primeira dose isolada.
[d]A buprenorfina não está disponível para uso como analgésico nos EUA. Só é usada, em altas doses, na manutenção de indivíduos previamente dependentes de opioides.

    c. A eliminação ocorre principalmente no fígado e depende do fluxo sanguíneo hepático. A remifentanila é metabolizada por esterases inespecíficas nos tecidos (sobretudo no músculo esquelético). A morfina e a meperidina têm metabólitos ativos, mas a hidromorfona e os derivados da fentanila, não.
    d. Os metabólitos são excretados basicamente na urina. Nos pacientes com insuficiência renal, o acúmulo de morfina-6-glicuronídeo pode causar narcose prolongada e depressão respiratória. A insuficiência renal também pode ocasionar acúmulo de normeperidina, um metabólito ativo da meperidina associado à atividade convulsiva.
3. **Farmacodinâmica**
   a. **SNC**
    (1) Provocam sedação e analgesia proporcionais à dose; a euforia é comum. Doses muito altas podem provocar amnésia e inconsciência, mas os opioides não são hipnóticos confiáveis.
    (2) Reduzem a concentração alveolar mínima (CAM) de anestésicos inalatórios e a necessidade de sedativos-hipnóticos IV.
    (3) Diminuem o FSC e a $TMCO_2$.
    (4) Causam miose por estimulação do núcleo de Edinger-Westphal do nervo oculomotor.
   b. **Sistema cardiovascular**
    (1) Todos os opioides, à exceção da meperidina, provocam alterações mínimas da contratilidade cardíaca. Os reflexos barorreceptores estão preservados.
    (2) Em geral, há queda moderada da resistência vascular sistêmica (RVS) em consequência da diminuição dos estímulos simpáticos bulbares. Doses de meperidina ou morfina em bolo podem reduzir a RVS por liberação de histamina.
    (3) Os opioides provocam bradicardia proporcional à dose pela estimulação dos núcleos vagais centrais. A meperidina tem fraco efeito atropínico e não causa bradicardia.

136 Capítulo 11

(4) A relativa estabilidade hemodinâmica proporcionada por opioides costuma levar ao seu uso para sedação ou anestesia de pacientes com comprometimento hemodinâmico ou em estado grave.

c. Sistema respiratório

(1) Os opioides causam depressão respiratória proporcional à dose. Há diminuição inicial da FR; o VC diminui com doses maiores. O efeito é acentuado na presença de sedativos, outros depressores respiratórios ou doença pulmonar preexistente.

(2) Diminuem a resposta ventilatória à hipercapnia e hipoxia. Os efeitos são muito acentuados se o paciente adormecer.

(3) Há diminuição do reflexo da tosse proporcional à dose de opioides. Doses maiores inibem os reflexos traqueal e brônquico contra corpos estranhos, aumentando a tolerância à intubação traqueal e ventilação mecânica.

d. Sistema gastrintestinal

(1) Diminuem o esvaziamento gástrico e as secreções intestinais. Aumentam o tônus no cólon e nos esfíncteres e diminuem as contrações propulsivas, com consequente constipação intestinal.

(2) Aumentam a pressão nas vias biliares e podem provocar cólica biliar; o espasmo do esfíncter de Oddi pode impedir a cateterização do ducto colédoco. A incidência é menor com os opioides agonistas-antagonistas.

4. Dosagem e administração. Os opioides geralmente são administrados em bolo ou infusão IV. O Quadro 11.2 apresenta as doses apropriadas. As doses clínicas devem ser personalizadas e baseadas no distúrbio e na resposta clínica do paciente. Podem ser necessárias doses maiores nos pacientes em tratamento crônico com opioides.

5. Efeitos adversos

a. As **reações alérgicas** são raras, embora a morfina e a meperidina possam causar reações anafilactoides secundárias à liberação de histamina.

b. Interações medicamentosas. A administração de meperidina ou tramadol a um paciente tratado com inibidor da monoamina oxidase pode provocar *delirium* ou hipertermia e ser fatal.

c. Pode haver **náuseas e vômito**, causados por estimulação direta da zona quimiorreceptora do gatilho. A náusea é mais provável se o paciente estiver se movendo.

d. Pode haver **rigidez muscular**, sobretudo no tórax, abdome e vias respiratórias superiores, com consequente incapacidade de ventilar o paciente. A incidência aumenta com a potência, a dose e a velocidade de administração do fármaco e com a presença de óxido nitroso. A rigidez pode ser revertida por administração de relaxantes neuromusculares ou antagonistas opioides e é menos provável após pré-tratamento com benzodiazepínico ou propofol.

e. A **retenção urinária** pode ser causada por aumento do tônus do esfíncter vesical e inibição do reflexo do detrusor (miccional). Também pode diminuir a consciência da necessidade de urinar.

6. A **naloxona** é um antagonista opioide puro usado para reverter efeitos imprevistos ou indesejados induzidos por opioides, como depressão respiratória ou do SNC.

a. Mecanismo de ação. Antagonista competitivo nos receptores opioides do encéfalo e da medula espinal.

b. Farmacocinética

(1) Observam-se efeitos máximos em 1 a 2 min; há diminuição significativa dos efeitos clínicos após 30 min em função da redistribuição.

(2) Metabolizada no fígado.

c. Farmacodinâmica

(1) Reverte os efeitos farmacológicos dos opioides, como depressão do SNC e respiratória.

(2) Atravessa a placenta; a administração à parturiente antes do parto diminui a depressão respiratória induzida por opioide no recém-nascido.

d. Dosagem e administração. A depressão respiratória perioperatória em adultos pode ser tratada com 0,04 mg IV a cada 2 a 3 min, conforme a necessidade. **Pode ser necessário administrar mais de uma dose** em vista da curta duração da ação.

e. Efeitos adversos
(1) Pode causar início abrupto de **dor** com a reversão da analgesia produzida pelos opioides. A dor pode ser acompanhada por alterações hemodinâmicas súbitas (p. ex., hipertensão e taquicardia).
(2) Em casos raros pode precipitar **edema pulmonar** e **parada cardíaca**.

II. FARMACOLOGIA DOS ANESTÉSICOS INALATÓRIOS

Os anestésicos inalatórios geralmente são administrados para manutenção da anestesia geral, mas também podem ser usados para indução, sobretudo em crianças. O Quadro 11.3 resume as propriedades gerais dos anestésicos inalatórios mais usados. As doses são apresentadas em **CAM**, a **concentração alveolar mínima** a 1 atm na qual 50% dos pacientes não se movem em resposta a um estímulo cirúrgico.

A. Mecanismo de Ação
1. **Óxido nitroso.** Embora os mecanismos exatos sejam desconhecidos, os efeitos anestésicos são atribuídos principalmente ao antagonismo de receptores NMDA no SNC.
2. **Anestésicos voláteis.** Não se conhecem os mecanismos exatos. Vários canais iônicos no SNC que participam da transmissão sináptica (inclusive receptores do $GABA_A$, glicina e glutamato) são sensíveis aos anestésicos inalatórios e podem participar do mecanismo de ação.

B. Farmacocinética
1. **Determinantes da velocidade de início e término da ação.** A concentração de anestésico no ar alveolar (F_A) pode ser bem diferente da concentração de anestésico no ar inspirado (F_I). A velocidade de aumento da razão entre essas duas concentrações (F_A/F_I) determina a velocidade de indução da anestesia geral (Figura 11.1). Em dado momento, a F_A/F_I é determinada por dois processos opostos, a chegada de anestésico aos alvéolos e sua absorção pelos alvéolos. Os determinantes da absorção são:
   a. **Coeficiente de partição sangue-gás.** A menor solubilidade no sangue causa menor captação do anestésico pela corrente sanguínea, o que torna mais rápido o aumento da F_A/F_I. A solubilidade dos anestésicos voláteis halogenados no sangue é um pouco maior na hipotermia e hiperlipidemia.
   b. **Concentração de anestésico no ar inspirado**, que é influenciada pelo volume do circuito respiratório, pela velocidade de entrada de gás fresco e pela absorção do anestésico volátil por componentes do circuito.
   c. **Ventilação alveolar.** O aumento da ventilação minuto, sem alteração de outros processos que afetam a oferta ou a captação do anestésico, aumenta a razão F_A/F_I. Esse efeito é mais acentuado com os agentes mais solúveis no sangue.

Propriedades dos Anestésicos Inalatórios

Anestésico	Pressão de Vapor (mmHg, 20°C)	Coeficientes de Partição Sangue-gás[a] (37°C)	Cérebro-sangue (37°C)	CAM (% apenas com O_2)
Halotano	243	2,3	2,0	0,74
Enflurano	175	1,8 a 1,91	1,4	1,68
Isoflurano	239	1,4 a 1,6	1,6	1,15
Desflurano	664	0,42	1,3	6,0
Sevoflurano	157	0,69	1,7	2,05
Óxido nitroso	39.000	0,47	1,1	104

A CAM é a concentração alveolar mínima que inibe o movimento em resposta a uma incisão cutânea em 50% dos pacientes.
[a] O coeficiente de partição sangue-gás está inversamente relacionado com a velocidade de indução.

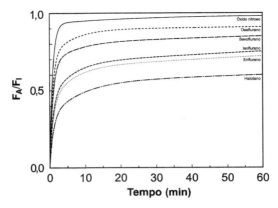

FIGURA 11.1 Razão entre a concentração de gás no ar alveolar e no ar inspirado (F_A/F_I) em função do tempo com débito cardíaco e ventilação minuto constantes.

d. **Efeito de concentração.** À medida que aumenta a F_I, aumenta também a velocidade de elevação da razão F_A/F_I. Um gás com alta F_I, como o óxido nitroso, é absorvido em grande quantidade pelo sangue, mas isso causa grande perda do volume total de gás. Desse modo, o óxido nitroso remanescente é "concentrado", e o acréscimo de mais anestésico na próxima respiração aumenta ainda mais a concentração. A captação de um grande volume de gás também deixa um espaço, que atrai mais gás fresco para os alvéolos, com consequente aumento da F_A e do volume corrente inspirado. O efeito de concentração explica por que a velocidade de aumento da razão F_A/F_I é mais rápida com o óxido nitroso que com o desflurano (ver Figura 11.1), ainda que o coeficiente de partição sangue-gás do desflurano seja menor.
e. **O efeito do segundo gás.** É uma consequência direta do efeito de concentração. Quando o óxido nitroso e um potente anestésico inalatório são administrados juntos, a captação de óxido nitroso concentra o "segundo" gás (p. ex., isoflurano) e aumenta a entrada do segundo gás nos alvéolos por elevação do volume inspirado.
f. **Débito cardíaco.** O aumento do débito cardíaco (e, portanto, do fluxo sanguíneo pulmonar) aumenta a captação de anestésico e, desse modo, diminui a velocidade de aumento da razão F_A/F_I. A queda do débito cardíaco tem o efeito oposto. O efeito do débito cardíaco é mais acentuado em circuitos sem reinalação ou com anestésicos altamente solúveis e é mais proeminente no início da administração de anestésicos.
g. **Gradiente entre o ar alveolar e o sangue venoso.** A captação de anestésico pela corrente sanguínea diminui à medida que cai o gradiente de pressão parcial do anestésico entre o gás alveolar e o sangue venoso. Esse gradiente é particularmente alto no início da administração do anestésico.

2. **Distribuição tecidual.** A velocidade de equilíbrio da pressão parcial de anestésico entre o sangue e um determinado sistema depende dos seguintes fatores:
   a. **Fluxo sanguíneo tecidual.** O equilíbrio é mais rápido nos tecidos com maior perfusão. O **grupo dos órgãos altamente vascularizados** recebe por volta de 75% do débito cardíaco. O restante do débito cardíaco irriga principalmente os músculos e o tecido adiposo.
   b. **Solubilidade tecidual.** Para determinada pressão parcial de anestésico arterial, o equilíbrio dos anestésicos com alta solubilidade tecidual é mais lento. As solubilidades dos anestésicos são diferentes em cada tecido. O Quadro 11.3 apresenta os coeficientes de partição cérebro-sangue dos agentes inalatórios.
   c. **Gradiente entre sangue arterial e tecido.** Até que haja equilíbrio entre a pressão parcial do anestésico no sangue e um determinado tecido, existe um gradiente que leva à captação tecidual de anestésico. A velocidade de captação cai à medida que diminui esse gradiente.

Anestésicos Intravenosos e Inalatórios **139**

3. Eliminação
   a. Expiração. Essa é a via predominante de eliminação. Cessada a administração, a pressão tecidual e a pressão parcial alveolar do anestésico diminuem pela inversão dos processos ocorridos na introdução do anestésico.
   b. Metabolismo. Não foi demonstrada biotransformação significativa do óxido nitroso. Os anestésicos voláteis podem ter diferentes graus de metabolismo hepático.
   c. Perdas do anestésico. Pode haver perda dos anestésicos inalatórios por via percutânea e pelas membranas viscerais, embora provavelmente essas perdas sejam desprezíveis.

C. Farmacodinâmica
   1. Óxido nitroso
      a. SNC
         (1) Produz analgesia.
         (2) Concentrações acima de 60% podem provocar amnésia, embora não de modo confiável.
         (3) Em vista de sua alta CAM (104%), geralmente é associado a outros anestésicos para obter anestesia cirúrgica.
      b. Sistema cardiovascular
         (1) Depressor miocárdico leve e estimulante nervoso simpático leve.
         (2) Em geral, não altera a FC nem a PA.
         (3) Pode aumentar a resistência vascular pulmonar em adultos.
      c. Sistema respiratório. Depressor respiratório leve, embora menos que os anestésicos voláteis.
   2. Anestésicos voláteis
      a. SNC
         (1) Produzem inconsciência e amnésia em concentrações inspiradas relativamente baixas (25% a 35% da CAM).
         (2) Depressão da atividade do EEG proporcional à dose até, inclusive, o padrão de supressão de surtos.
         (3) Diminuição da amplitude e aumento da latência de PESS.
         (4) Aumento do FSC e diminuição da $TMCO_2$; desativam a autorregulação do FSC.
      b. Sistema cardiovascular
         (1) Produzem depressão miocárdica e vasodilatação sistêmica proporcionais à dose.
         (2) A FC tende a permanecer inalterada, embora o desflurano possa causar estimulação simpática, taquicardia e hipertensão durante a indução ou quando há aumento abrupto da concentração inspirada.
         (3) Sensibilizam o miocárdio aos efeitos arritmogênicos das catecolaminas, o que causa preocupação especial durante a infiltração de soluções contendo epinefrina ou a administração de agentes simpaticomiméticos.
      c. Sistema respiratório
         (1) Produzem depressão respiratória proporcional à dose, com diminuição do VC, aumento da FR e elevação da pressão arterial de CO_2.
         (2) Provocam irritação das vias respiratórias e, durante níveis leves de anestesia, podem precipitar tosse, laringospasmo ou broncospasmo, sobretudo em fumantes ou asmáticos. A menor pungência do sevoflurano o torna mais adequado para uso como agente indutor inalatório.
         (3) Doses equipotentes de agentes voláteis têm efeitos broncodilatadores semelhantes, com exceção do desflurano, que tem leve atividade broncoconstritora.
         (4) Inibem a vasoconstrição pulmonar hipóxica, o que pode contribuir para o *shunt* pulmonar.
      d. Sistema neuromuscular
         (1) Diminuição do tônus muscular esquelético proporcional à dose, muitas vezes propiciando condições cirúrgicas.
         (2) Podem precipitar **hipertermia maligna** em paciente suscetível.
      e. Sistema hepático. Podem reduzir a perfusão hepática. Raramente, um paciente pode desenvolver hepatite secundária à exposição a um agente volátil, principalmente halotano ("hepatite por halotano").

140 Capítulo 11

    f. Sistema renal. Diminuem o fluxo sanguíneo renal, seja por diminuição da PAM, seja por aumento da resistência vascular renal.

D. Efeitos Adversos Relacionados com Agentes Específicos

  1. Óxido nitroso

    a. Expansão de espaços gasosos fechados. O nitrogênio é o principal elemento em espaços fechados que contêm gases no corpo. Como o óxido nitroso é 35 vezes mais solúvel no sangue que o nitrogênio, ocorre expansão dos espaços aéreos fechados, pois a quantidade de óxido nitroso que se difunde para esses espaços é maior que a quantidade de nitrogênio que sai deles. Os espaços que contêm ar, como pneumotórax, orelha média ocluída, lúmen intestinal ou pneumoencéfalo, aumentam muito quando se administra óxido nitroso. O óxido nitroso difunde-se para o balão do tubo traqueal e pode aumentar sua pressão; é preciso avaliar essa pressão periodicamente e, se necessário, ajustá-la.

    b. Hipoxia por difusão. Interrompida a administração de óxido nitroso, sua rápida eliminação do sangue para o pulmão pode levar a uma baixa pressão parcial de oxigênio nos alvéolos, com consequente hipoxia e hipoxemia, se não for administrado oxigênio suplementar.

    c. Inibição da síntese de tetraidrofolato. O N_2O inibe a metionina sintase, uma enzima dependente de vitamina B_{12} necessária para a síntese de DNA. Deve ser usado com cuidado em gestantes e em pacientes com deficiência de vitamina B_{12}.

  2. O **desflurano** pode ser decomposto em monóxido de carbono nos absorvedores de dióxido de carbono (principalmente a cal baritada). É mais provável que isso aconteça quando o absorvedor é novo ou está seco.

  3. O **sevoflurano** pode ser decomposto em absorvedores de CO_2 (principalmente a cal baritada) em fluorometil-2,2-difluoro-1-vinil éter (**Composto A**), nefrotóxico em modelos animais. As concentrações de composto A aumentam quando o fluxo de gás fresco é baixo. Até o momento, não há evidências de nefrotoxicidade renal previsível com o uso de sevoflurano em seres humanos.

Leituras Sugeridas

Dershwitz M, Rosow CE. Pharmacology of intravenous anesthetics. In: Longnecker DE, Brown DL, Newman MF, Zapol WM, eds. *Anesthesiology*, 1st ed. New York: McGraw-Hill Professional, 2007:849–868.

Eger EI. Uptake and distribution. In: Miller RD, ed. *Anesthesia*, 6th ed. New York: Churchill Livingstone, 2005:131–153.

Eger EI,. Raines DE, Shafer SL, et al. Is a new paradigm needed to explain how inhaled anesthetics produce immobility? *Anesth Analg* 2008;107(3):832–848.

Forman SA, Mashour GA. Pharmacology of inhalational anesthetics. In: Longnecker DE, Brown DL, Newman MF, Zapol WM, eds. *Anesthesiology*, 1st ed. New York: McGraw-Hill Professional, 2007:739–766.

Franks NP. General anaesthesia: from molecular targets to neuronal pathways of sleep and arousal. *Nat Rev Neurosci* 2008;9(5):370–386.

Jurd R, Arras M, Lambert S, et al. General anesthetic actions in vivo strongly attenuated by a point mutation in the GABA(A) receptor beta3 subunit. *FASEB J* 2003;17(2):250–252.

Rosow CE, Dershwitz M. Pharmacology of opioid analgesics. In: Longnecker DE, Brown DL, Newman MF, Zapol WM, eds. *Anesthesiology*, 1st ed. New York: McGraw-Hill Professional, 2007:869–896.

Rudolph U, Antkowiak B. Molecular and neuronal substrates for general anaesthetics. *Nat Rev Neurosci* 2004;5(9):709–720.

Solt K, Forman SA. Correlating the clinical actions and molecular mechanisms of general anesthetics. *Curr Opin Anaesthesiol* 2007;20(4):300–306.

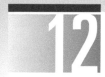

Bloqueio Neuromuscular

Oleg V. Evgenov e Peter F. Dunn

O principal efeito farmacológico dos **bloqueadores neuromusculares (BNM)** é interromper a transmissão sináptica de sinais na **junção neuromuscular (JNM)** mediante interação com o **receptor nicotínico da acetilcolina (AChR)**.

I. JUNÇÃO NEUROMUSCULAR

  A. A JNM (Figura 12.1) é uma sinapse química localizada no sistema nervoso periférico. É constituída pela **terminação pré-sináptica neuronal**, na qual a **acetilcolina (ACh)** é armazenada em organelas especializadas conhecidas como **vesículas sinápticas**, e pela célula muscular pós-sináptica **(placa terminal motora)**, que tem alta densidade de AChR (até $10.000/\mu m^2$ na sinapse).

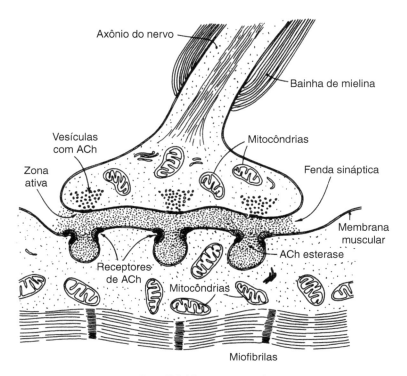

FIGURA 12.1 A junção neuromuscular.

142 Capítulo 12

B. Em resposta a um potencial de ação no nervo, **canais de cálcio do tipo N dependentes de voltagem**, encontrados em alta concentração bem perto das vesículas sinápticas, abrem-se e causam rápido influxo de cálcio para a terminação nervosa, o que aumenta sua concentração intracelular para cerca de 100 μM. Essas correntes transitórias de cálcio, com duração aproximada de 0,5 ms, induzem a fusão de vesículas sinápticas com a membrana plasmática e a liberação da ACh armazenada. Em seguida, a ACh difunde-se através da fenda sináptica, onde duas moléculas de ACh ligam-se a um só AChR.

C. Os **AChR juncionais** são glicoproteínas compostas de cinco subunidades (duas α, uma β, uma δ e uma ε), sendo as duas subunidades α os locais de ligação da ACh e dos BNM. Quando há ligação de duas moléculas de ACh, o AChR sofre uma modificação da conformação (ativação) que permite a entrada de sódio e cálcio na célula muscular, despolarizando a membrana e possibilitando a contração. Quando a membrana é despolarizada, cessa a entrada de sódio e cálcio e começa a saída de potássio, dando início ao processo de repolarização. Nesse ponto, o AChR torna-se inativo. A quantidade de ACh liberada e o número de AChR pós-sinápticos são muito maiores do que é realmente necessário para induzir a contração. Isso é denominado "fator de segurança" da transmissão neuromuscular e tem papel crucial em algumas doenças.

D. Depois de deflagrar a despolarização, a ACh difunde-se para a fenda sináptica, onde é rapidamente hidrolisada (em 15 ms) pela **acetilcolinesterase (AChE)** em colina e acetato. Em seguida, a colina é reciclada para sintetizar nova ACh na terminação nervosa motora.

II. FARMACOLOGIA GERAL DA JNM

A. Os **receptores colinérgicos** são divididos em **nicotínicos** e **muscarínicos** de acordo com a resposta aos alcaloides nicotina e muscarina, respectivamente. Existem duas classes principais de receptores colinérgicos nicotínicos, musculares (encontrados na JNM) e neuronais (encontrados em gânglios autônomos, em órgãos-alvo dos nervos parassimpáticos e no sistema nervoso central). Como os receptores colinérgicos têm composições diferentes no que diz respeito às subunidades, a maioria dos fármacos liga-se a eles com afinidades diferentes e tem efeitos diferentes. Apenas a ACh e os fármacos que atuam produzindo ACh (inibidores da AChE) são agonistas em todos eles.

B. Há sistemas de sinalização bem definidos que controlam a **distribuição e a densidade dos AChR** na JNM. Distúrbios que afetam a distribuição dos AChR são muito comuns na prática clínica. Por exemplo, a desnervação, a inativação prolongada ou a ventilação mecânica prolongada reduzem a densidade de AChR na JNM, enquanto os AChR extrajuncionais proliferam na superfície da membrana muscular. Essa **"suprarregulação" dos AChR** aumenta a sensibilidade a agonistas, como ACh e succinilcolina, mas diminui a sensibilidade a antagonistas competitivos, como BNM não despolarizantes. Por outro lado, o aumento da sensibilidade aos antagonistas e a diminuição da sensibilidade aos agonistas surgem em situações associadas à **infrarregulação dos AChR**. Isso ocorre quando a JNM é exposta a excesso de ACh (p. ex., após o uso crônico de inibidores da AChE).

C. O **AChR é o principal alvo da maioria dos BNM** designados como agentes **despolarizantes** ou **não despolarizantes** com base na indução ou não de despolarização da membrana muscular após ligação ao receptor. Os BNM diferem bastante no que diz respeito ao início de ação, duração do bloqueio, metabolismo, efeitos colaterais e interações com outros fármacos (Quadros 12.1 e 12.2).

D. A **succinilcolina (SCh)** é o único BNM despolarizante disponível na prática clínica atualmente. Os BNM não despolarizantes geralmente são divididos segundo a classe química: **derivados aminosteroides** (p. ex., pancurônio, rocurônio e vecurônio) e **benzilisoquinolinas** (p. ex., atracúrio, cisatracúrio e mivacúrio). Também é comum a classificação dos BNM segundo a duração do efeito: **ação ultracurta** (< 10 min; SCh), **ação curta** (< 20 min; mivacúrio), **ação intermediária** (45 a 60 min; atracúrio, cisatracúrio, rocurônio e vecurônio) e **ação prolongada** (> 1 h; pancurônio).

III. BLOQUEIO NEUROMUSCULAR

A. O **bloqueio neuromuscular despolarizante (bloqueio de fase I)** ocorre quando um fármaco imita a ação do neurotransmissor ACh. A **SCh**, cuja estrutura representa duas moléculas de ACh unidas por grupos acetilas, ativa o AChR e leva à despolarização da membrana pós-juncional. Como

QUADRO 12.1 — Farmacologia Clínica Comparativa dos BNM[a]

	ED$_{95}$ (mg/kg)[b]	Dose para Intubação (mg/kg)[c]	Tempo para Intubação (minutos)[d]	Tempo para 25% de Recuperação (minutos)[e]	Velocidade de Infusão (µg/kg/min)[f]	Eliminação
Fármaco despolarizante						
Succinilcolina	0,25	1 a 1,5	1	4 a 6	60 a 100	Colinesterase plasmática
Fármacos não despolarizantes						
Atracúrio	0,25	0,4 a 0,6	2 a 3	20 a 35	4 a 12	Hidrólise do éster, eliminação de Hoffman
Cisatracúrio	0,05	0,15 a 0,2	2 a 3	40 a 60	1 a 3	Eliminação de Hoffman
Mivacúrio	0,08	0,15 a 0,25	2 a 3	15 a 25	3 a 15	Colinesterase plasmática
Pancurônio	0,06	0,06 a 0,1	3 a 4	60 a 100		Renal (70% a 80%), biliar e hepática (20% a 30%)
Rocurônio	0,3	0,6 a 1,2	1 a 1,5	30 a 150	4 a 12	Principalmente pelo fígado
Vecurônio	0,05	0,08 a 0,12	2 a 3	25 a 40	0,8 a 2	Biliar e hepática (70% a 90%), renal (10% a 30%)

[a] Há grande variação na resposta a todos os relaxantes, sobretudo nos extremos etários e na doença avançada. Portanto, todos os pacientes devem ser monitorados com atenção, conforme a descrição no texto. As doses apresentadas aqui se destinam à administração intravenosa em adultos.

[b] Uma dose ED$_{95}$ de relaxante garante relaxamento cirúrgico adequado na anestesia com óxido nitroso-opioide.

[c] Essas são as doses habituais para intubação e nem todas são equipotentes. O bloqueio neuromuscular é potencializado por anestésicos voláteis.

[d] Esses tempos refletem o uso de doses habituais para intubação e podem ser bastante alterados por anestesia muito superficial ou muito profunda. Na indução em sequência rápida com agentes não despolarizantes, o tempo de início da ação pode ser reduzido pela administração de uma dose precurarizante 3 a 5 min antes da dose total.

[e] As doses de manutenção em bolo a serem administradas quando a intensidade da contração alcança 25% do controle geralmente correspondem a 20% a 25% da dose em bolo inicial.

[f] A infusão contínua só deve ser iniciada após evidências iniciais de recuperação espontânea da dose em bolo inicial.

QUADRO 12.2 Efeitos Colaterais Cardiovasculares dos BNM

Fármacos	Liberação de Histamina[a]	Efeitos Ganglionares	Atividade Vagolítica	Estimulação Simpática
Atracúrio	+	0	0	0
Cisatracúrio	0	0	0	0
Mivacúrio	+	0	0	0
Pancurônio	0	0	++	++
Rocurônio	0	0	+	0
Succinilcolina	+/−	+	0	0
Vecurônio	0	0	0	0

[a]A liberação de histamina depende da dose e da velocidade e, portanto, é menos intensa se a injeção dos fármacos for lenta.

a degradação da SCh não é tão rápida quanto a da ACh, a despolarização persistente da placa terminal inativa os canais de sódio e os torna resistentes à estimulação subsequente por ACh. As doses de indução de SCh levam ao início rápido (cerca de 1 min) de um efeito agonista transitório (p. ex., contração muscular) seguido por paralisia muscular esquelética por 4 a 6 min. Essas características tornam a SCh uma escolha comum para facilitar a intubação traqueal rápida.
1. O bloqueio despolarizante (Figura 12.2) é caracterizado por:
    a. Fasciculações musculares transitórias seguidas por relaxamento.
    b. Ausência de fadiga à estimulação tetânica ou sequência de quatro estímulos (TOF, do inglês *train-of-four*) (ver seção IV.C).

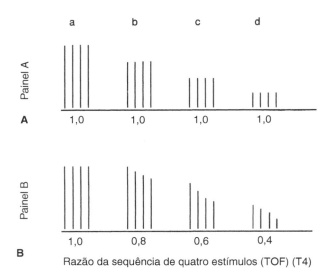

FIGURA 12.2 Representação esquemática de respostas do TOF (*train-of-four*) a um relaxante muscular despolarizante (**A**) e não despolarizante (**B**), mostrando a resposta de controle antes (*a*) e depois (*b, c, d*) do relaxante. Note a ausência de fadiga com o relaxante despolarizante e a fadiga progressiva com o relaxante não despolarizante.

Bloqueio Neuromuscular 145

c. Ausência de potencialização pós-tetânica (PPT; ver seção IV.C).

d. Os inibidores da AChE potencializam o bloqueio em vez de revertê-lo.

2. O efeito da SCh cessa quando se difunde dos AChR e é rapidamente hidrolisada por **colinesterase plasmática** (produzida no fígado e também denominada pseudocolinesterase) em succinilmonocolina e, depois, mais devagar, em ácidos succínico e colina. Essa enzima não é igual à AChE e não é encontrada na fenda sináptica. No entanto, inibidores da AChE afetam as duas enzimas em graus diferentes.

3. Os **efeitos colaterais da SCh** estão relacionados com os seus efeitos agonistas nos AChR nicotínicos e muscarínicos.

    a. A **mialgia** é comum após a operação, principalmente nos músculos do abdome, dorso e pescoço. É atribuída à fasciculação muscular e mais frequente em mulheres e jovens após intervenções cirúrgicas de pequeno porte.

    b. **Arritmias cardíacas.** A SCh não tem efeito direto no miocárdio. No entanto, muitas vezes a estimulação ganglionar pode aumentar a frequência cardíaca e a pressão arterial em adultos. A SCh também pode provocar bradicardia sinusal, ritmo juncional e até mesmo assistolia após a primeira dose em crianças e após exposição repetida em um curto intervalo (*i. e.*, 5 min) em adultos. O pré-tratamento com atropina intravenosa (IV) imediatamente antes da SCh reduz a ocorrência de bradiarritmias.

    c. A despolarização por SCh exagera o fluxo iônico transmembrana habitual e normalmente induz elevação do nível sérico de potássio em 0,5 a 1,0 mEq/ℓ. No entanto, pode haver **hiperpotassemia** com risco de vida e colapso cardiovascular em pacientes com queimaduras extensas, lesões teciduais graves, desnervação extensa do músculo esquelético ou doenças do neurônio motor superior. Esse efeito é atribuído à proliferação de AChR extrajuncionais ou à lesão das membranas musculares. Nos pacientes queimados, o período de maior risco vai de 2 semanas a 6 meses depois da queimadura. No entanto, recomenda-se evitar a SCh depois das primeiras 24 h e por 2 anos a partir da data da lesão. A administração de SCh a pacientes com insuficiência renal é segura se não houver hiperpotassemia ou acidemia.

    d. Há **aumento transitório da pressão intraocular** 2 a 4 min após a SCh, provavelmente por contrações fasciculares dos músculos extraoculares, com compressão do globo. No entanto, ainda é possível usar SCh em lesões oculares abertas (ver Capítulo 25).

    e. O **aumento da pressão intragástrica** é causado por fasciculação dos músculos abdominais. No entanto, o aumento da pressão (média de 15 a 20 mmHg em adulto) é compensado por um aumento ainda maior do tônus do esfíncter esofágico inferior.

    f. A SCh provoca leve e transitório **aumento da pressão intracraniana** (ver Capítulo 24).

    g. **A história de hipertermia maligna (HM) é uma contraindicação absoluta ao uso de SCh.** O espasmo, em algum grau, do músculo masseter pode ser uma resposta normal à SCh, mas a rigidez mandibular acentuada aumenta o risco de um episódio fulminante de HM. A rigidez muscular generalizada, taquicardia, taquipneia e hiperpirexia intensa após SCh deve alertar o clínico para esse distúrbio (ver Capítulo 18, seção XVII).

    h. **O pré-tratamento com dose subparalisante de um BNM não despolarizante** (p. ex., cisatracúrio, 1 mg IV ou rocurônio, 3 mg IV), 2 a 4 min antes da SCh pode atenuar fasciculações visíveis, mas nem sempre garante alívio eficaz dos efeitos colaterais mencionados. Além disso, pacientes em vigília pré-tratados com BNM não despolarizantes podem apresentar diplopia, fraqueza ou dispneia. No pré-tratamento para indução em sequência rápida, a dose IV subsequente de SCh deve ser aumentada para 1,5 mg/kg.

    i. O **bloqueio de fase II** é o mais provável após administração repetida ou contínua de SCh quando a dose total ultrapassa 3 a 5 mg/kg. O bloqueio de fase II tem algumas características de um bloqueio não despolarizante:

        (1) Fadiga após estimulação tetânica ou TOF (ver seção IV.C).

        (2) Presença de PPT (ver seção IV.C).

        (3) Taquifilaxia (necessidade de dose crescente).

        (4) Recuperação prolongada.

        (5) Inversão parcial ou completa por inibidores da AChE.

    j. O **bloqueio prolongado** após SCh pode ser causado por baixos níveis de colinesterase plasmática, pela inibição de sua atividade induzida por fármacos ou por uma enzima geneticamente atípica.

(1) Os **níveis plasmáticos de colinesterase estão diminuídos** no último trimestre de gravidez e por vários dias após o parto, doença hepática ou renal grave, inanição, carcinomas, hipotireoidismo, queimadura, insuficiência cardíaca descompensada e após radioterapia.

(2) Há **inibição da colinesterase plasmática** com o uso de organofosforados (p. ex., colírios de ecotiopato e inseticidas) e outros fármacos que inibem a AChE (p. ex., neostigmina, piridostigmina e donepezila), quimioterápicos (p. ex., ciclofosfamida e mostarda nitrogenada), contraceptivos orais, glicocorticoides e inibidores da monoamina oxidase. Os níveis plasmáticos de colinesterase geralmente não são alterados por hemodiálise.

(3) Vários genes têm **variantes genéticas da colinesterase plasmática**: normal (N), atípica (A), resistente ao fluoreto (F) e silenciosa (S). A **colinesterase atípica homozigota** (A–A, prevalência de 0,04%) provoca paralisia muscular esquelética prolongada (2 a 3 h) e insuficiência respiratória após uma dose convencional de SCh. A colinesterase atípica heterozigota (N–A, prevalência de 4%) provoca apenas leve prolongamento do efeito. O **número de dibucaína** é um teste laboratorial usado para caracterizar a anormalidade da colinesterase plasmática. Normalmente, a dibucaína, um anestésico local, inibe a atividade da colinesterase plasmática em cerca de 80% (número de dibucaína, 80), enquanto a colinesterase plasmática A–A é inibida em cerca de 20% (número de dibucaína, 20). Na N–A, os números de dibucaína variam de 30 a 65. O **número de fluoreto** comparável varia de 0 a 60. Os indivíduos N–F (prevalência de 0,005%) têm leve prolongamento do efeito da SCh, um número de dibucaína normal e um número de fluoreto reduzido. Um indivíduo N–S silencioso heterozigoto (incidência, 0,005%) tem efeito levemente prolongado, mas os números de dibucaína e fluoreto são normais. Os homozigotos F–F e S–S são raríssimos.

B. O **bloqueio não despolarizante** é produzido por antagonismo competitivo reversível da ACh nas subunidades α dos AChR.

1. É caracterizado por (Figuras 12.2 e 12.3):
  a. Ausência de fasciculações.
  b. Fadiga durante estimulação tetânica ou TOF (ver seção IV.C).
  c. Presença de PPT (ver seção IV.C).
  d. Antagonismo do bloqueio despolarizante.
  e. Potencialização por outros BNM não despolarizantes e anestésicos voláteis.
  f. Reversão por inibidores da AChE.

2. O Quadro 12.1 apresenta a **farmacologia clínica** dos BNM não despolarizantes mais usados. Pode haver bloqueio sinérgico quando os BNM aminosteroides são administrados juntamente com as benzilisoquinolinas. A associação de BNM com estrutura química semelhante provoca efeito aditivo.

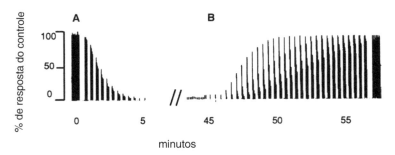

FIGURA 12.3 A: Resposta eletromiográfica à estimulação TOF repetida após injeção de agente não despolarizante. Cada barra vertical é composta de quatro respostas de contração isoladas. A fadiga da resposta ao TOF acaba por deixar só uma contração isolada (bloqueio de aproximadamente 90%). **B:** A inversão do bloqueio pela neostigmina e atropina, administradas 45 min depois, mostra recuperação progressiva da resposta ao TOF e diminuição da fadiga com razão TOF de 0,9.

Bloqueio Neuromuscular 147

3. O **mivacúrio** é um BNM não despolarizante de ação curta composto de três estereoisômeros (diésteres trans–trans, cis–trans e cis–cis). É rapidamente hidrolisado pela colinesterase plasmática. O tempo de início da ação pode ser reduzido pelo uso de uma dose de pre-curarização ou por triplicação da dose com eficácia de 95% (ED_{95}). Deve ser usado com cuidado em pacientes com atividade atípica da colinesterase plasmática ou em uso de inibidores da colinesterase. Pode haver liberação de histamina com administração rápida de doses maiores, causando diminuição transitória da pressão arterial sistêmica e taquicardia. Se for preciso reverter o bloqueio após o mivacúrio com um anticolinesterásico o edrofônio pode ser preferido à neostigmina, pois o efeito sobre a atividade da colinesterase plasmática é muito menor. Neste momento, o mivacúrio não é mais comercializado nos EUA.

4. O **atracúrio** é uma mistura de 10 estereoisômeros. O fármaco sofre hidrólise de ésteres por esterases plasmáticas inespecíficas e eliminação de Hofmann (processo não biológico independente de função renal, hepática ou enzimática). A laudanosina, seu principal metabólito, é um estimulante do SNC em altos níveis plasmáticos. O atracúrio é recomendado em pacientes com doença hepática ou renal significativa. A administração por via intravenosa rápida em doses superiores a 2,5 vezes a ED_{95} causa liberação transitória de histamina e hipotensão.

5. O **cisatracúrio** é um dos 10 estereoisômeros que constituem o atracúrio. É aproximadamente quatro vezes mais potente que o atracúrio. A alta potência molar acarreta um tempo de início relativamente lento (ver Rocurônio). A eliminação do fármaco ocorre principalmente por degradação de Hoffman, e a duração da ação é bastante independente da função renal ou hepática. Ao contrário do atracúrio, não provoca liberação de histamina nem efeitos hemodinâmicos após a injeção rápida de doses até oito vezes maiores que a ED_{95}.

6. O **vecurônio** é um BNM lipofílico facilmente absorvido pelo fígado e excretado na bile. Um dos metabólitos, 3-desacetilvecurônio, tem propriedades bloqueadoras neuromusculares (cerca de 50% a 70% da potência do vecurônio) e é eliminado pelos rins. O vecurônio tem efeito clínico prolongado em pacientes idosos e naqueles com hepatopatia e insuficiência renal em razão da diminuição da depuração e do prolongamento da meia-vida de eliminação. O vecurônio não tem efeitos significativos sobre a frequência cardíaca e a pressão arterial, mas inibe a histamina *N*-metiltransferase e pode potencializar efeitos com rubor e hipotensão quando a histamina é liberada por fármacos como a morfina.

7. O **rocurônio** é um análogo do vecurônio que tem menor potência. A alta dose para intubação acarreta início de ação rápido, pois um maior número de moléculas chega à JNM por tempo de circulação. Uma dose de 0,6 mg/kg assegura condições de intubação boas a excelentes em 60 segundos. O aumento da dose para 1,2 mg/kg (quatro vezes a ED_{95}) reduz ainda mais o tempo, mas prolonga bastante a duração da ação, que pode variar muito entre os pacientes. Esse fármaco costuma ser escolhido quando é necessária a indução em sequência rápida e a SCh é contraindicada. O rocurônio é eliminado inalterado na bile e na urina. A administração do fármaco a pacientes com insuficiência renal pode prolongar a ação, sobretudo após doses repetidas ou infusão contínua. O rocurônio não induz a liberação de histamina nem produz efeitos cardiovasculares, mesmo após administração de altas doses.

8. O **pancurônio** é um BNM de ação prolongada. É eliminado principalmente pelos rins e causa bloqueio neuromuscular prolongado em pacientes com insuficiência renal. Em pacientes com cirrose hepática ou disfunção biliar, a dose inicial de pancurônio para obter relaxamento adequado pode ser maior em razão do aumento do volume de distribuição, enquanto a duração da ação é maior que a habitual em função da diminuição da depuração plasmática. O pancurônio aumenta a pressão arterial sistêmica, a frequência cardíaca e o débito cardíaco por inibição da recaptação de catecolaminas nas terminações nervosas simpáticas e por uma ação vagolítica nos receptores muscarínicos cardíacos. Esses efeitos estimulantes cardíacos podem contribuir para a isquemia miocárdica em razão do aumento da demanda miocárdica de oxigênio em pacientes com doença arterial coronariana.

9. O Quadro 12.2 resume os **efeitos colaterais cardiovasculares** dos BNM não despolarizantes. A hipotensão causada por liberação de histamina pode ser reduzida ou evitada pela administração lenta do fármaco (> 30 segundos).

148 Capítulo 12

C. Escolha Clínica do BNM

1. É preciso levar em conta **muitos fatores** ao mesmo tempo ao escolher um BNM: a urgência da intubação traqueal, a duração do procedimento, distúrbios clínicos coexistentes que possam afetar a JNM e os efeitos colaterais e metabolismo do fármaco. Por exemplo, o início de ação rápido faz da SCh uma boa escolha para intubação traqueal rápida, mas o rocurônio diminui o risco de hiperpotassemia em pacientes com queimaduras. O pancurônio provoca taquicardia, indesejável em pacientes com cardiopatia isquêmica grave, mas seus efeitos vagolíticos podem ser apropriados em crianças.

2. A **relação custo-efetividade** também deve ser levada em conta ao escolher o fármaco. O custo extra de novos BNM de ação curta pode não ser justificado em casos mais longos. Por outro lado, a incidência de bloqueio residual pós-operatório e os custos da morbidade pós-operatória induzida por fármacos devem fazer parte da avaliação da relação custo-efetividade.

IV. MONITORAMENTO DA FUNÇÃO NEUROMUSCULAR

A. Existem várias **razões para monitorar a função neuromuscular** sob anestesia:

1. Facilitar a determinação do momento ideal para intubação.
2. Obter uma medida objetiva do relaxamento durante a cirurgia e do grau de recuperação antes da extubação.
3. Ajustar a dosagem de BNM de acordo com a resposta do paciente.
4. Monitorar o desenvolvimento de bloqueio de fase II.
5. Permitir o reconhecimento precoce de pacientes com atividade anormal da colinesterase plasmática.

B. Os **estimuladores de nervos periféricos** usam vários padrões de estimulação: estímulo simples, estimulação tetânica, TOF e estimulação de dupla salva, além da contagem pós-tetânica. A **resposta do adutor do polegar à estimulação do nervo ulnar** no punho é usada com maior frequência, pois é facilmente acessível e os resultados não são confundidos com a ativação muscular direta. Eletrodos cutâneos são colocados no punho sobre o nervo ulnar e fixados a um gerador de pulsos alimentado por bateria, que aplica um impulso graduado de corrente elétrica em frequência específica. Para resposta de contração máxima, o polo negativo (ativo) deve ser colocado em posição sobre o nervo ulnar no punho. A tensão muscular provocada pode ser estimada pela percepção da adução do polegar ou medida com um transdutor de força acoplado ao polegar. Após administração de um BNM, a tensão desenvolvida e a intensidade da contração diminuem com o início do bloqueio. Se o nervo ulnar não estiver disponível, podem ser usados outros locais (p. ex., nervos facial, tibial posterior, fibular ou poplíteo lateral). É difícil estimar com precisão a intensidade da contração por palpação, portanto, todas essas técnicas podem não detectar o bloqueio muscular residual significativo.

C. A resposta de contração a vários padrões de estímulo foi correlacionada com critérios de avaliação clínica, e o Quadro 12.3 resume esses dados.

1. O **estímulo simples** é um estímulo supramáximo, com duração típica de 0,2 ms a uma frequência de 0,1 Hz (um impulso a cada 10 segundos). A intensidade da contração muscular (sua amplitude para determinada carga e tensão máxima) é determinada como porcentagem do controle. O estímulo supramáximo garante o recrutamento de todas as fibras musculares e a curta duração impede a deflagração repetitiva do nervo. A frequência do estímulo é importante, pois afeta a intensidade da contração e o grau de fadiga. O estímulo simples não é uma medida sensível do início ou recuperação do bloqueio, pois é preciso que haja bloqueio de 75% dos AChR antes que a intensidade da contração comece a diminuir e 75% dos receptores ainda podem estar bloqueados quando retorna à intensidade do controle.

2. As frequências de **estimulação tetânica** variam de 50 a 200 Hz. Todos os BNM reduzem a intensidade da contração, mas a fadiga tetânica também é demonstrada no bloqueio não despolarizante e no bloqueio de fase II. Isso ocorre quando os BNM ligam-se a receptores pré-sinápticos e reduzem a mobilização da ACh durante estimulação de alta frequência. Um estímulo tetânico a 50 Hz por 5 segundos é clinicamente útil, pois a tensão mantida nessa frequência corresponde à alcançada com esforço voluntário máximo. Entretanto, as estimulações tetânicas são dolorosas e podem acelerar a recuperação no músculo estimulado, assim confundindo o clínico em relação ao grau de recuperação nos músculos respiratórios e das vias respiratórias superiores.

Bloqueio Neuromuscular **149**

> **QUADRO 12.3** Avaliação Clínica do Bloqueio Neuromuscular

Resposta ao Estímulo Isolado	Correlação Clínica
Supressão de 95% da contração isolada a 0,15 a 0,1 Hz	Condições adequadas de intubação
Supressão de 90% da contração isolada; contagem de contração após TOF	Relaxamento cirúrgico com anestesia com óxido nitroso-opioide
Supressão de 75% da contração isolada; contagem de três contrações após TOF	Relaxamento adequado com agentes voláteis
Supressão de 25% da contração isolada	Diminuição da capacidade vital
Razão TOF > 0,75; tetania mantida a 50 Hz por 5 segundos	Elevação da cabeça por 5 s; capacidade vital de 15 a 20 mℓ/kg; força inspiratória de −25 cm H$_2$O; tosse eficaz
Razão TOF > 0,9	O paciente se senta sem ajuda; resposta intacta do corpo carótico à hipoxemia; função faríngea normal
Razão TOF = 1,0	Fluxo expiratório, capacidade vital e força inspiratória normais; há resolução da diplopia

3. O **estímulo simples pós-tetânico** é medido pela estimulação simples 6 a 10 segundos após um estímulo tetânico. O aumento da resposta a esse estímulo é chamado **PPT** e é causado por aumento da mobilização e síntese de ACh durante e após a estimulação tetânica. Tanto o bloqueio não despolarizante quanto o bloqueio de fase II causam PPT, ao contrário do bloqueio despolarizante.

4. O **TOF** (*train-of-four*) consiste em quatro estímulos supramáximos administrados a uma frequência de 2 Hz (Figura 12.2). Estes poderiam ser repetidos a intervalos mínimos de 10 segundos. As respostas nessa frequência mostram fadiga durante curarização. Durante o bloqueio neuromuscular não despolarizante, a eliminação da quarta resposta corresponde à depressão de 75% de uma contração isolada. O desaparecimento da terceira, segunda e primeira respostas corresponde, respectivamente, à depressão de 80%, 90% e 100% da resposta a um estímulo simples. A razão entre a intensidade da quarta e da primeira contração (**razão TOF**) está correlacionada com vários parâmetros clínicos (ver Quadro 12.3). No entanto, os clínicos costumam superestimar as razões TOF e não detectam fadiga quando a razão TOF é superior a 0,4. O comprometimento funcional dos músculos das vias respiratórias superiores pode ocorrer em razões TOF de até 0,9, com risco significativo de regurgitação e aspiração. Os BNM também podem comprometer a resposta hipóxica do corpo carótico, mesmo em uma razão TOF de 0,7. Todavia, o TOF é uma técnica útil de monitoramento clínico, pois não requer uma medida de controle, é menos doloroso que a estimulação tetânica (pode ser realizado com o paciente acordado para identificar bloqueio residual) e não afeta a recuperação subsequente. Propicia uma boa medida do bloqueio necessário para relaxamento cirúrgico e também é útil na avaliação da recuperação do bloqueio. Não é útil na avaliação do grau de bloqueio despolarizante, pois não haverá fadiga evidente. No entanto, o monitoramento do TOF pode ser usado para detectar fadiga, indicando o início do bloqueio de fase II durante a administração contínua ou repetida de SCh.

5. A **contagem pós-tetânica** é usada para medir níveis *profundos* de bloqueio não despolarizante. Administra-se um estímulo tetânico de 50 Hz por 5 segundos, seguido, 3 segundos depois, por estímulos simples repetidos a 1 Hz. O número de respostas detectáveis prevê o tempo para recuperação espontânea.

6. A **estimulação de dupla salva** usa uma salva de dois ou três estímulos tetânicos a 50 Hz seguidos, 750 ms depois, por uma segunda salva. A diminuição da segunda resposta indica curarização residual. Sugeriu-se que a fadiga em resposta à estimulação de dupla salva é detectada mais facilmente que a fadiga em resposta à estimulação TOF.

150 Capítulo 12

D. Os instrumentos de registro são os únicos recursos objetivos para quantificar com precisão a contração muscular em resposta à estimulação nervosa. A **mecanomiografia** converte a força da contração muscular em sinal elétrico e é considerada o método de referência. A **eletromiografia** mede a atividade elétrica do potencial de ação muscular. A **aceleromiografia** mede a aceleração da contração muscular por um transdutor de força e é o único monitor de registro disponível para uso clínico. A **miografia acústica** é uma técnica relativamente nova que mede sons de baixa frequência gerados por contração muscular.

V. REVERSÃO DO BLOQUEIO NEUROMUSCULAR

A. A **recuperação do bloqueio despolarizante induzido por SCh** geralmente ocorre em 5 a 10 min. Os pacientes com colinesterase plasmática atípica ou inibida poderiam ter a duração do bloqueio muito prolongada. A reversão do bloqueio de fase II é espontânea e ocorre dentro de 10 a 15 min em cerca de 50% dos pacientes. É aconselhável esperar a recuperação espontânea por 20 a 25 min em pacientes com bloqueio prolongado e, depois, pode-se tentar a reversão com um anticolinesterásico se não houver melhora na intensidade da contração. A reversão antes disso poderia agravar o bloqueio.

B. A recuperação do **bloqueio não despolarizante** é espontânea quando os fármacos difundem-se de seus locais de ação. A reversão é acelerada pela administração de agentes que inibem a AChE (anticolinesterásicos), assim aumentando a ACh disponível para competir com os locais de ligação.

C. Os anticolinesterásicos mais usados são **edrofônio, neostigmina** e **piridostigmina** (ver resumo da sua farmacologia clínica no Quadro 12.4). Como o mecanismo de ação é o aumento dos níveis de ACh, todos têm efeitos nicotínicos e muscarínicos. A bradicardia, a broncoconstrição, a salivação, o lacrimejamento e a miose podem ser reduzidos a um mínimo pela administração de um antimuscarínico (p. ex., atropina ou glicopirrolato). Doses maiores de neostigmina (> 2,5 mg) foram associadas a maior incidência de náuseas e vômito pósoperatórios. No entanto, o possível dano associado à ausência de reversão supera o risco de efeitos colaterais.

QUADRO 12.4 Farmacologia Clínica dos Agentes de Reversão

Fármacos	Dose (mg/kg)	Tempo até o Antagonismo Máximo (minutos)	Duração do Antagonismo (minutos)	Excreção	Dose de Atropina Necessária[a] (µg/kg)
Edrofônio	0,05 a 1	1	40 a 65	70% renal 30% hepática	7 a 10
Neostigmina	0,03 a 0,06 (até 5 mg)	7	55 a 75	50% renal 50% hepática	15 a 30
Piridostigmina	0,25	10 a 13	80 a 130	75% renal 25% hepática	15 a 20
Sugamadex[b]	2	2		100% renal	
	4	3			
	16	1,5			

[a]Dose de glicopirrolato = 1/2 dose de atropina. O início da ação da atropina é muito mais rápido que o do glicopirrolato; o nível máximo é alcançado em pouco mais de um minuto em comparação com os 4 a 5 min com o glicopirrolato. Portanto, o glicopirrolato é uma boa escolha com a piridostigmina, cujo auge do antagonismo demora mais. No entanto, o glicopirrolato deve ser administrado no mínimo 3 min antes do edrofônio. Parece haver menos taquicardia, menos arritmias e maior ressecamento das secreções com o glicopirrolato.
[b]Caso tenha havido recuperação espontânea até o reaparecimento da segunda contração, recomenda-se uma dose de 2 mg/kg. A dose recomendada para reversão de rotina é de 4 mg/kg se a recuperação tiver alcançado pelo menos 1 a 2 contagens pós-tetânicas. Caso seja necessária a reversão imediata do bloqueio induzido por rocurônio, a dose recomendada é de 16 mg/kg. Em ensaios clínicos, a incidência de recorrência de bloqueio foi de 2% e estava associada a administrações de uma dose insatisfatória (< 2 mg/kg).

Bloqueio Neuromuscular **151**

D. O **sugamadex**, uma γ-ciclodextrina modificada, é um novo agente de ligação seletiva ao relaxante muscular, cujo uso clínico é aprovado atualmente na União Europeia. Após a administração por via intravenosa, forma complexos hidrossolúveis estáveis em proporção 1:1 com os BNM esteroides (rocurônio > vecurônio > > pancurônio), assim reduzindo a quantidade de bloqueador neuromuscular disponível para se ligar aos AChR na JNM. Em ensaios clínicos, o sugamadex mostrou capacidade de reverter rapidamente o bloqueio neuromuscular induzido por rocurônio ou vecurônio (ver doses no Quadro 12.4). O sugamadex não se liga às proteínas plasmáticas, não tem efeito sobre a AChE e parece ser bem tolerado. A meia-vida de eliminação é 1,8 h em adultos, e a única via de eliminação observada foi a excreção renal do produto inalterado. Em pacientes com insuficiência renal grave (depuração de creatinina < 30 mℓ/min), a excreção de sugamadex ou de complexos sugamadex-rocurônio é tardia, mas não há sinais de bloqueio neuromuscular recorrente. Caso seja necessária a readministração de rocurônio ou vecurônio, recomenda-se um tempo de espera de 24 h. Nos EUA, o sugamadex não foi aprovado pela Food and Drug Administration em razão da preocupação com a hipersensibilidade ou com reações alérgicas em alguns pacientes.

E. O **tempo até a reversão adequada** está relacionado com o grau de recuperação espontânea, portanto, a reversão de um bloqueio profundo é mais demorada. A reversão pode ser mais difícil com o uso de BNM de ação prolongada, altas doses totais e altas concentrações de anestésicos inalatórios. Outros fatores que podem prolongar o bloqueio são hipotermia, antibióticos (particularmente aminoglicosídios, clindamicina e tetraciclinas), distúrbios eletrolíticos (hipopotassemia, hipocalcemia e hipermagnesemia) e distúrbios acidobásicos (a alcalose prolonga o bloqueio e a acidose prejudica a reversão). A reversão com um anticolinesterásico só deve ser tentada se houver ao menos uma resposta à estimulação TOF. As tentativas de reverter um bloqueio profundo ou resistente com doses excessivas de neostigmina podem aumentar o grau de fraqueza residual. Caso haja fraqueza residual após a tentativa de reversão, convém manter o tubo traqueal para garantir ventilação adequada e proteção das vias respiratórias.

F. As **evidências de recuperação neuromuscular** devem incluir razão TOF maior que 0,75, manutenção de permeabilidade das vias respiratórias sem assistência, ventilação e oxigenação adequadas, força de preensão manual contínua, capacidade de manter a cabeça levantada ou o movimento de um membro sem fadiga, e a ausência de atividade muscular descoordenada. O TOF acima de 0,75 e a elevação mantida da cabeça podem ser suficientes para um paciente que esteja recuperando-se de cirurgia de grande porte ou que vai passar a noite no hospital. No entanto, um paciente ambulatorial pode não tolerar a diplopia residual, a incapacidade de se sentar sem assistência, a fadiga ou o mal-estar. Nesses pacientes, critérios mais rigorosos (a razão TOF > 0,9, a capacidade de morder a cânula orofaríngea e impedir sua retirada) podem ser mais apropriados.

VI. DISTÚRBIOS QUE INFLUENCIAM A RESPOSTA AOS BNM

Algumas doenças, tanto aquelas limitadas à JNM quanto as que acometem sistemas mais gerais, afetam drasticamente o uso e a segurança de BNM. Em geral, a transmissão na JNM é anormal nesses distúrbios e há alterações ultraestruturais e bioquímicas nos nervos motores, no músculo ou em ambos.

A. Queimaduras e Imobilização

1. A **lesão térmica** afeta o controle hidreletrolítico, a função cardiovascular e pulmonar, o metabolismo dos fármacos e a estrutura e a função musculoesquelética.

2. Os **pacientes queimados** e muitos **pacientes imobilizados** têm resposta muito exagerada a agentes despolarizantes e resposta diminuída aos agentes não despolarizantes. Os queimados apresentam alterações ultraestruturais e bioquímicas nas células musculares e nas junções neuromusculares. Esses efeitos são observados por mais de 1 ano após a queimadura inicial. A administração de SCh pode causar hiperpotassemia fatal. Problemas semelhantes foram descritos em pacientes com grandes lesões por esmagamento ou grandes áreas de tecido desvitalizado.

B. Doença Grave

1. A **miopatia da doença grave** consiste em um conjunto de distúrbios causadores de fraqueza em pacientes internados na unidade de terapia intensiva (UTI). A prevalência é altíssima (30% a 70%). As doenças de base são muito heterogêneas, variando desde neuropatias e miopatias puras até distúrbios diversos da transmissão neuromuscular. A sepse e a

152 Capítulo 12

insuficiência de múltiplos órgãos estão frequentemente associadas à miopatia da doença grave.

2. A **fraqueza** é a manifestação comum de todas essas miopatias e contribui para a dependência de ventilador e o aumento da morbidade e mortalidade. A miopatia também pode alterar os reflexos tendíneos profundos, aumentar os níveis de creatinoquinase e provocar alterações eletrofisiológicas nos nervos, músculos ou ambos.

3. **Corticosteroides, BNM e alguns antibióticos** podem contribuir para a fraqueza ou precipitá-la em pacientes de UTI. Um subtipo de miopatia da doença grave, a miopatia necrosante aguda, foi associado à administração repetida de BNM, com frequência em conjunto com altas doses de corticosteroides. Assim, é aconselhável limitar o uso de esteroides e BNM em pacientes graves.

C. **Miastenia *Gravis***

1. A miastenia *gravis* (MG) é uma **doença autoimune** com prevalência de 1 em 20.000 na população em geral. É mais comum em mulheres adultas jovens.

2. A **perda de AChR nas placas terminais motoras** na MG é induzida por **anticorpos antirreceptores**. Esses anticorpos são detectáveis no soro de 90% dos pacientes com MG, mas há pequena correlação entre os títulos de anticorpos e os sinais clínicos.

3. A MG costuma apresentar-se com o início gradual de **fraqueza faríngea ou ocular**. Todos os grupos musculares podem ser acometidos. A característica patognomônica da MG é a fraqueza que se agrava com o exercício.

4. O **diagnóstico** é respaldado pela história clínica e confirmado por presença de anticorpos séricos anti-AChR, aumento transitório da força muscular após administração por via intravenosa de 10 mg de edrofônio (teste de Tensilon) e achados eletromiográficos característicos.

5. O **tratamento** inclui anticolinesterásicos (p. ex., piridostigmina), corticosteroides, imunossupressores (p. ex., azatioprina e ciclofosfamida), plasmaférese e timectomia. É comum a remissão da doença após timectomia.

6. É preciso dar atenção especial aos pacientes com MG aos quais se administram anestésicos regionais ou gerais.

   a. Não se deve interromper o **tratamento com anticolinesterásicos** antes da cirurgia.

   b. A **anestesia regional neuraxial** está associada ao relaxamento da musculatura esquelética e a algum grau de fraqueza do diafragma. Esse efeito normal da anestesia regional geralmente indica fraqueza subjacente. Portanto, esses pacientes podem sofrer fraqueza respiratória intensa e necessitar de monitoramento respiratório cuidadoso durante toda a anestesia e a recuperação.

   c. Muitas vezes, esses pacientes são **resistentes aos agentes despolarizantes**, embora a depuração da SCh seja inibida pela piridostigmina. Também são **extremamente sensíveis aos agentes não despolarizantes.** Tanto os agentes de ação prolongada, como o pancurônio, quanto os agentes de ação curta, como o cisatracúrio, foram associados a bloqueio prolongado, refratariedade a agentes de reversão e acentuada fraqueza pós-operatória. É melhor evitar os BNM, se possível.

   d. O **monitoramento do grau de bloqueio neuromuscular é altamente recomendável**, embora a recuperação completa do TOF não garanta a recuperação dos músculos das vias respiratórias nem a ventilação espontânea adequada.

   e. **A cirurgia e a anestesia podem agravar a doença de base.** O suporte ventilatório pós-operatório pode ser necessário mesmo após procedimentos cirúrgicos de pequeno porte.

D. As **distrofias musculares** são um grupo heterogêneo de distúrbios musculares hereditários, caracterizados por perda progressiva da função muscular esquelética. A **distrofia muscular de Duchenne** é a forma mais comum e mais grave dos distúrbios. O gene responsável codifica uma proteína associada à membrana, conhecida como distrofina, essencial para estabilidade da membrana muscular. O distúrbio é recessivo ligado ao X e clinicamente evidente no sexo masculino. A evolução clínica é caracterizada por degeneração e atrofia indolor do músculo esquelético, que se manifesta como fraqueza aos 5 anos de idade. Na pré-adolescência, muitas vezes o paciente fica restrito a uma cadeira de rodas, e geralmente morre por volta dos 25 anos em razão de insuficiência cardíaca congestiva.

Bloqueio Neuromuscular 153

1. Os **níveis séricos de creatinoquinase** estão elevados e acompanham o avanço da degeneração muscular. Nas fases avançadas da doença, os níveis de creatinoquinase são quase normais, em vista da perda acentuada de massa muscular.

2. Há acometimento em graus variados do músculo cardíaco (disfunção sistólica progressiva e adelgaçamento ventricular) e do músculo liso (hipomotilidade gastrintestinal com esvaziamento gástrico tardio). Embora o diafragma seja poupado, a fraqueza dos músculos acessórios produz um padrão restritivo nas provas de função pulmonar. Como há comprometimento da tosse, a pneumonia é uma complicação frequente.

3. A **SCh** pode causar rabdomiólise intensa, hiperpotassemia e morte. Por ser difícil prever a intensidade e a duração do efeito do fármaco, os BNM de ação curta podem ser preferíveis. Os **agentes inalatórios voláteis**, sobretudo o halotano, podem ter efeitos exagerados de depressão miocárdica. Há aumento da frequência de **hipertermia maligna**. O atraso do esvaziamento gástrico e a tosse ineficaz aumentam o risco de regurgitação e aspiração nesses pacientes. No pós-operatório, esses pacientes necessitam de fisioterapia pulmonar intensiva para garantir a eliminação adequada das secreções. Os **opioides**, que podem deprimir ainda mais a respiração profunda e a tosse, devem ser usados com cuidado.

E. As **síndromes miotônicas** são um grupo de distúrbios caracterizados por falha do relaxamento muscular esquelético e contração persistente dos músculos esqueléticos após estímulo. A contração persistente é uma consequência da ineficácia da remoção de cálcio do citoplasma para o retículo sarcoplasmático. A **distrofia miotônica** é a síndrome mais comum nesse grupo de distúrbios.

1. Os pacientes com distrofia miotônica têm acometimento e deterioração progressiva dos músculos esquelético, cardíaco e liso de todo o corpo, com enfraquecimento do esforço respiratório, padrão restritivo nas provas de função pulmonar e diminuição da motilidade gastrintestinal. Outros sintomas são catarata, anormalidades da condução cardíaca, calvície e retardamento mental.

2. A anestesia regional, os bloqueadores neuromusculares e o aumento da profundidade da anestesia geral não aliviam a rigidez muscular miotônica. A gravidez exacerba o distúrbio, e há indicação frequente de cesariana em razão da disfunção da musculatura uterina. Esses pacientes são extremamente sensíveis aos efeitos depressores respiratórios dos opioides, benzodiazepínicos e agentes inalatórios. Opiáceos administrados por via neuraxial que tenham efeito mínimo sobre a função respiratória em pessoas normais podem ter efeito significativo nesses pacientes. Assim como os pacientes com distrofia muscular de Duchenne, esses pacientes têm arritmias cardíacas frequentes e correm maior risco de parada cardíaca durante a anestesia geral.

Leituras Sugeridas

Ali HH, Savarese JJ. Monitoring of neuromuscular function. *Anesthesiology* 1976;45:216–249.

Berg H, Roed J, Viby-Mogensen J, et al. Residual neuromuscular block is a risk factor for postoperative pulmonary complications: A prospective, randomised, and blinded study of postoperative pulmonary complications after atracurium, vecuronium and pancuronium. *Acta Anaesthesiol Scand* 1997;41:1095–1103.

Briggs ED, Kirsch JR. Anesthetic implications of neuromuscular disease. *J Anesth* 2003;17:177–185.

Chiu JW, White PF. The pharmacoeconomics of neuromuscular blocking drugs. *Anesth Analg* 2000;90:S19–S23.

Deem S. Intensive-care-unit-acquired muscle weakness. *Respir Care* 2006;51:1042–1052.

Eriksson LI. The effects of residual neuromuscular blockade and volatile anesthetics on the control of ventilation. *Anesth Analg* 1999;89:243–251.

Eriksson LI. Residual neuromuscular blockade. Incidence and relevance. *Anaesthesist* 2000;49:S18–S19.

Kopman AF, Yee PS, Neuman GG. Relationship of the train-of-four fade ratio to clinical signs and symptoms of residual paralysis in awake volunteers. *Anesthesiology* 1997;86:765–771.

Martyn JA, Richtsfeld M. Succinylcholine-induced hyperkalemia in acquired pathologic states: etiologic factors and molecular mechanisms. *Anesthesiology* 2006;104:158–169.

Murphy GS, Szokol JW. Monitoring neuromuscular blockade. *Int Anesthesiol Clin* 2004;42:25–40.

Murphy GS, Szokol JW, Marymont JH, et al. Residual paralysis at the time of tracheal extubation. *Anesth Analg* 2005;100:1840–1845.

Plaud B, Meretoja O, Hofmockel R, et al. Reversal of rocuronium-induced neuromuscular blockade with sugammadex in pediatric and adult surgical patients. *Anesthesiology* 2009;110:284–294.

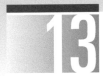

Avaliação e Controle das Vias Respiratórias

Cosmin Gauran e Peter F. Dunn

I. ANATOMIA APLICADA

A. A **faringe** é dividida em nasofaringe, orofaringe e laringofaringe.
  1. A **nasofaringe** é constituída pelas vias nasais, aí incluídos septo, conchas nasais e adenoides.
  2. A **orofaringe** consiste na cavidade oral, incluídos os dentes e a língua.
  3. A epiglote divide a **laringofaringe** em laringe (que leva à traqueia) e **hipofaringe** (que leva ao esôfago).

B. **Laringe**
  1. A **laringe**, localizada no nível da quarta à sexta vértebra cervical, origina-se no ádito da laringe e termina na borda inferior da cartilagem cricóidea. É constituída por nove cartilagens, três ímpares (tireóidea, cricóidea e epiglótica) e três pares (corniculadas, cuneiformes e aritenóideas); ligamentos e músculos.
  2. A **cartilagem cricóidea** (C5-6), localizada logo inferior à **cartilagem tireóidea**, é o único anel completo de cartilagem na árvore respiratória.
  3. A **membrana cricotireóidea** une as cartilagens tireóidea e cricóidea e mede 0,9 × 3,0 cm em adultos. A membrana é superficial, fina e não tem vasos importantes na linha mediana, o que a torna importante local para acesso cirúrgico de emergência às vias respiratórias (ver cricotiroidotomia, adiante).
  4. Os **músculos laríngeos** são divididos em dois grupos: músculos que abrem e fecham a glote (cricoaritenóideo lateral [adução], cricoaritenóideo posterior [abdução] e aritenóideo transverso) e músculos que controlam a tensão dos ligamentos vocais (cricotireóideo, vocal e tireoaritenóideo).
  5. **Inervação**
     a. **Sensorial.** O **nervo glossofaríngeo** (nervo craniano IX) é responsável pela inervação sensorial do terço posterior da língua e da orofaringe desde a junção com a nasofaringe, aí incluídas as superfícies faríngeas do palato mole, epiglote e fauces, até a junção da faringe com o esôfago. O **ramo interno do nervo laríngeo superior**, um ramo do nervo vago (nervo craniano X), é responsável pela inervação sensorial da mucosa desde a epiglote até as pregas vocais, inclusive. As fibras sensoriais do **nervo laríngeo inferior**, um ramo do nervo laríngeo recorrente (também um ramo do nervo vago), são responsáveis pela inervação sensorial da mucosa da laringe subglótica e da traqueia.
     b. **Motora.** O ramo externo do **nervo laríngeo superior** é responsável pela inervação motora do músculo cricotireóideo. A contração desse músculo tensiona as pregas vocais. As fibras motoras do **nervo laríngeo inferior** são responsáveis pela inervação motora de todos os outros músculos intrínsecos da laringe. A **lesão bilateral dos nervos laríngeos inferiores** (p. ex., por lesão dos nervos laríngeos recorrentes) pode causar contração sem oposição do músculo cricotireóideo, com consequente tensão das pregas vocais e fechamento das vias respiratórias.

C. A **glote** é formada pelas pregas vocais, pregas vestibulares e pela rima da glote.
  1. A **rima da glote** é a abertura entre as pregas vocais.
  2. A **glote** é o ponto mais estreito da via respiratória do adulto (mais de 8 anos de idade), enquanto a cartilagem cricóidea é o ponto mais estreito da via respiratória do lactente (nascimento até 1 ano de idade).

D. As **vias respiratórias inferiores** estendem-se da laringe subglótica até os brônquios.

1. A laringe subglótica estende-se das pregas vocais até a borda inferior da cartilagem cricóidea (C6).

2. A **traqueia** é um tubo fibromuscular com 10 a 12 cm de comprimento e diâmetro aproximado de 20 mm em adultos. Estende-se da cartilagem cricóidea até a carina. É sustentada por 16 a 20 cartilagens em forma de U, com a extremidade aberta voltada posteriormente. A observação da ausência posterior de anéis cartilaginosos permite a orientação anteriorposterior durante o exame com fibroscópio da árvore traqueobrônquica.

3. A traqueia bifurca-se em brônquios principais direito e esquerdo na carina. O brônquio principal direito tem cerca de 2,5 cm de comprimento, com um ângulo de bifurcação em torno de 25°. O brônquio principal esquerdo tem cerca de 5 cm de comprimento, com um ângulo de bifurcação em torno de 45°.

II. AVALIAÇÃO

A. Anamnese. A história pregressa de controle difícil das vias respiratórias pode ser o melhor preditor de dificuldade. Caso haja prontuários antigos à mão, convém rever a facilidade de intubação e ventilação (capacidade de ventilar com máscara, número de tentativas de intubação, tipo de lâmina de laringoscópio usada, emprego de estilete ou qualquer outra modificação da técnica). Também é preciso dar atenção especial às doenças que acometem as vias respiratórias. Há que pesquisar sintomas específicos relacionados com o comprometimento das vias respiratórias, entre eles rouquidão, estridor, sibilos, disfagia, dispneia e obstrução das vias respiratórias associada à posição.

1. A **artrite ou doença do disco cervical** pode reduzir a mobilidade do pescoço. A instabilidade da coluna cervical e a limitação do movimento mandibular são comuns na artrite reumatoide; também pode haver acometimento das articulações temporomandibular e cricoaritenóidea. A manipulação cervical agressiva nesses pacientes pode provocar subluxação atlantoaxial e lesão medular. O risco de subluxação atlantoaxial é maior em pacientes com deformidades graves das mãos e nódulos cutâneos.

2. As **infecções** do assoalho da boca, glândulas salivares, tonsilas ou faringe podem causar dor, edema e trismo, com limitação da abertura da boca.

3. **Tumores** podem obstruir as vias respiratórias ou causar compressão extrínseca e desvio da traqueia.

4. **A obesidade mórbida está associada à dificuldade de controle das vias respiratórias.** Embora a intubação difícil não seja a regra, pacientes obesos têm diminuição da capacidade residual funcional e alta incidência de apneia obstrutiva. Essa situação acarreta rápida dessaturação após indução da anestesia e alta incidência de dificuldade de ventilação com máscara. A obesidade mórbida associada a outros preditores de intubação difícil, como alta classe de Mallampati (III e IV) e aumento da circunferência cervical, prevê dificuldade de intubação.

5. O **trauma** pode estar associado a lesões das vias respiratórias, lesão da coluna cervical, fratura da base do crânio ou lesão intracraniana.

6. **Cirurgias, radiação ou queimaduras prévias** podem causar fibrose, contratura e limitada mobilidade tecidual.

7. A **acromegalia** pode causar hipertrofia mandibular e supercrescimento e aumento da língua e epiglote. A abertura da glote pode estar estreitada em virtude do aumento das pregas vocais.

8. A **esclerodermia** pode causar rigidez cutânea, diminuir o movimento da mandíbula e estreitar a abertura oral.

9. **Pacientes com trissomia do 21** podem ter instabilidade atlantoaxial e macroglossia.

10. O **nanismo** pode estar associado a instabilidade atlantoaxial e dificuldade de controle das vias respiratórias em função da hipoplasia mandibular (micrognatia).

11. **Outras anomalias congênitas** podem complicar o controle das vias respiratórias, sobretudo em pacientes com anormalidades craniofaciais, como a síndrome de Pierre Robin, síndrome de Treacher Collins e síndrome de Goldenhar.

B. Exame Físico

1. **Achados específicos** indicativos de dificuldade com as vias respiratórias são:

a. Incapacidade de abrir a boca.

b. Diminuição da mobilidade da coluna cervical.

c. Mandíbula muito pequena (micrognatia).
   d. Língua grande (macroglossia).
   e. Incisivos proeminentes.
   f. Pescoço curto e musculoso.
2. **Lesões** da face, pescoço ou tórax têm de ser avaliadas para apreciar sua contribuição no comprometimento das vias respiratórias.
3. **Exame da cabeça e pescoço.** Não existe um preditor de dificuldade de controle das vias respiratórias ao exame físico que seja melhor que os outros; portanto, é necessário fazer um exame detalhado. A presença de vários preditores de dificuldade com as vias respiratórias aumenta a especificidade do exame.
   a. **Nariz.** A permeabilidade das narinas ou a presença de desvio de septo devem ser identificadas pela oclusão de uma narina por vez com avaliação da facilidade de ventilação pela outra narina. Isso é importante principalmente em caso de necessidade de intubação nasotraqueal.
   b. **Boca.** Identificar macroglossia e distúrbios que reduzam a abertura da boca (p. ex., cicatriz ou contratura facial e doença da articulação temporomandibular). Os **problemas de dentição** podem aumentar o risco de lesão ou avulsão de dentes durante a manipulação das vias respiratórias. É preciso identificar dentes frouxos antes da operação e protegê-los ou removê-los antes do início da manipulação das vias respiratórias.
   c. **Pescoço**
      (1) Se a **distância tireomentoniana** (distância da borda inferior da mandíbula até a incisura tireóidea, com o pescoço em extensão total) for menor que 6 cm (largura de três a quatro dedos), pode ser difícil ver a glote. É preciso avaliar a mobilidade das estruturas laríngeas e a traqueia deve ser palpável na linha mediana acima da incisura jugular do esterno. Deve-se procurar cicatrizes de cirurgia prévia do pescoço, tireoide aumentada, outras massas paratraqueais e tecidos endurecidos sugestivos de radioterapia.
      (2) Mobilidade da coluna cervical. Os pacientes devem conseguir encostar o queixo no tórax e estender o pescoço posteriormente. A rotação lateral não deve causar dor nem parestesia.
      (3) A presença de estoma de **traqueostomia** cicatrizado ou permeável pode indicar estenose subglótica ou complicações prévias no manejo das vias respiratórias. É preciso ter à mão cânulas traqueais (CT) de menor diâmetro para esses pacientes.
4. A **classificação de Mallampati** para prever a dificuldade de intubação baseia-se na constatação de que a visualização da glote é prejudicada quando a base da língua é desproporcionalmente grande. A avaliação é feita com o paciente sentado ereto, cabeça em posição neutra, abertura máxima da boca e protrusão máxima da língua sem emitir som. A classificação modificada compreende as quatro categorias a seguir (Figura 13.1):

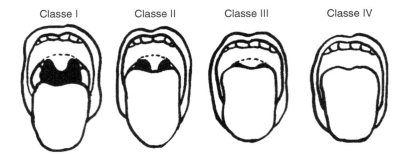

FIGURA 13.1 Classificação de Mallampati das estruturas orofaríngeas, modificada por Samsoon e Young, definida com o paciente sentado ereto, abertura máxima da boca e língua protrusa sem emitir som. (Reproduzido de Samsoon GLT, Young JRB. Difficult tracheal intubation, a retrospective study. *Anaesthesia* 1987;42:487-490, com permissão.)

Avaliação e Controle das Vias Respiratórias **157**

    a. Classe I. Os pilares das fauces, o palato mole e a úvula são visíveis.

    b. Classe II. Os pilares das fauces e o palato mole são visíveis, mas a úvula é encoberta pela base da língua.

    c. Classe III. Só o palato mole é visível. Há previsão de intubação difícil.

    d. Classe IV. O palato mole não é visível. Há previsão de intubação difícil.

C. Exames Especiais. Na maioria dos pacientes, a anamnese e o exame físico meticulosos são suficientes para avaliar as vias respiratórias. As técnicas auxiliares são:

    1. A **laringoscopia** (direta, indireta ou com fibra óptica) oferece informações sobre a hipofaringe, o ádito da laringe e a função das pregas vocais. Pode ser realizada no paciente consciente sob anestesia tópica ou bloqueio de nervo.

    2. As **imagens do tórax ou da coluna cervical** podem mostrar desvio ou estreitamento da traqueia e deformidades ósseas no pescoço. As imagens da coluna cervical são especialmente importantes em casos de trauma e devem ser realizadas no caso de lesão acima da clavícula ou politraumatismo grave. Em pacientes com alteração do estado mental ou lesões por distração, a radiografia cervical normal não exclui lesão ligamentar importante. É recomendável tomar precauções relativas à coluna cervical durante a intubação e realizar tomografia computadorizada (TC) ou RM, dependendo dos protocolos locais. As imagens cervicais laterais podem ser úteis em pacientes sintomáticos com artrite reumatoide ou síndrome de Down para avaliar a subluxação atlantoaxial.

    3. Tomografias simples ou TC da traqueia delimitam massas obstrutivas nas vias respiratórias.

    4. As **provas de função pulmonar** e as alças fluxo-volume ajudam a determinar o grau e o local de obstrução das vias respiratórias (ver Capítulo 3, seção III.C.4).

    5. As **gasometrias arteriais de referência** indicam as consequências funcionais de anormalidades das vias respiratórias e alertam o médico sobre pacientes com hipoxemia ou hipercarbia crônica.

III. MÁSCARA FACIAL

A. Indicações

    1. Pré-oxigenação (desnitrogenação) do paciente antes da intubação traqueal.

    2. Assistência ou controle da ventilação como parte da reanimação inicial antes de inserir uma CT.

    3. Administração de anestesia inalatória a pacientes que não correm risco de regurgitação do conteúdo gástrico.

B. A **técnica** requer colocação de máscara facial e manutenção de via respiratória permeável.

    1. A **máscara** deve ajustar-se bem ao redor da ponte do nariz, das bochechas e da boca. As máscaras de plástico transparente permitem a observação dos lábios (cor) e da boca (secreções ou vômito).

    2. Colocação da máscara. O anestesiologista segura a máscara com a mão esquerda, o dedo mínimo no ângulo da mandíbula, o terceiro e o quarto dedos ao longo da mandíbula e o dedo indicador e o polegar sobre a máscara. A mão direita fica livre para controlar a bolsa reservatório. Pode ser preciso usar as duas mãos para manter a boa vedação da máscara, com a necessidade de um assistente para controlar a bolsa. Podem ser usadas presilhas na cabeça para manter a vedação da máscara. É preciso manter as pressões inspiratórias máximas abaixo de 20 cm H_2O para minimizar a insuflação gástrica.

    3. Pacientes edêntulos podem dificultar a vedação adequada da máscara facial em razão da diminuição da distância entre a mandíbula e a maxila. Muitas vezes, a cânula oral corrige esse problema, e as bochechas podem ser comprimidas contra a máscara para reduzir vazamentos. Podem ser necessárias duas mãos para fazer isso. Outra opção é manter a prótese dentária na boca durante a ventilação com máscara.

    4. A **obstrução das vias respiratórias** durante ventilação espontânea pode ser reconhecida pelo movimento de "balanço" do tórax e do abdome, além de estridor se a obstrução for parcial. As excursões respiratórias na bolsa reservatória estão diminuídas ou ausentes. As pressões máximas nas vias respiratórias aumentam quando há tentativa de ventilação com pressão positiva.

    5. A **permeabilidade das vias respiratórias** pode ser restaurada da seguinte forma:

        a. Extensão do pescoço.

        b. Anteriorização da mandíbula, colocando os dedos sob os ângulos da mandíbula e empurrando para a frente.

158   Capítulo 13

c. Rotação lateral da cabeça.

d. Inserção de cânula oral. A cânula pode não ser bem tolerada se o reflexo do vômito estiver conservado. As complicações do uso de cânulas orais são vômito, laringospasmo e trauma dentário. O tamanho errado da cânula pode agravar a obstrução. A cânula curta demais pode comprimir a língua; longa demais, pode comprimir a epiglote.

e. A cânula nasal ajuda a manter a permeabilidade das vias respiratórias superiores em paciente com obstrução mínima a moderada e é razoavelmente tolerada por pacientes em vigília ou sedados. As cânulas nasais podem causar epistaxe e devem ser evitadas em pacientes com coagulopatia.

C. A **dificuldade da ventilação com máscara** pode ser prevista em pacientes obesos, edêntulos, que têm pelos faciais, artrite cervical ou história de apneia obstrutiva do sono. É preciso ter à mão cânulas orais e nasais apropriadas, além de máscaras laríngeas (ML).

D. Complicações. A máscara pode comprimir e lesar os tecidos moles ao redor da boca, mandíbula, olhos ou nariz. Pode haver perda da via respiratória causada por laringospasmo ou vômito. A ventilação por máscara não protege contra aspiração do conteúdo gástrico. O **laringospasmo**, a contração tônica dos músculos laríngeos e faríngeos, causa obstrução das vias respiratórias que pode ser aliviada por anteriorização da mandíbula e aplicação de pressão positiva constante nas vias respiratórias. Se isso falhar, pode ser preciso administrar uma pequena dose de succinilcolina (20 mg IV ou intramuscular no adulto).

IV. MÁSCARA LARÍNGEA

A. A ML clássica e suas muitas variações (ILA, Ambu, Soft seal, I Gel) são dispositivos reutilizáveis de controle das vias respiratórias, que podem ser alternativas à ventilação com máscara e à intubação traqueal em pacientes apropriados. A ML também tem papel importante nas vias respiratórias difíceis. Quando inserida adequadamente, a extremidade apoia-se sobre o esfíncter esofágico superior, as laterais do balonete sobre as fossas piriformes e a borda superior do balonete sobre a base da língua. Essa posição permite ventilação eficaz com insuflação mínima do estômago.

1. Indicações

a. Como alternativa à ventilação com máscara ou intubação traqueal para controle das vias respiratórias. A ML não substitui a intubação traqueal nos casos em que esta é indicada.

b. No manejo de dificuldades conhecidas ou inesperadas com as vias respiratórias.

c. No manejo das vias respiratórias durante a reanimação de um paciente inconsciente.

2. Contraindicações

a. Pacientes sob risco de aspiração do conteúdo gástrico (o uso em emergência é uma exceção).

b. Pacientes com diminuição da complacência respiratória, porque a baixa pressão de vedação do balonete da ML permite vazamento quando a pressão inspiratória é alta e pode haver insuflação gástrica. É preciso manter pressões inspiratórias máximas abaixo de 20 cm H_2O para minimizar os vazamentos sob o balonete e a insuflação gástrica.

c. Pacientes com previsão ou necessidade de ventilação mecânica prolongada.

d. Pacientes com reflexos das vias respiratórias superiores preservados, pois a inserção pode provocar laringospasmo.

3. Uso

a. As ML estão disponíveis em vários tamanhos para adultos e crianças (ver Quadro 13.1). O uso do tamanho apropriado maximiza a probabilidade de ajuste apropriado do balonete. A Figura 13.2 apresenta as manobras para inserção apropriada da ML.

b. Esvaziar e lubrificar corretamente o balonete. Deve-se evitar a aplicação de lubrificante na superfície interna ML, pois, se este escorrer para a laringe, pode precipitar laringospasmo.

c. Seguir os requisitos habituais de pré-oxigenação e monitoramento.

d. Obter nível adequado de anestesia e inibição dos reflexos das vias respiratórias superiores.

Avaliação e Controle das Vias Respiratórias

QUADRO 13.1 — Tamanhos das Máscaras Laríngeas

Idade/Tamanho do Paciente	Tamanho da ML	Volume do Balonete	Tamanho da CT (DI)
Recém-nascidos/lactentes até 5 kg	1	Até 4 mℓ	3,5 mm
Lactentes, 5 a 10 kg	1,5	Até 7 mℓ	4,0 mm
Lactentes/crianças, 10 a 20 kg	2,0	Até 10 mℓ	4,5 mm
Crianças, 20 a 30 kg	2,5	Até 14 mℓ	5,0 mm
Crianças, 30 kg até adultos pequenos	3,0	Até 20 mℓ	6,0 com balonete
Adultos de médio porte	4,0	Até 30 mℓ	6,0 com balonete
Adultos de grande porte	5,0	Até 40 mℓ	7,0 com balonete

   e. Pôr a cabeça do paciente em posição apropriada. A posição olfatória (*sniffing position*) (leve flexão da coluna cervical inferior com extensão de C1-2) usada para otimizar a intubação traqueal geralmente também é a melhor posição para inserção da ML.

   f. Inserir a ML (ver Figura 13.2). Pode-se usar um bloqueador de mordida macio para impedir que o paciente morda o tubo da ML.

   g. Insuflar o balonete (ver Quadro 13.1). Em geral, pode-se ver a expansão oval suave dos tecidos acima da cartilagem tireóidea, com insuflação adequada da ML em posição apropriada.

   h Manter ventilação adequada.

   i. Conectar ao circuito anestésico. Pode-se fixar a ML com esparadrapo, se necessário.

   j. Retirada da ML. A ML geralmente é bem tolerada pelo paciente que está despertando da anestesia geral, desde que o balonete não esteja insuflado demais (pressão inferior a 60 cm H$_2$O). A ML pode ser retirada esvaziando-se o balonete depois que o paciente despertar da anestesia geral e recuperar os reflexos das vias respiratórias superiores.

   k. A ML é uma via respiratória adequada em alguns pacientes submetidos a procedimentos em decúbito ventral. Quando essa técnica é escolhida, os próprios pacientes podem se posicionar na mesa de cirurgia antes da indução. Depois da indução da anestesia, a ML pode ser inserida com a cabeça do paciente girada para um lado e apoiada sobre uma almofada ou cobertores dobrados.

4. Efeitos adversos. O efeito adverso mais comum é a dor de garganta, com incidência estimada de 10%, que, na maioria das vezes, está associada à hiperinsuflação do balonete da ML. O principal efeito adverso é a aspiração, cuja incidência estimada é semelhante à incidência na anestesia com máscara facial ou endotraqueal.

B. A ML Fastrach tem um tubo curvo de aço inoxidável (diâmetro interno [DI] de 13 mm) revestido com silicone, conector terminal de 15 mm, cabo, balonete e elevador da epiglote (Figura 13.3). O diâmetro do tubo é suficiente para aceitar uma CT com balonete e DI de 8 mm e o tubo é curto o suficiente para que o balonete da CT fique abaixo das cordas vocais. As principais diferenças entre a ML clássica e a ML Fastrach são o tubo de aço, o cabo e o elevador de epiglote. A ML C-trach é semelhante, mas inclui ainda um feixe de fibra óptica e tela de LCD que permite ver as cordas vocais.

1. A inserção da ML Fastrach é semelhante à da ML clássica. Uma vez inserida, pode ser usada com o balonete insuflado como único dispositivo de ventilação. Também pode ser usada como conduto para intubação às cegas ou com fibroscópio.

2. A intubação pode ser feita às cegas ou com orientação de fibroscópio. Deve-se usar uma CT especial com ponta arredondada e romba (a CT máscara laríngea de intubação [MLI] Euromedical) e gel lubrificante hidrossolúvel para minimizar a lesão dos tecidos moles. A 15 cm, a extremidade da CT estará no elevador da epiglote. O profissional deve empurrar delicadamente a CT dentro da traqueia, enquanto segura o cabo da ML para ter apoio. O cabo da ML Fastrach não deve ser usado como alavanca durante a intubação. Quando

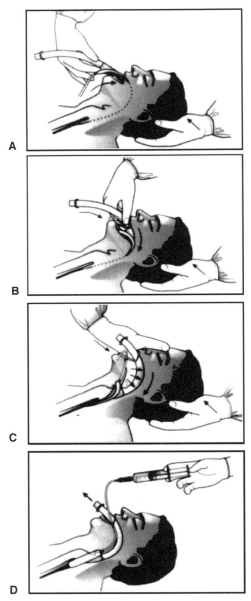

FIGURA 13.2 A: Com a cabeça estendida e o pescoço fletido, pressionar cuidadosamente a ponta da ML contra o palato duro, aplanando-a. **B:** Com o dedo indicador, empurrar a ML em direção cranial seguindo o contorno dos palatos duro e mole. **C:** Pressionando o tubo com o dedo na direção cranial, empurre a máscara até encontrar resistência definitiva na base da hipofaringe. **D:** A insuflação sem segurar o tubo permite o assentamento ideal da máscara. (Reproduzido de Brain AIJ, Denman WY, Goudsouzian NG. *Laryngeal mask airway instructional manual*. Berkshire, UK: Brain Medical Ltd., 1996:21-25.)

Avaliação e Controle das Vias Respiratórias **161**

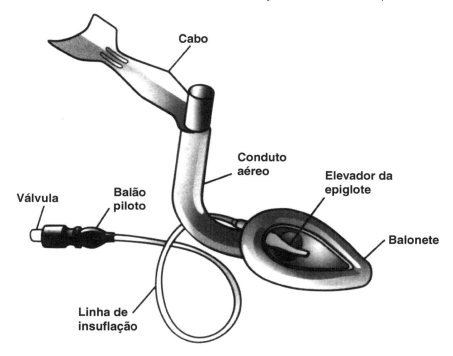

FIGURA 13.3 Características da ML Fastrach. (Reproduzido de Brain AIJ, Verghese C. *LMA-Fastrach instruction manual.* San Diego: LMA North America, Inc., 1998.)

a intubação é considerada bem-sucedida, deve-se verificar a posição do tubo, insuflar o balonete e fixar a CT (ver seção V).
3. **Após a intubação**, a ML Fastrach pode ser deixada no lugar ou retirada, deixando a CT. Se a ML Fastrach for mantida, o balonete deve ser esvaziado. Se for retirada, deve-se esvaziar o balonete e retirar a máscara delicadamente manuseando o cabo, enquanto se usa um estabilizador da CT para mantê-la no lugar. O estabilizador da CT pode ser removido após a saída da ML da boca e a CT é estabilizada com a outra mão do anestesiologista ou por um assistente.
C. A ML Proseal tem duas características que podem oferecer vantagens em relação à ML tradicional durante a ventilação com pressão positiva. Em primeiro lugar, são obtidas melhores pressões de vedação com menor compressão da mucosa. Segundo, a ML Proseal permite a separação dos tratos respiratório e gastrintestinal pela integração de um tubo de drenagem que pode eliminar os gases esofágicos ou facilitar a passagem de um tubo orogástrico para descompressão do estômago. Além disso, a ausência de lingueta ou elevador da epiglote na cavidade da ML Proseal facilita a fibrobroncoscopia.
D. Outros dispositivos supraglóticos baseiam-se no mesmo princípio de isolar a laringe do restante das vias respiratórias a fim de ventilar sem intubação traqueal. Estes são a cânula perilaríngea Cobra, a Streamlined Liner of the Pharynx Airway (SLIPA), o tubo laríngeo e o Combitube (estes dois últimos têm aberturas esofágicas que permitem descompressão gástrica, semelhante à ML Proseal).

V. INTUBAÇÃO TRAQUEAL
   A. Intubação Orotraqueal

162 Capítulo 13

1. **Indicações.** A intubação traqueal é necessária para garantir a permeabilidade da via respiratória quando há risco de aspiração, quando é difícil manter a via respiratória com máscara e na ventilação controlada prolongada. Também é necessária em procedimentos cirúrgicos específicos (p. ex., cabeça/pescoço, intratorácico ou intra-abdominal).
2. **Técnica.** Em geral, a intubação é feita com laringoscópio. As lâminas mais usadas são as de Macintosh e Miller.
   a. A **lâmina de Macintosh** é curva, e a extremidade é inserida na valécula (o espaço entre a base da língua e a superfície faríngea da epiglote) (Figura 13.4A). Garante boa visão da orofaringe e hipofaringe, assim proporcionando mais espaço para a passagem da CT com menor trauma epiglótico. Os tamanhos variam do n.º 1 ao 4, e a maioria dos adultos necessita de uma lâmina Macintosh n.º 3.
   b. A **lâmina de Miller** é reta e introduzida de modo que a extremidade fique sob a superfície laríngea da epiglote (Figura 13.4B). A epiglote é levantada para expor as pregas vocais. A lâmina de Miller assegura excelente exposição da abertura glótica, mas proporciona uma passagem menor através da orofaringe e hipofaringe. Os tamanhos variam do n.º 0 ao 4, e a maioria dos adultos necessita de uma lâmina Miller n.º 2 ou 3.
   c. Várias lâminas de laringoscópio modificadas permitem melhor visão das pregas vocais pelo levantamento da epiglote (Mc Coy) ou observação indireta das pregas (Siker e Trueview EVO). Muitos laringoscópios especiais, que têm feixes de fibra óptica ou prismas ópticos, aperfeiçoaram ainda mais o conceito de observação indireta das pregas vocais. Esses laringoscópios são os modelos Bullard, Upsher, Wu e, mais recentemente, Glydescope, DCI Stortz e AIRQ, que garantem a observação das pregas vocais em quase 100% dos pacientes. Apesar da observação ideal das pregas, às vezes há dificuldade do avanço da CT e não se sabe se eles reduzem a incidência de fracasso da intubação.
   d. A posição clássica de intubação é denominada **posição olfatória**, com elevação da região occipital por almofadas ou cobertores dobrados e extensão do pescoço. Em média, isso melhora a visão com o laringoscópio, embora a simples extensão do pescoço e abertura da boca possam facilitar a intubação em alguns pacientes. A flexão do pescoço pode dificultar a abertura da boca.
   e. O anestesiologista segura o laringoscópio na mão esquerda perto da junção entre o cabo e a lâmina. Depois de abrir a boca com um movimento de tesoura do polegar direito e indicador, insere o laringoscópio no lado direito da boca do paciente enquanto empurra a língua para a esquerda. A lâmina não deve pinçar os lábios e deve evitar os dentes. A seguir, a lâmina é deslizada em direção à linha mediana até que seja possível ver a epiglote. A língua e os tecidos moles da faringe são levantados para expor a abertura glótica. O laringoscópio é usado para levantar (ver Figura 13.4B), não como alavanca (ver Figura 13.4A), para evitar lesão dos dentes incisivos maxilares e da gengiva.
   f. O tamanho apropriado da CT depende da idade e biotipo do paciente, bem como do tipo de operação. Na maioria das mulheres é usado uma CT de 7,0 mm, e na maioria dos homens, uma CT de 8,0 mm. O anestesiologista segura a CT na mão direita como um lápis e introduz na cavidade oral a partir do ângulo direito da boca e, depois, através das pregas vocais. A Figura 13.4C mostra a vista anatômica com um laringoscópio de Macintosh. Se a visualização da abertura glótica for incompleta, pode ser necessário usar a epiglote como ponto de referência, passando a CT logo sob ela e introduzindo na traqueia. A pressão externa sobre a cartilagem cricóidea e/ou tireóidea pode facilitar a visualização. A extremidade proximal do balonete da CT é colocada logo abaixo das pregas vocais e observam-se as marcações na cânula em relação aos dentes incisivos (ou lábios) do paciente. O balonete só é insuflado até obter vedação com pressão positiva de 20 a 30 cm H_2O nas vias respiratórias.
   g. É preciso verificar o **posicionamento adequado da CT** pela detecção de dióxido de carbono ao final da expiração corrente ou no ar expiratório misto, além da inspeção e ausculta do estômago e dos dois campos pulmonares durante a ventilação com pressão positiva. Caso o murmúrio vesicular seja auscultado em apenas um hemitórax, deve-se suspeitar de intubação endobrônquica e retirar a CT até que haja ausculta bilateral do murmúrio vesicular. A ausculta na parte alta das duas axilas pode reduzir a chance de confusão pela transmissão de murmúrio vesicular do pulmão oposto.

A. Introdução da lâmina curva

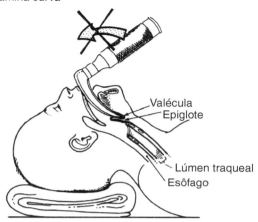

B. Introdução da lâmina reta

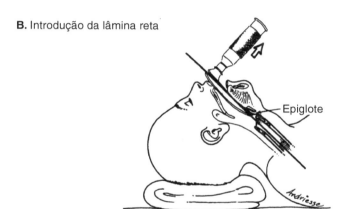

C. Exposição glótica com lâmina curva

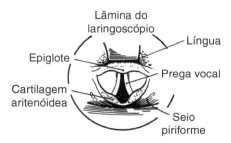

FIGURA 13.4 Relações anatômicas para laringoscopia e intubação traqueal. (**A**) Introdução da lâmina curva, (**B**) introdução da lâmina reta, (**C**) exposição glótica na introdução da lâmina curva.

164 Capítulo 13

Nenhuma técnica de verificação é infalível, e as consequências do diagnóstico errado podem ser desastrosas. Outras técnicas de confirmação, como o detector esofágico com bulbo, a broncoscopia e a radiografia, podem ser necessárias. É preciso ter um alto índice de suspeita de intubação esofágica até garantir a oxigenação e ventilação adequadas.

    h. A CT deve ser bem fixada com esparadrapo, de preferência à pele tensa sobre estruturas ósseas.

  3. As **complicações da intubação orotraqueal** são lesão dos lábios, língua, dentes, faringe ou mucosa traqueal. Raramente, pode haver avulsão das cartilagens aritenóideas ou lesão das pregas vocais ou da traqueia.

B. Intubação Nasotraqueal

  1. **Indicações.** A intubação nasotraqueal pode ser necessária em pacientes submetidos a procedimentos intraorais. Em comparação com as CT orais, o diâmetro máximo que pode ser acomodado geralmente é menor e, por conseguinte, a resistência respiratória pode ser maior. Hoje, é raro o uso da via nasotraqueal para intubação prolongada em razão do aumento da resistência nas vias respiratórias e do risco de sinusite.

  2. **Contraindicações.** As fraturas da base do crânio, sobretudo do etmoide, as fraturas do nariz, a epistaxe, os pólipos nasais, a coagulopatia e a anticoagulação sistêmica planejada e/ou a trombólise (*i. e.*, o paciente com infarto agudo do miocárdio) são contraindicações relativas à intubação nasal.

  3. **Técnica.** A anestesia tópica e a vasoconstrição da mucosa nasal podem ser obtidas com a aplicação de uma mistura de lidocaína a 3% e fenilefrina a 0,25%, usando aplicadores com ponta revestida de algodão. Caso as duas narinas sejam permeáveis, a narina direita é preferida porque o bisel da maioria das CT é direcionado para o septo nasal plano, reduzindo a lesão das conchas. As conchas inferiores podem interferir na passagem e limitar o tamanho da CT. Em geral, nas mulheres é usado uma CT de 6,0 a 6,5 mm, e, nos homens, uma CT de 7,0 a 7,5 mm. Depois de atravessar a narina e entrar na faringe, o tubo é introduzido na abertura glótica. A intubação pode ser feita às cegas, sob visualização direta com um laringoscópio ou broncofibroscópio, ou auxiliada por pinça de Magill.

  4. As **complicações** são semelhantes às descritas para intubação orotraqueal (ver seção V.A.3). Além disso, pode haver epistaxe, dissecção da submucosa e deslocamento de tonsilas e adenoides aumentadas. Em comparação com a intubação orotraqueal, a via nasotraqueal foi associada a maior incidência de sinusite e bacteriemia.

C. Intubação com Fibroscópio. O laringoscópio de fibra óptica flexível é composto de fibras de vidro reunidas para produzir uma unidade flexível para a transmissão de luz e imagens. O feixe de fibra óptica é frágil e a curvatura excessiva pode danificar as fibras. Em geral, tem canais que podem ser usados para administrar anestésicos tópicos, aspirar ou administrar oxigênio. O campo visual geralmente é limitado à medida que o broncofibroscópio aproxima-se da abertura glótica. Secreções, sangue ou embaçamento da lente podem atrapalhar a visão. A imersão da ponta do escópio de fibra óptica em água morna ajuda a evitar o embaçamento da lente.

  1. O **equipamento tradicional** para intubação oral ou nasal com fibroscópio compreende um bloqueador de mordida ou cânula de Ovassapian, anestésicos tópicos e vasoconstritores, aspirador e fibroscópio estéril com fonte luminosa.

  2. **Indicações**

    a. O laringoscópio ou broncoscópio flexível de fibra óptica pode ser usado em pacientes acordados e anestesiados para avaliação das vias respiratórias e intubação. É usado tanto na intubação nasotraqueal quanto orotraqueal e deve ser a primeira opção na previsão de via respiratória difícil, e não como "último recurso".

    b. A intubação inicial com fibroscópio é recomendada em pacientes com doença da coluna cervical comprovada ou suspeita, tumores da cabeça e pescoço, obesidade mórbida ou história de dificuldade de ventilação ou intubação.

  3. **Técnica.** O anestesiologista põe a CT sobre o fibroscópio lubrificado, conecta o tubo do aspirador ou do oxigênio ao canal de trabalho e segura a alavanca de controle com uma das mãos enquanto introduz ou manobra o fibroscópio com a outra. A cânula de Ovassapian oral é útil e bem tolerada na intubação oral com fibroscópio. É importante manter o fibroscópio na linha mediana para evitar a entrada na fossa piriforme. A extremidade do aparelho é posicionada anteriormente quando chega à hipofaringe e inserida em direção

Avaliação e Controle das Vias Respiratórias **165**

à epiglote. Caso a visão seja prejudicada por muco ou secreção, é preciso puxar um pouco ou retirar o fibroscópio para limpar a extremidade e, depois, reintroduzi-lo na linha mediana. Podem-se ver as pregas vocais quando o fibroscópio desliza sob a epiglote. O escópio é empurrado com a extremidade em posição neutra até ver os anéis traqueais. É estabilizado na traqueia, e a CT é introduzida sobre ele até a traqueia. Se houver resistência à passagem, pode ser necessário girar a CT 90° em sentido anti-horário para evitar a comissura anterior e permitir a passagem através das pregas vocais. É preciso visualizar a carina traqueal antes de retirar o fibroscópio a fim de garantir a posição apropriada da cânula.

D   Outras Técnicas de Intubação

1. O **guia introdutor** *(gum elastic bougie)*, um dispositivo semirrígido, com calibre 15 French, 60 cm de comprimento e um leve ângulo em J na extremidade distal, é um exemplo dos vários tipos de introdutores ocos e sólidos que podem facilitar a introdução da CT na traqueia quando a laringoscopia direta é difícil. Durante a laringoscopia direta, o guia é deslizado sob a epiglote e a extremidade angulada é direcionada anteriormente em direção à abertura da glote. Se o guia for inserido na traqueia, os anéis traqueais causarão uma sensação de "estalido" característica. A seguir, a CT é empurrada sobre o guia e a posição correta é confirmada de acordo com a descrição anterior (seção V.A.2.g). O guia também pode ser usado na troca de CT.

2. O **estilete luminoso** é um guia maleável e iluminado sobre o qual a CT oral pode ser introduzida às cegas na traqueia. Para inseri-lo, reduz-se a iluminação na sala de cirurgia e o estilete luminoso e a CT são inseridos acompanhando a curvatura da língua. A observação de uma área iluminada na parte lateral do pescoço indica que a ponta da CT está na fossa piriforme. Se a extremidade entrar no esôfago, a intensidade da luz diminui bastante. Quando a ponta estiver corretamente posicionada na traqueia, observa-se a área iluminada na parte anterior do pescoço. Nesse ponto, o estilete é recuado e a CT é introduzida na traqueia.

3. Os estiletes de intubação (Shikani e Bonfils) são broncoscópios rígidos modificados que têm uma curvatura anterior na extremidade distal e podem ser usados para facilitar a intubação. Esses dispositivos tendem a ser úteis em situações que impediriam a intubação fácil com fibroscópio, como a presença de sangue ou secreções que não podem ser removidos. O deslocamento da coluna cervical é mínimo e são usados preferencialmente em pacientes traumatizados.

4. A **intubação traqueal retrógrada** pode ser usada quando as técnicas descritas anteriormente fracassam. É realizada no paciente consciente, com ventilação espontânea e via respiratória estável. Nessa técnica, a membrana cricotireóidea é identificada e puncionada na linha mediana com um cateter intravenoso (IV) de calibre 18. Um fio-guia com 80 cm de comprimento de 0,025 polegada de diâmetro é introduzido em direção cefálica. O laringoscópio é usado para visualizar e pescar o fio. A CT é introduzida sobre o fio, que orienta a passagem através das pregas vocais.

VI. AS VIAS RESPIRATÓRIAS DIFÍCEIS E AS TÉCNICAS USADAS EM EMERGÊNCIA

A. Vias Respiratórias Difíceis. A Figura 13.5 mostra a revisão, feita em 2003, do algoritmo da American Society of Anesthesiologists (ASA) para manejo das vias respiratórias difíceis. A familiaridade com esse algoritmo é crucial para o anestesiologista. Desde sua adoção, em 1993, diminuiu muito o número de mortes ou de mortes cerebrais associadas às vias respiratórias durante a indução da anestesia.

1. As vias respiratórias difíceis são divididas em previstas e inesperadas; estas constituem o maior desafio para o anestesiologista.

2. A ASA define **via respiratória difícil** como a incapacidade de intubar com laringoscopia convencional depois de três tentativas e/ou incapacidade de intubar com laringoscopia convencional durante mais de 10 min. Outros sugeriram que uma definição mais apropriada seria a incapacidade de intubar com laringoscopia convencional após a melhor tentativa ou tentativa ideal. A tentativa ideal/melhor tentativa é definida como a tentativa feita por um laringoscopista com experiência razoável, sem tônus muscular de resistência significativo, posição olfatória correta, manipulação laríngea externa, troca do tipo de lâmina do laringoscópio uma só vez e troca do comprimento da lâmina do laringoscópio uma só vez.

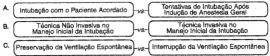
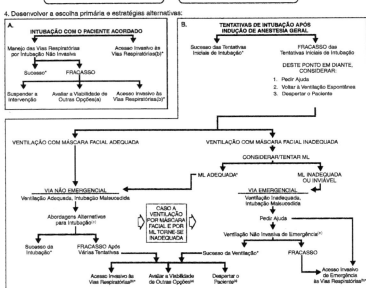

FIGURA 13.5 Algoritmo de vias respiratórias difíceis da ASA. (Reproduzido de ASA. Practice guidelines for management of the difficult airway: an updated report by the American Society of Anesthesiologists Task Force on Management of the Difficult Airway. *Anesthesiology* 2003;98:1269-1277.)

3. O uso de **anestesia regional** para evitar a via respiratória difícil prevista ou inesperada merece menção especial. Embora o algoritmo da via respiratória difícil respalde a consideração da anestesia regional, é preciso lembrar que o bloqueio regional pode falhar ou que o paciente pode necessitar de conversão rápida em anestesia geral por outros motivos. Em geral, a anestesia regional não é uma opção em pacientes com previsão de via

Avaliação e Controle das Vias Respiratórias **167**

respiratória difícil se não for possível interromper a cirurgia rapidamente (em caso de bloqueio malsucedido ou inadequado) ou se houver dificuldade de acesso à via respiratória.

4. A **ML** (clássica e Fastrach) é uma opção importante ao longo de todo o algoritmo de 2003 de vias respiratórias difíceis da ASA.

   a. Situações não emergenciais

     (1) Via respiratória em pacientes que podem ser ventilados por máscara após a indução de anestesia geral, mas que não podem ser intubados. Também é uma opção no fracasso da intubação com o paciente acordado (mas só quando a anestesia geral e a ventilação por máscara não são consideradas problemáticas).

     (2) Conduto para intubação em pacientes que podem ser ventilados por máscara, mas não podem ser intubados por laringoscopia tradicional.

   b. Emergência

     (1) Via respiratória em pacientes que não podem ser intubados nem ventilados. O Combitube e a ventilação transtraqueal em jato são outras opções.

     (2) Conduto para intubação em pacientes que não podem ser intubados nem ventilados (quando a via respiratória supraglótica é insuficiente e há necessidade de intubação).

B. Técnicas de Emergência para Controle das Vias Respiratórias

  1. A **cricotireoidotomia percutânea com agulha** é feita pela introdução de um cateter IV de calibre 14 ou de um introdutor 7,5 French através da membrana cricotireóidea até a traqueia. Pode-se administrar oxigênio conectando-se o circuito respiratório a um adaptador de CT com DI de 3 mm, inserido diretamente no cateter IV, ou a um adaptador de CT com DI de 7,5 mm, inserido no cilindro de uma seringa de 3 mℓ e conectado ao cateter IV. É preferível usar cateteres específicos para cricotireoidotomia, pois a frequência de acotovelamento e obstrução nos cateteres IV é muito alta.

   a. Pode-se obter **oxigenação**, mas não ventilação, com administração de oxigênio por cateter com vazão de 10 a 12 ℓ/min. Essa manobra é temporária e totalmente contraindicada em casos de obstrução completa das vias respiratórias superiores, pois pode provocar barotrauma grave.

   b. É possível obter **alguma ventilação** por compressão da válvula de fluxo direto de oxigênio durante 1 segundo, seguida por expiração passiva por 2 a 3 segundos.

   c. Uma vez inserido o cateter, é preciso manter sua posição com cuidado e firmeza para **evitar o deslocamento**, que pode ser fatal.

   d. As **complicações** são barotrauma, pneumotórax, enfisema subcutâneo do pescoço e face anterior do tórax, perda das vias respiratórias e morte. Além disso, as vias respiratórias não estão "protegidas" e pode haver aspiração.

  2. A **broncoscopia rígida** pode ser necessária nas situações de obstrução parcial da via respiratória por um corpo estranho, ruptura traumática, estenose ou massa mediastinal. Em geral, é necessário anestesia geral para introdução do broncoscópio. É importante ter à mão diversos tamanhos de broncoscópio (inclusive pediátricos) (ver Capítulo 21, seção IV.B).

  3. A **cricotireoidotomia** é um método rápido e eficaz de alívio da obstrução grave das vias respiratórias superiores. Com o pescoço estendido, faz-se uma pequena incisão mediana na membrana cricotireóidea. Usa-se o cabo do bisturi ou uma pinça de Kelley para afastar os tecidos, enquanto se insere uma cânula de traqueostomia ou CT por via percutânea.

  4. A **traqueostomia** pode ser realizada sob anestesia local antes da indução de anestesia geral quando houver grande dificuldade de controle das vias respiratórias.

   a. Técnica. Após dissecção cuidadosa de vasos, nervos e istmo da tireoide, faz-se uma incisão traqueal, geralmente entre o terceiro e o quarto anéis cartilaginosos. A traqueostomia percutânea com dilatação, usando material comercializado e técnica de Seldinger modificada, é outra opção.

   b. As **complicações** são hemorragia, falso trajeto e pneumotórax.

VII. CONSIDERAÇÕES ESPECIAIS

A. Indução em Sequência Rápida

  1. Indicações. Os pacientes sob risco de aspiração são aqueles que comeram recentemente ("estômago cheio"), gestantes e indivíduos com obstrução intestinal, obesidade mórbida ou refluxo sintomático.

168 Capítulo 13

2. Técnica

  a. O **equipamento** necessário para indução em sequência rápida inclui:

    (1) Aspirador com cânula para amígdalas (Yankauer) em funcionamento.

    (2) Várias lâminas diferentes de laringoscópio (Macintosh e Miller).

    (3) Várias CT com estilete, inclusive uma de tamanho menor que o normal.

    (4) Um assistente que possa aplicar pressão adequada sobre a cartilagem cricóidea.

  b. O paciente é **pré-oxigenado** com alta vazão de oxigênio a 100% por 3 a 5 min (desnitrogenação). Quatro inspirações de oxigênio a 100% com volume da capacidade vital obtêm resultados quase iguais quando o tempo é escasso.

  c. O **pescoço é estendido** de modo que a traqueia fique em posição diretamente anterior ao esôfago. Após administração por via intravenosa de agente de indução (p. ex., tiopental, propofol ou quetamina), seguido imediatamente por succinilcolina (1 a 1,5 mg/kg IV) ou rocurônio (1,2 mg/kg), um assistente pressiona firmemente a cartilagem cricóidea para baixo com o dedo, comprimindo e ocluindo o esôfago (**manobra de Sellick**). Essa manobra reduz o risco de regurgitação passiva do conteúdo gástrico para a faringe e pode deslocar as pregas vocais posteriormente e facilitar sua observação. Não deve ser usada em caso de vômito, pois as altas pressões poderiam lesar o esôfago.

  d. Não se deve tentar ventilar o paciente com máscara. A intubação geralmente pode ser feita em 30 a 60 segundos. A pressão sobre a cartilagem cricóidea é mantida até a intubação traqueal.

  e. Se as tentativas de intubação forem malsucedidas, deve-se manter continuamente a pressão cricóidea durante as manobras subsequentes de intubação e enquanto é realizada ventilação com máscara.

B. Intubação com o Paciente Acordado

  1. Indicações. A intubação oral ou nasal com o paciente acordado deve ser cogitada quando há

    a. Previsão de dificuldade de intubação em paciente sob risco de aspiração.

    b. Incerteza quanto à capacidade de ventilar ou intubar após indução de anestesia geral (p. ex., pacientes com obesidade mórbida).

    c. Necessidade de avaliar a função neurológica após intubação ou posicionamento para cirurgia.

  2. Técnica

    a. Na intubação com o paciente acordado usa-se um gargarejo com lidocaína a 4%, seguido por aplicação de lidocaína com *spray* ou nebulizador, para reduzir a sensibilidade nas vias respiratórias superiores.

      (1) O **bloqueio do nervo laríngeo superior** pode ser usado para anestesiar estruturas supraglóticas. Uma agulha de calibre 25 é direcionada anteriormente ao corno maior do hioide e inserida na membrana tíreo-hióidea. Depois de aspiração negativa, são injetados 2 mℓ de lidocaína a 2% de cada lado.

      (2) A **injeção translaríngea de anestésico local** anestesia a glote e a porção superior da traqueia. Uma agulha de calibre 25 é inserida através da membrana cricotireóidea na linha mediana. Depois da aspiração de ar para confirmar a posição no lúmen traqueal, são injetados 2 mℓ de lidocaína a 2% e a agulha é retirada. A injeção do anestésico local provoca tosse, que ajuda a espalhá-lo. Esse bloqueio pode aumentar o risco de aspiração em paciente com o estômago cheio.

    b. A **laringoscopia oral com o paciente acordado** geralmente permite avaliar as vias respiratórias. Sedativos como midazolam, propofol e fentanila podem ser usados em combinação com os bloqueios nervosos descritos anteriormente.

    c. A **intubação nasal com o paciente acordado (às cegas)** pode ser realizada após anestesia tópica adequada e bloqueio regional das vias respiratórias.

      (1) A administração de doses escalonadas de sedativos é vantajosa.

      (2) Uma CT bem lubrificada é introduzida na nasofaringe com pressão suave.

      (3) Pode-se ouvir um som respiratório ressonante profundo à medida que a cânula é deslizada em direção à glote. A posição olfatória exagerada pode ser útil. A CT geralmente é introduzida na traqueia durante a inspiração.

      (4) Os critérios de intubação bem-sucedida são incapacidade de fonação, ruídos respiratórios e umidificação na CT com ventilação e detecção de dióxido de carbono à capnografia.

Avaliação e Controle das Vias Respiratórias **169**

3. As **complicações** são iguais às descritas na seção V.B.4.

C. Trocas da CT. Às vezes, vazamentos do balonete ou obstrução parcial da CT exigem a troca da CT em paciente com vias respiratórias difíceis.

1. O anestesiologista aspira a orofaringe e ventila o paciente com oxigênio a 100%.

2. Um **trocador de cânula traqueal** é um estilete especializado inserido através da CT até a porção distal na traqueia. A antiga CT é retirada sobre o trocador, e uma nova CT é introduzida na traqueia sobre o trocador.

3. Também se pode usar um **fibrobroncoscópio** para reintubação. A CT é colocada sobre o broncoscópio cuja extremidade é introduzida na traqueia ao longo da cânula existente. O balonete da CT existente é esvaziado, o broncoscópio é introduzido e os anéis traqueais são usados como referência para confirmar a posição. A CT existente é retirada (pode-se deixar um trocador em seu lugar) e a nova é introduzida da forma descrita na seção V.C.

Leituras Sugeridas

Adnet F, Baillard C, Borron SW, et al. Randomized study comparing the "sniffing position" with simple head extension for laryngoscopic view in elective surgery patients. *Anesthesiology* 2001;95:836–841.

ASA. Practice guidelines for management of the difficult airway: an updated report by the American Society of Anesthesiologists Task Force on Management of the Difficult Airway. *Anesthesiology* 2003;98:1269–1277.

Brain AIJ, Verghese C, Strube PJ. The LMA 'Proseal' – a laryngeal mask with an oesophageal vent. *Br J Anaesthesia* 2000;84:650–654.

Cormack RS, Lehane J. Difficult tracheal intubation in obstetrics. *Anaesthesia* 1984;39:1105–1111.

Ferson DZ, Rosenblatt WH, Johansen MJ, et al. Use of the intubating LMA Fastrach in 254 patients with difficult-to-manage airways. *Anesthesiology* 2001;95:1175–1181.

Hurford WE. Nasotracheal intubation. *Respir Care* 1999;44:643–649.

Langeron O, Masso E, Huraux C, et al. Prediction of difficult mask ventilation. *Anesthesiology* 2000;92:1229–1236.

Peterson GN, Domino KB, Caplan RA, et al. Management of the difficult airway: a closed claims analysis. *Anesthesiology* 2005;103:33–39.

Samsoon GLT, Young JRB. Difficult tracheal intubation: a retrospective study. *Anaesthesia* 1987;42:490–497.

Scmitt H, Buchfelder M, Radespil-Troger M, et al. Difficult intubation in acromegalic patients. *Anesthesiology* 2000;93:110–114.

Sellick B. Cricoid pressure to control regurgitation of stomach contents during induction of anesthesia. *Lancet* 1961;2:404–406.

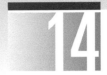

Administração de Anestesia Geral

Victor A. Chin e Stuart A. Forman

Os **objetivos primários** da anestesia geral são manter a saúde do paciente e, ao mesmo tempo, proporcionar amnésia, hipnose (inconsciência), analgesia e imobilidade. Os **objetivos secundários** variam de acordo com a condição clínica do paciente, o procedimento e o ambiente cirúrgico (p. ex., unidade cirúrgica ambulatorial ou sala de cirurgia hospitalar). O planejamento perioperatório integra a atenção pré-operatória, intraoperatória e pós-operatória. A flexibilidade, a capacidade de prever problemas e de pôr em prática planos alternativos são habilidades que definem o anestesiologista experiente.

O Plano de Anestesia. A elaboração do plano de anestesia antes de entrar na sala de cirurgia ajuda o anestesiologista a reunir recursos apropriados e a prever possíveis dificuldades. Os elementos importantes a levar em conta no plano de anestesia são:
1. Avaliação do risco (classificação ASA)
2. Dificuldades homeostáticas específicas (sistemas orgânicos, temperatura e coagulação)
3. Acesso intravenoso (IV) (previsão de perda de sangue)
4. Monitoramento
5. Controle das vias respiratórias
6. Medicamentos (alergias, antibióticos, ansiólise, indução e manutenção de anestesia, profilaxia de náuseas e vômito pós-operatórios [NVPO] e dor)
7. Analgesia perioperatória (opioides, AINE e bloqueios de nervos)
8. Transporte e providências pós-operatórias

I. PREPARO PRÉ-OPERATÓRIO

O anestesiologista assume a responsabilidade pelo paciente a partir da administração da medicação pré-operatória. Um anestesiologista ou outro médico responsável deve acompanhar o paciente instável no transporte até a sala de cirurgia.

A. A **avaliação pré-operatória** pode ser realizada minutos a semanas antes da administração da anestesia e, às vezes, não é feita pelo anestesiologista que estará na sala de cirurgia. O anestesiologista que administra a anestesia examina as vias respiratórias e verifica se, nesse período, houve alterações na condição do paciente, medicamentos, dados laboratoriais e pareceres. Também confirma o tempo de jejum, revê alergias e plano de anestesia com o paciente, e obtém a assinatura do paciente ou de seu representante legal no termo de consentimento livre e esclarecido para a administração de anestesia.

B. **Volume Intravascular.** Os pacientes podem chegar à sala de cirurgia com hipovolemia ou desidratação em razão de jejum prolongado, doença inflamatória grave, hemorragia, febre, vômito ou uso de diuréticos. As soluções isotônicas de preparo intestinal existentes podem não induzir perda de água direta, mas diminuir a absorção de líquidos ingeridos antes da cirurgia. A volemia do paciente é avaliada clinicamente ou com monitores apropriados. Caso haja **déficit de líquido**, é necessária a hidratação adequada antes da indução da anestesia. O déficit de líquido em adultos em jejum é estimado em 60 mℓ/h + 1 mℓ/kg/h para cada quilograma acima de 20 kg (líquidos de manutenção). Em geral, pelo menos metade desse déficit é corrigida antes da indução; o restante pode ser corrigido durante a operação. O tipo e a quantidade de líquidos administrados podem ser modificados na presença de doenças sistêmicas (ver Capítulos 2 a 6) ou em tipos específicos de operação (Capítulos 21 e 24).

C. **Acesso IV.** O tamanho e o número de cateteres IV variam com o procedimento, a perda de sangue prevista e a necessidade de infusão contínua de fármacos. Deve-se usar no mínimo

Administração de Anestesia Geral **171**

um cateter de calibre 14 ou 16 se houver previsão de infusão rápida de líquido ou sangue. Quando é necessário administrar infusões contínuas de fármacos ao mesmo tempo que a infusão rápida de líquido, geralmente usa-se outro cateter IV. Um cateter venoso central é a melhor forma de administrar alguns medicamentos de suporte cardiovascular (p. ex., norepinefrina).

D. Medicamentos Pré-operatórios

1. **Ansiedade.** O período pré-operatório é de grande ansiedade, sobretudo para os pacientes que não tiveram uma entrevista anterior com o anestesiologista. É possível controlar essa ansiedade pela tranquilização e demonstração de interesse pelo bem-estar do paciente. Quando apropriado, pode-se administrar um benzodiazepínico (p. ex., diazepam e midazolam), associado ou não a uma pequena dose de opioide (p. ex., fentanila e morfina). A administração oral de diazepam ou lorazepam é feita com uma pequena quantidade de água 30 a 60 min antes do procedimento. Podem-se administrar opioides, em doses aumentadas gradativamente, para aliviar os sintomas dos pacientes que chegam à sala de cirurgia com queixa de dor. As doses baseiam-se na idade, condição clínica e previsão de alta (ver Capítulos 1 e 11). É necessário que haja monitoramento apropriado e equipamento de reanimação disponível.

2. **Fármacos para neutralização do ácido gástrico e diminuição do volume gástrico** são usados quando há aumento do risco de aspiração do conteúdo gástrico (*i. e.*, refeição recente, trauma, obstrução intestinal, gravidez, história de cirurgia gástrica, aumento da pressão intra-abdominal, vias respiratórias difíceis ou história de refluxo ativo; ver Capítulo 1).

E. Monitoramento. O monitoramento padrão (ver Capítulo 10) é instituído antes da indução da anestesia. A instalação de monitores invasivos (p. ex., cateter arterial, acesso venoso central e cateter na artéria pulmonar) deve ser feita antes da indução da anestesia quando exigida pela condição clínica do paciente e pelos possíveis efeitos anestésicos (p. ex., acesso arterial no paciente sob risco de isquemia cerebral), mas pode ser feita depois da indução da anestesia, quando a indicação primária é o procedimento cirúrgico (p. ex., acesso central em um paciente submetido a cirurgia aórtica eletiva).

II. INDUÇÃO DA ANESTESIA

A indução da anestesia torna o paciente inconsciente, com reflexos deprimidos e dependente do anestesiologista para manter os mecanismos homeostáticos e a segurança.

A. O **ambiente** na sala de cirurgia deve ser aquecido e o mais silencioso possível. Todos os membros da equipe (instrumentador, circulante e cirurgião) devem concentrar a atenção no paciente e estar preparados para prestar assistência imediata ao anestesiologista, se necessário. Nesse momento é feita uma "pausa", durante a qual são conferidas a identidade do paciente, o procedimento a ser realizado e sua lateralidade.

B. A **posição do paciente** para indução geralmente é de decúbito dorsal, com os membros confortavelmente apoiados sobre superfícies acolchoadas em posição anatômica neutra. A cabeça deve repousar com conforto sobre um apoio firme, em posição "olfatória" (ver Capítulo 13). A administração rotineira de oxigênio antes da indução reduz a um mínimo o risco de hipoxia durante a indução da anestesia. Deve-se administrar alto fluxo (8 a 10 ℓ/min) de oxigênio por máscara facial delicadamente apoiada sobre o rosto do paciente. O paciente pode ser instruído a fazer inspirações profundas e expirações completas para acelerar a troca de oxigênio.

C. Técnicas de Indução. A escolha da técnica de indução é guiada pela condição clínica do paciente, previsão do manejo das vias respiratórias (*i. e.*, risco de aspiração, intubação difícil ou comprometimento das vias respiratórias) e preferência do paciente.

1. A **indução IV** começa com a administração de potente hipnótico de ação curta (os agentes e as doses específicas são apresentados no Capítulo 11). Após perda da consciência, administram-se agentes inalatórios ou outros agentes IV para manter a anestesia. Os agentes de indução IV são, em sua maioria, potentes depressores respiratórios, portanto, a perda da consciência frequentemente é acompanhada por um curto período de apneia que requer ventilação controlada. Dependendo da escolha e da dose dos anestésicos de manutenção, a ventilação é controlada ou o paciente respira espontaneamente ou com assistência (ver seção III.C).

2. A **indução apenas com anestésicos inalatórios** pode ser usada para manter a ventilação espontânea quando há comprometimento das vias respiratórias ou para pospor a insti-

172 Capítulo 14

tuição de cateter IV (p. ex., em crianças). Depois da pré-oxigenação, acrescentam-se os anestésicos inalatórios em baixas concentrações (50% da concentração alveolar mínima [CAM]) que, depois, são aumentadas a cada três ou quatro incursões respiratórias até que a profundidade da anestesia seja adequada para acesso IV ou manipulação das vias respiratórias. Outra opção é a indução por inalação com "uma só inspiração correspondente ao volume da capacidade vital" e alta concentração de um agente menos pungente, como halotano ou sevoflurano. É necessário observar atentamente os sinais fisiológicos para avaliar a profundidade anestésica (Quadro 14.1).

   3. A administração de quetamina intramuscular, metoexital retal, fentanila transmucosa oral e midazolam oral consiste em técnicas de indução usadas com frequência em pacientes não cooperativos ou em crianças pequenas (ver Capítulos 11 e 29).

D. Controle das Vias Respiratórias (ver Capítulo 13). A permeabilidade das vias respiratórias é crucial durante a indução da anestesia. É mais seguro proceder à intubação traqueal de pacientes com vias respiratórias difíceis ou instáveis antes da indução da anestesia. As vias respiratórias do paciente anestesiado podem ser controladas por máscara facial, cânula oral ou nasofaríngea, cânula orofaríngea com balonete, máscara laríngea (ML) ou cânula traqueal (CT). Caso seja planejada intubação traqueal, pode-se administrar um relaxante muscular para facilitar a laringoscopia e a intubação, mas a capacidade de ventilar o paciente com máscara facial deve ser avaliada antes da administração de um agente indutor e demonstrada antes da administração de relaxante muscular. Uma exceção a essa regra é a "indução em sequência rápida" em pacientes sob risco de aspiração pulmonar.

E. A **laringoscopia** e a **intubação** causam acentuadas respostas simpáticas, como hipertensão e taquicardia, que podem ser atenuadas pela administração prévia de outros hipnóticos, anestésicos voláteis, opioides ou bloqueadores beta-adrenérgicos.

F. O **posicionamento para cirurgia** geralmente ocorre após a indução da anestesia geral. Os pacientes sob risco de lesão neurológica durante o posicionamento podem ser intubados acordados e depois ajudados a se posicionar antes da indução da anestesia. A passagem de um paciente anestesiado da posição de decúbito dorsal para outra pode causar hipotensão em razão do comprometimento dos reflexos hemodinâmicos. O posicionamento deve ser gradativo com avaliações frequentes da condição cardiovascular e atenção rigorosa às vias respiratórias e à ventilação. O anestesiologista deve garantir a proteção e o acolchoamento suficiente para a cabeça e os membros a fim de evitar isquemia por compressão ou lesão neurológica. É preciso evitar a hiperextensão ou a rotação excessiva do pescoço e das articulações. Durante toda a operação, deve-se reavaliar periodicamente a posição e a condição dos olhos, ouvidos, nariz e membros e registrar no prontuário anestésico.

III. MANUTENÇÃO

A manutenção começa quando a anestesia é suficiente para que haja inconsciência e bloqueio dos movimentos em resposta à cirurgia. O anestesiologista deve estar vigilante para manter a homeostasia (sinais vitais, equilíbrio acidobásico, temperatura, coagulação e volemia) e controlar a profundidade da anestesia.

A. Inconsciência e amnésia são objetivos implícitos da anestesia geral. Estima-se que a **consciência intraoperatória** com recordação dos eventos ocorra em 0,1% a 0,2% das anestesias gerais, e a frequência é maior em algumas populações cirúrgicas de alto risco (p. ex., trauma, cirurgia cardíaca e obstétrica). Os fatores que aumentam o risco de consciência incluem o uso de relaxantes musculares com técnicas de anestesia "superficial", como óxido nitroso-relaxante-narcótico. O alcoolismo ou o uso prolongado de sedativos e/ou opioides podem aumentar a dose necessária de anestésicos gerais. Caso haja fatores de risco para consciência durante a anestesia geral, é recomendável discutir a situação com o paciente antes de obter o consentimento. A avaliação da **profundidade da anestesia** deve ser contínua desde a indução até a recuperação. Alterações na intensidade da estimulação cirúrgica podem causar rápidas alterações da profundidade anestésica, que devem ser previstas. As respostas sugestivas de profundidade anestésica inadequada são inespecíficas. Podem ser somáticas (movimento, tosse e alterações do padrão respiratório) ou autônomas (taquicardia, hipertensão, midríase, sudorese ou lacrimejamento). Movimentos intencionais em resposta à estimulação cirúrgica ou ao comando verbal são indícios de "consciência perceptiva", mas podem ocorrer sem recordação. Estes devem ser atenuados pela garantia, primeiro, de hipnose e analgesia adequadas, seguidas, se indicado, pela administração de relaxantes musculares. Em pacien-

Administração de Anestesia Geral **173**

tes paralisados, as alterações dos sinais fisiológicos (Quadro 14.1) podem indicar anestesia inadequada, mas não são confiáveis. A consciência pode ocorrer sem sinais autônomos e a ativação simpática pode ser causada por outros estímulos além da consciência ou dor (p. ex., hipoxia, hipercarbia, hipovolemia, compressão da veia cava e manipulação da suprarrenal). Além disso, as respostas autônomas são modificadas por analgésicos IV, anestesia regional, bloqueadores da angiotensina, betabloqueadores, bloqueadores dos canais de cálcio, agentes adrenérgicos e outros fármacos. Os monitores intraoperatórios que analisam características do eletroencefalograma cortical e potenciais evocados auditivos ajudam a prever o estado hipnótico em muitos tipos de anestesia geral, mas não em todos. Quando inalados, os anestésicos são usados para hipnose; a manutenção de $0,7 \times$ CAM nos gases ao fim da expiração também está associada a baixa incidência de consciência.

B. Métodos

1. Em geral, o **emprego de agentes voláteis** com uso mínimo de opioides permite a ventilação espontânea. A concentração do anestésico volátil é ajustada de acordo com o movimento do paciente (se não forem usados relaxantes musculares), a pressão arterial (que diminui com o aumento da profundidade) e a ventilação. O óxido nitroso, se usado, é ajustado para garantir oxigenação adequada. Altas concentrações de óxido nitroso são contraindicadas em pacientes com compartimentos fechados cheios de ar (p. ex., pneumotórax, pneumocefalia, obstrução intestinal e bolhas de gás intravítreas na cirurgia do olho). O óxido nitroso pode exacerbar doenças hematológicas ou neurológicas em pacientes com deficiência de vitamina B_{12} ou folato ou com anormalidades da metionina sintase.

2. **Em uma técnica com uso de óxido nitroso-relaxante-opioide**, uma mistura no gás inspirado de 65% a 70% de óxido nitroso é associada a opioides IV, cuja dose é ajustada de acordo com a frequência cardíaca e a pressão arterial do paciente em resposta ao estímulo cirúrgico. A ventilação é controlada durante o procedimento para evitar hipoventilação em razão da associação de relaxantes musculares e opioides. É preciso estimar a dose total de opioide necessária e evitar altas doses perto do fim da cirurgia para prevenir o atraso da recuperação e a hipoventilação. Dependendo da concentração de óxido nitroso, da

---

QUADRO 14.1 Estágios da Anestesia Geral

Estágio I: Amnésia	Esse período começa com a indução de anestesia e continua até a perda da consciência. O limiar de percepção da dor é reduzido durante o estágio I.
Estágio II: Delírio	Esse período é caracterizado por excitação não inibida e respostas possivelmente prejudiciais a estímulos nocivos, entre elas vômito, laringospasmo, hipertensão, taquicardia e movimento descontrolado. Em geral, há dilatação das pupilas, pode haver estrabismo, a respiração frequentemente é irregular e a interrupção da respiração é comum. Os fármacos de indução desejáveis são aqueles que aceleram a passagem por esse estágio.
Estágio III: Anestesia cirúrgica	Nessa profundidade de anestesia almejada, há centralização dos olhos, constrição pupilar e respiração regular. A anestesia é considerada suficiente quando estímulos dolorosos não provocam reflexos somáticos nem respostas autônomas prejudiciais (p. ex., hipertensão e taquicardia).
Estágio IV: Superdosagem	Esse estágio, frequentemente descrito como "muito profundo", é caracterizado por respiração superficial ou ausente, pupilas dilatadas e não reativas, além de hipotensão que pode evoluir para insuficiência circulatória. É preciso superficializar imediatamente a anestesia.

Os "estágios" ou planos de anestesia foram definidos por Guedel após observação cuidadosa das respostas do paciente durante indução com éter dietílico. A indução com anestésicos modernos é suficientemente rápida para que muitas vezes esses estágios individuais descritos não ocorram ou não sejam notados. No entanto, a modificação dessas categorias ainda oferece uma terminologia útil para descrever o avanço do estado de vigília para o estado de anestesia.

174 Capítulo 14

idade do paciente e da condição física, a preocupação com a consciência transoperatória pode exigir doses complementares de agentes amnésticos ou hipnóticos.

3. A **anestesia IV** usa infusão contínua ou bolos repetidos de um hipnótico de ação curta (p. ex., propofol) com ou sem opioides (p. ex., remifentanila) e um relaxante muscular. Essa técnica é útil principalmente nas situações em que há interrupção frequente da ventilação (p. ex., broncoscopia e cirurgia das vias respiratórias com *laser*) e permite recuperação rápida.

4. **Associações** dos métodos anteriores são comuns. Pode-se acrescentar uma baixa concentração de anestésico volátil (0,3 a 0,5 × CAM) a uma técnica com óxido nitrosorelaxante-opioide para reduzir a possibilidade de consciência. Muitas vezes, o óxido nitroso é usado junto com anestésicos IV. As infusões contínuas de quetamina em doses analgésicas podem ser usadas com outros anestésicos inalatórios ou IV para reduzir a necessidade de opioides intraoperatórios e pós-operatórios. O uso de vários anestésicos reduz a necessidade de altas doses de um mesmo anestésico e a possibilidade de intoxicação. No entanto, as reações adversas e as interações aumentam com o número de anestésicos administrados.

5. A **anestesia geral pode ser associada a uma técnica de anestesia regional** (*i. e.*, bloqueio periférico ou neuroaxial). A profundidade da anestesia geral necessária é bem menor com o bloqueio da estimulação cirúrgica dolorosa, mas ainda deve ser suficiente para garantir inconsciência quando são usados relaxantes musculares.

C. A **ventilação** do paciente durante a anestesia geral pode ser espontânea, assistida ou controlada.

1. A **ventilação espontânea ou assistida** pode ajudar a avaliar a profundidade da anestesia mediante observação da frequência e do padrão respiratórios. Um paciente pode respirar espontaneamente com ou sem assistência, por máscara, ML ou CT. Durante a operação, pode haver comprometimento acentuado da função respiratória em razão da condição clínica do paciente, posição, pressão externa sobre o tórax e abdome, manobras cirúrgicas (p. ex., insuflação peritoneal, abertura do tórax e tamponamento com gaze) e medicamentos (p. ex., opioides). A maioria dos anestésicos inalatórios e IV causa depressão respiratória dependente da dose, com elevação moderada da pressão parcial arterial de dióxido de carbono (Pa_{CO_2}).

2. **Ventilação controlada.** Embora seja possível usar máscara facial ou ML, é comum o uso de CT e ventilador mecânico se for preciso controlar a ventilação por um período significativo. Os ajustes iniciais do ventilador em pacientes saudáveis geralmente são volume corrente de 10 a 12 mℓ/kg e frequência respiratória de 8 a 10 incursões/min. Volumes correntes menores (6 a 7 mℓ/kg) e o acréscimo de pressão expiratória final positiva (PEEP) reduzem o risco de barotrauma em pacientes com doença pulmonar (ver Capítulo 35). Deve-se observar a pressão inspiratória máxima (PIP). A pressão elevada nas vias respiratórias (> 25 a 30 cm H_2O em pacientes não obesos) ou alterações da PIP têm de ser investigadas imediatamente. A PIP baixa pode indicar vazamento no circuito respiratório, enquanto a PIP alta pode indicar obstrução ou movimento da CT, alteração da complacência ou resistência pulmonar, alteração do relaxamento muscular ou compressão cirúrgica.

3. **Avaliação da ventilação.** A ventilação adequada é confirmada por observação contínua do paciente, ausculta pulmonar, inspeção do aparelho de anestesia (p. ex., bolsa reservatório, fole do ventilador, pressões nas vias respiratórias e fluxos de gases) e dos monitores (p. ex., capnógrafo e oxímetro de pulso). Pode haver necessidade de gasometria arterial e ajustes da ventilação durante a operação. Caso a troca gasosa seja inadequada, pode-se usar ventilação com controle manual, aumento da concentração inspirada de oxigênio, PEEP ou modos especiais de ventilação (às vezes com ventilador autônomo) (ver Capítulo 35), enquanto se detecta e trata a origem do problema.

D. Líquidos IV

1. **Necessidades intraoperatórias de líquidos IV**

a. As **necessidades de líquidos de manutenção**, descritas na seção I.B, devem ser atendidas durante a operação. Em alguns casos (p. ex., cirurgia dos membros com uso de torniquete), a manutenção pode ser o principal componente da necessidade de líquidos.

b. As **"perdas para o terceiro espaço"** se dão em virtude do edema tecidual decorrente do trauma cirúrgico, enquanto as **"perdas insensíveis"** são causadas por evaporação nas

Administração de Anestesia Geral **175**

vias respiratórias e incisões. É difícil avaliar essas perdas, que podem ser substanciais (até 20 mℓ/kg/h), dependendo do local e da extensão da operação. A velocidade da perda por evaporação é maior em pacientes febris.

c. **Pode ser difícil estimar a perda de sangue.** É preciso monitorar a quantidade presente nos frascos de aspiração, levando em conta que há outros líquidos (p. ex., de irrigação e ascite). As compressas usadas devem ser avaliadas e podem ser pesadas para estimar melhor a perda de sangue. É necessário estimar o sangue perdido no campo operatório (p. ex., campos) e no assoalho. Caso a perda de sangue seja substancial, é indicado o monitoramento seriado do hematócrito e/ou das pressões de enchimento (p. ex., pressão venosa central [PVC]).

2. **Líquidos IV** são administrados para corrigir déficits pré-operatórios e perdas intraoperatórias.

    a. **Soluções cristaloides** são usadas para repor as necessidades de líquidos de manutenção, as perdas por evaporação e as perdas para o terceiro espaço. A solução IV deve ser uma solução salina balanceada isotônica (p. ex., Ringer-lactato). Outras soluções IV podem ser indicadas em pacientes com distúrbios metabólicos específicos (p. ex., acréscimo de glicose em pacientes diabéticos tratados com insulina, diminuição do sódio no diabetes insípido ou aumento do sódio na síndrome de secreção inapropriada de hormônio antidiurético). A perda de sangue também pode ser reposta com solução salina balanceada, administrada na proporção de 3:1 da perda estimada. Se o sangramento persistir, essa proporção é aumentada.

    b. **Soluções coloides** (p. ex., albumina a 5% e hidroxietil amido a 6%) são usadas para repor a perda de sangue ou restaurar o volume intravascular. Na reposição da perda de sangue, as soluções coloides são administradas em proporção aproximada de 1:1 do volume perdido estimado (ver Capítulo 33).

    c. A **transfusão de sangue** é abordada no Capítulo 33.

3. **Avaliação.** As tendências da frequência cardíaca, pressão arterial e débito urinário podem servir como guia do volume intravascular e adequação da terapia de reposição. A medida da PVC, pressão de oclusão da artéria pulmonar, volumes diastólicos finais direito e esquerdo (por ecocardiografia transesofágica) e débito cardíaco oferecem outros dados para orientar a administração de líquidos quando a perda intraoperatória for grande ou quando a doença cardiopulmonar exigir controle rigoroso das pressões centrais do paciente. O hematócrito, a contagem de plaquetas, a concentração de fibrinogênio, o tempo de protrombina e o tempo de tromboplastina parcial são usados para avaliar a adequação da terapia com produtos do sangue.

IV. RECUPERAÇÃO DA ANESTESIA GERAL

Durante esse período, há transição da inconsciência para a vigília com reflexos de proteção intactos.

A. **Objetivos.** Os pacientes devem estar acordados e responder a estímulos, com força muscular plena e controle adequado da dor. A recuperação total dos reflexos das vias respiratórias e da função muscular minimiza o risco de obstrução das vias respiratórias ou aspiração durante a extubação e facilita a avaliação neurológica imediata. É preciso manter controle hemodinâmico nos pacientes com doença cardiovascular.

B. **Técnica.** A estimulação cirúrgica diminui à medida que o procedimento chega ao fim e a profundidade da anestesia é reduzida, possibilitando recuperação rápida. O relaxamento muscular residual é revertido, e o paciente pode começar a respirar espontaneamente. É preciso estimar a necessidade de analgésicos e administrá-los antes que o paciente desperte.

C. **Ambiente.** Deve-se aquecer a sala de cirurgia, colocar cobertores sobre o paciente e reduzir a um mínimo o ruído e as conversas. Todos os membros da equipe da sala de cirurgia (instrumentador, circulante e cirurgião) devem estar preparados para prestar assistência imediata ao anestesiologista, se necessário.

D. **Posicionamento.** O paciente geralmente é recolocado em decúbito dorsal antes da extubação. Também pode ser extubado em decúbito lateral ou ventral se o anestesiologista tiver certeza de que é possível manter e proteger as vias respiratórias. É preciso que haja um método para recolocar o paciente rapidamente em decúbito dorsal.

E. **Ventilação por máscara.** Um paciente ventilado com máscara deve continuar a respirar oxigênio a 100% por máscara durante a recuperação. Em geral, há um período de anestesia superficial

176 Capítulo 14

(estágio II; Quadro 14.1) antes de recuperar a consciência. A estimulação (principalmente das vias respiratórias) durante esse período pode precipitar vômito ou laringospasmo, e é melhor que seja evitada. O paciente pode ser movimentado quando estiver totalmente desperto, obedecendo a comandos verbais, com respiração espontânea e oxigenação adequada.

F. Extubação. A retirada da CT de um paciente intubado é um momento crítico. Pacientes com insuficiência respiratória, hipotermia, diminuição da sensibilidade e instabilidade hemodinâmica acentuada ou pacientes cujas vias respiratórias estejam sob grande risco (p. ex., cirurgia oral extensa, possível edema da glote após cirurgia do pescoço ou posição de cefalodeclive prolongada) podem continuar intubados após a operação até a melhora dessas condições.

  1. Extubação com o paciente acordado. A extubação geralmente é feita depois que o paciente recupera totalmente os reflexos protetores. A extubação em vigília é indicada nos pacientes sob risco de aspiração do conteúdo gástrico, com vias respiratórias difíceis e submetidos a cirurgia traqueal ou maxilofacial.

  a. Critérios. Antes da extubação, é preciso que o paciente esteja acordado e hemodinamicamente estável. O paciente deve ter recuperado toda a força muscular (ver Capítulo 12), obedecer a comandos verbais simples (p. ex., levantar a cabeça) e respirar espontaneamente com oxigenação e ventilação aceitáveis.

  b. Técnica. A presença de CT pode ser irritante para os pacientes que estão se recuperando da anestesia. Pode-se administrar lidocaína (0,5 a 1,0 mg/kg IV) para inibir a tosse, mas isso pode prolongar a recuperação. O paciente respira oxigênio a 100% e a orofaringe é aspirada. O anestesiologista aplica leve pressão positiva nas vias respiratórias (20 cm H_2O) através da CT, esvazia o balonete e retira a cânula. A administração de oxigênio (100%) é mantida por máscara facial. O anestesiologista deve continuar atento ao paciente até confirmar sua capacidade de ventilar, oxigenar e proteger as vias respiratórias. O paciente extubado pode voltar a perder a consciência e os reflexos de proteção das vias respiratórias quando a estimulação diminui.

  c. A **retirada da CT sobre estilete flexível** (p. ex., trocador de CT, estilete de jato e broncoscópio de fibra óptica) é um recurso quando não há certeza sobre a permeabilidade das vias respiratórias ou quando a reintubação pode ser difícil. Primeiro, o anestesiologista anestesia as vias respiratórias com lidocaína, na dose de 0,3 a 0,5 mg/kg, administrada pela CT, e deixa o paciente respirar espontaneamente. Em seguida, introduz um trocador de CT lubrificado na traqueia através da CT, esvazia o balonete e retira a CT, deixando o trocador no lugar até que esteja certo da estabilidade das vias respiratórias do paciente. Caso haja obstrução das vias respiratórias, ele pode insuflar oxigênio através do trocador oco ou inserir uma CT sobre o dispositivo, que serve de guia.

  2. Extubação profunda. É possível evitar a estimulação dos reflexos das vias respiratórias pela CT durante a recuperação por meio da extubação enquanto o paciente ainda está profundamente anestesiado (estágio III). Essa técnica diminui o risco de laringospasmo e broncospasmo, o que a torna útil em pacientes com asma grave. Também evita a tosse e o esforço, que podem ser indesejáveis depois de cirurgia da orelha média, procedimentos oftálmicos abertos e herniorrafia abdominal ou inguinal.

  a. Critérios. As contraindicações à extubação profunda já foram apresentadas (seção IV.F.1). A profundidade da anestesia tem de ser suficiente para evitar respostas à estimulação das vias respiratórias. A anestesia pode ser aprofundada com um anestésico IV de ação curta ou ventilação com alta concentração de um agente volátil.

  b. Técnica. É preciso ter à mão todo o equipamento de controle das vias respiratórias e medicamentos necessários para substituição da CT. É necessário que o posicionamento cirúrgico permita acesso irrestrito à cabeça para manejo das vias respiratórias. O anestesiologista deve aspirar a orofaringe, esvaziar o balonete da CT e, se não houver resposta ao esvaziamento do balonete, retirar a CT. A anestesia inalatória é mantida com máscara facial e a recuperação é controlada conforme a descrição anterior (seção IV.F).

G. Agitação. Às vezes, há agitação intensa durante a recuperação da anestesia geral. É preciso excluir as causas fisiológicas (p. ex., hipoxia, hipercarbia, obstrução das vias respiratórias ou bexiga cheia). A dor, uma causa comum de agitação, pode ser tratada com ajuste cuidadoso da dose de opioides (p. ex., fentanila IV, na dose de 0,025 mg, ou meperidina IV, em dose fracionada de 25 mg) se os sinais vitais e a oxigenação forem tranquilizadores.

QUADRO 14.2 Avaliação Pós-operatória da Consciência Durante Anestesia Geral

A Entrevista de Brice Modificada[a]

1. Qual é a última coisa de que você se lembra antes de ter adormecido?
2. Qual é a primeira coisa de que você se lembra depois de ter acordado?
3. Você se lembra de alguma coisa entre adormecer e acordar?
4. Você sonhou durante a operação?
5. Qual foi a pior coisa da operação?

[a]Essas perguntas são uma modificação da entrevista apresentada pela primeira vez por Brice DD, Hetherington RR, Utting JE. *Br J Anaesth* 1970:42:535-541. As respostas a esse tipo de entrevista pós-operatória variam de acordo com o tempo decorrido desde a cirurgia e o ambiente (hospital ou em casa).

H. Despertar Tardio. Às vezes, o paciente não desperta logo depois da administração de anestesia geral. É preciso manter o suporte ventilatório e a proteção das vias respiratórias, além de investigar etiologias específicas, geralmente nas amplas categorias farmacológica, neurológica ou metabólica.

V. TRANSPORTE

O anestesiologista deve acompanhar o paciente da sala de cirurgia até a sala de recuperação pós-anestesia (SRPA) ou UTI. O monitoramento da pressão arterial, saturação de hemoglobina e eletrocardiograma é mantido durante o transporte até a UTI, mas geralmente não é necessário no transporte de pacientes estáveis para a SRPA. Deve haver oxigênio suplementar disponível e é preciso observar continuamente as vias respiratórias, a ventilação e a condição geral do paciente. A colocação do paciente em decúbito lateral ajuda a evitar aspiração e obstrução das vias respiratórias superiores. Medicamentos e equipamento de controle das vias respiratórias devem estar à mão durante o transporte em caso de instabilidade do paciente ou distância grande. Ao transferir a responsabilidade da assistência ao paciente na SRPA ou UTI, o anestesiologista deve fazer um resumo conciso mas completo da história clínica pregressa do paciente, evolução intraoperatória, condição pós-operatória e tratamento atual.

VI. CONSULTA PÓS-OPERATÓRIA

O anestesiologista deve fazer avaliação pós-operatória do paciente em 24 a 48 h após a operação e documentá-la no prontuário. A consulta deve incluir revisão do prontuário, exame do paciente e discussão da experiência perioperatória. É preciso pesquisar complicações específicas, como náuseas, dor de garganta, lesão de dentes, nervos, olhos, alteração da função pulmonar ou do estado mental. Devem ser feitas perguntas para identificar se houve consciência durante a anestesia geral (Quadro 14.2). As respostas devem ser registradas no prontuário, juntamente com a avaliação e o plano, se necessário. As complicações que exigem outros tratamentos ou pareceres devem ser tratadas ativamente, e a evolução do paciente deve ser acompanhada até que sejam resolvidas essas questões.

Leituras Sugeridas

Avidan MS, Zhang L, Burnside BA, et al. Anesthesia awareness and the bispectral index. *N Engl J Med* 2008;358:1097–1108.
Forman SA. Awareness during general anesthesia: concepts and controversies. *Semin Anesth Periop Med Pain* 2006;25:211–218.
Myles PS, Leslie K, McNeil J, et al. Bispectral index monitoring to prevent awareness during anaesthesia: the B-Aware randomised controlled trial. *Lancet* 2004;363:1757–1763.
Sebel PS, Bowdle TA, Ghoneim MM, et al. The incidence of awareness during anesthesia: a multicenter United States study. *Anesth Analg* 2004;99:833–839.
Stanski DR, Shafer SL. Monitoring depth of anesthesia. In: Miller RD, ed. *Anesthesia*, 6th ed. Philadelphia: Churchill Livingstone, 2005:1227–1264.
Willenkin RL, Polk SL. Management of general anesthesia. In: Miller RD, ed. *Anesthesia*, 4th ed. New York: Churchill Livingstone, 1994:1045–1056.

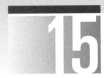

Anestésicos Locais

Maryam Jowza e Rebecca D. Minehart

I. PRINCÍPIOS GERAIS

A. Química. Os anestésicos locais são bases fracas cuja estrutura é constituída de uma porção aromática unida, por uma ligação éster ou amida, a um grupo amina. Os valores de pK_a dos anestésicos locais aproximam-se do pH fisiológico; portanto, *in vivo*, há formas com carga (protonadas) e sem carga (não protonadas). O grau de ionização é importante, porque a forma sem carga é mais lipofílica e está apta a ter acesso ao axônio. As diferenças clínicas entre os anestésicos locais éster e amida estão associadas à possibilidade de provocarem efeitos adversos e aos mecanismos de metabolização.

1. **Ésteres.** Procaína, cocaína, cloroprocaína e tetracaína. A ligação éster é clivada pela colinesterase plasmática. A meia-vida dos ésteres na circulação é muito curta (cerca de 1 min). O produto da degradação do metabolismo do éster é o ácido *p*-aminobenzoico.
2. **Amidas.** Lidocaína, mepivacaína, bupivacaína, etidocaína e ropivacaína. A ligação amida é clivada por *N*-dealquilação inicial seguida por hidrólise, principalmente no fígado. Os pacientes com doença hepática grave podem ser mais suscetíveis a reações adversas por anestésicos locais do tipo amida. A meia-vida de eliminação da maioria desses anestésicos locais é de 2 a 3 h.

B. Mecanismo de Ação

1. **Os anestésicos locais bloqueiam a condução nervosa,** pois interferem na propagação do potencial de ação nos axônios. Eles não afetam o potencial de repouso nem o potencial limiar, mas diminuem a velocidade de ascensão do potencial de ação e impedem que seja alcançado o potencial limiar.
2. **Os anestésicos locais interagem diretamente com receptores específicos** no canal de Na^+ e inibem o fluxo de entrada de íons Na^+. A molécula de anestésico tem de atravessar a membrana celular por difusão passiva na forma não ionizada no estado sem carga e, depois, é protonada e liga-se à superfície axoplasmática do canal de sódio. Dados recentes sugerem que os anestésicos locais também podem agir nos canais de K^+ e Ca^{2+}.
3. As **propriedades físico-químicas** dos anestésicos locais afetam o bloqueio neural.
    a. **Lipossolubilidade.** A maior lipofilicidade aumenta a potência, pois aumenta a velocidade de difusão através das membranas axônicas e de outros tecidos.
    b. **Ligação a proteínas.** A maior ligação a proteínas prolonga a duração do efeito.
    c. **pK_a.** Agentes com menor pK_a têm início de ação mais rápido, pois maior fração dessas bases fracas está na forma sem carga em pH 7,4 e, portanto, difunde-se com mais facilidade através das membranas nervosas.
    d. **pH da solução do fármaco.** O pH mais alto acelera o início da ação ao aumentar a proporção de moléculas na forma sem carga.
    e. **Concentração do fármaco.** A maior concentração acelera o início da ação em razão do efeito de massa.
4. **Bloqueio diferencial das fibras nervosas**
    a. Os **nervos periféricos** são classificados de acordo com o tamanho e a função (Quadro 15.1). Tradicionalmente, acreditava-se que fosse mais fácil o bloqueio das fibras nervosas finas que das fibras grossas; no entanto, constatou-se a suscetibilidade oposta. As fibras mielínicas são bloqueadas com mais facilidade que as amielínicas, uma vez que só é preciso bloqueá-las nos nodos de Ranvier.

Anestésicos Locais 179

QUADRO 15.1 Classificação das Fibras Nervosas

Tipo de Fibra	Mielina	Diâmetro (μm)	Função
A-α	++	6 a 22	Eferente motora, aferente proprioceptiva
A-β	++	6 a 22	Eferente motora, aferente proprioceptiva
A-γ	++	3 a 6	Eferente do fuso muscular
A-δ	++	1 a 4	Aferente de dor, temperatura, tato
B	+	< 3	Autônoma pré-ganglionar
C	−	0,3 a 1,3	Aferente de dor, temperatura, tato, autônoma pós-ganglionar

    b. O **bloqueio diferencial** refere-se ao fato de que uma concentração específica de anestésico local pode produzir uma intensidade diferente de bloqueio da dor, da sensibilidade térmica e da função motora. Isso reflete as diferentes sensibilidades das fibras nervosas aos anestésicos locais e pode ser causado pela diferente composição dos canais iônicos ou pela diferente organização dos canais no axônio. Não se pode confiar em uma solução diluída de anestésico local para bloquear uma função sensorial ou motora específica de forma reproduzível.

  5. **Sequência de anestesia clínica.** O bloqueio completo dos nervos periféricos geralmente progride na seguinte ordem:

    a. Bloqueio simpático com vasodilatação periférica e elevação da temperatura cutânea.

    b. Perda da sensibilidade álgica e térmica.

    c. Perda da propriocepção.

    d. Perda da sensibilidade tátil e à pressão.

    e. Paralisia motora.

  6. **Fatores fisiopatológicos que afetam o bloqueio neural**

    a. A **diminuição do débito cardíaco** reduz a depuração plasmática e tecidual de anestésicos locais, aumentando a concentração plasmática e a possibilidade de intoxicação.

    b. A **doença hepática grave** pode prolongar a duração da ação das aminoamidas.

    c. A **doença renal** tem efeito mínimo.

    d. Os pacientes com **diminuição da atividade da colinesterase** (recém-nascidos e gestantes) e pacientes com **colinesterase atípica** podem apresentar diminuição da depuração dos anestésicos do tipo éster, mas isso geralmente não causa intoxicação, exceto se houver perda de uma porcentagem muito alta de atividade enzimática.

    e. A **acidose fetal** pode causar ionização dos anestésicos locais e, portanto, "aprisionar" moléculas do fármaco transferidas da mãe para o feto. A elevação da concentração fetal em relação à materna pode aumentar o risco de intoxicação fetal.

    f. Distúrbios como **sepse, câncer e isquemia cardíaca** podem aumentar a concentração da proteína de ligação glicoproteína α_1-ácida, o que pode diminuir a concentração plasmática de anestésicos locais livres.

C. **Preparações Comerciais**

  1. As soluções de anestésicos locais à venda são apresentadas como **sais cloridrato** para promover a ionização e aumentar a hidrossolubilidade. As soluções puras geralmente são ajustadas para pH 6. As soluções que contêm epinefrina são ajustadas para pH 4, em função da instabilidade das moléculas de catecolaminas em pH alcalino.

  2. **Conservantes antimicrobianos** (derivados do parabeno) são acrescentados a frascos multidoses. Apenas soluções sem conservantes devem ser usadas na raquianestesia e na anestesia peridural ou caudal para evitar efeitos neurotóxicos.

  3. **Antioxidantes** (metabissulfito de sódio, ácido etilenodiaminotetracético sódico [EDTA]) podem ser acrescentados para desacelerar a degradação dos anestésicos locais.

180 Capítulo 15

II. USOS CLÍNICOS DOS ANESTÉSICOS LOCAIS

A escolha do anestésico local tem de levar em conta a duração da operação, a técnica regional usada, a necessidade cirúrgica, a possibilidade de intoxicação local ou sistêmica e eventuais restrições metabólicas (Quadros 15.2 e 15.3).

A. Associação de Anestésicos Locais

1. Há relatos de que as misturas de cloroprocaína–bupivacaína, lidocaína–bupivacaína e mepivacaína–bupivacaína tenham início de ação rápido e duração prolongada; no entanto, misturas de cloroprocaína–bupivacaína tiveram início de ação mais lento que o da cloroprocaína, mas duração mais curta que a da bupivacaína quando administradas por via peridural em obstetrícia. A toxicidade sistêmica parece ser aditiva. O benefício clínico das associações de anestésicos locais não foi comprovado.

2. O creme da **mistura eutética de anestésicos locais (EMLA)** é uma mistura de lidocaína a 2,5% e prilocaína a 2,5% usada como anestésico cutâneo tópico. O efeito requer aplicação à pele saudável e íntegra no mínimo 30 min antes do procedimento.

B. Epinefrina

1. A **epinefrina** pode ser acrescentada aos anestésicos locais pelas seguintes razões:

    a. Para prolongar a duração da anestesia. Isso varia com o agente específico e sua concentração, e também com o tipo de bloqueio regional.

    b. Para diminuir a toxicidade sistêmica mediante redução da velocidade de absorção do anestésico para a circulação, o que minimiza os níveis sanguíneos máximos de anestésicos locais. O acréscimo de 5 μg para cada mℓ de anestésico local diminui a absorção sistêmica em até um terço.

    c. Para aumentar a intensidade do bloqueio por um efeito α-agonista direto sobre neurônios antinociceptivos na medula espinal.

    d. Para produzir vasoconstrição local e reduzir o sangramento operatório.

    e. Para auxiliar a detecção de injeções intravasculares (ver Capítulo 16, seção V.C.4.d).

2. O **acréscimo de epinefrina** (para preparar uma solução 1:200.000 ou 5 μg/mℓ) a soluções puras de anestésicos locais imediatamente antes da administração permite usar uma solução com pH alto, que acelera o início do bloqueio. A diluição 1:200.000 é obtida com o acréscimo de 0,1 mℓ de epinefrina a 1:1.000 (1 mg/mℓ) (com seringa de tuberculina) a 20 mℓ de solução de anestésico local.

3. Provavelmente, a **dose máxima de epinefrina** não deve ultrapassar 10 μg/kg em crianças e 5 μg/kg em adultos para evitar arritmias ventriculares.

4. A epinefrina não deve ser usada em bloqueios de nervos periféricos em áreas com baixo fluxo sanguíneo colateral (p. ex., dedos, pênis e nariz) ou em técnicas regionais intravenosas. É preciso ter cuidado em pacientes com doença coronariana grave, arritmias, hipertensão não controlada, hipertireoidismo e em casos de insuficiência uteroplacentária.

C. A **fenilefrina** foi usada como a epinefrina, mas não foram demonstradas vantagens específicas; podem-se acrescentar de 2 a 5 mg de fenilefrina às soluções de anestésicos locais para prolongar a raquianestesia.

D. Opioides como fentanila e hidromorfona foram associados aos anestésicos locais na raquianestesia/anestesia peridural com melhora da analgesia.

E. O **bicarbonato de sódio** acrescentado às soluções de anestésicos locais eleva o pH e aumenta a concentração de base livre não ionizada. O aumento da porcentagem de fármaco sem carga aumenta a velocidade de difusão e acelera o início do bloqueio neural. Em geral, acrescenta-se 1 mEq de bicarbonato de sódio para cada 10 mℓ de lidocaína ou mepivacaína; só se pode adicionar 0,1 mEq de bicarbonato de sódio para cada 10 mℓ de bupivacaína a fim de evitar precipitação. Acredita-se que os anestésicos locais carbonatados (p. ex., carbonato de lidocaína) aumentem o bloqueio neural mediante redução do pH intraneural e estímulo à formação da espécie ativa (carregada).

F. A **meperidina** tem propriedades anestésicas locais e foi usada como único anestésico na raquianestesia para cesariana. Esse uso do fármaco não tem vantagem comprovada.

III. TOXICIDADE

A. Reações Alérgicas

As reações alérgicas verdadeiras aos anestésicos locais são raras. É importante diferenciá-las de reações não alérgicas comuns, como episódios vasovagais e respostas à injeção intravascular de anestésico local e/ou epinefrina.

Anestésicos	Início	Duração[a]	Toxicidade	Dose Máxima Recomendada (mg)[b]	Aplicações/Comentários
Ésteres					
Procaína (Novocaine)	Rápido	Curta	Baixa	400 (600)	Infiltração local Raquianestesia (duração muito curta)
Cloroprocaína (Nesacaine)	Muito rápido	Curta	Muito baixa	800 (1.000)	Bloqueios locais Anestesia peridural Hidrólise rápida no plasma
Tetracaína (Pontocaine)	Lento	Longa	Alta	10 (20)	Raquianestesia Bloqueios nervosos Bloqueio motor e sensorial de duração e intensidade semelhantes
Amidas					
Lidocaína (Xylocaine)	Rápido	Intermediária	Moderada	300 (500)	Anestésico local mais usado Todos os tipos de anestesia local e regional Neurotoxicidade, sobretudo após administração subaracnóidea (ver texto)
Mepivacaína (Carbocaine)	Moderado	Intermediária	Moderada	300 (500)	Infiltração local Bloqueios nervosos Anestesia peridural
Benzocaína	Rápido	Intermediária	Moderada	200	Alta lipofilicidade, usada em anestesia tópica, risco de metemoglobinemia
Bupivacaína (Marcaine, Sensorcaine)	Lento	Longa	Alta	175 (225)	O bloqueio sensorial é maior que o bloqueio motor[c] Todos os tipos de anestesia local e regional que necessitem de longa duração
Etidocaína (Duranest)	Rápido	Longa	Moderada	300 (400)	Bloqueios nervosos Anestesia peridural O bloqueio motor é maior que o sensorial
Ropivacaína	Lento	Longa	Moderada	200 (n.d.)	Anestesia peridural O bloqueio sensorial é maior que o bloqueio motor[c] É menos cardiotóxica que a bupivacaína

[a]A duração da dose depende do local de administração e da proximidade da rede vascular (ver Quadro 15.3).
[b]Dose máxima recomendada para um bloqueio nervoso extenso; dose da solução com epinefrina entre parênteses. A dose máxima deve ser menor após bloqueio intercostal ou intratraqueal em virtude da absorção rápida nesses locais.
[c]A variação do bloqueio sensorial em relação ao motor depende da concentração.

Anestésicos Locais **181**

182 Capítulo 15

QUADRO 15.3 Anestésicos Locais

Técnica Anestésica	Anestésico	Concentração (%)	Duração (horas)[a]	Dose Habitual (mℓ; paciente de 70 kg)
Bloqueio de nervo periférico	Lidocaína	1 a 2	1,5 a 3,0	20 a 40
	Mepivacaína	1 a 2	3 a 5	20 a 40
	Bupivacaína	0,25 a 0,5	6 a 12	30 a 40
	Etidocaína	1,0 a 1,5	6 a 12	20 a 40
	Ropivacaína	0,5	5 a 8	30 a 40
Peridural e caudal	Cloroprocaína	2 a 3	0,25 a 0,5	15 a 20
	Lidocaína	1 a 2	0,5 a 1,0	15 a 20
	Mepivacaína	1 a 2	0,75 a 1,0	15 a 20
	Bupivacaína	0,25 a 0,75	1,5 a 3,0	20 a 30
	Etidocaína	0,5 a 1,5	1,5 a 3,0	20 a 30
	Ropivacaína	0,5 a 1,0	2 a 5	15 a 30
Infiltração local	Procaína	0,5 a 1,0	0,25 a 0,5	1 a 60
	Lidocaína	0,5 a 1,0	0,5 a 2,0	1 a 50
	Mepivacaína	0,5 a 1,0	0,25 a 2,0	1 a 50
	Bupivacaína	0,25 a 0,5	2 a 4	1 a 45
	Ropivacaína	0,5	2 a 6	1 a 40
Raquianestesia	Lidocaína (hiperbárica)	1,5 a 2,0	1 a 1,5	2 a 3
	Bupivacaína (hiperbárica)	0,75	2 a 4	2 a 3
	Bupivacaína (isobárica)	0,5	2 a 4	2 a 4
	Tetracaína (hiperbárica)	0,5 a 1,0	2 a 4	1 a 2
	Tetracaína (isobárica)	0,5 a 1,0	3 a 5	1 a 2
	Tetracaína (hipobárica)	0,1	3 a 5	3 a 6

[a]O acréscimo de epinefrina à solução de anestésico local prolonga a duração da analgesia com lidocaína, mepivacaína e tetracaína. No entanto, a duração da analgesia com bupivacaína e ropivacaína não é muito afetada pela epinefrina, em parte por causa da vasoconstrição produzida por esses agentes.

1. Os **anestésicos locais do tipo éster** podem causar reações alérgicas ao metabólito ácido *p*-aminobenzoico. Esses anestésicos também podem provocar reações alérgicas em pessoas sensíveis ao grupo das sulfas (p. ex., sulfonamidas ou diuréticos tiazídicos).
2. Os **anestésicos locais do tipo amida** são quase isentos de potencial alérgico. Os frascos multidoses de soluções anestésicas que contêm **metilparabeno** como conservante podem provocar reação alérgica em pacientes sensíveis ao ácido *p*-aminobenzoico.
3. **Reações de hipersensibilidade locais** podem provocar eritema local, urticária, edema ou dermatite.
4. **Reações de hipersensibilidade sistêmicas** são raras e podem provocar eritema generalizado, urticária, edema, broncoconstrição, hipotensão e colapso cardiovascular.
5. O **tratamento** é de suporte (ver Capítulo 18).
B. **Toxicidade Local**
1. A **intoxicação tecidual** é rara com o uso durante curto período.

Anestésicos Locais **183**

2. **A síndrome dolorosa pós-raquianestesia (SDPR)**, antes conhecida como "irritação radicular transitória" (IRT) ou "sintomas neurológicos transitórios" (SNT), pode ocorrer após injeção subaracnóidea de anestésicos locais. As manifestações habituais são dor ou disestesia nas nádegas ou pernas. Os fatores de risco primários para a ocorrência de SDPR são raquianestesias com lidocaína em pacientes ambulatoriais submetidos a procedimentos na posição de litotomia ou artroscopia do joelho. A incidência de SDPR associada à bupivacaína é quase nula. **Quando um paciente queixa-se de sinais de SDPR**, o tratamento pode começar assim que forem excluídas outras causas possíveis (hematoma e abscesso). Anti-inflamatórios não esteroides, opioides, estimulação elétrica nervosa transcutânea (TENS), fisioterapia e injeções no ponto de gatilho podem aliviar os sintomas.
3. Relatos de déficits sensoriais e motores após a administração intratecal de soluções de cloroprocaína contendo o antioxidante bissulfito de sódio levaram à mudança de sua formulação. O bissulfito foi substituído pelo EDTA. Todavia, há relato de forte dor nas costas após administração peridural de grandes volumes ($\geq$ 40 mℓ) de solução. Acredita-se que a dor nas costas seja causada por espasmos dos músculos paravertebrais, uma vez que o EDTA se liga ao cálcio.

C. A **intoxicação sistêmica** geralmente é causada por injeção intravascular ou superdosagem. No entanto, a toxicidade também pode estar associada à rápida absorção do depósito tecidual, sobretudo em áreas muito vascularizadas.
1. A **injeção intravascular** é mais comum durante o bloqueio nervoso em áreas com grandes vasos sanguíneos (p. ex., artéria axilar ou vertebral e veias peridurais). Pode ser reduzida a um mínimo da seguinte forma:
   a. Aspiração antes da injeção.
   b. Uso de soluções contendo epinefrina como doses de teste.
   c. Doses fracionadas de pequenos volumes ao fazer o bloqueio (p. ex., 5 mℓ em cada injeção).
   d. Uso de técnica apropriada durante anestesia regional intravenosa (ver Capítulo 17).
2. **Toxicidade no sistema nervoso central (SNC)**
   a. As **manifestações clínicas** de intoxicação no SNC são gosto metálico, atordoamento, zumbido, distúrbios visuais e parestesia da língua e dos lábios. Estas podem avançar para espasmo muscular, perda da consciência, convulsões tônico-clônicas e coma.
   b. A **intoxicação no SNC é agravada** por hipercarbia, hipoxia e acidose.
   c. **Tratamento.** Ao primeiro sinal de intoxicação, deve-se interromper a injeção do anestésico local e administrar oxigênio. Caso a atividade convulsiva interfira com a ventilação ou seja prolongada, é indicado tratamento anticonvulsivante com midazolam (1 a 2 mg) ou tiopental (50 a 200 mg no adulto). Pode-se administrar succinilcolina para facilitar a intubação.
3. **Toxicidade cardiovascular.** O sistema cardiovascular é mais resistente que o SNC a efeitos tóxicos, mas a intoxicação cardiovascular pode ser mais grave e difícil de tratar.
   a. **Manifestações clínicas.** A intoxicação cardiovascular provoca diminuição da contratilidade ventricular, arritmias cardíacas refratárias e perda do tônus vasomotor periférico, o que pode ocasionar colapso cardiovascular. A cocaína é o único anestésico local que causa vasoconstrição em todas as doses.
   b. A **injeção intravascular de bupivacaína ou etidocaína** pode causar colapso cardiovascular, que geralmente é refratário ao tratamento em razão da alta afinidade desses agentes pelos canais de sódio. Hipercarbia, acidose e hipoxia acentuam os efeitos inotrópicos e cronotrópicos negativos desses fármacos. A ropivacaína, semelhante à bupivacaína em potência e duração da ação, é menos cardiotóxica, pois se dissocia mais rapidamente dos canais de sódio.
   c. **Tratamento**
      (1) É preciso administrar **oxigênio** e manter a circulação com reposição volêmica e vasopressores, inclusive inotrópicos, se necessário. Pode haver necessidade de suporte cardiológico avançado da vida (ver Capítulo 37).
      (2) A **taquicardia ventricular** deve ser tratada por cardioversão elétrica. É difícil tratar as arritmias cardíacas induzidas por anestésicos locais, mas elas costumam cessar com o tempo se houver manutenção dos parâmetros hemodinâmicos.
      (3) A **amiodarona** pode ser mais eficaz que a lidocaína nas arritmias ventriculares associadas a injeções intravasculares de bupivacaína, e podem ser necessárias altas doses de epinefrina para reanimação eficaz.

184 Capítulo 15

(4) Pode ser necessário **reanimação cardiopulmonar prolongada** até que os efeitos cardiotóxicos cessem com a redistribuição do fármaco.

(5) Relatos de casos mostraram **reanimação eficaz com o uso de infusões de emulsão lipídica (i. e., Intralipid 20%)** em situações de **parada cardíaca refratária** decorrente de intoxicação por anestésico local. A dose recomendada é de 1 mℓ/kg de emulsão lipídica a 20% durante um minuto enquanto se continua a massagem cardíaca. Essa dose em bolo pode ser repetida a cada 3 a 5 min até obter ritmo sinusal ou administrar um total de 3 mℓ/kg. Nesse ponto, deve-se iniciar infusão de 0,25 mℓ/kg/min, mantida até a recuperação hemodinâmica. Ainda não se conhece o mecanismo exato do efeito da emulsão lipídica.

D. Outros efeitos adversos são **síndrome de Horner**, que pode ser causada pelo bloqueio de fibras B nas raízes dos nervos T1-4, e **metemoglobinemia**, que pode estar associada à administração de benzocaína ou de grande quantidade de creme EMLA. O azul de metileno (1 a 2 mg/kg durante 5 min) pode ser administrado por via intravenosa para converter a metemoglobina em hemoglobina reduzida.

Leituras Sugeridas

Berde CB, Strichartz GR. Local anesthetics. In: Miller RE, ed. *Anesthesia*, 5th ed. New York: Churchill Livingstone, 2000:491–522.

Camann WR, Bader AM. Spinal anesthesia for cesarean delivery with meperidine as the sole agent. *Int J Obstet Anesth* 1992;1:156–158.

Cousins MJ, Bridenbaugh PO. *Neural blockade in clinical anesthesia and management of pain*, 3rd ed. Philadelphia: Lippincott-Raven, 1998.

Kindler CH, Yost CS. Two-pore domain potassium channels: new site of local anesthetic action and toxicity. *Reg Anesth Pain Med* 2005;30(3):260–274.

Milligan KR. Recent advances in local anesthetics for spinal anaesthesia. *Eur J Anaesthesiol* 2004;21(11):837–847.

Reiz S, Nath S. Cardiotoxicity of local anaesthetic agents. *Br J Anaesth* 1986;58:736–746.

Rosenberg PH, Veering BT, Urmey WF. Maximum recommended doses of local anesthetics: a multifactorial concept. *Reg Anesth Pain Med* 2004:29(6):564–575.

Scott DB, Jebson PJR, Braid B, et al. Factors affecting plasma levels of lignocaine and prilocaine. *Br J Anaesth* 1972;44:1040–1049.

Stevens RA, Urmey WF, Urquhart BL, Kao TC. Back pain after epidural anesthesia with chloroprocaine. *Anesthesiology* 1993;78(3):492–497.

Vaida G. Prolongation of lidocaine spinal anesthesia with phenylephrine. *Anesth Analg* 1986;65:781–785.

Weinberg G. Reply to Drs. Goor, Groban and Butterworth—Lipid rescue: caveats and recommendations for the "silver bullet" (letter). *Reg Anesth Pain Med* 2004; 29:74–75.

Weinberg GL. Current concepts in resuscitation of patients with local anesthetic cardiac toxicity. *Reg Anesth Pain Med* 2002;27(6):568–575.

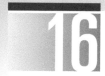

Raquianestesia, Peridural e Caudal

Jason M. Lewis e May C. M. Pian-Smith

I. CONSIDERAÇÕES GERAIS

A. A **avaliação pré-operatória** do paciente para anestesia regional é semelhante à empregada para anestesia geral. É preciso levar em conta os detalhes do procedimento a ser realizado, inclusive a duração prevista, a posição do paciente e a revisão completa de eventuais doenças coexistentes, ao verificar se a técnica regional é apropriada.

B. É necessário examinar a área de administração do bloqueio à procura de possíveis dificuldades ou afecções. Devem-se documentar bem as anormalidades neurológicas preexistentes e verificar se há cifoescoliose.

C. A história de sangramento anormal e a revisão dos medicamentos usados pelo paciente podem indicar a necessidade de outras provas da coagulação.

D. É preciso obter a assinatura do **termo de consentimento livre e esclarecido**, precedida da explicação detalhada do procedimento planejado, com riscos e benefícios. Deve-se tranquilizar os pacientes, assegurando que é possível administrar sedação e anestesia complementares durante a operação e que há a opção de anestesia geral se o bloqueio falhar ou se a operação for mais demorada ou extensa do que o previsto. Em alguns casos, a associação de anestesia regional e geral é planejada desde o início.

E. Como no caso da anestesia geral, é preciso monitorar adequadamente os pacientes (ver Capítulo 10) e manter acesso intravenoso (IV). É essencial ter à mão oxigênio, equipamento para intubação e ventilação com pressão positiva e fármacos para suporte hemodinâmico.

II. NÍVEL SEGMENTAR NECESSÁRIO PARA A CIRURGIA

A. O conhecimento da distribuição sensorial, motora e autônoma dos nervos espinais ajuda o anestesiologista a identificar o nível segmentar correto para uma determinada operação e a prever os possíveis efeitos fisiológicos de um bloqueio naquele nível. A Figura 16.1 ilustra a distribuição dos nervos espinais nos dermátomos.

B. Os nervos autônomos aferentes são responsáveis pela sensibilidade visceral e pelos reflexos viscerossomáticos em níveis segmentares da medula muito mais altos do que seria previsto pelos dermátomos cutâneos.

C. O Quadro 16.1 mostra os níveis mínimos sugeridos em intervenções cirúrgicas comuns.

III. CONTRAINDICAÇÕES À ANESTESIA NEUROAXIAL

A. Absolutas
1. Recusa do paciente.
2. Infecção no local de punção da pele.
3. Septicemia ou bacteriemia.
4. Coagulopatia.
5. Aumento da pressão intracraniana.

B. Relativas
1. Infecção localizada periférica ao local de punção da técnica regional.
2. Hipovolemia.
3. Doença do sistema nervoso central.
4. Dor nas costas crônica.

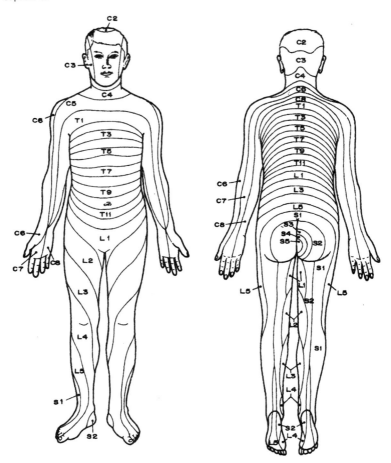

FIGURA 16.1 Dermátomos cutâneos correspondentes à respectiva inervação sensorial por nervos espinais.

IV. RAQUIANESTESIA

Raquianestesia é a administração de anestésico local no espaço subaracnóideo.

A. Anatomia
1. O **canal vertebral** estende-se do forame magno ao hiato sacral. Os limites do canal ósseo são: anterior, corpo vertebral; lateral, pedículos; posterior, processos espinhosos e lâminas (Figura 16.2).
2. Três **ligamentos interlaminares** unem os processos vertebrais:
   a. Superficialmente, o **ligamento supraespinhoso** une os ápices dos processos espinhosos.
   b. O **ligamento interespinhoso** une os processos espinhosos em sua face horizontal.
   c. O **ligamento amarelo** une a margem caudal de uma vértebra à margem cefálica da lâmina abaixo dela. Esse ligamento é formado por fibras elásticas e geralmente é reconhecido pelo aumento da resistência à passagem da agulha.
3. A **medula espinal** estende-se por todo o comprimento do canal vertebral durante a vida fetal, termina na altura aproximada de L3 ao nascimento e desloca-se progressivamente

QUADRO 16.1 — Níveis Cutâneos Mínimos Sugeridos para Raquianestesia

Local da Operação	Nível
Membros inferiores	T12
Quadril	T10
Vagina, útero	T10
Bexiga, próstata	T10
Membros inferiores com torniquete	T8
Testículos, ovários	T8
Intra-abdominal inferior	T6
Outras áreas intra-abdominais	T4

em sentido cefálico até alcançar a posição observada na vida adulta, perto de L1, aos 2 anos de idade. O cone medular e as raízes nervosas lombares, sacrais e coccígeas ramificam-se distalmente e formam a cauda equina. As agulhas de raquianestesia são introduzidas nessa área do canal (abaixo de L2), porque a mobilidade dos nervos reduz o risco de trauma pela agulha.

4. A medula espinal é revestida por três **meninges**:
   a. **Pia-máter**.
   b. **Aracnoide**, situada entre a pia e a dura-máter.

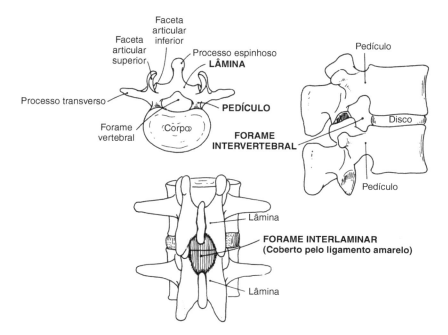

FIGURA 16.2 Anatomia das vértebras.

188 Capítulo 16

    c. Dura-máter, uma bainha fibrosa resistente que acompanha a medula espinal em sentido longitudinal e fixa-se caudalmente na altura de S2.

  5. O **espaço subaracnóideo** situa-se entre a pia-máter e a aracnoide, estendendo-se desde a fixação da dura na altura de S2 até os ventrículos cerebrais. O espaço contém a medula espinal, nervos, líquido cerebrospinhal (LCE) e vasos sanguíneos que irrigam a medula.

  6. O **LCE** é um líquido transparente e incolor que preenche o espaço subaracnóideo. O volume total de LCE é de 100 a 150 mℓ, enquanto o volume no espaço subaracnóideo medular é de 25 a 35 mℓ. O LCE é produzido continuamente à razão de 450 mℓ/dia por secreção ou ultrafiltração do plasma nos plexos arteriais corióideos situados nos ventrículos laterais, no terceiro ventrículo e no quarto ventrículo. O LCE é reabsorvido para a corrente sanguínea através das vilosidades e granulações aracnóideas que se projetam através da dura e ficam em contato com o endotélio dos seios venosos cerebrais.

B. Alterações Fisiológicas

  1. Bloqueio neural. O bloqueio das fibras C finas que conduzem impulsos autônomos é mais fácil que o bloqueio de fibras sensoriais mais grossas e das fibras motoras. Consequentemente, o nível de bloqueio autônomo estende-se dois a seis segmentos acima do bloqueio sensorial. Esse fenômeno é denominado bloqueio diferencial. Da mesma forma, é mais fácil o bloqueio das fibras que conduzem sensibilidade que das fibras motoras mais grossas, de tal modo que o nível do bloqueio sensorial é mais alto que o do bloqueio motor.

  2. Cardiovasculares. A **hipotensão** é diretamente proporcional ao grau de **bloqueio simpático.** Este dilata artérias e veias de capacitância, o que diminui a resistência vascular sistêmica e o retorno venoso. Se o bloqueio for abaixo de T4, o aumento da atividade barorreceptora aumenta a atividade das fibras simpáticas e causa vasoconstrição nos membros superiores. O bloqueio acima de T4 interrompe as fibras simpáticas cardíacas, provocando bradicardia, diminuição do débito cardíaco e queda adicional da pressão arterial. Essas alterações são mais acentuadas em pacientes com hipovolemia, idade avançada ou obstrução ao retorno venoso (p. ex., gravidez). Os fatores de risco de bradicardia após raquianestesia são bradicardia prévia, estado físico 1 da American Society of Anesthesiologists, uso de betabloqueadores, idade abaixo de 50 anos, intervalo PR prolongado e nível de sensibilidade acima de T6.

  3. Respiratórias. A raquianestesia baixa não afeta a ventilação. A ascensão do bloqueio para a área torácica causa paralisia ascendente progressiva dos músculos intercostais. Isso influencia pouco a ventilação no paciente cirúrgico em decúbito dorsal com função diafragmática intacta mediada pelo nervo frênico. No entanto, a ventilação em pacientes com reserva respiratória inadequada, como obesos mórbidos, pode ser muito comprometida. A paralisia dos músculos intercostais e abdominais diminui a eficiência da tosse, que pode ser importante em pacientes com doença pulmonar obstrutiva crônica. Em geral, a raquianestesia no nível de T4 não compromete a ventilação, mas isso pode acontecer em pacientes com reserva respiratória limitada ou em níveis mais altos de anestesia.

  4. Efeitos viscerais

    a. Bexiga. O bloqueio sacral (S2 a S4) provoca atonia da bexiga, que pode reter grandes volumes de urina. O bloqueio da inervação simpática aferente e eferente dos músculos esfíncter e detrusor provoca retenção de urina.

    b. Intestino. O bloqueio simpático (T5 a L1) produzido pela raquianestesia causa contração do intestino delgado e grosso em razão do predomínio do tônus parassimpático.

  5. Neuroendócrinas. O bloqueio peridural em T5 inibe parte do componente neural da resposta ao estresse por meio de bloqueio dos estímulos aferentes simpáticos para a medula suprarrenal e bloqueio das vias simpáticas e somáticas mediadoras da dor. Outros componentes da resposta ao estresse e a liberação central de fatores humorais não são afetados. As fibras aferentes vagais das vísceras abdominais superiores não são bloqueadas e podem estimular a liberação de hormônios hipotalâmicos e hipofisários, como o hormônio antidiurético e o hormônio adrenocorticotrófico. A tolerância à glicose e a liberação de insulina são normais.

  6. Termorregulação. Pode haver hipotermia, decorrente de vários mecanismos. A causa predominante é a redistribuição do calor central para a periferia em razão da vasodilatação,

Raquianestesia, Peridural e Caudal **189**

o que torna o sistema de ar forçado aquecido muito eficaz na elevação da temperatura do paciente. A temperatura central pode cair embora a temperatura da superfície esteja preservada e os pacientes podem sentir-se aquecidos a despeito da queda da temperatura. A termorregulação é prejudicada pela perda da vasoconstrição para preservar o calor abaixo do nível de simpatectomia. Calafrios são comuns.

7. **Efeitos no sistema nervoso central.** A raquianestesia pode ter efeitos diretos de supressão da consciência, provavelmente secundários à diminuição da estimulação aferente do sistema ativador reticular. A necessidade de agentes sedativos pode ser menor durante a raquianestesia ou peridural.

C. Técnica

1. **Agulha de raquianestesia.** As novas agulhas, como as de **Sprotte** e **Whitacre**, têm extremidade tipo ponta de lápis, com uma abertura lateral. Essas agulhas podem reduzir a incidência de cefaleia após punção da dura-máter (< 1%) em comparação com as agulhas de "ponta cortante" tradicionais, pois afastam, em vez de cortar, as fibras da dura-máter durante a inserção. As agulhas de calibre 24 e 25 curvam-se facilmente e costumam ser inseridas através de um introdutor de calibre 19. A agulha de **Quincke** de calibre 22 é mais rígida e orientada com facilidade quando inserida. Pode ser útil em pacientes idosos nos quais o acesso pode ser mais difícil e a incidência de cefaleia pós-punção é baixa.

2. **Posição do paciente.** A administração de raquianestesia pode ser feita com o paciente em decúbito lateral, decúbito ventral ou sentado.
   a. Na **posição lateral**, o paciente é colocado com o lado afetado voltado para cima, se for usada técnica hipobárica ou isobárica, ou com o lado afetado para baixo, se for usada técnica hiperbárica. A coluna vertebral fica em posição horizontal e paralela à borda da mesa. Os joelhos são levados em direção ao tórax, e o queixo é fletido para baixo sobre o tórax a fim de obter flexão máxima da coluna vertebral.
   b. A **posição sentada** é útil nos bloqueios espinais baixos necessários em alguns procedimentos ginecológicos e urológicos e é muito usada em pacientes obesos para auxiliar a identificação da linha mediana. Em geral, é empregada com anestésicos hiperbáricos. A cabeça e os ombros são fletidos para baixo sobre o tronco, com os braços sobre um apoio. Deve haver um assistente para estabilizar o paciente, que não deve ser excessivamente sedado.
   c. O **decúbito ventral** é usado em conjunto com anestésicos hipobáricos ou isobáricos em procedimentos no reto, períneo e ânus. A posição de canivete em decúbito dorsal pode ser usada para administração de raquianestesia e a cirurgia subsequente.

3. **Procedimento**
   a. É preciso monitorizar o paciente com monitores convencionais, entre eles ECG, pressão arterial e saturação de oxigênio.
   b. Os espaços intervertebrais L2-3, L3-4 ou L4-5 são usados com frequência na raquianestesia. O espaço entre L3 e L4 ou o processo espinhoso de L4 é alinhado com as bordas superiores das cristas ilíacas superiores.
   c. Desinfetar uma grande área de pele com solução antisséptica apropriada. É preciso ter cuidado para evitar a contaminação do *kit* de raquianestesia pela solução antisséptica, pois esta é neurotóxica.
   d. Verificar se o mandril encaixa-se corretamente na agulha.
   e. Fazer um botão com lidocaína a 1% e agulha de calibre 25 no local da punção.
   f. **Técnicas**
      (1) **Mediana.** Introduzir a agulha de raquianestesia (ou introdutor) através do botão cutâneo em direção ao ligamento interespinhoso. A agulha deve estar no mesmo plano que os processos espinhosos e deve ser um pouco angulada cefalicamente em direção ao espaço interlaminar (Figura 16.3).
      (2) **Paramediana.** Essa abordagem é útil nos pacientes em que a dor impede a flexão adequada do dorso ou que têm ossificação dos ligamentos interespinhosos. Introduzir a agulha 1,5 cm lateral e um pouco caudal (cerca de 1 cm) ao centro do espaço intervertebral escolhido. Apontar a agulha em direção medial e um pouco caudal, passando lateralmente ao ligamento supraespinhoso. Se a agulha tocar a lâmina, é preciso redirecioná-la e desviar a ponta em direção medial e cefálica.

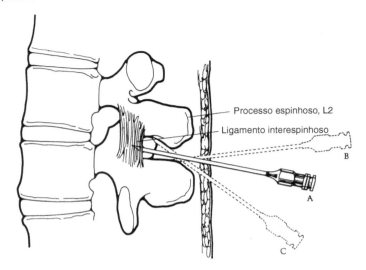

FIGURA 16.3 Introdução da agulha de raquianestesia, vista lateral. Na técnica mediana clássica a agulha é introduzida no meio do espaço intervertebral e empurrada com leve angulação cefálica. Se o ângulo estiver correto (**A**), ela atravessa os ligamentos interespinhoso e amarelo e entra no espaço peridural. Se encontrar osso, pode ser o processo espinhoso inferior (**B**) e o trajeto correto é identificado por redirecionamento cefálico. Se, com a angulação cefálica, for encontrado osso de novo em menor profundidade (**C**), provavelmente é o processo espinhoso superior. Caso seja encontrado osso na mesma profundidade depois de várias tentativas de redirecionamento (não mostradas), é mais provável que a agulha esteja na lâmina lateral ao espaço intervertebral, e deve-se reavaliar a posição verdadeira da linha mediana. (Reproduzido de Mulroy MF. *Regional anesthesia: an illustrated procedural guide*, 2nd ed. Boston: Little, Brown and Company, 1996:79, com permissão.)

(3) **Inserção da agulha.** Manter o mandril no lugar durante a introdução da agulha para que o lúmen não seja obstruído por tecido. Caso haja parestesia durante a inserção, deve-se retirar imediatamente a agulha. Esperar o desaparecimento da parestesia e reposicionar a agulha antes de prosseguir. Introduzir a agulha até encontrar aumento da resistência ao atravessar o ligamento amarelo. À medida que a agulha avança além desse ligamento, a perda súbita da resistência indica que a agulha atravessou a dura-máter.

(4) Retirar o mandril e confirmar a posição correta pela observação do fluxo livre de LCE pelo canhão da agulha. Girar a agulha em acréscimos de 90°, se necessário, para confirmar ou restabelecer o bom fluxo de LCE.

(5) **Administração de anestésico.** Conectar a seringa que contém a dose predeterminada de anestésico local à agulha. Aspirar suavemente o LCE com a seringa, o que produz birrefringência nas soluções que contêm glicose e confirma o fluxo livre. Injetar o fármaco lentamente. A repetição da aspiração de LCE ao fim da injeção confirma que a extremidade da agulha ainda está no espaço subaracnóideo. Retirar a agulha e colocar o paciente delicadamente na posição desejada.

g. **Monitorar atentamente** (a cada 60 a 90 segundos) a pressão arterial, o pulso e a função respiratória por 10 a 15 min. Determinar o nível de anestesia ascendente pela resposta a um estímulo leve com a ponta da agulha ou algodão com álcool. A estabilização do nível do anestésico local leva cerca de 20 min.

h. A **raquianestesia contínua** permite a injeção repetida de pequenas quantidades do fármaco para produzir o nível desejado de bloqueio sensorial. Com essa técnica, é possível evitar um bloqueio simpático alto ou rápido (preocupante sobretudo no

Raquianestesia, Peridural e Caudal **191**

paciente cujas condições estejam comprometidas). Um cateter de calibre 20 é introduzido em uma agulha peridural de calibre 17. O cateter é avançado 2 a 4 cm no espaço subaracnóideo. A estimulação das raízes nervosas durante a inserção do cateter requer seu reposicionamento. Há relatos de **neurotoxicidade** de soluções hiperbáricas de anestésico local que contêm glicose injetadas por cateteres de raquianestesia com microporos (calibre 26 a 32). Essa toxicidade pode ser consequência das concentrações muito altas de anestésico local ao redor dos nervos da cauda equina. Atualmente a comercialização desses cateteres com microporos não é aprovada nos EUA.

i. **Raquianestesia de superposição.** Essa técnica é usada com frequência em ortopedia para prolongar a duração da anestesia mediante administração de uma dose do fármaco pela agulha de raquianestesia, pausa de vários minutos e administração de mais fármaco. Foi descrita como *"layering technique"*.

D. Determinantes do Nível do Bloqueio Espinhal
   1. Principais
   a. **Baricidade da solução de anestésico local.** As soluções de anestésicos locais podem ser hiperbáricas, hipobáricas ou isobáricas em relação à densidade específica do LCE (1,004 a 1,007 g/mℓ).
   (1) As **soluções hiperbáricas** geralmente são preparadas pela mistura do fármaco com glicose e depositam-se, por ação da gravidade, nas partes mais baixas da coluna de LCE (Quadro 16.2).
   (2) As **soluções hipobáricas** são preparadas pela mistura do fármaco com água estéril e ascendem lentamente até a parte mais alta da coluna de LCE.
   (3) As **soluções isobáricas** podem ter a vantagem de difusão previsível no LCE, menos dependente da posição do paciente. O aumento da dose de um anestésico isobárico tem maior efeito sobre a duração da anestesia que sobre a distribuição nos dermátomos. A posição do paciente pode ser modificada para limitar ou aumentar a distribuição dessas misturas.
   b. **Dose do fármaco.** O nível de anestesia varia diretamente com a dose do agente.
   c. **Volume de fármaco.** Quanto maior é o volume de fármaco injetado, maior será sua distribuição no LCE. Isso se aplica principalmente às soluções hiperbáricas.
   d. **Posição do paciente.** A posição não afeta a distribuição das soluções isobáricas.
   2. Secundários
   a. **Turbulência do LCE.** A turbulência criada no LCE durante ou depois da injeção aumenta a dispersão do fármaco e o nível obtido. A turbulência é produzida por injeção rápida, barbotagem (aspiração e reinjeção repetida de pequenas quantidades de LCE misturadas com o fármaco), tosse e movimento excessivo do paciente.
   b. **Volume do LCE.** O volume de LCE lombossacral é inversamente proporcional à extensão da dispersão do anestésico local. Não há bons previsores do volume de LCE lombossacral, mas o peso tem alguma influência.
   c. **Aumento da pressão intra-abdominal.** A gravidez, a obesidade, a ascite e os tumores abdominais aumentam a pressão na veia cava inferior. Essa pressão aumenta o volume sanguíneo no plexo venoso peridural, concomitantemente reduzindo o

QUADRO 16.2 Fármacos e Dosagem na Raquianestesia Hiperbárica

Fármaco	Nível (mg)			Duração (minutos)
	T10	**T8**	**T6**	
Tetracaína[a]	10	12	14	90 a 120
Bupivacaína[a]	7,5	9,0	10,5	90 a 120
Mepivacaína	30	45	60	60 a 90

[a]As doses são calculadas com base em um paciente de 1,68 m. É preciso somar ou subtrair 2 mg de tetracaína ou 1,5 mg de bupivacaína para cada 15 cm acima ou abaixo dessa altura.

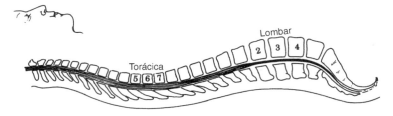

FIGURA 16.4 Curvaturas da coluna vertebral que influenciam a dispersão das soluções anestésicas.

volume de LCE na coluna vertebral, o que permite maior dispersão do anestésico local injetado. Em pacientes obesos, esse efeito é potencializado pelo aumento da quantidade de gordura no espaço peridural.
   d. **Curvaturas da coluna vertebral.** A lordose lombar e a cifose torácica influenciam a dispersão das soluções hiperbáricas. O anestésico injetado acima do nível de L3 com o paciente em decúbito lateral dispersa em sentido cefálico com limitação pela curvatura torácica em T4 (Figura 16.4).
E. **Determinantes da Duração do Bloqueio Espinhal**
   1. **Fármacos e dose.** A duração característica é específica de cada fármaco (ver Capítulo 15). O acréscimo de opioides à solução injetada pode modificar o caráter do bloqueio (ver também Capítulo 38, seção II.B.2). **Opioides hidrofílicos** (p. ex., morfina) proporcionam analgesia de início lento e duração longa. Pode haver depressão respiratória tardia. A administração intratecal de opioides hidrofílicos requer a observação criteriosa dos pacientes durante no mínimo 24 h. Os **opioides lipofílicos** (p. ex., fentanila) estão associados a menor risco de depressão respiratória tardia. O início de ação é rápido e a duração é moderada.
   2. **Vasoconstritores.** O acréscimo de epinefrina, 0,2 mg (0,2 mℓ de solução 1:1.000) ou fenilefrina, 2 a 5 mg, prolonga em até 50% a duração de algumas anestesias espinhais. Esse efeito não foi comprovado com a bupivacaína, embora haja indícios de que a epinefrina prolongue os efeitos analgésicos das associações de fentanila e bupivacaína em baixas doses usadas para analgesia no trabalho de parto.
F. **Complicações e Efeitos Colaterais**
   1. **Neurológicos.** A lesão de nervos não é frequente, mas pode ser grave. Há vários tipos de lesão dos nervos.
      a. Lesão direta do nervo relacionada com a posição da agulha ou do cateter. A dor durante a inserção do cateter ou injeção do fármaco é um alerta para a possível lesão do nervo pela agulha ou cateter e exige o reposicionamento. As **parestesias transitórias**, que podem ocorrer durante bloqueios neuroaxiais, costumam cessar de imediato e geralmente sem sequelas a longo prazo.
      b. A **síndrome neurológica transitória (SNT)** é uma dor radicular intensa espontânea evidente após o fim da raquianestesia e pode persistir por 2 a 7 dias. Os sintomas são dor contínua ou em queimação na nádega e coxa. Em geral, a SNT responde a medidas conservadoras, como a administração de anti-inflamatórios não esteroides e aplicação de compressas quentes. A incidência é maior com a lidocaína, mas também foi observada com tetracaína, bupivacaína e mepivacaína. A obesidade, a cirurgia ambulatorial, a artroscopia do joelho e a posição de litotomia são outros fatores de risco.
      c. Além dessas, há uma incidência de **dor nas costas** após a raquianestesia que pode estar relacionada com o relaxamento dos ligamentos decorrente da anestesia. Há uma incidência semelhante de dor nas costas após anestesia geral, mais uma vez provavelmente relacionada com os efeitos de anestésicos e relaxantes musculares sobre as estruturas do dorso.
      d. **Punção sanguinolenta.** A punção de uma veia peridural durante a introdução da agulha pode resultar na saída de sangue ou de uma mistura de sangue e LCE pela agulha. Se o líquido não clarear rapidamente, a agulha deve ser retirada e reintroduzida.

e. O **hematoma espinhal** é uma emergência cirúrgica. A incidência geral aproximada é de 1/150.000. Os sinais e sintomas de dor nas costas intensa e déficit neurológico persistente costumam surgir em 48 h. O risco é maior em pacientes com coagulopatia ou tratados com anticoagulantes. Em geral, as punções com saída de sangue não são consideradas causadoras de hematoma espinhal em pacientes com coagulação normal. A punção sanguinolenta pode ser um fator de risco de hematoma espinhal em pacientes submetidos a anticoagulação subsequente, mas não há dados que amparem o cancelamento obrigatório de um procedimento nessas circunstâncias. Em vez disso, defendemos a comunicação direta com o cirurgião e a tomada de uma decisão específica para cada paciente acerca da relação risco-benefício de prosseguir com a intervenção. É indicado o **monitoramento pós-operatório criterioso** de sinais compatíveis com hematoma. Em geral, o diagnóstico é feito por ressonância magnética (RM) e o tratamento é a evacuação imediata do hematoma. Uma vez que a retirada do cateter, assim como a introdução da agulha, pode causar hematoma raquiano, os anestesiologistas devem avaliar a coagulação do paciente e o uso de anticoagulantes não só por ocasião da inserção da agulha, mas também no momento de retirada do cateter. O Quadro 16.3 apresenta a abordagem no uso de anticoagulantes, agentes antiplaquetários e anti-inflamatórios não esteroides no Massachusetts General Hospital.

f. A **cefaleia pós-punção da dura-máter** geralmente surge em 3 dias; 70% das cefaleias cessam em 7 dias e 90%, em 6 meses. A "cefaleia pós-raquianestesia" clássica tem distribuição frontal e occipital; a área temporal é afetada com menor frequência. A cefaleia é exacerbada pela posição ortostática e aliviada em decúbito. Outras manifestações são distúrbios visuais ou deficiência auditiva. A idade jovem e o sexo feminino são fatores de risco. A incidência pode ser reduzida com uso de agulhas mais finas e não cortantes (p. ex., agulhas com ponta de lápis). O tratamento inicial dos sintomas abrange reidratação, manutenção do decúbito dorsal, analgésicos, inclusive opioides, e cafeína. A manutenção de decúbito dorsal como prevenção não é comprovada nem recomendada. O mecanismo de ação da cafeína é a vasoconstrição dos vasos cerebrais. A dose recomendada é 300 a 500 mg VO ou IV. Uma xícara de café contém de 50 a 100 mg de cafeína. Caso o tratamento inicial falhe e sintomas intensos persistam por mais de 24 h, pode-se fazer um **tampão ou selo de sangue peridural.** Introduz-se a agulha peridural no nível presumido da punção da dura-máter. Colhe-se sangue com técnica estéril e injeta-se no espaço peridural. O volume sanguíneo usado habitualmente é de 20 a 30 mℓ, ou menos, se o paciente queixar-se de desconforto nas costas durante a injeção. A taxa de sucesso varia de 65% a 98%. Pode-se tentar fazer um segundo tampão, com taxa de sucesso semelhante à da primeira tentativa. O uso de um tampão ou selo de sangue peridural profilático antes do surgimento da cefaleia tem benefício questionável e não é recomendado.

2. Cardiovasculares

a. Hipotensão. A incidência de hipotensão pode ser reduzida pela administração via intravenosa de 500 a 1.000 mℓ de solução de Ringer-lactato antes do bloqueio. Nos pacientes com diminuição da função cardíaca deve-se ter cuidado na administração por via intravenosa de grandes volumes de líquido, porque o deslocamento de líquido da circulação periférica para a central durante a reversão do bloqueio e o retorno do tônus vascular sistêmico poderia causar sobrecarga volêmica e edema pulmonar. O tratamento da hipotensão inclui aumento do retorno venoso e tratamento da bradicardia grave. Pode ser preciso colocar o paciente em posição de Trendelenburg, administrar líquidos e elevar os membros inferiores para autotransfusão de sangue ou usar vasopressores.

b. Bradicardia. A bradicardia pode ser tratada com atropina ou glicopirrolato. Quando intensa e acompanhada de hipotensão, pode-se usar efedrina ou epinefrina.

3. Respiratórios

a. A **dispneia** é uma queixa comum nos níveis espinhais altos. É causada pelo bloqueio proprioceptivo das fibras aferentes dos músculos das paredes abdominal e torácica. A tranquilização do paciente pode ser suficiente, embora seja preciso garantir a ventilação adequada.

QUADRO 16.3 Diretrizes de Anticoagulação e Anestesia/Analgesia Peridural

Fármaco (genérico)	Nomes Comerciais Comuns	Intervalo para Inserção do Cateter Depois da Última Dose	Intervalo para Retirada do Cateter Depois da Dose Pós-operatória	Intervalo para Reiniciar a Medicação Depois da Retirada do Cateter
Abciximabe	Reopro	48 h	48 h	12 h
Argatrobana		Não há recomendações específicas no momento. A recomendação seria aguardar no mínimo 6 h para inserir ou manipular um cateter peridural em paciente tratado com argatrobana (pode ser usada na sala de cirurgia como a heparina IV).		
Cilostazol[a]	Pletal[a]	48 h	48 h	1 h
Clopidogrel[b]	Plavix	7 dias	Depende da dose	24 h
Eptifibatida	Integrilin	8 h	8 h	4 h
Fondaparinux[c]	Arixtra	4 dias	4 dias	2 h
Heparina subcutânea	Heparin	Ausência de risco significativo		
Heparina IV	Heparin	4 h, PTT < 35	4 h, PTT < 35	1 h
Dalteparina[d]	Fragmin (qualquer dose)	24 h	24 h	2 h
HBPM (baixa dose)	Lovenox (< 60 mg 1 × dia)	12 h	12 h	2 h
Enoxaparina[d]	Innohep			
Tinzaparina[d]				
HBPM (dose alta)	2 × dia = dose alta	> 24 h	Retirar o cateter antes da primeira dose; se não, aguardar > 24 h	2 h

Enoxaparina[d]	Lovenox, Innohep			
Tinzaparina[d]				
AINE, AAS	Celebrex, Motrin, Naprosyn, Vioxx, etc.	Ausência de risco significativo		
Trombolíticos: estreptoquinase, alteplase (tpa)	Streptase activase	10 dias	10 dias	10 dias
Ticlopidina	Ticlid	14 dias	14 dias	24 h
Tirofiban	Aggrastat	8 h	8 h	4 h
Varfarina	Coumadin	3 a 5 dias, RNI < 1,3	Verificar RNI se tratamento > 24 h, RNI < 1,5	Mesmo dia

AINE, anti-inflamatórios não esteroides; PTT, tempo de tromboplastina parcial.

[a]Caso o cilostazol seja o único anticoagulante administrado, a inserção do cateter peridural provavelmente é segura. Quando associado a outros anticoagulantes, deve-se adiar a inserção do cateter peridural por no mínimo 48 h.

[b]O clopidogrel (Plavix) tem uma janela de 24 a 48 h para retirada do cateter peridural depois da administração. Caso tenham decorrido mais de 48 h depois da administração de clopidogrel, é preciso esperar 7 dias.

[c]O fondaparinux não deve ser administrado quando há previsão, ou depois, de anestesia regional. No entanto, se for administrado, sugerimos as diretrizes acima.

[d]Heparina de baixo peso molecular: pode-se iniciar dose única diária 6 a 8 h depois da operação. Deve-se iniciar administração 2 vezes/dia no mínimo 24 h depois da operação. É preciso retirar os cateteres peridurais antes de iniciar o tratamento.

196 Capítulo 16

    b. A **apneia** pode ser causada pela diminuição do fluxo sanguíneo bulbar associada à hipotensão grave ou pelo bloqueio direto de C3 a C5 ("raquianestesia total"), com inibição dos impulsos do nervo frênico. É necessário suporte ventilatório imediato.

4. Viscerais

    a. Retenção urinária. O mecanismo de retenção urinária é descrito na seção IV.B.4.a. A duração da retenção urinária pode ser maior que a do bloqueio sensorial e motor. É preciso passar sonda vesical se a anestesia ou analgesia for mantida por longo período.

    b. Náuseas e vômito geralmente são causados por hipotensão ou estimulação vagal sem oposição. O tratamento consiste em restauração da pressão arterial, administração de oxigênio e atropina IV.

5. A **infecção** após raquianestesia é raríssima. Todavia, pode haver meningite, aracnoidite e abscesso peridural. As possíveis causas são contaminação química e infecção viral ou bacteriana. A solicitação de parecer e o diagnóstico e tratamento imediatos são essenciais.

6. O **prurido** é comum com o uso neuroaxial de opioides e é mais frequente com a administração intratecal que peridural. O mecanismo exato não é claro. A farmacoterapia inclui nalbufina (5 a 10 mg IV), naloxona (1 a 2 μg/kg/h), naltrexona (6 a 9 mg VO), difenidramina (25 a 50 mg IV/VO), ondansetrona (4 a 8 mg IV) e propofol (10 a 20 mg em bolo IV).

7. A incidência de **calafrios** é alta e o tratamento pode ser feito com meperidina (25 mg) IV. A clonidina (65 a 300 μg IV) mostrou eficácia semelhante.

V. ANESTESIA PERIDURAL

A anestesia peridural é obtida com a injeção de anestésicos locais no espaço peridural.

A. Anatomia. O espaço peridural é um espaço virtual que se estende da base do crânio até a membrana sacrococcígea. O limite posterior é formado pelo ligamento amarelo, faces anteriores das lâminas e processos articulares. O limite anterior é constituído pelo ligamento longitudinal posterior, que cobre os corpos vertebrais e os discos intervertebrais. Lateralmente, é limitado pelos forames intervertebrais e pedículos. Tem comunicações diretas com o espaço paravertebral. Contém gordura e tecido linfático, além das veias peridurais, que são mais proeminentes nas superfícies laterais do espaço. As veias não têm válvulas e comunicam-se diretamente com as veias intracranianas. Também se comunicam com as veias torácicas e abdominais, através dos forames intervertebrais, e com as veias pélvicas, através dos plexos venosos sacrais. O espaço peridural é mais largo na linha mediana e estreita-se lateralmente. Na região lombar, tem 5 a 6 mm de largura na linha mediana; na região torácica média tem 3 a 5 mm de largura.

B. Fisiologia

1. Bloqueio neural. O anestésico local injetado no espaço peridural atua diretamente sobre as raízes nervosas espinhais localizadas na parte lateral do espaço. Essas raízes nervosas são cobertas pela bainha de dura-máter, e o anestésico local tem acesso ao LCE pela captação através da dura. O início do bloqueio é mais lento que na raquianestesia, e a intensidade do bloqueio sensorial e motor é menor. A anestesia é segmentar e pode haver bloqueio seletivo.

2. Cardiovascular. As alterações fisiológicas do bloqueio simpático são semelhantes às descritas para a raquianestesia (ver seção IV.B.2), mas a alteração hemodinâmica costuma ser mais lenta. Altas doses de anestésico local podem ser absorvidas ou acidentalmente injetadas na circulação sistêmica e deprimir o miocárdio. A epinefrina usada para prolongar a duração da anestesia também pode ser absorvida ou injetada na circulação sistêmica, provocando taquicardia e hipertensão.

3. Respiratória. As alterações fisiológicas são semelhantes às descritas para a raquianestesia. Quando usamos analgesia peridural pós-operatória com anestésicos locais diluídos depois de cirurgia abdominal de grande porte, abdominal alta ou torácica, a diminuição da capacidade residual funcional e o comprometimento da função do diafragma são minimizados, o que melhora a evolução pulmonar. Na anestesia peridural, a incidência de hipoxemia pós-operatória pode ser reduzida pela diminuição da dose e dos efeitos dos opioides sistêmicos.

4. **Coagulação.** A anestesia peridural reduz a trombose venosa e a embolia pulmonar subsequente. Os mecanismos propostos são aumento do fluxo sanguíneo pélvico, diminuição da resposta simpática à operação e mobilidade precoce. A anestesia peridural pode reduzir a perda de sangue durante cirurgias do quadril, da pelve e do abdome inferior.
5. **Gastrintestinal.** A anestesia peridural pode ser administrada a pacientes submetidos a ressecção intestinal com anastomose. Como na raquianestesia, o predomínio do sistema parassimpático pode causar contração intestinal. Em geral, a função intestinal é recuperada mais cedo quando se usa anestesia peridural.
6. Outras alterações fisiológicas observadas são semelhantes às descritas para a raquianestesia (ver seção IV.B).

C. **Técnica**
1. **Agulhas peridurais.** Na maioria das vezes, usa-se a agulha **Tuohy** ou **Weiss** de calibre 17 para identificação do espaço peridural. Essas agulhas têm mandril, ponta romba com uma abertura lateral e parede fina para permitir a passagem de um cateter de calibre 20.
2. **Posição do paciente.** A anestesia peridural pode ser administrada com o paciente sentado ou em decúbito lateral. Aplicam-se as mesmas considerações da raquianestesia (ver seção IV.C.2).
3. **Monitoramento.** É preciso monitorizar o paciente com monitores convencionais, entre eles ECG, pressão arterial e saturação de oxigênio.
4. **Acessos.** No acesso mediano ou paramediano, a agulha deve entrar no espaço peridural na linha mediana, pois o espaço é mais largo e há menor risco de perfuração de veias peridurais, artérias espinhais ou raízes de nervos espinhais, todas situadas principalmente nas partes laterais do espaço peridural. A palpação dos pontos de referência, o preparo da pele e a colocação dos campos são iguais aos descritos para a raquianestesia (ver seção IV.C.3) (Figura 16.5).

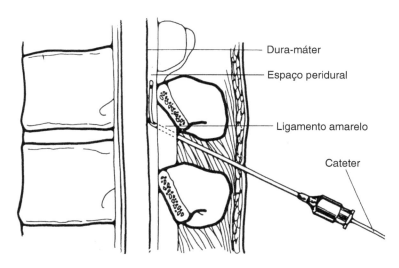

FIGURA 16.5 Inserção de cateter peridural. Uma das mãos, apoiada nas costas do paciente, segura a agulha e apreende o canhão com firmeza (não mostrado), enquanto a outra mão introduz o cateter no canhão e empurra-o devagar até ultrapassar a extremidade da agulha. Em geral, o bisel é direcionado cefalicamente, o que permite a inserção mais segura; a orientação caudal pode permitir a saída do cateter por um dos forames intervertebrais. O ideal é introduzir o cateter 3 a 4 cm além da extremidade da agulha; mais do que isso aumenta o risco de desvio lateral ou saída pelos forames. (Reproduzido de Mulroy MF. *Regional anesthesia: an illustrated procedural guide.* Boston: Little, Brown and Company, 1996:109, com permissão.)

a. Lombar. Usar uma agulha longa de calibre 25 para infiltração superficial e profunda de anestésico local nos ligamentos supraespinhoso e interespinhoso. Essa agulha também ajuda a definir a direção de inserção da agulha de peridural. A punção cutânea pode ser feita com agulha de calibre 15 para facilitar a passagem da agulha de peridural. Inserir a agulha de peridural através dos ligamentos supraespinhoso e interespinhoso em direção ligeiramente cefálica até que entre no ligamento amarelo "elástico".

(1) Técnicas de perda da resistência. Retirar o mandril e acoplar ao canhão da agulha uma seringa de vidro ou plástico para técnica de perda de resistência contendo cerca de 3 mℓ de ar ou solução salina. Aplicar pressão constante ao êmbolo da seringa e introduzir a agulha devagar. À medida que o bisel entra no espaço peridural, há acentuada "perda de resistência" ao deslocamento do êmbolo. Por outro lado, pode-se usar uma técnica "intermitente", na qual a alteração da resistência é testada repetidas vezes entre avanços pequenos e cautelosos da agulha de peridural. Quando se usa ar na técnica de perda da resistência, o volume de ar injetado deve ser mínimo. Há relatos de bloqueio desigual, pneumoencéfalo e embolia gasosa associados ao uso de ar na técnica de perda da resistência.

(2) A **técnica da gota pendente** baseia-se no princípio de que uma gota de líquido colocada no canhão da agulha de peridural (depois de penetrar no ligamento amarelo) é aspirada para a agulha quando sua ponta entra no espaço peridural. Essa pressão negativa é decorrente do abaulamento da dura-máter produzido pela agulha, mas pode ser modificada pela transmissão de alterações da pressão intra-abdominal e intratorácica (p. ex., gravidez e obesidade). A retração da gota só ocorre em cerca de 80% dos casos, portanto, ao perceber alteração da complacência ao atravessar o ligamento amarelo, deve-se fazer a verificação pela "perda da resistência".

b. A **anestesia peridural torácica** garante anestesia abdominal alta e torácica com uma dose menor de anestésico local. A analgesia pós-operatória pode ser produzida sem bloqueio dos membros inferiores. Embora a técnica seja a mesma usada na peridural lombar, os processos espinhosos das vértebras torácicas têm angulação inferior mais acentuada, de modo que a extremidade do processo espinhoso da vértebra superior fica sobre a lâmina da vértebra inferior, e a agulha de peridural deve ser orientada em direção cefálica mais aguda. Além disso, há risco de trauma da medula espinal subjacente se houver punção da dura-máter. Às vezes, é necessário usar o acesso paramediano.

c. Técnica para inserção do cateter. O cateter peridural permite injeções repetidas de anestésico local para procedimentos longos e garante uma via para analgesia pós-operatória.

(1) Introduzir um cateter radiopaco de calibre 20 com graduações de 1 cm por dentro da agulha de peridural. Se o cateter contiver fio mandril, é preciso fazê-lo recuar 1 a 2 cm antes da inserção do cateter a fim de reduzir a incidência de parestesia e a perfuração da dura-máter ou de uma veia. Os cateteres de cloreto de polivinila são relativamente rígidos e não se dobram, mas podem estar associados à perfuração da dura-máter e de veias. Os cateteres de Teflon são muito macios e flexíveis, porém é mais provável que se dobrem e sejam ocluídos. Novos cateteres de náilon, poliamida e polivinila oferecem um meio-termo entre flexibilidade e rigidez. Cateteres flexíveis reforçados com fio não se dobram e são muito menos propensos a sair do lugar. Quando são usados cateteres com vários poros, é importante prestar atenção à distância entre a extremidade do cateter e o orifício lateral proximal para garantir que todo o medicamento injetado chegue ao espaço peridural.

(2) Introduzir devagar o cateter por cerca de 5 cm no espaço peridural. O paciente pode apresentar parestesia abrupta, que geralmente é transitória. Caso persista, é preciso reposicionar o cateter. Se for essencial retirar o cateter, a agulha deve ser retirada junto para evitar cortar a extremidade do cateter.

(3) Medir a distância entre a superfície das costas do paciente e uma marcação no cateter.

(4) Retirar, com cuidado, a agulha sobre o cateter e medir novamente a distância entre as costas do paciente e a marcação no cateter. Se o cateter tiver avançado, deve-se puxá-lo, deixando 4 a 5 cm dentro do espaço peridural.

d. Administrar uma **dose teste** de anestésico local através da agulha se for usada técnica de dose única ou através do cateter nas técnicas contínuas. A dose teste geralmente é de 3 mℓ de lidocaína a 1,5% com epinefrina a 1:200.000. No espaço peridural, o efeito deve ser pequeno. Se a solução foi injetada no LCE, há um bloqueio espinhal rápido. Se a solução foi injetada em uma veia peridural, observa-se aumento de 20% a 30% da frequência cardíaca. Outros sintomas de injeção intravascular são parestesia perioral, gosto metálico, zumbido e palpitações. Em geral, observa-se aumento correspondente da pressão arterial e da frequência cardíaca.

e. **Injeção do anestésico.** Administrar a solução anestésica em doses fracionadas de 3 a 5 mℓ a cada 3 a 5 min até que seja administrada a dose total desejada. Aspirar o cateter ou a agulha, verificando se há sangue ou LCE, antes de cada injeção.

D. Determinantes do Nível de Bloqueio Peridural

1. **Volume de anestésico local.** A dose máxima sugerida de anestésico local por segmento para indução de bloqueio peridural é de 1,6 mℓ. Essa dose pode ser ultrapassada se forem usadas misturas diluídas de medicamentos, como na analgesia pós-operatória ou no trabalho de parto.

2. **Idade.** É preciso reduzir o volume de anestésico local em cerca de 50% nos idosos e recém-nascidos. A estenose dos forames intervertebrais em idosos reduz a dispersão paravertebral lateral do fármaco injetado e permite dispersão mais cefálica.

3. **Gravidez.** Espera-se a redução de 30% da dose em gestantes. Os efeitos hormonais durante a gravidez tornam os nervos mais sensíveis aos efeitos do anestésico local, e a compressão da veia cava inferior aumenta o volume sanguíneo no plexo venoso peridural, o que reduz o volume em potencial do espaço peridural.

4. **Velocidade de injeção.** A injeção rápida do fármaco no espaço peridural pode produzir um bloqueio menos confiável que uma injeção lenta e contínua de aproximadamente 0,5 mℓ/s. A injeção muito rápida de grandes volumes aumenta a pressão no espaço peridural, o que pode ser perigoso. As possíveis consequências da elevação da pressão são cefaleia, aumento da pressão intracraniana e eventual isquemia da medula espinal em virtude da diminuição do fluxo sanguíneo medular.

5. **Posição.** A posição do paciente tem pequeno efeito sobre o nível do bloqueio peridural. Pacientes sentados eretos têm maior dispersão caudal do bloqueio; pacientes em decúbito lateral têm nível de bloqueio mais alto no lado voltado para baixo.

6. **Dispersão do bloqueio peridural.** O início do bloqueio ocorre primeiro e é mais denso no nível da injeção. Em geral, a dispersão cefálica é mais rápida que a caudal. Provavelmente isso se deve à diferença relativa de tamanho entre as grossas raízes dos nervos lombares inferiores e sacrais e as raízes mais finas dos nervos torácicos. L5-S1 são raízes nervosas grossas, o que dificulta a anestesia e com frequência acarreta ausência de anestesia dessa área durante o bloqueio peridural.

E. Determinantes do Início e da Duração do Bloqueio Peridural

1. **Seleção do fármaco** (ver Capítulo 15).

2. **Acréscimo de epinefrina.** A epinefrina, acrescentada em uma concentração de 1:200.000, diminui a captação sistêmica e os níveis plasmáticos de anestésicos locais e prolonga a duração da ação (ver Capítulo 15).

3. **Acréscimo de opioide.** O acréscimo de 50 a 100 µg de fentanila à solução de anestésico local acelera o início, aumenta o nível, prolonga a duração e melhora a qualidade do bloqueio. Acredita-se que esse efeito se deva à ação seletiva da fentanila na substância gelatinosa do corno dorsal da medula espinal para modular a transmissão da dor. A ação parece ser sinérgica com as ações dos anestésicos locais.

4. **Ajuste do pH da solução.** O acréscimo de bicarbonato de sódio à solução de anestésico local em uma proporção de 1 mℓ de bicarbonato de sódio a 8,4% para cada 10 mℓ de lidocaína (0,1 mℓ para cada 10 mℓ de bupivacaína, pois o excesso de bicarbonato precipita-se na bupivacaína) reduz o tempo para o início do bloqueio. Acredita-se que esse efeito se deva a uma maior quantidade da base de anestésico local, que aumenta a velocidade com que o fármaco não ionizado atravessa as membranas axônicas.

200 Capítulo 16

F. Complicações

1. **A punção da dura-máter** ocorre em cerca de 1% das inserções de cateter peridural. Se houver perfuração durante a tentativa de inserção do cateter, o risco de cefaleia pós-punção é maior que na raquianestesia. Há diversas opções de conduta. Pode-se fazer a conversão em raquianestesia com injeção de quantidade apropriada de anestésico no LCE. Pode-se realizar raquianestesia contínua pela inserção de cateter peridural no espaço subaracnóideo através da agulha de peridural. Caso haja necessidade de anestesia peridural (p. ex., para analgesia pós-operatória), o cateter pode ser reinserido em outro espaço intervertebral, de modo que sua extremidade fique bem distante do local de perfuração da dura-máter. É preciso levar em conta a possibilidade de raquianestesia com a injeção pelo cateter peridural.

2. **Punção sanguinolenta.** Em caso de punção sanguinolenta durante a inserção da agulha de peridural, alguns profissionais defendem o acesso peridural em outro espaço intervertebral. As vantagens são reduzir a um mínimo a interferência do sangue na determinação da posição correta do cateter e, possivelmente, diminuir a quantidade de anestésico local absorvido sistemicamente, o que pode levar a uma falsa interpretação de "dose teste" positiva. Em pacientes com coagulação normal, essas punções sanguinolentas raramente têm sequelas graves (p. ex., hematoma peridural). As punções peridurais sanguinolentas podem ser fatores de risco para hematoma peridural em pacientes submetidos a anticoagulação subsequente, mas não há dados que amparem o cancelamento obrigatório do procedimento nessas circunstâncias. Em vez disso, defendemos a comunicação direta com o cirurgião e a tomada de uma decisão específica em cada caso acerca da relação risco-benefício de prosseguir com a intervenção. É indicado o monitoramento pós-operatório criterioso de sinais compatíveis com hematoma.

3. **Complicações do cateter**
   a. **A incapacidade de introduzir o cateter peridural** é relativamente comum. Esse problema pode ocorrer quando a agulha é inserida na face lateral do espaço peridural, e não na linha mediana, ou quando o bisel forma um ângulo agudo demais com o espaço peridural para a emergência do cateter. Também pode ocorrer se o bisel da agulha atravessar apenas parcialmente o ligamento amarelo quando há perda da resistência. Neste caso, o pequeno deslizamento (1 mm) da agulha em direção ao espaço peridural pode facilitar a inserção do cateter.
   b. **O cateter pode ser inserido em uma veia peridural.** Nem sempre há aspiração de sangue através do cateter. Às vezes essa situação só é notada quando a administração de uma dose teste inicial com epinefrina provoca taquicardia. É preciso recuar o cateter até que não seja mais aspirado sangue, irrigá-lo com solução salina e repetir o teste. O recuo do cateter por mais de 1 a 2 cm torna recomendável a retirada e reinserção.
   c. Os **cateteres podem se quebrar ou dar um nó** no espaço peridural. Na ausência de infecção, um cateter retido não causa maior reação que uma sutura cirúrgica. O paciente deve ser informado sobre o problema e tranquilizado. As complicações da exploração cirúrgica e retirada de um cateter assintomático são maiores que as da conduta conservadora.
   d. **Cateterização do espaço subdural.** O espaço subdural é um espaço virtual entre as membranas dura-máter e aracnoide e pode ser penetrado por uma agulha ou um cateter. Não há aspiração de LCE, mas os efeitos do anestésico local são muito diferentes dos efeitos na anestesia peridural habitual e costumam variar muito. Na ausência de mielografia, é um diagnóstico de exclusão. Pode resultar em dissociação das modalidades de bloqueio (p. ex., anestesia sensorial total sem bloqueio motor ou bloqueio motor com bloqueio sensorial mínimo). Essa possibilidade deve ser aventada sempre que uma dose peridural produzir dispersão mais extensa que o esperado. É preciso retirar o cateter subdural e inseri-lo no espaço peridural.

4. **Injeção subaracnóidea acidental.** A injeção de um grande volume de anestésico local no espaço subaracnóideo pode produzir raquianestesia total. A conduta é semelhante à descrita nas complicações da raquianestesia (ver seção IV.F).

5. A **injeção intravascular** de anestésico local em uma veia peridural causa intoxicação nos sistemas nervoso central e cardiovascular e pode provocar convulsões e parada cardiopulmonar. Há relato de fibrilação ventricular resistente depois da administração por via

Raquianestesia, Peridural e Caudal **201**

intravenosa de bupivacaína. Os dados em animais e relatos de casos sugerem benefício da emulsão lipídica IV na cardiotoxicidade relacionada com o anestésico local. Um bolo de Intralipid 20%, 1,5 mℓ/kg, durante 1 min, seguido por infusão contínua (0,25 mℓ/kg/min) com repetidas doses em bolo a cada 3 a 5 min, até uma dose total máxima de 8 mℓ/kg, foi proposto como esquema de tratamento no *site* www.lipidrescue.org. A circulação extracorpórea é uma opção quando a fibrilação ventricular ou a parada cardíaca é resistente à farmacoterapia (ver Capítulos 15 e 37).

6. **Superdosagem de anestésico local.** A intoxicação sistêmica por anestésico local pode ser causada pelas quantidades relativamente grandes de fármaco necessárias para anestesia. A injeção intravascular acidental é a causa mais comum de superdosagem de anestésico local. Vasoconstritores como a epinefrina diminuem a incidência de intoxicação, uma vez que reduzem a velocidade de absorção do anestésico local. O objetivo do tratamento é o suporte das funções compromeditas.

7. A **lesão direta da medula espinal** é mais provável quando a injeção peridural é administrada acima de L2. O início de parestesia unilateral durante a inserção da agulha sugere a entrada lateral no espaço peridural. A injeção ou inserção adicional de um cateter nesse ponto pode traumatizar uma raiz nervosa. Pequenas artérias tributárias da artéria espinhal anterior também passam nessa área, pois atravessam o forame intervertebral. O trauma dessas artérias pode provocar isquemia anterior da medula espinal ou hematoma extradural. A inserção de cateteres peridurais depois da indução de anestesia geral impede a observação de sintomas de parestesia e só é feita quando esse risco é considerado necessário. Em crianças é comum inserir o cateter depois da indução da anestesia geral, com frequência em nível caudal.

8. **Cefaleia pós-punção da dura-máter.** O risco de um paciente jovem apresentar cefaleia depois da perfuração da dura-máter por uma agulha de peridural de calibre 17 é superior a 75%. A conduta é igual à descrita para a raquianestesia (ver seção IV.F.1.f).

9. O **abscesso peridural** é uma complicação raríssima da anestesia peridural. A infecção geralmente é causada por disseminação hematogênica de uma infecção em outra área para o espaço peridural. Também pode ser provocada por contaminação durante a inserção, contaminação de um cateter de demora usado para alívio da dor pós-operatória ou infecção cutânea no local da punção. O paciente tem febre, dor nas costas intensa e dolorimento localizado nas costas. Pode haver avanço para dor na raiz motora e paralisia. O objetivo dos exames laboratoriais iniciais é detectar leucocitose e punção lombar sugestiva de infecção paramenígea. O diagnóstico definitivo é feito por RM. O tratamento emprega antibióticos e, às vezes, laminectomia de descompressão urgente. O diagnóstico e o tratamento rápidos estão associados à boa recuperação neurológica. É preciso examinar diariamente os curativos no cateter peridural para verificar se há sinais de extravasamento e inflamação.

10. O **hematoma extradural** é uma complicação raríssima da anestesia peridural e uma emergência cirúrgica. O trauma das veias peridurais em paciente com coagulopatia pode levar ao surgimento de um grande hematoma extradural. O paciente pode apresentar forte dor nas costas e déficit neurológico persistente depois da anestesia peridural. O diagnóstico é confirmado por RM. É necessário proceder à laminectomia de descompressão até cerca de 8 h após o início dos sintomas para preservar a função neurológica.

11. A **síndrome de Horner** é observada em 1% a 4% das anestesias peridurais. O conjunto de ptose, miose, anidrose e enoftalmia é causado pelo bloqueio simpático dos segmentos torácicos superiores da medula. O paciente é tranquilizado à medida que esses sintomas desaparecem.

VI. RAQUIANESTESIA-PERIDURAL COMBINADAS

A. A raquianestesia oferece o benefício do início rápido. A inserção simultânea de um cateter peridural oferece a vantagem de anestesia e analgesia prolongadas em procedimentos mais demorados ou controle pós-operatório da dor. Essa técnica é usada com frequência no trabalho de parto e no parto (ver Capítulo 30).

B. **Técnica.** Preparar o paciente para inserção de cateter peridural (ver seção V.C). Depois de introduzir a agulha de peridural no espaço peridural, introduzir uma agulha de raquianestesia longa (Sprotte calibre 24 × 120 mm ou Whitacre calibre 25) através da agulha de peridural até que haja perda característica da resistência de perfuração da dura-máter. Nesse

202 Capítulo 16

momento, retirar o mandril da agulha de raquianestesia e confirmar se há fluxo livre de LCE. Injetar o medicamento no espaço subaracnóideo e retirar a agulha de raquianestesia. Introduzir um cateter peridural através da agulha de peridural segundo a técnica tradicional. Caso haja anestesia peridural subsequente, é necessário administrar uma dose teste.

VII. ANESTESIA CAUDAL

A anestesia caudal é obtida com a injeção de anestésico local no espaço peridural da região sacral. Essa técnica é usada com frequência na anestesia de crianças. Os detalhes adiante dizem respeito à população adulta.

A. Anatomia. O espaço caudal é uma extensão do espaço peridural. O hiato sacral é formado pela ausência de fusão das lâminas de S5. O hiato é limitado lateralmente pelos cornos sacrais, que são os processos articulares inferiores de S5. A **membrana sacrococcígea** é uma fina camada de tecido fibroso que recobre o hiato sacral. O canal caudal contém os nervos sacrais, o plexo venoso sacral, o filamento terminal e o saco dural, que geralmente termina na borda inferior de S2. Em recém-nascidos, o saco dural pode estender-se até S4.

B. Fisiologia. A fisiologia da anestesia caudal é semelhante à descrita para a anestesia peridural (ver seção V.B). É indicada em procedimentos obstétricos e cirúrgicos das áreas perineal e sacral.

C. Técnica

1. A anestesia peridural caudal é realizada com o paciente em decúbito lateral, decúbito ventral ou posição de canivete.

2. Palpar os cornos sacrais. Caso a palpação direta seja difícil, pode-se estimar a localização do hiato sacral em adultos medindo-se 5 cm a partir da extremidade do cóccix na linha mediana.

3. O preparo da pele e a colocação dos campos são iguais aos descritos na raquianestesia (ver seção IV.C.3).

4. Fazer um botão com lidocaína a 1% entre os cornos sacrais.

5. Inserir agulha de raquianestesia calibre 22 em ângulo de 70° a 80° com a pele. Empurrar a agulha através da membrana sacrococcígea, que é identificada por perda abrupta de resistência. Não tentar empurrar a agulha para cima no canal caudal, pois isso aumenta o risco de perfurar uma veia peridural (Figura 16.6).

6. Retirar o mandril e examinar o canhão da agulha, observando se há fluxo passivo de LCE ou sangue. Pode-se aspirar a agulha para confirmar. Reposicionar a agulha se for observado sangue ou LCE.

7. Administrar uma dose teste de 3 mℓ de solução de anestésico local com epinefrina (1:200.000), semelhante à usada na anestesia peridural lombar (ver seção V.C.3.d), observando se o paciente apresenta sinais de injeção subaracnóidea ou IV. Como o canal caudal tem um rico plexo venoso peridural, as injeções IV são frequentes e às vezes ocorrem mesmo quando não há aspiração de sangue com a agulha.

8. O cateter caudal pode ser introduzido de modo semelhante ao cateter para anestesia peridural lombar com uma agulha Tuohy de calibre 17 (ver seção V.C.3.a). O cateter pode ser usado para analgesia pós-operatória.

9. O nível, o início e a duração da anestesia caudal seguem os mesmos princípios da anestesia peridural (ver seções V.D e V.E). A extensão do bloqueio caudal é menos previsível que a de outras técnicas peridurais em razão da variação de conteúdo e volume do canal caudal e a quantidade da solução de anestésico local que sai pelos forames sacrais. Um volume de 12 a 15 mℓ deve ser suficiente para a anestesia sacral.

D. Complicações. As complicações da anestesia caudal são semelhantes às da anestesia peridural (ver seção V.F).

VIII. ANTICOAGULAÇÃO E BLOQUEIO NEUROAXIAL

Convém evitar o bloqueio neuroaxial na presença de anticoagulação profilática ou terapêutica em razão do aumento do risco de hematoma peridural. O Quadro 16.3 apresenta as diretrizes do Massachusetts General Hospital para anestesia neuroaxial em pacientes tratados com anticoagulantes.

A. Anticoagulantes Orais. Nos pacientes tratados com baixas doses de anticoagulantes orais (varfarina), podem ser empregadas técnicas regionais se a tromboprofilaxia tiver sido ini-

Raquianestesia, Peridural e Caudal **203**

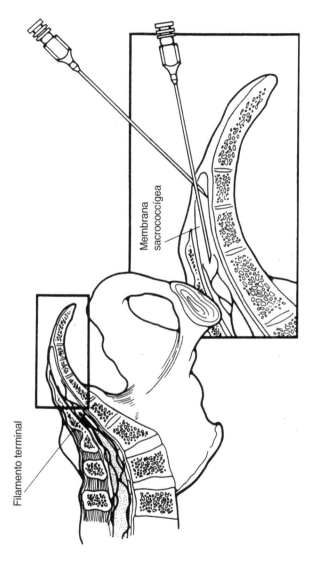

FIGURA 16.6 Anatomia sacral, vista lateral. Uma agulha que atravessa a membrana sacrococcígea em ângulo de 45° geralmente atravessa o ligamento com perda abrupta da resistência e toca o osso anterior do canal sacral. É preciso girar a agulha, de modo que o bisel não raspe o periósteo dessa camada, e o ângulo de introdução deve ser modificado para permitir a ascensão direta no canal por 2 a 3 cm sem tocar o osso novamente. Esse espaço é generosamente servido de vasos sanguíneos, e a extremidade terminal do saco dural estende-se por uma distância variável no canal sacral, mas geralmente situa-se no nível de S2. (Reproduzido de Mulroy MF. *Regional anesthesia: an illustrated procedural guide*. Boston: Little, Brown and Company, 1996:124, com permissão.)

ciada há menos de 24 h. Caso seja planejada anestesia peridural ou raquianestesia, é preciso suspender a varfarina 3 a 5 dias antes da operação e aferir a razão normalizada internacional (RNI) antes da intervenção. Em geral, a RNI inferior a 1,3 é aceita por muitos anestesiologistas, mas não há limite definido acima do qual a anestesia peridural ou raquianestesia é especificamente desencorajada.

B. Heparina Não Fracionada. A profilaxia com heparina subcutânea não é uma contraindicação ao uso de técnicas neuroaxiais. É preciso ter cuidado em pacientes debilitados, nos quais a ação do fármaco pode ser prolongada e o monitoramento neurológico, difícil. Deve-se interromper a heparina IV no mínimo 4 h antes do início do bloqueio neuroaxial e repetir o coagulograma se houver dúvida acerca do estado de anticoagulação. A administração de heparina deve ser adiada por no mínimo 1 h depois da inserção do cateter. As diretrizes de anticoagulação na retirada do cateter devem ser iguais às usadas na inserção.

C. Heparina de Baixo Peso Molecular. A profilaxia da tromboembolia com heparina de baixo peso molecular (HBPM) modifica os parâmetros da coagulação. Não se deve introduzir agulha de raquianestesia ou peridural durante um período mínimo 12 h depois da última dose. Os pacientes tratados com doses maiores de HBPM (enoxaparina, 1 mg/kg, 2 vezes/dia) necessitam de intervalos maiores (24 h). Nos pacientes que necessitam de administração contínua de HBPM, é preciso retirar os cateteres de raquianestesia ou anestesia peridural antes de administrar HBPM. A administração subsequente de HBPM deve ser adiada por 2 h depois da retirada do cateter.

D. Agentes Antiplaquetários. Os pacientes tratados com ácido acetilsalicílico ou anti-inflamatórios não esteroides não parecem correr maior risco de hematoma epidural. No entanto, esses fármacos podem aumentar o risco de hemorragia se forem administrados concomitantemente com outros anticoagulantes. Em relação aos derivados da tienopiridina (ticlopidina e clopidogrel), o intervalo sugerido entre a interrupção do medicamento e o início do bloqueio neuroaxial é de 14 dias com a ticlopidina e de 7 dias com o clopidogrel. Após a administração de inibidores plaquetários GP2b/3a, a função plaquetária normaliza-se em 24 a 48 h com o abciximabe e em 4 a 8 h com a eptifibatida e a tirofibana.

E. Agentes Fibrinolíticos e Trombolíticos. Embora a meia-vida plasmática dos trombolíticos seja apenas de horas, seus efeitos só cessam depois de vários dias. A cirurgia ou punção de vasos não compressíveis é contraindicada nos 10 dias seguintes à terapia trombolítica. Não há diretriz definitiva de anestesia neuroaxial e terapia trombolítica. A dosagem do nível de fibrinogênio pode orientar a decisão.

F. Fitoterápicos (Ver Capítulo 39). Alho, *Ginkgo biloba* e *ginseng* são fitoterápicos que afetam a coagulação. Na atualidade, não há diretrizes específicas acerca do intervalo do bloqueio neuroaxial em relação ao uso de fitoterápicos. Como não se sabe em que doses pode ocorrer coagulopatia, as decisões costumam basear-se mais na história clínica de sangramento anormal. Acredita-se que os fitoterápicos causem mais problemas quando usados simultaneamente com outros anticoagulantes convencionais.

Leituras Sugeridas

Aida S, Taga K, Yamakura T, et al. Headache after attempted epidural block: the role of intrathecal air. *Anesthesiology* 1998;88:76–81.

Moraca RJ, Sheldon DG, Thirlby RC, et al. The role of epidural anesthesia and analgesia in surgical practice. *Ann Surg* 2003;238:663–673.

The Second Consensus Conference on Neuraxial Anesthesia and Anticoagulation. Regional anesthesia in the anticoagulated patient: defining the risks. *Regional Anesth Pain Med* 2003;28:172–197.

Turnbull DK, Sheperd DB. Post-dural puncture headache: pathogenesis, prevention and treatment. *Br J Anaesth* 2003;91(5):718–729.

Moen V, Dahlgren N, Irestedt L. Severe neurological complications after central neuraxial blockades in Sweden 1990–1999. *Anesthesiology* 2004;101:950–959.

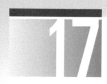

Anestesia Regional

Keith Fragoza e Lisa Warren

I. CONSIDERAÇÕES GERAIS

A. O **bloqueio de nervos periféricos** pode ser um excelente acréscimo ou opção à anestesia geral em muitos procedimentos cirúrgicos, sem grande perturbação da função autônoma. O bloqueio regional proporciona condições ideais de cirurgia e, ao mesmo tempo, analgesia pós-operatória prolongada. A segurança e a satisfação do paciente, bem como a recuperação inicial mais rápida, são alguns benefícios da anestesia regional.

B. A **avaliação pré-operatória**, o preparo do paciente e o grau de monitoramento são os mesmos da anestesia geral. Os pacientes devem seguir as diretrizes de jejum (dieta zero) sempre que possível, e não se deve optar pela anestesia regional apenas para evitar complicações decorrentes de estômago cheio ou via respiratória difícil. É preciso documentar o exame neurológico inicial e eventuais distúrbios preexistentes antes de iniciar o bloqueio.

C. O **consentimento para anestesia regional** deve incluir a descrição completa dos riscos, benefícios, opções e efeitos colaterais comuns. Também convém discutir a necessidade de suplementação da anestesia local, sedação ou anestesia geral de suporte.

D. Podem-se prescrever ansiolíticos **pré-operatórios** desde que o paciente permaneça cooperativo e alerta. Em geral, os agentes de ação curta, como a fentanila e o midazolam, são adequados.

E. Todos os bloqueios devem ser feitos com técnica asséptica. Embora haja grande variação institucional no que se considera técnica asséptica essencial e não haja estudos objetivos baseados em evidências, o consenso mais recente da Agency for Health Policy and Research norte-americana para diminuir infecções bacterianas durante anestesia regional inclui: lavagem completa das mãos (de preferência com solução alcoólica), retirada de joias, uso de luvas cirúrgicas estéreis, gorro e máscara, preparo antisséptico da pele com aplicação de barreira cutânea e uso de equipamento estéril. Vários estudos em UTI não mostraram redução das taxas de contaminação bacteriana com o uso de avental estéril quando comparado ao uso apenas de luvas e esse tema ainda é controverso.

II. EQUIPAMENTO

A. Agulhas Usadas no Bloqueio de Nervo

1. A **agulha para bloqueio** deve ter o mínimo diâmetro possível para garantir o conforto do paciente. No entanto, muitas vezes as agulhas de bloqueio regional são inseridas no tecido profundo e, portanto, é preciso que tenham uma haste mais rígida. A agulha de calibre 23 é adequada para bloqueios superficiais, como o bloqueio axilar. Na maioria dos bloqueios periféricos é preferível usar uma agulha de calibre 22.

2. As **agulhas de bisel curto** (30° a 45°) estão associadas a menor incidência de traumatismo de nervos e de injeção intravascular que as agulhas convencionais de bisel A e tornaram-se o padrão nos bloqueios de nervos periféricos. No entanto, alguns dados sugerem que o uso de agulhas menores e cortantes pode estar associado a maiores danos no caso de lesão de nervo por secção. As novas agulhas com ponta Sprotte ou Whitacre podem ser menos traumáticas.

3. As agulhas de 50 a 150 mm, dependendo da profundidade do nervo, são melhores para bloqueios dos membros superiores e inferiores. Os bloqueios do plexo braquial geralmente não necessitam de uma agulha de mais de 100 mm e muitas vezes podem ser feitos, no caso do bloqueio interescalênico, com agulha de 25 a 50 mm.

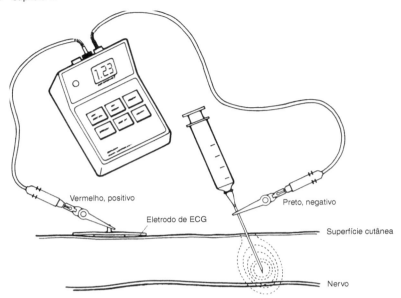

FIGURA 17.1 Estimulador de nervo conectado a agulha de bloqueio regional. O polo negativo (*preto*) está ligado à agulha exploradora, enquanto o positivo (*vermelho*) está conectado a um eletrodo de eletrocardiograma usado como "terra". O estimulador é programado para aplicar corrente de 1 a 2 mA com o propósito de detectar o nervo. A corrente é reduzida ainda mais quando a agulha aproxima-se do nervo. Uma corrente de 0,5 mA produz estimulação motora quando a agulha está adjacente ao nervo. (Reproduzido de Mulroy MF. *Regional anesthesia: an illustrated procedural guide*, 3rd ed. Boston: Little, Brown and Company, 2002:65, com permissão.)

- B. Os **estimuladores de nervo** (Figura 17.1) específicos para anestesia regional aplicam uma corrente de 0,1 a 10,0 mA com frequência de 1 a 2 Hz. As agulhas revestidas por material isolante garantem os melhores resultados.
- C. Em muitos bloqueios é necessário depositar grande volume de anestésico local em uma única injeção. A conexão de uma seringa de grande volume (20 mℓ) à agulha de bloqueio com tubo extensor estéril garante a estabilidade da posição da agulha durante a aspiração e a injeção. Caso sejam usados maiores volumes de anestésico local, é possível conectar várias seringas com uma torneira (*stopcock*).
- D. As **técnicas de infusão contínua por cateter** de anestésico local para bloqueio do nervo empregam *kits* vendidos prontos.
- E. O **equipamento de ultrassonografia** portátil e que usa transdutores de vários formatos, tamanhos e frequências pode facilitar o exame de diferentes partes do corpo e servir como alternativa/adjuvante do estimulador de nervos tradicional.

III. TÉCNICAS DE LOCALIZAÇÃO DOS NERVOS

- A. A **indução de parestesia** tocando um nervo com uma agulha é um método consagrado de localização. No entanto, pode causar desconforto e talvez maior incidência de disestesia ou neuropatia pós-anestésica. Recentemente, essa técnica tornou-se menos popular, uma vez que muitos anestesiologistas passaram a usar orientação por ultrassonografia.
- B. A **estimulação elétrica** de um nervo misto produz resposta motora sem dor significativa.
  1. Aterrar o polo positivo do estimulador no paciente e ligar o terminal negativo do estimulador à agulha.

Anestesia Regional 207

2. Programar o estimulador de nervo para administrar uma corrente inicial de 1 a 1,5 mA e aproximar a agulha do nervo até que haja uma resposta motora no grupo muscular desejado. A estimulação muscular local também pode provocar contrações. Qualquer que seja a origem, deve-se reduzir a corrente se a contração causar desconforto. A posição da agulha e a corrente aplicada pelo estimulador devem ser ajustadas para produzir contração máxima com corrente mínima. A estimulação do nervo desejado com uma corrente de 0,5 mA ou menos sugere que a agulha está posicionada corretamente para administração do anestésico local.

3. A técnica de estimulação de nervo pode ser usada em pacientes incapazes de informar com precisão a ocorrência de parestesias. O desconforto do paciente e a incidência de neuropatias pós-anestésicas relacionadas com a parestesia podem ser reduzidos. No entanto, não é recomendável realizar bloqueios em pacientes muito sedados ou sob anestesia geral.

C. O **uso de orientação por ultrassom** para bloqueio de nervo periférico.

1. As frequências usadas para obter imagens médicas geralmente variam de 1 a 15 MHz. As frequências mais altas aumentam a resolução em detrimento da penetração (adequadas para exame muito detalhado dos tecidos superficiais, como a mama e a tireoide). Por outro lado, frequências menores aumentam a profundidade de penetração em detrimento da resolução (adequadas para exame de estruturas profundas como o coração, vísceras abdominais e útero). A maioria dos bloqueios de nervos (p. ex., supraclavicular, infraclavicular, femoral e nervo isquiático na fossa poplítea) é realizada em profundidade intermediária e, portanto, com frequências intermediárias. Os bloqueios axilar e interescalênico são mais superficiais e as frequências maiores são mais adequadas. Em pacientes obesos, pode ser necessário ajustar as frequências para facilitar a penetração, sobretudo nos bloqueios infraclavicular e na fossa poplítea.

2. A **realização** do bloqueio depende de três princípios inter-relacionados: o ponto de inserção da agulha, a direção do avanço da agulha e o ponto de chegada da extremidade da agulha.

   a. O transdutor de ultrassom é colocado no ponto onde seria inserida a agulha na técnica de bloqueio tradicional.

   b. Há duas opções de inserção da agulha. Em uma delas a agulha pode ser introduzida imediatamente acima ou abaixo da linha média do transdutor; depois, é avançada perpendicularmente ao feixe de ultrassom. O ponto de entrada da agulha, a direção e o ponto de chegada são semelhantes aos da técnica convencional, permitindo apenas ver a extremidade da agulha em corte transversal como um ponto hiperecoico (branco) na imagem. Outra opção é a inserção da agulha a alguns centímetros do transdutor, seguida por avanço no plano do feixe de ultrassom, o que permite a visualização contínua do comprimento da agulha como uma linha hiperecoica (branca) durante o avanço. Embora tecnicamente seja mais difícil, essa técnica minimiza a probabilidade de tocar nervos, vasos sanguíneos, pleura e outras estruturas vitais durante a passagem da agulha.

IV. CONTRAINDICAÇÕES GERAIS

Nem todos os pacientes são candidatos à anestesia regional. As contraindicações absolutas são a recusa do paciente ou as situações em que o bloqueio do nervo prejudicaria a intervenção proposta. As contraindicações relativas são coagulopatia, neuropatia, infecção cutânea no local de introdução da agulha, infecção sistêmica, ansiedade excessiva do paciente, doença mental, deformidade anatômica e inexperiência do anestesiologista. Doenças como esclerose múltipla, poliomielite e distrofia muscular podem ser agravadas pelo bloqueio do nervo periférico.

V. COMPLICAÇÕES COMUNS A TODOS OS BLOQUEIOS DE NERVOS

A. As **complicações dos anestésicos locais** são injeção intravascular (Figura 17.2), superdosagem e respostas alérgicas. O uso de epinefrina em soluções de anestésicos locais e a aspiração intermitente durante a injeção ajudam a identificar a injeção intravascular. A pré-medicação com benzodiazepínicos aumenta o limiar convulsivo e pode reduzir os efeitos tóxicos dos anestésicos locais sobre o sistema nervoso central, assim como o nível de ansiedade do paciente. Todavia, pode prejudicar o reconhecimento precoce da intoxicação e, portanto, a dose deve ser ajustada com cuidado para evitar a sedação excessiva.

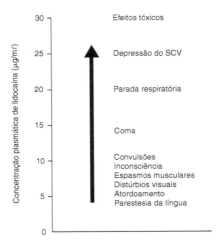

FIGURA 17.2 Escala progressiva de sintomas de efeitos tóxicos do anestésico local lidocaína. Esses sintomas são observados aproximadamente na mesma sequência e proporção que com os outros anestésicos locais, exceto pela possibilidade de intoxicação do sistema cardiovascular (SCV) com as aminoamidas mais potentes em níveis sanguíneos mais próximos do limiar convulsivo. (Reproduzido de Barash PG, Cullen BF, Stoelting RK, eds. *Clinical anesthesia*. Philadelphia: JB Lippincott, 2009:389, com permissão.)

    B. **A lesão do nervo** resultante de traumatismo direto pela agulha com injeção intraneural é uma complicação rara. Essa dor pode ser confundida com a parestesia provocada pela compressão externa do nervo durante aumentos de pressão decorrentes da injeção do anestésico local. Caso haja dor durante a injeção do anestésico local, é preciso cogitar a possibilidade dessa complicação e redirecionar a agulha.

    C. **Hematomas** podem ser causados por punção arterial, mas geralmente desaparecem sem problemas residuais.

    D. O risco de **infecção** é reduzido com o preparo antisséptico da pele e o emprego de equipamento/técnica estéril.

    E. O **insucesso do bloqueio ou o bloqueio incompleto** devem ser avaliados com exame neurológico cuidadoso para confirmar a eficácia antes do início do procedimento cirúrgico.

VI. BLOQUEIO DO PLEXO CERVICAL PARA ANESTESIA REGIONAL DO PESCOÇO

    A. **Anatomia.** O plexo cervical está situado na região paravertebral das quatro vértebras cervicais superiores (Figura 17.3). É formado pelos ramos ventrais das raízes dos nervos espinais de C1-C4. Ocupa posição profunda em relação ao músculo esternocleidomastóideo e anterior ao músculo escaleno médio, em continuidade com as raízes nervosas que formam o plexo braquial (ver seção VII.A). O plexo tem ramos superficiais e profundos. Os **ramos superficiais** perfuram a fáscia cervical anteriormente, logo posterior ao esternocleidomastóideo, e inervam a pele da parte posterior da cabeça, da face lateral do pescoço e das regiões anterior e lateral do ombro. Os **ramos profundos** inervam os músculos e as estruturas profundas do pescoço e formam o nervo frênico.

    B. **Indicações.** O **bloqueio do plexo cervical superficial** só produz anestesia cutânea e é útil em procedimentos superficiais no pescoço e no ombro. O **bloqueio do plexo cervical profundo** é um bloqueio paravertebral das raízes nervosas de C1-C4 que formam o plexo, anestesiando tanto os ramos profundos quanto os ramos superficiais. As indicações comuns de bloqueio do plexo cervical são:

        1. Biopsia/excisão do linfonodo cervical.
        2. Endarterectomia carotídea.

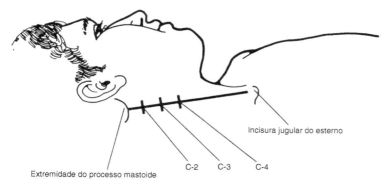

FIGURA 17.3 Pontos de referência superficiais no bloqueio do plexo cervical. Uma linha é traçada entre o processo mastoide e o tubérculo proeminente da sexta vértebra cervical. Os processos transversos da segunda, terceira e quarta vértebras cervicais situam-se 0,5 cm posteriormente a essa linha e a intervalos de 1,5 cm abaixo do processo mastoide. (Reproduzido de Mulroy MF. *Regional anesthesia: an illustrated procedural guide,* 3rd ed. Boston: Little, Brown and Company, 2002:235, com permissão.)

    3. Operações da tireoide.
    4. Traqueostomia (quando associada à anestesia tópica das vias respiratórias).
C. Técnicas
    1. **Bloqueio superficial:** Injetar 10 mℓ de anestésico local SC ao longo da borda posterior do músculo esternocleidomastóideo.
    2. **Bloqueio profundo:** Colocar o paciente em decúbito dorsal com o pescoço ligeiramente estendido e a cabeça girada para o lado oposto. Traçar uma linha entre a ponta do processo mastoide e o **tubérculo de Chassaignac** (o mais proeminente dos processos transversos cervicais, localizado em C6, o nível da cartilagem cricóidea). Traçar uma segunda linha 1 cm posterior à primeira. O processo transverso de C2 é palpado 1 a 2 cm caudal ao processo mastoide, e os processos de C3 e C4 situam-se a intervalos de 1,5 cm ao longo da segunda linha. Em cada nível, inserir uma agulha de calibre 22 e 5 cm de comprimento perpendicular à pele com angulação caudal. Avançar a agulha por 1,5 a 3,0 cm até tocar o processo transverso. Depois de aspiração cuidadosa negativa para líquido cerebrospinal (LCE) e sangue, injetar 10 mℓ de solução de anestésico local em cada processo transverso.
D. Há risco de **complicações** no bloqueio do plexo cervical profundo em decorrência da grande proximidade entre a agulha e as estruturas neurais e vasculares.
    1. O **bloqueio do nervo frênico** é a complicação mais comum. Esse bloqueio deve ser usado com cuidado em pacientes com diminuição da reserva pulmonar. O bloqueio bilateral do plexo cervical profundo produz bloqueio bilateral dos nervos frênico e laríngeo recorrente e, portanto, deve ser evitado.
    2. **Injeção subaracnóidea,** com consequente raquianestesia total.
    3. **Injeção peridural,** com consequente anestesia peridural cervical bilateral.
    4. **Injeção na artéria vertebral,** que provoca efeitos tóxicos no sistema nervoso central com doses muito pequenas de anestésico local.
    5. **Bloqueio do nervo laríngeo recorrente,** que provoca rouquidão e disfunção das pregas vocais.
    6. **Bloqueio do nervo simpático cervical,** que provoca síndrome de Horner ipsilateral.

VII. ANESTESIA REGIONAL DO MEMBRO SUPERIOR
  A. Anatomia
    1. O ombro, a axila e o membro superior são inervados pelo plexo braquial, à exceção da face medial do braço, que é suprida pelo nervo intercostobraquial formado pela raiz do segundo nervo torácico.

2. O **plexo braquial** é formado pelas raízes anteriores dos nervos espinais de C5-C8 e T1, com contribuições frequentes de C4 e T2.
3. Cada **raiz** sai posteriormente à artéria vertebral e segue lateralmente no sulco de seu processo transverso cervical, onde prossegue em direção à primeira costela e funde-se às outras quatro raízes para formar os três troncos do plexo. As raízes estão localizadas entre as bainhas fasciais dos músculos escalenos anterior e médio.
4. Os **troncos** seguem sobre a primeira costela através do espaço entre os músculos escalenos anterior e médio, em associação à artéria subclávia, que compartilha a mesma bainha fascial. As raízes e os troncos têm vários ramos, que inervam o pescoço, a cintura escapular e a parede torácica.
5. No trajeto sobre a primeira costela e sob a clavícula, os troncos se reorganizam para formar os três **fascículos** do plexo. Os fascículos descem para a axila, onde cada um emite um ramo principal, além de vários pequenos ramos, antes de se tornar um nervo terminal principal do membro superior. Os ramos dos fascículos lateral e medial formam o **nervo mediano**. O fascículo lateral emite um ramo que dá origem ao **nervo musculocutâneo**, enquanto o fascículo posterior forma os **nervos axilar e radial**. O fascículo medial também forma os **nervos ulnar, cutâneo medial do antebraço e cutâneo medial do braço**. Na axila, em relação à artéria axilar, o nervo mediano ocupa posição lateral; o nervo radial, posterior; e o nervo ulnar, medial. Os nervos axilar e musculocutâneo saem da bainha em um ponto alto na axila, e o nervo musculocutâneo atravessa a substância do músculo coracobraquial antes de se tornar subcutâneo abaixo do cotovelo. Os nervos cutâneos mediais do braço e antebraço são pequenos ramos do fascículo medial (Figura 17.4). A Figura 17.5 resume a inervação periférica cutânea dos membros superiores.
6. A Figura 17.6 resume a **distribuição cutânea e por esclerótomos dos nervos** do corpo. A inervação cutânea não tem necessariamente correlação com as estruturas profundas; portanto, o conhecimento dos esclerótomos pode ser muito útil para prever o sucesso de qualquer técnica regional.

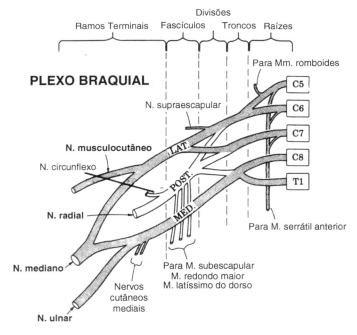

FIGURA 17.4 Diagrama do plexo braquial e da formação dos nervos periféricos.

Anestesia Regional 211

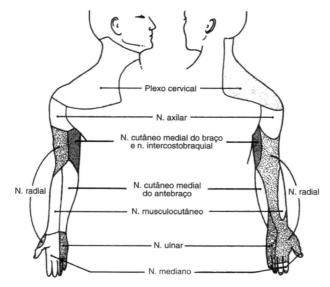

FIGURA 17.5 Inervação periférica cutânea do membro superior.

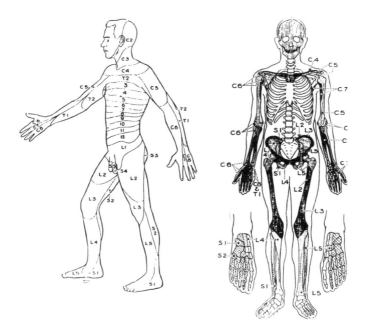

FIGURA 17.6 Vista lateral dos dermátomos (**à esquerda**) e vista anterior dos esclerótomos indicados pelos diferentes sombreamentos (**à direita**). (Reproduzido de Haymaker W, Woodhall B. *Peripheral nerve injuries*. Philadelphia: WB Saunders, 1945:20, 41, com permissão.)

212 Capítulo 17

    7. As **principais funções motoras** dos cinco nervos são:
- **a. Axilar (nervo circunflexo):** abdução do ombro (contração do músculo deltoide).
- **b. Musculocutâneo:** flexão do cotovelo (contração do músculo bíceps).
- **c. Radial:** extensão do cotovelo (contração do músculo tríceps), do punho e dos dedos da mão (extensor radial longo do carpo).
- **d. Mediano:** flexão do punho e dos dedos (flexor radial do carpo).
- **e. Ulnar:** flexão do punho e dos dedos (flexor ulnar do carpo).

B. Indicações

    1. O **bloqueio do plexo braquial** anestesia várias áreas do membro superior, dependendo do nível anatômico em que o plexo braquial é bloqueado. O acesso preferido ao plexo depende do local da intervenção, do risco de complicações e da experiência do anestesiologista.

- **a.** O **acesso interescalênico** bloqueia também o plexo cervical junto com o plexo braquial, assim anestesiando a pele do ombro. Muitas vezes o nervo ulnar é preservado. Essa técnica é mais útil na cirurgia do ombro e da porção proximal do úmero. É menos útil nas operações do antebraço e da mão, exceto se acompanhada por bloqueio do nervo ulnar.
- **b.** O **acesso supraclavicular** anestesia todo o plexo distal aos troncos em decorrência de sua natureza compacta no ponto de injeção e do fato de pouquíssimos nervos terem deixado o plexo nesse local.
- **c.** O **acesso infraclavicular** garante excelente cobertura para operação distal à porção média do úmero.
- **d.** O **acesso axilar** é muito comum. No entanto, como os nervos musculocutâneo e cutâneo medial do braço saem da bainha em local mais proximal, não são bloqueados por essa técnica, tornando-a pouco confiável para operações proximais ao cotovelo.

    2. O **nervo intercostobraquial** tem de ser bloqueado junto com o plexo nos procedimentos na porção medial do braço ou com uso de torniquete umeral proximal.

    3. O **bloqueio de um nervo periférico individual** pode ser útil quando há necessidade de anestesia limitada ou quando o bloqueio do plexo é incompleto. O nervo musculocutâneo pode ser bloqueado na axila ou no cotovelo. Todos os outros principais nervos terminais podem ser bloqueados no cotovelo ou no punho.

C. Técnicas

    1. Interescalênica (Figura 17.7)

- **a.** Pôr o paciente em decúbito dorsal, com pequena rotação da cabeça para o lado oposto ao do bloqueio.
- **b.** Identificar a borda lateral do esternocleidomastóideo instruindo o paciente a levantar a cabeça. O músculo escaleno anterior situa-se abaixo da borda posterior do esternocleidomastóideo. Ao passar os dedos, em sentido posterior, sobre o músculo escaleno anterior, o examinador sente um sulco entre os escalenos anterior e médio. A interseção desse sulco com um plano transversal no nível da cartilagem cricóidea é o ponto em que a agulha deve entrar na pele em direção caudal. Como os escalenos são músculos acessórios da respiração, pode ser útil instruir o paciente a respirar lenta e profundamente durante a palpação do sulco. Muitas vezes a veia jugular externa cruza o sulco no nível da vértebra C6 e também pode ser um ponto de referência útil.
- **c.** Introduzir uma agulha de 25 a 50 mm no sulco em ângulo de 45° em direção caudal. A estimulação do plexo provoca parestesia ou contração nos músculos deltoide, bíceps ou peitoral maior. A parestesia ou as contrações limitadas ao ombro podem ser causadas por estimulação supraescapular ou do plexo cervical e indicam que a agulha está posicionada posteriormente ao plexo. A parestesia ou as contrações do diafragma (nervo frênico) indicam que a agulha está em posição anterior ao plexo. Apesar de estar posicionada precisamente no sulco, às vezes a agulha toca o processo transverso cervical sem estimular o plexo. Se isso acontecer, a retirada da agulha, seguida por seu discreto redirecionamento, provavelmente obtém a resposta correta.
- **d.** Devem-se injetar 30 a 40 mℓ de solução anestésica.
- **e.** A aplicação de pressão digital distal ao local de injeção pode facilitar o bloqueio do plexo cervical, além do bloqueio do plexo braquial.

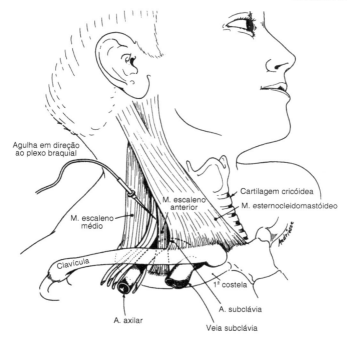

FIGURA 17.7 Acesso interescalênico para bloqueio do plexo braquial.

    f. As **complicações** são idênticas às do bloqueio do plexo cervical (ver seção VI.D).
    g. O **bloqueio interescalênico guiado por ultrassonografia** é realizado com o paciente em decúbito dorsal, semirreclinado, com os braços ao lado do corpo, ou em decúbito lateral. Coloca-se o transdutor sobre o músculo esternocleidomastóideo no nível da cartilagem cricóidea (C6) e identificam-se a artéria carótida interna e a veia jugular interna (Figura 17.8). O transdutor é movido lateralmente e identificam-se os músculos escalenos anterior e médio. Nesse momento, veem-se as raízes/troncos como estruturas nodulares hipoecoicas (escuras). Eles devem ser centralizados na tela e é preciso escolher um ponto de inserção da agulha imediatamente lateral à posição do transdutor. Após infiltração de anestésico local, uma agulha com ponta biselada de calibre 22 e 50 mm é inserida e avançada em ângulo adequado em relação à pele para permitir o melhor acesso, mantendo a agulha no plano da imagem de ultrassonografia. Pode-se ou não atravessar diretamente o músculo escaleno médio. Ao atravessá-lo, percebe-se um evidente aumento da resistência seguido por um estalido quando a agulha entra e sai do músculo. Depois da aspiração negativa, 15 a 20 mℓ da solução de anestésico local são depositados entre os dois músculos escalenos, o que deve ser visualizado na imagem de ultrassonografia. Note que *não* é necessária a estimulação motora, uma vez que as características anatômicas e a dispersão do anestésico local são facilmente percebidas.
2. O **bloqueio supraclavicular** anestesia o plexo braquial no nível dos troncos nervosos e produz anestesia confiável do cotovelo, do antebraço e da mão.
    a. Acesso supraclavicular clássico. Preparar o paciente e identificar o sulco interescalênico, conforme a descrição anterior (ver seção VII.C.1). Palpar o pulso da artéria subclávia na parte inferior desse espaço. Uma agulha de calibre 22 e 4,0 cm é inserida em posição imediatamente cranial ao dedo que palpa, no sulco interescalênico,

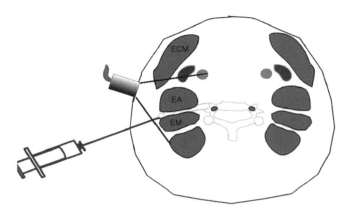

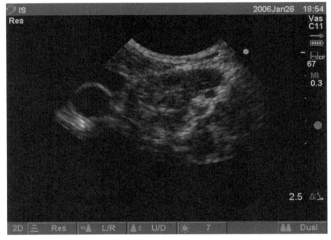

FIGURA 17.8 Bloqueio interescalênico guiado por ultrassonografia. ECM, músculo esternocleidomastóideo; EA, músculo escaleno anterior; EM, músculo escaleno médio.

no nível da clavícula, em direção caudal. Ao penetrar no plexo a agulha produz um "estalido" perceptível e pode-se identificar o plexo com um estimulador de nervos ou pela técnica da parestesia. Injetar 20 a 30 mℓ de solução de anestésico local.

b. As **complicações** são pneumotórax e injeção intravascular, além daquelas mencionadas na seção V.

c. O **bloqueio supraclavicular guiado por ultrassonografia** (Figura 17.9) é realizado com o paciente em decúbito dorsal e a cabeça girada para o lado oposto. Deve-se aplicar a técnica asséptica habitual. O transdutor linear é colocado no plano coronal oblíquo na fossa supraclavicular. O plexo braquial é visualizado como um grupo hipoecoico de nervos em posição lateral e caudal em relação à proeminente artéria subclávia. Profundamente à artéria, costuma-se ver a primeira costela hiperecoica; no entanto, a pleura é encoberta pela sombra acústica da costela. Após infiltração cutânea de anestésico local, deve-se inserir uma agulha de calibre 22 e comprimento de 25 a 50 mm imediatamente lateral ao transdutor e no plano do feixe de ultrassom, de tal

Anestesia Regional 215

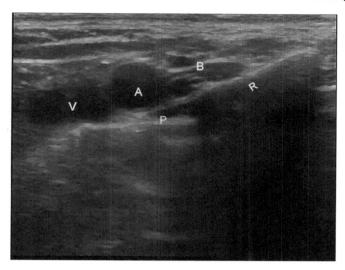

FIGURA 17.9 Bloqueio supraclavicular guiado por ultrassonografia. *A*, artéria subclávia; *B*, plexo braquial; *V*, veia subclávia; *R*, costela; *P*, pleura.

modo que se possa ver toda a extensão da agulha. A agulha deve ser avançada até alcançar o plexo braquial. Também é possível usar um estimulador de nervos para confirmar a proximidade do plexo. Após aspiração negativa, devem-se administrar 15 a 20 mℓ de solução de anestésico local lentamente e observar a separação do plexo braquial para confirmar a posição apropriada.

3. O **acesso infraclavicular** ao plexo braquial é usado principalmente para anestesia do braço distal à linha mediana do úmero. É mais útil em procedimentos de média a longa duração, nos quais a analgesia pós-operatória prolongada seria benéfica (p. ex., cirurgia óssea e articular). A técnica mais apropriada para a cirurgia dos tecidos moles pode ser o **bloqueio de Bier (ver seção VII.C.10)**.
   a. Posicionar o paciente em decúbito dorsal, com leve abdução do membro superior e a palma da mão voltada para cima.
   b. Os pontos de referência a serem palpados são clavícula, processo coracoide e parede torácica. Depois de identificar o processo coracoide, marcar um ponto 2 cm inferior e 2 cm medial a ele, garantindo que a marcação para inserção da agulha esteja localizada superiormente à parede torácica (entre o processo coracoide e a parede torácica).
   c. Usando uma agulha de 100 mm revestida de isolante e um estimulador de nervos programado inicialmente entre 1,0 e 1,5 mA, introduzir a agulha em direção vertical até que a estimulação motora indique contato com fascículo do plexo braquial. Caso não haja contato, o primeiro redirecionamento da agulha deve ser feito afastando-a da parede torácica.
   d. A estimulação do fascículo lateral promove o estímulo do músculo flexor radial do carpo e/ou alguma flexão do punho e dos dedos (nervo mediano). A estimulação do fascículo posterior estende o cotovelo e/ou punho (nervo radial). A estimulação do fascículo medial movimenta o músculo flexor ulnar do carpo com alguma flexão do punho e/ou dedos (nervos mediano e ulnar).
   e. A estimulação motora com corrente inferior a 0,3 mA é bem-sucedida nos três fascículos; no entanto, alguns profissionais preferem a estimulação do fascículo posterior, pois é o mais central dos três.

f. Depois da aspiração negativa para sangue, injetar 40 mℓ de anestésico local em porções de 3 a 5 mℓ, aspirando antes de cada injeção.
g. As **complicações** são infecção, hematoma, pneumotórax, lesão de nervo e fracasso do bloqueio.
h. O **bloqueio infraclavicular guiado por ultrassonografia** é realizado com o paciente em decúbito dorsal, com o braço abduzido a 90° no ombro e o antebraço em supinação, de modo que a palma fique voltada para cima. O transdutor é posto na fossa infraclavicular (no sulco deltopeitoral) e a artéria axilar é identificada e posicionada no centro da tela (Figura 17.10). Identifica-se o local de inserção da agulha cerca de 2,5 cm superior ao transdutor e infiltra-se anestésico local. Uma agulha de calibre 17 ou 18 e comprimento de 100 a 150 mm é adequada para inserção de cateter ou uso em pacientes obesos ou musculosos. As agulhas de bloqueio longas e de menor calibre (20 ou 22) são adequadas para pacientes menores ou mais magros. A agulha é inserida e avançada em ângulo de 45° com a pele, no plano do feixe de ultrassom, até que esteja em posição posterior à artéria axilar (ou seja, na posição de 6 h). Depois da aspiração negativa para sangue, injetam-se 30 a 40 mℓ de solu-

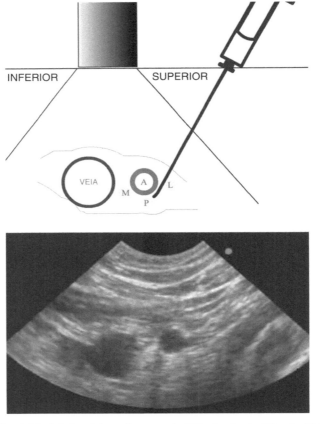

FIGURA 17.10 Bloqueio infraclavicular guiado por ultrassonografia. *VEIA*, veia axilar; *A*, artéria axilar; *M*, fascículo medial do plexo braquial; *P*, fascículo posterior do plexo braquial; *L*, fascículo lateral do plexo braquial.

ção de anestésico local com o objetivo de igual distribuição de cada lado da artéria axilar (ou seja, entre as posições de 6 e 9 h e também entre as posições de 6 e 3 h). Isso pode exigir o reposicionamento depois de injeção parcial para que haja dispersão nos dois locais. Note que *não* é necessária a estimulação motora, uma vez que as características anatômicas e a dispersão do anestésico local são facilmente percebidas.

4. **Acesso axilar** (Figura 17.11)
   a. Posicionar o paciente em decúbito dorsal, com o braço em abdução de 90° no ombro, rotação externa e flexão no cotovelo.
   b. Palpar a artéria axilar em sua parte proximal na axila. Caso seja difícil palpar a artéria, mover a mão do paciente lateralmente ou reduzir o grau de abdução no ombro.
   c. Introduzir uma agulha de calibre 23 através da pele imediatamente superior à ponta do dedo que palpa, orientando a agulha em direção ao ápice da axila. A localização de um dos nervos do plexo por parestesia ou estimulação confirma que a extremidade da agulha está dentro da bainha do plexo; podem ser injetados 40 a 50 mℓ de anestésico local.
   d. Se a agulha penetrar na artéria axilar, prosseguir e atravessar a parede posterior da artéria.
   e. Muitas vezes percebe-se um "estalido" ao penetrar na bainha. Quando isso acontece e a agulha pulsa em sincronia com o pulso, sua extremidade está localizada na bainha e o anestésico pode ser injetado. Para maior segurança, a confirmação da posição da agulha pelo uso de ultrassom ou estimulador de nervo melhora a qualidade e a duração do bloqueio.
   f. Exercendo pressão distal sobre a parte superior do braço, redirecionar a agulha de modo que sua extremidade fique superior à artéria e perpendicular à pele em todos

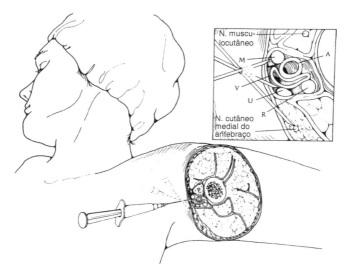

FIGURA 17.11 Posição da agulha na injeção axilar. Os nervos mediano (*M*) e musculocutâneo situam-se no lado superior da artéria (*A*). Em geral, o nervo musculocutâneo está situado no corpo do músculo coracobraquial nesse ponto. O nervo ulnar (*U*) ocupa posição inferior à artéria, e o nervo radial (*R*) localiza-se inferior e posteriormente à artéria. Essas posições podem variar de acordo com os pacientes. O nervo cutâneo medial do antebraço geralmente situa-se nos tecidos subcutâneos, em posição imediatamente inferior ao feixe neurovascular, e é anestesiado por um botão subcutâneo ao longo daquela área, juntamente com as fibras intercostobraquiais. (Reproduzido de Mulroy MF. *Regional anesthesia: an illustrated procedural guide,* 3rd ed. Boston: Little, Brown and Company, 2002:172, com permissão.)

218 Capítulo 17

os planos. Avançar a agulha até tocar o úmero e, depois, movendo a ponta superiormente em um arco de 30°, pode-se injetar 5 mℓ da solução de anestésico local com distribuição em leque. Desse modo, há bloqueio do **nervo musculocutâneo** no corpo do músculo coracobraquial.

g. **O bloqueio do nervo intercostobraquial** requer a injeção subcutânea de 5 mℓ de anestésico, diretamente inferior à artéria axilar e estendendo-se até a borda inferior da axila.

h. A complicação mais comum específica do acesso axilar é a injeção de anestésico local na artéria axilar.

i. Pode-se aplicar pressão digital distal para facilitar a dispersão proximal do anestésico local.

j. **O bloqueio do nervo axilar guiado por ultrassonografia** é realizado na mesma posição que a técnica convencional. O transdutor é mantido sobre a artéria axilar na parede lateral da axila, e a artéria axilar é posicionada no centro da tela (Figura 17.12). Três nervos hiperecoicos podem ser observados na área perivascular. Escolhe-se um local de inserção da agulha adjacente ao transdutor superiormente e, depois da infiltração com anestésico local, introduz-se uma agulha de calibre 22 e comprimento de 25 a 50 mm, que é avançada em ângulo apropriado com a pele para alcançar os nervos almejados. A agulha, mantida no plano do feixe de ultrassom, é avançada em direção aos nervos em sequência. Após aspiração negativa para sangue, são injetados 5 a 10 mℓ de anestésico local. O objetivo é a cobertura de 360° ao redor da artéria axilar, que pode exigir reposicionamento após injeção parcial para obter essa dispersão. O nervo musculocutâneo pode ser identificado como uma estrutura oval ou triangular hiperecoica (branca) entre os músculos coracobraquial e bíceps. Sem modificar o local de entrada da agulha, usando uma trajetória mais perpendicular, a ponta da agulha é posicionada perto do nervo e são injetados 2 a 4 mℓ de solução de anestésico local. Note que *não* é necessária estimulação motora, uma vez que as características anatômicas e a dispersão do anestésico local são facilmente percebidas.

5. **Bloqueio do nervo ulnar**
   a. **No cotovelo,** localizar o sulco do nervo ulnar no epicôndilo medial e injetar, em leque, 5 a 10 mℓ da solução de anestésico local 3 a 5 cm proximal ao sulco.
   b. **No punho** (Figura 17.13), o nervo ulnar situa-se imediatamente lateral ao tendão do músculo flexor ulnar do carpo, no nível do processo estiloide ulnar. Perfurar a fáscia profunda com a agulha perpendicular à pele, imediatamente lateral ao tendão, e injetar 3 a 6 mℓ de solução.

6. **Bloqueio do nervo mediano**
   a. **No cotovelo** (ver Figura 17.13), o nervo mediano situa-se medial à artéria braquial. Palpar a artéria 1 a 2 cm proximal à prega do cotovelo e injetar, em leque, 3 a 5 mℓ de anestésico imediatamente medial à artéria.
   b. **No punho** (ver Figura 17.13), o nervo mediano situa-se entre os tendões dos músculos palmar longo e flexor radial do carpo, 2 a 3 cm proximal à prega do punho. Perfurar fáscia profunda com a agulha perpendicular à pele, perto da borda lateral do músculo palmar longo, e injetar 3 a 5 mℓ de anestésico.

7. **Bloqueio do nervo radial**
   a. **No cotovelo** (ver Figura 17.13), o nervo radial situa-se lateral ao tendão do músculo bíceps, medial ao músculo braquiorradial, no nível do epicôndilo lateral do úmero. Inserir a agulha 1 a 2 cm lateralmente ao tendão e avançar até tocar o epicôndilo lateral. Injetar 3 a 5 mℓ de solução de anestésico local.
   b. **No punho,** o nervo radial divide-se em seus ramos terminais na fáscia superficial. Injetar 5 a 10 mℓ de anestésico local SC, estendendo-se da artéria radial anteriormente até o músculo extensor radial do carpo posteriormente, começando logo proximal ao punho.

8. **Bloqueio do nervo musculocutâneo.** O nervo musculocutâneo pode ser bloqueado na axila, conforme descrito na seção VII.C.4.f. Seu componente cutâneo terminal é bloqueado concomitantemente com o nervo radial no cotovelo.

9. **O bloqueio dos nervos periféricos do plexo braquial guiado por ultrassonografia** pode ser feito no nível do cotovelo e do punho. Usando os pontos de referência anatômicos descritos anteriormente, podem-se ver os nervos periféricos como estruturas hiperecoicas.

Anestesia Regional 219

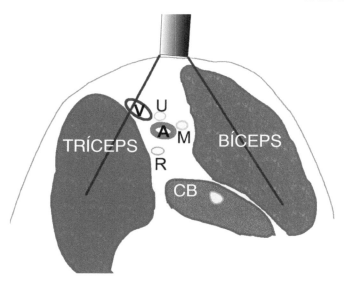

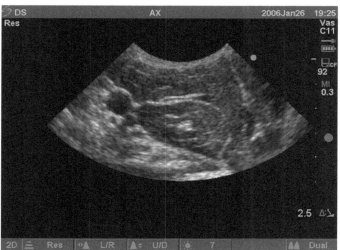

FIGURA 17.12 Bloqueio axilar guiado por ultrassonografia. *V*, veia axilar; *A*, artéria axilar; *M*, nervo mediano; *U*, nervo ulnar; *R*, nervo radial; *CB*, músculo coracobraquial.

10. **Anestesia regional intravenosa (IV) (bloqueio de Bier).** A administração por via intravenosa de anestésico local distal a um torniquete é uma técnica simples para anestesiar um membro.
    a. Posicionar e destampar um cateter IV de calibre 20 a 22 na região mais distal possível do membro. Colocar um torniquete duplo pneumático na região proximal e drenar o sangue do membro elevando-o e aplicando uma faixa de Esmarch partindo da parte distal para a proximal.

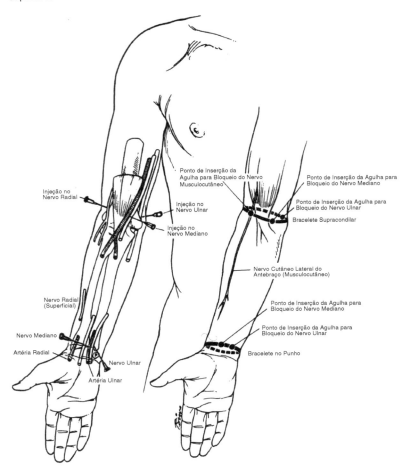

FIGURA 17.13 Anatomia profunda para bloqueio dos nervos musculocutâneo, radial, ulnar e mediano no cotovelo e no punho. (Reproduzido de Raj PP. *Clinical practice of regional anesthesia.* New York: Churchill Livingstone, 1991, com permissão.)

  b. Os dois torniquetes devem ser checados. Insuflar a braçadeira proximal até 150 mmHg acima da pressão sistólica. A ausência de pulso após a insuflação garante a oclusão arterial. Retirar a faixa de Esmarch e injetar o anestésico no cateter IV previamente inserido. As doses médias do fármaco são de 50 mℓ de lidocaína a 0,5% em um braço. Embora haja relato de bloqueio de Bier na perna, geralmente não é usado por dois motivos principais. É difícil obter oclusão vascular completa com torniquete, e o volume de anestésico local necessário aumenta a possibilidade de intoxicação sistêmica.
  c. A anestesia ocorre 5 min após a injeção de anestésico local. Em geral, a dor no local sob o torniquete torna-se insuportável depois de 1 h e esse é o fator limitante para o sucesso dessa técnica. Quando o paciente queixa-se de dor, é preciso insuflar o torniquete distal sobre a pele anestesiada e soltar o torniquete proximal. Alguns defendem a troca das braçadeiras com 45 min, antes do início da dor.
  d. Nos procedimentos de curta duração da mão, do punho e da parte distal do antebraço, pode-se aplicar um torniquete com braçadeira única na parte proximal

Anestesia Regional 221

do antebraço. Em geral, 25 a 30 mℓ de lidocaína a 0,5% proporcionam anestesia suficiente e facilitam o esvaziamento precoce do torniquete.

e. A **reação tóxica ao anestésico local** é a principal complicação associada à anestesia regional IV. Pode ocorrer durante a injeção se o torniquete falhar ou depois do esvaziamento do torniquete, sobretudo quando o tempo de insuflação é inferior a 25 min. A atenção cuidadosa à posologia e à adequação da oclusão vascular minimiza o risco de reação ao anestésico local. Se o torniquete for esvaziado antes de 25 min, o paciente deve ser observado com atenção aos sinais de intoxicação.

VIII. BLOQUEIO PARAVERTEBRAL TORÁCICO PARA ANESTESIA REGIONAL DO TÓRAX E DO ABDOME

A. **Anatomia.** O espaço paravertebral torácico é um espaço virtual cuneiforme que contém os nervos intercostais, ramos dorsais, cadeia simpática, tecido adiposo e vasos intercostais (Figura 17.14). O limite anterior desse espaço é a pleura parietal, e o posterior é o ligamento costotransverso superior, que une a borda inferior de um processo transverso à borda superior da costela abaixo dele. A base dessa cunha é formada pela borda lateral do corpo vertebral, forame intervertebral e disco intervertebral. O ápice dessa cunha continua lateralmente em conjunção com o espaço intercostal. Os espaços paravertebrais esquerdo e direito em um nível específico são contínuos na região medial através do forame intervertebral e do espaço extradural.

B. **Indicações.** O bloqueio paravertebral torácico produz perda sensorial somática e simpática unilateral e é útil nos procedimentos cirúrgicos do tórax e da parte superior do abdome. As indicações de bloqueios paravertebrais são: fraturas das costelas, toracotomia, cirurgia da mama e herniorrafia.

C. **Contraindicações.** Além daquelas já especificadas na anestesia regional, as contraindicações relativas ao bloqueio paravertebral são toracotomia prévia, cifoescoliose ou deformidade da parede torácica, todos os quais podem predispor ao pneumotórax.

D. **Técnica**
1. Pôr o paciente sentado para otimizar os pontos de referência anatômicos e dar-lhe conforto.
2. Após identificação do nível apropriado do dermátomo e da técnica asséptica, a infiltração cutânea com anestésico local 2,5 a 3 cm lateral ao processo espinhoso ajuda a identifi-

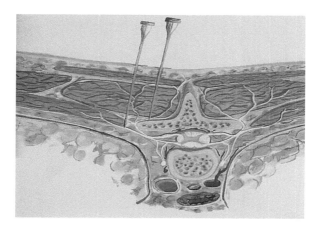

FIGURA 17.14 Corte transversal no nível do espaço paravertebral torácico. Depois de localizar o processo transverso (agulha medial), a agulha deve ser avançada por 1 a 1,5 cm em direção cefálica até o espaço paravertebral (agulha lateral). (Reproduzido de Chelly JE. *Peripheral nerve blocks a color atlas,* 2nd ed. Philadelphia: Lippincott Williams & Wilkins, 2004, com permissão.)

car o processo transverso, além de proporcionar analgesia. Anotar a profundidade e o plano apropriado em que houve contato com o processo transverso.
3. Em seguida, pode-se introduzir uma agulha de Touhy (calibre 18 a 20) até tocar o processo transverso. A agulha deve ser ligeiramente recuada e avançada por 1 a 1,5 cm em direção cefálica, desviando do processo transverso. Pode-se perceber um discreto "estalido" quando a ponta da agulha atravessa o ligamento costotransverso superior. Alguns autores defendem o uso da técnica de perda da resistência como opção para localização do espaço paravertebral.
4. Após suave aspiração para verificar se há saída de LCE, ar ou sangue, pode-se administrar anestésico local (3 a 5 mℓ) ou inserir um cateter paravertebral no espaço.
E. As **complicações** específicas desse bloqueio são pneumotórax e injeção intratecal, peridural e intravascular.

IX. **ANESTESIA REGIONAL DO MEMBRO INFERIOR**
   A. **Anatomia.** Há dois plexos principais que inervam o membro inferior: o plexo lombar e o plexo sacral.
   1. O **plexo lombar** (Figura 17.15) é formado no interior do músculo psoas pelos ramos anteriores dos nervos espinais L1-L4, com contribuição do 12º nervo torácico. Os nervos superiores do plexo são os **nervos ílio-hipogástrico, ilioinguinal** e **genitofemoral**. Esses nervos perfuram a musculatura abdominal anteriormente, antes de suprirem a pele do quadril e da região inguinal. O restante da parte inferior do abdome é suprido por nervos intercostais. Os três nervos inferiores do plexo lombar são os **nervos cutâneo femoral lateral (CFL), femoral** e **obturatório**.

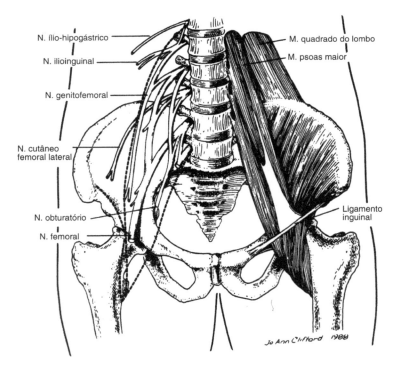

FIGURA 17.15 O plexo lombar situa-se no compartimento do músculo psoas, entre o psoas maior e o quadrado do lombo. (Reproduzido de Miller RD. *Anesthesia*, 6th ed. New York: Churchill Livingstone, 2004.)

Anestesia Regional **223**

    a. O **nervo CFL** passa sob a extremidade lateral do ligamento inguinal, garantindo a inervação sensorial da face lateral da coxa e nádega.

    b. O **nervo femoral** passa sob o ligamento inguinal imediatamente lateral à artéria femoral e supre os músculos e a pele da face anterior da coxa, além das articulações do joelho e do quadril. O **nervo safeno** é a terminação cutânea do nervo femoral, suprindo a pele da face medial da perna e do pé. É o único nervo do plexo lombar que inerva a perna abaixo do joelho.

    c. O **nervo obturatório** sai da pelve através do canal obturatório do ísquio, inervando os músculos adutores da coxa, as articulações do quadril e joelho e uma parte da pele da face medial da coxa.

2. O **plexo sacral** é formado pelos ramos anteriores dos nervos lombares L4-L5 e dos nervos sacrais S1-S3. Os dois principais nervos do plexo sacral são o nervo isquiático e o nervo cutâneo femoral posterior.

    a. O **nervo cutâneo femoral posterior** segue com o nervo isquiático em sua extensão proximal e supre a pele da face posterior da coxa. As técnicas de bloqueio do nervo isquiático também bloqueiam o nervo cutâneo femoral posterior.

    b. O **nervo isquiático** sai da pelve através do forame isquiático maior, torna-se superficial na borda inferior do glúteo máximo, desce ao longo da face medial do fêmur enviando ramos para os músculos isquiotibiais, e volta a se tornar superficial na fossa poplítea. Aí se divide em nervos tibial e fibular comum.

        (1) O **nervo tibial** desce na parte posterior da panturrilha e passa abaixo do maléolo medial antes de se dividir em ramos terminais. Supre a pele das faces medial e plantar do pé e causa flexão plantar.

        (2) O **nervo fibular comum** contorna a cabeça da fíbula antes de se dividir em nervos fibulares superficial e profundo.

            (a) O **nervo fibular superficial** é um nervo sensorial que desce na face lateral da panturrilha, dividindo-se em ramos terminais logo medial ao maléolo lateral que supre a face anterior do pé.

            (b) O **nervo fibular profundo** entra no pé imediatamente lateral à artéria tibial anterior, situado na borda superior do maléolo, entre o tendão do músculo tibial anterior e o tendão do extensor longo do hálux. Embora seja basicamente um nervo motor associado à dorsiflexão do pé, também envia um ramo sensorial para o espaço entre o primeiro e o segundo dedos dos pés.

        (3) O **nervo sural** é um nervo sensorial formado por ramos dos nervos fibular comum e tibial. Passa abaixo do maléolo lateral, suprindo a região lateral do pé.

B. Indicações. A anestesia de todo o membro inferior requer bloqueio de componentes dos plexos lombar e sacral. Como podem ser necessárias várias injeções, muitos anestesiologistas não apreciam os bloqueios do membro inferior. No entanto, são úteis quando há necessidade de anestesia limitada (que torna viável uma única injeção) ou quando é preferível uma técnica regional, mas o bloqueio do neuroeixo central é contraindicado. Muitos desses bloqueios podem ser usados como auxiliares da anestesia geral para garantir analgesia pós-operatória.

1. Embora **operações abdominais inferiores** possam ser realizadas com uma combinação de bloqueio do plexo lombar e bloqueios de nervos intercostais, isso é raro. No entanto, o **bloqueio ilioinguinal–ílio-hipogástrico** é simples e muito útil, garantindo analgesia excelente para operações inguinais (p. ex., reparo de hérnia).

2. As **operações do quadril** exigem anestesia de todo o plexo lombar, com exceção dos nervos ílio-hipogástrico e ilioinguinal. A técnica mais fácil para obter isso é o bloqueio do plexo lombar (bloqueio do psoas).

3. As **operações de grande porte da coxa** (p. ex., implante de haste femoral) exigem anestesia dos nervos CFL, femoral, obturatório e isquiático. Essas operações podem ser realizadas com um bloqueio combinado psoas–isquiático.

4. As **operações limitadas à face anterior da coxa** podem ser realizadas com um bloqueio combinado dos nervos CFL e femoral. Os nervos podem ser bloqueados separadamente ou juntos por um bloqueio "3 em 1" (ver seção IX.C.2). Isoladamente, um bloqueio do CFL proporciona excelente analgesia para locais doadores de enxerto cutâneo na face anterior da coxa. O bloqueio isolado do nervo femoral é particularmente útil para proporcionar analgesia pós-operatória de estruturas da diáfise do fêmur ou como único anestésico para quadricepsplastia ou reparo de fratura patelar.

224 Capítulo 17

5. Na **dor na coxa associada ao torniquete**, o bloqueio combinado dos nervos CFL e femoral, junto com um bloqueio isquiático, geralmente proporciona analgesia adequada. Isso ocorre porque a área de pele suprida pelo nervo obturatório geralmente é pequena.

6. As **operações a céu aberto** no joelho exigem anestesia dos nervos CFL, femoral, obturatório e isquiático, que é realizada com mais facilidade por um bloqueio combinado psoas–isquiático. Na artroscopia do joelho, os bloqueios combinados 3 em 1 e os bloqueios dos nervos femoral–isquiático proporcionam anestesia adequada. O bloqueio do nervo femoral de dose única ou contínuo é uma opção à analgesia pós-operatória para aliviar o desconforto no local da incisão cutânea.

7. **Operações distais ao joelho** exigem bloqueios do nervo isquiático e do ramo safeno do nervo femoral. Os ramos do nervo isquiático podem ser bloqueados com várias injeções no tornozelo ou com uma única injeção no nível subglúteo ou femoral médio ou, ainda, na fossa poplítea. Esta última é particularmente útil em caso de celulite no tornozelo. O bloqueio do tornozelo garante anestesia para amputações transmetatarsais e dos dedos do pé.

C. As **técnicas** de localização em procedimentos de bloqueio do membro inferior podem ser realizadas por parestesia, estimulação de nervo e técnicas de orientação por ultrassonografia.

1. **Bloqueio do plexo lombar (bloqueio do psoas)**
   a. O anestésico local depositado na substância do músculo psoas é limitado por sua fáscia e anestesia todo o plexo.
   b. Colocar o paciente em decúbito lateral, com os quadris fletidos e o lado a ser operado voltado para cima. Inserir uma agulha de raquianestesia de calibre 22 e comprimento de 9 cm perpendicular à pele em um ponto situado 3 cm cefálico a uma linha que une as cristas ilíacas e 4 a 5 cm lateral à linha mediana. Redirecionar a agulha, caso toque o processo transverso de L4. Localizar o plexo usando um estimulador de nervos, que provoca contrações do músculo quadríceps. Injetar 30 a 40 mℓ de anestésico local.
   c. O **bloqueio peridural** é uma complicação dessa técnica e ocorre com incidência aproximada de 10%.

2. O **bloqueio 3 em 1** tenta bloquear os três ramos do plexo lombar com uma só injeção. Na realidade, o bloqueio 3 em 1 anestesia os nervos femoral e obturatório, poupando o CFL. O bloqueio da fáscia ilíaca abrange os nervos femoral e CFL, mas raramente o nervo obturatório.
   a. Com o paciente em decúbito dorsal, introduzir uma agulha de calibre 22 e comprimento de 6 a 8 cm em posição imediatamente caudal ao ligamento inguinal e lateral à artéria femoral. Orientar a agulha cefalicamente em ângulo de 45° até produzir contração do quadríceps ou parestesia. Aplicando pressão distal, que pode forçar a dispersão do anestésico em sentido proximal sobre as raízes do nervo lombar, injetar 30 a 40 mℓ de anestésico local.
   b. Outra técnica é o **bloqueio do compartimento da fáscia ilíaca**. Consiste na injeção de anestésico local atrás da fáscia ilíaca na junção dos terços lateral e médio do ligamento inguinal, empurrando-o para cima por compressão digital.

3. **Bloqueio dos nervos ilioinguinal–ílio-hipogástrico.** Inserir uma agulha de calibre 22 e comprimento de 4 cm perpendicular à pele e 3 cm medial à espinha ilíaca anterossuperior (EIAS). Tocar a EIAS com a agulha e injetar 10 a 15 mℓ de anestésico local enquanto recua a agulha até a pele.

4. **Bloqueio do nervo CFL** (Figura 17.16). Inserir uma agulha de calibre 22 e comprimento de 4 cm em posição 1,5 cm caudal e 1,5 cm medial à EIAS. Orientar a agulha em direção um pouco lateral e cefálica, tocando o osso ilíaco medialmente logo abaixo da EIAS, e injetar 5 a 10 mℓ de anestésico local.

5. A técnica de **bloqueio do nervo femoral** (ver Figura 17.16) é idêntica à do bloqueio 3 em 1 (ver seção IX.C.2), exceto pela orientação da agulha perpendicular à pele, e não em ângulo de 45°. Um volume de 15 a 20 mℓ de anestésico local é suficiente.
   a. O **bloqueio da fáscia ilíaca/nervo femoral guiado por ultrassonografia** é realizado em decúbito dorsal. O transdutor é colocado sobre a artéria femoral no nível da prega femoral e deslocado cerca de 1 cm lateralmente, de modo que a artéria femoral fique na borda medial da imagem (Figura 17.17). Podem ser visualizadas duas lâminas

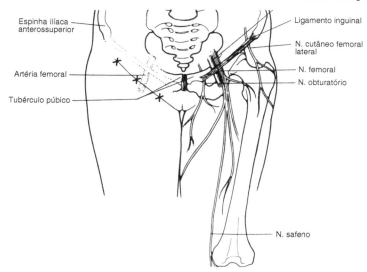

FIGURA 17.16 Bloqueio dos ramos lombossacrais anteriores na região inguinal. O nervo CFL emerge cerca de 2,5 cm medial à EIAS e o melhor local de bloqueio é ao longo da linha 2,5 cm caudal à EIAS. O nervo femoral emerge ao longo da artéria femoral e ligeiramente posterior a ela e, mais uma vez, é fácil o acesso a ele cerca de 2,5 cm abaixo do ligamento inguinal. Nessa mesma linha, o nervo obturatório emerge do canal obturatório, porém é mais profundo e a localização é menos confiável. (Reproduzido de Mulroy MF. *Regional anesthesia: an illustrated procedural guide,* 3rd ed. Boston: Little, Brown and Company, 1996:204, com permissão.)

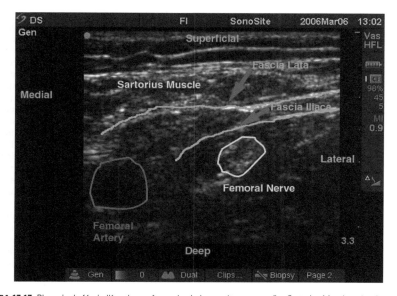

FIGURA 17.17 Bloqueio da fáscia ilíaca/nervo femoral guiado por ultrassonografia. *Sartorius Muscle,* músculo sartório; *Femoral Nerve,* nervo femoral; *Femoral Artery,* artéria femoral; *Deep,* profundo.

226 Capítulo 17

de fáscia sobrepondo-se ao músculo iliopsoas: a fáscia lata superficial e a fáscia ilíaca profunda. Escolhe-se um local de inserção da agulha cerca de 2 cm lateral ao transdutor e infiltra-se anestésico local. Uma agulha de calibre 22 e pelo menos 50 mm de comprimento é inserida e avançada medialmente em ângulo de 60° com a pele. À medida que a agulha avança, pode-se ver e perceber dois "estalidos" distintos (cada um deles corresponde a um aumento inicial da resistência seguido por perda súbita da resistência ao atravessar as duas lâminas de fáscia). Nesse ponto, depois de atravessar a fáscia lata e a fáscia ilíaca, a extremidade da agulha deve ser posicionada entre a fáscia ilíaca e o músculo iliopsoas. Após aspiração negativa para sangue, injeta-se o anestésico local. Cerca de 20 mℓ bastam para bloquear apenas o nervo femoral, mas são necessários cerca de 40 mℓ para bloquear também os nervos CFL e obturatório. Note que não é necessário que a extremidade da agulha esteja diretamente perto da artéria ou do nervo femoral para que o bloqueio seja bem-sucedido. Se a agulha estiver no plano apropriado, a distribuição do anestésico local é observada principalmente em direção horizontal, facilmente alcançando os nervos femoral e CFL.

6. **Bloqueio do nervo obturatório** (Figura 17.16). Com o paciente em decúbito dorsal, identificar o tubérculo púbico e introduzir uma agulha de calibre 22 e comprimento de 8 cm, em posição 1,5 cm caudal e 1,5 cm lateral ao tubérculo. Após tocar o osso, retirar a agulha e redirecioná-la um pouco lateral e caudal enquanto avança 2 a 3 cm até o forame obturado. Após a aspiração, injetar 20 mℓ de anestésico local em leque no sentido lateral.

7. **Bloqueio do nervo isquiático**
   a. **Indicações**
      (1) **Intervenção cirúrgica da perna** quando se usa bloqueio proximal em combinação com o bloqueio do nervo femoral.
      (2) **Intervenção cirúrgica do joelho** quando combinado ao bloqueio dos nervos femoral, CFL e obturatório.
      (3) **Intervenção cirúrgica do pé e tornozelo** quando combinado ao bloqueio do nervo safeno (femoral).
   b. **Acesso posterior clássico.** Colocar o paciente na posição de Sims (a posição de decúbito lateral com a perna a ser bloqueada por cima e fletida no quadril e no joelho; Figura 17.18). Identificar a espinha ilíaca posterossuperior e o trocanter maior e traçar uma linha reta unindo as duas estruturas. Em seu ponto médio, traçar uma linha perpendicular inferiormente por 3 a 4 cm. Introduzir uma agulha de calibre 22 e comprimento de 9 cm perpendicular à pele, 3 cm abaixo do ponto médio, e conectar a agulha a um estimulador de nervos programado para aplicar uma corrente inicial de 2,5 mA. Avançar a agulha até uma profundidade aproximada de 3 cm para produzir uma resposta motora na distribuição do nervo isquiático (contração dos músculos isquiotibiais ou gastrocnêmio, dorsiflexão ou flexão plantar do pé) ou parestesia da perna ou do pé. Caso seja observada contração da nádega, os nervos glúteos inferior ou superior estão sendo estimulados, e a agulha é simplesmente redirecionada. Ao observar uma resposta motora apropriada, diminuir a corrente gradualmente para determinar o limiar para estimulação. Reposicionar a agulha até ser alcançado o objetivo de um limiar de estímulo inferior a 1,0 mA. Depois de uma dose de teste, injetar 20 a 30 mℓ de anestésico local, aspirando a seringa depois da injeção de cada 5 mℓ. A técnica de injeção dupla identifica os componentes tibial e fibular do nervo isquiático e administra separadamente a injeção nos dois através da mesma pápula cutânea.
   c. **Acesso por litotomia**. O paciente é colocado em decúbito dorsal e o membro inferior é fletido o máximo possível no quadril e sustentado por estribos ou por um assistente. Localizar o ponto médio de uma linha traçada entre o trocanter maior e o túber isquiático. Introduzir uma agulha de calibre 22 e comprimento de 9 cm, conectada a um estimulador de nervos, perpendicular à pele nesse ponto e avançar a agulha até observar resposta motora, que indica estimulação do nervo isquiático. Injetar 20 a 30 mℓ de solução de anestésico local, realizando aspiração intermitente.
   d. **Bloqueio isquiático no joelho** (Figura 17.19). Com o paciente em decúbito ventral, fletir o joelho a 30°. Essa posição delineia as bordas da fossa poplítea, que é limi-

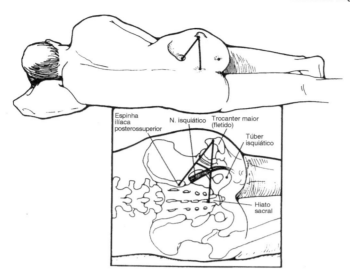

FIGURA 17.18 Bloqueio do nervo isquiático, acesso posterior clássico. Com o paciente em decúbito lateral e o quadril e o joelho fletidos, os músculos que recobrem o nervo isquiático são tensionados para facilitar a identificação. O nervo situa-se sob um ponto 5 cm caudal ao longo da linha perpendicular que divide ao meio a linha que une a espinha ilíaca posterossuperior e o trocanter maior do fêmur. Esse ponto geralmente também é a interseção daquela linha perpendicular com outra linha que une o trocanter maior e o hiato sacral. (Reproduzido de Mulroy MF. *Regional anesthesia: an illustrated procedural guide*, 3rd. Boston: Little, Brown and Company, 2002:202, com permissão.)

tada pela prega do joelho inferiormente, a cabeça longa do músculo bíceps femoral lateralmente, e os tendões superpostos dos músculos semimembranoso e semitendíneo medialmente. Traçar uma linha vertical na pele, dividindo a fossa em dois triângulos. Introduzir uma agulha em posição 6 cm superior à prega do joelho e 1 cm lateral à linha que divide a fossa ao meio. Usar um estimulador para localizar o nervo e injetar 30 a 40 mℓ de anestésico local, com aspiração intermitente.

(1) O **bloqueio do nervo isquiático no joelho guiado por ultrassonografia** é realizado de preferência em decúbito ventral, embora também se possa usar acesso lateral em decúbito dorsal. O transdutor é posicionado no nível da prega poplítea e deve-se ver a artéria poplítea em corte transversal. Em seguida, a artéria é acompanhada cefalicamente por 5 a 7 cm. A veia poplítea situa-se em posição superficial e lateral à artéria, e o nervo isquiático situa-se ainda mais superficial e lateral à veia. O nervo isquiático apresenta-se como uma estrutura hiperecoica brilhante, com diâmetro de 10 a 18 mm (Figura 17.20). O músculo semimembranoso é observado medialmente ao nervo, e o bíceps femoral, lateralmente. Esses músculos tornam-se mais proeminentes com o movimento cefálico do transdutor. O nervo deve ser acompanhado em sentido caudal para ter certeza de que ainda não se dividiu nos nervos tibial e fibular comum. Com o nervo isquiático no centro da imagem, escolhe-se um local de inserção da agulha cerca de 2,5 cm lateral ao transdutor e infiltra-se anestésico local. Uma agulha de bloqueio de calibre 22 e comprimento de 80 mm é adequada (embora possam ser necessárias agulhas maiores, de calibre 17 a 20 em pacientes mais musculosos ou obesos) e é inserida e avançada em ângulo apropriado em relação à pele para permitir que a ponta da agulha se aproxime do nervo. Após aspiração negativa para sangue, são injetados 30 a 40 mℓ de anestésico local com o objetivo de dispersão circunferencial ao redor do nervo. Note que *não* é necessária estimulação motora,

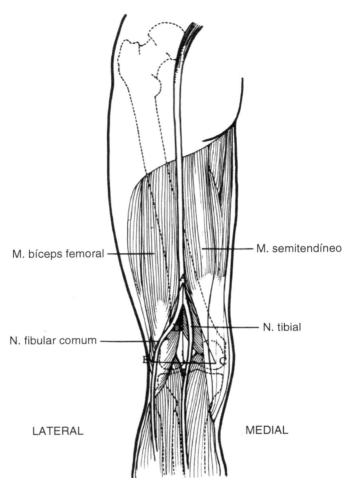

FIGURA 17.19 Bloqueio da fossa poplítea. Os dois principais troncos do nervo isquiático bifurcam-se na fossa poplítea 7 a 10 cm acima do joelho. Traça-se um triângulo usando as cabeças dos músculos bíceps femoral e semitendíneo e a prega cutânea do joelho; uma agulha longa é inserida 1 cm lateral a um ponto em localização 6 cm cefálica na linha traçada a partir da prega cutânea que divide esse triângulo ao meio. (Reproduzido de Mulroy MF. *Regional anesthesia: an illustrated procedural guide*, 3rd ed. Boston: Little, Brown and Company, 2002.)

uma vez que as características anatômicas e a dispersão do anestésico local são facilmente percebidas. Na verdade, observou-se que a resposta motora do nervo isquiático geralmente só ocorre quando a ponta da agulha está *penetrando* no nervo.

8. **Bloqueio do nervo safeno.** O nervo safeno (femoral) pode ser bloqueado no tornozelo (ver seção IX.C.9) ou no joelho. No joelho, injetar 10 mℓ de anestésico local no tecido subcutâneo profundo, desde a face medial do côndilo tibial até os tendões superpostos dos músculos semimembranoso e semitendíneo. No nível do joelho, o nervo safeno é facilmente visualizado sob orientação da ultrassonografia como uma estrutura hiperecoica perto da veia safena.

Anestesia Regional 229

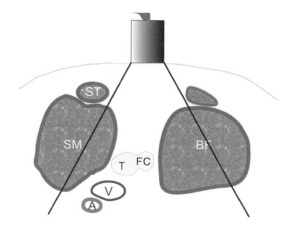

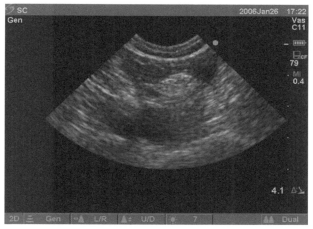

FIGURA 17.20 Bloqueio do nervo isquiático no joelho guiado por ultrassonografia. *T*, nervo tibial; *FC*, nervo fibular comum; *SM*, músculo semimembranoso; *BF*, músculo bíceps femoral; *ST*, músculo semitendíneo; *A*, artéria poplítea; *V*, veia poplítea.

9. **Bloqueio do tornozelo** (Figura 17.21)
   a. Os cincos nervos que suprem o pé podem ser bloqueados no tornozelo. Elevar o pé sobre uma almofada para garantir fácil acesso aos dois lados do tornozelo.
   b. Na borda superior dos maléolos, o **nervo fibular profundo** está situado entre o tendão do músculo tibial anterior e o tendão do músculo extensor longo do hálux, que são facilmente palpáveis durante a dorsiflexão do pé e a extensão do hálux. Introduzir uma agulha de 4 cm imediatamente lateral à artéria tibial anterior entre os dois tendões até tocar a tíbia e, depois, recuar a agulha enquanto deposita 5 a 10 ml de anestésico local.
   c. Depois, injetar 10 ml de anestésico local SC através da face anterior da tíbia, de um maléolo ao outro. Essa técnica bloqueia o **nervo fibular superficial** lateralmente e o **nervo safeno** medialmente.

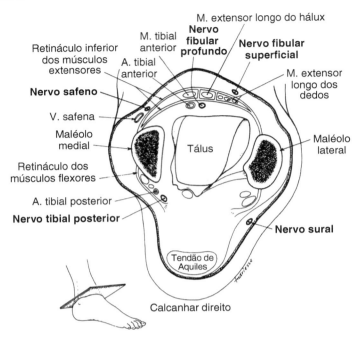

FIGURA 17.21 Corte transversal ao nível do tornozelo.

    d. Para bloquear o **nervo tibial posterior**, introduzir uma agulha posteriormente ao maléolo medial em direção à borda inferior da artéria tibial posterior. Pode-se notar parestesia na planta do pé. Recuar a agulha 1 cm do ponto de contato ósseo e injetar 5 a 10 mℓ de anestésico local em uma área em leque.
    e. Bloquear o **nervo sural** inserindo a agulha a meio caminho entre o tendão de Aquiles e o maléolo lateral, em direção à face posterior do maléolo lateral. Após tocar o osso, recuar a agulha e injetar 5 mℓ de anestésico local.
    f. O **bloqueio do tornozelo guiado por ultrassonografia** pode ser realizado com um pequeno transdutor linear de alta frequência. Os nervos tibial posterior, sural e fibular profundo são facilmente identificados como estruturas hiperecoicas ao longo da distribuição anatômica típica. O nervo safeno é identificado com mais facilidade na altura do joelho. A melhor técnica de bloqueio do nervo fibular comum é o bloqueio de campo, pois os nervos terminais na altura do tornozelo não são visualizados com facilidade.
D. As **complicações dos bloqueios do membro inferior** são bloqueio peridural com possível simpatectomia (bloqueio do psoas), injeção intravascular, punção arterial acidental, trauma neural e infecção.

Leituras Sugeridas

Bailey SL, Parkinson SK, Little WL, et al. Sciatic nerve block. A comparison of single versus double injection technique. *Reg Anesth* 1994;19:9–13.
Chan VS, Perlas A, Rawson R, et al. Ultrasound-guided supraclavicular brachial plexus block. *Anesth Analg* 2003;97:1514–1517.
Cousins MJ, Bridenbaugh PO. *Neural blockade in clinical anesthesia and management of pain*, 3rd ed. Philadelphia: Lippincott-Raven, 1998.

Dalens B, Vanneuville G, Tanguy A. Comparison of the fascia iliaca compartment block with the 3-in-1 block in children. *Anesth Analg* 1989;69:705–713.

De Andres J, Sala-Blanch X. Peripheral nerve stimulation in the practice of brachial plexus anesthesia: a review. *Reg Anesth Pain Med* 2001;26:478–483.

Hanna MH, Peat SJ, D'Costa F. Lumbar plexus block: an anatomical study. *Anaesthesia* 1993;48:675.

Henderson CL, Warriner CB, McEwen JA, et al. A North American survey of intravenous regional anesthesia. *Anesth Analg* 1997;85:858–863.

Karmakar MJ. Thoracic paravertebral block. *Anesthesiology* 2001;95:771–780.

Lanz E, Theiss D, Jankovic D. The extent of blockade following various techniques of brachial plexus block. *Anesth Analg* 1983;62:55–58.

Mulroy MF. *Regional anesthesia: an illustrated procedural guide*, 2nd ed. Philadelphia: Lippincott Williams & Wilkins, 1996.

Neal JM, Bernards CM, Hadzic A, et al. ASRA practice advisory on neurologic complications in regional anesthesia and pain medicine. *Reg Anesth Pain Med* 2008;33:404–415.

Raj PP. *Textbook of regional anesthesia*. New York: Churchill Livingstone, 2002.

Schroeder LE, Horlocker TT, Schroeder DR. The efficacy of axillary block for surgical procedures about the elbow. *Anesth Analg* 1996;83:747–751.

Scott DB, Hakansson L, Buckhoj P. *Techniques of regional anesthesia*. New York: McGraw-Hill, 1996.

Urban MK, Urquhart B. Evaluation of brachial plexus anesthesia for upper extremity surgery. *Reg Anesth* 1994;19:175–182.

Vloka JD, Hadzic A, April E, et al. The division of the sciatic nerve in the popliteal fossa: anatomical implications for popliteal nerve blockade. *Anesth Analg* 2001;92:215–217.

Wedel DJ. Nerve blocks. In: Miller RD, ed. *Anesthesia*, 5th ed. New York: Churchill Livingstone, 2000:1520–1548.

Wildsmith JAW, Armitage EN. *Principles and practice of regional anesthesia*, 2nd ed. Edinburgh: Churchill Livingstone, 1993.

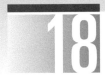
Problemas Durante a Anestesia
Jonathan D. Bloom e Keith Baker

I. **HIPOTENSÃO**
A hipotensão é a diminuição expressiva da pressão arterial abaixo dos limites normais para o paciente. As possíveis causas são diminuição da função (contratilidade) cardíaca, da resistência vascular sistêmica (RVS) e do retorno venoso ou arritmias.
   A. **Contratilidade**
      1. A maioria dos anestésicos, entre eles os agentes inalatórios, barbitúricos e benzodiazepínicos (ver Capítulo 11), causa depressão miocárdica direta proporcional à dose. Os **opiáceos** não são depressores diretos do miocárdio nas doses clínicas habituais, embora se possam observar bradicardia e hipotensão relevantes decorrentes da diminuição dos impulsos simpáticos.
      2. **Medicamentos que atuam sobre o sistema cardiovascular,** como antagonistas beta-adrenérgicos, bloqueadores dos canais de cálcio e lidocaína, são depressores do miocárdio.
      3. A **disfunção cardíaca aguda** pode ocorrer em caso de isquemia ou infarto do miocárdio (IM), hipocalcemia, acidose ou alcalose grave, hipotermia inferior a 32°C, *cor pulmonale*, reflexos vagais e intoxicação sistêmica por anestésicos locais (principalmente bupivacaína).
   B. **Diminuição da RVS**
      1. Muitos fármacos usados durante a anestesia reduzem a RVS.
         a. O **isoflurano** e, em menor grau, o sevoflurano e o desflurano reduzem a RVS.
         b. Os **opiáceos** e o **propofol** causam perda do tônus vascular por diminuição dos impulsos do sistema nervoso simpático.
         c. Os **benzodiazepínicos** podem reduzir a RVS, sobretudo quando administrados em altas doses com opiáceos.
         d. **Vasodilatadores diretos** (p. ex., nitroprussiato, nitroglicerina e hidralazina).
         e. **Bloqueadores α_1-adrenérgicos** (p. ex., droperidol, clorpromazina, fentolamina e labetalol).
         f. **Agonistas α_2-adrenérgicos** (clonidina).
         g. **Medicamentos que provocam a liberação de histamina** (p. ex., *d*-tubocurarina, mivacúrio e morfina).
         h. **Inibidores ganglionares** (p. ex., trimetafana).
         i. **Bloqueadores dos canais de cálcio.**
         j. **Inibidores da enzima de conversão da angiotensina** e **bloqueadores do receptor da angiotensina.**
         k. **Inodilatadores** (p. ex., milrinona).
      2. O **bloqueio simpático** é frequente durante a raquianestesia e a peridural, com consequente diminuição da RVS.
      3. A **sepse** causa liberação de substâncias vasoativas, como a adenosina, mediadoras de hipotensão.
      4. Os **metabólitos vasoativos** (p. ex., liberados pela manipulação do intestino ou a retirada de pinça ou torniquete) podem causar hipotensão.
      5. **Reações alérgicas** (ver seção XVIII) podem causar hipotensão acentuada.
      6. **Hipoxia intensa**
      7. **Insuficiência suprarrenal**

Problemas Durante a Anestesia   **233**

C. Retorno Venoso Inadequado

1. A **hipovolemia** pode ser causada por perda de sangue, perdas insensíveis por evaporação, déficits pré-operatórios (p. ex., jejum, vômito, diarreia, aspiração de sonda nasogástrica, drenos entéricos e preparo intestinal) ou poliúria (decorrente do uso de diuréticos, diabetes melito, diabetes insípido ou diurese pós-obstrutiva). Nos pacientes ventilados com pressão positiva e com acesso arterial, é diagnosticada hipovolemia quando o componente delta *down* da variação da pressão sistólica é superior a 10 mmHg.

2. A **compressão da veia cava** pode ser provocada por manobras cirúrgicas, pelo útero grávido ou pelo aumento da pressão intra-abdominal durante laparoscopia.

3. O **aumento da capacitância venosa** pode ocorrer nas seguintes situações:

    a. Bloqueio simpático (p. ex., bloqueadores ganglionares ou anestesia regional).

    b. Vasodilatadores diretos (p. ex., nitroglicerina).

    c. Medicamentos que provocam a liberação de histamina (morfina, mivacúrio e *d*-tubocurarina).

    d. Medicamentos que reduzem os estímulos simpáticos (p. ex., barbitúricos, propofol, agentes inalatórios e opioides).

4. O **aumento da pressão intratorácica** secundário a pneumotórax hipertensivo (seção XIII), ventilação mecânica com grandes volumes correntes, pressão expiratória final positiva (PEEP) ou auto-PEEP (aprisionamento de ar ou hiperinsuflação dinâmica) e pressão positiva contínua nas vias respiratórias (CPAP) compromete o retorno venoso.

5. **Aumentos primários agudos da pressão venosa central (PVC)** podem diminuir o retorno venoso, pois o aumento da PVC reduz o gradiente de pressão que leva sangue da periferia para as câmaras cardíacas direitas.

    a. O **pneumotórax hipertensivo** comprime o coração e os grandes vasos, com consequente elevação da PVC, diminuição da pré-carga e hipotensão grave.

    b. O **tamponamento cardíaco** é o acúmulo no espaço pericárdico de líquido, que comprime o coração e diminui o enchimento em decorrência da elevada pressão intracardíaca.

    c. A **embolia pulmonar** obstrui a ejeção ventricular direita e, assim, eleva a PVC, o que pode diminuir drasticamente o retorno venoso.

D. Arritmias (Ver Também Seção III)

1. As **taquiarritmias** costumam provocar hipotensão secundária à diminuição do tempo de enchimento diastólico.

2. **Fibrilação atrial,** *flutter* **atrial e ritmos juncionais** causam hipotensão por perda da contribuição atrial para o enchimento diastólico. Isso é particularmente acentuado em pacientes com cardiopatia valvar ou disfunção diastólica, nos quais a contração atrial pode aumentar o volume diastólico final em mais de 30%.

3. As **bradiarritmias** podem causar hipotensão se a reserva de pré-carga for inadequada para manter o aumento compensatório do volume sistólico.

E. O **tratamento da hipotensão** é orientado para a correção da causa e inclui:

1. **Diminuição da profundidade da anestesia**

2. **Expansão volêmica**

3. **Suporte vasopressor** para aumentar a resistência vascular ou diminuir a capacitância venosa (p. ex., fenilefrina e vasopressina em caso de acidemia) e aumentar o volume sistólico (p. ex., epinefrina).

4. **Correção de causas mecânicas**, como alívio do tamponamento pericárdico, drenagem de pneumotórax, redução ou retirada da PEEP ou CPAP, diminuição da pressão média nas vias respiratórias, alívio da obstrução da veia cava (p. ex., deslocamento uterino para a esquerda, no caso de gestante), alívio cirúrgico de hipertensão intra-abdominal ou retirada cirúrgica de embolia pulmonar substancial.

5. Os **antiarrítmicos (ver seção III)** incluem betabloqueadores, bloqueadores dos canais de cálcio e amiodarona.

6. **Suporte inotrópico** (p. ex., dobutamina, dopamina, norepinefrina e epinefrina).

7. O **tratamento anti-isquêmico** inclui a elevação da pressão arterial sistêmica com vasopressores, seguido por tratamento da isquemia miocárdica subjacente (ver seção XIV).

8. Na **hipotensão refratária,** considerar a instituição de outros monitores invasivos ou ecocardiografia transesofágica (ETE) para auxiliar o diagnóstico.

234 Capítulo 18

II. HIPERTENSÃO

A. Etiologias

1. **Excesso de catecolaminas**, que pode ser observado na anestesia inadequada (sobretudo durante laringoscopia, intubação, incisão e recuperação), hipoxia, hipercarbia, ansiedade, dor e uso prolongado de torniquete.
2. **Doença preexistente** (p. ex., hipertensão essencial ou feocromocitoma).
3. **Aumento da pressão intracraniana.**
4. **Absorção sistêmica de vasoconstritores** como epinefrina e fenilefrina.
5. **Pinçamento da aorta.**
6. **Hipertensão de rebote** por interrupção da clonidina ou de bloqueadores beta-adrenérgicos.
7. **Interações medicamentosas.** Os antidepressivos tricíclicos e os inibidores da monoamina oxidase administrados com efedrina podem causar resposta hipertensiva exagerada.
8. **Distensão vesical.**
9. **Administração de corante índigo carmim** (por efeito alfa-adrenérgico).

B. O tratamento da hipertensão é orientado para a correção da causa e inclui:

1. Melhora da oxigenação e ventilação.
2. Aumento da profundidade da anestesia.
3. Sedação do paciente ansioso ou esvaziamento da bexiga cheia.
4. **Medicamentos** (ver discussão detalhada no Capítulo 19).
   a. **Bloqueadores alfa/beta-adrenérgicos** (p. ex., labetalol, doses incrementais de 5 a 10 mg por via intravenosa [IV]).
   b. **Bloqueadores beta-adrenérgicos** (p. ex., propranolol IV, doses incrementais de 0,5 a 1,0 mg; metoprolol IV, doses incrementais de 1,0 a 5,0 mg; ou esmolol IV, doses incrementais de 5 a 10 mg).
   c. **Vasodilatadores** (p. ex., hidralazina IV, doses incrementais de 2,5 a 5 mg; infusão IV de nitroglicerina, com dose inicial de 30 a 50 µg/min, ajustada até obter o efeito desejado; infusão IV de nitroprussiato, 30 a 50 µg/min, ajustada até obter o efeito desejado.
   d. **Bloqueadores dos canais de cálcio** (p. ex., verapamil IV, 2,5 a 5 mg; diltiazem IV, 5 a 10 mg).

III. ARRITMIAS

A. A bradicardia sinusal é a frequência cardíaca inferior a 60 bpm determinada pelo nó sinoatrial. A menos que haja cardiopatia grave, as alterações hemodinâmicas são mínimas. Quando as frequências são muito baixas pode haver ritmos ou batimentos de escape ectópicos atriais e ventriculares.

1. **Etiologias**
   a. **Hipoxia**
   b. **Cardiopatia intrínseca**, como síndrome do nó sinoatrial ou infarto agudo do miocárdio (sobretudo IM da parede inferior).
   c. **Medicamentos**, como succinilcolina (sobretudo em crianças pequenas), anticolinesterases, bloqueadores beta-adrenérgicos, bloqueadores dos canais de cálcio, digoxina e narcóticos sintéticos (p. ex., fentanila e remifentanila).
   d. **O aumento do tônus vagal** é causado por tração do peritônio ou funículo espermático, reflexo oculocardíaco, pressão perto do tronco encefálico durante craniotomias nas lesões da fossa posterior, compressão direta do nervo vago ou seio carótico durante intervenção cervical ou intratorácica, resposta vagal mediada centralmente por ansiedade ou dor (reação vasovagal) e manobras de Valsalva.
   e. **Aumento da pressão intracraniana**
2. **Tratamento da bradicardia sinusal**
   a. Verificar a oxigenação e a ventilação adequadas.
   b. A bradicardia causada por aumento do tônus vagal requer interrupção do estímulo desencadeante. Pode ser necessário administrar atropina (0,5 mg IV) ou baixa dose de epinefrina (50 µg) em caso de instabilidade circulatória. Na bradicardia hemodinamicamente estável pode-se administrar glicopirrolato (0,2 a 0,6 mg IV) ou efedrina (5 a 10 mg IV), sendo esta mais apropriada em casos de breve estimulação cirúrgica do nervo vago.
   c. Nos pacientes com doença cardíaca intrínseca, deve ser instituído tratamento com atropina (0,5 mg IV), cronotrópicos (p. ex., efedrina, dopamina) ou marca-passo cardíaco.

B. A **taquicardia sinusal** é a frequência cardíaca superior a 100 bpm determinada pelo nó sinoatrial. A frequência é regular e raramente ultrapassa 160 bpm.

1. As **causas** são excesso de catecolaminas, dor ou anestesia superficial, hipercarbia, hipoxia, hipotensão, hipovolemia, medicamentos (p. ex., pancurônio, desflurano, atropina e efedrina), febre, IM, embolia pulmonar, tamponamento, pneumotórax hipertensivo, hipertermia maligna, feocromocitoma e tireotoxicose.

2. O **tratamento** é orientado para a correção da causa e inclui:

a. Correção das anormalidades de oxigenação e ventilação.

b. Aumento da profundidade da anestesia.

c. Correção da hipovolemia.

d. Medicamentos como narcóticos e bloqueadores beta-adrenérgicos. Os pacientes com doença arterial coronariana ativa e pressão arterial adequada podem ser beneficiados pelo tratamento com bloqueadores beta-adrenérgicos para controlar a frequência cardíaca enquanto se determina a causa.

C. Bloqueio Cardíaco

1. O **bloqueio atrioventricular (AV) de primeiro grau** é caracterizado por intervalo PR igual ou maior que 0,2 s. No bloqueio de primeiro grau, todos os pulsos atriais são transmitidos para o ventrículo.

2. O **bloqueio AV de segundo grau** é dividido em dois tipos: Mobitz 1 (Wenckebach) e Mobitz 2.

a. O tipo **Mobitz 1** (Wenckebach) geralmente ocorre quando há um defeito de condução no nó AV e caracteriza-se por prolongamento progressivo do intervalo PR que culmina em onda P não conduzida. Em geral, é benigno.

b. O tipo **Mobitz 2** é um bloqueio no nó AV ou distal a ele, com intervalo PR constante e ondas P não conduzidas aleatoriamente. É mais propenso a avançar para bloqueio de terceiro grau.

3. O **bloqueio cardíaco de terceiro grau** geralmente é causado por lesões distais ao feixe de His e é caracterizado pela ausência de condução AV. Em regra, observa-se baixa frequência ventricular (menos de 45 bpm). As ondas P são regulares, mas independentes dos complexos QRS (dissociação AV).

4. Tratamento do bloqueio cardíaco

a. O **bloqueio cardíaco de primeiro grau** geralmente não requer tratamento específico. O bloqueio de primeiro grau associado a bloqueio bifascicular pode exigir a implantação de marca-passo temporário.

b. Bloqueio cardíaco de segundo grau

(1) O tipo **Mobitz 1** só requer tratamento se houver bradicardia, insuficiência cardíaca congestiva ou bloqueio de ramo sintomático. Pode ser necessário o uso de estimulação transcutânea ou transvenosa, sobretudo durante um IM inferior.

(2) O tipo **Mobitz 2** pode avançar para bloqueio cardíaco completo, o que requer o uso de marca-passo.

c. O **bloqueio cardíaco de terceiro grau** geralmente requer estimulação transcutânea ou transvenosa.

D. As **taquicardias supraventriculares** originam-se no feixe de His ou acima dele. Os complexos QRS resultantes são estreitos, exceto durante a condução aberrante.

1. As **extrassístoles atriais (EA)** ocorrem quando há deflagração de focos ectópicos nos átrios antes do próximo impulso esperado do nó sinoatrial. A onda P de uma EA tem aparência nitidamente diferente das ondas P anteriores, e o intervalo PR pode ser diferente do normal. As EA precoces podem produzir complexos QRS aberrantes ou não ser conduzidas ao ventrículo se este ainda estiver em período refratário. As EA são comuns, geralmente benignas e não necessitam de tratamento.

2. Os **ritmos juncionais ou do nó AV** são caracterizados por ausência ou anormalidade das ondas P, com complexos QRS normais. Embora possam indicar cardiopatia isquêmica, os ritmos juncionais são comuns durante a anestesia inalatória em indivíduos normais. No paciente cujo débito cardíaco é fortemente dependente da contribuição da contração atrial, pode haver queda acentuada do volume sistólico e da pressão arterial. O tratamento inclui:

a. Redução da profundidade da anestesia.

b. Aumento do volume intravascular.

236 Capítulo 18

    c. Administração por via intravenosa de atropina em doses incrementais de 0,2 mg pode converter um ritmo juncional lento em ritmo sinusal, sobretudo quando secundário a um mecanismo vagal.

    d. Paradoxalmente, os bloqueadores podem ser usados com cuidado (propranolol IV, 0,5 mg; metoprolol, 1 a 3 mg).

    e. Se a arritmia estiver associada a hipotensão, pode ser preciso aumentar a pressão arterial com vasopressores (p. ex., efedrina ou norepinefrina) como medida provisória.

    f. Se necessário, pode-se instituir estimulação atrial para restaurar a contração atrial.

3. A **fibrilação atrial** é um ritmo irregular com frequência atrial de 350 a 600 bpm e resposta ventricular variável. Pode ser observada na isquemia miocárdica, doença da valva mitral, hipertireoidismo, embolia pulmonar, estimulação simpática excessiva, intoxicação digitálica, após cirurgia torácica ou manipulação do coração. O tratamento baseia-se na condição hemodinâmica.

    a. A **alta frequência ventricular com estabilidade hemodinâmica** pode ser tratada inicialmente com bloqueadores adrenérgicos, como propranolol (IV em doses incrementais de 0,5 mg), metoprolol (doses incrementais de 2,5 a 5 mg), esmolol (doses incrementais de 5 a 10 mg) ou bloqueadores dos canais de cálcio, como verapamil (doses incrementais de 2,5 a 5 mg) ou diltiazem (10 a 20 mg IV) (ver Capítulo 37). A amiodarona (150 mg IV) pode ser usada para promover a reconversão em ritmo sinusal.

    b. A **alta frequência ventricular com instabilidade hemodinâmica** requer cardioversão não sincronizada (150 a 200 J, se bifásica, ou 360 J, se monofásica) (ver Capítulo 37).

4. O *flutter* atrial geralmente é um ritmo regular com frequência atrial de 250 a 350 bpm e aspecto serrilhado característico no eletrocardiograma (ECG). É observado com frequência quando há cardiopatia subjacente (*i. e.*, cardiopatia reumática e estenose mitral). Um bloqueio 2:1 aumenta a frequência ventricular (geralmente 150 bpm). Em regra, o tratamento emprega bloqueadores beta-adrenérgicos, bloqueadores dos canais de cálcio ou cardioversão sincronizada (ver Capítulo 37).

5. A **taquicardia supraventricular paroxística** é o início abrupto de taquiarritmia (frequências atrial e ventricular de 150 a 250 bpm) com reentrada geralmente através do nó AV. Esse ritmo pode estar associado a **síndrome de Wolff-Parkinson-White**, tireotoxicose ou prolapso da valva mitral. Os pacientes sem cardiopatia podem desenvolver essa arritmia em razão de estresse, cafeína ou excesso de catecolaminas. O tratamento é feito com **adenosina** (6 a 18 mg IV, 3 mg em caso de administração central), massagem do seio carótico ou propranolol (1 a 2 mg IV). A cardioversão sincronizada pode ser necessária em pacientes hemodinamicamente instáveis (ver também Capítulo 37).

E. Arritmias Ventriculares

1. As **extrassístoles ventriculares (EV)** ocorrem quando há deflagração de focos ectópicos ventriculares antes da chegada do próximo impulso esperado. Caracterizam-se pelo alargamento dos complexos QRS. Quando alternadas com batimentos normais, há bigeminismo ventricular. Às vezes, as EV são observadas em indivíduos normais. Sob anestesia, são frequentes durante estados de excesso de catecolaminas, hipoxia ou hipercarbia. Também podem significar isquemia ou infarto do miocárdio, intoxicação digitálica ou hipopotassemia. **As EV podem exigir tratamento quando são multifocais, ocorrem em salvas, aumentam em frequência ou ocorrem sobre a onda T prévia ou perto dela (fenômeno R sobre T)**; essas situações podem preceder a ocorrência de taquicardia ventricular, fibrilação ventricular e parada cardíaca. O tratamento em indivíduos saudáveis pode incluir aprofundamento da anestesia e oxigenação e ventilação adequadas. A isquemia sempre deve ser tratada em pacientes com doença arterial coronariana que continuam a apresentar irritabilidade ventricular. Caso a ectopia persista, pode-se considerar a administração de **amiodarona** (150 mg IV durante 10 min, seguidos por infusão de 1 mg/min durante 6 h e, depois, 0,5 mg/min) ou **lidocaína** (1 mg/kg IV seguido por infusão de 1 a 2 mg/min). A ectopia ventricular refratária pode exigir tratamento complementar (ver Capítulo 37).

2. A **taquicardia ventricular** é uma taquiarritmia de complexo largo, com frequência de 150 a 250 bpm. Os pacientes instáveis devem ser tratados com reanimação cardiopulmonar e cardioversão (150 ou 200 J, se bifásica; 360 J, se monofásica). Nos pacientes

Problemas Durante a Anestesia **237**

estáveis, o tratamento de primeira linha depende do caráter monomórfico ou polimórfico da taquicardia ventricular. Quando polimórfica, tratar como se fosse instável. Além disso, o tratamento pode depender da fração de ejeção (ver recomendações específicas no Capítulo 37).

3. **A fibrilação ventricular** é a atividade ventricular caótica que provoca contrações ventriculares ineficazes. Há necessidade de reanimação cardiopulmonar e desfibrilação (ver recomendações específicas no Capítulo 37).

4. **Pré-excitação ventricular.** A síndrome de Wolff-Parkinson-White é causada pela conexão dos átrios e ventrículos por uma via acessória. O mecanismo mais comum é caracterizado por condução anterógrada pelo sistema de condução AV normal e condução retrógrada pela via acessória. Os achados característicos no ECG são intervalo PR curto e "onda delta" arrastada no ramo ascendente do QRS. As taquiarritmias são comuns. O tratamento depende da estabilidade hemodinâmica (ver também Capítulo 37). Os pacientes instáveis devem ser tratados com cardioversão sincronizada a partir de 50 J (monofásica ou bifásica). Esses pacientes correm alto risco de fibrilação ventricular.

IV. HIPOXEMIA

A hipoxemia ocorre quando a oferta de oxigênio para os tecidos é insuficiente para atender às demandas metabólicas.

A. Etiologias Intraoperatórias

1. **Suprimento inadequado de oxigênio**

   a. Perda do suprimento da rede canalizada principal, com cilindro de oxigênio de reserva vazio.

   b. Programação do fluxômetro para administração de fluxo insuficiente de oxigênio.

   c. Desconexão do circuito respiratório.

   d. Grandes vazamentos no aparelho de anestesia, respirador, absorvedor de dióxido de carbono, circuito respiratório ou ao redor da cânula traqueal. Esse problema pode ser solucionado imediatamente com uso de bolsa autoinflável (Ambu) para administrar oxigênio ao paciente.

   e. Obstrução da cânula traqueal.

   f. Posicionamento errado das cânulas traqueais (p. ex., intubação esofágica ou do brônquio principal).

   g. Laringospasmo no paciente não intubado (ver seção X).

2. **Hipoventilação** (ver seção V.A)

3. **Desequilíbrios ventilação–perfusão ou _shunt_**

   a. **Pulmonar** – observado em situações de atelectasia, pneumonia, edema pulmonar, aspiração, pneumotórax, broncospasmo, tampão mucoso e outras doenças do parênquima. Em alguns casos, essas desigualdades podem ser corrigidas por aumento da pressão média nas vias respiratórias ou aplicação de PEEP.

   b. **Cardíaco** – _shunt_ cardíaco direita-esquerda, como na tetralogia de Fallot.

4. **Diminuição da capacidade de transporte de oxigênio.** A capacidade de transporte de oxigênio está reduzida na anemia, intoxicação por monóxido de carbono e hemoglobinopatias, ainda que a oximetria de pulso mostre saturação de oxigênio normal. A metemoglobina reduz a capacidade de transporte de oxigênio e em altos níveis reduz a saturação de oxigênio medida por oximetria de pulso.

5. **O desvio da curva de dissociação de hemoglobina-oxigênio para a esquerda** é causado por hipotermia, diminuição da concentração de 2,3-difosfoglicerato, alcalose, hipocarbia e intoxicação por monóxido de carbono.

B. Tratamento da Hipoxemia

1. Se o paciente estiver em ventilação mecânica, iniciar ventilação manual com oxigênio a 100% para avaliar a complacência pulmonar. Avaliar o murmúrio vesicular, checar o campo cirúrgico para verificar se há interferência mecânica com a ventilação, examinar a cânula traqueal à procura de obstrução ou deslocamento e confirmar o movimento adequado da parede torácica ou do diafragma. A elevação da pressão máxima nas vias respiratórias pode indicar broncospasmo, pneumotórax, obstrução da cânula traqueal ou intubação brônquica.

238   Capítulo 18

2. É preciso verificar a existência de vazamentos no circuito respiratório, no ventilador e no aparelho de anestesia. Se houver vazamento, é preciso instituir ventilação com oxigênio a 100% por outro meio, como bolsa autoinflável, até a correção do problema.
3. A oferta adequada de oxigênio ao paciente deve ser confirmada com um analisador de oxigênio em linha.
4. A broncoscopia ajuda a excluir causas obstrutivas.
5. O tratamento complementar é apresentado no Capítulo 36.

V. HIPERCARBIA

A hipercarbia é causada por ventilação inadequada ou aumento da produção de dióxido de carbono e pode acarretar acidose respiratória, aumento da pressão na artéria pulmonar e aumento da pressão intracraniana.

A. Ventilação Inadequada
1. A **depressão central do centro respiratório bulbar** é causada por medicamentos (p. ex., opioides, barbitúricos, benzodiazepínicos e agentes voláteis) ou por doença primária do sistema nervoso central (p. ex., tumor, isquemia e edema). Pode ser necessário o uso de ventilação controlada ou agentes de reversão (p. ex., naloxona e flumazenil).
2. A **depressão neuromuscular** pode ser observada na raquianestesia alta, na paralisia do nervo frênico e com o uso de relaxantes musculares.
3. A **programação inadequada do ventilador** pode acarretar baixa ventilação minuto.
4. O **aumento da resistência nas vias respiratórias** pode ser causado por broncospasmo, obstrução das vias respiratórias superiores, intubação brônquica, acotovelamento da cânula traqueal, doença pulmonar obstrutiva crônica grave, insuficiência cardíaca congestiva e hemotórax ou pneumotórax.
5. A **reinalação dos gases expirados** pode ser causada por esgotamento do absorvedor de dióxido de carbono, falha da válvula inspiratória ou expiratória, ou fluxo inadequado de gás fresco em sistemas sem reinalação.
6. A **ventilação monopulmonar** em pacientes com pneumopatia preexistente pode ser uma causa relevante de hipercarbia.

B. O **aumento da produção de dióxido de carbono** é causado por dióxido de carbono exógeno (p. ex., absorção de dióxido de carbono por insuflação durante laparoscopia), reperfusão e estados hipermetabólicos (p. ex., hipertermia maligna).

C. O **tratamento da hipercarbia** depende da causa. Assim sendo, o tratamento pode incluir intubação, aumento da ventilação minuto, reposicionamento da cânula traqueal, aspiração, tratamento do broncospasmo, diurese ou drenagem torácica.

VI. DÉBITO URINÁRIO ANORMAL

A. A **oligúria** é definida como débito urinário inferior a 0,5 mℓ/kg/h. O Capítulo 4 descreve as causas pré-renais, intrarrenais e pós-renais.
1. O **tratamento** requer a exclusão de causas mecânicas (p. ex., cateter de Foley em posição inadequada ou dobrado).
2. A **hipotensão** deve ser corrigida para garantir pressão de perfusão renal adequada.
3. **É preciso avaliar a volemia.** Na suspeita de hipovolemia, pode-se administrar um bolo de líquido. Se a oligúria persistir, a medida da PVC ou a variação sistólica no traçado arterial em pacientes ventilados mecanicamente ajuda a orientar a reposição hídrica posterior. Pode ser preciso implantar um cateter na artéria pulmonar de pacientes com redução da função ventricular.
4. **Se a oligúria persistir** apesar da volemia adequada, o débito urinário pode ser aumentado pelos fármacos apresentados a seguir. No entanto, as evidências atuais sugerem que esses medicamentos não afetam a função renal nem o desfecho.
   a. Furosemida, 2 a 20 mg IV.
   b. Infusão de dopamina, 1 a 3 µg/kg/min IV.
   c. Manitol, 12,5 a 25,0 g IV.
   d. Fenoldapam, 0,1 µg/kg/min a 0,4 µg/kg/min IV.
5. Pode ser necessário administrar **diuréticos durante a operação** para preservar o débito urinário nos pacientes em uso crônico de diuréticos.

Problemas Durante a Anestesia **239**

B. A **anúria** é uma ocorrência rara no período perioperatório. É preciso excluir as causas mecânicas, inclusive problemas no cateter de Foley ou lesão ou transecção ureteral, e tratar a instabilidade hemodinâmica.

C. O **alto débito urinário** pode ser iatrogênico (p. ex., administração intensiva de líquidos, manitol e furosemida), mas é preciso cogitar outras causas, entre elas hiperglicemia e diabetes insípido. O alto débito urinário não é um problema, exceto se associado a hipovolemia ou anormalidades eletrolíticas. O tratamento deve ser orientado para a causa, manutenção da volemia e correção de anormalidades eletrolíticas.

VII. HIPOTERMIA

A hipotermia é um problema comum no período pós-operatório.

A. A **perda de calor** pode ser consequência de um destes mecanismos:

1. **Redistribuição de calor das áreas centrais** (encéfalo, coração etc.) para os tecidos periféricos (membros, pele etc.). A redistribuição diminui a temperatura central, com manutenção da temperatura corporal média.

2. **Radiação.** A perda de calor radiante depende do fluxo sanguíneo cutâneo e da área de superfície corporal exposta.

3. **Evaporação.** A evaporação de líquido das superfícies mucosas e serosas, pele e pulmões acarreta perda de energia. As perdas por evaporação dependem da área de superfície exposta e da umidade relativa do ar ambiente.

4. **Condução**, que é a transferência de calor de um objeto quente para outro frio. Essa perda de calor é proporcional à área exposta, à diferença de temperatura e à condutividade térmica.

5. **Convecção**, que é a perda de calor por condução para um gás em movimento. As altas taxas de fluxo de ar na sala de cirurgia (10 a 15 trocas/h) podem acarretar perda significativa de calor.

B. As **crianças** são particularmente suscetíveis à hipotermia intraoperatória (ver Capítulo 29).

C. Os **idosos** também são mais propensos à hipotermia (ver Capítulo 27).

D. **Efeitos Anestésicos.** Os anestésicos voláteis comprometem o centro termorregulador localizado na parte posterior do hipotálamo e predispõem à distribuição e perda de calor em virtude de suas propriedades vasodilatadoras. Os opioides reduzem o mecanismo de vasoconstrição para conservação de calor em razão de suas propriedades simpaticolíticas. Os relaxantes musculares reduzem o tônus muscular e evitam calafrios. A anestesia regional produz bloqueio simpático, relaxamento muscular e bloqueio sensorial dos receptores térmicos, que inibem respostas compensatórias.

E. **Hipotermia Grave** está associada a diversas alterações fisiológicas:

1. **Cardiovasculares.** Na hipotermia grave pode haver aumento da RVS, arritmias ventriculares e depressão miocárdica.

2. **Metabólicas.** Pode haver diminuição da taxa metabólica e da perfusão tecidual (pela resposta das catecolaminas).

3. **Hematológicas.** Há aumento da viscosidade sanguínea, desvio da curva de dissociação da hemoglobina para a esquerda, comprometimento da coagulação e disfunção plaquetária.

4. **Neurológicas.** Pode haver diminuição do fluxo sanguíneo cerebral, aumento da resistência vascular cerebral, diminuição da concentração alveolar mínima, recuperação tardia da anestesia, sonolência e confusão.

5. **Eliminação dos fármacos.** A diminuição do fluxo sanguíneo e do metabolismo hepático associada à diminuição do fluxo sanguíneo e da depuração renal reduz a necessidade de anestésico.

6. Os **calafrios** aumentam a produção de calor em 100% a 300%, mas há aumento concomitante do consumo de oxigênio em até 500% e aumento da produção de dióxido de carbono.

F. **Prevenção e Tratamento da Hipotermia**

1. **Manter ou aumentar a temperatura ambiente**. A hipotermia dos pacientes anestesiados é frequente quando a temperatura ambiente é inferior a 21°C.

2. **Cobrir as superfícies expostas** para minimizar as perdas por condução e convecção. O uso de manta com ar quente forçado pode proporcionar isolamento e aquecimento ativo.

240 Capítulo 18

Não se deve tentar realizar aquecimento ativo dos tecidos isquêmicos, como aqueles abaixo de uma pinça aórtica.

3. O **aquecimento do líquido e do sangue transfundidos** é essencial nos casos de alta necessidade de líquidos (ver Capítulo 14, seção III.D) e reduz a perda de calor em cerca de 0,25°C por litro de cristaloide aquecido em comparação com o líquido infundido em temperatura ambiente.

4. O **uso de anestesia com circuito fechado ou semifechado de baixo fluxo** diminui as perdas por evaporação e reduz moderadamente a perda de calor.

5. Os **umidificadores aquecidos** podem ser acrescentados ao circuito anestésico quando são usados altos fluxos de gás. Eles aquecem e umidificam o gás inspirado, minimizando as perdas por evaporação pulmonar. É preciso monitorar a temperatura do gás inspirado e mantê-la abaixo de 41°C; caso contrário, há risco de queimadura das vias respiratórias. Por outro lado, "narizes artificiais" (**permutadores de calor e umidade passivos**) podem ser colocados entre a cânula traqueal e o circuito respiratório. Estes são filtros de membrana higroscópicos com grandes áreas de superfície que retêm a umidade do ar expirado.

6. As **mantas de aquecimento** colocadas sob o paciente aumentam a temperatura corporal por condução do calor da água aquecida bombeada através da manta. Esse método é mais eficaz em crianças com menos de 10 kg. A temperatura deve ser mantida abaixo de 40°C para evitar queimaduras.

7. Os **aquecedores radiantes** e as **lâmpadas de aquecimento** empregam radiação infravermelha e só são úteis em lactentes. As lâmpadas de aquecimento devem ser mantidas no mínimo a 70 cm do paciente para evitar queimaduras.

8. **Aquecimento das soluções de irrigação** antes do uso.

VIII. HIPERTERMIA

Hipertermia é o aumento da temperatura correspondente a 2°C/h ou 0,5°C/15 min. Raramente as manobras para conservar o calor corporal na sala de cirurgia causam hipertermia; assim sendo, é preciso investigar qualquer aumento da temperatura. A hipertermia e o estado hipermetabólico a ela associado aumentam o consumo de oxigênio, o trabalho cardíaco, a demanda de glicose e a ventilação minuto compensatória. A sudorese e a vasodilatação podem acarretar diminuição do volume intravascular e do retorno venoso.

A. Etiologias

1. A possibilidade de **hipertermia maligna** tem de ser considerada sempre que houver aumento da temperatura no período perioperatório (ver seção XVII).

2. **Inflamação, infecção e sepse** com liberação de mediadores inflamatórios podem causar hipertermia.

3. Os **estados hipermetabólicos**, como tireotoxicose e feocromocitoma, podem causar hipertermia.

4. A **lesão do centro termorregulador hipotalâmico** por anoxia, edema, traumatismo ou tumor pode afetar os pontos de ajuste da temperatura no hipotálamo.

5. A **síndrome neuroléptica maligna** (SNM), decorrente do uso de neurolépticos como a fenotiazina, é uma causa rara.

6. Os **simpaticomiméticos**, como os inibidores da monoamina oxidase, anfetaminas, cocaína e antidepressivos tricíclicos, podem provocar um estado hipermetabólico.

7. Os **anticolinérgicos**, como a atropina, podem inibir a sudorese.

B. Tratamento

1. **Se houver suspeita de hipertermia maligna**, é preciso iniciar o tratamento com dantroleno (ver seção XVII).

2. A **hipertermia grave** pode ser tratada por resfriamento das superfícies corporais expostas (pele) com gelo, mantas de resfriamento e diminuição da temperatura ambiente ou por lavagem interna (estômago, bexiga, intestino e peritônio) com soro fisiológico frio. A aplicação de líquidos voláteis, como o álcool, à pele promove perda de calor por evaporação. A perda de calor por condução pode ser intensificada com vasodilatadores como o nitroprussiato e a nitroglicerina. Agentes de ação central, como ácido acetilsalicílico e paracetamol, podem ser administrados por sonda nasogástrica ou via retal. É possível evitar os calafrios mantendo-se o bloqueio neuromuscular. Quando a hipertermia é intensa, pode-se recorrer ao **resfriamento extracorpóreo**. Convém interromper o resfriamento quando a temperatura corporal chegar a 38°C para evitar hipotermia.

Problemas Durante a Anestesia **241**

IX. DIAFORESE (SUDORESE)

A diaforese (sudorese) pode ocorrer em resposta à descarga simpática causada por ansiedade, dor, hipercarbia ou estímulos nocivos quando a anestesia é inadequada. Também pode ser observada em caso de bradicardia, náuseas e hipotensão, como parte de uma reação vagal generalizada ou como resposta termorreguladora à hipertermia.

X. LARINGOSPASMO

A. A causa mais comum de **laringospasmo** é o estímulo irritativo das vias respiratórias durante um plano superficial de anestesia. Os estímulos comuns que podem provocar esse reflexo são secreções, vômito, sangue, inalação de anestésicos voláteis pungentes, introdução de cânula orofaríngea ou nasofaríngea, laringoscopia, estímulos periféricos dolorosos e tração peritoneal durante anestesia superficial. O laringospasmo também pode ser provocado pela administração súbita de altas doses de narcóticos sintéticos (p. ex., fentanila) durante a indução da anestesia.

B. O **fechamento reflexo das pregas vocais,** que causa obstrução parcial ou total da glote, pode manifestar-se em casos menos graves por respiração ruidosa ou estridor e, quando total, por um padrão respiratório obstrutivo com movimento paradoxal da parede torácica. Nessa situação, há elevação da parede abdominal com a contração do diafragma durante a inspiração, mas, como a entrada de ar está bloqueada, há retração ou ausência de expansão do tórax. Durante a tentativa de expiração, há depressão do abdome quando o diafragma relaxa e o tórax volta à posição original. Na obstrução completa, não é possível ventilar o paciente.

C. A hipoxia, a hipercarbia e a acidose resultantes podem causar hipertensão e taquicardia. Em seguida, ocorrem hipotensão, bradicardia e arritmias ventriculares que levam à parada cardíaca se a permeabilidade das vias respiratórias não for restabelecida em minutos. Crianças e gestantes são particularmente propensas a essas complicações em virtude da pequena capacidade residual funcional e do consumo relativamente alto de oxigênio.

D. **Tratamento.** O aprofundamento do nível anestésico e a eliminação do estímulo (p. ex., por aspiração, retirada de uma via respiratória artificial ou interrupção de estimulação periférica) durante administração de oxigênio a 100% podem aliviar o laringospasmo. Caso não haja alívio do laringospasmo, a aplicação de **pressão positiva contínua às vias respiratórias** com anteriorização da mandíbula pode aliviar o espasmo; se não houver êxito, uma pequena dose de **succinilcolina** (p. ex., 10 a 20 mg IV em adultos) relaxa os músculos estriados da laringe. Deve-se instituir ventilação com oxigênio a 100% e aprofundar o nível da anestesia antes de reiniciar o estímulo irritante ou pode-se permitir que o paciente desperte se o laringospasmo tiver ocorrido durante a fase de recuperação. O laringospasmo é uma causa de edema pulmonar por pressão negativa, que pode exigir tratamento após o alívio do laringospasmo.

XI. BRONCOSPASMO

A. A **constrição bronquiolar reflexa** pode ser mediada centralmente ou ser uma resposta local à irritação das vias respiratórias. O broncospasmo é comum nas reações medicamentosas anafilactoides ou anafiláticas e nas transfusões sanguíneas, bem como em fumantes e indivíduos com bronquite crônica. Assim como o laringospasmo, o broncospasmo pode ser provocado por estímulos irritantes, como secreções e intubação endotraqueal.

B. Os **sibilos** (geralmente mais acentuados à expiração) caracterizam o broncospasmo e estão associados a taquipneia e dispneia no paciente em vigília. Pode ser difícil ventilar o paciente anestesiado em razão do aumento da resistência nas vias respiratórias. É possível que a diminuição do fluxo expiratório provoque aprisionamento de ar e aumento da pressão intratorácica, reduzindo o retorno venoso, o débito cardíaco e a pressão arterial. Muitas vezes as curvas de dióxido de carbono ao fim da expiração têm padrão obstrutivo (elevação contínua) durante a expiração.

C. **Fármacos que provocam a liberação de histamina** (p. ex., morfina, mivacúrio, *d*-tubocurarina, vancomicina e atracúrio) podem exacerbar a vasoconstrição.

D. **Tratamento**

1. É preciso checar a **posição da cânula traqueal** e, se a causa for a estimulação da carina, recuá-la um pouco.

242 Capítulo 18

2. **O aprofundamento do nível da anestesia** costuma reverter o broncospasmo secundário à "anestesia superficial". Isso geralmente é obtido com agente inalatório, mas um agente IV pode ser necessário quando há comprometimento significativo da ventilação. O propofol provoca menos sintomas de broncoconstrição que os barbitúricos e, em geral, é preferível. A quetamina tem a vantagem de causar broncodilatação pela liberação de catecolaminas endógenas. A concentração inspirada de oxigênio deve ser aumentada até que haja oxigenação adequada.

3. **O tratamento clínico** é feito por administração de agonistas β_2-adrenérgicos inalados ou intravenosos (ver Capítulo 3). A absorção sistêmica dos broncodilatadores inalados é limitada, o que pode minimizar os efeitos colaterais cardiovasculares. As formas nebulizadas podem conter grandes partículas, que se depositam em grande parte na cânula e nas vias respiratórias superiores. A dose dos inaladores dosimetrados deve ser ajustada gradualmente de acordo com o efeito quando administrados em circuito respiratório. Podem ser necessárias altas doses (10 a 20 jatos). Quando o broncospasmo é intenso, deve-se iniciar a administração de quetamina ou epinefrina IV em baixas doses.

4. **A hidratação adequada e a umidificação** dos gases inspirados minimizam o espessamento das secreções.

XII. ASPIRAÇÃO

A anestesia geral deprime os reflexos das vias respiratórias, o que predispõe os pacientes à aspiração. A aspiração de conteúdo gástrico por vômito ou regurgitação pode causar broncospasmo, hipoxemia, atelectasia, taquipneia, taquicardia e hipotensão. A intensidade dos sintomas depende do volume e do pH do material gástrico aspirado. Os distúrbios que predispõem à aspiração são obstrução da via de saída gástrica, refluxo gastresofágico, obstrução do intestino delgado, hérnia de hiato sintomática, gravidez, obesidade acentuada e ingestão recente de alimentos.

A. **Em caso de vômito ou regurgitação** durante a anestesia sem proteção das vias respiratórias por cânula traqueal, é preciso colocar o paciente na posição de Trendelenburg para minimizar o fluxo passivo de conteúdo gástrico para a traqueia, girar a cabeça para o lado, aspirar as vias respiratórias superiores e introduzir cânula traqueal. A aspiração da cânula traqueal antes de instituir ventilação com pressão positiva evita que o conteúdo gástrico seja empurrado para a porção distal das vias respiratórias. Os sinais de aspiração significativa são sibilos, diminuição da complacência pulmonar e hipoxemia. Convém obter radiografia de tórax, mas os sinais radiográficos de infiltrados podem ser tardios. Os broncodilatadores podem ser úteis.

B. **A broncoscopia** é indicada em caso de suspeita de aspiração clinicamente relevante. Devem-se aspirar as vias respiratórias e remover corpos estranhos, como dentes e alimentos. A lavagem com grande volume de soro fisiológico é inútil.

C. **A aspiração de sangue**, desde que o volume não seja grande, costuma ser benigna.

D. Em geral, não é indicada a **administração de antibióticos**, a não ser que o material aspirado contenha elevada carga de bactérias, como na obstrução intestinal (ver Capítulo 7, seção V.A).

E. Também deve ser colhida **amostra de escarro** para coloração pelo Gram e cultura.

F. Os **esteroides** não são úteis no tratamento da aspiração.

G. **Em caso de aspiração significativa**, é preciso manter observação pós-operatória rigorosa, o que inclui oximetria de pulso e repetição da radiografia de tórax. O suporte ventilatório e o oxigênio suplementar podem ser necessários (ver Capítulo 36, seção III).

XIII. PNEUMOTÓRAX

Pneumotórax é o acúmulo de gás no espaço pleural.

A. **Etiologias**
1. Ruptura espontânea de vesículas e bolhas.
2. Traumatismo torácico contundente ou penetrante.
3. Penetração cirúrgica no espaço pleural durante cirurgia torácica, abdominal alta ou retroperitoneal, traqueostomia ou cirurgia da parede torácica ou do pescoço.
4. Complicação de procedimentos como instituição de cateter na veia subclávia ou jugular interna, toracocentese, pericardiocentese ou bloqueio de nervo do membro superior.
5. Durante a ventilação com pressão positiva e uso de altas pressões e volumes, com consequente barotrauma e ruptura alveolar. O risco é particularmente alto em pacientes com doença pulmonar obstrutiva crônica.
6. Mau funcionamento de drenos torácicos.

Problemas Durante a Anestesia **243**

B. Os **efeitos fisiológicos** do pneumotórax dependem principalmente do volume de gás e da velocidade de expansão. O pneumotórax pequeno pode não ter efeito cardiopulmonar significativo; os maiores podem provocar colapso pulmonar acentuado e hipoxemia. O pneumotórax hipertensivo ocorre quando há passagem de ar unidirecional para o espaço pleural, com grande aumento da pressão intrapleural. Isso pode diminuir o retorno venoso, desviar o mediastino e comprimir o coração. O pneumotórax hipertensivo pequeno pode causar hipotensão, enquanto o pneumotórax hipertensivo grande pode causar parada cardíaca.

C. O **diagnóstico** de pneumotórax pode ser difícil. Os sinais de pneumotórax são diminuição do murmúrio vesicular no lado afetado, diminuição da complacência pulmonar, aumento da pressão inspiratória máxima e hipoxemia. A hipotensão indica pneumotórax hipertensivo. Em geral, a radiografia de tórax confirma o diagnóstico, mas o tratamento de um paciente instável não deve ser adiado para aguardar a radiografia.

D. **Tratamento.** É preciso interromper o óxido nitroso e ventilar o paciente com oxigênio a 100%. Os pneumotóraces hipertensivos têm de ser evacuados imediatamente. Pode-se inserir um cateter de grande calibre (14 a 16) no espaço pleural através do segundo espaço intercostal na linha clavicular média. Em seguida, insere-se um dreno torácico no quinto ou sexto espaço intercostal na linha axilar média.

XIV. ISQUEMIA MIOCÁRDICA

A. Etiologia

A isquemia miocárdica é consequência do desequilíbrio entre a oferta e o consumo de oxigênio pelo miocárdio e, se persistente, pode causar IM.

B. Manifestações Clínicas

1. No paciente acordado, a isquemia miocárdica pode manifestar-se como dor torácica, dispneia, náuseas, vômito, diaforese ou dor no ombro e na mandíbula. A **isquemia assintomática é comum** no período perioperatório, sobretudo em pacientes diabéticos. Em pacientes sob anestesia geral com isquemia, pode haver instabilidade hemodinâmica e alterações do ECG.

2. As **alterações do ECG**, como **depressão do segmento ST** acima de 1 mm ou inversão aguda da onda T, podem indicar isquemia subendocárdica. Em geral, observa-se **elevação do segmento ST** com isquemia miocárdica transmural. As alterações da onda T também podem ser observadas nas anormalidades eletrolíticas e, portanto, não são particularmente diagnósticas de isquemia. A derivação V_5 é a mais sensível para detecção de isquemia (ver Capítulo 10, seção II.B.3).

3. **Outros indicadores de isquemia** são:

a. Hipotensão.

b. Alterações das pressões de enchimento central ou do débito cardíaco.

c. Anormalidades regionais do movimento da parede, detectadas por ETE.

d. Arritmias, sobretudo ectopia ventricular.

C. Tratamento

1. A **hipoxemia e a anemia devem ser corrigidas** para maximizar a oferta miocárdica de oxigênio.

2. Os **antagonistas beta-adrenérgicos** (metoprolol IV em doses incrementais de 1 a 3 mg, propranolol IV em doses incrementais de 0,5 a 1,0 mg ou esmolol IV em doses incrementais de 5 a 10 mg) reduzem o consumo miocárdico de oxigênio mediante redução da frequência e da contratilidade cardíaca.

3. A **nitroglicerina** (a partir de 25 a 50 µg/min IV ou 0,15 mg sublingual) reduz a pressão diastólica ventricular e o volume por venodilatação e, portanto, reduz a demanda miocárdica de oxigênio. Além disso, a nitroglicerina pode melhorar a oferta de oxigênio por aumento do fluxo coronariano colateral.

4. A **isquemia miocárdica associada a hipotensão** pode exigir um vasopressor, como a fenilefrina (40 a 80 µg/min IV) ou a norepinefrina (2 a 20 µg/min IV) para melhorar a pressão de perfusão miocárdica. Pode ser preciso reduzir a profundidade da anestesia e otimizar o volume intravascular.

5. Quando a isquemia miocárdica provoca diminuição acentuada do débito cardíaco e hipotensão (choque cardiogênico), é indicado o uso de **inotrópicos** positivos, como dopamina (5 a 20 µg/kg/min IV), dobutamina (5 a 20 µg/kg/min IV), milrinona (0,375 a 0,75 µg/kg/min após dose de ataque de 50 µg/kg) e norepinefrina (2 a 20 µg/min IV).

244 Capítulo 18

A contrapulsação com balão intra-aórtico pode salvar a vida do paciente. A implantação de cateter na artéria pulmonar guiada por ecocardiograma transesofágico pode ser útil na avaliação da função ventricular e da resposta ao tratamento.

6. Administração de **ácido acetilsalicílico.**

7. **O tratamento com heparina**, a **terapia trombolítica**, a **angioplastia** e a **revascularização coronariana** são opções a serem consideradas em pacientes selecionados.

XV. EMBOLIA PULMONAR

Embolia pulmonar é a obstrução do fluxo sanguíneo pulmonar por trombo, ar, gordura ou líquido amniótico. Grandes êmbolos podem provocar diminuição súbita da tensão de dióxido de carbono ao fim da expiração em razão de **aumento agudo do espaço morto**. Outros sinais são aumento da tensão de nitrogênio ao fim da expiração, além de aumento da PVC, hipoxemia, hipotensão, taquiarritmias ou bradiarritmias e ectopia ventricular.

A. Na maioria das vezes os **tromboêmbolos** originam-se do sistema venoso profundo da pelve e dos membros inferiores. Os fatores que predispõem ao desenvolvimento de trombos são estase, hipercoagulabilidade e anormalidades da parede vascular. Os distúrbios associados são gravidez, traumatismo, carcinoma, repouso prolongado no leito e vasculite.

1. Os **achados físicos** são inespecíficos e compreendem taquipneia e taquicardia, dispneia, broncospasmo e febre.

2. **Exames laboratoriais.** O ECG mostra taquicardia inespecífica, exceto se a embolização for grave, caso em que se observa desvio do eixo para a direita, bloqueio de ramo direito e alterações da onda T nas derivações anteriores. A embolia pulmonar pode causar fibrilação atrial. A radiografia de tórax pode ser inespecífica, a não ser que tenha havido infarto pulmonar. Em geral, há hipotensão e hipoxemia. Nos pacientes que respiram espontaneamente, a hipocapnia e a alcalose respiratória podem ser causadas por aumento da frequência respiratória. O diagnóstico definitivo requer angiografia pulmonar ou tomografia computadorizada de alta resolução do tórax (tomografia computadorizada helicoidal).

3. O **tratamento intraoperatório** na suspeita de embolia pulmonar é de suporte. A oxigenação pode ser aumentada com o aumento da $F_{I_{O_2}}$. Pode-se considerar o tratamento intraoperatório com heparina, mas a terapia trombolítica geralmente não é uma opção, em vista do risco de hemorragia. Nos pacientes com hipoxia ou hipotensão grave, pode-se considerar a circulação extracorpórea e a embolectomia pulmonar.

B. A **embolia aérea** ocorre pela entrada de ar em uma veia ou seio venoso. É mais comum durante a cirurgia intracraniana em posição sentada, na qual os seios venosos da dura-máter estão abertos. Também pode ocorrer durante transplante de fígado, procedimentos cardíacos a céu aberto e insuflação durante laparoscopia.

1. **Outros sinais indicativos de embolia aérea** são a observação de ar por ETE ou a escuta com Doppler precordial.

2. O **tratamento** começa com a limitação da entrada de mais ar por irrigação do campo cirúrgico com soro fisiológico ou reposicionamento do paciente, de modo que haja aumento da pressão venosa. Há que interromper o óxido nitroso para evitar o aumento do tamanho das bolhas na circulação. A colocação do paciente em decúbito lateral esquerdo ajuda a reduzir o bloqueio de ar no ventrículo direito. Quando presente, o cateter venoso central deve ser aspirado para tentar retirar o ar. Líquidos e principalmente vasopressores (como a norepinefrina) são usados para manter a pressão arterial.

3. O **uso de PEEP** na embolia aérea é controverso. Limita a entrada de ar por elevação da PVC, mas à custa da diminuição do retorno venoso e, talvez, do débito cardíaco. O **oxigênio hiperbárico** é uma opção nos casos de entrada de grande quantidade de gás.

C. A **embolia gordurosa** ocorre após traumatismo ou cirurgia de ossos longos, pelve ou costelas.

1. As **manifestações clínicas** estão relacionadas com a obstrução mecânica da circulação pulmonar e assemelham-se àquelas encontradas no tromboembolismo pulmonar. A liberação de ácidos graxos livres pode ocasionar declínio do estado mental, agravamento da hipoxemia, glóbulos de gordura na urina, coagulação intravascular disseminada (CID), trombocitopenia e hemorragias petequiais.

2. O **tratamento é de suporte**, com instituição de suporte circulatório, oxigênio suplementar e ventilação, quando necessário.

D. **Embolia por líquido amniótico** (ver Capítulo 30, seção IX).

Problemas Durante a Anestesia **245**

XVI. TAMPONAMENTO CARDÍACO

O acúmulo de sangue ou outro líquido no saco pericárdico pode impedir o enchimento ventricular adequado e reduzir o volume sistólico e o débito cardíaco. Quando o acúmulo é rápido, pode haver colapso cardiovascular em minutos.

A. O **tamponamento cardíaco** pode estar associado a:
1. Traumatismo torácico.
2. Cirurgia cardíaca ou torácica.
3. Tumor pericárdico.
4. Pericardite (aguda viral, piogênica, urêmica ou pós-radiação).
5. Perfuração miocárdica por cateter venoso central ou na artéria pulmonar.
6. Dissecção aórtica.

B. As **manifestações clínicas** são taquicardia, hipotensão, distensão da veia jugular, abafamento das bulhas cardíacas e diminuição da pressão de pulso. O ECG pode mostrar **alternância elétrica** e voltagem difusamente baixa. Pode-se observar **pulso paradoxal** (diminuição inspiratória da pressão arterial sistólica superior a 10 mmHg). Há **equalização das pressões nas câmaras direita e esquerda**, refletida pelos valores idênticos de PVC, pressão diastólica final ventricular direita, pressão diastólica na artéria pulmonar e pressões de encunhamento capilar pulmonar. A radiografia pode mostrar aumento da silhueta cardíaca. O **ecocardiograma** é diagnóstico.

C. O **tratamento** do paciente com instabilidade hemodinâmica e suspeita de tamponamento cardíaco é a pericardiocentese. É preciso aumentar o volume intravascular e administrar vasopressores com ação cronotrópica e inotrópica (p. ex., dopamina) para manter a pressão arterial. Uma agulha longa é inserida entre o processo xifoide e a borda costal esquerda e orientada em direção ao ombro esquerdo. Se a derivação precordial do ECG for fixada à agulha, observa-se uma corrente de lesão (elevação do segmento ST) quando a agulha toca o epicárdio. Deve-se recuar um pouco a agulha e aspirar. As **complicações da pericardiocentese** são pneumotórax, laceração da artéria coronária e perfuração miocárdica. A criação cirúrgica de uma janela pericárdica propicia acesso mais permanente para alívio do tamponamento.

XVII. HIPERTERMIA MALIGNA

A. Etiologia. A hipertermia maligna é uma síndrome hipermetabólica que acomete pacientes geneticamente suscetíveis após exposição a um agente anestésico desencadeante. Os **anestésicos desencadeantes** incluem todos os potentes agentes inalatórios (p. ex., halotano, enflurano, isoflurano, desflurano e sevoflurano) e a succinilcolina. Acredita-se que a síndrome seja decorrente da diminuição da recaptação de Ca^{2+} pelo retículo sarcoplasmático, necessária para o término da contração muscular. Consequentemente, a contração muscular é mantida, o que ocasiona sinais de hipermetabolismo, entre eles taquicardia, acidose, hipercarbia, rigidez muscular, taquipneia, hipoxemia e hipertermia. Em geral, a hipertermia maligna ocorre na sala de cirurgia, mas o início pode ser tardio, quando o paciente está na sala de recuperação pós-anestésica ou mesmo na unidade pós-operatória.

B. Manifestações Clínicas
1. Taquicardia inexplicada.
2. Hipercarbia no paciente ventilado mecanicamente ou taquipneia no paciente que respira espontaneamente.
3. Acidose metabólica.
4. Rigidez muscular, mesmo na presença de bloqueio neuromuscular. O espasmo do masseter após administração de succinilcolina está associado à hipertermia maligna. Entretanto, nem todos os pacientes com espasmo do masseter têm hipertermia maligna.
5. Hipoxemia.
6. Arritmias ventriculares.
7. Hiperpotassemia.
8. A febre é um sinal tardio.
9. Mioglobinúria.
10. A presença de uma grande diferença entre as tensões de dióxido de carbono arterial e venoso misto confirma o diagnóstico de hipertermia maligna.

246 Capítulo 18

C. Tratamento

1. **Pedir ajuda** assim que houver suspeita de hipertermia maligna. Interromper todos os anestésicos desencadeantes e hiperventilar com oxigênio a 100% de outra fonte, como a unidade de parede, através de ambu. Passar para anestésico intravenoso total, como propofol. A cirurgia deve ser concluída o mais rápido possível, e o aparelho de anestesia deve ser trocado quando viável.

2. **Administrar dantroleno** (Dantrium), 2,5 mg/kg IV inicialmente e repetir até a dose total de 10 mg/kg ou mais se persistirem os sinais de hipertermia maligna. O dantroleno é o único tratamento específico conhecido para a hipertermia maligna. Sua eficácia se deve à capacidade de inibir a liberação de Ca^{2+} pelo retículo sarcoplasmático. Cada ampola contém 20 mg de dantroleno e 3 g de manitol e deve ser reconstituída com 50 mℓ de água estéril morna.

3. A **administração de bicarbonato de sódio** deve ser guiada pelo pH e pela pressão parcial de dióxido de carbono (P_{CO_2}).

4. A **hiperpotassemia** pode ser corrigida com insulina e glicose. No entanto, o controle do estado hipermetabólico pode acarretar hipopotassemia. O cálcio deve ser evitado.

5. As **arritmias** geralmente cessam com a resolução da fase hipermetabólica da hipertermia maligna. As arritmias persistentes podem ser tratadas com procainamida.

6. A **hipertermia** é tratada por vários métodos (ver seção VIII).

7. O ideal é manter **débito urinário** de 2 mℓ/kg/min para evitar lesão tubular renal pela mioglobina. É recomendável passar sonda de Foley o mais cedo possível.

8. Há possibilidade de **recrudescência, coagulação intravascular disseminada e necrose tubular aguda** depois de um episódio agudo de hipertermia maligna. Portanto, é preciso manter o tratamento com dantroleno (1 mg/kg IV ou VO 6/6 h) e a observação por 48 a 72 h depois de um episódio de hipertermia maligna.

9. Entrar em contato com a linha direta de HM, se necessário (www.mhaus.org, [800] MH HYPER, nos EUA).

D. Anestesia em Pacientes Suscetíveis à Hipertermia Maligna

1. Deve-se pesquisar **história familiar** de problemas anestésicos, como febres inexplicadas ou morte durante anestesia, em todos os pacientes.

2. A **hipertermia maligna** pode ser desencadeada em pacientes suscetíveis que já foram expostos a agentes desencadeantes sem incidentes.

3. Em geral, o **pré-tratamento com dantroleno** não é recomendado em pacientes suscetíveis a hipertermia maligna. No entanto, é preciso ter à mão o carrinho de hipertermia ou outro suprimento de dantroleno.

4. O **aparelho de anestesia** deve ser preparado, procedendo à troca do absorvedor de dióxido de carbono e do tubo de gás fresco, desconexão dos vaporizadores, uso de circuito respiratório descartável e fluxar o aparelho com oxigênio a 10 ℓ/min durante no mínimo 10 min.

5. Convém considerar a **anestesia local ou regional**, mas a anestesia geral com agentes que não provoquem hipertermia é aceitável. Os **fármacos seguros** para indução e manutenção de anestesia geral são barbitúricos, propofol, benzodiazepínicos, opioides e óxido nitroso. Os bloqueadores neuromusculares não despolarizantes podem ser usados e revertidos com segurança.

6. É crucial o **monitoramento criterioso** de sinais iniciais de hipertermia maligna, como hipercarbia ou taquicardia inexplicada.

E. Síndromes Associadas. Há relato de aumento do risco de hipertermia maligna associado a vários distúrbios. Em muitos desses casos, a associação não está bem estabelecida. No entanto, pacientes com os distúrbios a seguir devem ser tratados como se fossem suscetíveis à hipertermia maligna:

1. **Distrofia muscular de Duchenne** e outras **distrofias musculares**.

2. **Síndrome de King-Denborough**, caracterizada por nanismo, retardamento mental e anormalidades musculoesqueléticas.

3. **Doença do núcleo central** (*central core disease*), uma miopatia rara.

F. A **síndrome neuroléptica maligna (SNM)** está associada à administração de neurolépticos e tem muitas características em comum com a hipertermia maligna.

1. **Manifestações clínicas.** Em regra, a SNM surge em 24 a 72 h e tem apresentação clínica semelhante à da hipertermia maligna, com episódio hipermetabólico que consiste em

Problemas Durante a Anestesia **247**

hipertermia, instabilidade do sistema nervoso autônomo, rigidez muscular acentuada e rabdomiólise. O aumento dos níveis de creatinoquinase e transaminases hepáticas é frequente e a mortalidade é de quase 30%.

2. O **tratamento** da SNM é feito com dantroleno, embora os benzodiazepínicos, os antagonistas da dopamina como a bromocriptina e os relaxantes musculares não despolarizantes também reduzam a rigidez muscular.

3. Implicações anestésicas. A relação exata entre SNM e hipertermia maligna não está clara. Pode haver risco de hipertermia maligna, com indicação de conduta conservadora (p. ex., afastamento de agentes desencadeantes conhecidos), em alguns pacientes com história de SNM. No caso de SNM, é essencial monitorar adequadamente a ocorrência de hipertermia maligna durante toda a anestesia (p. ex., temperatura e dióxido de carbono ao fim da expiração). O pré-tratamento com dantroleno não é recomendado.

XVIII. REAÇÕES ANAFILÁTICAS E ANAFILACTOIDES

A. A **anafilaxia** é uma reação alérgica com risco de vida. É iniciada pela ligação do antígeno a anticorpos IgE pré-formados na superfície de mastócitos e basófilos, o que causa liberação de substâncias vasoativas. Estas são histamina, leucotrienos, prostaglandinas, cininas e fator de ativação plaquetária. A anafilaxia é caracterizada por elevação aguda dos níveis de triptase.

B. As **reações anafilactoides** são clinicamente semelhantes às reações anafiláticas, mas não são mediadas por IgE e não é necessária a sensibilização prévia a um antígeno.

C. As **manifestações clínicas** das reações anafiláticas ou anafilactoides são:

1. Urticária e rubor.

2. Broncospasmo ou edema das vias respiratórias, que podem provocar insuficiência respiratória.

3. Hipotensão e choque causados por vasodilatação periférica e aumento da permeabilidade capilar.

4. Edema pulmonar.

D. Tratamento

1. Interromper os agentes anestésicos em caso de colapso circulatório.

2. Administrar oxigênio a 100%. Avaliar a necessidade de intubação e suporte ventilatório. O edema das vias respiratórias pode persistir além do evento agudo.

3. Administrar expansores do volume intravascular.

4. Tratar a hipotensão com epinefrina, 50 a 100 μg IV. No colapso cardiovascular franco, há indicação de epinefrina, 0,5 a 1,0 mg IV, seguida por infusão se a hipotensão persistir. A epinefrina é útil no tratamento da hipotensão e do broncospasmo e na limitação da desgranulação dos mastócitos. Podem ser acrescentadas outras catecolaminas, como a norepinefrina. É preciso acrescentar vasopressina nos casos refratários.

5. Esteroides (hidrocortisona IV, 250 mg a 1,0 g, ou metilprednisolona IV, 1 a 2 g) podem reduzir a resposta inflamatória.

6. Os **antagonistas da histamina** (difenidramina IV, 50 mg, e ranitidina IV, 50 mg no adulto) podem ser úteis como terapia de segunda linha.

E. Profilaxia das Reações de Hipersensibilidade a Fármacos

1. Antagonista da histamina (H$_1$). Difenidramina (0,5 a 1,0 mg/kg ou 50 mg IV no adulto) na véspera, à noite, e pela manhã do dia da exposição.

2. Antagonistas H$_2$. Cimetidina (150 a 300 mg IV ou oral no adulto) ou ranitidina (50 mg IV ou 150 mg VO no adulto) na véspera, à noite, e pela manhã do dia da exposição.

3. Corticosteroides. Prednisona (1 mg/kg ou 50 mg em adultos) a cada 6 h, em um total de quatro doses, antes da exposição.

XIX. INCÊNDIO E RISCOS ELÉTRICOS NA SALA DE CIRURGIA

A. O **incêndio** na sala de cirurgia é um acontecimento raro que requer fonte de ignição, combustível e agente oxidante.

1. Os *lasers* e **eletrocautérios** são as fontes de ignição mais comuns.

2. Os **combustíveis** são álcool, solventes, lençóis, campos cirúrgicos e materiais de plástico ou borracha (inclusive cânulas traqueais). Os potentes anestésicos inalatórios modernos

248 Capítulo 18

não são combustíveis. Durante um incêndio em equipamentos elétricos energizados, é importante desligar a corrente elétrica.

3. O **oxigênio** é, sem dúvida, o agente oxidante mais comum, embora o óxido nitroso também sustente a combustão. Substâncias pouco combustíveis no ar podem produzir uma labareda na presença de alta concentração de oxigênio. O oxigênio suplementar pode acumular-se sob os campos cirúrgicos e só deve ser administrado quando houver indicação clínica.

4. Deve haver **extintores** à mão em todos os locais onde são administrados anestésicos. Os extintores de dióxido de carbono e Halon são eficazes contra vários tipos de incêndio sem produzir a contaminação por partículas associada aos extintores de pó químico.

B. Segurança contra Eletricidade

1. O **macrochoque** é uma lesão por eletricidade que ocorre quando uma grande corrente atravessa a pele intacta e provoca lesão térmica, neurológica ou muscular. Pode perturbar a função fisiológica normal e causar parada cardíaca ou respiratória. O grau de lesão varia com a frequência da fonte e o indivíduo, mas, de modo geral, podem-se usar as seguintes diretrizes para uma corrente alternada de 60 Hz (ciclos/s).

   a. **1 mA por 1 segundo** – limiar de percepção.

   b. **5 mA por 1 segundo** – aceita como a máxima intensidade de corrente inócua. Nível em que dispara o alarme dos monitores de isolamento da linha.

   c. **10 a 20 mA por 1 segundo** – corrente que provoca contração muscular tetânica, denominada "corrente *let go*" (corrente máxima que ainda permite ao indivíduo se soltar).

   d. **100 mA por 1 segundo** – limiar para fibrilação ventricular.

2. O **microchoque** ocorre quando há aplicação direta de pequenas correntes ao coração. Essa aplicação é intencional ao usar marca-passos cardíacos, mas pode ser prejudicial quando é acidental. A aplicação de corrente de apenas **100 μA** ao miocárdio pode provocar fibrilação ventricular. Essa corrente é bem inferior ao limiar de 2 a 5 mA do alarme do monitor de isolamento de linha; portanto, esses monitores não protegem o paciente contra microchoques. Para minimizar o risco de microchoques, todo o equipamento deve ser aterrado corretamente com tomada de três pinos e as conexões ao paciente devem estar isoladas eletricamente. A alimentação por bateria não garante o isolamento elétrico.

3. Os **monitores de isolamento de linha** destinam-se a alertar o anestesiologista quando aterramentos inadequados colocam os pacientes e a equipe da sala de cirurgia em risco de exposição a altas correntes (2 a 5 mA). O alarme do monitor dispara quando há fuga de corrente de uma das linhas energizadas para a terra, criando uma primeira falha. Isso indica que alguém na sala de cirurgia pode receber um macrochoque se tocar qualquer equipamento elétrico alimentado por esse circuito, pois passa a servir de terra para o sistema, criando a segunda falha. Caso o alarme do monitor de isolamento de linha dispare, desligue o último aparelho que foi ligado. É preciso examinar o aparelho ou o circuito. Embora os monitores de isolamento de linha ainda sejam usados em centros cirúrgicos, a maioria dos aparelhos elétricos empregados atualmente tem isolamento elétrico integrado.

4. As **queimaduras por unidades eletrocirúrgicas** (UEC) podem ser provocadas por mau contato entre o eletrodo dispersor (placa de aterramento) e o paciente. Nessas condições, qualquer coisa que esteja aterrada pode servir como via alternativa para a corrente, resultando em queimadura nesses locais. O risco de queimaduras pode ser reduzido a um mínimo cuidando para que haja uso correto de gel com o eletrodo, posicionamento do eletrodo dispersor perto do local operado e isolamento do paciente de possíveis vias alternativas de fluxo da corrente.

Leituras Sugeridas

Beebe JJ, Sessler DI. Preparation of anesthesia machines for patients susceptible to malignant hyperthermia. *Anesthesiology* 1988;69:395–400.

Chacko T, Ledford D. Peri-anesthetic anaphylaxis. *Immunol Allergy Clin North Am* 2007;27(2):213–230.

Ebo DG, Fisher MM, Hagendorens MM, Bridts CH, Stevens WJ. Anaphylaxis during anaesthesia: diagnostic approach. *Allergy* 2007;62:471–487.

Gaba DM, Fish KJ, Howard SN. *Crisis management in anesthesiology*. Philadelphia: Churchill Livingstone, 1993.

Litt L, Ehrenwerth J. Electrical safety in the operating room: important old wine, disguised new bottles. *Anesth Analg* 1994;78:417–419.

Lobato EB, Gravenstein N, Kirby RR. *Complications in anesthesiology*. Philadelphia: Lippincott, 2007.

Marik PE. Aspiration pneumonitis and aspiration pneumonia. *N Engl J Med* 2001;344:665–671.

Stoelting RK, Dierdorf SF. *Anesthesia and co-existing disease*. Philadelphia: Saunders, 2008.

Stoelting RK, Hillier S. *Pharmacology and physiology in anesthetic practice*. Philadelphia: Lippincott–Raven, 2005.

Zacharias M, Conlon NP, Herbison GP, et al. Interventions for protecting renal function in the perioperative period. *Cochrane Database Syst Rev* 2008 Oct;(4):CD003590.

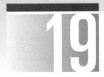

Controle Hemodinâmico Perioperatório

Brian T. Bateman e Vilma E. Ortiz

I. PRESSÃO ARTERIAL

A pressão arterial sistêmica é monitorada como reflexo da perfusão tecidual local. Clinicamente, é muito mais fácil medir a pressão arterial que o fluxo sanguíneo. Os órgãos, porém, necessitam mais propriamente de fluxo sanguíneo adequado que de uma pressão arterial mínima para satisfazer suas necessidades metabólicas.

A. Lei de Ohm. Pressão (*i. e.*, pressão arterial) = fluxo (*i. e.*, débito cardíaco) × resistência.
Fluxo sanguíneo no órgão = (pressão arterial média [PAM] − pressão venosa no órgão)/resistência vascular no órgão

B. O **débito cardíaco** é influenciado pela frequência cardíaca, pré-carga, pós-carga, complacência e contratilidade do miocárdio. Essas variáveis distintas são muito interdependentes e controladas pelo sistema nervoso autônomo e por mecanismos humorais.

II. AUTORREGULAÇÃO

A capacidade de um órgão ou leito vascular manter o fluxo sanguíneo adequado apesar da variação da pressão arterial é denominada autorregulação. A regulação metabólica controla cerca de 75% de todo o fluxo sanguíneo local no corpo. Os órgãos têm diferentes capacidades (reservas autorreguladoras) de aumentar ou diminuir a resistência vascular para garantir a estreita conexão entre demanda metabólica e fluxo sanguíneo no órgão. Em geral, os anestésicos inibem a autorregulação e tornam a perfusão do órgão mais dependente da pressão. Os mais importantes desses órgãos são o encéfalo, os rins, o coração e os pulmões (ver as discussões sobre cada um nos capítulos correspondentes).

III. FISIOLOGIA DOS RECEPTORES ADRENÉRGICOS

Os receptores adrenérgicos podem ser caracterizados pela resposta a uma série de catecolaminas. Os receptores com uma ordem de potência norepinefrina > epinefrina > isoproterenol são denominados **receptores alfa-adrenérgicos.** Os receptores que respondem na ordem de potência isoproterenol > epinefrina > norepinefrina são denominados **receptores beta-adrenérgicos.** Os receptores que interagem exclusivamente com a dopamina são denominados **dopaminérgicos.** Os receptores adrenérgicos ainda podem ser subdivididos de acordo com as características farmacológicas e a localização anatômica.

A. Os **receptores α_1** são pós-sinápticos no músculo liso vascular e no músculo liso das artérias coronárias, útero, pele, mucosa intestinal, íris e leito esplâncnico. A ativação causa constrição arteriolar e venosa, midríase e relaxamento do trato intestinal. Os receptores α_1 cardíacos aumentam o inotropismo e diminuem a frequência cardíaca.

B. Receptores α_2
1. Os **receptores α_2 pré-sinápticos** estão localizados no sistema nervoso central, especificamente no *locus ceruleus* e na substância gelatinosa. A ativação inibe a liberação de norepinefrina, acetilcolina, serotonina, dopamina e substância P e foi associada a efeitos hipnóticos e sedativos, ação antinociceptiva, hipotensão e bradicardia.
2. Os **receptores α_2 pós-sinápticos** estão localizados perifericamente no músculo liso vascular, trato gastrintestinal, células β pancreáticas e sistema nervoso central. A ativação dos receptores α_2 pós-sinápticos periféricos causa vasoconstrição e resposta hipertensiva, diminuição da salivação e diminuição da liberação de insulina. A ativa-

Controle Hemodinâmico Perioperatório **251**

ção dos receptores centrais está associada a analgesia e a um efeito potencializador da anestesia.

C. Os **receptores β₁** estão localizados no miocárdio, nó sinoatrial, sistema de condução ventricular, tecido adiposo e tecido renal. A ativação aumenta o inotropismo, o cronotropismo, a velocidade de condução miocárdica, a liberação de renina e a lipólise.

D. Os **receptores β₂** estão localizados no músculo liso vascular, brônquico, dérmico e uterino, assim como no miocárdio. Sua estimulação causa vasodilatação, broncodilatação, relaxamento uterino e, possivelmente, aumento do inotropismo. A ativação dos receptores β₂ também promove a gliconeogênese, a liberação de insulina e a captação celular de potássio.

E. Os **receptores β₃** participam da lipólise e do controle da taxa metabólica.

F. **Receptores Dopaminérgicos**

    1. Os **receptores dopaminérgicos-1** são receptores pós-sinápticos do músculo liso vascular renal e mesentérico que medeiam a vasodilatação.

    2. Os **receptores dopaminérgicos-2** são pré-sinápticos e inibem a liberação de norepinefrina.

G. **Regulação dos Receptores.** Há uma relação inversa entre o número de receptores, a concentração de agonistas adrenérgicos circulantes e a duração da exposição a esse agonista. Isso é denominado suprarregulação e infrarregulação dos receptores. A súbita interrupção de tratamento com betabloqueador pode provocar hipertensão de rebote e taquicardia, com consequente isquemia miocárdica. Isso é uma consequência da proliferação de receptores β (suprarregulação) e consequente hipersensibilidade às catecolaminas endógenas.

IV. FARMACOLOGIA ADRENÉRGICA (QUADRO 19.1)

A. **Agonistas α**

    1. A **fenilefrina** é um agonista α₁ de ação direta em doses clínicas normais e tem alguma atividade nos receptores β em concentrações altíssimas. A fenilefrina causa vasoconstrição arterial e venosa. Essa ação dupla aumenta o retorno venoso (pré-carga) e a pressão arterial média (pós-carga), o que frequentemente resulta em bradicardia reflexa. A fenilefrina mantém o débito cardíaco em pacientes com coração normal, mas pode reduzir o desempenho do coração em caso de isquemia cardíaca. A fenilefrina tem curta duração de ação, o que facilita o ajuste da dose.

    2. A **clonidina** é um anti-hipertensivo de ação central, com relativa seletividade pelos receptores α₂-adrenérgicos. Suas ações incluem diminuição do tônus simpático, aumento da atividade parassimpática, diminuição da necessidade de anestésicos e analgésicos, sedação e diminuição da salivação. A administração pode ser intravenosa, intramuscular, oral, transcutânea e nos espaços intratecal e extradural.

    3. A **dexmedetomidina** é um agonista seletivo dos receptores α₂ adrenérgicos aprovado recentemente para sedação intravenosa de pacientes ventilados mecanicamente em unidades de terapia intensiva. Uma possível vantagem em relação aos outros sedativos é a ausência de depressão respiratória e as menores taxas de delírio. A diminuição da pressão arterial e da frequência cardíaca pode ser atribuída à queda do nível de catecolaminas circulantes.

B. **Agonistas β**

    1. O **isoproterenol** é um agonista beta-adrenérgico não seletivo de ação direta. Aumenta a frequência cardíaca e a contratilidade (via receptores β₁) enquanto reduz a resistência vascular sistêmica (RVS) (via receptores β₂), de forma que tem um efeito neutro sobre o débito cardíaco. Também é vasodilatador pulmonar e broncodilatador.

    a. **Indicações**

        (1) Bradicardia resistente à atropina e com repercussão hemodinâmica.

        (2) Bloqueio atrioventricular até que se possa implantar marca-passo temporário.

        (3) Estados de baixo débito cardíaco que exijam alta frequência cardíaca (crianças com volume sistólico fixo e receptores de transplante cardíaco).

        (4) Estado de mal asmático.

        (5) Superdosagem de betabloqueador.

    b. É recomendado o monitoramento eletrocardiográfico contínuo na administração intravenosa, que pode ser feito por acesso intravenoso periférico.

    c. Os efeitos colaterais são vasodilatação, hipotensão e taquiarritmias.

QUADRO 19.1 — Doses de Vasopressores e Inotrópicos de Uso Comum

Nome do Fármaco (Nome Comercial)	Bolo IV	Infusão IV	Dose	α	β	DA	V
Arginina vasopressina (Pitressin)	NR (choque séptico) 40 unidades (parada cardíaca)	a. 50 unidades/250 mℓ b. 0,2 unidade/mℓ c. 0,01 a 0,1 unidade/min d. 10 a 20 min					+++
Dobutamina (Dobutrex)	NR	a. 250 mg/250 mℓ b. 1.000 µg/mℓ c. 2 a 20 µg/kg/min d. 5 a 10 min		+	+++		
Dopamina (Inotropin)	NR	a. 200 mg/250 mℓ b. 800 µg/mℓ c. 1 a 20 µg/kg/min d. 5 a 10 min	Baixa Alta	 ++	 ++	+++ +++	
Efedrina	5 a 10 mg	NR Duração de 5 a 10 min	++	++			
Epinefrina (Adrenaline)	20 a 100 µg (hipotensão) 0,5 a 1 mg (parada cardíaca)	a. 1 mg/250 mℓ b. 4 µg/mℓ c. 0,5 a 5 µg/min d. 1 a 2 min	Baixa Alta	+ +++	+++ ++++		
Fenilefrina (Neosynephrine)	40 a 100 µg	a. 10 mg/250 mℓ b. 40 µg/mℓ c. 10 a 150 µg/min d. 5 a 10 min		++++			

Efeitos Adrenérgicos: α, β, DA, V

Isoproterenol (Isuprel)	NR	a. 1 mg/250 mℓ b. 4 µg/mℓ c. 2 a 10 µg/min d. 5 a 10 min		++++
Milrinona	NR	20 mg/250 mℓ de NaCl a 0,9%; 50 µg/kg como dose de ataque IV durante 10 min, depois 0,375 a 0,75 µg/kg/min; é necessário ajuste da dose em pacientes com insuficiência renal		Não simpaticomimético
Norepinefrina (Levophed)	NR	a. 4 mg/250 mℓ b. 16 µg/mℓ c. 1 a 30 µg/min d. 1 a 2 min	Baixa Alta	++ ++++	+ ++

a, misturar em soro glicosado a 5%; b, concentração; c, variação comum da dosagem IV; d, duração; DA, dopaminérgico; V, vasopressina; NR, não recomendado.

254 Capítulo 19

C. Agonistas Mistos

1. A **epinefrina**, produzida pela medula suprarrenal, é um agonista de ação direta dos receptores α e β.

a. Indicações
- **(1)** Parada cardíaca
- **(2)** Anafilaxia
- **(3)** Broncospasmo
- **(4)** Choque cardiogênico
- **(5)** Bradicardia ou bloqueio cardíaco sintomático
- **(6)** Prolongamento da anestesia regional

b. O **efeito clínico da epinefrina** é a soma da ativação de receptores α e β em vários leitos teciduais, com predomínio dos efeitos β quando são usadas doses baixas. Em doses muito baixas (p. ex., 0,25 a 0,5 μg/min), a broncodilatação é o principal efeito da epinefrina, que é o broncodilatador mais eficaz disponível. Doses crescentes aumentam o inotropismo, o cronotropismo e a vasoconstrição. À medida que a dose de epinefrina aumenta, predominam os efeitos α e o volume sistólico pode cair com o aumento da RVS (pós-carga). Taquicardia, arritmias e isquemia miocárdica significativas podem limitar a utilidade da epinefrina na clínica. Anestésicos voláteis (principalmente halotano) podem sensibilizar o miocárdio às catecolaminas circulantes e provocar arritmias com risco de vida. Sempre que possível, a epinefrina deve ser administrada por acesso venoso central, pois seu extravasamento pode causar necrose tecidual grave.

2. A **norepinefrina**, o neurotransmissor do sistema nervoso simpático, é o precursor na biossíntese da epinefrina. A norepinefrina é um potente agonista dos receptores α e β_1, com predomínio de efeitos α em doses menores. Em comparação com a epinefrina, tem efeitos mínimos sobre os receptores β_2. A norepinefrina aumenta a pressão arterial pelo aumento da RVS (pós-carga), enquanto o débito cardíaco permanece relativamente inalterado. O desempenho miocárdico pode melhorar se a elevação da pressão arterial aumentar o fluxo sanguíneo coronariano e aliviar a isquemia miocárdica. A norepinefrina aumenta a resistência vascular da maioria dos órgãos, assim reduzindo o fluxo sanguíneo nos órgãos a despeito de aumentos da PAM. É útil na hipotensão associada à depressão miocárdica leve. A exemplo da maioria dos fármacos vasoativos, o eletrocardiograma e o monitoramento invasivo são recomendados para acompanhar a eficácia clínica, e a administração deve ser central. Os efeitos colaterais possíveis são arritmia e isquemia periférica.

3. A **dopamina**, precursor imediato da norepinefrina, produz uma associação de efeitos, dependentes da dose, nos receptores α, β e dopamínicos. É um neurotransmissor nos gânglios da base e na zona quimiorreceptora do gatilho. Em doses menores (aproximadamente < 4 μg/kg/min), há ativação principalmente dos receptores dopamínicos nos vasos renais e esplâncnicos, o que aumenta o fluxo sanguíneo renal, a filtração glomerular e a excreção de sódio (Na^+). À medida que aumenta a concentração de dopamina, surgem os efeitos β, com aumento da contratilidade miocárdica, frequência cardíaca e pressão arterial. Em altas doses (> 10 μg/kg/min), predominam os efeitos α_1, com aumento acentuado da pressão arterial e venosa e diminuição do fluxo sanguíneo renal. A dopamina também causa a liberação de norepinefrina pelas terminações nervosas. A administração de dopamina geralmente aumenta o débito urinário, mas não impede a lesão renal nem modifica sua evolução. A dopamina pode ser indicada no choque cardiogênico ou vasoplégico, insuficiência cardíaca e bradicardia refratária. No entanto, a taquicardia (frequente até mesmo com baixas doses), as arritmias ventriculares, o aumento do consumo miocárdico de oxigênio e a vasoconstrição intensa são efeitos colaterais associados à sua administração.

4. A **dobutamina** é uma catecolamina sintética com atividade nos receptores β_1-, β_2- e α_1-adrenérgicos. A dobutamina é uma mistura de estereoisômeros; o isômero L(–) estimula os receptores α_1 e o isômero D(+) tem atividade nos receptores β_1 e β_2. A dobutamina aumenta a contratilidade miocárdica por seu efeito nos receptores α_1 e β_1 cardíacos. Na rede vascular periférica, a dobutamina é um vasodilatador, porque seu efeito β_2 prevalece às propriedades α_1. A dobutamina aumenta a frequência cardíaca em razão dos efeitos cronotrópicos positivos da ativação β_1. É um agente útil no tratamento de

Controle Hemodinâmico Perioperatório **255**

estados de baixo débito cardíaco causados por disfunção miocárdica secundária ao infarto agudo, cardiomiopatia ou depressão miocárdica após cirurgia cardíaca. Em geral, a dobutamina aumenta o débito cardíaco e reduz a RVS, com efeitos mínimos sobre a pressão arterial e a frequência cardíaca. Os efeitos hemodinâmicos são semelhantes aos resultantes da associação de dopamina e nitroprussiato. A resistência vascular pulmonar (RVP) também diminui, o que torna a dobutamina benéfica para pacientes com insuficiência cardíaca direita. A hipotensão sistêmica (a dobutamina é inotrópica, não pressora), o aumento do consumo miocárdico de oxigênio e as taquiarritmias são os efeitos colaterais mais comuns.

5. A **efedrina** é um agonista adrenérgico direto e indireto, não catecolamínico, de origem vegetal. A efedrina causa a liberação de norepinefrina e outras catecolaminas endógenas armazenadas nas terminações nervosas. A taquifilaxia limita o uso de efedrina à administração em bolo para tratamento temporário da hipotensão associada a hipovolemia, bloqueio simpático, depressão miocárdica causada por superdosagem de anestésico e bradicardia.

D. Agentes Não Adrenérgicos

1. A **inamrinona** (antes chamada amrinona), a milrinona e a enoximona são derivados bipiridínicos sintéticos, não catecolamínicos, não glicosídicos. Inibem a fosfodiesterase tipo III, assim aumentando os níveis de monofosfato cíclico de adenosina e a contratilidade e causando vasodilatação periférica. Sua ação independe dos receptores adrenérgicos e, dessa forma, seus efeitos são aditivos aos dos agentes adrenérgicos.

    a. A inamrinona melhora, de acordo com a dose, o índice cardíaco, o índice de trabalho ventricular esquerdo e a fração de ejeção. A frequência cardíaca e a PAM permanecem constantes. O tempo até o efeito máximo é de aproximadamente 5 min e há eliminação hepática com meia-vida de 5 a 12 h, dependendo do grau de doença cardíaca. Os efeitos colaterais dose-dependentes mas reversíveis são hipotensão, trombocitopenia, hipopotassemia, arritmias, anormalidades das provas de função hepática, febre e desconforto gastrintestinal.

2. A **milrinona** é um derivado da inamrinona e tem o mesmo perfil hemodinâmico. A milrinona é 20 vezes mais potente que a inamrinona e não provoca a trombocitopenia associada à substância original. Os efeitos colaterais são hipotensão, arritmias ventriculares, isquemia cardíaca e *torsade de pointes*. A meia-vida é de 2 a 4 h e é necessário introduzi-la com cuidado em pacientes instáveis. Muitas vezes, é necessária a administração junto com um vasopressor haja vista a possibilidade de hipotensão acentuada.

3. A **enoximona** é um derivado da imidazolona usado VO. Em baixas doses, melhora a capacidade de exercício na insuficiência cardíaca crônica.

4. A **levosimendana** é um inotrópico positivo e vasodilatador. Suas ações incluem ligação à troponina C cardíaca, sensibilização do miofilamento ao cálcio e facilitação da abertura de canais de potássio ATP-dependentes. Pode ser usada no tratamento da insuficiência cardíaca congestiva descompensada. Os efeitos colaterais possíveis são hipotensão, arritmias, isquemia miocárdica e hipopotassemia.

5. A **arginina vasopressina (AVP)** é um análogo sintético do hormônio antidiurético, produzido pela hipófise posterior. A AVP causa vasoconstrição por estimulação direta de receptores V1 no músculo liso. É conhecida como opção à epinefrina no tratamento da fibrilação ventricular no choque no adulto, administrada em bolo (40 unidades IV). Também pode ser benéfica como infusão IV em baixas doses (0,04 unidade/min) no choque com vasodilatação resistente a catecolaminas. A AVP tem início de ação rápido, com duração de 10 a 20 min. Recomenda-se a administração por acesso central.

6. A **terlipressina** é um análogo da vasopressina que pode ser usado no tratamento da hipotensão associada ao choque séptico resistente a catecolaminas e à síndrome hepatorrenal.

V. ANTAGONISTAS BETA-ADRENÉRGICOS (QUADRO 19.2)

A. O **propranolol** é um antagonista não seletivo dos receptores β_1 e β_2-adrenérgicos disponível nas formas IV e oral. É muito lipofílico, quase totalmente absorvido após administração oral e sofre até 75% de depuração hepática na primeira passagem. Os efeitos hemodinâmicos do propranolol e de outros antagonistas beta-adrenérgicos são secundários à queda do débito cardíaco e à supressão do sistema renina-angiotensina. Os antagonistas beta-adrenérgicos

QUADRO 19.2 Antagonistas Beta-adrenérgicos

Nome do Fármaco (Nome Comercial)	Seletividade β_1	Biodisponibilidade (%)	Meia-vida β^a	Eliminação	Dose Oral Habitual	Dose IV
Atenolol (Tenormin)	++	55	6 a 9 h	R (85%)	50 a 100 mg	Doses fracionadas de 5 mg
Esmolol (Brevibloc)	++	–	9 min	Esterase eritrocitária		Bolo de 10 a 20 mg; dose de ataque de 0,25 a 0,5 mg/kg, depois 50 a 200 µg/kg/min
Labetalol (Trandate, Normodyne)	0	25	3 a 8 h	H	100 mg	Bolo de 5 a 10 mg; 10 a 40 mg/h ajustados para cima
Metoprolol (Lopressor)	++	50	3 a 6 h	H	25 a 100 mg 1-4×/dia	Doses fracionadas de 5 a 25 mg
Nadolol (Corgard)	0	20	14 a 24 h	R (75%)	40 a 240 mg/dia	NR
Propranolol (Inderal)	0	33	3 a 4 h	H	10 a 40 mg 2-4×/dia	Doses fracionadas de 0,25 a 1 mg
Timolol (Blocadren)	0	75	4 a 5 h	H (80%) R (20%)	5 a 15 mg 1-2×/dia	NR

H, eliminação hepática; R, eliminação renal; NR, não recomendado.
[a]A meia-vida β pode não ser preditiva da duração de ação clínica.

Controle Hemodinâmico Perioperatório **257**

são distintos pela relativa seletividade β_1, atividade simpaticomimética intrínseca e meias-vidas farmacológicas.

B. O **metoprolol** é um antagonista seletivo do receptor β_1-adrenérgico disponível nas formas IV e oral. Pode ser usado no tratamento das taquicardias supraventriculares. Também é eficaz no tratamento da angina de peito, na diminuição da mortalidade por infarto do miocárdio e no tratamento da hipertensão leve a moderada. Seu papel na prevenção de eventos cardíacos adversos perioperatórios é controverso. A razão de bloqueio beta oral:IV é de 2,5:1.

C. O **esmolol** é um antagonista seletivo do receptor β_1-adrenérgico, metabolizado rapidamente por uma esterase presente no citoplasma das hemácias. O tempo até o efeito máximo é de 5 min, e a meia-vida de eliminação é de 9 min. O esmolol é útil no perioperatório, pois pode ser administrado por via IV, tem início rápido, duração de ação muito curta e pode ser usado em pacientes com asma, doença pulmonar obstrutiva crônica ou disfunção miocárdica. A esterase eritrocitária é diferente da pseudocolinesterase plasmática e não é afetada por anticolinesterásicos. A administração rápida de esmolol em grandes bolos foi associada a hipotensão grave e depressão cardíaca, o que provoca parada cardíaca em situações raras. O diluente contém propilenoglicol, que pode causar acidose metabólica com intervalo osmolar durante infusões prolongadas.

D. O **labetalol** é um antagonista misto dos receptores α e β-adrenérgicos com razão de bloqueio dos receptores $\beta:\alpha$-adrenérgicos de 3:1 VO e de 7:1 por via IV. Reduz a RVP, atenua o aumento reflexo da frequência cardíaca e tem efeito mínimo sobre o débito cardíaco. O labetalol é útil durante a operação para atenuar a resposta simpática à intubação traqueal e para controlar episódios de hipertensão. Também é usado no tratamento de pacientes com feocromocitoma e na síndrome de abstinência de clonidina.

VI. VASODILATADORES (QUADRO 19.3)

A. O **nitroprussiato de sódio** é um vasodilatador de ação direta com efeitos sobre o músculo liso vascular arterial e venoso.

1. O mecanismo de ação do nitroprussiato de sódio é comum a todos os nitratos. O radical nitroso decompõe-se para liberar óxido nítrico. O óxido nítrico é um radical livre de vida curta e instável que ativa a guanilato ciclase. Essa ação aumenta a concentração de monofosfato cíclico de guanosina, que causa relaxamento do músculo liso.

2. Os efeitos hemodinâmicos do nitroprussiato de sódio são principalmente redução da pós-carga por vasodilatação arterial e alguma redução da pré-carga pelo aumento da capacitância venosa. Em geral, esses efeitos provocam aumento reflexo da frequência cardíaca e da contratilidade miocárdica, elevação do débito cardíaco e diminuição acentuada da RVS e RVP. O nitroprussiato de sódio dilata os vasos sanguíneos cerebrais e deve ser usado com cautela em pacientes com diminuição da complacência intracraniana.

3. O nitroprussiato de sódio dilata igualmente todos os leitos vasculares, o que aumenta o fluxo sanguíneo global. Pode surgir um fenômeno de roubo vascular, no qual o fluxo sanguíneo para uma região isquêmica com vasodilatação máxima pode ser desviado para regiões não isquêmicas, que ainda podem sofrer vasodilatação. Isso é importante principalmente na rede vascular coronariana, na qual a isquemia pode ser exacerbada com o uso do nitroprussiato de sódio, embora o consumo miocárdico geral de oxigênio tenha diminuído por redução da pós-carga.

4. O nitroprussiato de sódio é útil no período perioperatório, pois o início da ação é rápido (1 a 2 min), e seus efeitos dissipam-se em dois minutos após a interrupção.

5. **Intoxicação por cianeto.** *In vivo*, há reação não enzimática do nitroprussiato de sódio com os grupos sulfidrila na hemoglobina e liberação de cinco radicais cianetos por molécula. Alguns desses são convertidos em **tiocianato** pela rodanese tecidual e hepática e excretados na urina. O tiocianato tem meia-vida de 4 dias e acumula-se em caso de insuficiência renal. Os radicais cianetos também podem ligar-se à citocromo oxidase intracelular e interromper a cadeia de transporte de elétrons. Isso pode acarretar hipoxia celular e morte, mesmo quando as tensões de oxigênio são adequadas. Além disso, o cianeto pode ligar-se à metemoglobina, produzindo cianometemoglobina.

   a. **Manifestações clínicas.** A taquifilaxia, a acidose metabólica e a elevação da tensão de oxigênio venoso misto são sinais precoces de intoxicação por cianeto, que geralmente ocorre quando se administra mais de 1 mg/kg em 2,5 h ou quando a

258 Capítulo 19

QUADRO 19.3 — Fármacos Vasodilatadores

Nome do Fármaco (Nome Comercial)	Bolo IV	Infusão IV	Mecanismo de Ação
Fenoldopam (Corlopam)	NR	a. 10 mg/250 mℓ b. 40 μg/mℓ c. 0,05 a 1,5 μg/kg/min d. 1 a 4 h	Agonista do receptor D_1; afinidade moderada pelo receptor α_2
Fentolamina (Regitine)	1 a 5 mg	NR	Bloqueio dos receptores α
Hidralazina (Apresoline)	2,5 a 5 mg a cada 15 min, 20 a 40 mg IV a cada 4 a 6 h	NR	Dilatação do músculo liso vascular de ação direta
Labetalol (Trandate, Normodyne)	5 a 10 min a cada 5 min	a. 200 mg/250 mℓ b. 0,8 mg/mℓ c. 10 a 40 mg/h d. 15 min	Bloqueio dos receptores α e β
Nitroglicerina	50 a 100 μg	a. 30 mg/250 mℓ^a b. 120 μg/mℓ c. 0,5 a 15 μg/kg/min d. 4 min	Vasodilatador venoso
Nitroprussiato (Nipride)	NR	a. 30 mg/250 mℓ^a b. 120 μg/mℓ c. 0,2 μg/kg/min^b d. 4 min	Vasodilatador arterial > venoso
Prostaglandina E$_1$ (Alprostadil)	NR	a. 1 a 2 mg/250 mℓ b. 4 a 8 μg/mℓ c. 0,05 μg/kg/min^b d. 1 min	Vasodilatador direto através dos receptores da prostaglandina no músculo liso vascular

a, misturar em soro glicosado a 5%; b, concentração; c, variação comum da dosagem IV; d, duração; NR, não recomendado.
^{a}Mistura de infusão do Massachusetts General Hospital: 30 mg/250 mℓ de soro fisiológico = 120 mg/1.000 mℓ = 120 μg/mℓ. Bomba de infusão ajustada em 20 mℓ/h = 20/60 mℓ/min = 1/3 mℓ/min = 40 μg/min.
Portanto, a dose em μg/min é o dobro da velocidade de infusão determinada (2× mℓ/h = μg/min).
^{b}A dose pode ser ajustada mais alta para obter o efeito desejado.

concentração sanguínea de íon cianeto é maior que 100 μg/dℓ. Os sintomas de intoxicação por cianeto são fadiga, náuseas, espasmo muscular, angina e confusão mental.

   b. Tratamento. A intoxicação por cianeto é tratada por interrupção do nitroprussiato de sódio e administração de oxigênio a 100% e **tiossulfato de sódio** (doador de enxofre na reação da rodanese), na dose de 150 mg/kg dissolvidos em 50 mℓ de água, durante 15 min. A intoxicação grave por cianeto (déficit de base > 10 mEq, instabilidade hemodinâmica) pode exigir a administração adicional de **nitrito de amila** (0,3 mℓ por inalação) ou **nitrito de sódio**, 5 mg/kg IV durante 5 min. Essas duas substâncias produzem metemoglobina, que se liga ao íon cianeto e forma cianometemoglobina inativa.

B. A **nitroglicerina** é um potente venodilatador que também relaxa o músculo liso arterial, pulmonar, ureteral, uterino, gastrintestinal e brônquico. A nitroglicerina tem maior efeito sobre a capacitância venosa que sobre o tônus arteriolar. Esse é o principal mecanismo de redução da PAM pela nitroglicerina.

   1. Indicações. A nitroglicerina é útil no tratamento da insuficiência cardíaca congestiva e da isquemia miocárdica, pois aumenta o fluxo coronariano e melhora o desempenho

Controle Hemodinâmico Perioperatório **259**

do ventrículo esquerdo. A nitroglicerina aumenta a capacitância venosa, diminui o retorno venoso e, consequentemente, reduz o volume diastólico final ventricular. Pela lei de Laplace (tensão = pressão × raio), a diminuição do volume diastólico final está associada à diminuição da pressão e subsequente diminuição da tensão na parede ventricular, que reduz o consumo miocárdico de oxigênio.

2. A **taquicardia reflexa é frequente** e deve ser tratada com bloqueio beta para evitar o aumento do consumo miocárdico de oxigênio e a neutralização dos efeitos benéficos da nitroglicerina.

3. A infusão contínua causa **taquifilaxia**.

4. **Complicações.** A nitroglicerina é metabolizada pelo fígado e não tem toxicidade conhecida em doses clínicas. Doses muito altas e o uso contínuo prolongado produzem metemoglobinemia. A nitroglicerina causa vasodilatação cerebral e deve ser usada com cautela em pacientes com baixa complacência intracraniana.

C. A **hidralazina** é um vasodilatador arterial de ação direta. Diminui a PAM por redução do tônus arteriolar e da resistência vascular dos leitos coronariano, cerebral, renal, uterino e esplâncnico. Isso ajuda a preservar o fluxo sanguíneo para esses órgãos. A vasodilatação induzida por hidralazina desencadeia aumento reflexo da frequência cardíaca e ativa o sistema renina-angiotensina. Esses efeitos podem ser atenuados pelo uso concomitante de um betabloqueador. A hidralazina pode ser administrada por bolo IV para tratar emergências hipertensivas ou potencializar a ação de outros agentes hipotensivos. O tempo até o efeito máximo da hidralazina IV é de 15 a 20 min, com meia-vida de eliminação de 4 horas. O uso prolongado foi associado a uma síndrome lúpica, erupção cutânea, febre medicamentosa, pancitopenia e neuropatia periférica.

D. Os **antagonistas dos canais de cálcio (verapamil, diltiazem, nifedipino e clevidipino)** alteram o fluxo de cálcio através das membranas celulares e causam vários graus de vasodilatação arterial com efeito mínimo sobre a capacitância venosa. Eles reduzem a resistência vascular dos órgãos periféricos e causam vasodilatação coronariana. Também são depressores miocárdicos, e o verapamil e o diltiazem deprimem a condução no nó atrioventricular (ver Capítulo 37). O nifedipino é limitado à administração oral para tratamento da hipertensão. O **verapamil** e o **diltiazem** também são indicados no tratamento de taquiarritmias supraventriculares de complexo estreito hemodinamicamente estáveis. A dose inicial de verapamil é de 2,5 a 5,0 mg IV com doses subsequentes de 5 a 10 mg IV administradas a cada 15 a 30 min. O diltiazem é administrado em um bolo inicial de 20 mg. Se necessário, pode-se administrar outra dose de 25 mg e uma infusão de 5 a 15 mg/h. O diltiazem oral é usado com frequência no tratamento crônico da isquemia miocárdica. Suas propriedades vasodilatadoras e inotrópicas negativas podem causar hipotensão, exacerbação da insuficiência cardíaca congestiva, bradicardia e aumento da condução acessória em pacientes com síndrome de Wolff-Parkinson-White (WPW). O **clevidipino** é um antagonista dos canais de cálcio di-hidropiridínico administrado por via intravenosa de ação ultracurta usado no tratamento da hipertensão quando não é possível usar agentes orais e também da hipertensão perioperatória. O início é rápido, com efeitos sobre a pressão arterial dependentes da dose e que duram 5 a 15 min.

E. Atualmente, o **enalaprilat** é o único inibidor da enzima de conversão da angiotensina disponível para uso IV. Reduz a pressão arterial sistólica e diastólica inibindo a conversão de angiotensina I em angiotensina II. O enalaprilat pode ser usado no tratamento da hipertensão perioperatória. A ação tem início em cerca de 15 min, o efeito máximo em 1 a 4 h e o tempo total de ação é de aproximadamente 4 h. A eliminação é principalmente renal e é recomendável ter cuidado durante o uso na disfunção renal.

F. O **fenoldopam** é um agonista sintético do receptor da dopamina (DA-1). A infusão IV contínua pode ser usada no período perioperatório para o tratamento da hipertensão grave em pacientes com diminuição da função renal. O fenoldopam atua por dilatação seletiva do leito arterial enquanto mantém a perfusão renal. A dose renal seletiva é de 3 µg/kg/min. Também tem propriedades diuréticas e natriuréticas. A resposta hemodinâmica inicial ocorre em 5 a 15 min. A dose deve ser ajustada a cada 15 a 20 min até alcançar o controle ideal da pressão arterial. Os efeitos colaterais incluem taquicardia dose-dependente e hipopotassemia ocasional. A administração em bolo não é recomendada e pode haver hipotensão com o uso concomitante de bloqueadores dos receptores beta-adrenérgicos.

260 Capítulo 19

G. A **adenosina** é um nucleotídio endógeno que, em altas doses, tem efeitos inibitórios sobre a condução de impulsos cardíacos através do nó atrioventricular. A adenosina dilata os vasos sanguíneos cerebrais, compromete a autorregulação e é metabolizada em ácido úrico. Sua capacidade de retardar a condução através do nó atrioventricular levou ao seu uso no diagnóstico e tratamento de taquiarritmias supraventriculares. No entanto, se houver fibrilação/*flutter* atrial e síndrome de WPW, convém evitar a adenosina, uma vez que ela pode permitir a condução preferencial através da via acessória (síndrome WPW; ver Capítulo 37).

H. A **prostaglandina E$_1$ (PGE$_1$)** é um metabólito estável do ácido araquidônico que causa vasodilatação periférica e pulmonar. É usada para dilatar o canal arterial em recém-nascidos e lactentes com cardiopatia congênita dependente do canal arterial (p. ex., transposição das grandes artérias). A PGE$_1$ também foi usada no tratamento da hipertensão pulmonar após substituição da valva mitral e em pacientes com insuficiência cardíaca direita grave.

I. A **sildenafila** é um inibidor seletivo da fosfodiesterase-5 que causa vasodilatação pulmonar. Mediante inibição da fosfodiesterase-5, estabiliza o monofosfato cíclico de guanosina, aumentando os níveis pulmonares de óxido nítrico. Demonstrou-se que melhora a capacidade de exercício e os parâmetros hemodinâmicos em pacientes com hipertensão pulmonar.

J. A **fentolamina** é um antagonista seletivo de ação curta do receptor alfa-adrenérgico que causa principalmente vasodilatação arterial e alguma vasodilatação venosa. A fentolamina é usada principalmente em estados de excesso de norepinefrina (p. ex., feocromocitoma), como adjuvante da hipotensão induzida e para infiltração cutânea quando há extravasamento acidental de norepinefrina (5 a 10 mg diluídos em 10 mℓ de soro fisiológico).

VII. HIPOTENSÃO INDUZIDA

A **hipotensão induzida** é uma técnica usada quando o controle do sangramento melhora as condições operatórias e facilita a técnica cirúrgica (p. ex., microcirurgia da orelha média, clipagem de aneurisma cerebral e cirurgia plástica) ou reduz ou elimina a necessidade de transfusão (p. ex., cirurgia ortopédica, pacientes com grupos sanguíneos raros e restrições religiosas). Também é útil quando a redução da PAM reduz o risco de ruptura vascular (p. ex., dissecção aórtica, ressecção de aneurismas intracranianos e cirurgia de malformação arteriovenosa). Essa técnica é imprópria em pacientes com história de insuficiência coronariana, insuficiência vascular encefálica ou renal; instabilidade cardíaca (exceto se a redução da pós-carga melhorar o desempenho); hipertensão não controlada; anemia ou hipovolemia. A hipotensão pode ser obtida por bloqueio neuroaxial, altas concentrações de anestésicos voláteis, uso de um narcótico de ação curta potente (p. ex., remifentanila) e/ou vasodilatação periférica (p. ex., com nitroprussiato ou nitroglicerina).

VIII. CÁLCULOS DA DOSAGEM DE FÁRMACOS

Muitas vezes, as dosagens dos fármacos exigem a conversão entre unidades de medida antes da administração em bolo ou infusão contínua.

A. A concentração do fármaco expressa em Z% contém:
Z mg/dℓ = Z g/100 mℓ = $(10 \times Z)$ g/ℓ = $(10 \times Z)$ mg/mℓ.
Exemplo: Uma solução de tiopental sódico a 2,5% equivale a 25 g/ℓ ou 25 mg/mℓ.

B. A concentração do fármaco expressa na forma de razão é convertida da seguinte forma:
1:1.000 = 1 g/1.000 mℓ = 1 mg/mℓ
1:10.000 = 1 g/10.000 mℓ = 0,1 mg/mℓ
1:100.000 = 1 g/100.000 mℓ = 0,01 mg/mℓ

C. As infusões contínuas de fármacos são calculadas com base em uma fórmula simples:
Z mg/250 mℓ = Z μg/min em velocidade de infusão de 15 mℓ/h
O Quadro 19.1 apresenta as misturas padrões de fármaco usadas no Massachusetts General Hospital. A velocidade desejada de infusão de qualquer fármaco é facilmente calculada como uma fração ou múltiplo de 15 mℓ/h.
Exemplo: Um paciente de 80 kg necessita de dopamina na dose de 5 μg/kg/min:
5 μg/kg/min × 80 kg = 400 μg/min.
400/200 (número de miligramas em solução de 250 mℓ) × 15 mℓ/h = 30 mℓ/h

Leituras Sugeridas

Barnes P. β-Adrenergic receptors and their regulation. *Am J Respir Crit Care Med* 1995;152:838–860.

Deeks ED, Keating GM, Keam SJ. Clevidipine: a review of its use in the management of acute hypertension. *Am J Cardiovasc Drugs* 2009;9(2):117–34.

Delmas A, Leone M, Rousseau S, Albanese J, Martin C. Clinical review: vasopressin and terlipressin in septic shock patients. *Crit Care* 2005;9(2):212–222.

Frishman W, Hotchkiss H. Selective and nonselective dopamine receptor agonists: an innovative approach to cardiovascular disease treatment. *Am Heart J* 1996;132:861–870.

Gazmuri R, Ayoub I. Pressors for cardiopulmonary resuscitation: is there a new kid on the block? *Crit Care Med* 2000;28:1236–1238.

International Consensus on Science. Agents to optimize cardiac output and blood pressure. *Circulation* 2000;102(Suppl I):I129–I135.

Kamibayashi T, Maze M. Clinical uses of α_2-adrenergic agonists. *Anesthesiology* 2000;93:1345–1349.

Lawson N, Meyer D. Autonomic nervous system: physiology and pharmacology. In: Barash PG, Cullen BF, Stoelting RK, eds. *Clinical anesthesia*, 3rd ed. Philadelphia: Lippincott-Raven Publishers, 1997:243–309.

Overgaard CB, Dzavík V. Inotropes and vasopressors: review of physiology and clinical use in cardiovascular disease. *Circulation.* 2008;118:1047–1056.

Talke P, Richardson C, Scheinin M, Fisher DM. Postoperative pharmacokinetics and sympatholytic effects of dexmedetomidine. *Anesth Analg* 1997;85:1136–1142.

Treschan TA, Peters J. The vasopressin system: physiology and clinical strategies. *Anesthesiology* 2006; 105(3):599–612.

Varon J, Marik P. The diagnosis and management of hypertensive crises. *Chest* 2000;118: 214–227.

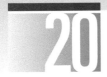

Anestesia para Cirurgia Abdominal
Emily A. Singer e John J. A. Marota

I. **CONSIDERAÇÕES PRÉ-ANESTÉSICAS**

Os pacientes candidatos a cirurgia abdominal devem ser submetidos a anamnese e exame físico completos, conforme a descrição no Capítulo 1. Também é preciso analisar os seguintes pontos:

A. **Avaliação Pré-operatória do Estado de Hidratação.** A afecção cirúrgica pode perturbar gravemente a homeostase de volume, produzindo hipovolemia e anemia. As principais causas de déficit de líquidos são aporte inadequado, sequestro de água e eletrólitos nas estruturas abdominais e perda de líquidos.

1. **Mecanismos de perda de líquido**
   a. **A ingestão pode ter sido diminuída ou interrompida** por períodos variáveis antes da intervenção. O Quadro 1.1, no Capítulo 1, apresenta a revisão das diretrizes de jejum. A obstrução gastrintestinal impede a ingestão adequada. A anorexia em doentes crônicos pode reduzir a ingestão por um longo período.
   b. **O vômito ou a drenagem gástrica** podem ocasionar perdas significativas de líquido, sobretudo em pacientes com obstrução intestinal. É preciso avaliar a quantidade, a qualidade (presença de sangue), a duração e a frequência dos vômitos.
   c. Pode haver **sequestro de líquido** para o lúmen intestinal, no íleo adinâmico, ou para o interstício, na peritonite.
   d. A **hemorragia** gastrintestinal pode ser causada por úlceras, neoplasias, varizes esofágicas, divertículos, angiodisplasia e hemorroidas. Todos podem provocar anemia normovolêmica ou hipovolêmica; a hemoconcentração acarreta falsa elevação do hematócrito.
   e. A **diarreia** decorrente de doença intestinal, infecção ou preparo intestinal com catárticos causa acentuada perda de líquido extracelular.
   f. A **febre** aumenta as perdas insensíveis de líquido.

2. **Sinais físicos de hipovolemia.** Alterações posturais dos sinais vitais (aumento da frequência cardíaca e diminuição da pressão arterial) podem indicar hipovolemia leve a moderada; a hipovolemia grave provoca taquicardia e hipotensão. O ressecamento das mucosas, a diminuição do turgor e da temperatura da pele e manchas cutâneas indicam diminuição da perfusão periférica secundária à hipovolemia.

3. Os **exames laboratoriais**, que incluem hematócrito, osmolalidade sérica, razão nitrogênio ureico/creatinina no sangue, concentrações séricas e urinárias de eletrólitos, e débito urinário, às vezes são úteis para estimar os déficits de volume. **Não existe um exame laboratorial definitivo que indique a situação do volume intravascular.**

4. Quando não é possível determinar a situação do volume intravascular apenas por avaliação clínica, pode haver necessidade de **monitoramento invasivo**, como a pressão venosa central e a medida da pressão na artéria pulmonar.

B. Os **distúrbios metabólicos e hematológicos** são frequentes em pacientes que necessitam de cirurgia abdominal de emergência. A alcalose metabólica hipopotassêmica é comum em pacientes com grandes perdas gástricas (vômito ou drenagem de sonda nasogástrica [NG]); perdas elevadas por diarreia ou septicemia podem causar acidose metabólica. A sepse pode provocar coagulopatia intravascular disseminada.

C. Os fatores que influenciam a **duração da operação** são história de cirurgia abdominal prévia, infecção intra-abdominal, radioterapia, uso de esteroides, técnica cirúrgica e experiência do cirurgião.

Anestesia para Cirurgia Abdominal **263**

D. Todos os Pacientes Submetidos a Procedimentos Abdominais de Emergência São Considerados de Estômago Cheio. É indicada a indução em sequência rápida com compressão da cartilagem cricóidea ou a técnica de intubação do paciente acordado com o objetivo de reduzir a um mínimo o risco de aspiração. A pré-medicação com antagonista da histamina (H_2) e antiácido não particulado oral reduz a acidez gástrica. A metoclopramida reduz o volume gástrico, mas não deve ser usada em casos de obstrução intestinal.

II. TÉCNICAS ANESTÉSICAS

A. A **anestesia geral (AG)** é a técnica mais empregada.
1. As **vantagens** são proteção das vias respiratórias, garantia de ventilação adequada e rápida indução de anestesia com controle da profundidade e da duração.
2. As **desvantagens** são a perda dos reflexos nas vias respiratórias, que aumenta o risco de aspiração durante cirurgia de rotina ou de emergência, e as possíveis consequências adversas hemodinâmicas dos anestésicos gerais.

B. As **técnicas de anestesia regional** para cirurgia abdominal abrangem a raquianestesia, peridural e caudal, bem como os bloqueios de nervos. O Capítulo 17 faz uma análise completa dos riscos e benefícios da anestesia regional. É frequente a necessidade de ansiolítico para que os pacientes tolerem a experiência no centro cirúrgico.
1. Os **procedimentos na parte inferior do abdome** (p. ex., reparo de hérnia inguinal) podem ser realizados com técnicas de anestesia regional que propiciam um nível de anestesia até T4-6.
   a. A **anestesia peridural** geralmente é realizada pela técnica de uso contínuo de cateter. A técnica de "dose única" pode ser empregada na cirurgia com duração inferior a 3 h.
   b. A **raquianestesia** geralmente é realizada com a técnica de dose única, embora possam ser inseridos cateteres de raquianestesia. A duração do bloqueio é determinada pela escolha dos anestésicos locais e adjuvantes (ver Capítulo 15).
   c. Os **bloqueios de nervos** também garantem anestesia adequada para cirurgia abdominal.
      (1) O bloqueio dos nervos ilioinguinal, ílio-hipogástrico e genitofemoral proporciona bloqueio de campo satisfatório para herniorrafia. Esses bloqueios são realizados com facilidade pelo anestesiologista, mas podem exigir que o cirurgião faça a suplementação direta nas estruturas do funículo espermático.
      (2) O bloqueio bilateral dos nervos intercostais T8-12 garante anestesia sensorial somática, enquanto o bloqueio do plexo celíaco proporciona anestesia visceral.
2. Os **procedimentos abdominais altos** (acima do umbigo, T10) não são bem tolerados apenas com anestesia regional.
   a. A **raquianestesia ou peridural** em procedimentos abdominais altos pode exigir um nível de anestesia até T2-4. A paralisia dos músculos intercostais em nível torácico alto prejudica a respiração profunda; embora a ventilação minuto seja mantida, os pacientes costumam queixar-se de dispneia. O ar intraperitoneal ou a exploração abdominal alta provocam dor difusa referida na distribuição de C_5 (geralmente sobre os ombros) que não é aliviada por anestesia regional e pode exigir suplementação com analgésicos intravenosos (IV).
   b. O **bloqueio do plexo celíaco** isolado não proporciona anestesia abdominal alta completa; a tração visceral é mal tolerada.
3. **Vantagens**
   a. Os pacientes mantêm a capacidade de relatar os sintomas (p. ex., dor torácica).
   b. Os reflexos das vias respiratórias são mantidos.
   c. O relaxamento muscular profundo e a contração intestinal otimizam a exposição cirúrgica.
   d. A simpatectomia aumenta o fluxo sanguíneo para o intestino.
   e. As técnicas contínuas com cateter garantem um mecanismo rápido de analgesia pós-operatória.
4. **Desvantagens**
   a. Intoxicação por anestésico local decorrente de injeção IV acidental ou absorção rápida.
   b. A cooperação do paciente é necessária para a instituição do bloqueio e o posicionamento durante a cirurgia.

264 Capítulo 20

c. O fracasso requer a conversão intraoperatória em AG.

d. O bloqueio de nervo regional pode ser contraindicado em pacientes com coagulograma anormal ou infecção localizada no local de injeção.

e. A simpatectomia pode causar venodilatação e bradicardia, que podem precipitar hipotensão acentuada. A atividade parassimpática sem oposição causa contração intestinal e pode dificultar a criação de anastomoses intestinais; essa situação pode ser revertida com 0,2 a 0,4 mg de glicopirrolato IV.

f. O bloqueio dos nervos torácicos superiores pode comprometer a função pulmonar.

g. Não convém adiar uma intervenção cirúrgica de emergência para realizar técnicas anestésicas regionais.

h. Em geral, os pacientes acordados necessitam de comunicação e tranquilização frequentes; isso pode distrair o anestesiologista durante casos complicados.

C. Uma **técnica combinada** emprega anestesia peridural combinada com anestesia geral. Essa técnica é usada com frequência nas cirurgias extensas do andar superior do abdome.

1. Vantagens

a. A anestesia peridural reduz a necessidade de anestésico durante AG, assim minimiza a depressão miocárdica e pode diminuir o tempo de recuperação e as náuseas.

b. As técnicas combinadas podem reduzir a depressão ventilatória pós-operatória e melhorar a função pulmonar precocemente após cirurgia abdominal, sobretudo em pacientes sob alto risco de complicações pulmonares pós-operatórias (p. ex., pacientes obesos).

2. Desvantagens

a. Além das desvantagens citadas na seção II.B.4, a simpatectomia produzida por anestesia regional pode complicar o diagnóstico diferencial de hipotensão intraoperatória.

b. O tempo de implantação do cateter peridural e de teste prolonga o tempo de preparo.

III. MANEJO DA ANESTESIA

A. Monitores convencionais são usados conforme a descrição no Capítulo 10.

B. Indução da Anestesia

1. A reposição volêmica antes da indução e o ajuste gradual e cuidadoso da dose de sedativos pré-operatórios aumentam a estabilidade hemodinâmica.

2. É necessária a **indução em sequência rápida** ou intubação em vigília (ver Capítulo 13, seção VII.A) em todos os pacientes considerados de "estômago cheio". As indicações incluem distúrbios com retardo do esvaziamento gástrico, aumento da pressão intra-abdominal ou comprometimento do tônus esofágico inferior. Os exemplos são traumatismo, obstrução intestinal ou íleo adinâmico, hérnia de hiato, doença por refluxo gastroesofágico, gravidez depois do primeiro trimestre, obesidade acentuada, ascite e diabetes com gastroparesia e disfunção autônoma.

C. Manutenção da Anestesia

1. A **hidratação** requer administração apropriada de líquidos de manutenção e reposição dos déficits e perdas correntes.

a. A **hemorragia** deve ser estimada por observação direta do campo cirúrgico e coletor do aspirador e pesagem das compressas. A perda de sangue pode ser oculta (p. ex., sob os campos ou dentro do paciente).

b. A manipulação cirúrgica ou a doença intestinal podem provocar **edema intestinal e mesentérico.**

c. As **perdas por evaporação** das superfícies peritoneais são proporcionais à área exposta. A reidratação é guiada pelo julgamento clínico e/ou por monitorização invasiva. Tradicionalmente, casos muito demorados com grande exposição intestinal e hipovolemia pré-operatória necessitam de reidratação de até 10 a 15 mℓ/kg/h. Novas evidências, porém, sugerem que a conduta mais restritiva, com apenas 4 mℓ/kg/h mais bolo de líquido para correção da hipotensão, pode estar associada a recuperação mais rápida e com menos complicações.

d. A **drenagem abrupta de líquido ascítico** ao abrir o peritônio pode provocar hipotensão por diminuição súbita da pressão intra-abdominal e acúmulo de sangue nos vasos mesentéricos, assim reduzindo o retorno venoso para as câmaras cardíacas direitas. O reacúmulo de líquido ascítico no pós-operatório pode causar perda acentuada de líquido intravascular.

Anestesia para Cirurgia Abdominal **265**

    e. A **drenagem NG e outras drenagens entéricas** devem ser medidas para efetuar a reposição apropriada.

2. As **perdas de líquido** devem ser repostas com soluções cristaloides, coloides ou hemoderivados.

    a. Inicialmente, a reposição hídrica deve ser feita com **solução salina isotônica**. Não há fórmula para calcular o volume necessário para corrigir a depleção de líquido extracelular. É preciso avaliar clinicamente a reposição adequada; a pressão arterial, o pulso, o débito urinário e o hematócrito servem como orientação. O tratamento complementar das anormalidades eletrolíticas e acidobásicas deve ser baseado em exames laboratoriais. Quando se usa solução cristaloide isotônica para repor a perda de sangue, cerca de dois terços do volume administrado passam para o espaço intersticial e um terço permanece no espaço intravascular; assim, geralmente é necessária uma proporção de no mínimo 3 mℓ por 1 mℓ perdido.

    b. As **soluções coloides** contêm partículas suficientemente grandes para exercer pressão oncótica. Permanecem por mais tempo no espaço intravascular que as soluções cristaloides. Vários estudos de comparação da reidratação com cristaloide e coloide não constataram benefícios dos coloides (e talvez um prognóstico ainda mais sombrio). O custo das soluções coloides é maior que o das cristaloides; portanto, não há justificativa para seu uso rotineiro. A albumina pode ser melhor que a solução cristaloide em pacientes com queimaduras graves, doença hepatorrenal ou lesão pulmonar aguda. As soluções de amido hidroxietilado (p. ex., Hextend ou Hespan) são coloides não derivados do sangue que também podem ser usados como métodos de expansão volêmica. É importante notar que, em volumes acima de 1 ℓ/dia, essas soluções podem prejudicar a coagulação, embora novas soluções, não disponíveis atualmente nos EUA, pareçam afetar menos a coagulação.

    c. O uso de **hemoderivados** deve ser guiado por avaliação laboratorial do hematócrito, contagem de plaquetas e coagulograma (ver Capítulo 34).

3. É necessário **relaxamento muscular** em todos os procedimentos intra-abdominais, com exceção dos mais superficiais; o relaxamento adequado é crucial durante o fechamento do abdome, pois a distensão intestinal, o edema e o transplante de órgãos aumentam o volume do conteúdo abdominal.

    a. O **ajuste gradual da dose de relaxantes** para obter uma única contração por monitoramento da sequência de quatro estímulos (*train-of-four*) deve garantir relaxamento suficiente para o fechamento cirúrgico, mas ainda permitir a reversão para extubação.

    b. **Potentes agentes inalatórios** bloqueiam a condução neuromuscular e são sinérgicos com os relaxantes.

    c. O **bloqueio do neuroeixo** com anestésicos locais proporciona excelente relaxamento muscular abdominal.

    d. A **flexão da mesa cirúrgica** pode diminuir a tensão em incisões abdominais transversais e subcostais e facilitar o fechamento cirúrgico.

4. O **uso do óxido nitroso** (N_2O) pode causar distensão intestinal porque o N_2O entra no lúmen intestinal por difusão mais rapidamente do que o nitrogênio sai; o grau de distensão depende da concentração de N_2O administrado, do fluxo sanguíneo para o intestino e da duração da administração de N_2O. Em condições normais, o volume inicial de gás intestinal é pequeno; a duplicação ou triplicação desse volume não é um grande problema. Os estudos mostraram que o N_2O pode ser usado em cirurgias curtas (< 3 h) a céu aberto e em cirurgias laparoscópicas sem causar distensão intestinal clinicamente relevante. O uso de N_2O é relativamente contraindicado na obstrução intestinal porque o volume inicial de gás intestinal pode ser grande. A distensão intestinal dificulta o fechamento, e o aumento da pressão intraluminal pode prejudicar a perfusão intestinal.

5. É comum passar **sonda nasogástrica** no período perioperatório.

    a. A **inserção pré-operatória** é indicada para descompressão do estômago, sobretudo em vítimas de traumatismo e em pacientes com obstrução intestinal; muitos pacientes chegam à sala de cirurgia já com sonda NG. Embora a aspiração pela sonda NG de grande calibre reduza o volume do conteúdo gástrico, não esvazia totalmente o estômago e pode facilitar a aspiração por abrir o esfíncter esofágico inferior. As sondas NG também podem dificultar o ajuste da máscara. É preciso aspirar a sonda NG antes da indução. A drenagem da sonda deve ser permitida durante a indução. A pressão

266 Capítulo 20

sobre a cartilagem cricóidea ajuda a evitar o refluxo passivo quando a sonda NG estiver em uso.

b. A **inserção intraoperatória** é necessária para drenar líquido e ar gástrico durante cirurgia abdominal. As sondas nasogástricas e orogástricas nunca devem ser introduzidas com força excessiva; a lubrificação e a flexão da ponta facilitam a inserção. A sonda é guiada para o esôfago por um dedo na orofaringe ou pela pinça de Magill sob visualização direta com um laringoscópio. Se esses métodos falharem, pode-se usar como introdutor uma cânula traqueal calibrosa (9,5 mm ou maior), fendida em sentido longitudinal. A cânula traqueal fendida é introduzida no esôfago através da boca, e a sonda NG é inserida no estômago através do lúmen lubrificado da cânula; a cânula fendida é retirada enquanto se estabiliza a sonda NG.

c. As **complicações** da inserção da sonda NG são hemorragia, dissecção submucosa da retrofaringe e introdução na traqueia. Há relatos de inserção intracraniana em pacientes com fratura da base do crânio. A sonda NG deve ser fixada com cuidado para evitar pressão excessiva sobre o septo nasal ou as narinas, o que pode causar necrose isquêmica.

6. Os **problemas intraoperatórios comuns** associados à cirurgia abdominal são:

a. O **comprometimento pulmonar** pode ser causado pela retração cirúrgica das vísceras abdominais para melhorar a exposição (inserção de compressas ou afastadores rígidos), insuflação de gás durante a laparoscopia ou posição de Trendelenburg. Essas manobras podem elevar o diafragma, diminuir a capacidade residual funcional (CRF) e produzir hipoxemia. A aplicação de pressão expiratória final positiva (PEEP) pode neutralizar esses efeitos.

b. **Controle de temperatura.** É comum a perda de calor em procedimentos abdominais a céu aberto. O Capítulo 18, seção VII, analisa as possíveis causas e o tratamento.

c. **Alterações hemodinâmicas decorrentes da manipulação intestinal** (*i. e.*, hipotensão, taquicardia e rubor facial). O prostanoide, prostaglandina $F_{1\alpha}$, presente nas células endoteliais vasculares e células luminais intestinais foram implicados como elemento humoral.

d. Os **opioides podem agravar o espasmo biliar.** Embora raro, os opioides podem produzir espasmo biliar doloroso em alguns pacientes quando administrados como pré-medicação ou no espaço extradural. O espasmo raramente complica o reparo cirúrgico ou a interpretação do colangiograma e pode ser revertido com naloxona. A nitroglicerina e o glucagon também aliviam o espasmo por relaxamento muscular liso inespecífico.

e. A **contaminação fecal** por perfuração do trato gastrintestinal causa infecção e sepse.

f. Os **soluços** são espasmos diafragmáticos episódicos que ocorrem espontaneamente ou em resposta à estimulação do diafragma ou vísceras abdominais. Os tratamentos possíveis são:

(1) Aumento da profundidade da anestesia para aliviar a reação a estímulos endotraqueais, viscerais ou diafragmáticos.

(2) Afastamento da causa de irritação diafragmática, como a distensão gástrica.

(3) Aumento da profundidade do bloqueio neuromuscular; isso pode diminuir a intensidade dos espasmos. É difícil obter paralisia completa do diafragma e talvez só seja possível com doses de relaxantes maiores que as necessárias para relaxamento da musculatura abdominal.

(4) Clorpromazina, com ajuste da dose IV em acréscimos de 5 mg.

7. **Oxigênio suplementar e infecção da ferida:** Recentemente, diversos estudos relataram que a alta concentração de oxigênio inspirado, 80% no período perioperatório, ajuda a minimizar as infecções da ferida cirúrgica. Isso foi confirmado em metanálise recente e foi recomendado como método para reduzir a incidência de infecção no local da operação.

IV. CONSIDERAÇÕES ANESTÉSICAS EM PROCEDIMENTOS ABDOMINAIS ESPECÍFICOS

A. **Cirurgia Laparoscópica.** Em decorrência dos avanços nas técnicas de manipulação e cirurgia, a laparoscopia é empregada a um número cada vez maior de procedimentos cirúrgicos, entre eles apendicectomia, colecistectomia, reparo de hérnia, fundoplicatura, nefrectomia, cirurgia de emagrecimento e ressecção do cólon. Os benefícios são incisão menor, dor menos intensa no pós-operatório, diminuição do íleo pós-operatório, deambulação precoce, hospitalização mais curta e retorno mais cedo às atividades normais.

Anestesia para Cirurgia Abdominal 267

1. **A técnica operatória** requer insuflação intraperitoneal de CO_2 com uma agulha inserida no abdome através de pequena incisão infraumbilical até que a pressão intra-abdominal alcance 12 a 15 mmHg. O paciente deve ser posicionado de modo a facilitar a exposição operatória: a posição de Trendelenburg invertida exagerada melhora a visualização das estruturas abdominais superiores; a posição de Trendelenburg ajuda a ver as estruturas abdominais inferiores.

2. **Considerações anestésicas**

   a. Os fatores que influenciam as **alterações hemodinâmicas** associadas à laparoscopia são pressão intra-abdominal necessária para a criação de pneumoperitônio, volume de CO_2 absorvido, volume intravascular do paciente, posição e anestésicos usados. Em geral, pressões intra-abdominais de 12 a 15 mmHg são bem toleradas por pacientes saudáveis. A pressão arterial média e a resistência vascular sistêmica costumam aumentar com a criação de pneumoperitônio em pacientes saudáveis; o débito cardíaco não é afetado. Os pacientes com cardiopatia coexistente podem apresentar diminuição do débito cardíaco e hipotensão associadas ao pneumoperitônio. A absorção de CO_2 através da superfície peritoneal causa hipercarbia, o que resulta em estimulação do sistema nervoso simpático e aumento da pressão arterial, da frequência cardíaca e do débito cardíaco.

   b. A **redução da CRF** associada à AG é intensificada pela criação de pneumoperitônio. A CRF pode ser ainda mais comprometida pela posição de Trendelenburg em razão do aumento da pressão das vísceras abdominais sobre o diafragma. Pode haver necessidade de PEEP para tratar o colapso alveolar. O pneumoperitônio aumenta as pressões máximas nas vias respiratórias. No entanto, pode não haver aumento da pressão transalveolar por causa da diminuição da complacência da parede abdominal e torácica, o que **diminui a complacência do sistema respiratório.** Como o CO_2 é absorvido através da superfície peritoneal, é necessário aumentar a ventilação minuto para manter a normocarbia.

   c. Visto que os pacientes podem ser colocados em posição de Trendelenburg exagerada ou Trendelenburg invertida, é preciso prever e monitorar as alterações do retorno venoso. Além disso, é preciso estar sempre atento aos braços dos pacientes para evitar **lesão do plexo braquial.**

   d. **Controle da temperatura.** A perda de calor pode ser causada pela insuflação intraperitoneal de gás frio.

   e. Canais embrionários entre as cavidades peritoneal e pleural/pericárdica podem abrir-se com o aumento da pressão intraperitoneal, resultando em **pneumomediastino, pneumopericárdio** e **pneumotórax.** A difusão cefálica de gás do mediastino pode causar **enfisema subcutâneo** da face e do pescoço.

   f. **Lesões vasculares** secundárias à introdução da agulha ou trocarte podem provocar perda de sangue súbita e exigir a conversão em procedimento aberto para controlar o sangramento.

   g. A **embolia gasosa venosa** é rara, mas pode ocorrer na indução do pneumoperitônio se a agulha ou trocarte for inserido em um vaso ou órgão abdominal ou se houver aprisionamento de gás na circulação porta. A alta capacidade de absorção de CO_2 pelo sangue e sua rápida eliminação pulmonar aumentam a margem de segurança em caso de injeção IV acidental de CO_2. A insuflação de gás sob alta pressão pode causar um "bloqueio por gás" na veia cava e no átrio direito; isso diminui o retorno venoso e o débito cardíaco e provoca colapso circulatório. A embolização do gás para a circulação pulmonar provoca aumento do espaço morto, desequilíbrio ventilação/perfusão e hipoxemia. A embolização gasosa sistêmica (que às vezes tem efeitos devastadores na circulação cerebral e coronariana) pode ocorrer na entrada de grande quantidade de gás ou através do forame oval persistente. O tratamento requer interrupção da insuflação de gás, administração de O_2 a 100% para aliviar a hipoxemia e posicionamento em cefalodeclive acentuado em decúbito lateral esquerdo para afastar o gás da via de saída do ventrículo direito (ver Capítulo 18, seção XV.B). A hiperventilação aumenta a eliminação de CO_2.

3. **Anestesia.** Em geral, a laparoscopia requer AG. A criação de pneumoperitônio e a posição de Trendelenburg exagerada podem comprometer a função ventilatória; a ventilação controlada é necessária para evitar hipercarbia. Faz-se sondagem vesical e gástrica (ge-

268 Capítulo 20

ralmente após indução de AG) para melhorar a visualização e reduzir o risco de trauma vesical e gástrico na inserção do trocarte.

B. A **cirurgia esofágica** na doença do refluxo gastroesofágico pode ser realizada por via abdominal (ver adiante) ou torácica (analisada no Capítulo 21, seção X).

1. A **fundoplicatura de Nissen** consiste em circundar a parte inferior do esôfago com o fundo do estômago. Isso cria um colar no qual a pressão intragástrica serve para constringir o esôfago envolvido em vez de empurrar o conteúdo gástrico para o esôfago. Quando presentes, as hérnias de hiato são reparadas no momento da cirurgia. Muitas vezes esse procedimento é feito por técnicas laparoscópicas para diminuir a duração da hospitalização pós-operatória.

   a. **Considerações anestésicas.** Esse procedimento é mais comum na AG ou AG-peridural associada (em procedimentos a céu aberto). Em geral, os pacientes operados foram tratados clinicamente com inibidores da bomba de prótons, antagonistas do receptor H_2 ou agentes procinéticos. Estes devem ser mantidos até o dia da cirurgia. A indução em sequência rápida ou intubação em vigília é indicada em razão do alto risco de refluxo gastroesofágico e da possibilidade de aspiração.

   b. **Um dilatador esofágico** pode ser usado para calibrar a fundoplicatura e garante o diâmetro adequado da luz esofágica para minimizar a disfagia pós-operatória. A introdução do dilatador ou da sonda NG pode perfurar o estômago ou o esôfago. No método laparoscópico, o dilatador é direcionado para o estômago apenas por observação. A angulação correta do esôfago ou do estômago durante essa manobra é importantíssima para evitar lesões. O dilatador ou sonda NG deve ser introduzido devagar e visualizado diretamente. É preciso prestar atenção especial em pacientes com estenoses esofágicas.

C. A **cirurgia gástrica** geralmente é realizada com AG ou associação de AG e peridural. A alta probabilidade de aspiração nesses pacientes requer intubação em sequência rápida ou em vigília. Devem-se prever grandes perdas para o terceiro espaço e o risco de hemorragia.

1. A **gastrectomia**, a **hemigastrectomia com gastroduodenostomia** (Billroth I) ou **a gastrojejunostomia** (Billroth II) geralmente são realizadas no adenocarcinoma gástrico ou na hemorragia intratável de úlceras gástricas ou duodenais; raramente, são necessárias na síndrome de Zollinger-Ellison.

2. A **gastrostomia** pode ser realizada por uma pequena incisão abdominal alta ou por via percutânea com endoscópio. Muitas vezes, a anestesia local com sedação é adequada no paciente idoso debilitado, embora alguns casos exijam AG.

D. **Cirurgia Intestinal e Peritoneal**

1. As indicações de **ressecção do intestino delgado** são trauma penetrante, doença de Crohn, aderências obstrutivas, divertículo de Meckel, carcinoma e infarto (por vólvulo, intussuscepção ou tromboembolia). Em geral, há hipovolemia (ver seção I.A.1) e presume-se que os pacientes estão com estômago cheio.

2. A **apendicectomia** é realizada através de pequena incisão abdominal inferior ou por laparoscopia. A febre, a baixa ingestão oral e o vômito podem produzir hipovolemia; é indicada hidratação IV antes da indução. Nos raros casos em que não há sepse nem desidratação, a anestesia regional pode ser apropriada; caso contrário, é necessário AG com intubação em sequência rápida ou em vigília.

3. A **colectomia ou hemicolectomia** é usada no tratamento do câncer de cólon, doença diverticular, doença de Crohn, colite ulcerativa, traumatismo, colite isquêmica e abscesso. A colectomia de emergência em intestino não preparado está associada a alto risco de peritonite por contaminação fecal. Algumas emergências relativas ao cólon são tratadas inicialmente com colostomia de derivação, seguida por preparo intestinal e colectomia eletiva. É preciso avaliar se o paciente tem hipovolemia, anemia e sepse. Todas as colectomias e colostomias de emergência devem ser tratadas como se houvesse risco de aspiração. É preferível a associação de anestesia geral e regional.

4. A drenagem de **abscesso perirretal**, a **hemorroidectomia** e a **cistectomia pilonidal** são procedimentos relativamente não invasivos e de curta duração. Os cistos pilonidais são excisados com os pacientes em decúbito ventral; a drenagem de abscesso e a hemorroidectomia podem ser realizadas em decúbito ventral ou posição de litotomia. Caso seja empregada AG, pode ser preciso usar planos profundos de anestesia ou relaxantes musculares para obter relaxamento adequado do esfíncter. A raquianestesia hiperbárica é empregada em

Anestesia para Cirurgia Abdominal **269**

procedimentos na posição de litotomia, enquanto a técnica hipobárica é útil na posição de decúbito ventral em flexão (canivete) ou genupeitoral. O bloqueio caudal pode ser realizado em qualquer dessas posições.

5. As **herniorrafias inguinais, femorais** ou **ventrais** podem ser realizadas sob anestesia local, anestesia regional (raquianestesia, peridural, caudal ou bloqueio de nervo) ou AG. Pode haver estimulação máxima e respostas vagais profundas durante a retração do funículo espermático ou do peritônio. A comunicação com os cirurgiões é importante, pois pode ser necessário que eles reduzam a tração. Caso se escolha a AG, convém considerar a técnica com máscara (p. ex., máscara laríngea) ou extubação profunda para minimizar a tosse durante a recuperação, que pode tensionar o reparo.

E. Cirurgia Hepática

1. A **hepatectomia parcial** é realizada no hepatoma, metástase unilobar de carcinoma, malformação arteriovenosa ou cistos equinocócicos. É preciso prever a hemorragia volumosa; os monitores convencionais são complementados com cateteres arterial e venoso central e acesso IV calibroso. A perda de sangue durante a divisão do parênquima hepático pode ser reduzida por oclusão temporária do afluxo venoso porta e arterial na altura do pedículo hepático (manobra de Pringle). O volume de líquidos para reposição pode ser orientado efetivamente pela PVC; a reposição de sangue e hemoderivados é guiada por avaliação intraoperatória da hemoglobina e da coagulação. O fígado normal tem considerável reserva e é preciso que haja ressecção extensa para se notar a deficiência do metabolismo dos fármacos. O Capítulo 5 analisa os efeitos da hepatopatia na conduta anestésica. Os cateteres peridurais podem ser inseridos em pacientes com coagulação normal.

2. Os pacientes com **hipertensão portal** podem apresentar sintomas de insuficiência hepática e aguardar transplante de fígado. A maioria dos pacientes é tratada conservadoramente com fármacos (p. ex., bloqueadores beta-adrenérgicos e vasodilatadores), escleroterapia endoscópica ou ligadura das varizes esofágicas com hemorragia aguda e derivações portossistêmicas intra-hepáticas transjugulares (TIPS). Hoje, a cirurgia para criar uma derivação portocava ou esplenorrenal raramente é empregada como paliativo de varizes hemorrágicas e ascite porque aumenta o risco de encefalopatia e não melhora muito o resultado a longo prazo. A **derivação peritoniovenosa** na ascite intratável também é rara atualmente e foi substituída pela TIPS.

F. Procedimentos nas Vias Biliares

1. A **colecistectomia** é um procedimento comum realizado por laparotomia ou laparoscopia. A AG é preferida nas duas técnicas. Durante a colecistectomia laparoscópica, o paciente é colocado em posição de Trendelenburg invertida exagerada e a vesícula biliar é dissecada do leito hepático com cautério ou *laser*. A administração de relaxantes musculares é necessária para obter relaxamento adequado da parede abdominal. É difícil avaliar o grau de hemorragia em razão do campo de visão limitado e da grande ampliação do laparoscópio; pode haver hemorragia vultosa das artérias císticas ou hepática. As vantagens da colecistectomia laparoscópica são dor pós-operatória mínima e recuperação mais rápida. A maioria dos pacientes recebe alta no primeiro dia pós-operatório.

2. Os **procedimentos de drenagem biliar** são **esfincteroplastia transduodenal** na coledocolitíase; **colecistojejunostomia** para obstrução distal do ducto colédoco por câncer de pâncreas e **coledocojejunostomia** na pancreatite crônica, litíase e estenoses benignas da parte distal do ducto biliar. As técnicas endoscópicas e transepáticas são cada vez mais comuns, mas às vezes há necessidade de drenagem cirúrgica aberta. Em geral, a perda de sangue é mínima, mas a perda de líquidos pode ser relevante.

G. Cirurgia Pancreática

1. Embora o tratamento inicial da pancreatite aguda seja de suporte, pode haver necessidade de intervenção cirúrgica para tratar as **complicações da pancreatite.** O tratamento cirúrgico é indicado na necrose pancreática infectada e na pancreatite hemorrágica insensível à reanimação com hemoderivados e correção da coagulopatia. Os pseudocistos pancreáticos podem necessitar de drenagem: o cisto pode ser anastomosado ao jejuno em Y de Roux, à parede posterior do estômago ou ao duodeno. A intervenção cirúrgica pode provocar significativa hemorragia e perda de líquido para o terceiro espaço. Na pancreatite aguda grave, a ativação de mediadores inflamatórios provoca sepse e disfunção de vários órgãos, o que exige reidratação, ventilação mecânica e suporte vasopressor.

270 Capítulo 20

2. A **pancreatojejunostomia com gastrojejunostomia e coledocojejunostomia (procedimento de Whipple)** é realizada na ressecção de adenocarcinoma do pâncreas, cistadenoma maligno ou pancreatite refratária limitada à cabeça do pâncreas. Esses procedimentos têm elevado potencial de hemorragia e perda de líquido. Os cateteres peridurais geralmente são úteis para controle da dor pós-operatória na ausência de contraindicações.

H. A **esplenectomia** pode ser um procedimento de emergência, após traumatismo contundente ou penetrante, ou eletivo, para tratamento de púrpura trombocitopênica idiopática ou estadiamento do linfoma de Hodgkin. Há necessidade de AG e relaxamento muscular. O acesso IV calibroso é essencial, pois pode haver perda de sangue vultosa que requeira transfusão. A associação de anestesia peridural e geral é adequada, mas a desvantagem é que a simpatectomia pode agravar muito a hipotensão decorrente da hemorragia. Às vezes, o acesso transtorácico é necessário para controlar os vasos hilares de um baço muito aumentado. Os pacientes submetidos a esplenectomia devem receber vacina pneumocócica polivalente pós-operatória.

I. A **radioterapia intraoperatória** para tratamento de adenocarcinoma pancreático ou colônico pode ser realizada durante a laparotomia para ressecção primária ou citorredução. Salas de cirurgia especiais foram construídas para facilitar a radioterapia intraoperatória. No entanto, caso seja necessário o transporte para a sala de radioterapia, o paciente anestesiado é transferido antes do fechamento da incisão. Há necessidade de monitoramento contínuo e ventilação com oxigênio a 100% durante o transporte; os medicamentos e o equipamento de reanimação acompanham o paciente. A anestesia é mantida com agentes IV (p. ex., propofol). É imprescindível que haja um aparelho de anestesia preparado na sala de radioterapia. A estabilidade hemodinâmica e ventilatória dos pacientes é obrigatória, pois o acompanhamento é feito por monitor de televisão fora da área de radiação. O posicionamento do cone estéril do aparelho de radioterapia na incisão abdominal pode comprimir a aorta ou a veia cava inferior (VCI). A ventilação com oxigênio a 100% maximiza a sensibilidade do tumor à radioterapia. Em geral, o tratamento leva de 5 a 20 min, mas pode ser interrompido em caso de problemas hemodinâmicos ou ventilatórios. O fechamento da incisão é feito na sala de radioterapia ou depois do retorno à sala de cirurgia.

J. Cirurgia em Pacientes Obesos. Uma vez que mais de 60% da população norte-americana está acima do peso, a obesidade é uma importante questão de saúde. O **índice de massa corporal** (IMC) está relacionado com a quantidade relativa de tecido adiposo e é calculado da seguinte forma:

$$IMC = \text{peso corporal (kg)/altura}^2 \text{ (m)}.$$

K. Considera-se que há sobrepeso quando o IMC está acima de 25, obesidade quando o IMC está acima de 30 e obesidade mórbida quando o IMC está acima de 35 a 40.

1. Considerações pré-anestésicas

a. Os pacientes obesos apresentam **aumento do volume sanguíneo circulante** e do **débito cardíaco** para satisfazer o **maior consumo de oxigênio**. A depressão da função ventricular esquerda pode ser observada mesmo em pacientes assintomáticos jovens e está relacionada com o grau de obesidade. Também há grande correlação entre **hipertensão** e obesidade.

b. Os indivíduos obesos correm maior risco de apresentar **hipercolesterolemia**, um fator de risco para o desenvolvimento de aterosclerose e doença arterial coronariana. Os pacientes com diversos fatores de risco cardíacos podem necessitar de parecer cardiológico para otimizar o tratamento clínico no período perioperatório e determinar a necessidade de avaliação cardíaca complementar.

c. Pacientes tratados com dexfenfluramina ou fenfluramina, **inibidores do apetite**, por mais de 4 meses correm maior risco de distúrbios das valvas cardíacas, sobretudo regurgitação aórtica. A hipertensão pulmonar também foi associada a esses fármacos. Pode haver indicação de ecocardiograma perioperatório para avaliar a função da valva.

d. A complacência do **sistema respiratório** diminui na obesidade por causa da diminuição da complacência da parede torácica associada ao peso extra. Há uma pequena redução da complacência pulmonar por aumento do volume sanguíneo pulmonar. A CRF diminui. Em decúbito dorsal, a CRF pode cair dentro dos limites do volume de fechamento, levando ao desequilíbrio ventilação-perfusão e à hipoxemia. A maior

Anestesia para Cirurgia Abdominal **271**

demanda metabólica do obeso com aumento concomitante do consumo de oxigênio e produção de CO_2 requer aumento da ventilação minuto para manter a normocapnia.

  e. O aumento do tecido adiposo submucoso na faringe predispõe ao colapso da hipofaringe durante o sono, o que provoca **apneia obstrutiva do sono**. A hipoxemia prolongada, sugerida pela policitemia, pode acarretar hipertensão pulmonar e insuficiência cardíaca direita. Os pacientes com apneia do sono grave podem beneficiar-se do monitoramento intensivo no período pós-operatório imediato.

  f. O aumento do tempo de esvaziamento gástrico e a elevação da pressão e do volume intra-abdominais predispõem a maior incidência de **refluxo gastroesofágico** sintomático.

  g. O **diabetes** tipo II com hiperglicemia, hiperinsulinemia e resistência à insulina é comum em obesos. Como a perfusão do tecido adiposo varia, pode haver necessidade de insulina IV para controlar a hiperglicemia. O Capítulo 6 apresenta as diretrizes de controle da glicose e insulina.

  h. Tradicionalmente, **o manejo das vias respiratórias** era considerado um desafio em obesos por causa do tamanho do pescoço e da face. Um estudo relatou que a obesidade ou o IMC isolado não é um preditor de intubação difícil, embora o aumento da circunferência do pescoço e uma classificação de Mallampati ≥ 3 estivessem associados à intubação problemática. No entanto, não foi definido o tamanho do pescoço que justifica o uso de fibroscópio em vigília. É necessária a avaliação cuidadosa da mobilidade do pescoço e da mandíbula, a inspeção da orofaringe e o exame dos dentes. Caso haja previsão de intubação difícil, deve-se considerar a intubação em vigília e discuti-la com o paciente. O posicionamento da parte superior do corpo de tal modo que o meato auditivo externo esteja alinhado com a incisura do esterno garante uma visão melhor para laringoscopia direta.

  i. Muitos pacientes podem apresentar **problemas psicológicos** significativos, como depressão e baixa autoestima.

2. Atualmente, a **cirurgia bariátrica** é o tratamento mais eficaz da obesidade mórbida. Os pacientes que têm IMC ≥ 40 ou IMC ≥ 35 com comorbidades relacionadas com a obesidade são candidatos à cirurgia. A cirurgia está associada à perda de pelo menos 50% do excesso de peso corporal; aumento da atividade física e diminuição do grau de hipertensão, diabetes e apneia do sono. Na atualidade, há dois tipos básicos de cirurgia bariátrica.

  a. A **gastroplastia vertical com banda** produz uma pequena bolsa gástrica que restringe o volume de alimento que pode ser ingerido. O emagrecimento a longo prazo pode ser limitado por um padrão alimentar mal adaptativo (líquidos com alto teor calórico) ou por ruptura da linha de grampeamento.

  b. A cirurgia de **derivação gástrica em Y de Roux** cria uma pequena bolsa gástrica, que é anastomosada à porção proximal do jejuno. O emagrecimento decorre tanto da restrição anatômica quanto da diminuição da absorção de calorias porque o alimento passa ao largo do intestino delgado. Pacientes submetidos a essa cirurgia podem apresentar síndrome de esvaziamento rápido (*dumping*) na qual a ingestão de alimentos com alta densidade energética causa náuseas, cólica abdominal e diarreia. Isso pode estimular a modificação de comportamento. Os pacientes submetidos a essa cirurgia estão sob risco de deficiência de ferro e vitamina B_{12}. A derivação gástrica em Y de Roux também pode ser realizada por via laparoscópica.

3. Manejo anestésico

  a. As **mesas cirúrgicas convencionais** normalmente são incapazes de acomodar o tamanho e o peso do paciente obeso; é preciso usar mesas específicas. Há necessidade de acolchoamento extra e proteção cutânea mesmo nos procedimentos curtos.

  b. O **monitoramento não invasivo convencional**, com sonda vesical, é aceitável em pacientes com boa saúde geral. O tamanho adequado da braçadeira do esfigmomanômetro é essencial; uma braçadeira de tamanho regular colocada no antebraço pode ser mais eficaz que uma braçadeira grande demais colocada no braço. O monitoramento intra-arterial da pressão só é necessário para controle rigoroso da pressão arterial ou quando há necessidade de colher amostras frequentes de sangue. O acesso IV pode ser difícil.

  c. A **avaliação clínica da hidratação e do volume sanguíneo** no paciente obeso é difícil. Embora o volume sanguíneo total circulante aumente, é menor que em pacientes de

272 Capítulo 20

tamanho normal quando calculado por quilograma de peso corporal. Dificuldades técnicas durante a cirurgia podem aumentar as perdas de sangue e líquidos. Embora a reidratação guiada por parâmetros hemodinâmicos e pelo débito urinário geralmente seja segura em indivíduos saudáveis, o monitoramento invasivo pode ser necessário para guiar a reposição em alguns pacientes. A transmissão da pressão intra-abdominal aumentada para a cavidade torácica pode acarretar falsa elevação da pressão venosa central aferida. O cateter de artéria pulmonar pode ser indicado para monitorar a volemia de pacientes com insuficiência cardíaca congestiva ou doença valvar. Embora a transmissão da pressão intra-abdominal possa causar falsa elevação das pressões de enchimento, ela não altera a precisão das determinações do débito cardíaco.

d. As técnicas de **anestesia regional** podem ser complexas em razão das dificuldades na identificação dos pontos de referência anatômicos. Todavia, o uso de anestesia peridural associado à anestesia geral pode ser vantajoso. A analgesia pós-operatória tem qualidade superior e evita os riscos da sedação excessiva com opioides, que pode provocar hipoxemia e hipercarbia em pacientes com pequena reserva respiratória. A linha mediana da coluna vertebral pode ser mais visível na posição sentada que em decúbito lateral, o que facilita a introdução do cateter. Às vezes há necessidade de agulhas peridurais longas (12,5 cm). Pode ser preciso reduzir o volume de anestésico local injetado em pacientes obesos; o volume do espaço peridural é reduzido por causa da infiltração gordurosa e do aumento do volume sanguíneo no sistema venoso peridural.

e. O paciente com obesidade mórbida pode necessitar de **indução em sequência rápida** ou intubação em vigília.

(1) O risco de aspiração pode ser maior em pacientes obesos por causa do retardo do esvaziamento gástrico, aumento da pressão intra-abdominal e doença por refluxo gastroesofágico.

(2) A associação de aumento da demanda metabólica e diminuição da CRF causa **dessaturação rápida, drástica e, às vezes, refratária** durante a apneia. Recomenda-se a pré-oxigenação por 3 a 5 min; a reserva de oxigênio estabelecida continua pequena. A posição de Trendelenburg invertida ou a posição de cefaloaclive de 30° pode melhorar a oxigenação e aumentar o período de apneia segura, além de melhorar a visão durante laringoscopia.

(3) A **ventilação por máscara** pode ser difícil com troca gasosa limitada. O uso de cânula orofaríngea ou da técnica de ventilação com bolsa-máscara por duas pessoas pode ser útil.

f. A **intubação traqueal pode ser difícil** no paciente com obesidade mórbida. Recomenda-se a intubação com fibroscópio em vigília quando há previsão de dificuldade de intubação. O anestesiologista deve ter à mão diversos tipos e tamanhos de lâminas de laringoscópio, máscaras laríngeas e cânulas traqueais com estiletes. Não há recomendações específicas de tamanho da cânula traqueal no paciente obeso.

g. Pacientes com obesidade mórbida têm maior redução do volume pulmonar durante a AG que os pacientes não obesos; isso promove maior **atelectasia, fechamento das vias respiratórias** e **hipoxemia**. O colapso alveolar pode ser tratado com PEEP e aumento do volume corrente. A alta pressão nas vias respiratórias pode ser consequência da diminuição da complacência da parede torácica.

h. É difícil estimar a **posologia dos fármacos** no paciente obeso em função das alterações fisiológicas basais (p. ex., aumento do débito cardíaco) e de parâmetros farmacocinéticos (p. ex., volume de distribuição e depuração renal e hepática). As doses em mg/kg baseadas no peso corporal verdadeiro (PCV) podem ser excessivas. Por outro lado, a dose necessária pode ultrapassar as estimativas baseadas no peso corporal ideal (PCI).

(1) Em geral, a posologia dos fármacos cuja distribuição é limitada aos tecidos magros deve ser baseada no PCI. Se a distribuição incluir os tecidos magro e adiposo, a posologia deve ser baseada no PCV. A posologia das infusões de manutenção deve basear-se na depuração do fármaco em pacientes obesos. Em geral, é recomendável usar fármacos de ação curta.

(2) Os pacientes obesos podem ter aumento da atividade da pseudocolinesterase; as doses de succinilcolina devem ser baseadas no PCV.

Anestesia para Cirurgia Abdominal **273**

(3) As doses de ataque e manutenção de propofol devem ser baseadas no PCV.

(4) As doses de opioides, inclusive remifentanila, devem ser baseadas no PCI.

(5) As **doses de ataque** dos benzodiazepínicos devem ser baseadas no PCV; as infusões são calculadas pelo PCI.

i. Pode ser difícil ajustar a dose dos relaxantes musculares. Os estimuladores de nervos podem subestimar a necessidade (em virtude dos tecidos subcutâneos espessos) e levar à administração de dose insuficiente de relaxantes.

j. A **quetamina e clonidina** podem ser usadas como tática para poupar narcóticos. A clonidina, 0,1 mg VO, administrada logo após a chegada do paciente ao hospital, no dia da operação, pode proporcionar alguma sedação pré-operatória sem depressão respiratória. A quetamina, 0,5 mg/kg IV, administrada no momento da indução e, depois, infundida a 0,25 mg/kg/h até cerca de 1 h antes de despertar, reduz a quantidade total de narcótico necessária para controle pós-operatório da dor.

k. O paciente deve ser **extubado** na sala de cirurgia quando estiver acordado, com reflexos de tosse adequados e após a confirmação da reversão adequada do relaxamento muscular. Como a posição de decúbito dorsal diminui a CRF, os pacientes obesos devem ser colocados em posição sentada logo que possível. Os pacientes que têm apneia do sono e necessitam de pressão positiva contínua nas vias respiratórias podem retomar esse tratamento assim que for necessário; a distensão gástrica não parece ser um problema.

L. A **terapia intensiva pós-operatória** deve ser considerada em pacientes com doença arterial coronariana grave, diabetes mal controlado e apneia do sono grave. Estudos mostraram que pacientes do sexo masculino, idosos (> 50 anos), com peso mais alto (IMC > 60 kg/m²) e complicações que exigem reoperação provavelmente necessitam de cuidados intensivos.

M. Transplante Ortotópico de Fígado. O transplante ortotópico de fígado é um procedimento curativo para a doença hepática em fase terminal. As causas comuns são hepatoma, colangite esclerosante, doença de Wilson, deficiência de α_1-antitripsina, cirrose biliar primária, hepatite viral e cirrose alcoólica. Infelizmente, a oferta de órgãos, sobretudo para crianças, é limitada. Atualmente duas estratégias são usadas para ampliar a oferta de fígados para crianças sem afetar a oferta para adultos: retirada do segmento lateral esquerdo do fígado de um **parente doador vivo**, para transplante em criança, ou **transplante de fígado bipartido**, no qual o fígado de um cadáver doador é dividido para fazer dois transplantes. Como a divisão *ex vivo* do aloenxerto de fígado é demorada, a isquemia prolongada pode provocar danos ao enxerto e predispor a alta incidência de disfunção. Há experiência crescente com enxertos divididos *in situ* em doador vivo; a taxa de sobrevida dos pacientes receptores desses enxertos é semelhante à dos receptores de enxertos integrais ou de tamanho reduzido.

1. As **considerações pré-anestésicas** para o paciente com hepatopatia são analisadas no Capítulo 5.

2. A **cirurgia para transplante hepático** é realizada em três estágios.

a. A **hepatectomia no receptor** inclui a ressecção da vesícula biliar, veias hepáticas e, às vezes, uma parte da VCI.

b. A **fase anepática** é caracterizada pela diminuição do retorno venoso por interrupção da VCI. Derivações venovenosas (em geral da veia femoral esquerda e porta para a veia axilar esquerda) melhoram o retorno venoso.

c. A **fase pós-anepática** é caracterizada pela reperfusão do fígado do doador, que introduz na circulação central a solução hiperpotassêmica, hipotérmica e ácida. Em geral, há estabilização do estado do paciente após a conclusão das anastomoses vasculares. Depois da conclusão das anastomoses biliares, a colecistectomia, a coledocojejunostomia e a inserção de dreno no colédoco do doador completam a cirurgia.

3. Considerações anestésicas

a. A **hemorragia** quando o paciente apresenta coagulopatia inicial pode causar perda de sangue vultosa (várias vezes a volemia); a hepatectomia do receptor geralmente é o período de maior hemorragia. A fibrinólise durante as fases anepática e pós-perfusão, causada por liberação do ativador do plasminogênio tecidual, pode agravar a coagulopatia preexistente. O **ácido aminocaproico** (Amicar) e/ou a **aprotinina** podem ajudar a reduzir a necessidade de transfusão de hemoderivados e não parecem aumentar o risco de trombose na artéria hepática, tromboembolia venosa (TEV) ou mortalidade (ver Capítulo 34). No entanto, recentemente foi suscitada a preocupação com a pos-

274 Capítulo 20

sível nefrotoxicidade associada ao uso de aprotinina em cirurgia cardíaca. Hoje os dados são insuficientes para verificar se o uso de aprotinina no transplante hepático afeta adversamente a função renal.

b. É preciso evitar a **hipotermia** com aquecimento intensivo iniciado antes da indução (ver Capítulo 18, seção VII).

c. Os distúrbios metabólicos são comuns.

    (1) A **oligúria** secundária a hipovolemia e hipoperfusão pode provocar insuficiência renal e hiperpotassemia.

    (2) A **transfusão de grandes volumes de hemoderivados citratados** pode causar hipocalcemia e hiperpotassemia.

    (3) Durante a fase anepática, há risco teórico de **hipoglicemia**, embora seja mais comum a hiperglicemia por administração de soluções contendo dextrose. Essa fase da cirurgia geralmente é caracterizada por **acidose metabólica** progressiva.

d. A **hipoxia** pode ser decorrente de *shunt* intrapulmonar, restrição torácica por retração cirúrgica e posição de Trendelenburg. A oxigenação adequada pode exigir alta fração de oxigênio inspirado ($F_{I_{O_2}}$) e aplicação de PEEP.

e. Deve-se prever a possibilidade de **hipotensão** por hipovolemia ou disfunção cardíaca. Vasopressores e inotrópicos são necessários até a correção do problema.

4. Manejo anestésico

a. Os **monitores convencionais** mais um monitor intra-arterial da pressão e sonda vesical são essenciais. Muitos pacientes necessitam de cateter na artéria pulmonar. Também é necessário acesso IV de grosso calibre, central ou periférico. Um **sistema de transfusão rápida** capaz de administrar 1,0 a 1,5 ℓ/min a 38°C deve alimentar o cateter de maior calibre.

b. É aconselhável a **indução em sequência rápida** da anestesia, uma vez que há risco de refluxo decorrente do estômago cheio, ascite ou obnubilação. A quetamina pode ser útil como agente de indução em pacientes hemodinamicamente instáveis.

c. A **manutenção** da anestesia é feita com técnica balanceada, que inclui opioides em doses moderadas a altas e um agente volátil. O N_2O é evitado em razão do risco de embolia aérea durante a derivação venovenosa e para minimizar a distensão intestinal.

d. **Exames laboratoriais intraoperatórios**, entre eles gasometria arterial, glicemia, eletrólitos, hematócrito, plaquetas e coagulograma, devem orientar o tratamento.

e. A **terapia transfusional** emprega tanto a transfusão autóloga de sangue recuperado do campo cirúrgico quanto produtos do banco de sangue. A avaliação laboratorial e clínica da coagulação determina a necessidade de concentrado de hemácias, plasma fresco congelado ou outros produtos do sangue. Se possível, a transfusão de plaquetas é adiada até a conclusão da derivação venovenosa. O crioprecipitado e o ácido aminocaproico são possíveis auxiliares terapêuticos.

f. Durante a reperfusão pode haver necessidade de **reanimação por causa do colapso hemodinâmico.** Arritmias malignas ou parada cardíaca podem ser provocadas pela solução fria, hiperpotassêmica e acidêmica no órgão do doador, hipoperfusão intestinal e nos membros inferiores. A normalização do nível sérico de potássio e do equilíbrio acidobásico é útil; pode ser necessário administrar líquidos, bicarbonato de sódio, diuréticos, insulina, dextrose e pequenas doses de epinefrina (50 a 100 µg IV). A hiperventilação pode ser usada para tratar a acidose.

g. **Após a cirurgia**, o fígado doado retoma a função, geralmente há melhora da coagulopatia e diminuição da necessidade de líquidos. Os pacientes necessitam de mais opioides para analgesia e sedação.

N. Transplante Renal (ver Capítulo 26, seção I.H).

O. Transplante Pancreático Heterotópico geralmente é realizado em conjunto com o transplante renal heterotópico. Embora os receptores possam ser submetidos a nefrectomia, o pâncreas nativo é mantido intacto. As considerações anestésicas estão relacionadas principalmente com o transplante renal e o tratamento do diabetes (ver Capítulos 6 e 26).

1. A cirurgia geralmente implica anastomose do pâncreas do doador à bexiga do receptor através de uma porção do duodeno, permitindo a drenagem das secreções pancreáticas exócrinas para a bexiga. É preciso determinar a glicemia com frequência, pois esta cai rapidamente a valores normais com a perfusão do pâncreas. Como não há pepsina, o tripsinogênio e o quimiotripsinogênio não são ativados. A infecção urinária por gram-negativos

Anestesia para Cirurgia Abdominal **275**

pode ativar essas enzimas e causar lesão vesical, o que exige operação de emergência para retirar o pâncreas transplantado. O pâncreas secreta bicarbonato, perdido na urina; pode haver acidose metabólica grave durante a insuficiência renal.

2. **O transplante de células de ilhotas pancreáticas** ainda é um procedimento experimental, mas promissor para o tratamento do diabetes. O procedimento consiste em purificar as ilhotas de cadáveres doadores e injetá-las no fígado através da veia porta. O transplante pode ser feito por via percutânea com anestesia local.

P. Retirada de Órgãos para Transplante após Morte Cerebral

1. **Há uma disparidade significativa entre a oferta de órgãos doados adequados e a demanda desses órgãos para tratamento de doenças terminais.** Para aumentar o número de doadores, não se usam mais critérios rígidos de exclusão (idade e doenças coexistentes). Além disso, alguns centros usam esquemas de tratamento intensivo de doadores em potencial para evitar perturbações comuns da homeostasia associadas à morte cerebral. Uma opção é o doador sem batimentos cardíacos, que não preenche os critérios de morte cerebral, mas tem prognóstico tão sombrio que a família pode considerar a suspensão do suporte de vida. O coordenador de transplante de uma organização de coleta de órgãos deve fazer a triagem de todos os doadores em potencial.

2. Os **órgãos podem ser considerados inadequados** com base na idade do doador, lesão do órgão, doença ou anormalidades macroscópicas.

3. A terapia hormonal com metilprednisolona, arginina vasopressina e tri-iodotironina aumenta o número de órgãos implantados com êxito e reduz a disfunção do enxerto quando administrada a doadores em morte cerebral com resistência à reanimação convencional, caracterizada por baixo débito cardíaco, perfusão inadequada do órgão ou agravamento da acidose láctica.

4. A **conduta anestésica** para a coleta de órgãos deve concentrar-se na otimização da perfusão e oxigenação do órgão. Há participação de várias equipes cirúrgicas; a comunicação eficaz entre as equipes cirúrgicas, os anestesiologistas e a equipe do centro cirúrgico é essencial e facilitada pelo coordenador de doação de órgãos e tecidos. Em geral, são necessários protocolos específicos, que dependem das circunstâncias da doença.

   a. A **dissecção** de órgãos ocorre na seguinte ordem: coração (30 min), pulmões (1 a 1,5 h), fígado (1 a 1,5 h), pâncreas (1 a 1,5 h) e rins (30 min a 1 h).

   b. Uma vez mobilizados todos os órgãos, administra-se **heparina** (20.000 a 30.000 unidades IV em doadores adultos) e pinça-se a aorta. A porção distal da aorta e a VCI são cateterizadas e os órgãos retirados são perfundidos *in situ*, resfriados topicamente e exsanguinados pela VCI.

   c. O **suporte ventilatório** é interrompido depois do pinçamento da aorta, e o papel do anestesiologista termina com a interrupção de todo o monitoramento e cuidados de suporte, exceto durante a coleta de coração e pulmão, como é discutido adiante.

   d. A **doação de órgãos sem batimentos cardíacos**, também conhecida como **doação após morte cardíaca**, é reservada para pacientes sem diagnóstico de morte cerebral, mas cuja família escolheu suspender o suporte de vida porque sua condição é considerada "sem esperança". O suporte de vida (ventilação mecânica e vasopressores) é interrompido após o preparo do paciente para a cirurgia de retirada de órgãos. Após cinco minutos de assistolia, um médico não participante da equipe de transplante atesta a morte. O corpo é rapidamente resfriado com solução conservante através de cânula aórtica, o abdome é aberto e os órgãos são retirados rapidamente. Essa técnica tem a desvantagem de tempo de isquemia quente significativo antes de iniciar a retirada do órgão. Além disso, há discussões éticas sobre a conveniência de intervenções (tratamento com heparina) destinadas a melhorar os enxertos antes da morte do doador. Atualmente, anestesiologistas da unidade de terapia intensiva do Massachusetts General Hospital participam da interrupção do suporte e da declaração de morte; no entanto, não há anestesiologista na sala de cirurgia durante a retirada dos órgãos.

5. **Considerações sobre órgãos específicos**

   a. **Pulmão/coração-pulmão.** A pressão parcial arterial de oxigênio (Pa_{O_2}) é mantida acima de 100 mmHg com $F_{I_{O_2}} \leq 0,4$ e PEEP de 5 cm H_2O, com o objetivo de minimizar o risco de intoxicação por oxigênio. A verificação inicial da posição da cânula traqueal com a equipe cirúrgica impede a lesão da mucosa no local das suturas previstas. A retirada do coração ou do coração/pulmão requer monitoramento contínuo da $F_{I_{O_2}}$ e

276 Capítulo 20

ventilação mecânica de baixa frequência de acordo com a necessidade cirúrgica após o pinçamento da aorta. Os pulmões são insuflados com oxigênio a 100% imediatamente antes da retirada. A aspiração e a extubação são feitas no fim do procedimento.

6. Problemas específicos

a. A **hipoxemia** pode ser causada por atelectasia, edema pulmonar, aspiração ou pneumonia. É preciso ajustar a Fi_{O_2} e a ventilação minuto para manter $Pa_{O_2} \leq 100$ mmHg e $Pa_{CO_2} = 35$ a 45 com pH de 7,35 a 7,45. Deve-se fazer gasometria arterial a cada 30 a 60 min. Convém evitar altos níveis de PEEP para manter o débito cardíaco e evitar o barotrauma. A alta Fi_{O_2} deve ser evitada em doadores de pulmão em potencial para reduzir a um mínimo possível a intoxicação por oxigênio.

b. A **poiquilotermia** é comum; deve-se prever a hipotermia e instituir logo medidas intensivas para minimizar a perda de calor.

c. A **hipertensão** transitória associada à morte cerebral é comum e pode ser drástica; além disso, pode haver resposta hipertensiva reflexa à estimulação cirúrgica. Devem ser usados agentes de ação curta, como o nitroprussiato ou esmolol, prevendo-se hipotensão, cujo controle costuma ser mais difícil durante a retirada do órgão.

d. A **hipotensão** é comum e causada por uma associação de hipovolemia e distúrbio neurogênico do controle vasomotor. Pode ser necessária a cateterização venosa central ou da artéria pulmonar para otimizar as pressões de enchimento. A hipovolemia é tratada com soluções cristaloide, coloide e produtos do sangue quando necessário. O hematócrito deve ser mantido > 30%. Após a restauração do volume intravascular, pode ser necessário usar um vasopressor, como a dopamina, epinefrina ou norepinefrina. A depressão da função miocárdica pode ser tratada com dopamina ou dobutamina.

e. As **arritmias** são frequentes, sobretudo em casos de desequilíbrio eletrolítico, hipotermia, aumento da pressão intracraniana, hipoxemia, acidose e distúrbio dos centros de controle cardiovascular no tronco encefálico. É indicado tratamento convencional. A bradicardia costuma ser resistente à atropina e pode exigir a implantação de marcapasso.

f. A **poliúria** pode ser secundária à sobrecarga volêmica, diurese osmótica ou diabetes insípido resultante do distúrbio do eixo hipotalâmico-hipofisário. A infusão IV de vasopressina ou desmopressina pode ser ajustada para tratar o diabetes insípido grave (ver Capítulo 6, seção VII.B.2), o que deve ser feito depois de consultar a equipe cirúrgica. Quando usada, é prudente interromper a infusão 1 h antes do pinçamento aórtico para minimizar o risco de distribuição desigual ou lesão isquêmica pela infusão de solução conservante.

g. A **oligúria** deve ser tratada garantindo-se o volume intravascular adequado. A dopamina é preferida no tratamento inicial da hipotensão. É preferível a diurese rápida quando os rins estão para ser removidos. Se a reposição volêmica e os fármacos pressores não restaurarem o débito urinário adequado, pode-se usar manitol e/ou furosemida.

Leituras Sugeridas

Akca O, Lenhardt R, Fleischmann E, et al. Nitrous oxide increases the incidence of bowel distention in patients undergoing elective colon resection. *Acta Anesthesiol Scand* 2004;48:894–898.

Ballantyne JC, Carr DB, deFerranti S, et al. The comparative effects of postoperative analgesic therapies on pulmonary outcome: cumulative meta-analyses of randomized, controlled trials. *Anesth Analg* 1998;86:598–612.

Boldt J, Haisch G, Suttner S, et al. Effects of a new modified, balanced hydroxyethyl starch preparation (Hextend) on measures of coagulation. *Br J Anaesth* 2002;89:722–728.

Brodsky JB, Lemmens HJ, Brock-Utne JG, et al. Morbid obesity and tracheal intubation. *Anesth Analg* 2002;94(3):732–736.

Brodsky JB, Lemmens HJ, Collins JS, et al. Nitrous oxide and laprascopic bariatric surgery. *Obes Surg* 2005;15:494–496.

Carton EG, Plevak DJ, Kranner PW, et al. Perioperative care of the liver transplant patient. Part 2. *Anesth Analg* 1994;78:382–399.

Carton EG, Rettke SR, Plevak DJ, et al. Perioperative care of the liver transplant patient. Part 1. *Anesth Analg* 1994;78:120–133.

Choi PT, Yip G, Quinonez LG, Cook DJ. Crystalloids vs. colloids in fluid resuscitation: a systematic review. *Crit Care Med* 1999;27:200–210.

Gridelli B, Remuzzi G. Strategies for making more organs available for transplantation. *N Engl J Med* 2000;343:404–410.

Jaffe RA, Samuels SI. *Anesthesiologist's manual of surgical procedures*, 2nd ed. Philadelphia: Lippincott Williams & Wilkins, 1999.

Lowham AS, Filipi CJ, Hinder RA, et al. Mechanisms and avoidance of esophageal perforation by anesthesia personnel during laparoscopic foregut surgery. *Surg Endosc* 1996;10:979–982.

Molenaar IQ, Warnaar N, Groen H, et al. Efficacy and safety of antifibrinolytic drugs in liver transplantation: a systematic review and meta-analysis. *Am J Transplant* 2007;7:185–194.

Patel T. Surgery in the patient with liver disease. *Mayo Clin Proc* 1999;74:593–599.

Pelosi P, Ravagnan I, Giurati G, et al. Positive end-expiratory pressure improves respiratory function in obese but not in normal subjects during anesthesia and paralysis. *Anesthesiology* 1999;91:1221–1231.

Qadan M, Akca O, Mahid SS, et al. Perioperative supplemental oxygen therapy and surgical site infection: a meta-analysis of randomized controlled trials. *Arch Surg* 2009;144:359–366.

Robertson KM, Cook DR. Perioperative management of the multiorgan donor. *Anesth Analg* 1990;70:546–556.

Shenkman Z, Shir Y, Brodsky JB. Perioperative management of the obese patient. *Br J Anaesth* 1993;70:349–359.

White PF. The changing role of non-opioid analgesic techniques in the management of postoperative pain. *Anesth Analg* 2005;101(5 Suppl):S5–S22.

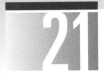

Anestesia para Cirurgia Torácica

Junichi Naganuma e Paul H. Alfille

I. AVALIAÇÃO PRÉ-OPERATÓRIA

A. Os **pacientes candidatos à cirurgia torácica** devem ser submetidos à avaliação pré-operatória habitual, detalhada no Capítulo 1.
   1. Todo paciente candidato à cirurgia torácica eletiva deve ser submetido a exame cuidadoso para avaliação de bronquite ou pneumonia e tratado apropriadamente antes da operação.
      a. **Procedimentos diagnósticos** como broncoscopia e biopsia pulmonar podem ser indicados em caso de infecção persistente.
      b. A **infecção além de uma lesão obstrutiva** pode não se resolver sem cirurgia.
   2. Nos pacientes com **estenose traqueal**, a anamnese deve concentrar-se em sinais ou sintomas de dispneia postural, colabamento estático ou dinâmico das vias respiratórias e indícios de hipoxemia. A anamnese também pode sugerir a provável localização da lesão.
B. A **gasometria arterial (GA)** pode ajudar a esclarecer o grau de doença pulmonar, mas nem sempre é necessária.
C. As **provas de função pulmonar** ajudam a avaliar o risco de ressecção pulmonar. Tanto a função durante o exercício (captação máxima de oxigênio [$\dot{V}O_{2máx}$]) quanto a espirometria (volume expiratório forçado em 1 segundo previsto no pós-operatório) foram usadas para estratificar os riscos da ressecção. Nos casos marginais, as cintilografias de função regional e de ventilação/perfusão ($\dot{V}/\dot{Q}$) determinam a contribuição relativa de cada pulmão e de regiões pulmonares individuais.
D. É preciso avaliar a **função cardíaca** se houver dúvida acerca da contribuição relativa das doenças cardíaca e pulmonar para o comprometimento funcional do paciente. A ecocardiografia pode estimar a pressão na artéria pulmonar e a função ventricular direita.
E. Os **exames por imagem**, como radiografia de tórax, tomografia computadorizada (TC) e ressonância magnética (RM), ajudam a identificar a presença de desvio traqueal, a localização de infiltrados pulmonares, derrame ou pneumotórax e o acometimento de estruturas adjacentes pela doença.
F. A **reconstrução tridimensional** por TC é usada para avaliar o calibre das vias respiratórias estenóticas e estimar o tamanho e o comprimento da cânula traqueal apropriada. A estenose acentuada das vias respiratórias pode modificar os planos do anestesiologista para indução e intubação.

II. PREPARO PRÉ-OPERATÓRIO

A. A **sedação pré-operatória** deve ser administrada com cuidado a pacientes com doença traqueal ou pulmonar.
   1. A **sedação intensa** pode prejudicar a respiração profunda pós-operatória, a tosse e a proteção das vias respiratórias.
   2. Pacientes com diminuição da função pulmonar são mais propensos à hipoxemia quando há supressão do estímulo respiratório. Ao sedar esses pacientes, é aconselhável monitorar a oxigenação e administrar oxigênio suplementar.
   3. **Em caso de obstrução das vias respiratórias**, a sedação deve ser equilibrada com cuidado. É essencial manter a ventilação espontânea. A sedação excessiva pode deprimir pro-

Anestesia para Cirurgia Torácica **279**

fundamente a ventilação, mas um paciente ansioso pode fazer esforços respiratórios exagerados. Nesse caso, o aumento da turbulência pode agravar a obstrução das vias respiratórias, com intensificação da ansiedade. Benzodiazepínicos, palavras tranquilizadoras, monitoramento atento e início rápido do procedimento constituem a melhor técnica. Nos pacientes com estenose das vias respiratórias, o uso de heliox (mistura de hélio e oxigênio) reduz a densidade do gás respiratório e a resistência das vias respiratórias.

B. Deve-se considerar a **profilaxia da aspiração**, com administração oral de antagonista dos receptores H2 da histamina, citrato de sódio e metoclopramida, em pacientes que serão submetidos a cirurgia torácica de grande porte, pois a aspiração compromete bastante a função pulmonar já deficiente. Os pacientes com doença esofágica devem ser considerados de alto risco para aspiração.

C. O **glicopirrolato** (0,2 mg IV) pode ser administrado para diminuir as secreções orais.

III. MONITORAMENTO

A. O **monitoramento** é **convencional**, conforme a descrição no Capítulo 10.

B. É preciso implantar **cateter na artéria radial** em todos os pacientes submetidos a cirurgia torácica de grande porte.

1. A exposição cirúrgica durante a toracotomia e a ressecção esofágica ou pulmonar geralmente comprime o coração e os grandes vasos. A leitura contínua da pressão arterial permite *feedback* imediato.
2. É menos provável que uma cirurgia torácica periférica, como a ressecção em cunha por toracoscopia, cause rápido comprometimento da função cardíaca.
3. A GA é útil na cirurgia traqueal, sobretudo no período pós-operatório.
4. Na posição lateral é possível que haja diminuição do fluxo sanguíneo para o braço que está por baixo e deve-se monitorar o fluxo pulsátil para esse braço com cateter arterial ou oxímetro de pulso.
5. Durante a cirurgia do mediastino (p. ex., reconstrução traqueal ou mediastinoscopia), é possível que haja compressão do tronco braquicefálico, com interrupção do fluxo para as artérias carótida e braquial direitas. Deve-se monitorar a perfusão do braço direito com cateter arterial ou oxímetro de pulso. A comunicação imediata ao cirurgião enseja a descompressão do tronco braquicefálico.

C. O **monitoramento** invasivo complementar é determinado pela condição do paciente. Se empregado, o cateter na artéria pulmonar

1. Geralmente é introduzido na face do pescoço voltada para cima. Se interferir com a ressecção cirúrgica, o cateter é recuado até a artéria pulmonar e reintroduzido depois de pinçar a artéria no lado operado.
2. As medidas de pressão tendo como referência a pressão atmosférica podem ser afetadas pela posição lateral e pela abertura do tórax. É possível acompanhar as tendências da pressão venosa central, pressão arterial pulmonar e pressão de oclusão da artéria pulmonar, e as medidas do débito cardíaco e do volume sistólico continuam precisas.

IV. PROCEDIMENTOS ENDOSCÓPICOS

Os procedimentos endoscópicos abrangem a visualização direta ou indireta da faringe, da laringe, do esôfago, da traqueia e dos brônquios. A endoscopia é empregada para fazer biopsias, definir a anatomia das vias respiratórias superiores, retirar corpos estranhos obstrutivos, avaliar hemoptise, introduzir *stents* e fios-guia, posicionar cateteres de radioterapia, aplicar terapia fotodinâmica e realizar cirurgia a *laser*.

A. A **broncoscopia flexível** permite o exame desde a laringe até os brônquios segmentares.

1. Um "canal de trabalho" é usado para aspirar, administrar fármacos e inserir instrumentos.
2. É essencial que haja ventilação ao redor do broncoscópio flexível. O diâmetro dos broncoscópios varia de cerca de 5 mm (tamanho padrão de adulto) a 2 mm (broncoscópios neonatais sem canal de trabalho).
3. A **anestesia tópica** é uma técnica comum de anestesia.
   a. O paciente deve seguir as orientações de jejum (dieta zero).
   b. Aplica-se lidocaína (*spray* a 4%) na orofaringe ou nasofaringe, laringe e pregas vocais. A traqueia pode ser pulverizada com anestésico através do broncoscópio ou

280 Capítulo 21

por injeção transtraqueal. A realização desse procedimento com paciência dispensa anestesia complementar.

   c. É preciso ter cuidado com a dose total de anestésico local em razão da alta absorção sistêmica pela mucosa orotraqueal.

   d. A pré-medicação com atropina ou glicopirrolato limita a diluição salivar do anestésico e pode melhorar o início e a eficácia da anestesia.

   e. Bloqueios de nervos podem ser usados para complementar a anestesia das vias respiratórias (ver Capítulo 13, seção VII.B.2).

   f. O paciente deve permanecer em jejum até o retorno dos reflexos traqueal e laríngeo (2 a 3 h).

4. A **anestesia geral** pode ser indicada em pacientes ansiosos, portadores de doenças crônicas ou não cooperativos ou nos casos em que a broncoscopia é parte de um procedimento cirúrgico maior.

   a. A broncoscopia é muito estimulante, mas não causa dor pós-operatória, portanto, é preferível usar um anestésico potente de ação curta.

   b. Em geral, é necessário relaxamento muscular ou anestesia tópica da traqueia para evitar a tosse durante o procedimento.

   c. A cânula traqueal usada deve ter tamanho suficiente (diâmetro interno de 7 mm ou mais) para permitir a ventilação no espaço anular ao redor do broncoscópio.

   d. A máscara laríngea (ML) tem a vantagem adicional de permitir a fácil visualização das pregas e da porção proximal da traqueia.

B. A **broncoscopia com aparelho rígido** permite ver a laringe até os brônquios principais.

   1. O broncoscópio rígido tem óptica melhor e um canal operatório maior que o flexível e pode ser usado para dilatação na estenose das vias respiratórias, facilitando o manejo subsequente das vias respiratórias.

   2. A ventilação é realizada através da luz do broncoscópio, o que permite melhor controle de uma via respiratória marginal.

   3. A anestesia geral é necessária na broncoscopia rígida. É preciso que haja anestesia inalatória profunda ou relaxamento muscular para evitar movimento e tosse.

   4. Pode-se usar ventilação convencional, com o circuito de anestesia acoplado a um braço lateral do broncoscópio rígido. A extremidade proximal do broncoscópio rígido é fechada por uma lente transparente ou por um anel de borracha através do qual podem ser introduzidos telescópios.

      a. Um vazamento variável, mas que pode ser grande, requer um aparelho de anestesia capaz de administrar alto fluxo de oxigênio.

      b. Pode-se usar anestesia intravenosa ou um anestésico inalatório potente.

      c. Há necessidade de boa coordenação entre o cirurgião e o anestesiologista, pois pode ser preciso interromper a ventilação para a cirurgia e, por outro lado, pode ser preciso interromper a cirurgia pela necessidade de ventilar.

   5. Em casos de comprometimento grave das vias respiratórias (p. ex., estenose grave ou ruptura), é indicada a manutenção de ventilação espontânea. Pode-se proceder à indução inalatória com sevoflurano e introduzir o broncoscópio rígido em um plano profundo de anestesia.

   6. O gás de ventilação geralmente vaza em torno do broncoscópio, de tal modo que a medida do dióxido de carbono ao fim da expiração pode ser imprecisa. A adequação da ventilação é avaliada por observação da excursão torácica, oximetria de pulso e, se necessário, gasometria arterial.

   7. Os **broncoscópios rígidos de Sanders** foram desenvolvidos para ventilação a jato através de uma pequena luz lateral especial.

      a. A luz central permanece aberta. Pode haver barotrauma grave se não for permitida a saída do gás. A observação do movimento torácico durante a fase expiratória é essencial. Por outro lado, a ventilação pode ser ineficaz com pulmões não complacentes.

      b. É usada técnica anestésica intravenosa (ver Capítulo 14, seção III.B.3). O relaxamento muscular é necessário para que o jato insufle os pulmões adequadamente.

      c. Há acréscimo de mais gás ao gás inspirado pelo efeito Venturi. A concentração inspirada de oxigênio é incerta, pois não é possível controlar a quantidade de ar ambiente que entra.

Anestesia para Cirurgia Torácica **281**

d. Durante cirurgia a *laser*, é recomendável reduzir a concentração inspirada de oxigênio a menos de 0,4, seja por jatos de ar, seja pelo uso de um misturador de gases para a administração dos jatos.

e. A vantagem da técnica a jato é que a ventilação não é interrompida pela aspiração nem por manipulações cirúrgicas, porque a extremidade proximal do broncoscópio está sempre aberta. Isso torna o broncoscópio de Sanders adequado para uso durante cirurgia a *laser* da laringe, pregas vocais ou porção proximal da traqueia.

f. Ventiladores a jato automáticos têm um recurso de segurança a mais: a interrupção automática quando a pressão nas vias respiratórias ultrapassa um limiar predefinido. Isso impede o *breath stacking* (empilhamento) e o subsequente barotrauma.

8. As **complicações** da broncoscopia são lesão dos dentes e laringe por intubação, lesão dos olhos ou lábios, ruptura das vias respiratórias, pneumotórax e hemorragia. A obstrução das vias respiratórias pode ser causada por hemorragia, corpo estranho ou massa tumoral que se deslocou.

C. A **esofagoscopia com aparelho flexível** pode ser realizada sob anestesia local, da mesma forma que a broncoscopia flexível (ver seção IV.A), ou após indução de anestesia geral e intubação traqueal. O uso de uma cânula traqueal de menor calibre permite que o cirurgião tenha mais espaço para operar a faringe e a porção proximal do esôfago.

D. A **esofagoscopia com aparelho rígido** costuma ser realizada sob anestesia geral com relaxamento muscular. Como na esofagoscopia com aparelho flexível, é usada uma cânula traqueal menor.

E. A **cirurgia a laser** é realizada nas lesões das vias respiratórias superiores e inferiores, inclusive tumores laríngeos, membranas subglóticas e papilomatose laríngea. O comprimento de onda do *laser* determina sua penetração e o alvo tecidual. A cirurgia pode ser realizada por broncoscopia rígida, laringoscopia com ventilação a jato ou intubação traqueal tradicional.

V. OPERAÇÕES MEDIASTINAIS

A. A **mediastinoscopia** é indicada para determinar a disseminação extrapulmonar de tumores do pulmão e para diagnosticar massas mediastinais. A mediastinoscopia é realizada por uma incisão imediatamente superior ao manúbrio. Em seguida, introduz-se o endoscópio rígido sob o esterno e examinam-se as faces anteriores da traqueia e o hilo.

1. Pode-se usar qualquer técnica de anestesia geral, desde que o paciente permaneça imóvel. Embora o procedimento não seja muito doloroso, há estimulação intermitente da traqueia, carina e brônquios principais.

2. As **complicações** são pneumotórax, ruptura dos grandes vasos e lesão das vias respiratórias. As pressões arteriais medidas no braço direito podem indicar oclusão intermitente se o tronco braquicefálico for comprimido entre o mediastinoscópio e a face posterior do esterno. O mediastinoscópio pode comprimir a traqueia intermitentemente, e a posição do paciente e do cirurgião aumenta o risco de desconexão acidental do circuito respiratório.

B. O **procedimento de Chamberlain** usa uma incisão paraesternal anterior para obter tecido pulmonar ou mediastinal anterior para biopsia ou para drenar abscessos.

1. O procedimento é realizado com o paciente em decúbito dorsal após indução de anestesia geral. Caso não haja ressecção de costelas, o procedimento geralmente não é muito doloroso. A infiltração da incisão com anestesia local ou administração de pequenas doses de opioides costuma ser suficiente para analgesia.

2. Não há necessidade de ventilação monopulmonar para a biopsia de pulmão, mas a ventilação manual em cooperação com o cirurgião (ou cirurgiões) facilita o procedimento.

3. Caso o espaço pleural seja evacuado ao ser fechado, geralmente é dispensável a drenagem torácica pós-operatória, embora seja preciso monitorar atentamente o paciente e observar eventuais sinais de pneumotórax.

C. **Cirurgia do Mediastino**

1. A **esternotomia mediana** é empregada na ressecção de tumores mediastinais e ressecções pulmonares bilaterais. Na ordem decrescente de frequência, as massas mediastinais compreendem tumores neurogênicos, cistos, teratodermoides, linfomas, timomas, tumores da paratireoide e tireoides retroesternais.

282 Capítulo 21

2. A **timectomia** é realizada por esternotomia mediana e pode ser usada no tratamento da miastenia *gravis*. As considerações anestésicas para o paciente com miastenia *gravis* são detalhadas no Capítulo 12, seção VI.C.

3. A **anestesia geral** pode ser induzida e mantida com qualquer técnica.
   a. Os **relaxantes musculares** não são necessários para manter a exposição cirúrgica, mas podem ser auxiliares da anestesia geral. É melhor evitar os relaxantes em pacientes com miastenia.
   b. Durante a esternotomia, é preciso que os pulmões estejam desinsuflados e imóveis. Mesmo assim, as complicações incluem laceração do ventrículo direito, átrio direito ou grandes vasos (sobretudo o tronco braquicefálico) e pneumotórax ignorado em qualquer lado do tórax.
   c. A **dor pós-operatória** na esternotomia mediana é bem menor que na toracotomia e pode ser aliviada com opioides peridurais ou parenterais.

VI. RESSECÇÃO PULMONAR

A. A **toracotomia lateral ou posterolateral** é a técnica mais comum de ressecção de neoplasias ou abscessos pulmonares. A toracotomia pode ser precedida por procedimentos de estadiamento, como broncoscopia, mediastinoscopia ou toracoscopia. Caso sejam realizados procedimentos de estadiamento na mesma sessão, deve-se planejar a anestesia levando-se em conta a possibilidade de um procedimento mais curto se for detectada metástase.

B. **Tubos Brônquicos.** O uso de um tubo de dupla luz é indicado para proteção pulmonar (na hemoptise grave ou infecção unilateral), lavagem broncoalveolar ou exposição cirúrgica.

1. **Opções**
   a. O tamanho dos tubos de luz dupla varia de 26 a 41 French. Em geral, escolhe-se um tubo 39 ou 41 French para homens adultos e um tubo 35 ou 37 French para mulheres adultas. A escolha também leva em conta a altura do paciente.
   b. Existem **tubos de dupla luz direito e esquerdo** específicos para o brônquio principal direito ou esquerdo. Cada tubo tem canais separados: um para ventilação do brônquio e outro para a traqueia e o brônquio não intubado. Os tubos direitos têm uma abertura separada para permitir a ventilação do lobo superior direito.
   c. A **escolha de um tubo esquerdo ou direito** depende do tipo e do lado da operação. Caso haja ausência, estenose, ruptura ou obstrução de um brônquio principal, é preciso introduzir o tubo de luz dupla no lado oposto, de preferência sob orientação direta do fibroscópio. Na maioria dos casos, a escolha de um tubo esquerdo ou direito não é tão absoluta. A maioria dos procedimentos cirúrgicos pode ser realizada com tubo de luz dupla esquerdo. Nossa prática, porém, é intubar seletivamente o brônquio em posição inferior (não operado). Isso evita que o tubo brônquico interfira na ressecção do brônquio principal, se necessária. Além disso, se for intubado o pulmão do lado voltado para cima, a ventilação do pulmão situado embaixo através da luz traqueal pode ser comprometida pelo deslocamento do tubo contra a parede traqueal, pela pressão mediastinal, com a criação de obstrução tipo "válvula esférica".

2. **Inserção**
   a. Antes da introdução, deve-se examinar com atenção o tubo brônquico, inclusive os dois balonetes e todos os conectores necessários. O tubo pode ser lubrificado e deve-se inserir um guia na luz brônquica.
   b. Após a laringoscopia, insere-se o tubo brônquico, inicialmente com a curva distal voltada anteriormente. Uma vez na traqueia, retira-se o guia e gira-se o tubo de modo que a luz brônquica aponte para o lado correto. Em seguida, o tubo é avançado até uma profundidade média de 29 cm a partir dos incisivos ou gengiva (27 cm em mulheres), ou menos, se houver resistência.
   c. Outra opção é introduzir um fibrobroncoscópio na luz brônquica assim que o tubo estiver na traqueia e, então, usá-lo para guiar o tubo até o brônquio correto.
   d. Uma vez que o tubo tenha sido inserido e conectado ao circuito de anestesia, o balonete traqueal é insuflado e a ventilação manual é iniciada. Os dois pulmões devem expandir-se uniformemente com murmúrio vesicular bilateral e sem vazamento de ar detectável. O lado traqueal do adaptador é pinçado e a porção distal da luz traqueal é aberta para a pressão atmosférica através da abertura de acesso. Insufla-se o balonete até um ponto suficiente para eliminar o vazamento de ar da luz traqueal

Anestesia para Cirurgia Torácica **283**

e ausculta-se o tórax. Agora só deve haver murmúrio vesicular no lado intubado. A transferência da pinça para o lado brônquico do adaptador e o fechamento da abertura de acesso traqueal fazem com que seja ventilado apenas o lado não intubado.

    e. Uma vez obtido isolamento pulmonar adequado, é preciso usar o fibrobroncoscópio para confirmar a posição, porque o exame físico pode ser difícil ou enganador. Introduzido pela luz traqueal abaixo, o broncoscópio deve mostrar a carina apenas com a margem proximal do balonete visível no brônquio principal. A introdução do broncoscópio na luz brônquica deve mostrar o brônquio principal esquerdo ou o brônquio intermédio, dependendo do uso de um tubo esquerdo ou direito. O orifício do lobo superior direito deve ser visível através da luz lateral de um tubo direito. Durante todo o procedimento, é preciso ter à mão um broncoscópio.

  3. O erro mais comum é introduzir o tubo em excesso no brônquio, de modo que a parte distal da luz ventile um só lobo.

  4. O procedimento para introduzir um tubo brônquico através de um estoma de traqueostomia existente é idêntico. A broncoscopia ajuda a determinar a profundidade de inserção do tubo depois que está na traqueia.

C. Os **tubos Univent** são cânulas traqueais de grande calibre que têm um pequeno canal para um bloqueador brônquico integrado. Entre as indicações do tubo Univent estão a necessidade de intubação pós-operatória, o interesse em evitar a troca de um tubo de dupla luz por um tubo de luz simples e situações nas quais a inserção do tubo de dupla luz é difícil ou contraindicada. Uma possível complicação é o avanço e a insuflação acidental do bloqueador brônquico na traqueia, o que obstrui totalmente a ventilação.

  1. Inserção. O tubo Univent é inserido na traqueia do modo habitual e girado em direção ao pulmão a ser operado. Depois da insuflação do balonete traqueal, o bloqueador brônquico é avançado até o brônquio principal operado, sob orientação do fibrobroncoscópio. Uma vez em posição apropriada, o balonete do bloqueador brônquico é insuflado. Como o tubo Univent é de Silastic, e não de cloreto de polivinila, é preciso lubrificar totalmente o broncoscópio.

  2. O colabamento do pulmão operado ocorre por expiração pela pequena abertura distal no bloqueador e progressiva absorção de oxigênio do pulmão, o que provoca colapso alveolar. Esse processo é lento, mas pode ser acelerado pelo esvaziamento do bloqueador e desconexão do circuito anestésico enquanto se observa o pulmão. Depois do colabamento, pode-se reinsuflar o bloqueador e conectar o circuito.

D. Os **bloqueadores brônquicos** podem ser usados nas situações em que não é possível inserir um tubo brônquico, em geral nas crianças, em pacientes com dificuldades decorrentes da anatomia das vias respiratórias ou quando não é possível obter isolamento pulmonar satisfatório por outros métodos.

  1. Inserção. Um cateter de Fogarty de tamanho apropriado (cateter de oclusão venosa 8 a 14 French com balão de 10 mℓ) é escolhido e inserido na traqueia antes da intubação traqueal. Após a intubação, a extremidade do balão é posicionada com um fibrobroncoscópio no brônquio principal correto e insuflada. O colabamento pulmonar ocorre lentamente pela absorção de gases. Torna-se impossível aspirar ou realizar manobras como pressão positiva contínua nas vias respiratórias (CPAP) no pulmão não ventilado.

  2. O bloqueador de Arndt é um bloqueador brônquico especialmente projetado para isolamento pulmonar. A introdução é facilitada por uma alça distal que pode ser laçada pelo broncoscópio. O conector das vias respiratórias é bem projetado, com aberturas separadas para o bloqueador, o broncoscópio e o circuito de ventilação. Assim como o tubo Univent, o bloqueador tem uma pequena luz central que pode ser usada para colabamento pulmonar ou CPAP.

  3. Um bloqueador pode ser inserido na luz da cânula traqueal (intraluminal) ou por fora (extraluminal). Em geral, se já houver uma cânula traqueal em posição, só a técnica intraluminal é possível. A introdução do bloqueador através da cânula, via adaptador do broncoscópio, é relativamente fácil, desde que a luz da cânula seja suficiente para acomodar o bloqueador e o broncoscópio.

E. As **complicações das técnicas de isolamento pulmonar** são colabamento de segmentos pulmonares obstruídos, trauma das vias respiratórias, hemorragia e aspiração durante tentativas prolongadas de intubação. Pode haver hipoxia e hipoventilação, tanto durante as tentativas de introdução quanto decorrentes do posicionamento errado.

284 Capítulo 21

F. Posicionamento. A maioria das toracotomias para ressecção pulmonar é realizada em decúbito lateral, com flexão da mesa em ângulo agudo e o hemitórax de interesse paralelo ao solo.

1. Em geral, os braços são estendidos na frente do paciente e devem ser bem protegidos por acolchoamento para evitar compressão dos nervos radial e ulnar ou obstrução dos cateteres arterial e venoso. É essencial verificar se há tensão excessiva no plexo braquial em posição inferior. Existem vários recursos para sustentar com segurança o braço do lado voltado para cima sobre o braço em posição inferior, garantindo bom acesso do anestesiologista ao braço inferior. Nenhum dos braços deve ser abduzido mais de 90°.

2. O pescoço deve ser mantido em posição neutra, e o olho e a orelha voltados para baixo devem ser examinados com atenção para evitar que haja pressão direta sobre eles.

3. Os membros inferiores devem ser protegidos com acolchoamento apropriado para evitar lesões por compressão. Nos homens, não pode haver compressão do escroto.

4. Durante o posicionamento, é preciso observar atentamente os sinais vitais, pois o acúmulo de sangue nos membros voltados para baixo pode causar hipotensão.

5. Mudanças de posição podem deslocar o tubo brônquico ou o bloqueador e modificar as relações $\dot{V}/\dot{Q}$. É preciso reavaliar a complacência pulmonar, o isolamento pulmonar e a oxigenação após qualquer troca de posição.

G. Ventilação Monopulmonar. A anestesia geral, a posição lateral, o tórax aberto, as manipulações cirúrgicas e a ventilação pulmonar modificam a ventilação e a perfusão.

1. **Oxigenação**
   a. O volume do fluxo sanguíneo pulmonar que perfunde o pulmão não ventilado (*shunt* pulmonar) é o principal fator determinante da oxigenação arterial durante ventilação monopulmonar.
   b. Pulmões doentes costumam apresentar perfusão reduzida secundária à oclusão vascular ou vasoconstrição. Isso pode limitar o desvio de sangue através do pulmão operado não ventilado durante a ventilação monopulmonar.
   c. A perfusão do pulmão não ventilado também é reduzida por vasoconstrição pulmonar hipóxica (VPH). A VPH é um mecanismo vascular pulmonar que desvia o fluxo sanguíneo das áreas mal ventiladas do pulmão, reduzindo a um mínimo o desequilíbrio $\dot{V}/\dot{Q}$.
   d. A posição lateral tende a reduzir o *shunt* pulmonar, porque a ação da gravidade diminui o fluxo sanguíneo para o pulmão voltado para cima.
   e. A oxigenação pode ser monitorada continuamente por oximetria de pulso.

2. **Ventilação**
   a. A **tensão arterial de dióxido de carbono** durante a ventilação monopulmonar geralmente é mantida em nível igual ao observado na ventilação dos dois pulmões. Isso não deve ser obtido à custa de hiperinsuflação ou de distensão excessiva do pulmão ventilado.
   b. A **ventilação controlada** é obrigatória durante operações torácicas a céu aberto.
   c. A **pressão de platô (ou inspiratória final) nas vias respiratórias** geralmente deve ser mantida abaixo de 25 cm H_2O para evitar a distensão excessiva do pulmão. A ocorrência de alta pressão nas vias respiratórias deve ser investigada imediatamente e, em geral, é causada por posicionamento errado do tubo ou por secreção.
   d. O aumento moderado da pressão parcial de dióxido de carbono no sangue arterial costuma ser bem tolerado. A frequência respiratória pode ser aumentada para manter a ventilação minuto, se necessário (desde que a pressão expiratória final positiva [PEEP] intrínseca e o aprisionamento de ar sejam mínimos).
   e. Ao trocar a ventilação bipulmonar pela monopulmonar, a ventilação manual permite adaptação instantânea às alterações esperadas da complacência e facilita a avaliação do isolamento pulmonar. Depois da avaliação manual do volume corrente e da complacência e da confirmação visual do colapso pulmonar, é possível reinstituir a ventilação mecânica.

H. Manejo da Ventilação Monopulmonar
1. **Conduta anestésica.** Durante a ventilação monopulmonar, o uso de óxido nitroso é limitado ou interrompido se houver indícios de diminuição significativa da pressão parcial de oxigênio no sangue arterial (p. ex., diminuição da saturação de oxigênio).

Anestesia para Cirurgia Torácica **285**

2. **Dificuldades de oxigenação durante a ventilação monopulmonar** podem ser corrigidas com diversas manobras voltadas para diminuir o fluxo sanguíneo para o pulmão não ventilado (diminuição da fração de *shunt*), minimizar a atelectasia no pulmão ventilado ou administrar mais oxigênio ao pulmão operado.

  a. A **posição do tubo** deve ser reavaliada por fibrobroncoscopia, com reposicionamento, se necessário. Além disso, o tubo deve ser aspirado para eliminar secreções e garantir a permeabilidade.

  b. Pode-se aplicar **CPAP** ao pulmão não ventilado com um circuito separado. Sob visão direta, insufla-se o pulmão colabado e espera-se que esvazie até um volume que não interfira com a exposição cirúrgica (geralmente, CPAP de 2 a 5 cm H_2O).

  c. Pode-se acrescentar **PEEP** ao pulmão ventilado para tratar atelectasia, mas isso pode reduzir a saturação arterial de oxigênio se, como consequência, maior proporção do fluxo sanguíneo for desviada para o pulmão não ventilado. Estudos recentes sobre os efeitos da PEEP durante a ventilação pulmonar mostraram dados conflitantes na melhora da oxigenação.

  d. Pode-se proceder à **oxigenação apneica** do pulmão não ventilado mediante insuflação parcial com oxigênio a 100% seguida por oclusão da abertura de expiração. Desse modo, mantém-se um pulmão parcialmente colabado e imóvel. Há necessidade de readministração de oxigênio a cada 10 a 20 min.

  e. **No caso de hipoxemia persistente** que não seja corrigida por associações dos tratamentos já mencionados ou de dessaturação acentuada súbita, é essencial comunicar ao cirurgião e reinsuflar o pulmão operado com oxigênio a 100%. A ventilação bipulmonar é mantida até a estabilização e, depois, pode-se permitir que o pulmão no lado operado volte a colabar. Reinsuflações periódicas ou ventilação bipulmonar manual podem ser necessárias para manter saturação arterial de oxigênio adequada por toda a duração de alguns procedimentos.

  f. A **técnica de anestesia intravenosa total (TIVA)** pode ser preferida à administração de um anestésico volátil, pois é mais fácil manter uma profundidade constante de anestesia enquanto se realizam manobras para melhorar a oxigenação e a ventilação.

  g. **Se a hipoxemia persistir**, o cirurgião pode minimizar o *shunt* por compressão ou pinçamento da artéria pulmonar do pulmão no lado operado ou em qualquer um de seus lobos disponíveis.

  h. A **circulação extracorpórea (CEC)** pode ser instituída para garantir a oxigenação (ver Capítulo 23) em situações extremas.

3. Ao retornar da ventilação monopulmonar para a bipulmonar, algumas ventilações manuais prolongando a fase inspiratória ajudam a reexpandir os alvéolos colapsados.

I. **Técnica Anestésica.** A anestesia geral, associada à anestesia peridural, é a técnica preferida. Em geral, é introduzido cateter peridural torácico (essa técnica é apresentada no Capítulo 16).

1. A **anestesia geral** geralmente é induzida com propofol, um narcótico de ação curta, e um relaxante muscular (como o cisatracúrio) e é mantida com agente volátil em oxigênio.

  a. Pode-se usar **óxido nitroso** durante o procedimento para reduzir a necessidade de agentes voláteis.

    (1) Durante a ventilação monopulmonar, o *shunt* e a hipoxemia podem limitar o uso de óxido nitroso em alguns pacientes.

    (2) Ao fim do procedimento, com ventilação dos dois pulmões, o óxido nitroso, em concentrações de até 70%, propicia recuperação mais suave que um agente volátil isolado. É essencial que os drenos torácicos estejam funcionando.

  b. Os relaxantes musculares são adjuvantes úteis da anestesia geral. Embora a exposição cirúrgica não exija relaxamento muscular, o movimento e a tosse estão associados a algum risco.

2. A **analgesia peridural** é um método eficaz de alívio da dor pós-operatória na toracotomia. Dessa forma, é muito importante a posição correta do cateter. Novas técnicas foram criadas, entre elas a confirmação da onda de pressão pulsátil transduzida pelo cateter peridural.

  a. A analgesia peridural intraoperatória pode empregar um anestésico local, um opioide ou uma mistura de anestésico-opioide. A fenilefrina deve ser usada para neutralizar a hipotensão associada ao bloqueio peridural.

286 Capítulo 21

    b. A estimulação causada por reexpansão pulmonar, broncoscopia e dissecção brônquica não é aliviada por analgesia peridural e pode provocar uma resposta súbita no paciente bem anestesiado.

J. Recuperação e Extubação. O objetivo da técnica anestésica escolhida é ter um paciente acordado, sentindo-se bem e extubado ao fim do procedimento.

    1. Antes de fechar o tórax, os pulmões são insuflados a pressão de 30 cm H_2O para reinsuflar as áreas atelectasiadas e identificar eventuais vazamentos significativos de ar.

    2. Drenos torácicos são inseridos para drenar a cavidade pleural e promover a expansão pulmonar. Os drenos geralmente são ligados a um sistema de selo de água e com sucção de até 20 cm H_2O, exceto após pneumonectomia. Depois de pneumonectomia, o dreno torácico, se usado, deve ser apenas ligado a um sistema de selo de água. A sucção poderia desviar o mediastino para o lado da drenagem e reduzir o retorno venoso.

    3. A **extubação imediata** evita as possíveis perturbações da intubação traqueal e da ventilação com pressão positiva sobre suturas recentes. Caso haja necessidade de ventilação mecânica pós-operatória, deve-se trocar o tubo de luz dupla por uma cânula traqueal convencional com balonete de alto volume e baixa pressão. As pressões inspiratórias devem ser mantidas no nível mais baixo possível.

K. Analgesia Pós-operatória. A toracotomia posterolateral é uma incisão dolorosa que inclui várias camadas musculares, ressecção de costelas e movimento contínuo durante a respiração. O tratamento da dor pós-operatória deve começar antes de o paciente recuperar-se da anestesia geral.

    1. A **analgesia peridural** tornou-se a técnica preferida para controle da dor pós-toracotomia (ver Capítulo 38, seção II.B.2). A dor no ombro ipsilateral que os pacientes submetidos a toracotomia costumam notar é a dor referida por irritação do nervo frênico e não é aliviada por analgesia peridural, mas é bem tratada com analgésicos não esteroides.

    2. Bloqueios dos nervos paravertebrais

        a. Estudos recentes sugeriram que os bloqueios dos nervos paravertebrais são uma opção eficaz à analgesia peridural em pacientes submetidos à toracotomia.

        b. Os bloqueios pré-operatórios geralmente são realizados para garantir bloqueio sensorial de T4-T9. A infusão contínua de anestésico local por cateter paravertebral inserido por via percutânea pelo anestesiologista antes da operação ou pelo cirurgião durante a operação, no momento do fechamento do tórax, pode ser usada para analgesia pós-operatória.

    3. Bloqueios dos nervos intercostais

        a. Os bloqueios dos nervos intercostais podem ser usados quando a analgesia peridural ou o bloqueio dos nervos paravertebrais são inviáveis ou ineficazes.

        b. Em geral, são bloqueados cinco espaços intercostais: dois acima, dois abaixo e um no local da incisão.

        c. Técnica. Em condições estéreis, uma agulha de calibre 22 é inserida perpendicularmente à pele, na linha axilar posterior, sobre a borda inferior da costela. Em seguida, caminha-se com a agulha até deslizar sob a borda da costela inferiormente. Após aspiração negativa para sangue, injetam-se 4 a 5 mℓ de bupivacaína a 0,5% com epinefrina a 1:200.000. O procedimento é repetido em cada espaço intercostal a ser bloqueado. Além disso, a infiltração subcutânea de bupivacaína é realizada em V ao redor de cada dreno torácico para reduzir o desconforto do movimento do dreno.

        d. Se não houver dreno torácico, é preciso levar em conta o risco de pneumotórax do bloqueio.

    4. Os narcóticos parenterais, quando necessários, devem ser administrados criteriosamente.

    5. Anti-inflamatórios não esteroides. O **cetorolaco** mostrou-se eficaz como analgésico complementar, mas deve ser usado com cuidado em idosos, pacientes com insuficiência renal e com história de hemorragia gástrica.

VII. RESSECÇÃO E RECONSTRUÇÃO TRAQUEAL

A. Considerações Gerais. A cirurgia da traqueia e das principais vias respiratórias está associada a grandes riscos anestésicos, inclusive interrupção da continuidade das vias respiratórias e possibilidade de obstrução total de uma via respiratória já estenótica.

Anestesia para Cirurgia Torácica **287**

1. A conduta cirúrgica depende do local e da extensão da lesão. O acesso às lesões da porção cervical da traqueia é feito por uma incisão transversal do pescoço. As lesões inferiores exigem divisão da parte superior do esterno. As lesões da porção distal da traqueia e da carina podem exigir esternotomia mediana ou toracotomia direita.
2. A extubação ao fim do procedimento cirúrgico é o objetivo da anestesia, pois isso diminui a tensão na anastomose traqueal recente.

B. Indução

1. A **técnica anestésica** tem de incluir um plano de preservação da permeabilidade respiratória durante toda a indução e intubação e planos e equipamento de emergência para lidar com qualquer perda súbita do controle das vias respiratórias, inclusive CEC pronta para uso.
2. **Se houver estenose crítica das vias respiratórias**, convém manter ventilação espontânea durante toda a indução, pois pode não ser possível ventilar os pulmões com máscara em caso de apneia. Um agente volátil e oxigênio é a anestesia preferida e não são usados relaxantes musculares. O sevoflurano, que não irrita as vias respiratórias, é adequado para indução inalatória. É essencial alcançar um plano profundo de anestesia antes da manipulação, o que pode levar 15 a 20 min em um paciente com pequeno volume corrente e grande capacidade residual funcional. Pode ser necessário suporte hemodinâmico com fenilefrina para que um paciente idoso ou debilitado tolere a alta concentração de anestésico volátil necessária.
3. A indução de **pacientes com traqueostomias maduras preexistentes** pode ser feita com agentes intravenosos seguidos por canulação da traqueostomia com cânula traqueal aramada, flexível e com balonete. O campo cirúrgico ao redor da cânula é preparado, e o cirurgião retira a cânula e a substitui por outra estéril.

C. A **conduta intraoperatória** é complicada pela interrupção periódica da continuidade das vias respiratórias pelo procedimento cirúrgico.

1. A **broncoscopia rígida** costuma ser realizada antes da incisão cirúrgica para definir a anatomia e o calibre da traqueia.
   a. Se o cirurgião verificar que é possível introduzir uma cânula traqueal através do segmento estenosado, isso deve ser feito assim que o broncoscópio for retirado. Então, pode-se usar ventilação controlada com segurança.
   b. Se o segmento estenosado for estreito ou friável demais para permitir a intubação, é preciso continuar a ventilação espontânea e a anestesia através do broncoscópio até obter acesso cirúrgico à porção distal da traqueia. As opções são o cirurgião excisar a lesão traqueal com o broncoscópio rígido; fazer uma traqueostomia distal ao segmento de estenose; intubar a traqueia acima da lesão ou usar ML e manter a ventilação espontânea, ou, ainda, usar sistema de ventilação a jato para ventilar o paciente acima da lesão.
2. Quando há risco para as vias respiratórias ou ventilação intermitente, deve-se administrar oxigênio a 100%.
3. **Nas ressecções inferiores da traqueia ou da carina**, pode-se usar uma cânula traqueal longa com parede aramada flexível. Isso permite que o cirurgião coloque a extremidade na traqueia ou em brônquio principal e opere ao redor dela sem interromper a ventilação.
4. **Quando a traqueia é seccionada cirurgicamente**, a cânula traqueal deve ser recuada para acima da secção e o cirurgião insere uma cânula aramada estéril na parte distal da traqueia. Pode-se fixar um fio na cânula traqueal antes de puxá-la de volta para a faringe a fim de facilitar a reposição na traqueia ao fim do procedimento.
   a. Muitas vezes a cânula é retirada e reinserida pelos cirurgiões enquanto trabalham em torno dela. A ventilação manual durante essa parte do procedimento ajuda a evitar vazamento de gás do circuito.
   b. Depois de removido o segmento estenosado e concluída a reanastomose traqueal posterior, acânula transtraqueal é retirada e a cânula endotraqueal é novamente avançada de cima para baixo. A porção distal da traqueia deve ser aspirada para retirar o sangue e as secreções acumuladas. Em seguida, o pescoço é fletido para a frente, reduzindo a tensão sobre a traqueia, e a parte anterior da anastomose é concluída.
5. Durante a ressecção da carina, pode ser necessária a **ventilação a jato** através de um cateter seguro por um dos cirurgiões se as vias respiratórias forem pequenas demais para acomodar uma cânula traqueal.

288 Capítulo 21

   a. É difícil administrar anestésicos voláteis com ventilador a jato, de modo que são necessários agentes intravenosos durante essa parte da operação.

   b. A frequência e a pressão da ventilação a jato devem ser ajustadas com cuidado por observação direta do campo cirúrgico. A obstrução da expiração leva ao "empilhamento" de respirações, aumento da pressão nas vias respiratórias e barotrauma.

  6. **Ao fim do procedimento,** faz-se uma sutura grande desde o queixo até a parede anterior do tórax para preservar a flexão do pescoço e minimizar a tensão na linha de sutura traqueal. Alguns cobertores postos sob a cabeça ajudam a manter a flexão. É essencial a atenção rigorosa durante a recuperação, a extubação e a transferência.

D. Recuperação e Extubação

  1. A **ventilação espontânea** deve ser retomada logo que possível depois do procedimento para minimizar o trauma da linha de sutura traqueal. A maioria dos pacientes pode ser extubada com segurança, mas naqueles em que a extubação é indesejável em decorrência da anatomia difícil ou secreções abundantes, pode-se fazer uma pequena traqueostomia abaixo do reparo da traqueia.

   a. O paciente deve estar suficientemente desperto para manter ventilação espontânea e evitar a aspiração, mas deve ser extubado antes que o movimento excessivo da cabeça possa danificar o reparo cirúrgico.

   b. Em caso de angústia respiratória após a extubação causada por colabamento da traqueia, edema das vias respiratórias ou secreções, o paciente deve ser reintubado com fibroscópio e um pequeno tubo traqueal sem balonete, de preferência mantendo a cabeça em flexão anterior.

  2. Podem ser necessárias broncoscopias frequentes à beira do leito sob anestesia local para remover secreções pulmonares no período pós-operatório.

  3. Em geral, são necessárias quantidades relativamente pequenas de opioides para aliviar a dor leve da incisão cervical. Em geral, administra-se analgesia depois que o paciente está bem desperto e responde a estímulos, com monitoramento de depressão respiratória indesejável.

E. A **ruptura da traqueia** pode ser causada por manipulação das vias respiratórias ou trauma torácico e é indicada por hipoxia, dispneia, enfisema subcutâneo, pneumomediastino ou pneumotórax.

  1. Os **pontos de lesão** mais comuns são a cartilagem cricóidea, porção média da traqueia, carina ou qualquer um dos brônquios principais. Diversos mecanismos de lesão foram propostos, entre eles as altas pressões nas vias respiratórias, a distensão lateral da cavidade torácica e a lesão por desaceleração.

  2. A **ventilação com pressão positiva** exacerba o vazamento de ar e agrava rapidamente os sintomas de pneumotórax ou pneumomediastino. Se possível, deve-se permitir que o paciente respire espontaneamente, seguindo o protocolo para o paciente com estenose traqueal grave.

  3. A **lesão traqueal** no paciente já anestesiado pode ser tratada inicialmente por avanço de uma cânula traqueal fina além do ponto de lesão. No caso de via respiratória difícil em que a cânula causa lesão, é preciso realizar uma traqueostomia cirúrgica imediata e garantir o acesso à porção distal da traqueia.

  4. Uma vez introduzida uma cânula através de ruptura da traqueia ou distal ao local, pode-se iniciar ventilação controlada com pressão positiva. A partir daí, a conduta é a mesma seguida nos pacientes submetidos a cirurgia eletiva das vias respiratórias.

VIII. HEMORRAGIA INTRAPULMONAR

A hemoptise grave pode ser causada por trauma torácico, ruptura da artéria pulmonar secundária ao cateterismo ou erosão de um vaso por traqueostomia, abscesso ou tumor das vias respiratórias.

A. É preciso proceder à intubação traqueal imediata e ventilação pulmonar com oxigênio a 100%.

B. Deve-se tentar aspirar as vias respiratórias, de preferência por broncoscopia rígida.

C. **Caso seja identificada origem unilateral,** pode-se realizar isolamento pulmonar para proteger o pulmão não acometido e facilitar a cirurgia corretiva. A seção VI.B descreve as técnicas de isolamento pulmonar. A obstrução da cânula traqueal é um risco sempre presente e pode haver necessidade de aspiração frequente.

Anestesia para Cirurgia Torácica **289**

1. Pode-se obter **isolamento pulmonar** com bloqueador brônquico ou tubo brônquico de dupla luz. A escolha da técnica depende da experiência, do equipamento à mão e do grau de sangramento ativo. O sangramento ativo pode prejudicar a visão das vias respiratórias durante broncoscopia flexível.
2. Em uma emergência, pode-se avançar a cânula traqueal existente até o brônquio principal do pulmão não acometido e insuflar o balonete.
3. A **fibrobroncoscopia** é essencial para aspirar sangue e confirmar o isolamento.

D. Com frequência, o sangramento tem origem na circulação brônquica. É comum tentar a **embolização** na sala de radiologia se a condição do paciente for estável.

E. O tratamento definitivo pode exigir toracotomia e reparo cirúrgico.

IX. FÍSTULA BRONCOPLEURAL

A fístula broncopleural é a conexão entre o coto brônquico e a pleura circundante. Os sintomas são dispneia, enfisema subcutâneo, vazamento de ar persistente e saída de secreção purulenta pelo dreno torácico.

A. Considerações Gerais

1. Fístulas pequenas podem fechar-se espontaneamente; o vazamento persistente indica acometimento de um brônquio maior.
2. O tratamento da sepse subsequente é feito com antibióticos e drenagem torácica.
3. A técnica cirúrgica varia da aplicação de cola de fibrina via broncoscopia à toracoplastia com retalho muscular pediculado.

B. Conduta Anestésica

1. A ventilação com pressão positiva pode ser inadequada se a maior parte da ventilação escapar através da fístula. É essencial que haja um dreno torácico operante antes da indução e da ventilação com pressão positiva.
2. Em geral, é realizada indução inalatória com ventilação espontânea e isolamento do pulmão através de intubação brônquica para minimizar o tempo de ventilação da fístula.
3. A **ventilação a jato de alta frequência (VJAF)** foi usada como opção ao isolamento do pulmão para reduzir o vazamento de gás através da fístula, pois a pressão de pico e a pressão média nas vias respiratórias são menores que com a ventilação tradicional com pressão positiva. A VJAF é ineficaz em pacientes com pulmões não complacentes, como na síndrome de angústia respiratória aguda. Caso seja usada ventilação mecânica via cânula traqueal convencional, não se pode usar a redistribuição do fluxo para indicar o fim de uma respiração: a fístula permite que o gás flua em velocidade constante, com continuação indefinida da inspiração mecânica.

X. CIRURGIA ESOFÁGICA

A cirurgia esofágica inclui procedimentos para ressecar neoplasias esofágicas, procedimentos antirrefluxo e reparo de lesões traumáticas ou congênitas.

A. Considerações Gerais

1. Os pacientes podem apresentar desnutrição crônica, tanto por doença sistêmica (carcinoma) quanto por interferência anatômica com a deglutição. A nutrição enteral ou parenteral pode ter sido iniciada no período pré-operatório.
2. Tanto o carcinoma esofágico quanto a ruptura traumática da porção distal do esôfago estão associados ao abuso de etanol; pacientes podem ter comprometimento da função hepática, elevação das pressões no sistema porta, anemia, cardiomiopatia e distúrbios hemorrágicos.
3. Pacientes com dificuldade de deglutição podem apresentar hipovolemia acentuada. A instabilidade cardiovascular pode ser ainda mais exacerbada por quimioterapia pré-operatória com cardiotoxinas.
4. A maioria dos pacientes a serem submetidos a procedimentos esofágicos corre risco de aspiração. É preciso instituir profilaxia pré-operatória apropriada e deve-se planejar indução em sequência rápida ou intubação em vigília.
5. Os monitores devem incluir cateter na artéria radial e sonda vesical. Pode ser desejável acesso venoso central.
6. Devem-se instituir medidas intensivas de conservação da temperatura. Faz parte da rotina cobrir a parte inferior do corpo com um cobertor de ar aquecido.

290 Capítulo 21

B. Conduta Operatória e Anestesia

1. O acesso a **um divertículo esofágico alto** (divertículo de Zenker) é feito por incisão cervical lateral, semelhante à empregada na cirurgia da carótida. Essa incisão também pode ser usada em miotomias esofágicas altas para tratamento de distúrbios da deglutição.

   a. **Posicionamento.** O paciente é posto em decúbito dorsal com o pescoço estendido e a cabeça girada para o lado oposto.

   b. A **anestesia geral** pode ser induzida e mantida com qualquer técnica após intubação em sequência rápida. Em geral, a incisão cervical causa dor pós-operatória e deslocamentos de líquido mínimos e os pacientes podem ser extubados com segurança ao fim do procedimento. Os cirurgiões podem decidir manter ou não a sonda nasogástrica.

2. **Carcinoma**

   a. O acesso às lesões da porção superior do esôfago é feito por uma técnica de "três aberturas", que inclui incisão cervical transversal, laparotomia e toracotomia direita. A incisão torácica à direita e a incisão abdominal são necessárias para mobilizar o estômago e a parte inferior do esôfago. A incisão cervical permite anastomose da porção proximal do esôfago e parte distal do estômago.

   b. O acesso às **lesões da porção média do esôfago** costuma ser obtido por toracotomia direita, o que permite anastomose proximal acima do nível do arco aórtico. A mobilização do estômago ou do jejuno é feita por incisão abdominal mediana. Essa combinação é conhecida como **procedimento de Ivor Lewis**.

   c. O acesso às **lesões da porção inferior do esôfago** é feito através de uma incisão toracoabdominal esquerda estendida. Após a ressecção, o cirurgião faz a anastomose primária do esôfago e do estômago. Às vezes, o estômago não permite anastomose adequada e o cirurgião recorre a uma alça de jejuno em Y de Roux.

   d. A extubação traqueal pós-operatória é realizada quando os pacientes conseguem proteger as próprias vias respiratórias contra aspiração e estão totalmente acordados. A extubação pós-operatória imediata pode ser considerada em pacientes saudáveis após procedimentos não complicados.

   e. Pode-se usar praticamente qualquer técnica anestésica. É comum usar a analgesia peridural no período pós-operatório.

   f. Caso haja necessidade de intubação pós-operatória, é comum substituir a cânula traqueal de luz dupla por uma cânula convencional ao fim da ressecção. O edema tecidual postural pode estreitar bastante as vias respiratórias, dificultando a reintubação.

3. A **lesão traumática de todo o esôfago** (a exemplo da ingestão de soda cáustica) ou um câncer extenso pode exigir esofagectomia total com interposição subsequente de um segmento do cólon ou jejuno para servir de conduto entre a faringe e o estômago.

   a. A exposição cirúrgica pode exigir duas ou três incisões. Em alguns casos, pode-se fazer a dissecção romba do esôfago a partir do mediastino posterior através de incisões cervicais e abdominais, sem necessidade de toracotomia. Isso é conhecido como esofagectomia trans-hiatal.

   b. Esses pacientes podem ter evolução pós-operatória prolongada com acentuado deslocamento de fluidos e subnutrição, além de haver risco de pneumonia por aspiração. A intubação traqueal pode ser mantida ao fim da operação em caso de procedimento complexo.

4. A **fundoplicatura** (p. ex., Belsey, Mark IV, Hill ou Nissen) é realizada para aliviar o refluxo gastroesofágico; o procedimento específico depende da preferência dos cirurgiões e da anatomia do paciente.

   a. O acesso cirúrgico é transabdominal nos procedimentos de Hill e Nissen e transtorácico no procedimento de Belsey. Neste último é necessário que haja colabamento do pulmão esquerdo.

   b. Em geral, os deslocamentos de fluidos são menores que após outras cirurgias do esôfago e os pacientes podem ser extubados com segurança ao fim do procedimento. As necessidades pós-operatórias de analgésico são determinadas pela incisão específica; a maioria dos pacientes é beneficiada por medicamentos peridurais.

XI. TRANSPLANTE DE PULMÃO

O transplante de pulmão é realizado na doença pulmonar não maligna em fase terminal. As indicações mais comuns são enfisema grave, deficiência de α_1-antitripsina, fibrose cística, fibrose

Anestesia para Cirurgia Torácica **291**

pulmonar e hipertensão pulmonar. As operações específicas são transplante de lobo pulmonar de parente vivo (TxLPPV), transplante pulmonar unilateral (TxPU), transplante pulmonar bilateral (TxPB), TxPU sequencial e transplante cardiopulmonar. A causa da doença pulmonar geralmente determina a operação específica a ser realizada e a probabilidade de necessidade de CEC; além disso, a posição do paciente depende da incisão necessária para exposição cirúrgica adequada (decúbito lateral/toracotomia para TxPU e incisão transtorácica/decúbito dorsal para TxPB ou TxLPPV). Portanto, o conhecimento do diagnóstico pré-operatório sugere a conduta necessária. Os pacientes teriam sido submetidos a aconselhamento pré-operatório, prova de esforço, exames cardiológicos e um programa de condicionamento junto com outras avaliações apresentadas na seção I. Como o tempo de isquemia ideal do doador é inferior a 4 h, o tempo é precioso.

A. Monitores e Equipamento

1. Pacientes transplantados são tratados com imunossupressores; portanto, é imprescindível empregar técnica estéril em todos os procedimentos. Além do monitoramento habitual da ressecção pulmonar, introduz-se um cateter na artéria pulmonar com recursos para estimulação atrioventricular, incorporando uma longa bainha protetora estéril. A linha arterial femoral é contemplada em pacientes com alta probabilidade de necessitar de CEC. Um acesso venoso femoral de grande calibre também é útil quando é cogitada a CEC. Um monitor de índice bispectral também pode ser útil em face dos problemas técnicos associados a uma anestesia tipo TIVA.

2. É preciso que haja medicamentos à mão prontamente para tratamento de broncospasmo, distúrbios eletrolíticos, hipertensão pulmonar e insuficiência ventricular direita. Imunossupressores, esteroides e antibióticos também devem ser administrados. Todos os produtos do sangue têm de ser leucorreduzidos e transfundidos através de filtro. A previsão de necessidade de uma grande transfusão e a manutenção de uma ampla oferta de produtos do sangue são importantes.

3. É preciso implantar cateter peridural para controle da dor pós-operatória, exceto se houver grande possibilidade de que o paciente necessite de CEC e heparinização completa.

4. Raramente, pode ser necessário outro ventilador mecânico para ventilação ideal de cada pulmão.

5. Deve haver equipamento disponível para derivação arteriovenosa ou venovenosa periférica através de oxigenador se a hipoxemia for um problema significativo (ver "Circulação Extracorpórea", no Capítulo 23).

B. Técnica Anestésica. Qualquer técnica que garanta a estabilidade cardiovascular é adequada. A técnica intravenosa pode ser preferível em caso de comprometimento ventilatório. Raramente a disponibilidade de órgãos é planejada, portanto, a maioria dos receptores é considerada de "estômago cheio".

1. É mais fácil obter **isolamento pulmonar** com um tubo brônquico contralateral. No caso de TxPB, usa-se um tubo esquerdo com a anastomose brônquica esquerda distal à extremidade do tubo. O tubo brônquico pode ser trocado por uma cânula traqueal de luz simples ao fim da operação quando se prevê a necessidade de ventilação pós-operatória.

2. A **capnografia** pode induzir a erro em razão do acentuado desequilíbrio entre ventilação e perfusão. Gasometrias arteriais frequentes são indicadas para avaliar a ventilação. O agravamento da acidemia também pode indicar perfusão tecidual inadequada por várias causas (hipovolemia, aprisionamento de ar e diminuição do débito cardíaco).

3. A **CEC total** pode ser necessária no paciente com hipertensão pulmonar que não tolere o pinçamento unilateral da artéria pulmonar. As indicações de circulação extracorpórea são saturação arterial de oxigênio inferior a 90% após o pinçamento da artéria pulmonar, índice cardíaco inferior a 3,0 ℓ/min/m^2 apesar do tratamento com dopamina e nitroglicerina, ou pressão arterial sistólica inferior a 90 mmHg. Podem ser usados monitores contínuos do débito cardíaco para avaliar a função cardíaca. A conduta na CEC é discutida no Capítulo 23.

4. O **acesso cirúrgico** no TxPU é por incisão posterolateral convencional. A toracotomia subcostal bilateral é usada no TxPB ou no TxPPV.

5. O pulmão recém-transplantado apresenta diminuição da produção de surfactante e da permeabilidade endotelial vascular.

292 Capítulo 21

    a. Há necessidade de PEEP e manobras de recrutamento frequentes para evitar atelectasia.

    b. A hipertensão pulmonar aumenta o edema pulmonar hidrostático e agrava a troca gasosa e a complacência pulmonar.

C. Após a cirurgia o paciente necessita de terapia intensiva.

    1. A **extubação** é possível em alguns pacientes após TxPU e evolução intraoperatória sem problemas.

    2. **Muitos** pacientes continuam intubados até que o pulmão transplantado comece a funcionar bem e os sintomas de edema de reperfusão e rejeição aguda sejam controlados. A extubação traqueal só é feita quando há estabilidade hemodinâmica e respiração confortável.

    3. A **gasometria arterial seriada** documenta a função do pulmão transplantado. A rejeição aguda pode manifestar-se como diminuição da complacência pulmonar com agravamento da oxigenação arterial.

    4. É essencial observar se o **paciente** apresenta sinais de intoxicação pelo esquema imunossupressor, inclusive insuficiência renal aguda.

    5. Há que observar se os **pacientes com fibrose cística** apresentam sinais de sepse, pois esta é uma complicação frequente.

D. Broncoscopias e biopsias repetidas do pulmão transplantado são necessárias após a cirurgia e tratadas com anestesia local e sedação intravenosa.

XII. CIRURGIA DE REDUÇÃO DO VOLUME PULMONAR

A cirurgia de redução de volume pulmonar é realizada em pacientes com enfisema bolhoso grave que apresentam dispneia incapacitante apesar do tratamento clínico máximo e costuma ser usada como "ponte" para o transplante pulmonar. O objetivo é aliviar a distensão torácica e melhorar a mecânica da ventilação. Os pacientes são escolhidos por critérios rigorosos e submetidos a um período de condicionamento cardiopulmonar antes da operação. A reserva respiratória é extremamente limitada, o que complica a indução e a extubação.

A. O **acesso cirúrgico** é feito por cirurgia videotoracoscópica (CVT), toracostomia ou esternotomia mediana. A parte menos funcional do pulmão, determinada por TC e observação intraoperatória, é ressecada com grampos reforçados com pericárdio bovino para reduzir vazamentos de ar.

B. A **técnica anestésica** é semelhante à de ressecção pulmonar (ver seção VI). No pós-operatório, a analgesia peridural é essencial.

C. **Evolução Pós-operatória.** Deve-se proceder à extubação traqueal no pós-operatório e os pacientes são internados em unidade de terapia intensiva.

    1. Os pacientes geralmente não atendem aos critérios clássicos de extubação.

    2. Manobras como posição sentada, mistura de ar, broncodilatadores por nebulização e extubação profunda com ventilação assistida por máscara ou ML como ponte até a extubação total podem ser úteis.

D. Os vazamentos de ar pulmonar no período pós-operatório não são raros. Caso haja necessidade de intubação e ventilação mecânica, é fundamental minimizar o estresse no pulmão e nas linhas de sutura usando baixas pressões nas vias respiratórias.

Leituras Sugeridas

Alfille PH. Anesthesia for tracheal surgery. In Grillo HC, ed. *Surgery of the trachea and bronchi.* Hamilton, Ontario: BD Decker, 2004:433–470.

Benumof JL. *Anesthesia for thoracic surgery,* 2nd ed. Philadelphia: WB Saunders, 1995.

Bernard A, Deschamps C, Allen MS, et al. Pneumonectomy for malignant disease: factors affecting early morbidity and mortality. *J Thorac Cardiovasc Surg* 2001;121:1076–1082.

Bolliger CT, Perruchoud AP. Functional evaluation of the lung resection candidate. *Eur Respir J* 1998;11: 198–212.

Bracken CA, Gurkowski MA, Naples JJ. Lung transplantation: historical perspective, current concepts, and anesthetic considerations. *J Cardiothorac Vasc Anesth* 1997;11:220–241.

Cicala RS, Kudsk KA, Butts A, et al. Initial evaluation and management of upper airway injuries in trauma patients. *J Clin Anesth* 1991;3:91–98.

Devitt JH, Boulanger BR. Lower airway injuries and anaesthesia. *Can J Anaesth* 1996;43:148–159.

Gruchnik KP, Clark JA. Pathophysiology of one-lung ventilation. *Thorac Surg Clin* 2005;15(1):85–103.

Hartigan PM, Pedoto A. Anesthetic Considerations for lung volume reduction surgery and lung transplant. *Thorac Surg Clin* 2005;15(1):143–157.

Joshi GP, Bonnet F, Shah R, et al. A systematic review of randomized trials evaluating regional techniques for postthoracotomy analgesia. *Anesth Analg* 2008;107(3):1026–1040.

Kaplan JA. *Thoracic anesthesia*, 3rd ed. New York: Churchill Livingstone, 1991.

Kearney DJ, Lee TH, Reilly JJ, et al. Assessment of operative risk in patients undergoing lung resection. Importance of predicted pulmonary function. *Chest* 1994;105:753–759.

Lennox PH, Umedaly HS, Grant RP, et al. A pulsatile pressure waveform is a sensitive marker for confirming the location of the thoracic epidural space. *J Cardiothorac Vasc Anesth* 2006;20(5):659–663.

Longnecker DE, Brown EL, Newman MF, et al. *Anesthesiology*, 1st ed. New York: McGraw-Hill, 2008.

MacDougall P. Postthoracotomy shoulder pain: diagnosis and management. *Curr Opin Anaesthesiol* 2008; 21(1):12–15.

Sandberg W. Anesthesia and airway management for tracheal resection and reconstruction. *Int Anesthesiol Clin* 2000;38:55–75.

Soto RG, Fu ES. Acute pain management for patients undergoing thoracotomy. *Ann Thorac Surg* 2003;75(4):1349–1357.

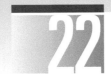

Anestesia para Cirurgia Vascular

M. Richard Pavao e Edward A. Bittner

I. AVALIAÇÃO E CONDUTA PRÉ-OPERATÓRIAS

A avaliação e a conduta pré-operatórias na cirurgia vascular têm por fim a identificação de doença coexistente, a otimização de tratamentos específicos e a previsão de problemas intraoperatórios e pós-operatórios.

A. Sistema Cardiovascular

A doença arterial coronariana é observada em 40% a 80% dos pacientes submetidos a cirurgia vascular e é uma causa importante de morbidade e mortalidade. O infarto do miocárdio (IM) é responsável por cerca de metade das mortes no período pós-operatório imediato. Os fatores de risco cardíaco são insuficiência cardíaca congestiva, IM, hipertensão, cardiopatia valvar, angina e arritmias (ver Capítulo 2).

1. Muitas vezes, **distúrbios clínicos coexistentes**, como claudicação, incapacidade decorrente de AVC prévio e enfisema, limitam a utilidade da tolerância ao exercício como técnica de avaliação da função cardíaca.
2. A **avaliação cardíaca especializada**, como teste ergométrico, teste sob estresse farmacológico com ou sem cintilografia, ecocardiograma e cateterismo ajudam a estratificar o risco cardíaco, conforme análise no Capítulo 2.
3. Em virtude da natureza disseminada da **aterosclerose**, é relativamente comum haver grandes diferenças nas leituras de pressão arterial entre os braços, que devem ser determinadas no pré-operatório.
4. A **estratificação do risco** ajuda a tomar decisões sobre a conduta perioperatória. O tratamento clínico pré-operatório complementar, a revascularização coronariana e/ou a minimização de procedimentos cirúrgicos podem beneficiar pacientes de alto risco. Estudos recentes sugerem que a revascularização coronariana não melhora a sobrevida após procedimentos vasculares eletivos em pacientes com doença arterial coronariana estável e que o tratamento clínico intensivo com betabloqueadores reduz a morbidade e a mortalidade.

B. Sistema Respiratório

Muitos pacientes com doenças vasculares são tabagistas inveterados, o que compromete a função pulmonar (ver Capítulo 3).

C. Sistema Renal

A insuficiência renal é comum. As principais causas são aterosclerose, hipertensão, diabetes, perfusão inadequada, depleção de volume e necrose tubular aguda induzida por contraste angiográfico (ver Capítulo 4).

D. Sistema Nervoso Central

Ao examinar os pacientes, é preciso procurar sopros carotídeos e perguntar sobre a ocorrência prévia de ataques isquêmicos transitórios (AIT) e acidentes vasculares cerebrais. Esses achados justificam avaliação complementar antes de uma cirurgia vascular de grande porte.

E. Sistema Endócrino

Os diabéticos podem apresentar aterosclerose acelerada e difusa, além de doença dos pequenos vasos distais. Os diabéticos de longa data podem apresentar neuropatia autônoma, isquemia silenciosa, nefropatia diabética e menor resistência a infecções. O Capítulo 6 apresenta as prescrições de insulina pré-operatória e a conduta relacionada. Os pacientes tratados com **metformina** (Glucophage) devem interromper seu uso no mínimo 48 h antes da administração intravenosa (IV) de contraste em vista da possibilidade de acidose láctica grave.

Anesthesia para Cirurgia Vascular **295**

F. Sistema Hematológico

As coagulopatias subjacentes podem afetar a escolha da técnica anestésica e a perda de sangue intraoperatória. Além disso, pacientes submetidos a cirurgia vascular geralmente são tratados com anticoagulantes (heparina não fracionada ou de baixo peso molecular, varfarina, dipiridamol, clopidogrel, ticlodipina ou ácido acetilsalicílico [AAS]), o que afeta ainda mais a conduta anestésica.

Deve-se pesquisar história de fragilidade capilar, petéquias ou equimose e avaliar o tempo de protrombina, o tempo de tromboplastina parcial e a contagem de plaquetas quando apropriado. Quando os pacientes apresentam trombose precoce de enxertos recentes e/ou nova trombose de artérias periféricas revascularizadas, pode-se pesquisar hipercoagulabilidade. Pacientes expostos previamente à heparina podem correr risco de sensibilidade à heparina ou apresentar anticorpos contra heparina. Esses anticorpos podem levar à síndrome de trombocitopenia induzida por heparina.

G. Infecção

Há uma alta taxa de mortalidade associada à infecção em pacientes com enxertos vasculares. Os pacientes com sinais de infecção devem ser tratados com antibióticos apropriados no período pré-operatório e convém considerar o adiamento dos procedimentos em que será usado enxerto heterólogo.

II. MEDICAMENTOS PRÉ-OPERATÓRIOS

A. Os **medicamentos de ação cardíaca** devem ser mantidos até a manhã da cirurgia (ver Capítulo 2). É muito importante continuar a administração dos betabloqueadores usados pelo paciente antes da operação. Se o paciente não era tratado com betabloqueadores, a administração pode começar na sala de indução, desde que não haja contraindicações conhecidas.

B. Anticoagulação

Nos pacientes em terapia anticoagulante crônica, é preciso interromper a varfarina no mínimo 3 a 5 dias antes da operação e, se indicado, iniciar tratamento com heparina. Caso haja planejamento de anestesia regional, a administração de heparina não fracionada IV geralmente é suspensa 4 h antes da operação, depois de consultar a equipe cirúrgica. A heparina de baixo peso molecular deve ser suspensa por 24 h antes de uma anestesia regional. O **clopidogrel** deve ser suspenso por 1 semana antes da cirurgia, e a **ticlodipina** deve ser suspensa 10 a 14 dias antes de cirurgia eletiva (ver Capítulo 16, Quadro 16.3).

C. Sedativos

Os objetivos e os esquemas de pré-medicação sedativa geralmente são iguais aos de pacientes idosos submetidos a outros procedimentos de grande porte (ver Capítulo 1).

III. ENDARTERECTOMIA CAROTÍDEA

A. Considerações Gerais

A endarterectomia carotídea é realizada em pacientes com lesões estenóticas ou ulcerativas da artéria carótida comum e de seus ramos interno e externo. Essas lesões frequentemente apresentam-se como sopros carotídeos e podem provocar AIT ou AVC.

1. A doença aterosclerótica generalizada (sobretudo dos vasos coronarianos) é um achado frequente.

2. A pressão arterial e a frequência cardíaca em condições basais são verificadas no prontuário.

3. É preciso documentar **déficits neurológicos preexistentes**, de modo que novos déficits possam ser determinados no pós-operatório. Os pacientes podem apresentar sintomas neurológicos com movimento extremo do pescoço, o que requer posicionamento cuidadoso para cirurgia.

B. Monitoramento

1. Usa-se um **cateter arterial**, além dos monitores convencionais. Em casos raros, pode-se instituir acesso venoso central ou cateter na artéria pulmonar (AP) quando necessário (ver Capítulo 10). Os locais de introdução são as veias subclávia, antecubital e jugular interna contralateral.

2. **É necessário o monitoramento do SNC durante o pinçamento da carótida.** Com frequência, isso é feito por **eletroencefalograma** (EEG) contínuo monitorado durante anestesia geral para garantir perfusão adequada durante o pinçamento da artéria carótida e para identificar pacientes que possam necessitar de derivação para preservar o fluxo sanguíneo cerebral (ver Capítulo 24).

296 Capítulo 22

C. Técnica Anestésica
1. Anestesia regional
   a. A anestesia regional pode ser feita com bloqueio do plexo cervical superficial e profundo (ver Capítulo 17); ambos podem ter complicações.
   b. Essa técnica requer um paciente alerta, cooperativo e que tolere a posição lateral da cabeça sob os campos cirúrgicos. É importante posicionar e cobrir o paciente adequadamente para garantir acesso à cabeça e controle das vias respiratórias, que podem ser necessários a qualquer momento. É preciso ter à mão uma máscara laríngea de tamanho apropriado.
   c. A avaliação neurológica contínua é facilitada pelo paciente acordado.
   d. Nossa preferência é usar um bloqueio superficial com suplementação quando necessário. Isso minimiza as possíveis complicações associadas ao bloqueio profundo, sobretudo paralisia do nervo frênico em pacientes que muitas vezes já têm limitação da função pulmonar.
2. Anestesia geral
   a. A **anestesia geral** propicia controle da ventilação, oxigenação e diminuição da demanda metabólica cerebral.
   b. O **EEG de referência** é obtido antes da indução.
   c. A **pressão arterial** deve ser mantida no limite superior da normalidade para o paciente e pode exigir um vasopressor como a fenilefrina.
   d. A **indução** requer o ajuste gradual da dose de anestésico para preservar a perfusão cerebral e minimizar alterações hemodinâmicas. A ventilação deve ser ajustada para evitar vasoconstrição cerebral por hipocapnia. A hipercarbia, porém, não tem benefício clínico.
   e. Um estado estável de anestesia superficial geralmente não interfere no monitoramento por EEG e facilita o primeiro exame neurológico pós-operatório. Convém ajustar com cuidado a dose de relaxantes musculares para minimizar o movimento que pode interferir na interpretação do EEG.
D. Pinçamento da Artéria Carótida
1. A **tração cirúrgica do seio carotídeo** pode causar estímulo vagal intenso, com consequente hipotensão e bradicardia. A infiltração com anestésico local pode suprimir a resposta. Pode ser necessário interromper a tração e administrar anticolinérgicos. É preciso considerar a infiltração local profilática em pacientes com problemas graves de condução cardíaca, pré-operatória, estenose aórtica grave e angina instável na qual o tratamento com anticolinérgico potencializaria a isquemia miocárdica.
2. A **heparina sistêmica** (5.000 unidades IV) é administrada antes do pinçamento.
3. Institui-se uma **derivação** se houver alterações do exame neurológico durante a anestesia regional, alterações do EEG ou como medida de rotina em casos sem monitoramento neurológico.
4. A **pressão arterial** pode ser temporariamente elevada pelo uso de vasopressor, o que pode aumentar a perfusão cerebral através do polígono de Willis.
5. A **liberação da pinça** pode provocar vasodilatação reflexa e bradicardia. Vasopressores podem ser necessários durante a adaptação dos barorreceptores. Seu uso também pode ser necessário no período pós-operatório.
6. A protamina é administrada quando necessário, em coordenação com o cirurgião, embora raramente seja necessária para reverter a heparina, pois a pequena incisão superficial para exposição do campo facilita muito o controle de sangramentos.
E. Déficits neurológicos pós-operatórios podem ser decorrentes da hipoperfusão ou embolia (oriunda de *shunts* ou placas ulceradas). As alterações neurológicas leves costumam desaparecer, mas as alterações acentuadas e súbitas exigem avaliação imediata e possível reexploração.
F. Conduta Pós-operatória. Os pacientes são monitorados durante o transporte para a sala de recuperação pós-anestesia, onde permanecem para observação. As principais preocupações são estado neurológico, controle da pressão arterial e frequência cardíaca, além de sinais de hemorragia pós-operatória, que podem levar à rápida obstrução das vias respiratórias. Por vezes, a retirada da placa altera a resposta dos barorreceptores com consequente hipotensão, que requer um vasopressor (fenilefrina), ou hipertensão, que requer um vasodilatador (labetalol e nitroglicerina), que pode perdurar até o período na sala de recuperação pós-anestésica. Em geral, essa hipotensão não reflete hipovolemia.

Anestesia para Cirurgia Vascular **297**

G. O **International Carotid Stenting Study** está em andamento para comparar os riscos e benefícios da implantação primária de *stent* na artéria carótida com os da endarterectomia da carótida convencional em pacientes de alto risco de AVC.

IV. CIRURGIA VASCULAR (ARTERIAL) PERIFÉRICA

A. **Considerações Gerais.** A cirurgia vascular periférica é realizada para derivação de doença oclusiva ou aneurismas, remover êmbolos e reparar pseudoaneurismas e lesões por cateter. Embora a cirurgia vascular periférica seja um agravo fisiológico menor que a cirurgia aórtica, os riscos cardíacos perioperatórios são comparáveis.

B. A **angioplastia com balão percutânea e implante de** *stent* obteve ampla aceitação no tratamento das doenças ateroscleróticas e outras estenoses vasculares. Na maioria dos casos, os procedimentos nos membros superiores e inferiores são realizados nas salas de angiografia do centro cirúrgico, com sedação ou anestesia geral. Em regra, os procedimentos requerem a administração de grande quantidade de contraste IV e exigem manobras para evitar nefropatia induzida por contraste (NIC). Faz parte da rotina em nossa instituição a administração de infusões de N-acetilcisteína e bicarbonato de sódio (ver Capítulo 4). Frequentemente, a técnica anestésica implica apenas assistência anestesiológica com monitores convencionais.

C. **Derivação Femoropoplítea e Revascularização Distal dos Membros Inferiores.** Na maioria das vezes, a doença arterial oclusiva dos membros inferiores é tratada por revascularização com enxerto de veia safena autóloga. Se não houver veia safena disponível ou se sua qualidade for inaceitável, pode-se usar uma veia do braço ou veia de cadáver criopreservada. O preparo da veia e as anastomoses subsequentes à circulação arterial podem ser demorados, mas raramente acarretam grande estresse hemodinâmico para o paciente. O uso de enxertos sintéticos (p. ex., Gore-Tex) em pacientes selecionados pode abreviar esses procedimentos. Embora, em geral, a perda de sangue seja mínima, a revisão de procedimentos vasculares periféricos prévios e casos cirurgicamente difíceis podem provocar perda de sangue significativa.

1. **Monitoramento.** A maioria dos tipos de procedimentos vasculares periféricos requer monitoramento semelhante, salvo especificação contrária. Em pacientes relativamente saudáveis submetidos a cirurgia limitada, o monitoramento de rotina, definido no Capítulo 10, é suficiente. Durante a intervenção, a labilidade hemodinâmica, a perda excessiva de sangue, o baixo débito urinário ou a isquemia cardíaca podem determinar a instituição de monitores invasivos (cateteres arterial, venoso central ou na AP). A inserção de sonda de Foley faz parte da rotina.

2. **Anestesia regional.** É frequente o uso de cateter peridural lombar contínuo. Propicia excelente anestesia e uma via para administrar analgesia pós-operatória. A raquianestesia é apropriada se for possível prever a duração do procedimento com alguma segurança. A raquianestesia contínua é útil durante procedimentos prolongados nos pacientes em que a anestesia peridural é tecnicamente difícil ou insatisfatória. Nos procedimentos limitados a um membro, pode-se usar bloqueio combinado do plexo lombar e do nervo isquiático.

   a. Deve haver um **agente alfa-adrenérgico** (p. ex., fenilefrina) à mão para tratar a hipotensão associada ao bloqueio simpático.

   b. **Anticoagulação**

      (1) É preciso corrigir a anormalidade da coagulação no paciente tratado com anticoagulante (com plasma fresco congelado [PFC], vitamina K ou protamina) antes da inserção do cateter, ou então administrar anestesia geral.

      (2) Não há sinais de que o tratamento com heparina SC após introdução do cateter peridural aumente o risco de hematoma peridural. Caso haja necessidade de tratamento pós-operatório com varfarina, é preciso retirar o cateter peridural antes do início do efeito anticoagulante (dentro de 24 h após a administração da primeira dose).

   c. A **anestesia regional** ajuda a detectar isquemia miocárdica, porque o paciente pode se queixar de dor torácica ou de outros sintomas.

   d. A **atenção ao conforto do paciente** é muito importante quando se usam técnicas regionais durante procedimentos longos. É preciso garantir a proteção acolchoada do dorso e dos ombros e a liberdade do pescoço e dos braços. A sedação deve reduzir a ansiedade do paciente sem provocar confusão, depressão respiratória ou ausência de resposta aos estímulos. Cobertores e outras medidas de aquecimento são importantes, porque a perda de calor por vasodilatação nos membros é significativa. Os calafrios

298 Capítulo 22

não apenas são desagradáveis, mas também podem ser prejudiciais, pois aumentam o consumo de oxigênio em um paciente já sob estresse.

3. **Anestesia geral.** Qualquer técnica é apropriada, desde que seja mantida a estabilidade hemodinâmica.

D. As **derivações iliofemoral e iliodistal** podem ser realizadas com raquianestesia ou anestesia peridural. É necessário um nível anestésico mais alto (*i. e.*, T8) em razão da extensão proximal da incisão e da retração peritoneal para exposição da artéria ilíaca.

E. Os pacientes submetidos a **embolectomia periférica** e a reparo de **pseudoaneurisma femoral** frequentemente apresentam doença cardiovascular instável (p. ex., IM recente). Alguns desses pacientes usam anticoagulantes ou receberam agentes trombolíticos recentemente, o que impede a anestesia regional. Caso contrário, o bloqueio do plexo lombar garante a cobertura adequada. Às vezes os bloqueios de campo são apropriados. A embolectomia cirúrgica e a lavagem dos trombos de uma artéria obstruída podem estar associadas a significativa perda de sangue e hipotensão.

F. A **derivação femorofemoral** é usada para tratar a doença oclusiva ilíaca unilateral sintomática.

G. **Aneurismas periféricos**, como os aneurismas poplíteos, raramente se rompem, mas estão associados a uma alta taxa de trombose e embolia.

H. A **derivação axilofemoral** assegura o fluxo sanguíneo arterial para os membros inferiores. Essa técnica é escolhida quando há infecção abdominal ativa ou infecção da derivação aórtica ou, ainda, quando o paciente não apresenta condições clínicas para cirurgia da aorta abdominal. O monitoramento rotineiro é complementado por cateter arterial, que deve ser introduzido no braço contralateral à cirurgia. Quando necessário, são usados cateteres venoso central e na AP.

I. A **cirurgia vascular do membro superior** geralmente inclui embolectomia distal e reparo de lesões traumáticas. A cirurgia é localizada, mas pode ser necessário retirar um enxerto venoso em um local distante do reparo vascular. As possíveis técnicas anestésicas são bloqueio de campo e anestesia regional ou geral. Os procedimentos cirúrgicos vasculares proximais (p. ex., síndrome do desfiladeiro torácico e estenose vertebral) podem exigir acesso intratorácico e/ou interrupção temporária do fluxo sanguíneo carotídeo.

J. **Cuidados Pós-operatórios**
Esses pacientes necessitam de controle hemodinâmico atento e analgesia adequada. Pode haver oclusão do enxerto no período pós-operatório imediato, com necessidade de reexploração. Os cateteres peridurais são mantidos no lugar durante o período pós-operatório.

V. CIRURGIA DA AORTA ABDOMINAL

A. **Cirurgia da Aorta Infrarrenal**

1. A **cirurgia da aorta abdominal** pode ser necessária na doença oclusiva aterosclerótica ou na dilatação de aneurisma. Esses processos acometem qualquer porção da aorta e de seus principais ramos e levam a isquemia, ruptura e exsanguinação. Noventa e cinco por cento dos aneurismas da aorta abdominal (AAA) ocorrem abaixo do nível das artérias renais. Os pacientes com AAA de diâmetro superior a 5 cm, sobretudo quando em expansão, têm melhor prognóstico se forem submetidos a ressecção eletiva. O risco anual de ruptura de um aneurisma de 5 cm em expansão é de aproximadamente 4%. A mortalidade operatória para ressecção eletiva de AAA é inferior a 2%, enquanto a mortalidade geral da ruptura de aneurisma é de 70% a 80%.

2. **Técnica cirúrgica.** Em comparação com o acesso transabdominal, a técnica retroperitoneal pode estar associada a menor incidência de íleo adinâmico pós-operatório, de complicações pulmonares, de complicações cardiovasculares e de deslocamentos de fluidos. O acesso é tecnicamente vantajoso em pacientes com obesidade mórbida e submetidos a procedimentos abdominais prévios.

3. **Monitoramento.** Além do monitoramento convencional, são necessários acesso IV periférico de grande calibre (14), eletrocardiograma (ECG) (derivações II e V5), cateter venoso central, acesso arterial e sonda de Foley. Os cateteres da AP são usados quando indicado, conforme definido no Capítulo 10. A maioria dos cateteres de monitoramento (exceto Foley) é inserida antes da indução, e os valores iniciais são verificados para guiar a conduta anestésica e pós-operatória. Pode-se inserir um cateter venoso central após indução, o que geralmente é determinado pelas comorbidades do paciente. É imprescindível

Anestesia para Cirurgia Vascular **299**

a disponibilidade de agentes vasoativos (p. ex., nitroglicerina e fenilefrina) em todos os procedimentos. Deve haver outros agentes vasoativos de acordo com as comorbidades.

4. Técnica anestésica

a. Considerações gerais. Na maioria das vezes emprega-se a combinação de anestesia geral e peridural usando um cateter peridural mediotorácico. Embora seja aceitável realizar apenas anestesia geral, a técnica combinada reduz a necessidade de anestésico, facilita a extubação imediata e proporciona analgesia pós-operatória.

b. Indução. Injeta-se lidocaína a 2% no cateter peridural e confirma-se o nível de anestesia antes de administrar a anestesia geral. A pressão arterial reduzida associada ao início da anestesia peridural é tratada com fenilefrina. A anestesia geral é induzida de modo lento e controlado, com ajuste da dose até obter os efeitos hemodinâmico e anestésico desejados. Como, em geral, a extubação pós-operatória imediata é programada, na maioria das vezes evitam-se as técnicas com altas doses de opioides.

c. Manutenção

(1) A **anestesia** é administrada basicamente por bloqueio peridural com lidocaína a 2%. Faz-se a complementação com óxido nitroso, relaxantes musculares e baixa concentração inspirada de um anestésico volátil. A infusão peridural contínua de bupivacaína a 0,1% diluída com opioide (hidromorfona ou fentanila) muitas vezes é iniciada durante o procedimento.

(2) Conservação de calor. A perda de calor durante procedimentos aórticos pode ser considerável. As estratégias de conservação de calor são analisadas no Capítulo 18. Aquecedores por ar forçado nunca devem ser usados abaixo do nível do pinçamento da aorta, pois podem causar queimadura grave do tecido isquêmico.

(3) A **manipulação intestinal** é necessária para ter acesso à aorta na técnica transabdominal e pode ser acompanhada de rubor cutâneo, diminuição da resistência vascular sistêmica e hipotensão intensa. Essas alterações podem ser provocadas pela liberação de prostaglandinas e peptídios vasoativos intestinais e duram de 20 a 30 min. O tratamento consiste em fenilefrina IV, expansão volêmica e superficialização da anestesia.

(4) Administração de líquidos. O volume intravascular é diminuído por hemorragia, perdas insensíveis para o intestino e a cavidade peritoneal e por evaporação associada a grandes incisões abdominais.

(a) Soluções cristaloides são usadas para reposição de volume em uma dose aproximada de 5 a 7 mℓ/kg/h.

(b) Soluções coloides raramente são necessárias e são reservadas para pacientes que não respondem à infusão de grandes quantidades de solução cristaloide ou não a toleram.

(c) O nível sérico de **hemoglobina** deve ser mantido acima de 9 g/dℓ. Quando a perda sanguínea é superior a 2.000 mℓ, é preciso monitorar o coagulograma e repor plaquetas, fatores da coagulação e cálcio, segundo os exames laboratoriais.

(d) É recomendável usar **dispositivos de autotransfusão** durante a operação para recuperar o sangue perdido. O sangue autotransfundido é pobre em plasma, fatores da coagulação e plaquetas.

(5) Pinçamento da aorta

(a) Administra-se **heparina** (5.000 unidades IV) alguns minutos antes do pinçamento da aorta.

(b) O **aumento da pós-carga após pinçamento da aorta** é bem tolerado por pacientes com coração normal. Os pacientes com comprometimento da função ventricular esquerda podem apresentar diminuição do débito cardíaco e/ou isquemia miocárdica. O uso de nitroglicerina ou, raramente, de nitroprussiato pode melhorar o equilíbrio entre a oferta e a demanda de oxigênio no miocárdio.

(6) Preservação renal. A incidência de insuficiência renal é de 1% a 2% na cirurgia da aorta infrarrenal. Angiografias pré-operatórias e doença renal preexistente aumentam esse risco. Os pacientes com elevação crônica dos níveis de creatinina (> 2 mg/dℓ) têm morbidade e mortalidade bem maiores após cirurgia vascular. O fluxo sanguíneo cortical renal e o débito urinário podem diminuir com o pin-

300 Capítulo 22

çamento infrarrenal da aorta, talvez por causa de distúrbios circulatórios, efeitos no sistema renina-angiotensina e microembolização. É importantíssimo manter a hidratação e o fluxo urinário adequados. Caso haja queda do débito urinário apesar da hidratação adequada, pode-se administrar manitol, furosemida ou fenoldopam (3 µg/kg/min) por via IV.

(7) Retirada da pinça da aorta. É essencial manter o volume intravascular normal ou leve hipervolemia, prevendo a queda da resistência vascular sistêmica e do retorno venoso após a liberação do pinçamento da aorta. A hidratação, a superficialização da anestesia, a interrupção dos vasodilatadores, a infusão de vasopressor e a liberação lenta e controlada do pinçamento da aorta minimizam a hipotensão. A reperfusão dos membros inferiores, que ocasiona a mobilização de produtos anaeróbicos e acidose sistêmica, pode ter um efeito inotrópico negativo relacionado com a duração do pinçamento e ao grau de fluxo colateral. Raramente é necessária a administração de bicarbonato de sódio. A ventilação minuto é ajustada para aumentar a eliminação de CO_2, quando necessário.

(8) Recuperação da anestesia. A maioria das pacientes é extubada ao fim do procedimento. Os pacientes com instabilidade da função cardíaca ou pulmonar, hemorragia contínua ou hipotermia grave (< 33°C) permanecem intubados. É preciso prever e tratar a hipertensão, a taquicardia, a dor e os calafrios.

(9) Transporte. Devem-se instituir oxigênio suplementar e monitoramento contínuo da pressão arterial e do ECG em todos os pacientes.

B. Cirurgia da Aorta Abdominal Suprarrenal

O procedimento cirúrgico pode exigir pinçamento da aorta em vários níveis acima das artérias renais. As considerações anestésicas são semelhantes às descritas para cirurgia da aorta infrarrenal (ver seção V.A), com as seguintes ressalvas:

1. É mais frequente o uso de cateter na artéria pulmonar.

2. A perda de sangue pode ser maior.

3. A perfusão renal corre maior risco em virtude do maior tempo de pinçamento e da possibilidade de êmbolos de colesterol.

4. O pinçamento acima das artérias celíaca e mesentérica superior pode causar isquemia visceral e acidose intensa. Nesses casos, a administração de bicarbonato de sódio faz parte da rotina durante o pinçamento antes da abertura.

5. Antes do pinçamento, administram-se manitol e fenoldopam por via IV a fim de minimizar a lesão renal isquêmica.

C. Cirurgia da Artéria Renal

As estenoses ou aneurismas da artéria renal são reparados por diversas técnicas. A derivação aortorrenal e a endarterectomia transaórtica exigem pinçamento da aorta; as derivações hepatorrenal (direita) e esplenorrenal (esquerda) evitam o pinçamento. As considerações anestésicas são iguais às da cirurgia da aorta abdominal (ver seção V.A). As questões pós-operatórias são hipertensão contínua e deterioração da função renal.

D. Reparo Endovascular (REV) de Aneurisma Abdominal (Figura 22.1)

1. O REV de um AAA ou aneurisma da aorta toracoabdominal (AAT) é feito pela implantação de uma prótese expansível na luz do aneurisma, o que exclui o aneurisma da circulação e reduz o risco de ruptura. Em regra, o enxerto é colocado sob orientação fluoroscópica, através de introdutores inseridos nas artérias femorais por arteriotomias. Em comparação com o reparo convencional de AAA, o REV está associado a menor perda sanguínea e a menor incidência de morbidade perioperatória, aí incluídas as complicações pulmonares, cardiovasculares e renais. O uso de REV diminui o número de internações pós-operatórias em unidade de terapia intensiva, promove deambulação precoce e hospitalização mais curta e pode reduzir a mortalidade perioperatória.

2. A **seleção de pacientes** e o tamanho do *stent* dependem de imagens pré-operatórias detalhadas. Até 60% dos pacientes com AAA infrarrenal podem ser tratados com REV.

3. **Monitoramento.** Além dos monitores convencionais (Capítulo 10), são usados cateter IV periférico de grande calibre (14 a 16), cateter arterial e sonda de Foley. A conversão em procedimento aberto é relativamente rara, mas é preciso estar sempre preparado para a possibilidade de reparo de emergência de um AAA (ver adiante).

4. **Técnica anestésica.** Administra-se anestesia peridural ou uma associação de raquianestesia e peridural na maioria dos pacientes. As doses IV de propofol e/ou benzodiazepínicos e

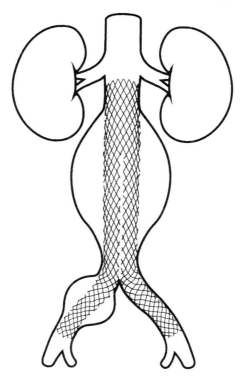

FIGURA 22.1 Reparo de AAA infrarrenal com enxerto endovascular. (Reproduzido de Kaufman JA, Geller SC, Brewster DC et al. Endovascular repair of abdominal aortic aneurysm: current status and future directions. *Am J Roentgenol* 2000;175:289-302, reproduzido com permissão.)

de narcóticos de ação curta para sedação devem ser ajustadas gradualmente, visando ao conforto do paciente.
5. As **complicações do REV** são fracasso em excluir o AAA do sistema arterial (endovazamento), embolia, lesão arterial, dobra do enxerto, isquemia do membro e infecção. Há risco de nefropatia induzida por contraste em pacientes com diminuição da função renal e a infusão de *N*-acetilcisteína e bicarbonato de sódio faz parte da rotina.
E. **Cirurgia de Emergência da Aorta Abdominal**
Os pacientes apresentam grande variedade de sinais e sintomas e são divididos em dois grupos:
1. As considerações anestésicas no **paciente hemodinamicamente estável** com ruptura contida e em expansão são as mesmas descritas anteriormente (ver seção V.A), mas o preparo pré-operatório tem de ser muito rápido.
    a. A **inserção de sonda de Foley e de sonda nasogástrica** só deve ser feita depois da indução para evitar manobras de Valsalva (ou hipertensão) que possam agravar a hemorragia ou causar ruptura. Em regra, o cateter para medida da PVC ou o cateter na AP são inseridos com o paciente acordado.
    b. A **indução** prossegue após pré-oxigenação, empregando compressão cricóidea e ajuste criterioso da dose de agentes hipnóticos, opioides e relaxantes musculares. É preciso evitar a hipertensão e complementar a anestesia com fármacos vasoativos.

302 Capítulo 22

2. **O paciente hemodinamicamente instável** (ruptura de aneurisma) requer medidas de reanimação. A mortalidade pode ser limitada por restauração do volume intravascular, uso criterioso de vasoconstritores e rápido controle cirúrgico. Na melhor das hipóteses, a mortalidade é de 40% a 50%, geralmente resultando das consequências fisiológicas da hipotensão e transfusão de grande volume sanguíneo. A incidência de IM, insuficiência renal aguda, insuficiência respiratória e coagulopatia é alta.

a. **Considerações gerais**
   (1) O **acesso IV calibroso** é primordial.
   (2) **Amostras de sangue** devem ser enviadas imediatamente para prova cruzada e outros exames laboratoriais pertinentes. É preciso solicitar os produtos do sangue sem demora, mas, se não houver sangue e plasma fresco congelado (PFC) do tipo específico, deve-se usar sangue de doador universal (tipo O negativo para mulheres em idade fértil e O positivo para todos os outros) e PFC (tipo AB). Deve haver soluções coloides à mão. Deve-se notificar a equipe de autotransfusão e preparar o equipamento.

b. **Técnica cirúrgica.** A prioridade cirúrgica é controlar a hemorragia por pinçamento da aorta no tórax ou no abdome.

c. **Monitoramento.** Há que aplicar os padrões mínimos de monitoramento (ver Capítulo 10) durante a reanimação volêmica inicial, seguidos por instituição de monitores invasivos quando o tempo e a condição hemodinâmica permitirem. A colocação de monitores e a reposição volêmica não devem retardar o controle cirúrgico definitivo de uma ruptura em paciente instável. A coordenação das prioridades de assistência ao paciente deve ser feita por comunicação direta entre as equipes de cirurgia e anestesia.

d. **Técnica anestésica**
   (1) **Indução**
       (a) Em **pacientes moribundos**, a intubação traqueal deve ser imediata.
       (b) Em **pacientes hipotensos**, a indução deve ser rápida e cuidadosa, mas o paciente pode só tolerar pequenas doses de escopolamina, quetamina, etomidato e/ou um benzodiazepínico e um relaxante.
   (2) **Manutenção**
       (a) Uma vez pinçada a aorta para controlar a hemorragia, os esforços de reanimação devem ser mantidos até alcançar estabilidade hemodinâmica. Doses progressivamente maiores de opioides e anestésicos complementares são administradas conforme a tolerância.
       (b) **Produtos do sangue** (inclusive PFC e plaquetas) são administrados quando possível. Exames laboratoriais seriados orientam o tratamento complementar. Deve haver aquecedores de líquido capazes de infundir grandes volumes.
       (c) A **hipotermia** é comum e contribui para acidose, coagulopatia e disfunção miocárdica que complicam o reparo do aneurisma aórtico. Os métodos de conservação de calor e aquecimento são analisados no Capítulo 18.
       (d) **Para evitar a insuficiência renal**, devem ser feitos esforços agressivos para preservar o débito urinário com reposição de volume, manitol e fenoldopam. A mortalidade em pacientes com insuficiência renal após ruptura de AAA é alta.
   (3) **Recuperação da anestesia.** Grandes deslocamentos de fluidos, hipotermia e anormalidades acidobásicas tornam complexo o período pós-operatório imediato. A maioria dos pacientes continua intubada e ventilada mecanicamente ao fim do procedimento e é transportada para a UTI para assistência pós-operatória.

VI. CIRURGIA DA AORTA TORÁCICA

As causas de doença da aorta torácica são aterosclerose, distúrbios degenerativos do tecido conjuntivo (p. ex., síndromes de Marfan e Ehlers-Danlos e necrose cística), infecção (p. ex., sífilis), anomalias congênitas (p. ex., coarctação e aneurismas congênitos do seio de Valsalva), trauma (p. ex., lesões penetrantes e por desaceleração) e processos inflamatórios (p. ex., aortite de Takayasu).

O problema mais comum da aorta torácica é o **aneurisma aterosclerótico** da porção descendente, que representa cerca de 20% dos aneurismas aórticos. A dissecção proximal desses

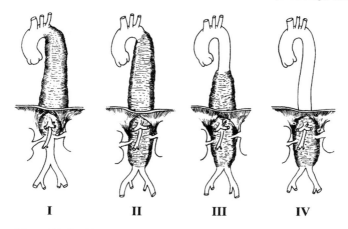

FIGURA 22.2 Classificação de Crawford de aneurismas da aorta torácica descendente.

aneurismas pode comprometer a valva aórtica ou os óstios coronarianos. A dissecção distal pode acometer a aorta abdominal com danos renais ou mesentéricos.

O segundo problema mais frequente é a **ruptura traumática** da aorta torácica. Falsos aneurismas adventícios podem surgir distalmente à artéria subclávia esquerda na inserção do ligamento arterial, em decorrência de lesões penetrantes ou por desaceleração. Pode haver dissecção anterógrada desses falsos aneurismas e acometimento do arco e dos principais ramos.

A. A correção dos **aneurismas da aorta ascendente** é feita por esternotomia mediana e há necessidade de circulação extracorpórea.
B. O **reparo do arco aórtico transverso** requer esternotomia mediana, circulação extracorpórea e parada circulatória total com hipotermia.
C. A correção dos **aneurismas da aorta torácica descendente** geralmente é feita por toracotomia lateral esquerda com pinçamento distal à artéria subclávia esquerda.
D. O acesso aos aneurismas **toracoabdominais** é feito por incisão toracoabdominal.
  1. **Classificação de Crawford** de aneurismas toracoabdominais (Figura 22.2).
     a. **Tipo I.** Aneurisma da aorta torácica descendente distal à artéria subclávia, terminando na origem dos vasos viscerais ou acima dela.
     b. **Tipo II.** Aneurisma desde a origem da artéria subclávia até a porção distal da aorta abdominal.
     c. **Tipo III.** Aneurisma desde a porção média da aorta torácica descendente até a porção distal da aorta abdominal.
     d. **Tipo IV.** Aneurisma do diafragma até a porção distal da aorta abdominal.
  2. **Achados associados**
     a. **Desvio ou compressão das vias respiratórias**, sobretudo do brônquio principal esquerdo, com consequente atelectasia.
     b. **Deslocamento ou ruptura da traqueia**, o que dificulta a intubação traqueal e a ventilação. Os aneurismas crônicos podem lesar os nervos laríngeos recorrentes, resultando em paralisia das pregas vocais e rouquidão.
     c. **Hemoptise**, decorrente da erosão do aneurisma para um brônquio adjacente.
     d. **Compressão esofágica** com disfagia e aumento do risco de aspiração.
     e. **Distorção e compressão da anatomia venosa central e arterial**, que provocam assimetria acentuada dos pulsos e dificuldade de cateterização da veia jugular interna.
     f. **Hemotórax e desvio do mediastino** por ruptura ou extravasamento, produzindo comprometimento respiratório e circulatório.
     g. **Diminuição da perfusão distal** secundária à oclusão de ramos aórticos, com consequente isquemia renal, mesentérica, da medula espinal ou dos membros.

304 Capítulo 22

3. **Técnica cirúrgica.** Durante o reparo do aneurisma, isola-se o segmento aórtico afetado e interpõe-se um enxerto. O fluxo sanguíneo proximal para os vasos colaterais é o único responsável pela perfusão distal. A perfusão distal adicional pode ficar a cargo de um *shunt* de Gott heparinizado ou circulação extracorpórea assistida por bomba. A **técnica de inclusão** emprega a parte de aorta nativa contendo os óstios celíaco, mesentérico superior e renal como componente do enxerto.

4. **Proteção da medula espinal**

   a. **Preocupações anatômicas**

     (1) A **artéria espinal anterior** origina-se das artérias vertebrais na base do crânio e se anastomosa com artérias radiculares aórticas. Estas últimas têm origem segmentar (algumas nas regiões lombares e torácicas inferiores, mas nenhuma ou apenas uma na região torácica superior).

     (2) O vaso dominante é a **artéria de Adamkiewicz** (geralmente encontrada entre T8 e T12); o pinçamento da aorta pode comprometer o fluxo através desse vaso e da artéria espinal anterior, com consequente isquemia da medula espinal classicamente observada como síndrome da artéria espinal anterior.

   b. **Síndrome da artéria espinal anterior.** As manifestações da síndrome da artéria espinal anterior são paraplegia, incontinência retal e urinária, além de perda da sensibilidade álgica e térmica com preservação da sensibilidade vibratória e proprioceptiva. A incidência de paraplegia decorrente da síndrome da artéria espinal anterior varia de 1% a 41%, dependendo do tipo de aneurisma, entre outros fatores. Os fatores de risco são a duração do pinçamento, a localização dos pinçamentos proximal e distal, o aumento da temperatura corporal, o grau de colateralização da circulação da medula espinal, a reperfusão com retirada do pinçamento e a cirurgia prévia de aneurisma toracoabdominal.

   c. **Preservação**

     (1) Esteroides, barbitúricos, sequestradores de radicais livres, drenagem de líquido cerebrospinal (LCE), papaverina intratecal, magnésio, naloxona, tiopental e reanastomose dos vasos intercostais já foram experimentados sem evidências convincentes de que uma dessas técnicas reduza a incidência de paraplegia.

     (2) A **diminuição da pressão do LCE** pode promover a perfusão da medula espinal. Portanto, insere-se um cateter de LCE lombar para monitorar e controlar a pressão do LCE.

     (3) As **soluções contendo glicose são evitadas,** pois evidências experimentais sugerem que a hiperglicemia é prejudicial durante a isquemia e pode agravar o desfecho neurológico. Embora não haja dados sobre o controle glicêmico intraoperatório, a hiperglicemia pode ser tratada com infusão de insulina.

     (4) **Monitoramento.** O monitoramento rotineiro é suplementado por:

       (a) Cateter na artéria radial direita (o pinçamento alto pode comprometer o fluxo na artéria subclávia esquerda).

       (b) Cateter na AP.

       (c) Introdutor 8,5 French (Fr) usado para infusões de volume.

       (d) Cateter subaracnóideo 4 Fr.

       (e) Sonda de Foley.

     (5) **Potenciais evocados motores (PEM)** monitoram a integridade dos tratos motores na medula espinal por estimulação do córtex motor ou da medula espinal cervical e medida da resposta evocada do músculo tibial anterior. Essa modalidade monitora a região da medula espinal sob maior risco de isquemia durante o pinçamento da aorta.

     (6) **Técnica anestésica**

       (a) Antes da indução, devem estar à mão **vasopressores** (fenilefrina e norepinefrina), **vasodilatadores** (nitroglicerina e nitroprussiato) e **agentes de preservação renal** (manitol e fenoldopam).

       (b) A **anestesia geral** é induzida conforme as instruções detalhadas na seção V.A.4.b. Ao usar PEM para monitorar a medula espinal, é preciso evitar anestésicos voláteis e, em geral, é necessário anestesia intravenosa total (TIVA).

       (c) **Um tubo brônquico de dupla luz direito** é inserido para facilitar o acesso cirúrgico e proteger o pulmão esquerdo contra trauma durante a toracotomia

Anestesia para Cirurgia Vascular **305**

esquerda (ver Capítulo 21). Como alternativa, o paciente é intubado com tubo de luz simples e um bloqueador brônquico, ou cateter oclusivo, é usado para obter isolamento pulmonar.

(d) Promove-se **relaxamento muscular.**

(7) Posicionamento. O paciente é colocado em decúbito lateral direito e preparado para a incisão.

(8) Manutenção

(a) A **TIVA** com propofol e remifentanila é usada nesses casos porque os anestésicos voláteis interferem no monitoramento dos PEM.

(b) A **administração de líquidos** é limitada a PFC, hemácias, plaquetas e soluções coloides após a indução na tentativa de limitar a ocorrência de coagulopatia e o edema excessivo. Emprega-se equipamento de autotransfusão e um aquecedor de sangue com capacidade para alto fluxo.

(9) Pinçamento da aorta

(a) Antes do pinçamento, a pressão no LCE é monitorada com a meta de 6 a 10 mmHg.

(b) A **hipertensão arterial acentuada** é um achado universal no pinçamento proximal da aorta. É tratada com anestesia peridural, nitroglicerina e nitroprussiato.

(c) A **função renal** é preservada por infusão de solução salina gelada através de cateter inserido pela equipe cirúrgica nos orifícios das artérias renais.

(10) A **retirada da pinça aórtica** provoca hipotensão pelo mecanismo exposto na seção V.A.4.c.(7). Administrar líquidos antes e durante a retirada da pinça, liberar lentamente o pinçamento e usar vasopressores até a normalização da função miocárdica e do tônus vascular.

(11) Uso de derivações

(a) Pode-se usar uma derivação mesentérica com enxerto lateral proximal suturado ao enxerto principal antes do pinçamento da aorta para manter a perfusão visceral durante o pinçamento da aorta. Depois de completar a anastomose proximal, o fluxo para o mesentério através da derivação é estabelecido pelo tronco celíaco ou pela artéria mesentérica superior. Isso garante a perfusão temporária durante a anastomose dos vasos intercostais e dos vasos viscerais e renais.

(b) Derivação do átrio (ou veia pulmonar) para a artéria femoral esquerda com uso de bomba de rolete em linha. A perfusão aórtica distal é monitorada por meio de um cateter na artéria femoral direita. Isso permite perfusão retrógrada até o nível de uma pinça aórtica distal à pinça aórtica inicial. Essa pinça pode ser posta sequencialmente em posições mais distais, à medida que prossegue a operação.

(12) A **acidose sistêmica** é um achado universal após a retirada do pinçamento da aorta. A infusão de bicarbonato durante o período de pinçamento ajuda a proteger o coração contra a reperfusão por produtos do metabolismo anaeróbico durante a retirada da pinça.

(13) Recuperação da anestesia. O paciente é instruído a movimentar os quatro membros e, uma vez concluído um exame neurológico satisfatório, o paciente é novamente sedado e o tubo de dupla luz é substituído por cânula traqueal convencional. Nos casos em que foi usado um bloqueador brônquico, basta retirá-lo e manter a cânula traqueal. O edema tecidual postural pode estreitar bastante as vias respiratórias, dificultando a reintubação.

(14) Transporte. O paciente continua sedado para transporte até a unidade de terapia intensiva. O ECG, a pressão arterial e a saturação de oxigênio são monitorados.

5. Reparo endovascular de AAT

a. Atualmente, é possível tratar com *stents* endovasculares algumas rupturas traumáticas, dissecções e aneurismas da aorta torácica. Os benefícios teóricos são dispensa de uma grande incisão toracoabdominal e divisão do diafragma, prevenção da lesão pulmonar iatrogênica decorrente do esvaziamento do pulmão esquerdo e dissecção, das consequências isquêmicas do pinçamento da aorta e da perda de grande volume de sangue com deslocamento de fluidos.

306 Capítulo 22

b. Imagens precisas são obtidas para evitar a exclusão de artérias vitais (carótida, subclávia, mesentérica e renal) após implantação do *stent*. O *stent* endovascular da aorta torácica é muitas vezes associado a procedimentos cirúrgicos a céu aberto menos invasivos (**reparo híbrido**) para garantir a manutenção do suprimento vascular de órgãos vitais por enxertos extra-anatômicos quando o *stent* aórtico exclui o suprimento anatômico normal. Essas derivações, que podem ser feitas antes ou junto com a colocação do *stent* endovascular, são da aorta ascendente para o tronco braquicefálico e/ou artéria carótida, da artéria carótida para a subclávia e da porção distal da aorta ou artéria ilíaca para a artéria mesentérica ou renal.

VII. CONSIDERAÇÕES PÓS-OPERATÓRIAS

Há necessidade de terapia intensiva depois da maioria dos procedimentos cirúrgicos vasculares. É preciso ter atenção ao débito urinário, débito cardíaco, perfusão distal dos membros, respiração, hematócrito e hemostasia. As complicações pós-operatórias são IM, insuficiência renal, isquemia ou infarto intestinal, pancreatite, sepse, coagulação intravascular disseminada, embolização periférica, insuficiência respiratória e paraplegia. Há que evitar a hipotensão no período pós-operatório, que aumenta o risco de paraplegia de instalação tardia.

Leituras Sugeridas

Allain R, Marone LK, Meltzer J, et al. Carotid endarterectomy. *Int Anesth Clin* 2005;43(1):15–38.

Barnett HJM, Taylor DW, Eliasziw M, et al. Benefit of carotid endarterectomy in patients with symptomatic moderate or severe stenosis. *N Engl J Med* 1998;339:1415–1425.

Brewster DC, Kaufman JA, Geller SC, et al. Initial experience with endovascular repair: comparison of early results with conventional open repair. *J Vasc Surg* 1998;27:992–1005.

Chitilian HV, Isselbacher EM, Fitzsimons MG. Preoperative cardiac evaluation for vascular surgery. *Int Anesth Clin* 2005;43(1):1–14.

Crawford ES, Crawford JL, Safi HJ, et al. Thoracoabdominal aortic aneurysms: preoperative and intraoperative factors determining immediate and long-term results of operations in 605 patients. *J Vasc Surg* 1985;3:389–404.

Gelman S. The pathophysiology of aortic cross-clamping and unclamping. *Anesthesiology* 1995;82:1026–1060.

Kashyap VP, Cambria RP, Davison JK, et al. Renal failure after thoracoabdominal aortic surgery. *J Vasc Surg* 1997;26:949–955.

Kaufman JA, Geller SC, Brewster DC, et al. Endovascular repair of abdominal aortic aneurysm: current status and future directions. *Am J Roentgenol* 2000;175:289–302.

Levine WC, Lee JJ, Black JH, et al. Thoracoabdominal aneurysm repair, anesthetic management. *Int Anesth Clin* 2005;43(1):39–60.

Mangano ET, Layug EL, Wallace A, et al. Effect of atenolol on mortality and cardiovascular morbidity after noncardiac surgery. *N Engl J Med* 1996;335:1713–1720.

McFalls EO, Ward HB, Moritz TE, et al. Coronary-artery revascularization before elective major vascular surgery *N Engl J Med* 2004;351:2795–2804.

Moscucci M, Jones N. Coronary revascularization before noncardiac vascular surgery one more step forward in understanding its role. *J Am Coll Cardiol* 2007:49(17):1770–1771.

Pierce ET, Pomposelli FB, Stanley GD, et al. Anesthesia type does not influence early graft patency or limb salvage rates of lower extremity arterial bypass. *J Vasc Surg* 1997;25:226–233.

Prinssen M, Verhoeven ELG, Buth J, et al. A randomized trial comparing conventional and endovascular repair of abdominal aortic aneurysms. *N Engl J Med* 2004;351:1607–1618.

Riddell JM, Black JH, Brewster DC, Dunn PF. Endovascular abdominal aortic aneurysm repair. *Int Anesth Clin* 2005;43(1):79–92.

Tuman KJ, McCarthy RJ, March RJ, et al. Effects of epidural anesthesia and analgesia on coagulation and outcome after major vascular surgery. *Anesth Analg* 1991;73:696–704.

Wallace A, Layug B, Tateo I, et al. Prophylactic atenolol reduces postoperative myocardial ischemia. *Anesthesiology* 1998;88:7–17.

Wesner L, Marone LK, Dennehy KC. Anesthesia for lower extremity bypass. *Int Anesth Clin* 2005;43(1):93–110.

Wozniak MF, LaMaragluia GM, Musch G. Anesthesia for open aortic aneurysm surgery. *Int Anesth Clin* 2005;43(1):61–78.

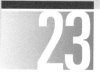

Anestesia para Cirurgia Cardíaca

Ethan Small e Jason Zhensheng Qu

I. AVALIAÇÃO PRÉ-ANESTÉSICA

A. As questões **pertinentes aos procedimentos cirúrgicos cardíacos**, assim como ao impacto fisiológico da circulação extracorpórea (CEC) e da parada cardíaca eletiva são:
1. **Cirurgias prévias** do tórax acarretam complicações técnicas para a cirurgia cardíaca.
2. É preciso atentar para **internações prévias por doenças vasculares periféricas**, entre as quais ataques isquêmicos transitórios ou acidentes vasculares cerebrais, e os resultados de exames vasculares não invasivos e invasivos. A doença da artéria carótida sintomática ou documentada pode justificar a endarterectomia anterior ou concomitante à operação cardíaca.
3. O **histórico de sangramento** ou tendências **protrombóticas** pode revelar um distúrbio passível de tratamento perioperatório.
4. Pacientes com história de **trombocitopenia induzida por heparina** (TIH) podem apresentar complicações trombóticas fatais quando tratados com heparina; convém elaborar, antes da operação, um plano para anticoagulação durante a CEC.
5. A **insuficiência renal** pode indicar a necessidade de medidas de proteção renal intraoperatórias.
6. A **disfunção pulmonar pós-CEC** pode ser fatal; a administração pré-operatória de antibióticos, broncodilatadores, esteroides ou a fisioterapia torácica pode ser benéfica para os pacientes com doença pulmonar.

B. A **avaliação cardíaca** deve identificar as principais características anatômicas e fisiológicas do sistema cardiovascular; isso permite prever a probabilidade de isquemia intraoperatória e determinar a reserva funcional do coração.
1. A **cintilografia** mostra as regiões e a extensão do miocárdio com risco de isquemia.
2. A **ventriculografia radioisotópica** determina o volume das câmaras cardíacas, a fração de ejeção e a razão entre os volumes sistólicos direito e esquerdo.
3. A **ecocardiografia** avalia a função ventricular e valvar. Anormalidades regionais do movimento da parede podem refletir isquemia ou infarto do miocárdio prévio.
4. O **cateterismo cardíaco** oferece dados anatômicos e funcionais muitas vezes não obtidos em exames não invasivos.
    a. **Dados anatômicos.** A angiografia coronariana mostra a localização e a extensão das estenoses coronarianas, o leito arterial distal, o fluxo colateral e a dominância coronariana. Considera-se **estenose acentuada** a redução do diâmetro da luz maior que 70%. A **artéria coronária dominante** supre o nó atrioventricular e a artéria coronária descendente posterior.
    b. **Dados funcionais.** A ventriculografia pode mostrar anormalidades do movimento da parede, regurgitação mitral e *shunts* intracardíacos. Normalmente, a fração de ejeção do ventrículo esquerdo (VE) é superior a 0,6. O comprometimento do desempenho ventricular é um preditor útil de aumento do risco cirúrgico.
    c. Os **dados hemodinâmicos** são compilados do cateterismo cardíaco direito e esquerdo. As pressões intracardíaca e vascular pulmonar refletem a volemia, a função das valvas cardíacas e a presença de doença vascular pulmonar (o Quadro 23.1 apresenta os valores normais). A elevação da pressão diastólica final no VE (PDFVE) (medida após a onda "a") pode ser causada por insuficiência e dilatação ventricular, sobrecarga volêmica (insuficiência mitral ou aórtica [IA]), diminuição da complacência

308 Capítulo 23

QUADRO 23.1 Pressão Intracardíaca e Saturação de Oxigênio Normais

	Pressão (mmHg)	Saturação de O_2 (%)
Veia cava superior	–	71
Veia cava inferior	–	77
Átrio direito (média)	1 a 8	75
VD (sistólica/diastólica)	15 a 30/0 a 8	75
AP (sistólica/diastólica)	15 a 30/4 a 12	75
Pressão de oclusão na AP (média)	2 a 12	–
Átrio esquerdo (média)	2 a 12	98
VE (sistólica/diastólica/diastólica final)	100 a 140/0 a 8/2 a 12	98
Aorta (sistólica/diastólica)	100 a 140/60 a 90	98

---

decorrente de isquemia ou hipertrofia, ou um processo constritivo. A PDFVE pode aumentar muito em pacientes com doença arterial coronariana (DAC) após injeção de contraste para ventriculografia ou angiografia coronariana, a despeito dos demais valores hemodinâmicos normais.

    d. Os *shunts* **esquerda-direita intracardíacos** são demonstrados por "elevação" da saturação arterial de oxigênio (Sa_{O_2}) nas câmaras cardíacas direitas. Os fluxos sistêmico e pulmonar e as razões entre eles são calculados pelos princípios de Fick (ver equações na seção IV.C.1.d).

    e. O **débito cardíaco** é determinado por termodiluição e a partir dele é possível calcular os índices hemodinâmicos (Quadro 23.2).

  5. A **tomografia computadorizada de alta resolução (64 cortes) e a RM funcional** são modalidades de imagem não invasivas usadas na avaliação de doença coronariana. Essas técnicas auxiliam a triagem de pacientes que não são candidatos ideais ao cateterismo cardíaco.

C. Exames Laboratoriais. Os exames de rotina em pacientes submetidos a operação cardíaca são hemograma completo, tempo de protrombina, tempo de tromboplastina parcial ativada, contagem de plaquetas, eletrólitos, ureia, creatinina, glicose, aspartato aminotransferase, lactato desidrogenase, creatinoquinase, exame de urina, radiografia de tórax e eletrocardiograma (ECG) de 12 derivações com uma derivação longa. Convém considerar um ensaio de detecção de anticorpos contra o complexo formado por heparina e fator plaquetário 4 quando há diminuição ou queda rápida do número de plaquetas associada ao uso de heparina, tendo em vista o risco de trombocitopenia induzida por heparina.

II. ANESTESIA

A. Educação do Paciente. Muitas vezes é possível aliviar a ansiedade do paciente explicando o que é esperado tanto imediatamente antes quanto depois da operação. É importante enfatizar o conforto do paciente.

B. Pré-medicação

  1. Medicamentos de ação cardíaca

    a. **Antagonistas beta-adrenérgicos, bloqueadores dos canais de cálcio** e **nitratos**, entre eles a nitroglicerina intravenosa, são mantidos, como rotina, até a chegada à sala de cirurgia.

    b. Os **digitálicos** costumam ser suspensos por 24 h antes da operação em vista da toxicidade inerente (sobretudo em caso de hipopotassemia) e da longa meia-vida de eliminação. No entanto, é preciso manter os digitálicos quando o controle da frequência cardíaca é essencial, como na estenose mitral (EM).

    c. Os **anti-hipertensivos**, entre eles inibidores da enzima de conversão da angiotensina (ECA) e diuréticos, habitualmente são suspensos na manhã da cirurgia. Pacientes com

QUADRO 23.2

Índices de Função Ventricular

Fórmula	Unidades	Valor Normal
$VS = \dfrac{DC}{FC} \times 1.000$	mℓ/batimento	60 a 90
$IS = \dfrac{VS}{ASC}$	mℓ/batimento/m^2	40 a 60
$ITSVE = \dfrac{1,36\,(PAM - PECP)}{100} \times IS$	g-m/m^2/batimento	45 a 60
$ITSVD = \dfrac{1,36\,(PAP - PVC)}{100} \times IS$	g-m/m^2/batimento	5 a 10
$RVS = \dfrac{(PAM - PVC)}{DC} \times 80$	dina-segundo/cm^5	900 a 1.500
$RVP = \dfrac{(PAP - PECP)}{DC} \times 80$	dina-segundo/cm^5	50 a 150

ASC, área de superfície corporal; DC, débito cardíaco; FC, frequência cardíaca; IS, índice sistólico; ITSVD, índice de trabalho sistólico do ventrículo direito; ITSVE, índice de trabalho sistólico do ventrículo esquerdo; PAM, pressão arterial sistêmica média; PAP, pressão arterial pulmonar média; PECP, pressão de encunhamento capilar pulmonar; PVC, pressão venosa central média; RVP, resistência vascular pulmonar; RVS, resistência vascular sistêmica; VS, volume sistólico.

disfunção significativa do VE tendem a apresentar choque por vasodilatação quando tratados com inibidor da ECA antes da operação. No entanto, em caso de acentuada labilidade da pressão arterial, pode ser preciso manter os anti-hipertensivos.

d. Os **antiarrítmicos** geralmente são mantidos até o momento da cirurgia. Os agentes do tipo I (p. ex., disopiramida) podem inibir a automaticidade e a condução, sobretudo quando há hiperpotassemia.

e. O **ácido acetilsalicílico (AAS)** tem efeito positivo sobre a permeabilidade do enxerto. Pode ser prudente manter o tratamento com AAS em pacientes com DAC significativa. A hemorragia relacionada apenas ao tratamento com AAS pode ser superada por transfusão de plaquetas desde que o fármaco tenha sido eliminado da circulação. Pacientes com doença cardiovascular podem estar recebendo vários agentes antiplaquetários, de ação rapidamente reversível ou não (Quadro 23.3). É necessário obter história medicamentosa precisa dos candidatos a cirurgia cardíaca para avaliar o risco de coagulopatia e hemorragia perioperatórias.

f. A **varfarina** deve ser suspensa 2 a 3 dias antes da operação. É preciso verificar o tempo de protrombina normal antes da operação. Em situação de emergência, pode-se usar vitamina K (10 mg SC) ou duas a quatro unidades de plasma fresco congelado (PFC) para corrigir a coagulopatia; no entanto, o PFC só corrige transitoriamente a coagulopatia induzida por varfarina, uma vez que esta tem meia-vida relativamente mais longa que os cofatores dependentes de vitamina K (fatores II, VII, IX e X), o que acarreta risco de coagulopatia de rebote.

g. As infusões de **heparina** iniciadas para tratamento de angina instável ou doença da artéria coronária principal esquerda são mantidas no período pré-operatório. Os efeitos anticoagulantes da heparina não fracionada são rapidamente revertidos pela administração por via intravenosa de protamina. Ao contrário, os efeitos anticoagulantes das preparações de heparina com baixo peso molecular não são totalmente reversíveis com protamina e foram associados ao aumento da hemorragia perioperatória em pacientes submetidos a cirurgia cardíaca.

2. Há indicação de **sedação e analgesia** em quase todos os pacientes submetidos a cirurgia cardíaca. Associações de benzodiazepínicos e morfina proporcionam excelente amnésia e analgesia para inserção de cateter antes da indução, com grau aceitável de depressão cardiorrespiratória em todos os pacientes, à exceção dos mais debilitados.

QUADRO 23.3 Agentes Antiplaquetários

Fármaco	Inibe	Meia-vida	Duração	Reversível	Métodos para Restaurar a Função
Ácido acetilsalicílico	Ciclo-oxigenase	15 a 20 min	7 dias	Não	Transfusão de plaquetas
Abciximabe (Reopro)	Receptor da glicoproteína IIb/IIIa	30 min	48 h	Parcialmente	Transfusão de plaquetas
Eptifibatida (Integrilin)	Receptor da glicoproteína IIb/IIIa	2,5 h	4 a 8 h	Sim	Adiar a cirurgia por 2 h depois de interromper o fármaco
Tirofibana (Aggrastat)	Receptor da glicoproteína IIb/IIIa	1,5 a 3 h	4 a 8 h	Sim	Interromper o fármaco logo que possível antes da cirurgia
Clopidogrel (Plavix)	Receptor de difosfato de adenosina	8 h	7 dias	Não	Transfusão de sangue e derivados, se necessário[c]
Ticlopidina (Ticlid)	Receptor de difosfato de adenosina	12 h a 5 dias com doses repetidas	7 dias	Não	Transfusão de sangue e derivados, se necessário
Dipiridamol[a] (Persantine)	Captação de adenosina; fosfodiesterase	9 a 13 h	4 a 10 h	Sim	Transfusão de plaquetas
Cilostazol (Pletal)	Fosfodiesterase III	11 a 13 h	48 h	Sim	Transfusão de sangue e derivados, se necessário
Fitoterápicos[b]	Agregação plaquetária	Variável	Variável	Variável	Há poucos dados disponíveis

[a] O dipiridamol é encontrado em uma formulação com ácido acetilsalicílico (Aggrenox).
[b] Inclui alho, ginkgo, ginseng, gengibre, monsenhor-amarelo, óleo de peixe e *dong quai*.
[c] A administração de aprotinina foi associada à redução do sangramento em pacientes submetidos a cirurgia cardíaca tratados com clopidogrel.

Anestesia para Cirurgia Cardíaca **311**

    a. Em adultos de médio porte com boa função do VE, administram-se **lorazepam**, 1 a 2 mg VO, na noite da véspera da operação, e outra dose 1 h antes da chegada à sala de cirurgia, e **morfina**, 2 a 5 mg SC, no mínimo 1 h antes da indução.

    b. Até mesmo um pequeno grau de hipotensão induzida por medicamentos pode ser perigoso para pacientes com estenose aórtica (EA) grave, EM ou doença da artéria coronária principal esquerda. É preciso reduzir as doses dos fármacos nesses pacientes. A pré-medicação é administrada em quantidades mínimas ou só é administrada depois que o paciente chegar à sala de cirurgia.

  3. Deve-se administrar **oxigênio suplementar** a todos os pacientes.

C. Monitoramento

  1. Monitores convencionais (ver Capítulo 10).

    a. O **ECG** contínuo das derivações II e V_5 com análise da tendência do segmento ST facilita o diagnóstico de isquemia e distúrbios do ritmo.

    b. O **monitoramento da temperatura** inclui a da nasofaringe (que reflete a temperatura do encéfalo e de outros tecidos de alta perfusão); a temperatura do sangue, medida por cateter na artéria pulmonar (AP); e a temperatura vesical ou retal.

  2. Pressão venosa central e pressão na AP

    a. Pacientes com função ventricular normal submetidos a cirurgia cardíaca podem ser tratados efetivamente com monitoramento da pressão venosa central (PVC) com ou sem ecocardiografia transesofágica (ETE).

    b. O **cateter da AP com marca-passo e os cateteres Paceport** propiciam a estimulação para tratamento de várias lesões valvares (IA e regurgitação mitral) e distúrbios da condução e para reoperações nas quais pode não ser possível o acesso rápido para estimulação epicárdica. O monitoramento da **saturação de oxigênio no sangue venoso misto** (Smv_{O_2}) está sempre disponível por cateteres de AP especialmente equipados com oxímetro de fibra óptica. A diminuição da Smv_{O_2} é consequência de diminuição do débito cardíaco, diminuição da hemoglobina, aumento do consumo de oxigênio ou diminuição da Sa_{O_2}.

  3. A **ETE intraoperatória** é uma técnica útil para fornecer informações imediatas sobre a anatomia e o estado funcional do coração. As diretrizes de ETE da Society of Cardiovascular Anesthesiologists/American Society of Echocardiography são úteis para garantir a obtenção de todas as imagens necessárias.

  4. Monitores neurológicos como Doppler transcraniano, eletroencefalografia com múltiplos canais e oximetria cerebral podem melhorar o desfecho neurológico, alertando o clínico para desequilíbrios de perfusão durante CEC. O monitor BIS orienta o ajuste da dose de anestésicos para pacientes submetidos a cirurgia cardíaca e considerados para extubação intraoperatória ou protocolos de recuperação rápida (*fast track*).

D. Pré-indução. Após a chegada do paciente à sala de cirurgia, é preciso verificar os sinais vitais, garantir Sp_{O_2} adequada e ajustar a dose de outra pré-medicação, se indicado.

  1. Institui-se **acesso venoso periférico**. Em adultos, um cateter IV periférico de grande calibre (14) é suficiente. Caso haja expectativa de sangramento excessivo (p. ex., reoperação ou paciente com coagulopatia preexistente), um segundo cateter venoso facilita a administração de hemoderivados.

  2. A **canulação arterial** é realizada com cateter de calibre 18 ou 20.

    a. A canulação bilateral da artéria radial geralmente é realizada quando se planeja canulação da artéria axilar.

    b. Deve-se evitar a canulação distal a um local de dissecção prévia da artéria braquial. Pode haver gradientes de pressão através de arteriotomias, sobretudo durante e depois da CEC.

    c. Se houver assimetria das pressões arteriais medidas, deve-se colocar o cateter arterial no lado com valor mais alto.

    d. Sempre verificar se o cirurgião usará a artéria radial como enxerto na cirurgia de revascularização do miocárdio.

    e. A canulação da artéria femoral é uma alternativa segura e confiável à canulação da artéria radial. A canulação pré-operatória da artéria femoral em pacientes com DAC grave e função insatisfatória do VE proporciona um local para inserção pós-operatória de balão intra-aórtico (BIA), caso seja necessário. As canulações da artéria braquial e axilar são a terceira e quarta escolhas.

312 Capítulo 23

    f. A pressão central na luz do balão intra-aórtico pode ser transduzida como monitor de pressão arterial central.

  3. O **acesso venoso central** pode ser instituído antes ou depois da indução, dependendo da situação clínica.

  4. É preciso que haja **desfibrilador e gerador externo de marca-passo** à mão, assim como um magneto para controlar marca-passos ou cardioversores-desfibriladores implantáveis (CDI), se houver indicação.

  5. É essencial ter na sala duas a quatro unidades de **concentrados de hemácias tipados** e conferidos, **com provas cruzadas realizadas.**

  6. Os **valores hemodinâmicos basais**, inclusive débito cardíaco e ECG de 7 derivações, são registrados.

  7. Os medicamentos prontamente disponíveis devem ser heparina, cloreto de cálcio, lidocaína, amiodarona, inotrópicos, vasopressores, vasodilatadores e nitroglicerina. A protamina só deve ser preparada depois que o paciente for separado com segurança da CEC.

E. A indução é um dos momentos críticos da anestesia. Deve haver um cirurgião a postos, e a bomba de CEC deve estar preparada para o caso de emergência hemodinâmica. A escolha de agentes e a sequência de eventos dependem das lesões cardíacas específicas, da condição do paciente e do plano cirúrgico. A indução sistemática e gradual com avaliação frequente do grau de depressão cardiovascular e da profundidade da anestesia (determinada pela resposta hemodinâmica a estímulos graduais, inclusive inserção de cânula oral e passagem da sonda de Foley) minimiza a instabilidade hemodinâmica.

  1. Os **agentes** úteis na indução e manutenção da anestesia no paciente submetido a cirurgia cardíaca são:

    a. **Opioides IV** produzem vários graus de vasodilatação e bradicardia sem depressão miocárdica significativa. Uma técnica de altas doses usa fentanila (50 a 100 μg/kg) ou sufentanila (10 a 20 μg/kg), como agente de indução e de manutenção primária. Outra opção é a complementação de um bolo de indução menor (fentanila 25 a 50 μg/kg) com infusão contínua de narcótico, ou até mesmo o uso de doses menores (fentanila, 10 a 25 μg/kg ou sufentanila, 1 a 5 μg/kg) associadas a outros depressores do sistema nervoso central como parte de uma técnica balanceada.

    b. **Hipnóticos sedativos e amnésticos**, entre eles tiopental, propofol e etomidato, são úteis como agentes coindutores em determinadas situações. Desses fármacos, o etomidato causa a menor depressão miocárdica.

    c. Os **anestésicos inalatórios voláteis** são agentes complementares úteis, sobretudo no tratamento da hipertensão.

    d. Em regra, são escolhidos **relaxantes musculares** com efeitos cardiovasculares mínimos (p. ex., vecurônio e cisatracúrio). O pré-tratamento com uma "dose preparatória" e a administração precoce de relaxante ajudam a neutralizar a rigidez da parede torácica frequente durante induções com narcóticos. A **succinilcolina** é usada em induções em sequência rápida modificadas em pacientes com refluxo ou estômago cheio. O **pancurônio** neutraliza os efeitos bradicárdicos dos opioides.

  2. **Considerações específicas na cardiopatia valvar** (ver também Capítulo 2).

    a. **Estenose aórtica.** Os objetivos hemodinâmicos são volume intravascular adequado, baixa frequência cardíaca com ritmo sinusal e manutenção de contratilidade e tônus vascular sistêmico. O ventrículo esquerdo espesso e não complacente associado à EA geralmente requer altas pressões de enchimento (PDFVE de 20 a 30 mmHg). Convém evitar os anestésicos que reduzem o tônus vascular ou a contratilidade miocárdica (p. ex., tiopental). A infusão de um vasopressor (p. ex., norepinefrina) pode ser iniciada 1 a 2 min antes da indução para reduzir o risco de hipotensão intensa associada à indução. É essencial o tratamento intensivo das arritmias.

    b. **Insuficiência aórtica.** Os objetivos hemodinâmicos são volume intravascular adequado, manutenção de frequência cardíaca e contratilidade aumentadas e diminuição do tônus vascular sistêmico para facilitar o fluxo anterógrado. Não raro, os pacientes com IA dependem muito do tônus simpático endógeno. Os pacientes com DAC coexistente podem descompensar com bradicardia acentuada (pressão de perfusão diastólica muito baixa); é preciso que haja um método rápido de estimulação.

    c. **Estenose mitral.** Os objetivos hemodinâmicos determinam a manutenção de ritmo lento, de preferência sinusal, e de volume intravascular, contratilidade e resistên-

Anestesia para Cirurgia Cardíaca **313**

cia sistêmica adequados. A elevada resistência vascular pulmonar (RVP), não raro secundária à hipoventilação ou à pressão expiratória final positiva (PEEP), tem de ser evitada. A indução é muito difícil em pacientes com EM grave e RVP elevada. É recomendável inserir um cateter na AP antes da indução. É essencial o tratamento intensivo da fibrilação atrial.

d. Regurgitação mitral. Os objetivos hemodinâmicos são manutenção do volume intravascular, frequência cardíaca normal ou elevada e redução do tônus vascular sistêmico. Deve-se evitar o aumento da RVS. As quedas da resistência vascular sistêmica (RVS) induzidas pela anestesia geralmente são bem toleradas.

e. Nos pacientes com lesões valvares mistas, a lesão com maior repercussão hemodinâmica domina os objetivos do tratamento. O acréscimo de DAC às lesões valvares mistas torna o planejamento ainda mais complexo (p. ex., EA associada a IA e DAC). Em todas as situações, o anestesiologista deve identificar os três problemas mais prováveis durante a indução e planejar o tratamento de cada um deles.

3. Considerações específicas nas induções de emergência

a. Embolia pulmonar. A indução e a ventilação com pressão positiva podem precipitar o colapso cardiovascular. É prudente preparar o paciente instável e pôr os campos cirúrgicos antes da indução. A canulação dos vasos femorais sob anestesia local para início da CEC é indicada em pacientes com função insatisfatória do ventrículo direito (VD).

b. Tamponamento pericárdico. Pacientes com tamponamento pericárdico suscitam preocupações semelhantes. A administração adequada de volume é essencial. A instituição de agente inotrópico e vasopressor antes da indução pode ser útil. Em caso de colapso hemodinâmico na indução da anestesia, pode ser necessária a esternotomia aguda. Pode ser preciso inserir um dreno pericárdico antes da indução da anestesia para evitar o colapso hemodinâmico.

c. Dissecção aórtica. A hipertensão arterial pode precipitar ruptura aórtica. É preciso que haja sangue disponível antes da indução. Há possibilidade de extensão proximal da dissecção e consequente isquemia coronariana ou tamponamento.

d. Comunicação interventricular (CIV) e ruptura do músculo papilar após infarto do miocárdio. Os pacientes podem apresentar hipotensão extrema. A rapidez na instituição da CEC é essencial. Em muitos desses pacientes há indicação de contrapulsação com balão intra-aórtico pré-indução.

e. A pressão arterial pode cair subitamente durante a indução da anestesia em pacientes em estado crítico. A reanimação cardiopulmonar não deve esperar o efeito da farmacoterapia. Se não houver rápida recuperação com compressões torácicas e desfibrilação, considerar o início imediato da CEC.

F. O **período pré-CEC** é caracterizado por níveis variáveis de estimulação durante o preparo para o início da CEC. Os períodos mais estimulantes são os de esternotomia, retração do esterno, incisão pericárdica e dissecção e cateterização da raiz aórtica. Há resfriamento espontâneo.

1. É preciso colher uma **amostra de sangue** para verificar os níveis iniciais de gasometria arterial e pH, hematócrito (Ht) e tempo de coagulação ativada (TCA). A flebotomia e a hemodiluição normovolêmica aguda podem ser consideradas em pacientes saudáveis com Ht inicial de 40% ou superior, assim garantindo sangue total autólogo fresco para transfusão após CEC e reversão da heparina.

2. Os **pulmões são desinsuflados** durante a esternotomia. Alterações anatômicas da parede torácica provocam alterações do ECG, sobretudo da onda T, que devem ser notadas para evitar confusão com alterações induzidas por isquemia.

3. A **dissecção da artéria mamária interna esquerda** pode causar perda de sangue para o hemitórax esquerdo e prejudicar a função pulmonar em pacientes com diminuição da reserva pulmonar.

4. Anticoagulação para canulação

a. Antes da indução da anestesia, deve-se preparar heparina, 350 U/kg (500 U/kg se o paciente estiver recebendo heparina IV ou em tratamento de contrapulsação com BIA), para o caso de necessidade de instituição de emergência de CEC. Administrar a heparina por cateter central, aspirando sangue antes e depois da injeção para confirmar a permeabilidade.

b. Muitas vezes há **vasodilatação** após a injeção de heparina, o que deve ser previsto.

c. O **TCA**, determinado cerca de 5 min após administração de heparina, é usado para monitorar o grau de anticoagulação. Os valores basais são de 80 a 150 segundos. O tratamento com heparina suficiente para evitar a formação de microtrombos durante CEC está correlacionado com um TCA de mais de 400 segundos (acima de 35°C). É preferível manter o TCA acima de 450 segundos, haja vista a variação inerente desse exame feito no ambiente do atendimento (*point-of-care test*). Os pacientes em uso contínuo de heparina IV no pré-operatório podem tornar-se relativamente "resistentes à heparina". Caso não seja obtido um TCA superior a 400 segundos com as posologias convencionais de heparina, administram-se mais 200 a 300 U/kg. Se isso falhar, pode ser preciso administrar concentrado antitrombina (500 a 1.000 U) ou duas a quatro unidades de PFC para corrigir provável deficiência de antitrombina.

d. Os **pacientes com diagnóstico de trombocitopenia induzida por heparina (TIH) tipo 2 ou TIH com síndrome trombótica (TIHST)** necessitam de anticoagulação especial durante CEC. A classificação da TIH é determinada pelo acometimento imune. A TIH tipo 1 é uma reação não imunológica da heparina com as plaquetas que causa trombocitopenia leve. A TIH tipo 2 é um fenômeno imunomediado que ativa as plaquetas, resultando em agregação plaquetária. Mediadores bioquímicos oriundos das plaquetas ativadas induzem a geração de trombina, levando à coagulação arterial e venosa difusa. O diagnóstico de TIHST requer evidências sorológicas e clínicas. Os pacientes com ensaio funcional positivo (ensaio de liberação de serotonina ou estudo da agregação plaquetária), redução maior que 50% das plaquetas (qualquer que seja o número inicial de plaquetas), queda do número de plaquetas abaixo de 150.000 ou história de evento trombótico associado ao uso de heparina são mais propensos a apresentar desfecho adverso quando reexpostos à heparina. Os pacientes com ELISA positivo na ausência de ensaio funcional positivo ou de sintomas clínicos são menos propensos a apresentar reação adversa à heparina.

e. Nos pacientes com TIH tipo 2 ou TIHST, há duas opções ao tratamento convencional com heparina (Quadro 23.4); cada uma delas tem limitações importantes que devem ser analisadas com o cirurgião e um hematologista antes do uso.

(1) Todas as formas de heparina são interrompidas antes da operação. (Usam-se solução salina para irrigar os transdutores de pressão e solução salina citratada para lavar o sangue recuperado no processo de centrifugação.)

(2) Usa-se um cateter na AP sem heparina.

(3) É possível usar outros anticoagulantes. Entre eles estão a bivalirudina ou heparina não fracionada associada a um agente antiplaquetário (ver Quadro 23.4).

(4) Se for usada heparina não fracionada, durante a CEC administra-se uma dose de heparina suína antes da cateterização aórtica (para minimizar o risco de uma dose repetida de heparina).

QUADRO 23.4 Opções de Anticoagulação para CEC em Pacientes com TIH

Fármaco	Mecanismo	Meia-vida	Monitoramento Laboratorial	Reversível?
Bivalirudina (Angiomax)	Inibidor direto da trombina	25 min (função renal normal)	TCA	Não
Tirofibana (Aggrastat) + heparina não fracionada[a]	O inibidor do receptor da glicoproteína IIb/IIIa impede a agregação plaquetária na TIH	1,5 a 3 h	TCA (plaquetas e dímero-D se houver suspeita de trombose induzida por heparina)	Não

[a]É necessário treinamento complementar para usar com segurança essa técnica de anticoagulação em pacientes que necessitam de CEC.

Anestesia para Cirurgia Cardíaca **315**

    (5) O ácido acetilsalicílico é administrado no início do período pós-operatório e pode haver indicação de início de anticoagulação sistêmica com inibidor direto da trombina e varfarina para evitar as complicações tromboembólicas pós-operatórias precoces e tardias.

5. O **preparo para CEC** começa com a canulação aórtica. A **ultrassonografia epiaórtica** é usada para orientar a canulação em pacientes com doença aterosclerótica conhecida. A manutenção de pressão arterial sistólica próxima de 100 mmHg durante a canulação aórtica diminui o risco de dissecção.

6. Alguns cirurgiões realizam as anastomoses proximais do enxerto de veia safena antes de iniciar a CEC. Um clampe lateral em posição errada pode ocluir mais de 50% da luz aórtica e aumentar muito a pós-carga, o que causa descompensação miocárdica. Os sinais iniciais são hipotensão, elevação da pressão na AP e alterações do segmento ST.

7. Uma ou duas cânulas de retorno venoso são inseridas através do átrio direito. Com frequência, insere-se um cateter na porção proximal da aorta ascendente para administração anterógrada de solução cardioplégica.

8. A cânula de cardioplegia retrógrada costuma ser inserida no seio coronário. A inserção dessa cânula pode precipitar arritmia supraventricular e acarretar descompensação hemodinâmica aguda com necessidade de cardioversão sincronizada imediata ou início de CEC. A inserção dessa cânula pode ser guiada por ETE.

G. Circulação Extracorpórea

1. Circuito de CEC. No circuito primário típico de CEC, o sangue é transferido, por ação da gravidade, do átrio direito para um reservatório venoso através de tubo plástico. Uma bomba (de rolete ou centrífuga) impulsiona o sangue venoso para um permutador de calor e um oxigenador que acrescenta oxigênio e retira dióxido de carbono. O sangue arterializado atravessa um filtro antes de entrar na aorta ascendente do paciente através da cânula aórtica. O aparelho de CEC também conta com um circuito para a administração de solução cardioplégica e um ou mais para aspirar sangue do campo cirúrgico. Cerca de 1.600 mℓ de solução cristaloide são acrescentados para preparar o circuito primário "*prime*". Isso diminui proporcionalmente o Ht do paciente: Ht diluído = [peso do paciente (kg) × 70 mℓ/kg × Ht]/[peso do paciente × 70 mℓ/kg + *prime* da bomba (mℓ)]. Dependendo do Ht inicial, essa redução costuma ser bem tolerada em virtude da diminuição da viscosidade e do aumento do fluxo. Em um procedimento cardiovascular, o anestesiologista deve saber preparar o aparelho de CEC em uma emergência e prever e controlar possíveis problemas relacionados com a CEC (p. ex., coágulo no oxigenador de membrana, oclusão inadequada da bomba e embolia gasosa).

2. Início da CEC. Após tratamento adequado com heparina (TCA mínimo de 400 a 480 segundos), a CEC é iniciada quando o cirurgião libera a pinça da linha venosa. Depois de confirmar o retorno venoso adequado, o perfusionista aciona a bomba e aumenta progressivamente a velocidade até um fluxo de 2,0 a 2,4 ℓ/min/m^2 ou cerca de 50 mℓ/kg/min em adultos. Esse fluxo permite alcançar pressão arterial média (PAM) de 40 a 120 mmHg, dependendo da resistência vascular, do volume intravascular e da viscosidade sanguínea. Nesse início, deve-se observar o sangue vermelho-vivo entrando na aorta para confirmar o bom funcionamento do oxigenador de membrana. Uma vez estabelecidos os fluxos e a drenagem venosa adequados, interrompem-se os anestésicos voláteis administrados pelo aparelho de anestesia, a hidratação venosa e a ventilação pulmonar. Administra-se uma dose suplementar de relaxantes musculares para evitar calafrios. A anestesia é mantida por agentes IV ou inalatórios administrados por vaporizador na linha de gás fresco do circuito. É aconselhável recuar o cateter da AP 1 a 5 cm para evitar o encunhamento de sua extremidade durante CEC. Se forem usadas duas linhas de retorno venoso e aplicados torniquetes para obter CEC completa, a PVC medida acima do torniquete é a pressão na veia cava superior (VCS). A alta PVC pode indicar obstrução da cânula da VCS. Após fibrilação ou parada cardíaca, são exibidas as pressões médias na AP. Pode-se inserir uma cânula de saída no ventrículo esquerdo para evitar sua distensão.

3. Manutenção da CEC

    a. A principal técnica de **proteção miocárdica** durante o pinçamento é a diminuição do consumo miocárdico de oxigênio por hipotermia, parada cardíaca por hiperpotassemia ou ambas.

316 Capítulo 23

(1) A administração de **soluções de cardioplegia** pode ser anterógrada, através da raiz aórtica, óstios coronários ou enxerto venoso, ou retrógrada, através do seio coronário.

(2) A **cardioplegia fria intermitente** é uma técnica frequente. Administra-se solução hiperpotassêmica fria (4 a 6°C), com ou sem sangue, à circulação coronariana aproximadamente a cada 20 minutos (ou menos se houver retorno da atividade elétrica cardíaca). O resfriamento sistêmico do paciente e o resfriamento tópico do coração aumentam a proteção.

(3) A **técnica de cardioplegia quente** é a infusão de solução hiperpotassêmica quente (32°C a 37°C) misturada com sangue em proporção aproximada de 1:5. A solução é administrada continuamente durante o pinçamento da aorta com algumas interrupções para permitir a observação dos locais de anastomose. Com frequência há resfriamento sistêmico leve a 32°C a 34°C. Pode-se usar lidocaína ou esmolol para aumentar a proteção. Os níveis séricos de glicose aumentam muito e são normalizados com insulina IV.

(4) A **técnica de fibrilação com hipotermia** (sem pinçamento da aorta) pode ser usada nos procedimentos de revascularização do miocárdio. Essa técnica requer pressão sistêmica elevada (PAM > 80 mmHg), medida contínua da pressão no VE e infusão contínua de nitroglicerina para garantir a perfusão miocárdica adequada.

b. A **hipotermia** (20°C a 34°C) é muito usada durante CEC. Há redução do consumo de oxigênio e, portanto, da demanda de fluxo, enquanto há aumento da viscosidade sanguínea, assim neutralizando a hipoviscosidade induzida pelo *prime*. Os efeitos adversos da hipotermia são diminuição da função autorreguladora, enzimática e da membrana celular; diminuição da oferta de oxigênio (desvio para a esquerda da curva de dissociação de oxigênio da hemoglobina) e potencialização da coagulopatia.

c. O **monitoramento hemodinâmico** durante CEC é uma responsabilidade compartilhada pelo perfusionista, anestesiologista e cirurgião.

(1) A **hipotensão** no início da CEC geralmente é causada por hemodiluição e hipoviscosidade. Outras causas importantes são fluxo inadequado da bomba, vasodilatação, dissecção aórtica aguda e posicionamento errado da cânula aórtica (p. ex., com direcionamento do fluxo para o tronco braquiocefálico sem suprir a artéria radial canulada). Devem-se verificar a pressão na AP e a velocidade de fluxo de saída do VE para garantir que a incompetência aórtica não tenha comprometido o fluxo anterógrado na bomba. Pode ser necessária uma infusão de fenilefrina para tratar a hipotensão transitória. Durante a CEC, pode surgir um gradiente de pressão (até 40 mmHg) entre a artéria radial e a aorta. A menor pressão na artéria radial poderia levar à administração desnecessária de vasopressores se a discrepância não fosse identificada. Na estenose da artéria carótida, a PAM deve ser mantida em nível maior que o habitual (p. ex., 80 a 90 mmHg) e deve-se evitar a hipocarbia.

(2) A **hipertensão** (PAM > 90 mmHg) pode ser causada pela taxa de fluxo excessiva ou pelo aumento da resistência vascular, que pode ser tratado com vasodilatadores ou anestésicos.

(3) **Altas pressões na AP** indicam distensão cardíaca esquerda, que pode ser decorrente da drenagem inadequada, IA ou isolamento inadequado do retorno venoso. A distensão grave pode provocar isquemia miocárdica.

d. **Acidose metabólica e oligúria** sugerem perfusão sistêmica inadequada. Pode ser necessário administrar mais líquidos (sangue ou solução cristaloide, dependendo do Ht) para aumentar o fluxo. Deve haver débito urinário ativo nos primeiros 10 min de CEC.

(1) A **oligúria** (< 1 mℓ/kg/h) deve ser tratada com aumento da pressão de perfusão e/ou do fluxo, manitol (0,25 a 0,5 g/kg) ou dopamina (1 a 5 µg/kg/min). Os pacientes em tratamento crônico com furosemida podem necessitar da dose habitual para manter a diurese durante a CEC. O fenoldopam, um agonista seletivo da dopamina, promove natriurese e pode ter efeitos nefroprotetores durante a CEC.

(2) A **hemólise** durante a CEC geralmente é causada por trauma físico das hemácias pelo aparelho de CEC e pela aspiração da bomba. Os pigmentos liberados podem causar insuficiência renal aguda pós-operatória. Na hemoglobinúria, a diu-

Anestesia para Cirurgia Cardíaca **317**

rese é mantida pela administração por via intravenosa de líquidos com manitol ou furosemida. Nos casos graves, a urina é alcalinizada pela administração de bicarbonato de sódio, na dose de 0,5 a 1,0 mEq/kg.

e. Pode haver necessidade de **dose complementar de heparina**, administrada em bolo e/ou infusão durante a CEC prolongada. A duração da anticoagulação com heparina pode ser menor em pacientes em tratamento crônico com heparina ou quando não há uso de hipotermia sistêmica. Não há boa correlação entre o TCA e os níveis plasmáticos de heparina quando o paciente está em CEC, mas o monitoramento do TCA faz parte da rotina de muitos centros durante CEC hipotérmica (25°C a 34°C).

H. A **interrupção da CEC** implica transferência da função cardiopulmonar do sistema de volta para o paciente. No preparo para essa transição, é imprescindível que o anestesiologista examine e otimize a condição metabólica, anestésica e cardiorrespiratória do paciente.

1. **O preparo para interrupção da CEC começa durante o reaquecimento.** O sangue arterial é aquecido. A temperatura central deve alcançar, mas não ultrapassar, 38°C, e a temperatura externa (epidérmica), que reflete os tecidos menos perfundidos, deve alcançar 35°C a 36°C antes da interrupção da CEC.

a. Os **dados laboratoriais** a serem adquiridos durante o reaquecimento são gasometria arterial e pH, potássio, cálcio, glicose, Ht e TCA. Tanto a gasometria arterial quanto o pH podem ser determinados a 37°C (a temperatura da amostra no aparelho de gasometria) e corrigidos para a temperatura do paciente. As decisões clínicas acerca do pH geralmente são tomadas de acordo com os valores medidos a 37°C (técnica **alfa-stat**). O assunto ainda é controverso e alguns anestesiologistas tomam como base os valores descritos na temperatura real do paciente (técnica **pH-stat**).

b. A **anticoagulação adequada** durante o reaquecimento e a separação da CEC são garantidas com heparina complementar, se necessário.

c. A **acidose metabólica** deve ser tratada com bicarbonato de sódio e o perfusionista deve instituir alterações ventilatórias apropriadas.

d. A **hiperpotassemia**, comum após o uso de cardioplegia, costuma ser corrigida espontaneamente por redistribuição e diurese. Caso contrário, a administração por via intravenosa de insulina/glicose ou bicarbonato de sódio reduz o nível sérico de potássio.

e. A **glicose sanguínea** deve ser controlada entre 80 e 200 mg/dℓ durante a CEC. A **hiperglicemia**, mais comum em pacientes diabéticos após técnica de cardioplegia quente, requer infusão de insulina.

f. Deve-se atingir **Ht** acima de 20% antes da separação, seja por transfusão, seja por hemoconcentração, conforme indicado pelo volume do reservatório de CEC. Pode ser apropriado um Ht maior ou menor, dependendo da idade e da condição do paciente.

g. O **PFC** deve ser descongelado antes da separação da CEC (o que requer 30 a 45 min) se houver risco de hemorragia pós-operatória. É preciso que haja **plaquetas** prontamente disponíveis para esses pacientes.

2. As **considerações anestésicas** durante o reaquecimento são manutenção de bloqueio neuromuscular adequado, analgesia e amnésia. Podem-se administrar relaxantes suplementares, narcóticos e benzodiazepínicos. Caso haja elevação da PAM, a nitroglicerina e o nitroprussiato de sódio são opções para controlar a pressão arterial e facilitar o reaquecimento.

3. **Separação da CEC**

a. Após procedimentos em que o coração foi aberto (p. ex., substituições de valvas), empregam-se **"manobras de retirada de ar"** sob orientação de ETE para evitar embolia gasosa nas circulações cerebral ou coronariana. A ventilação com pressão positiva acompanhada por pinçamento das linhas de retorno venoso provoca deslocamento anterógrado do ar das veias pulmonares. O ar nas trabéculas ventriculares pode ser liberado por oscilação lateral da mesa cirúrgica e por elevação do ápice cardíaco; em seguida, pode ser evacuado por aspiração do ápice com agulha. A aspiração direta de bolhas de ar visíveis em enxertos venosos nas artérias coronárias ajuda a evitar isquemia.

b. A **retirada do clampe aórtico** restabelece a perfusão coronariana. A nitroglicerina é prescrita para pacientes submetidos apenas à revascularização do miocárdio ou à valvoplastia associada à revascularização do miocárdio.

318 Capítulo 23

    c. A **desfibrilação** pode ser espontânea; a fibrilação ventricular é tratada com pás internas e descarga de 5 a 10 J com desfibrilador bifásico. A ineficácia pode indicar aquecimento inadequado, problemas com o enxerto, distúrbio metabólico ou proteção miocárdica inadequada. Pode haver necessidade de empregar mais lidocaína, magnésio (1 g IV lentamente) ou amiodarona (bolo IV de 150 mg seguido por infusão de 1 mg/min durante 6 h e, depois, 0,5 mg/min).

    d. **Avaliação do ritmo.** Quando o ritmo é lento, institui-se marca-passo atrial por cabos epicárdicos. A estimulação ventricular é acrescentada se houver anormalidades da condução atrioventricular. Hipotermia e hipocalcemia, hiperpotassemia e hipermagnesemia causadas por soluções cardioplégicas podem contribuir para a alta incidência de bloqueio cardíaco reversível imediatamente após CEC. A taquicardia atrial também pode indicar anestesia inadequada e ser corrigida com fentanila. Outras arritmias atriais são tratadas com sobre-estimulação (*overdrive*), cardioversão e, depois, se necessário, antiarrítmicos (p. ex., esmolol, propranolol, amiodarona, verapamil ou, raramente, digoxina).

    e. **Deve-se analisar o ECG** à procura de sinais de isquemia, possivelmente relacionados com ar intracoronariano ou revascularização inadequada.

    f. O **enchimento de VE** pode ser guiado durante a separação da CEC por ETE, pressão média na AP, pressão de oclusão da AP ou por cateter implantado cirurgicamente no AE. O enchimento do VD é indicado pela PVC ou por inspeção visual direta do VD. A determinação de pressões de enchimento desejadas depois da CEC deve considerar as pressões pré-operatórias, o grau de hipertrofia do ventrículo esquerdo (HVE), a adequação da revascularização miocárdica e os efeitos fisiológicos previstos da cirurgia valvar corretiva. Um paciente normotenso sem HVE provavelmente necessita de pressão no AE de 10 mmHg ou pressão média na AP de 20 mmHg. Um paciente com HVE grave e revascularização inadequada pode necessitar de pressão no AE de 20 mmHg ou pressão média na AP de 30 mmHg. A ETE é particularmente útil na avaliação do enchimento do VE.

    g. **Comparam-se** as pressões arteriais central (aórtica) e periférica (radial) para garantir que não haja gradiente de pressão significativo. Se indicado, pode-se instituir cateter na artéria femoral.

    h. A **complacência e a resistência dos pulmões** são testadas com algumas insuflações (a ventilação deve ser restabelecida quando houver ejeção do VE, mesmo em CEC). Para facilitar a expansão pulmonar, o estômago é aspirado e as cavidades pleurais, se foram abertas, são drenadas. Caso haja dificuldade de ventilação pulmonar, podem ser indicadas aspiração ou administração de broncodilatadores.

    i. A **inspeção visual do coração** confirma o sincronismo atrioventricular; a contratilidade é avaliada tanto pela aparência macroscópica quanto pelo desempenho sistólico, estimado pela pressão sistólica máxima e pela pressão de pulso (levando em conta o fluxo da bomba e as pressões no AE e na AP). Caso haja demonstração ou previsão de mau desempenho miocárdico (p. ex., disfunção pré-operatória ou isquemia intraoperatória), pode ser indicado início de suporte inotrópico antes da separação da CEC. A vazão da bomba é verificada e comparada ao débito cardíaco pré-operatório do paciente. Fluxos bem maiores indicam a necessidade de aumentar o tônus vascular (usando agentes como norepinefrina e fenilefrina).

    j. O **Ca²⁺ ionizado** pode ser corrigido devagar 15 min depois da retirada do clampe. A rápida administração de Ca^{2+}, sobretudo na presença de isquemia miocárdica, está associada a lesão miocárdica induzida por Ca^{2+}. O cálcio aumenta tanto a contratilidade quanto a RVS.

I. **No momento da separação efetiva da CEC**, as linhas venosas para a bomba são pinçadas lentamente, permitindo o enchimento gradual do coração e a ejeção a cada contração. A oclusão parcial prolongada da linha venosa permite **"CEC parcial"**, durante a qual a função cardiopulmonar é compartilhada e os parâmetros hemodinâmicos são avaliados. Após a oclusão completa da linha venosa, uma vez alcançadas pressões de enchimento adequadas, a perfusão através da cânula aórtica é interrompida e o coração passa a ser o único responsável pela perfusão sistêmica.

    1. **Manutenção da pressão.** A transfusão de sangue oriundo do reservatório de CEC mantém a pressão no AE ou a pressão média na AP em nível ideal. Há cuidado para não distender

Anestesia para Cirurgia Cardíaca **319**

excessivamente o coração. Caso haja distensão excessiva, o cirurgião pode "esvaziar" o coração por retirada transitória da pinça de uma linha venosa. Por outro lado, o paciente pode ser posto temporariamente em posição de Trendelenburg invertida para diminuir o retorno venoso para o coração excessivamente distendido.

2. **Após a interrupção da CEC, avaliar:** ECG, pressão arterial sistêmica, pressão de enchimento das câmaras esquerdas, pressão de enchimento das câmaras direitas e débito cardíaco. O anestesiologista deve comparar esses valores com os valores almejados para o paciente. Se o paciente não estiver evoluindo bem, corrigir eventuais problemas de estimulação, solicitar que o cirurgião avalie a adequação dos enxertos e usar ETE para avaliar a substituição ou reparo da valva. Supondo-se que a causa não esteja relacionada com a cirurgia, o paciente instável geralmente estará em uma das situações apresentadas no Quadro 23.5. **Se for necessário retorno à CEC** em qualquer uma das situações anteriores, é preciso garantir anticoagulação adequada e há **indicação de heparinização completa** se tiver sido administrada protamina.

J. Período Pós-CEC

1. A **estabilidade hemodinâmica** é o principal objetivo, pois a função miocárdica foi comprometida por CEC e a exposição ao circuito de derivação produz resposta inflamatória sistêmica acentuada. Manter volemia, pressão de perfusão e frequência e ritmo adequados. Monitorar continuamente e reavaliar o campo cirúrgico.

2. **Hemostasia.** Uma vez obtida estabilidade cardiovascular e quando o cirurgião tem certeza de que o sangramento está controlado, começa a administração de protamina. Inicialmente, administram-se 25 a 50 mg ao longo de 2 a 3 min e observa-se a resposta hemodinâmica. Não raro, a protamina causa vasodilatação sistêmica que depende da velocidade de administração; portanto, é prudente administrar infusões lentas. Raramente, ocorre uma reação anafilática ou anafilactoide ou hipertensão pulmonar catastrófica. Em caso de reação grave, há interrupção imediata da protamina, instituição de manobras apropriadas de reanimação e, se necessário, o paciente é tratado novamente com heparina (com dose de ataque plena) e a CEC é reiniciada. Se houver comprometimento do fluxo anterógrado, o anestesiologista pode pedir ao cirurgião para injetar a heparina no átrio direito.

   a. É aconselhável monitorar a pressão na AP durante a administração de protamina (mesmo que haja monitoramento da pressão no AE).

   b. Em geral, administra-se 1 mg de protamina para cada 100 U de heparina administrada durante o procedimento. Por outro lado, a dose de protamina administrada pode ser determinada por avaliação do nível de heparina no sangue total e cálculo da dose necessária de protamina para total neutralização da heparina.

QUADRO 23.5 Alterações Hemodinâmicas e Conduta após Circulação Extracorpórea

Quadros Clínicos	PAS	DC	PEE	PED	Opções de Tratamento
Hipovolemia	⇓	⇓	⇓	⇓	Volume
Insuficiência de VE	⇓	⇓	⇑	⇑	Inotrópicos, BIA, CEC e DAVE
Insuficiência de VD	⇓	⇓	⇓	⇑	Inotrópicos, aumentar a PA, diminuir a RVP, CEC e DAVD
Insuficiência biventricular	⇓	⇓	⇑	⇑	Tratamento da insuficiência do VE e do VD
Baixa RVS	⇓	⇑	Normal	Normal	Vasopressores, superficializar a anestesia
Alta RVS	⇓	⇓	Normal	Normal	Vasodilatadores, aprofundar a anestesia

PAS, pressão arterial sistêmica; DC, débito cardíaco; PEE, pressão de enchimento das câmaras esquerdas; PED, pressão de enchimento das câmaras direitas; VE, ventrículo esquerdo; VD, ventrículo direito; BIA, balão intra-aórtico; CEC, circulação extracorpórea; DAVE, dispositivo de assistência ventricular esquerda; DAVD, dispositivo de assistência ventricular direita; RVP, resistência vascular pulmonar; RVS, resistência vascular sistêmica.

320 Capítulo 23

    c. Após a protamina, o TCA é medido e comparado ao valor de referência. Administra-se mais protamina para controlar o TCA. O tempo de tromboplastina parcial ativado também é um indicador sensível de heparina circulante residual.

    d. Durante a transfusão de sangue obtido do hemoconcentrador, administra-se mais protamina (25 a 50 mg) para reverter a heparina. O sangue obtido das bombas de autotransfusão (*cell saver*) não contém heparina.

    e. A desmopressina, o ácido aminocaproico, o ácido tranexâmico e vários produtos do sangue podem ser úteis no tratamento da coagulopatia pós-CEC.

    f. A normotermia reduz a intensidade da coagulopatia pós-CEC.

  3. A **disfunção pulmonar pode suceder a CEC.** É imprescindível o tratamento intensivo do broncospasmo antes de fechar o esterno.

  4. Pode haver **hipertensão pulmonar** no período pós-CEC. Ver estratégias de tratamento no Quadro 23.5.

  5. O **fechamento do esterno** pode precipitar descompensação cardiovascular aguda. O **tamponamento cardíaco** pode decorrer da compressão do coração e dos grandes vasos no mediastino.

    a. Anestésicos voláteis e outros inotrópicos negativos são reduzidos antes do fechamento do esterno. O volume intravascular deve ser otimizado.

    b. Imediatamente após o fechamento do esterno, comparam-se as pressões de enchimento e o débito cardíaco com os valores antes do fechamento, e fazem-se ajustes na infusão de líquidos ou fármacos.

    c. Drenos mediastinais e pleurais são postos em aspiração para evitar o tamponamento e medir a perda de sangue.

    d. A onda do AE e a capacidade de captura dos marca-passos são reavaliadas para ter certeza de que não houve deslocamento.

    e. Em caso de instabilidade hemodinâmica ou ventilação inadequada, o tratamento deve começar com a reabertura precoce do esterno. Pode ser necessário transferir o paciente para a unidade de terapia intensiva (UTI) com o esterno aberto.

K. Transferência para a UTI

  1. É preciso que haja estabilidade hemodinâmica do paciente antes do transporte. Logo após a transferência da mesa cirúrgica para a maca, reavaliar os sinais vitais e verificar se as infusões de medicamentos estão mantidas. A maca deve ser equipada com cilindro cheio de oxigênio, bolsa autoinflável, máscara, equipamento de intubação, desfibrilador e monitores essenciais. Os fármacos necessários para reanimação devem acompanhar o paciente durante o transporte e incluir cloreto de cálcio, um vasopressor e um vasodilatador.

  2. Durante a transferência, são monitorados o ECG, a pressão arterial e na AP e a saturação de oxigênio.

  3. Após a chegada à UTI, os drenos mediastinal e pleural são ligados ao sistema de aspiração. Os exames realizados são radiografia de tórax anteroposterior e ECG de 12 derivações, além de coleta de sangue para gasometria arterial, eletrólitos, Ht, contagem de plaquetas, tempo de protrombina e tempo de tromboplastina parcial ativada. Antes de sair da UTI, o anestesiologista deve analisar o ECG e a gasometria arterial e examinar a radiografia de tórax à procura de achados anormais (p. ex., atelectasia, pneumotórax, tubos e cateteres mal posicionados, mediastino alargado ou derrame pleural).

III. ASSISTÊNCIA PÓS-OPERATÓRIA

A. Aquecimento. A maioria dos pacientes submetidos a cirurgia cardíaca apresenta hipotermia ao chegar à UTI e a evolução inicial distingue-se por aquecimento e vasodilatação. É comum haver elevação excessiva da temperatura, e os pacientes alcançam, em média, uma temperatura máxima (39°C) nas primeiras 6 a 12 h de internação na UTI. É preciso prever as necessidades de agentes pressores e reposição de volume. A sedação adequada, por administração periódica em bolo ou infusão contínua, impede que o paciente desperte precocemente e que tenha calafrios durante esse período.

B. Extubação. O suporte ventilatório é interrompido junto com a recuperação da anestesia.

C. Complicações

  1. **Arritmias e isquemia miocárdica** são comuns no período pós-operatório imediato. O diagnóstico e o tratamento são discutidos no Capítulo 18.

Anestesia para Cirurgia Cardíaca **321**

2. A **hipotensão grave inexplicada**, que não responde à reposição de volume e aos fármacos, é uma indicação de reabertura imediata do tórax na UTI. Deve-se notificar o centro cirúrgico e requisitar hemoderivados.

3. O **tamponamento cardíaco** pode ser insidioso. Na maioria das vezes, as causas são acúmulo de sangue no mediastino e drenagem torácica inadequada provocada por coágulo. A aspiração dos drenos mediastinais logo que o esterno é fechado e a "ordenha" frequente dos tubos ajudam a evitar o tamponamento. A reabertura do esterno pode salvar a vida do paciente. O diagnóstico é cogitado quando há hipotensão ou síndrome de baixo débito. Raramente há equilíbrio da PVC média, pressão na AP e pressão de oclusão da AP porque o pericárdio está aberto.

IV. ANESTESIA CARDÍACA EM CRIANÇAS

A. **Transição da Circulação Fetal para a Circulação Adulta.** Essa transição é a transformação da circulação em paralelo em circulação em série. Durante a vida intrauterina, há um *shunt* direita-esquerda através do canal arterial. Após o nascimento, os pulmões expandem-se, a tensão de oxigênio alveolar aumenta e a RVP diminui. Simultaneamente, a RVS aumenta associada à perda da circulação placentária de baixa resistência. O efeito final da queda da RVP abaixo da RVS é a inversão do fluxo no canal arterial. Há contração e fechamento funcional do canal arterial nas primeiras 10 a 15 h de vida. Isso é causado por perda de prostaglandinas placentárias e aumento da tensão de oxigênio no sangue neonatal. Associado à diminuição da RVP há um aumento do fluxo sanguíneo pulmonar, melhora da complacência do VD e diminuição das pressões no lado direito em relação ao esquerdo. Essa queda da pressão atrial direita resulta no fechamento do forame oval. Com o fechamento do canal arterial e do forame oval, a circulação assume a configuração adulta. Essas alterações no período neonatal, porém, são de transição e pode haver reversão para a circulação fetal durante períodos de estresse fisiológico anormal. A persistência de elementos da circulação fetal é comum em muitos casos de cardiopatia congênita e, às vezes, pode salvar a vida do paciente.

B. **Diferenças Entre a Fisiologia Cardíaca do Recém-nascido e do Adulto**
1. Em lactentes, há **domínio do sistema nervoso parassimpático**, que reflete a relativa imaturidade do sistema nervoso simpático. O coração do lactente é mais sensível às catecolaminas circulantes que à estimulação nervosa simpática.
2. O coração do recém-nascido tem maior massa de membrana inelástica que massa contrátil elástica. Consequentemente, há menor reserva miocárdica, maior sensibilidade a fármacos que causam depressão miocárdica e maior sensibilidade à sobrecarga volêmica. Os ventrículos relativamente não complacentes tornam o volume sistólico mais sensível a aumentos da pré-carga ou da demanda. Assim, os **aumentos do débito cardíaco dependem muito de elevações da frequência cardíaca.**
3. O VD e VE têm massas musculares iguais por ocasião do nascimento. A proporção de 2:1 entre a massa muscular esquerda e direita só é alcançada aos 4 a 5 meses de vida.

C. **Cardiopatia Congênita.** Nas cardiopatias congênitas, a apresentação clínica depende da anatomia e das alterações fisiológicas secundárias a *shunts* intracardíacos e lesões obstrutivas.
1. **Classificação dos *shunts*.** *Shunt* é uma comunicação anormal entre as circulações sistêmica e pulmonar.
   a. Os *shunts* simples não estão associados a obstrução anatômica da via de saída ventricular. O fluxo sanguíneo pulmonar e o fluxo sanguíneo sistêmico são determinados tanto pelo tamanho da comunicação quanto pela razão RVP/RVS.
   b. Os *shunts* complexos estão associados a obstrução anatômica ao fluxo sanguíneo. A direção e a magnitude do fluxo são determinadas pela existência de lesão obstrutiva. O fluxo sanguíneo depende menos da razão RVP/RVS e mais da resistência da lesão obstrutiva.
   c. Os *shunts* balanceados são caracterizados por débito ventricular direito e/ou ventricular esquerdo que pode ser direcionado para a circulação pulmonar ou sistêmica. O volume do fluxo sanguíneo pulmonar e sistêmico depende apenas da razão RVP/RVS.
   d. **Cálculo do fluxo do *shunts*.** O grau de dessaturação arterial sistêmica causado pela cardiopatia congênita é determinado pela relação entre o *shunt* pulmonar-sistêmico e pela saturação **do sangue venoso.**

$$Q_p/Q_s = (Sa_{O_2} - Smv_{O_2})/(Spv_{O_2} - Spa_{O_2})$$
$$Q_p/Q_s > 1 \text{ indica } \textit{shunt} \text{ esquerda-direita}$$
$$Q_p/Q_s < 1 \text{ indica } \textit{shunt} \text{ direita-esquerda}$$

322 Capítulo 23

onde Q_p é o fluxo sanguíneo pulmonar, Smv_{O_2} é a saturação de oxigênio no sangue venoso misto, Q_s é o fluxo sanguíneo sistêmico, Spv_{O_2} é a saturação de oxigênio no sangue venoso pulmonar, Sa_{O_2} é a saturação arterial sistêmica de oxigênio e Spa_{O_2} é a saturação arterial pulmonar de oxigênio. Como estamos calculando a razão de fluxo, pode-se usar a saturação de oxigênio em vez do conteúdo de oxigênio. Para simplificar o cálculo, se houver saturação plena do sangue sistêmico, pode-se fazer uma estimativa aproximada de que não há *shunt* direita-esquerda significativo e que a saturação de oxigênio no sangue venoso pulmonar é igual à saturação sistêmica de oxigênio ($Spv_{O_2} = Sa_{O_2}$).

2. Os **efeitos dos *shunts* esquerda-direita** sobre o sistema cardiovascular são sobrecarga volêmica e disfunção dos ventrículos, aumento do fluxo sanguíneo pulmonar e da pressão arterial pulmonar, além da possibilidade de aumento permanente da RVP. O efeito sobre o sistema pulmonar é edema pulmonar, com diminuição associada da complacência e da reserva ventilatória. O *shunt* **direita-esquerda** produz hipoxemia.

3. **Apresentação clínica**
   a. A **cianose** na cardiopatia congênita é causada por fluxo sanguíneo pulmonar inadequado. Este pode ser decorrente de um *shunt* simples com fluxo direita-esquerda (p. ex., CIV com síndrome de Eisenmenger), um *shunt* complexo com fluxo direita-esquerda (p. ex., tetralogia de Fallot ou atresia tricúspide) ou *shunts* balanceados complicados por fluxo sanguíneo pulmonar inadequado (p. ex., ventrículo único ou *truncus arteriosus*).
   b. A **insuficiência cardíaca congestiva** (ICC) e/ou a hipotensão podem ser causadas por *shunt* esquerda-direita com fluxo sanguíneo pulmonar excessivo (p. ex., comunicação interatrial [CIA], CIV ou persistência do canal arterial [PDA]) ou por obstrução da via de saída do VE e sobrecarga pressórica (p. ex., obstrução congênita subvalvar, valvar ou de grande vaso).
   c. Os ***shunts* balanceados** (p. ex., *truncus arteriosus* ou síndrome de hipoplasia do coração esquerdo) podem causar uma combinação de cianose decorrente da mistura de sangue e/ou hipotensão sistêmica por circulação pulmonar excessiva.

D. Conduta Anestésica
   1. **Avaliação pré-operatória**
      a. A **anamnese** deve permitir a avaliação do grau de comprometimento cardiopulmonar (p. ex., existência de cianose ou ICC, tolerância ao esforço físico, crises de cianose, nível de atividade, padrões de alimentação e crescimento, síndromes associadas e anormalidades anatômicas).
      b. O **exame físico** deve dar atenção à coloração da pele, ao nível de atividade, ao padrão e à frequência respiratória e ao desenvolvimento apropriado para a idade. É preciso auscultar o coração e os pulmões e dar atenção especial às vias respiratórias e ao acesso venoso do paciente. Devem-se palpar os pulsos periféricos e medir a pressão arterial nos dois braços e nos membros inferiores, se houver suspeita de coarctação.
      c. A **radiografia de tórax** é examinada à procura de indícios de cardiomegalia, ICC, diminuição do fluxo sanguíneo pulmonar, anormalidades da posição do coração e anormalidades da caixa torácica.
      d. O **ECG** pode ser normal mesmo quando o paciente tem cardiopatia congênita. No entanto, as anormalidades podem ser importantes indícios de alterações cardíacas subjacentes.
      e. A **ecocardiografia** mostra anormalidades anatômicas e, com o Doppler, oferece informações sobre padrões de fluxo e gradientes de pressão.
      f. O **cateterismo cardíaco** pode definir a anatomia, o fluxo dos *shunts* pulmonar e sistêmico, as resistências vasculares e as pressões nas câmaras cardíacas.
   2. **Pré-medicação.** Em regra, não é administrada pré-medicação a lactentes com menos de 6 meses de idade, crianças com cianose ou dispneia e pacientes em estado crítico. Crianças maiores ou mais robustas podem receber midazolam oral (0,5 a 1,0 mg/kg); é possível acrescentar quetamina oral (5 a 7 mg/kg) para obter sedação mais profunda. Outro esquema intramuscular é quetamina (3 a 5 mg/kg) associada ao midazolam (0,5 a 1,0 mg) e ao glicopirrolato (0,1 a 0,2 mg) administrados na área de espera pré-anestésica. As doses são reduzidas nos casos em que a diminuição da RVS aumentaria o *shunt* direita-esquerda. As orientações de jejum têm de ser adaptadas de acordo com a idade e

Anestesia para Cirurgia Cardíaca **323**

a condição cardiológica do paciente (ver Capítulos 1 e 29). Em geral, os lactentes cianóticos apresentam policitemia e podem ser propensos a trombose de órgãos vitais se não forem hidratados com líquidos IV no pré-operatório.

3. **Monitoramento e equipamento** (Quadro 23.6). Além do monitoramento convencional necessário para todos os pacientes, deve haver um estetoscópio precordial ou esofágico e três sensores de temperatura (membrana timpânica, esôfago e reto). Em geral, é preciso monitorar a pressão intra-arterial. (Note que procedimentos cirúrgicos prévios [p. ex., *shunt* de Blalock-Taussig clássico ou reparo de coarctação] podem influenciar a escolha do local de cateterização da artéria radial.) Em regra, inserem-se cateteres venosos centrais para infusão de fármacos vasoativos, medida da PVC e administração de líquidos; pode-se usar um cateter de dupla luz 4 Fr nos lactentes com peso inferior a 10 kg e um cateter de tripla luz 5 Fr nas crianças maiores. Mantas de aquecimento/resfriamento, lâmpadas de calor radiante e umidificador aquecido são úteis no período perioperatório. A ETE é uma importante técnica de diagnóstico e conduta perioperatória.

4. É essencial ter à mão **fármacos para reanimação** e soluções de medicamentos inotrópicos apropriados para crianças. As **bolhas de ar** têm de ser eliminadas meticulosamente dos cateteres IV e das seringas. Sempre que possível, devem ser usados **filtros de ar**. Mesmo na ausência de *shunts*, êmbolos de ar paradoxais podem atravessar um forame oval permeável a sonda.

5. **Indução.** A escolha entre indução inalatória e IV baseia-se principalmente na função ventricular e no grau de cooperação do paciente. A indução lenta, com ajuste gradual e cuidadoso da dose, por uma dessas técnicas geralmente garante anestesia segura e estável. Teoricamente, a indução com anestésicos voláteis pode ser mais lenta em pacientes com *shunts* direita-esquerda porque o sangue é desviado dos pulmões. Da mesma forma, as concentrações arteriais de anestésicos IV podem aumentar mais rapidamente em pacientes com *shunt* direita-esquerda significativo. Na criança não cooperativa ou na criança que sobrevive basicamente com estimulação simpática, pode-se administrar quetamina (3 a 5 mg/kg) juntamente com um antissialagogo como atropina (0,02 mg/kg) ou glicopirrolato (0,01 mg/kg) por via intramuscular.

E. **Circulação Extracorpórea (CEC)**

1. O *prime* **da bomba** varia entre 150 e 1.200 mℓ. É frequente o acréscimo de concentrado de hemácias ao *prime* para obter um hematócrito inicial em torno de 25% durante a CEC. Nas crianças menores, podem-se lavar as hemácias para remover o potássio, o ácido láctico e o conservante citrato-fosfato-dextrose-adenina. Os concentrados de hemácias podem ser leucorreduzidos para diminuir a exposição ao citomegalovírus. Os constituintes típicos do *prime* da bomba são bicarbonato de sódio (para neutralizar a acidose), manitol (para promover a diurese), heparina e cálcio (para neutralizar os efeitos do citrato no sangue). Soluções de albumina e plasma fresco congelado podem ser acrescentados ao *prime* no caso de recém-nascidos.

2. **Lactentes e crianças** geralmente não têm doença vascular oclusiva. Consequentemente, o fluxo sanguíneo durante a CEC é mais importante que a pressão arterial. Podem ser usados fluxos de até 150 mℓ/kg/min em lactentes com peso inferior a 5 kg, enquanto a PAM de apenas 30 mmHg é bem tolerada desde que a pressão na VCS seja baixa (indicativa de drenagem venosa adequada).

3. A **parada circulatória em hipotermia profunda** é muito usada em lactentes com peso inferior a 10 kg. Há tolerância de até 1 h de parada circulatória sem lesão neurológica em temperatura central e cerebral de 15°C a 20°C. Quando apropriado, a CEC de baixo fluxo pode oferecer vantagens em relação à parada circulatória. Os pontos do tratamento são hipotermia encefálica adequada (p. ex., envolver a cabeça do paciente com bolsas de gelo), hemodiluição, equilíbrio acidobásico, relaxamento muscular e controle da glicemia.

F. Os **procedimentos que não exigem CEC** são ligadura de PDA, reparo de coarctação, bandagem da artéria pulmonar e a maioria dos *shunts* destinados a aumentar o fluxo sanguíneo pulmonar (p. ex., *shunt* de Blalock-Taussig modificado). Procedimentos como valvotomia pulmonar, valvotomia aórtica e criação de CIA podem ser feitos com técnicas percutâneas.

G. **Manejo das Cardiopatias Congênitas Específicas** (Quadro 23.7)

1. As **lesões com fluxo sanguíneo pulmonar diminuído (lesões cianóticas)** podem ocorrer por obstrução anatômica ao fluxo sanguíneo pulmonar e/ou *shunt* direita-esquerda e compreendem tetralogia de Fallot, atresia tricúspide, atresia pulmonar e hipertensão pulmonar.

324 Capítulo 23

QUADRO 23.6 *Checklist* do Equipamento e dos Fármacos para Cirurgia Cardíaca em Crianças

Equipamento

Aparelho de anestesia pediátrica com cilindro de ar cheio e cilindros extras de oxigênio

Circuito circular pediátrico (apropriado para crianças de todos os tamanhos) com bolsas respiratórias de 500 mℓ, 1 ℓ, 2 ℓ e 3 ℓ

Umidificador aquecido ou umidificador passivo em linha

Vaporizadores de sevoflurano e isoflurano

Monitor hemodinâmico invasivo e de ECG completo

Eletrodos de ECG infantis

Transdutor de pressão e sistemas de irrigação apropriados

Dois aparelhos automáticos de aferição não invasiva da pressão arterial

Braçadeiras de esfigmomanômetro para recém-nascidos, lactentes e crianças

Dois oxímetros de pulso e sensores (tamanhos para lactentes e crianças)

Tamanhos apropriados de máscaras, cânulas, lâmina de laringoscópio, CT com e sem balonete, guias para adultos e crianças e pinça de Magill

Solução de lidocaína/fenilefrina (para inserção nasal de CT e de sonda nasogástrica)

Sondas nasogástricas

Sensor e monitor de temperatura timpânica/esofágica

Sensor e monitor de temperatura retal/vesical

Estetoscópio esofágico com sensor de temperatura integrado

Gorro

Apoio acolchoado para a cabeça

Capnógrafo com analisador do agente anestésico

Conector para capnógrafo para análise do ar expirado

Estetoscópio precordial e adesivos (quando apropriado)

Cateteres de aspiração

Aparelho de ETE

Transdutores de ETE biplanares ou multiplanares (se disponíveis) para crianças e adultos

Fármacos

Bicarbonato de sódio

Cisatracúrio

Quetamina (concentração de 50 ou 100 mg/mℓ para uso VO, IM ou IV)

Epinefrina (seringas com concentração de 1, 10 e 100 µg/mℓ)

Fenilefrina (seringas com concentração de 1, 10 e 100 µg/mℓ)

Fentanila (até 100 µg/kg)

Gluconato de cálcio (100 mg/mℓ)

Infusão intravenosa de dopamina, dobutamina, epinefrina, milrinona, isoproterenol, nitroglicerina e prostaglandina E_1, quando necessário.

Midazolam (concentração de 1 ou 5 mg/mℓ para uso VO, IM ou IV)

Pancurônio

Succinilcolina (4 mg/kg para uso IM em emergências)

Sulfato de morfina

Tiopental

ECG, eletrocardiograma; CT, cânula traqueal; ETE, ecocardiografia transesofágica; IM, intramuscular; VO, oral.

Lesão	Anatomia	Fisiopatologia	Correção Cirúrgica	Considerações Anestésicas
CIA	Três tipos: **1.** *Ostium secundum:* defeito no septo (mais comum). **2.** *Ostium primum:* defeito no coxim endocárdico. **3.** Seio venoso: defeito da junção cavoatrial, geralmente com retorno venoso pulmonar anômalo parcial.	*Shunt* esquerda-direita. Sobrecarga de volume no VD. Possibilidade de *shunt* direita-esquerda (p. ex., durante manobra de Valsalva) com risco de embolia paradoxal. Sintomas mínimos até uma idade mais avançada, quando pode haver ICC.	Fechamento por sutura ou retalho. Fechamento com prótese por cateterização percutânea.	Indução inalatória ou intravenosa. Possível extubação ao fim do procedimento. Evitar bolhas de ar.
CIV	Subtipos supracristal, canal membranoso e muscular.	*Shunt* esquerda-direita. Aumento do fluxo sanguíneo pulmonar. Hipertensão pulmonar e inversão do *shunt* como efeito tardio (síndrome de Eisenmenger).	Fechamento com retalho de Dacron de um ou vários defeitos. Pode ser difícil localizar defeitos musculares. Alguns defeitos podem ser sensíveis ao fechamento com prótese por cateterismo percutâneo.	Hipocarbia e FI_{O_2} baixa para reduzir o fluxo sanguíneo pulmonar Evitar depressores miocárdicos. Evitar bolhas de ar. Possibilidade de BAV pós-operatório e de necessidade de marca-passo. Possível necessidade de suporte inotrópico pós-reparo.
Coarctação da aorta	Estreitamento geralmente distal à origem da artéria subclávia esquerda. Pode ser pré-ductal ou pós-ductal. Muitas vezes associado a uma CIV.	Aumento do fluxo sanguíneo para os membros superiores e a cabeça. Hipoperfusão sistêmica. Sobrecarga de pressão do VE.	Acesso por toracotomia esquerda. Angioplastia com retalho da artéria subclávia ou ressecção e anastomose terminoterminal.	Sem CEC. Linha arterial à direita. Adequado para suplementação com anestesia regional. Possibilidade de hipertensão pós-reparo.

(continua)

QUADRO 23.7 Cardiopatias Congênitas Específicas (*Continuação*)

Lesão	Anatomia	Fisiopatologia	Correção Cirúrgica	Considerações Anestésicas
PDA	PDA.	*Shunt* direita-esquerda quando a RVP é alta. *Shunt* esquerda-direita à medida que a RVP cai. Necessária para a sobrevida com determinadas lesões (p. ex., síndrome de hipoplasia do coração esquerdo).	Toracotomia esquerda ou toracoscopia. Ligadura e ocasionalmente secção do canal arterial persistente. Possibilidade de embolização com espirais por cateterismo percutâneo.	Geralmente prematuros com doença pulmonar concomitante. Evitar alta $F_{I_{O_2}}$ (risco de fibroplasia retrolenticular). Risco de lesão do nervo laríngeo recorrente.
Tetralogia de Fallot	**1.** CIV. **2.** Obstrução do trato de saída pulmonar. **3.** Hipertrofia do VD. **4.** Cavalgamento da aorta.	*Shunt* direita-esquerda através da CIV para a aorta cavalgante. Componentes fixo (estenose pulmonar) e dinâmico (hipertrofia infundibular) de obstrução do trato de saída do VD. Dessaturação sistêmica ("crise cianótica").	Fechamento da CIV com retalho. Reconstrução/ampliação do trato de saída do VD. Excisão da faixa muscular infundibular (quando apropriado).	Tratamento da "crise cianótica": aumentar o volume intravascular, minimizar a RVP (aumentar a $F_{I_{O_2}}$ e diminuir a Pa_{CO_2}), aumentar a RVS (posição genupeitoral e fenilefrina) e considerar o uso de inotrópicos negativos (halotano e betabloqueador). Possível necessidade de marca-passo pós-operatório.
Transposição das grandes artérias	Transposição da aorta para o VD e da AP para o VE, com consequente isolamento das circulações pulmonar e sistêmica.	CIA, CIV e/ou PDA são necessárias para que haja mistura de sangue e, portanto, sobrevivência.	Operação de inversão atrial (Mustard e Senning): raramente é realizada. Operação de inversão arterial (operação de Jatene). Quando associada a uma CIV e estenose pulmonar, operação de Rastelli (fechamento por túnel do VE para a aorta através da CIV e conduto de aloenxerto do VD para a AP).	Cardiopatia congênita dependente do canal arterial/mistura de sangue. Prostaglandina E_1 para manter a permeabilidade do canal arterial (quando apropriado).

Truncus arteriosus	Artéria calibrosa única que dá origem à aorta, AP e artérias coronárias. CIV associada.	Mistura de sangue pulmonar e sistêmico. A apresentação mais comum é de hipercirculação pulmonar. Valvuloplastia da valva truncal.	Fechamento da CIV. Conduto valvulado do VD para a AP.	Aumento da RVP ou diminuição do fluxo sanguíneo pulmonar antes da correção (de acordo com o grau de hipercirculação pulmonar). Normalizar a RVP após a correção. Possível necessidade de suporte inotrópico pós-reparo.
Comunicação atrioventricular	Valva AV comum. Defeito dos septos atrial e ventricular.	Mistura de sangue nos níveis atrial e ventricular. A apresentação habitual é de hipercirculação pulmonar.	Fechamento da CIA e CIV. Valvoplastia mitral/tricúspide.	Manipular a RVP para equilibrar/otimizar o fluxo sanguíneo pulmonar e sistêmico. Possível necessidade de suporte inotrópico pós-reparo. Associada à síndrome de Down (possíveis problemas nas vias respiratórias).
Síndrome de hipoplasia do coração esquerdo	Atresia/hipoplasia da valva mitral, valva aórtica, VE e aorta ascendente.	*Shunt* esquerda-direita (obrigatório) no nível atrial ou ventricular para mistura. A perfusão direita-esquerda (*i. e.*, sistêmica) depende do canal arterial.	Reparo paliativo em estágios: 1. Norwood I: septectomia atrial, reconstrução do arco aórtico, arterioplastia pulmonar e criação de *shunt* sistêmico-pulmonar. 2. Glenn bidirecional: retirada do *shunt* sistêmico-pulmonar, criação de *shunt* da VCS para a AP (cavopulmonar). 3. Procedimento de Fontan modificado: criação de anastomose entre a VCI e a AP por um conduto intra-atrial; cria total continuidade cavopulmonar. O transplante cardíaco é outra opção.	Recém-nascidos gravemente enfermos. O tratamento pré-operatório (UTI) influencia o desfecho. Prostaglandina E_1 para manter a permeabilidade do canal arterial. É comum a necessidade de agentes inotrópicos antes e depois do reparo. Evitar depressores miocárdicos. Fentanila > 50 µg/kg antes da esternotomia. Manipular a RVP por ajustes da $F_{I_{O_2}}$ e P_{CO_2} para equilibrar/otimizar a perfusão pulmonar e sistêmica. Objetivo: PAM = 40, pH = 7,40, Pa_{O_2} = 40, Pa_{CO_2} = 40.

AP, artéria pulmonar; AV, atrioventricular; CEC, circulação extracorpórea; CIA, comunicação interatrial; CIV, comunicação interventricular; F_{I_O}, fração de oxigênio inspirado; ICC, insuficiência cardíaca congestiva; Pa_{CO_2}, pressão parcial de dióxido de carbono; PAM, pressão arterial média; Pa_{O_2}, pressão parcial de oxigênio; PDA, persistência do canal arterial; RVP, resistência vascular pulmonar; RVS, resistência vascular sistêmica; UTI, unidade de terapia intensiva; VCI, veia cava inferior; VCS, veia cava superior; VD, ventrículo direito; VE, ventrículo esquerdo.

328 Capítulo 23

a. Os **objetivos do tratamento** são diminuir a RVP, aumentar o fluxo sanguíneo pulmonar, manter a RVS e manter o volume central.

b. As **manobras anestésicas** são hipocarbia leve, aumento da concentração de oxigênio inspirado, manutenção da capacidade residual funcional normal e prevenção da acidose.

c. **Na Tetralogia de Fallot**, pode-se usar um agente inotrópico negativo (p. ex., propranolol) para relaxar a estenose infundibular dinâmica e melhorar o fluxo sanguíneo pulmonar. A hidratação adequada é fundamental para o tratamento da "crise cianótica". O alprostadil (prostaglandina E_1, 0,1 µg/kg/min IV) pode ajudar a manter a permeabilidade do canal arterial (quando possível), reduzindo a RVP e aumentando o fluxo sanguíneo pulmonar. Deve haver um vasoconstritor periférico (p. ex., fenilefrina) à mão.

2. As **lesões com aumento do fluxo sanguíneo pulmonar** e *shunt* esquerda-direita são CIA, CIV e PDA.

a. Os **objetivos do tratamento** são evitar depressores miocárdicos e o fluxo sanguíneo pulmonar excessivo.

b. As **manobras anestésicas** são indução IV (p. ex., opiáceos ou quetamina), evitar inotrópicos negativos (p. ex., agentes inalatórios ou propofol), manter normocarbia a leve hipercarbia, limitar a concentração de oxigênio inspirado e PEEP.

3. Os ***shunts* balanceados** implicam a possibilidade de direcionamento do débito ventricular para a circulação pulmonar ou sistêmica e compreendem a síndrome de hipoplasia do coração esquerdo, o *truncus arteriosus*, o VD com duplo trato de saída e a comunicação AV completa. A direção do fluxo sanguíneo é determinada pelas resistências relativas (razão RVP/RVS).

a. O objetivo do tratamento é manipular o fluxo sanguíneo pulmonar para manter perfusão sistêmica adequada. Muitas vezes, é preciso tolerar uma pressão arterial no limite inferior da normalidade (p. ex., PAM de 40 mmHg) e uma Pa_{O_2} baixa (p. ex., 40 mmHg).

b. As **manobras anestésicas** dependem do equilíbrio entre o fluxo sanguíneo sistêmico e o fluxo sanguíneo pulmonar. Estas incluem:

(1) Pa_{CO_2} normal a ligeiramente elevada, considerar PEEP e limitar a concentração de oxigênio inspirado para aumentar a RVP, diminuir o fluxo sanguíneo pulmonar e favorecer o fluxo sanguíneo sistêmico.

(2) Pa_{CO_2} normal a ligeiramente diminuída e aumento da concentração de oxigênio inspirado para diminuir a RVP e aumentar o fluxo sanguíneo pulmonar em relação ao fluxo sanguíneo sistêmico.

V. OUTROS PROCEDIMENTOS CARDÍACOS

A. A **cirurgia de revascularização miocárdica sem CEC** tem como objetivo evitar as complicações associadas à CEC e minimizar a manipulação aórtica. Os enxertos proximais são realizados por técnica de pinçamento parcial da aorta ou com um equipamento específico de anastomose proximal que dispensa o pinçamento da aorta. Os enxertos distais empregam um dos vários estabilizadores cardíacos. As considerações para esse procedimento são:

1. **Controle da temperatura.** Aquecer a sala de cirurgia e considerar o uso de sistema de aquecimento do paciente (p. ex., almofadas condutoras de hidrogel ou manta de circulação forçada de ar aquecido).

2. Os pacientes podem ser **extubados precocemente** depois da cirurgia, de modo que a anestesia deve ser adequada para permitir a extubação precoce (p. ex., uma dose de 5 a 10 µg/kg de fentanila, anestésico volátil e, depois, infusão de propofol).

3. Administra-se **heparina** na dose de 350 U/kg IV, e o TCA é mantido acima de 400 segundos. Isso permite a instituição de CEC de emergência, se necessário. O uso de antifibrinolítico é evitado. Após o procedimento, administra-se uma pequena dose de protamina (50 a 100 mg).

4. Os fármacos que poderiam proporcionar pré-condicionamento isquêmico benéfico para o miocárdio são nitroglicerina, morfina (0,25 a 0,50 mg/kg) e isoflurano (0,5% a 1,0%). A hiperglicemia (300 mg/dℓ) é evitada porque inibe o pré-condicionamento isquêmico.

5. É difícil **monitorar o ECG** porque o coração é colocado em posições não anatômicas. Todavia é importante fazer um ECG inicial (para cada posição) e monitorar os segmentos ST.

Anestesia para Cirurgia Cardíaca **329**

6. A **instabilidade hemodinâmica** é comum, sobretudo quando o cirurgião está fazendo as anastomoses distais. Os enxertos para os vasos que têm menos doença tendem a causar maior instabilidade do que aqueles para os vasos ocluídos. O suporte clínico do coração isquêmico durante a anastomose distal requer aumento da pressão de perfusão para garantir fluxo coronariano adequado para o restante do sistema arterial coronariano. Às vezes é necessário reposicionamento do coração para aumentar o enchimento do lado direito quando a instabilidade hemodinâmica é causada por obstrução do afluxo para as câmaras direitas. Há indicação de *shunt* coronariano quando a realização da anastomose distal causa isquemia hemodinamicamente intolerável.

7. A **necessidade de hidratação IV** tende a ser alta. O coração cheio tende a tolerar melhor a manipulação física. Pode ser necessário administrar diurético ao fim da operação.

8. **Imobilizadores patenteados** são usados para estabilizar o coração; eles praticamente eliminam a necessidade de diminuição da frequência cardíaca por medicamentos.

9. As **arritmias** podem ser um problema. Com frequência são usadas infusões de lidocaína, amiodarona e magnésio (0,5 g/h). O potássio é mantido acima de 4,0 mEq/ℓ.

B. **Reoperação Cardíaca**
1. **Estruturas do mediastino**, que incluem coração, grandes vasos, enxertos vasculares ou pulmões, podem estar aderidas à face inferior do esterno e sofrer laceração durante a esternotomia. É essencial ter na sala de cirurgia bolsas de sangue, que devem ser conferidas antes da esternotomia. Deve-se instituir outro cateter IV de calibre 14 ou um cateter de infusão rápida para facilitar a reposição volêmica. Como pode haver necessidade de CEC de emergência, é preciso que a heparina esteja em uma seringa pronta para administração imediata. Em situações de emergência, o retorno venoso pode ser suprido pela linha de aspiração da bomba no campo cirúrgico ("derivação do aspirador").

2. A instituição de linha pode ser difícil em locais usados antes para colocação de cateteres.

3. É prudente inserir uma linha na AP equipada com marca-passo, pois pode não ser possível o uso de marca-passo epicárdico em caso de emergência durante a abertura do tórax. As pás de desfibrilação transcutânea devem ser aplicadas às superfícies laterais do tórax do paciente, porque o cirurgião não pode usar pás internas antes da exposição do coração.

4. Pode haver **hemorragia difusa** por dissecção extensa de tecido cicatricial após CEC. Convém usar um fármaco antifibrinolítico.

5. O **monitoramento atento do ECG** é fundamental, uma vez que a manipulação de enxertos ateromatosos pode lançar êmbolos na circulação coronariana. Como a proteção miocárdica é mais difícil em pacientes com enxertos coronarianos prévios, há maior probabilidade de disfunção miocárdica pós-CEC.

C. **Tamponamento Cardíaco e Pericardite Constritiva**
1. Os **principais objetivos** são evitar diminuição da contratilidade miocárdica, da resistência vascular periférica e da frequência cardíaca. A **pericardiocentese** pode ser aconselhável antes da indução em pacientes com tamponamento (exceto se associado à dissecção aórtica).

2. As **"linhas"** devem incluir uma linha arterial, um cateter IV de grande calibre e uma linha na AP (se o paciente tolerar a inserção).

3. Os **agentes de indução** úteis são etomidato e quetamina. A infusão de dopamina durante a indução e a fase de preparo cutâneo é útil.

4. Deve haver um método de suporte do **marca-passo atrial** (transesofágico ou transvenoso).

5. **Em casos graves**, considerar intubação em vigília e/ou "preparo e cobertura com campos cirúrgicos" antes da indução.

D. **Transplante Cardíaco**
1. **Cuidados com o doador** (ver Capítulo 20, seção IV.P).

2. **Conduta anestésica no receptor**
   a. A **chave para a sobrevida do paciente** é minimizar o tempo de isquemia do coração do doador. Consequentemente, o preparo rápido do receptor e a boa comunicação com os cirurgiões são essenciais.
   b. A **avaliação pré-operatória** do receptor deve identificar se o paciente já foi submetido a cirurgia do tórax (é necessário mais tempo), se há elevação da RVP (> 6 unidades Wood, gradiente transpulmonar > 12 mmHg), se a hipertensão pulmonar responde à venodilatação ou se há coagulopatia.

330 Capítulo 23

   c. O **monitoramento invasivo** deve incluir uma linha arterial e um cateter venoso central de luz tripla; o cateter na AP é usado quando há aumento acentuado da RVP. A **técnica asséptica** é essencial, uma vez que há imunossupressão após a cirurgia.

   d. Durante a indução, podem ser necessárias **precauções para a possibilidade de estômago cheio**. O etomidato e a fentanila são boas opções para garantir hipnose e analgesia, respectivamente. Durante infusões de agentes inotrópicos, considerar o aumento da dose antes da indução. Se houver dispositivo de assistência ventricular (DAV), é indispensável manter o retorno venoso para a bomba a fim de manter sua vazão.

   e. **Insuficiência cardíaca direita e coagulopatia** são comuns durante a fase de reaquecimento da CEC. Podem-se usar manobras típicas para reduzir a RVP (Quadro 23.5). Há que prever as necessidades de transfusão; os componentes celulares devem ser irradiados ou leucorreduzidos para minimizar a exposição a antígenos HLA estranhos.

   f. O coração do doador não responde às intervenções mediadas pelo sistema nervoso colinérgico do receptor (p. ex., atropina e glicopirrolato). Ao terminar a CEC, a frequência cardíaca ideal é de 80 a 110 batimentos por minuto e pode ser obtida com marca-passo epicárdico ou infusão de dopamina ou isoproterenol. Caso tenha sido usada técnica de implantação biatrial, pode haver duas ondas P distintas durante o ritmo sinusal.

   g. É necessário administrar **imunossupressores** sob orientação do cirurgião e do cardiologista da equipe de transplante.

E. Parada Circulatória. A parada circulatória pode ser necessária para cirurgia na porção distal da aorta ascendente ou no arco aórtico (aneurisma ou dissecção aórtica). A conduta inclui:

   1. Resfriamento sistêmico a 18°C e aplicação de gelo em torno da cabeça.

   2. Administração suplementar de fármacos como tiopental, magnésio, quetamina, metilprednisolona, manitol e heparina adicional antes da parada circulatória.

   3. Posição de Trendelenburg (cefalodeclive).

   4. Pode-se obter perfusão cerebral anterógrada ou retrógrada através de cânula na artéria axilar direita ou VCS, respectivamente. Os oxímetros cerebrais ajudam a avaliar se a perfusão é adequada.

F. Os **dispositivos de assistência ventricular (DAV)** podem ser classificados como extracorpóreos, implantáveis ou percutâneos. Os dispositivos extracorpóreos empregam uma bomba fora do corpo do paciente.

   1. Dispositivos extracorpóreos

      a. As **indicações** são suporte pós-cardiotomia, choque cardiogênico, ponte para a recuperação ou o transplante.

      b. Esses dispositivos garantem suporte biventricular. Os locais das cânulas de afluxo são VE ou AE para suporte às câmaras esquerdas e VD ou AD para suporte às câmaras direitas. As cânulas de efluxo correspondentes são inseridas na aorta ou na AP principal. As cânulas (afluxo e efluxo) são conectadas a uma bomba externa. O tempo de cirurgia e a dissecção são bem menores com esses dispositivos que com os implantados.

      c. Tanto o Abiomed BVS 5000 quanto o Thoratec VAD empregam bombas pneumáticas. Enquanto o Abiomed BVS 5000 depende da gravidade para drenagem venosa, o Thoratec VAD é equipado com drenagem a vácuo. A principal diferença entre os dois sistemas é a mobilidade do paciente. Com o Abiomed BVS 5000 os pacientes têm de permanecer em decúbito dorsal; com o Thoratec, podem deambular.

   2. Dispositivos implantáveis (p. ex., Novacor LVAS, HeartMate VXE, HeartMate Pneumatic, Heartmate II e Thoratec IVAD).

      a. Esses dispositivos são usados como ponte para o transplante cardíaco ou para a terapia de destino.

      b. À exceção do Thoratec IVAD, esses dispositivos destinam-se apenas ao suporte do VE. Consistem em uma cânula de afluxo (inserida no ápice do VE), uma bomba e uma cânula de efluxo (inserida na aorta ascendente). Um cateter tunelizado através da pele une a bomba implantada ao console externo. A CEC é sempre necessária.

      c. Os dispositivos Novacor LVAS, HeartMate VXE e Heartmate são elétricos; a bateria recarregável é colocada em uma mochila ou um estojo e o paciente pode sair do hospital. O Heartmate II é menor que os outros, o que o torna apropriado para uma maior

Anestesia para Cirurgia Cardíaca **331**

variedade de pacientes. Em vista de suas características de fluxo axial, proporciona perfusão arterial pulsátil bem menor.

3. Considerações anestésicas para inserção de DAV

a. Os pacientes apresentam **função cardíaca limítrofe**; é preciso ter extremo cuidado durante a indução para minimizar diminuições da contratilidade e da pré-carga.

b. A **hemorragia** pode causar problemas, principalmente com os dispositivos implantados. Instituir acesso venoso adequado para administração de líquidos e considerar o uso de antifibrinolítico. Todas as bombas, com exceção da HeartMate VXE, exigem anticoagulação.

c. Se o dispositivo for uma ponte para o transplante, administrar hemocomponentes celulares leucorreduzidos para reduzir a um mínimo a exposição a antígenos HLA.

d. A **ETE é necessária** para identificar o grau de IA (se relevante, pode ser preciso implantar uma valva de tecido), o grau de regurgitação tricúspide, a presença de forame oval permeável, a presença de CIA ou CIV, o grau de disfunção das câmaras direitas (o paciente pode necessitar de suporte mecânico do VD) e a presença de trombo. A ETE pós-operatória é usada para avaliar se a cânula de afluxo está inserida apropriadamente (constatar que não há fluxo turbulento) e garantir a retirada de ar do coração.

e. Em geral, pacientes tratados com dispositivo de assistência ventricular esquerda (DAVE) requerem suporte do VD. Há necessidade de inotrópicos, inalação de óxido nítrico e, às vezes, um dispositivo de assistência ventricular direita (DAVD).

f. A maioria dos dispositivos funciona melhor no modo automático após fechamento do tórax. Então, o fluxo depende, acima de tudo, do retorno venoso. A diminuição do retorno venoso é indicada pela diminuição da frequência de bombeamento, pois as bombas só funcionam quando cheias adequadamente. Devem-se administrar líquidos ou agente pressor.

VI. ANESTESIA PARA PROCEDIMENTOS CARDÍACOS FORA DO CENTRO CIRÚRGICO

O objetivo da anestesia é garantir sedação suficiente para a conclusão do procedimento sem movimentação excessiva e, ao mesmo tempo, evitar alterações hemodinâmicas induzidas pelo sedativo e hipoventilação. As questões pertinentes à anestesia fora do centro cirúrgico também se aplicam aos procedimentos cardíacos (Capítulo 32).

A. O **BIA** normalmente é implantado no laboratório de cateterismo cardíaco sob sedação. Proporciona assistência circulatória ao coração insuficiente ou isquêmico. A insuflação eleva a pressão diastólica aórtica e impulsiona o sangue em direção aos óstios coronários, o que aumenta a perfusão coronariana, sobretudo para o VE (que recebe a maior parte de seu suprimento sanguíneo na diástole). O esvaziamento do balão reduz a impedância à ejeção do VE, assim reduzindo o consumo miocárdico de oxigênio. As **indicações pré-operatórias** são angina instável refratária ao tratamento clínico; insuficiência do VE causada por infarto do miocárdio, ruptura do músculo papilar ou CIV; e profilaxia para um paciente de alto risco com doença grave da artéria coronária principal esquerda. As **indicações pós-revascularização** são insuficiência de VE refratária que impede a interrupção da CEC e elevação do segmento ST refratária.

1. O BIA é inserido através da artéria femoral e avançado até que a ponta esteja situada 1 a 2 cm distal à artéria subclávia esquerda na porção descendente da aorta torácica (o posicionamento pode ser guiado por ETE). Pode ser introduzido por via transtorácica em caso de doença iliofemoral que impeça o uso de uma artéria femoral.

2. A **insuflação do BIA** é sincronizada com o ECG do paciente, um possível marca-passo ou o traçado da pressão arterial. O balão é insuflado no início da diástole (na incisura dicrótica da onda de pressão arterial ou um período depois da onda R do ECG). O **esvaziamento do balão** ocorre durante a contração isovolumétrica. O acionamento intraoperatório direto por um marca-passo elimina a interferência do eletrocautério ou da coleta de sangue.

3. As **contraindicações relativas** são IA grave, aneurisma aórtico e doença vascular periférica grave.

4. As **complicações** do BIA são embolização distal, dissecção ou ruptura aórtica e isquemia dos membros inferiores. Anticoagulantes são administrados durante o uso da bomba.

B. Fechamento Percutâneo do Forame Oval e de CIA. Administra-se anestesia geral e intuba-se o paciente. Depois do cateterismo cardíaco direito, introduz-se um fio-guia através do forame

332 Capítulo 23

oval permeável (FOP) ou da CIA. A ETE é usada para definir a anatomia intracardíaca e o tamanho do defeito, ajudar a guiar o dispositivo até a posição e confirmar o fechamento do defeito.

C. Desfibrilador Implantado (CDI). Os CDI modernos têm um sistema de eletrodos endocárdicos e um gerador de pulso peitoral. Os sistemas antigos usavam eletrodos epicárdicos e geradores abdominais. Recentemente, os benefícios comprovados da terapia de ressincronização cardíaca levaram ao aumento da implantação intraoperatória de eletrodos epicárdicos para associação de marca-passo biventricular–CDI.

1. A maioria dos dispositivos é implantada sob anestesia local no laboratório de eletrofisiologia. Depois do implante, é necessário um breve período de anestesia geral para testar o dispositivo; **propofol IV** e ventilação espontânea com suporte das vias respiratórias são adequados. Os pacientes com refluxo grave, vias respiratórias difíceis ou agitação podem necessitar de intubação traqueal. O monitoramento é convencional. É indispensável que haja equipamento de intubação, bolsa e máscara, fármacos de emergência, oxigênio, aspiração e um desfibrilador.

2. Às vezes, os dispositivos são levados para a sala de cirurgia para implantação de eletrodos epicárdicos quando os eletrodos intracardíacos não são adequados. Em geral, esses pacientes apresentam comprometimento hemodinâmico; convém ter um cateter IV calibroso, acesso arterial e uma linha para administração de medicamentos vasoativos (uma linha IV separada ou uma linha central). É indispensável ter à mão fármacos de emergência, entre eles a epinefrina.

3. A **estimulação programada não invasiva** é usada para testar um CDI implantado. Usa-se um programador de CDI para induzir o ritmo irregular (taquicardia ou fibrilação ventricular). Em seguida, verifica-se se o aparelho detecta e interrompe adequadamente a arritmia. Como essa é uma situação eletiva, o paciente deve estar em jejum e a anestesia é feita com propofol conforme descrição na seção VI.C.1.

D. Cardioversão. Os pacientes geralmente são divididos em três categorias:

1. **Hemodinamicamente estável e em jejum.** Depois de avaliação cuidadosa das vias respiratórias, pode-se administrar propofol (ou etomidato) em pequenas doses até o paciente perder a consciência. Deve-se prever um longo tempo de administração do fármaco. É preciso ter à mão fenilefrina ou efedrina, succinilcolina, equipamento para controle das vias respiratórias e aspiração.

2. **Hemodinamicamente estável e com estômago cheio.** O paciente e o cardiologista têm duas opções: indução em sequência rápida com intubação e anestesia geral ou aguardar até que o paciente esteja há 6 a 8 h em jejum. Em geral, toma-se a decisão de aguardar o tempo necessário para que haja esvaziamento gástrico.

3. **Hemodinamicamente instável.** Deve-se instituir cardioversão o mais cedo possível, embora a administração de anestesia geral possa ser perigosa. Deve-se considerar a administração de sedativo e amnéstico a pacientes conscientes.

E. A **substituição da valva aórtica percutânea** é usada em pacientes não candidatos a cirurgia. As bioproteses expansíveis são colocadas sobre a valva aórtica nativa por via arterial transfemoral, transeptal transvenosa ou transapical aberta.

1. **O procedimento requer anestesia geral com intubação traqueal.**
   a. **Na técnica transapical**, é necessário isolamento pulmonar com **tubo de luz dupla**, linha arterial e eletrodos ventriculares epicárdicos.
   b. **Na técnica transfemoral**, as pressões arteriais geralmente são transduzidas da artéria femoral. Também é comum usar outra linha arterial radial e monitoramento da pressão intracardíaca. Na instituição em que os autores trabalham, geralmente é empregada anestesia geral. No entanto, a sedação consciente é uma opção.
   c. A ETE é realizada para avaliar a posição e a função adequadas da valva.
   d. A **estimulação ventricular rápida** é usada para "imobilizar" o coração durante a implantação da valva.

2. As **complicações** são tamponamento (decorrente da perfuração pelo fio), acidente vascular cerebral, ruptura ou dissecção aórtica, IA, conversão para substituição cirúrgica de emergência da valva aórtica, infarto do miocárdio, implantação insatisfatória da valva (muito alta ou muito baixa) e bloqueio AV.

Anestesia para Cirurgia Cardíaca   **333**

Leituras Sugeridas

Diaz LK, Andropoulos DB. New developments in pediatric cardiac anesthesia. *Anesthesiol Clin North Am* 2005;23:655–676.

El-Marghabel I. Ventricular assist devices and anesthesia. *Semin Cardiothorac Vasc Anesth* 2005;9:241–249.

Ferraris VA, Ferraris SP, Saha SP, et al. Perioperative blood transfusion and blood conservation in cardiac surgery: the STS and SCA clinical practice guideline. *Ann Thoracic Surg* 2007;83:S27–S86.

Gravlee GP, Davis RF, Kurusz M, Utley JR, eds. *Cardiopulmonary bypass*, 2nd ed. Philadelphia: Lippincott Williams & Wilkins, 2000.

Hensley FA, Martin DE, Gravlee GP, eds. *A practical approach to cardiac anesthesia*, 3rd ed. Philadelphia: Lippincott Williams & Wilkins, 2002.

Karl TR. Neonatal cardiac surgery. Anatomic, physiologic, and technical considerations. *Clin Perinatol* 2001;28:159–185.

Konstadt S, Shernan S, Oka Y. *Clinical transesophageal echocardiography: a problem-oriented approach*, 2nd ed. Philadelphia: Lippincott Williams & Wilkins, 2003.

Murkin JM. Perioperative multimodality neuromonitoring: an overview. *Semin Cardiothorac Vasc Anesth* 2004;8:167–171.

Myles PS, McIlroy D. Fast-track cardiac anesthesia: choice of anesthetic agents and techniques. *Semin Cardiothorac Vasc Anesth* 2005;9:5–16.

Piquette D, Deschamps A, Belisle S, et al. Effect of intravenous nitroglycerin on cerebral saturation in high-risk cardiac surgery. *Can J Anaesth* 2007;54:718–727.

Reul H, Akdis M. Temporary or permanent support and replacement of cardiac function. *Expert Rev Med Devices* 2004;1:215–227.

Riess FC. Anticoagulation management and cardiac surgery in patients with heparin-induced thrombocytopenia. *Semin Thorac Cardiovasc Surg* 2005;17:85–96.

Roasio A., Lobreglio R., Santin A., et al. Fenoldopam reduces the incidence of renal replacement therapy after cardiac surgery. *J Cardiothorac Vasc Anesth* 2008;22:23–26.

Serna DL, Thourani VH, Puskas JD. Antifibrinolytic agents in cardiac surgery: current controversies. *Semin Thorac Cardiovasc Surg* 2005;17:52–58.

Speiss BD. *Perioperative transfusion medicine*, 2nd ed. Philadelphia: Lippincott Williams & Wilkins, 2005.

Thys D. *Textbook of cardiothoracic anesthesiology*. New York: McGraw-Hill, 2001.

Wan S, LeClerc JL, Vincent JL. Inflammatory response to cardiopulmonary bypass: mechanisms involved and possible therapeutic strategies. *Chest* 1997;112:676–692.

Warkentin TE, Koster A. Bivalirudin: a review. *Expert Opin Pharmacother* 2005;6:1349–1371.

Woo YJ. Cardiac surgery in patients on antiplatelet and antithrombotic agents. *Semin Thorac Cardiovasc Surg* 2005;17:66–72.

24 Anestesia para Neurocirurgia

Scott A. LeGrand e Michele Szabo

I. FISIOLOGIA

A. **O fluxo sanguíneo cerebral** (FSC) é igual à pressão de perfusão cerebral (PPC) dividida pela resistência vascular cerebral. **A PPC é definida como a diferença entre a pressão arterial média (PAM) e a pressão intracraniana (PIC) ou a pressão venosa central, aquela que for mais alta.** No encéfalo normal, o FSC médio é de 50 mℓ/100 g de tecido encefálico por minuto e é afetado pela pressão arterial, demandas metabólicas, Pa$_{CO_2}$, Pa$_{O_2}$, viscosidade sanguínea, agentes vasoativos e regulação neurogênica. O encéfalo recebe cerca de 15% do débito cardíaco.

1. O **FSC** é mantido constante por meio da constrição e dilatação das arteríolas (autorregulação) (Figura 24.1) quando a PAM está entre 50 e 150 mmHg. Fora desses limites, o FSC varia diretamente com a PAM. A hipertensão crônica desvia a curva de autorregulação para a direita, tornando os pacientes hipertensos suscetíveis à isquemia cerebral em pressões sanguíneas consideradas normais em indivíduos saudáveis. A terapia anti-hipertensiva prolongada pode normalizar o intervalo de autorregulação. A isquemia cerebral, o trauma, a hipoxia, a hipercarbia, o edema, o efeito expansivo e os anestésicos voláteis diminuem ou extinguem a autorregulação e podem tornar o fluxo sanguíneo para a área afetada dependente da PAM.

2. A **Pa$_{CO_2}$** influencia muito o FSC em virtude de seu efeito sobre o pH do líquido extracelular (LEC) encefálico. O FSC aumenta linearmente com a elevação da Pa$_{CO_2}$ no

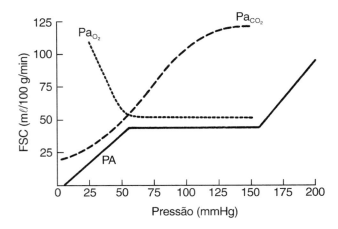

FIGURA 24.1 A autorregulação mantém nível constante de FSC em uma grande amplitude de variação da pressão arterial média na artéria carótida. Independentemente desse efeito, o FSC é elevado por hipercarbia (Pa$_{CO_2}$) e hipoxemia (Pa$_{O_2}$); a hipocarbia diminui o FSC.

intervalo de 20 a 80 mmHg, com alteração absoluta de 1 a 2 mℓ/100 g/min para cada mmHg de alteração da Pa$_{CO_2}$. O efeito da Pa$_{CO_2}$ sobre o FSC diminui ao longo de 6 a 24 h em decorrência de alterações adaptativas lentas na concentração de bicarbonato no LEC encefálico. A hiperventilação contínua diminui a produção de bicarbonato no líquido cerebrospinal (LCE) e permite a normalização gradual do pH do LCE. A rápida normalização da Pa$_{CO_2}$ após um período de hiperventilação provoca significativa acidose do LCE, com vasodilatação e aumento da PIC.

3. **Pa$_{O_2}$.** A hipoxia é um potente vasodilatador cerebral; o FSC aumenta muito quando a Pa$_{O_2}$ cai abaixo de 60 mmHg. A Pa$_{O_2}$ na faixa que varia de 60 a mais de 300 mmHg tem pouca influência sobre o FSC.

4. **Regulação neurogênica.** A rede vascular cerebral recebe extensa inervação colinérgica, adrenérgica, serotoninérgica e VIPérgica, embora não esteja claro o papel exato desses sistemas na regulação do FSC. As evidências sugerem, porém, que o aumento do tônus simpático no choque hemorrágico desvia a extremidade inferior da curva de autorregulação para a direita e reduz o FSC em determinada PAM.

5. **Viscosidade.** O hematócrito normal (33% a 45%) no encéfalo normal influencia pouco o FSC. Durante a isquemia cerebral focal, porém, a redução da viscosidade por hemodiluição (hematócrito de 30% a 34%) pode aumentar o FSC para as áreas isquêmicas.

B. A **taxa metabólica cerebral** (CMRO$_2$) e o FSC estão intimamente associados, porque o encéfalo necessita de oferta constante de substrato para atender às altas demandas metabólicas. Aumentos regionais ou globais da CMRO$_2$ provocam aumento correspondente do FSC, provavelmente mediado por moléculas sinalizadoras, como o óxido nítrico. Outros fatores que modulam a CMRO$_2$ (e o FSC por esse mecanismo) são:

1. **Anestésicos** (ver seções II.A e B).
2. **Temperatura.** A hipotermia diminui a CMRO$_2$ em 7% para cada 1°C; a hipertermia tem efeito contrário.
3. **Crises convulsivas**
4. **Dor ou despertar**

C. A **PIC** reflete a relação entre o volume do conteúdo intracraniano (encéfalo, sangue e LCE) e o volume da caixa craniana. A **PIC normal é de 5 a 15 mmHg.** A elevação persistente da PIC acima de 15 a 20 mmHg na presença de doença intracraniana é considerada anormal.

1. A **caixa craniana é rígida** e tem capacidade limitada de acomodar aumentos do volume intracraniano. A princípio, massa intracraniana expansiva (p. ex., tumor, edema, hematoma ou hidrocefalia) desloca sangue e LCE, e a PIC continua relativamente normal (Figura 24.2). À medida que o volume intracraniano continua a aumentar, a complacência intracraniana diminui e a PIC eleva-se rapidamente (ver Figura 24.2). Assim, os pacientes com complacência reduzida podem apresentar aumento acentuado da PIC mesmo quando o aumento do volume intracraniano é pequeno (p. ex., vasodilatação cerebral causada por anestesia, hipertensão ou retenção de dióxido de carbono) (ver Figura 24.2).

2. **Manifestações clínicas da PIC elevada.** A elevação da PIC geralmente diminui a PPC e pode causar isquemia nas regiões encefálicas em que há comprometimento da autorregulação e o FSC depende da PPC. Os sinais e sintomas iniciais de aumento da PIC são cefaleia, náuseas, vômito, borramento visual, papiledema e diminuição do nível de consciência. À medida que aumenta a PIC, pode haver herniação encefálica com consequente lesão mecânica e/ou isquemia do tronco encefálico. Isso pode acarretar hipertensão com bradiarritmia ou taquiarritmia, respiração irregular, paralisia do nervo oculomotor (terceiro nervo craniano) com midríase ipsilateral sem reflexo fotomotor, paralisia do nervo abducente (sexto nervo craniano), hemiparesia ou hemiplegia contralateral e, por fim, coma e parada respiratória.

3. O **tratamento da PIC elevada** emprega estratégias com vistas a reduzir o volume dos componentes intracranianos:

   a. **Hipoxia e hipercarbia causam vasodilatação cerebral** e devem ser evitadas. A hiperventilação a uma Pa$_{CO_2}$ de 25 a 30 mmHg provoca vasoconstrição cerebral e pode ser usada como medida provisória no tratamento do aumento agudo da PIC. No entanto, a hiperventilação pode ser prejudicial e causar isquemia do encéfalo lesado com baixo fluxo sanguíneo. Assim sendo, deve ser suspensa depois que for instituído tratamento definitivo eficaz.

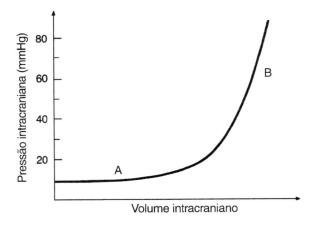

FIGURA 24.2 Curva de complacência intracraniana. No intervalo normal de PIC (*A*), aumentos do volume intracraniano provocam alterações mínimas da PIC. Além disso, pequenos aumentos da PIC depois do "cotovelo" da curva podem provocar elevações abruptas da PIC (*B*).

    b. Redução da pressão venosa jugular. A elevação da cabeceira do leito a pelo menos 30° promove a drenagem venosa e diminui o volume de sangue venoso intracraniano. É preciso evitar a flexão ou rotação excessiva do pescoço, bem como aumentos da pressão intratorácica (p. ex., tosse, esforço e elevação da pressão intratorácica). A pressão expiratória final positiva deve ser mantida no nível mínimo que garanta recrutamento pulmonar adequado.
    c. Controle da CMRO$_2$. Os barbitúricos são vasoconstritores potentes que diminuem o volume sanguíneo cerebral enquanto reduzem a CMRO$_2$. As elevações da CMRO$_2$ causadas pelo despertar ou por crises convulsivas devem ser evitadas com adequada sedação e profilaxia das crises convulsivas sempre que houver indicação.
    d. A **manutenção da alta osmolalidade sérica** (305 a 320 mOsm/kg) pode reduzir o edema cerebral e o volume encefálico. Esse é o objetivo do controle da administração de líquidos (ver seção V.D). Ademais, o **manitol** (0,5 a 2,0 g/kg IV) e a **furosemida** causam hiperosmolaridade e são eficazes na redução aguda da PIC. A **solução salina hipertônica** é uma alternativa ao manitol no controle da elevação da PIC.
    e. O **volume de LCE pode ser reduzido por** drenagem de LCE através de cateter de ventriculostomia ou aspiração com agulha durante a operação.
    f. A retirada cirúrgica de tumor ou hematoma ou a craniectomia descompressiva reduzem o volume intracraniano e a PIC.
    g. Os esteroides podem minorar o edema cerebral associado a tumores.

II. FARMACOLOGIA
Os agentes usados na anestesia podem afetar a CMRO$_2$ e o FSC.
  A. Os **anestésicos inalatórios** causam redução dose-dependente da CMRO$_2$ e aumentam o FSC.
    1. O **óxido nitroso** pode aumentar a CMRO$_2$, o FSC e a PIC. Esses efeitos podem ser muito atenuados ou abolidos quando é administrado junto com anestésicos IV. O óxido nitroso deve ser evitado quando há espaços aéreos intracranianos (p. ex., pneumoencéfalo), porque se difunde mais rapidamente para esses espaços do que o nitrogênio se difunde para fora deles, com risco de aumento agudo da PIC.
    2. Os agentes voláteis aumentam o FSC por ação vasodilatadora direta. A autorregulação pode ser atenuada ou abolida pelo aumento da concentração desses fármacos, mas a sensibilidade ao dióxido de carbono parece ser preservada (Quadro 24.1). O efeito

QUADRO 24.1 Efeitos Fisiológicos Cerebrais dos Anestésicos Inalatórios

	Óxido Nitroso	Desflurano	Sevoflurano	Isoflurano
FSC	⇑	⇑⇑	⇑	⇑⇑
PPC	⇓	⇓⇓	⇓	⇓⇓
PIC	⇔/⇑	⇔/⇑	⇔/⇑	⇔/⇑
Demandas metabólicas	⇑	⇓	⇓	⇓
Reatividade ao CO_2	⇔	⇔	⇔	⇔
Limiar convulsivo	⇓	⇓	⇓	⇓

vasodilatador dos agentes inalatórios é clinicamente insignificante em pacientes com complacência intracraniana normal. Esses agentes devem ser usados com cautela em pacientes com diminuição da complacência intracraniana (p. ex., grande massa intracraniana e hematoma intracraniano agudo).
3. Os anestésicos voláteis provocam redução dose-dependente do metabolismo ($CMRO_2$), provavelmente por depressão da atividade elétrica neuronal. O isoflurano é o mais potente nesse aspecto e é o único agente volátil que induz um eletroencefalograma (EEG) isoelétrico em concentrações clinicamente relevantes (2 × CAM).

B. Os **anestésicos IV** geralmente ocasionam redução dose-dependente conjugada do FSC e da $CMRO_2$. A causa disso é a depressão do metabolismo cerebral. Os **barbitúricos**, o **etomidato** e o **propofol** diminuem muito o FSC e a $CMRO_2$ e podem suscitar EEG isoelétricos. O etomidato foi associado a crises convulsivas e deve ser evitado em pacientes propensos a convulsões. A **lidocaína** em doses terapêuticas reduz o FSC e a $CMRO_2$. A **quetamina**, ao contrário, aumenta o FSC e a $CMRO_2$ e raramente é usada em neuroanestesia. **Opioides** e **benzodiazepínicos** causam alterações mínimas do FSC e da $CMRO_2$. A autorregulação e a sensibilidade ao dióxido de carbono parecem ser preservadas com agentes IV.

C. Os **relaxantes musculares** não têm efeito direto sobre o FSC e a $CMRO_2$. Podem alterar a hemodinâmica cerebral indiretamente por seus efeitos sobre a pressão arterial. A **succinilcolina** causa aumento transitório da PIC, provavelmente decorrente de fenômenos de estimulação, que podem ser atenuados pela administração prévia de um barbitúrico ou de uma dose antifasciculante de relaxante muscular não despolarizante.

D. **Fármacos Vasoativos**
  1. **Agonistas adrenérgicos.** Os agonistas alfa-adrenérgicos e os agonistas beta-adrenérgicos em doses baixas têm pouca influência sobre o FSC se a PAM estiver dentro dos limites da autorregulação. Doses maiores de agonistas beta-adrenérgicos podem aumentar a $CMRO_2$ e o FSC, com possível exagero no caso de defeito da barreira hematencefálica. A dopamina aumenta o FSC com pequena alteração da $CMRO_2$.
  2. **Vasodilatadores.** O nitroprussiato de sódio, a nitroglicerina, a hidralazina, o nimodipino e o nicardipino aumentam o FSC e a PIC por vasodilatação cerebral direta se a PAM for mantida. Provavelmente os bloqueadores beta-adrenérgicos têm efeitos mínimos. Apesar desses perfis, todos esses agentes foram usados com segurança durante a neuroanestesia, sobretudo se for mantida a PPC.

E. **Proteção Cerebral**
  1. **Isquemia cerebral focal *versus* global**
    a. A **isquemia focal** é caracterizada por uma área de tecido densamente isquêmico circundado por encéfalo não isquêmico que pode garantir o fluxo colateral para as margens de penumbra. Esse fluxo sanguíneo residual pode permitir a sobrevivência dos neurônios por períodos variáveis (p. ex., a trombólise nas primeiras 3 h depois de um acidente vascular cerebral pode evitar um infarto completo graças à reperfusão).
    b. A **isquemia global completa** é caracterizada por ausência de FSC (p. ex., parada cardíaca). A tolerância para sobreviver à isquemia global é de minutos.

338 Capítulo 24

2. **Agentes**
   a. **Agentes anestésicos IV: Barbitúricos** em altas doses podem melhorar um pouco a recuperação neurológica da isquemia focal, possivelmente por diminuição da taxa metabólica ou, o que é mais provável, por efeito farmacológico direto. É provável que o benefício protetor seja obtido por dose de indução de barbitúrico (tiopental na dose de 3 a 7 mg/kg IV). O **propofol** também pode reduzir a lesão cerebral isquêmica focal, embora não seja tão bem estudado quanto os barbitúricos. O etomidato agrava a lesão encefálica isquêmica. Relatos clínicos iniciais sugerem que a administração profilática de **lidocaína** em baixas doses pode ter efeitos neuroprotetores em pacientes não diabéticos.
   b. **Agentes anestésicos voláteis** podem oferecer alguma proteção cerebral, mas os dados são conflitantes e não está claro se a neuroproteção é contínua.
   c. Os efeitos benéficos do **nimodipino** sobre o vasospasmo após hemorragia subaracnóidea (HSA) estão bem estabelecidos e provavelmente são mediados por efeitos neuronais, e não vasculares. Os ensaios clínicos não detectaram efeito benéfico em vítimas de acidente vascular cerebral agudo.
   d. Os **esteroides** não foram benéficos após acidente vascular cerebral ou traumatismo craniano grave.
   e. O **magnésio** confere neuroproteção significativa em estudos realizados com animais. No entanto, um grande ensaio clínico não mostrou proteção em vítimas de acidente vascular cerebral agudo.
   f. A **hipotermia** reduz o metabolismo das funções neuronais e celulares e, portanto, pode ser útil em caso de diminuição da perfusão cerebral. A indução de hipotermia leve (12 a 24 h) reduz a morbidade em pacientes que sofrem parada cardíaca. Em contrapartida, dois estudos clínicos não mostraram melhores resultados quando se induziu hipotermia leve após traumatismo craniano importante ou durante operação de aneurisma.
   g. A **hipertermia** agrava muito o prognóstico na isquemia cerebral focal e deve ser evitada.
   h. A **hiperglicemia** moderada (> 170 mg/dℓ) exacerba a lesão neurológica após lesão isquêmica. Existem dados humanos sugestivos de que a normalização da glicemia aumenta a incidência de bons resultados em vítimas de acidente vascular cerebral.
   i. **Outras variáveis fisiológicas:** Além das variáveis já mencionadas de temperatura e glicose, o controle rigoroso da pressão de perfusão, da pCO_2 e da pO_2, a normalização do pH e a profilaxia das crises convulsivas contribuem significativamente para melhorar o desfecho neurológico na isquemia cerebral. A manutenção de uma PPC no limite superior da normalidade pode aumentar o FSC colateral. Por outro lado, a hipotensão reduz o FSC e agrava a lesão. Deve-se manter normocapnia. As crises convulsivas, que podem aumentar o FSC e a PIC e reduzir a PPC, devem ser evitadas e tratadas rapidamente.

3. Há evidências preliminares de que os hormônios sexuais femininos podem conferir alguma neuroproteção após traumatismo encefálico.

III. MONITORAMENTO ELETROFISIOLÓGICO

A. O **eletroencefalograma** (EEG) mede a atividade elétrica dos neurônios do córtex cerebral e, portanto, é usado como indicador do limiar para detecção de isquemia decorrente de FSC inadequado. É usado com frequência durante procedimentos que põem em risco a perfusão cerebral, como a endarterectomia carotídea, ou para garantir o silêncio elétrico antes da parada circulatória.

1. O FSC normal nas substâncias cinzenta e branca é, em média, de 50 mℓ/100 g/min. Na maioria das técnicas anestésicas, as anormalidades do EEG surgem quando o FSC cai para 20 mℓ/100 g/min. O isoflurano é diferente, pois o EEG torna-se anormal quando o FSC é muito menor, de 8 a 10 mℓ/100 g/min. A sobrevivência celular é ameaçada quando o FSC cai para 12 mℓ/100 g/min (menor com o isoflurano). Assim, alterações do EEG podem alertar para a ocorrência de isquemia antes que o FSC seja insuficiente para manter a viabilidade tecidual. A detecção imediata de alterações do EEG pode ser tratada com aumentos da pressão de perfusão ou *shunt* para restaurar o FSC e evitar infarto.

Anestesia para Neurocirurgia 339

2. O EEG pode mostrar alterações durante a operação sem que haja déficit neurológico demonstrável durante o exame pós-operatório. A isquemia cerebral pode provocar disfunção elétrica sem causar lesão neuronal, porque o limiar de fluxo sanguíneo para a disfunção elétrica é maior que o necessário para manter a integridade celular.

3. Outros fatores, além dos anestésicos, que podem afetar o EEG são hipotermia (o que limita a utilidade do EEG durante circulação extracorpórea), hipotensão, hipoglicemia, hipoxia, tumores, anormalidades vasculares e epilepsia. O EEG anormal em pacientes com déficits neurológicos preexistentes, acidentes vasculares cerebrais em evolução e déficits neurológicos isquêmicos reversíveis recentes também pode dificultar a interpretação de novas alterações.

4. Os **efeitos dos anestésicos no EEG** geralmente são globais, o que, muitas vezes, ajuda a distingui-los das alterações focais da isquemia. Observa-se predomínio da atividade lenta à medida que aumenta a profundidade da anestesia. A anestesia "profunda" pode tornar o ECG muito lento, dificultando a interpretação da detecção de alterações isquêmicas superpostas durante períodos críticos. A manutenção de um nível constante de anestesia durante períodos críticos (p. ex., pinçamento da carótida) facilita a interpretação do EEG.

B. **Monitoramento do Potencial Evocado**

1. Os **potenciais evocados sensoriais** (PES) são potenciais elétricos gerados no neuroeixo em resposta à estimulação de um nervo periférico ou craniano. Durante o trajeto da periferia até o encéfalo, esses potenciais podem ser registrados por eletrodos colocados sobre o couro cabeludo e ao longo da via de transmissão. Os potenciais evocados (PE) têm menor voltagem que a atividade de fundo do EEG, mas a soma de centenas de sinais por meio de aparelhos computadorizados permite extraí-los pelo cálculo da média da atividade de fundo aleatória do ECG. A resposta normal significa integridade da via de condução. A **lesão da via geralmente diminui a amplitude ou prolonga a latência** (*i. e.*, o tempo desde o estímulo periférico até a chegada dos potenciais ao local de registro) dos picos de onda. Os PE são classificados de acordo com o trato nervoso avaliado.

   a. Os **potenciais evocados somatossensoriais (PESS)** são obtidos por estimulação de um nervo periférico (p. ex., nervo mediano no punho ou nervo tibial posterior no tornozelo ou na fossa poplítea) e registro dos sinais provocados sobre a medula espinal (PESS espinais) ou córtex cerebral (PESS corticais). Os PESS são mais usados para monitorar a função medular durante cirurgia da medula espinal ou da coluna vertebral (p. ex., cirurgia de grande porte da coluna vertebral com instrumentação) e podem ser usados durante operação de nervo periférico, plexo braquial ou da aorta torácica (para detectar isquemia medular durante pinçamento da aorta). Como os PESS são conduzidos principalmente pela coluna dorsal na medula espinal, há preocupação com a fidedignidade do monitoramento dos PESS para detecção de ameaça à função motora (*i. e.*, isquemia medular anterior). Por essa razão, alguns centros empregam o "teste de despertar" (ver seção VII.B.2), além do monitoramento do potencial evocado motor (PEM).

   b. Os **potenciais evocados auditivos do tronco encefálico (PEATE)** são registrados por meio da aplicação de um estímulo auditivo a um ouvido com um fone intra-auricular. Os PEATE refletem a transmissão de impulsos elétricos ao longo da via auditiva e são monitorados durante operação da fossa posterior na tentativa de evitar lesão do tronco encefálico ou do nervo auditivo (oitavo nervo craniano).

2. **PEM.** O monitoramento da integridade dos tratos motores na medula espinal pode ser mais confiável que o monitoramento dos PESS durante cirurgia da medula espinal. As colunas motoras ventrais da medula espinal podem ser mais suscetíveis à isquemia que as fibras proprioceptivas posteriores. Impulsos motores podem ser gerados por estimulação elétrica transcraniana. As respostas evocadas são medidas como um potencial sobre a medula espinal abaixo do campo cirúrgico e no músculo a ser avaliado. Os anestésicos modificam bastante os potenciais induzidos por via transcraniana, porém a modificação é menor se o estímulo for medido na medula espinal abaixo do campo cirúrgico.

3. O **eletromiograma** (EMG) registra as respostas musculares à estimulação dos nervos motores. O EMG é usado com frequência quando houver risco de lesão do nervo facial durante cirurgia do ângulo cerebelopontino (p. ex., cirurgia da fossa posterior para

340 Capítulo 24

meningioma). Como o EMG registra respostas motoras à estimulação, os bloqueadores neuromusculares são evitados durante os períodos de estimulação elétrica.

4. **Fatores de confusão.** A interpretação de alterações dos potenciais evocados é confundida por fatores semelhantes àqueles que afetam o EEG (p. ex., anestésicos, temperatura, hipotensão, hipoxia, anemia e lesões neurológicas preexistentes). Os anestésicos voláteis deprimem os PESS mediante redução da amplitude ou prolongamento da latência dos PESS e extinguem os PEM, que são muito mais sensíveis. Os PEATE parecem ser mais resistentes aos efeitos depressivos dos anestésicos que os PESS corticais. Os anestésicos IV têm efeito menor; os barbitúricos, o propofol e a fentanila ou remifentanila são compatíveis com o monitoramento eficaz dos PESS corticais, PEATE e PEM.

5. **Falsos positivos.** As alterações dos potenciais evocados (PE) são comuns e com frequência não estão associadas a complicações neurológicas pós-operatórias. Outras pesquisas são necessárias para identificar a natureza, a magnitude e a duração de alterações dos PE associadas a lesão irreversível.

IV. CONSIDERAÇÕES PRÉ-OPERATÓRIAS NOS PROCEDIMENTOS NEUROCIRÚRGICOS

A. A **complacência intracraniana** pode ser reduzida por massas intracranianas (p. ex., tumor, hematoma ou abscesso). O tecido encefálico normal adjacente pode ser comprimido, com consequente comprometimento da barreira hematencefálica, edema cerebral e perda da autorregulação cerebral. A seção I.C.3 analisa os sinais e sintomas de aumento da PIC.

B. Convém reavaliar as **imagens obtidas por tomografia computadorizada (TC) ou ressonância magnética**. O desvio da linha média, a obliteração da cisterna basal, a perda dos sulcos e o apagamento dos ventrículos sugerem aumento da PIC. Deve-se notar o grau de edema encefálico ao redor da massa e o local da lesão em relação aos vasos intracranianos e estruturas importantes. Lesões próximas dos seios venosos da dura-máter podem exigir exposição dos seios e aumentar o risco de embolia aérea venosa (ver seção VI.D.3).

C. A **patologia da lesão expansiva** é importante para prever possíveis problemas perioperatórios. Lesões vasculares (p. ex., meningiomas e alguns tumores encefálicos metastáticos) podem apresentar sangramento profuso. Tumores malignos infiltrativos podem aumentar a propensão ao edema cerebral pós-operatório.

D. **Desequilíbrios hidreletrolíticos pré-operatórios e intolerância à glicose podem ser decorrentes de alimentação inadequada, uso de diuréticos e esteroides e anormalidades endócrinas de mediação central.**

E. **Anticonvulsivantes** podem ser necessários para controlar as crises convulsivas. Às vezes, são necessários **corticosteroides** para tratar o edema. Esses fármacos devem ser mantidos no período pré-operatório.

F. A **pré-medicação** deve ser prescrita com cautela, pois pacientes com doença intracraniana podem ser extremamente sensíveis aos efeitos dos depressores do sistema nervoso central (SNC). Com frequência não é prescrita pré-medicação. Caso haja necessidade de sedação, pode-se usar diazepam (0,1 a 0,2 mg/kg VO). Sedação complementar pode ser administrada quando o paciente chegar à sala de cirurgia. Se houver diminuição da complacência intracraniana e/ou PIC elevada, devem-se evitar os opioides por causa de seus efeitos de depressão respiratória e dos aumentos do FSC decorrentes da hipercarbia.

G. Além do monitoramento convencional (ver Capítulo 10), são usados cateteres arteriais na maioria dos pacientes submetidos a craniotomia. A capnografia é particularmente útil quando se reduz a PIC por hiperventilação. A sonda vesical ajuda na hidratação e o tratamento com diuréticos. O monitoramento invasivo (p. ex., cateter na artéria pulmonar) pode ser indicado em pacientes com doença cardíaca, renal ou pulmonar grave na vigência de grandes deslocamentos de fluidos induzidos por diuréticos. Como o acesso ao pescoço é limitado durante a neurocirurgia, deve-se considerar a instituição de linhas centrais por via braquial ou subclávia. Muitas vezes, convém ter um segundo cateter IV para administração de fármacos.

V. CONDUTA INTRAOPERATÓRIA

Os objetivos da anestesia em intervenções intracranianas são hipnose, amnésia, imobilidade, controle da PIC e da PPC, além do "relaxamento cerebral" (*i. e.*, condições cirúrgicas ótimas).

Anestesia para Neurocirurgia **341**

Sempre que possível, o plano de anestesia deve cuidar para que o paciente esteja acordado, extubado e possa ser avaliado neurologicamente ao fim da operação.

A. A **indução da anestesia** tem de ser feita sem aumentar a PIC nem comprometer o FSC. É preciso evitar hipertensão, hipotensão, hipoxia, hipercarbia e tosse.

1. Ainda que o tiopental (3 a 7 mg/kg), o propofol (2,0 a 2,5 mg/kg), o midazolam (0,2 a 0,4 mg/kg) e o etomidato (0,3 a 0,4 mg/kg) sejam todos razoáveis agentes de indução IV, devem-se prever os efeitos hemodinâmicos causados por eles.

2. A **máscara respiratória adequada** é essencial para evitar hipoventilação e aumento da Pa_{CO_2}. Depois da indução, pode-se iniciar hiperventilação por máscara com uma mistura de óxido nitroso e oxigênio ou com oxigênio a 100%.

3. Administra-se uma dose de relaxante muscular para intubação. Em geral, são usados agentes não despolarizantes. Deve-se obter relaxamento adequado antes da laringoscopia e da intubação para evitar tosse e esforço.

4. Os **opioides** causam alterações hemodinâmicas cerebrais mínimas e são úteis para diminuir as respostas à intubação e craniotomia. Uma vez que a intubação, a colocação de pinos cranianos e a craniotomia (incisão cutânea e manipulação do periósteo) são os períodos de maior estímulo durante intervenções intracranianas, administram-se doses generosas de narcóticos antes dessas manipulações. A fentanila (5 a 10 µg/kg) e a remifentanila são usadas com maior frequência, pois ambas têm início rápido e alta potência. A lidocaína (1,5 mg/kg IV) também pode ser usada para atenuar as respostas cardiovasculares e da PIC à intubação.

5. Às vezes são acrescentadas **baixas concentrações de um agente volátil potente** para evitar a hipertensão durante a estimulação cirúrgica inicial.

6. Após a intubação, os olhos são cobertos com protetores impermeáveis para evitar irritação pelas soluções de preparo cirúrgico, e a cabeça é examinada atentamente após o posicionamento final para verificar se há bom retorno venoso. Como o **acesso às vias respiratórias é limitado durante procedimentos neurocirúrgicos**, é preciso avaliar o murmúrio vesicular e a ventilação depois do posicionamento final para confirmar se a cânula traqueal está em posição correta. A cânula deve estar bem fixada e todas as conexões do circuito de ventilação devem estar firmes.

B. Manutenção

1. É necessário que haja **relaxamento cerebral adequado** antes de abrir a dura-máter. Isso é possível quando se garantem condições adequadas de oxigenação, retorno venoso, relaxamento muscular, profundidade anestésica, Pa_{CO_2} de 33 a 35 mmHg (hiperventilação, se o campo cirúrgico exigir) e, muitas vezes, administração de furosemida (10 a 20 mg IV) e manitol (0,5 a 1,5 g/kg IV) antes da conclusão da craniotomia. O cirurgião avalia a necessidade de maior relaxamento cerebral ao verificar a tensão da dura-máter. Se necessário, pode-se administrar mais tiopental IV ou drenar o LCE por um cateter subaracnóideo lombar já inserido.

2. A **necessidade de anestésico** diminui bastante depois da craniotomia e abertura da dura-máter, pois o parênquima encefálico não tem sensibilidade. Caso haja necessidade de narcóticos complementares, podem-se administrar pequenas doses de morfina ou fentanila. A infusão contínua de propofol (50 a 150 µg/kg/min) e/ou de remifentanila (0,1 a 0,5 µg/kg/min) produz um nível estável de anestesia e permite a recuperação rápida. Em geral, altas doses de **narcóticos e sedativos de ação prolongada são evitadas nas últimas 1 a 2 horas do procedimento** para facilitar o exame neurológico ao fim da operação e evitar possível sonolência e hipoventilação.

3. Os **relaxantes musculares** são frequentemente mantidos durante toda a intervenção para evitar movimento. Os pacientes tratados com anticonvulsivantes (p. ex., fenitoína) podem necessitar de administração mais frequente de relaxantes musculares.

C. A **recuperação da anestesia** deve ser imediata sem esforço ou tosse. A administração de lidocaína IV inibe o reflexo da tosse, mas pode retardar a recuperação. Próximo ao fim do procedimento, a Pa_{CO_2} é normalizada gradualmente se for empregada hiperventilação. Deve-se controlar a hipertensão para minimizar a hemorragia; agentes IV de ação rápida, como labetalol, esmolol, nitroprussiato de sódio e nitroglicerina são usados com frequência. O relaxamento muscular geralmente é mantido até concluir-se o curativo na cabeça e, depois, são administrados agentes de reversão. Antes de deixar a sala de cirurgia, o paciente deve estar acordado para um breve exame neurológico. O diagnóstico diferencial

342 Capítulo 24

da persistência da inconsciência depois da interrupção de todos os anestésicos inclui anestesia residual, narcose, hipotermia, hipoxia, hipercapnia, bloqueio neuromuscular parcial, causas metabólicas e aumentos da PIC induzidos pela cirurgia (sangramento, edema e hidrocefalia). Fisostigmina (0,01 a 0,03 mg/kg IV) ou naloxona (0,04 a 0,4 mg IV) ajudam a antagonizar a depressão do SNC induzida farmacologicamente. A presença de novos déficits neurológicos localizados ou generalizados deve ser abordada de imediato e pode ser avaliada por TC e/ou reexploração cirúrgica.

D. O **controle da administração perioperatória de líquidos** visa a diminuir o conteúdo de água encefálico e, assim, reduzir a PIC e garantir relaxamento cerebral adequado ao mesmo tempo que mantém a estabilidade hemodinâmica e a PPC.

1. A **barreira hematencefálica** é seletivamente permeável. Os gradientes de substâncias osmoticamente ativas acabam por determinar a distribuição de líquido entre o encéfalo e os espaços intravasculares.

a. A **água atravessa livremente a barreira hematencefálica.** A infusão intravascular de água livre pode aumentar o conteúdo encefálico de água e elevar a PIC. Soluções de glicose isosmóticas (p. ex., soro glicosado a 5%) têm o mesmo efeito, porque a glicose é metabolizada e a água livre permanece. Em geral, são evitadas durante neurocirurgia.

b. A **barreira hematencefálica é impermeável à maioria dos íons,** inclusive Na^+. Ao contrário do que ocorre na rede vascular periférica, é a osmolalidade total, e não a pressão oncótica coloidal, que determina o gradiente de pressão osmótica através da barreira hematencefálica. Consequentemente, a manutenção de osmolalidade sérica no limite superior da normalidade reduz o conteúdo encefálico de água, enquanto a administração de uma grande quantidade de solução cristaloide hiposmolar pode aumentá-la.

c. **Macromoléculas polares não atravessam bem a barreira hematencefálica.** A albumina tem pequeno efeito no LEC encefálico, pois a pressão oncótica coloidal contribui apenas para uma pequena parte da osmolalidade plasmática total (cerca de 1 mOsm/ℓ).

d. Caso haja ruptura da barreira hematencefálica (p. ex., por isquemia, traumatismo craniano ou tumor), aumenta a permeabilidade ao manitol, à albumina e à solução salina, de modo que essas moléculas têm igual acesso ao LEC encefálico. Nessas circunstâncias, as soluções cristaloides e coloides isosmolares parecem ter efeitos semelhantes sobre a formação de edema e a PIC.

2. A **restrição rigorosa de líquidos** pode causar hipovolemia acentuada, com consequente hipotensão, diminuição do FSC e isquemia do encéfalo e de outros órgãos, com apenas leve diminuição do conteúdo de água encefálica. A **hipervolemia excessiva** pode causar hipertensão e edema cerebral.

3. **Recomendações terapêuticas específicas.** O objetivo global é manter o volume intravascular normal e produzir um estado hiperosmolar.

a. **Perdas de líquido.** O déficit de líquidos decorrente do jejum noturno geralmente não é reposto. Administram-se líquidos de manutenção fisiológica. A perda de líquidos para o terceiro espaço durante cirurgia intracraniana é mínima e geralmente não requer reposição. Usa-se solução cristaloide para repor de dois terços a todo o débito urinário intraoperatório. Se houver sinais de hipovolemia, administram-se mais líquidos.

b. A **avaliação da perda de sangue** pode ser difícil durante procedimentos intracranianos, pois pode haver quantidades significativas ocultas sob os campos cirúrgicos. Além disso, o neurocirurgião usa grande quantidade de solução de irrigação.

c. A **osmolalidade sérica** é aumentada para 305 a 320 mOsm/kg. Caso haja previsão de necessidade de grande quantidade de líquidos, soluções cristaloides isosmolares, como soro fisiológico a 0,9% (309 mOsm/kg) podem ser preferíveis às soluções hiposmolares como o Ringer-lactato (272 mOsm/kg). No entanto, grandes volumes de soro fisiológico a 0,9% podem causar acidose metabólica. Assim, é prudente acompanhar a gasometria arterial e substituir por Ringer-lactato, se indicado. Também se administram manitol (0,5 a 2,0 g/kg IV) e/ou furosemida (5 a 20 mg IV). A diurese intensa provocada por esses agentes requer monitoramento atento do volume intravascular e dos eletrólitos.

Anestesia para Neurocirurgia **343**

d. A **hipopotassemia** pode ser causada pelo uso de esteroides ou diuréticos eliminadores de potássio e é exacerbada pela hiperventilação. Todavia, raramente é necessária a administração intraoperatória de potássio.

e. A **hiponatremia** pode ser causada por diuréticos ou síndrome de secreção inapropriada de hormônio antidiurético (SIADH).

f. A **hiperglicemia** pode agravar o desfecho neurológico após isquemia (ver seção II.E.2.d). Soluções de glicose são evitadas em pacientes sob risco de isquemia do SNC.

E. Cuidados Pós-operatórios Imediatos. Os pacientes são observados atentamente em unidade de terapia intensiva depois da maioria dos procedimentos neurocirúrgicos intracranianos.

1. A **cabeceira do leito** deve ser elevada 30° para promover drenagem venosa.

2. É preciso avaliar com frequência a **função neurológica**, aí incluídos o nível de consciência, a orientação, o tamanho das pupilas e a força motora. A deterioração de qualquer um desses parâmetros pode indicar a ocorrência de edema cerebral, hematoma, hidrocefalia ou herniação.

3. A **ventilação e a oxigenação adequadas** são essenciais em pacientes com consciência reduzida.

4. O **monitoramento contínuo da PIC** pode ser indicado se houver hipertensão intracraniana no momento do fechamento da dura-máter ou se houver previsão de hipertensão intracraniana no período pós-operatório.

5. É preciso verificar os **níveis séricos de eletrólitos e a osmolaridade**.

6. A **SIADH** pode ser diagnosticada por hiponatremia e hiposmolalidade sérica com alta osmolalidade urinária. O tratamento é a restrição da ingestão de água livre.

7. O **diabetes insípido** pode ocorrer depois de qualquer procedimento intracraniano, porém é mais comum após cirurgia da hipófise. A **poliúria** está associada a hipernatremia, hiperosmolalidade sérica e hiposmolalidade urinária. Pacientes conscientes compensam com aumento da ingestão de líquidos; caso contrário, é obrigatória a reposição IV adequada. Pode-se administrar **vasopressina aquosa** (5 a 10 unidades USP SC ou 3 unidades/h por infusão IV). Doses maiores podem causar hipertensão. A **desmopressina** (1 a 2 mg por via IV ou SC a cada 6 a 12 h) é outra opção e está associada a menor incidência de hipertensão.

8. **Crises convulsivas** podem indicar hematoma intracraniano expansivo ou edema cerebral. Caso haja crise convulsiva, é imprescindível garantir a permeabilidade das vias respiratórias, a oxigenação e a ventilação. O paciente deve ser protegido contra lesões e o acesso IV deve ser garantido. No tratamento agudo, pode-se usar tiopental (50 a 100 mg IV), midazolam (2 a 4 mg IV) ou lorazepam (2 mg). Pode-se administrar fosfenitoína (15 a 20 mg/kg IV, 100 a 150 mg/min) para evitar recorrência.

9. O **pneumoencéfalo hipertensivo** é uma possibilidade e deve-se suspeitar de sua presença quando o paciente não desperta da anestesia. Radiografias de crânio ou TC da cabeça confirmam o diagnóstico; o tratamento é a abertura da dura-máter para saída do ar.

VI. PROCEDIMENTOS NEUROCIRÚRGICOS ESPECÍFICOS

A. Os pacientes com **aneurismas intracranianos** são operados eletivamente ou em caráter de emergência após **hemorragia subaracnóidea** (HSA).

1. A avaliação pré-operatória de pacientes com HSA abrange todos os componentes da avaliação pré-operatória de rotina (ver Capítulo 1), com atenção aos distúrbios fisiológicos reconhecidamente associados. Estes compreendem **grau neurológico** (Quadro 24.2), presença de **vasospasmo** (e os parâmetros hemodinâmicos eficazes no alívio dos sintomas clínicos), grau de hidrocefalia, elevação da PIC e farmacoterapia concomitante, como bloqueio dos canais de cálcio com nimodipino, que pode reduzir moderadamente a pressão sistêmica durante a operação. **Alterações eletrocardiográficas** são comuns após HSA e incluem arritmias e alterações variáveis do segmento ST, intervalo QT e da onda T. A causa provável dessas alterações é a lesão subendocárdica após a descarga autônoma associada à HSA inicial. Desde que não estejam associadas à disfunção cardíaca, não é necessário modificar o tratamento do paciente embora dados recentes sugiram a associação independente da frequência cardíaca inferior a 60 ou superior a 80 ou da presença de anormalidades inespecíficas de onda ST/T a aumento da mortalidade em pacientes com HSA submetidos a clipagem do aneurisma. Também pode haver aumento dos biomarcadores cardíacos.

QUADRO 24.2 Classificação de Pacientes com Aneurismas Intracranianos de Acordo com o Risco Cirúrgico (Classificação de Hunt e Hess)

Grau	Características
I	Assintomático ou cefaleia mínima e leve rigidez da nuca
II	Cefaleia moderada a intensa, rigidez da nuca, mas sem déficit neurológico além da paralisia do nervo craniano
III	Sonolência, confusão, déficit focal leve
IV	Torpor, hemiparesia moderada a grave, possível rigidez em descerebração precoce, distúrbios vegetativos
V	Coma profundo, rigidez em descerebração, aparência moribunda

2. A prática atual é intervir logo nas primeiras 72 h após a HSA em pacientes com graus neurológicos I a III, o que diminui o risco de recidiva do sangramento e facilita a terapia hipertensiva do vasospasmo.
3. As **considerações anestésicas específicas** são:
   a. **Prevenção da hipertensão**, que pode aumentar o risco de ruptura do aneurisma, antes da clipagem. Em geral, o uso profilático de agentes IV como nicardipino, fentanila, bloqueadores beta-adrenérgicos, lidocaína ou doses complementares de barbitúricos ou propofol atenua a resposta da pressão arterial a estímulos nocivos, como a laringoscopia e a intubação.
   b. **Prevenção da hipotensão** para manter PPC adequada no encéfalo recém-agredido com consequente alteração da autorregulação e, muitas vezes, áreas do encéfalo com perfusão limítrofe.
   c. **Relaxamento cerebral adequado** para otimizar a exposição cirúrgica. Quedas rápidas da PIC podem afetar a pressão transmural e aumentar o risco de ruptura do aneurisma. Isso deve ser feito com cuidado antes de abrir a dura-máter.
   d. A **hipertensão induzida** pode ser solicitada durante a clipagem temporária para melhorar o fluxo sanguíneo colateral em regiões perfundidas pelas artérias obstruídas pelos clipes. Não raro, usa-se fenilefrina IV para esse fim. É fundamental que a hipertensão só seja induzida **depois** da colocação do clipe temporário.
   e. A **ruptura intraoperatória do aneurisma** pode provocar **perda de sangue substancial** e rápida, exigindo acesso venoso calibroso para reanimação volêmica. A estimativa precisa da perda de sangue é essencial para guiar a reposição de volume. A indução de hipotensão, a administração de adenosina para obter parada cardíaca e a compressão manual da artéria carótida ipsilateral no pescoço podem ser medidas úteis na situação desesperadora de uma ruptura prematura grande e descontrolada.
   f. A **hipotermia leve** (34°C) era usada tradicionalmente para proteção do encéfalo durante períodos de isquemia cerebral. **Dados do Intraoperative Hypothermia for Aneurysm Surgery Trial (IHAST), porém, sugerem que a hipotermia não melhora o desfecho neurológico nem neuropsicológico em pacientes com lesão neurológica de baixo grau pós-HSA submetidos a cirurgia.** Em face da morbidade cardíaca e infecciosa associada à hipotermia, agora há controvérsia acerca da hipotermia como meta fisiológica desejada na cirurgia de aneurisma.
   g. Após a colocação dos clipes permanentes no aneurisma, torna-se importante evitar o vasospasmo pós-operatório. A pressão arterial é aumentada moderadamente e administram-se líquidos para obter balanço hídrico levemente positivo.
   h. Quando apropriado, a anestesia deve ser planejada de modo a garantir a pronta recuperação e a realização de exame neurológico imediato para verificar se a posição do clipe não compromete o vaso proximal.
B. A **malformação arteriovenosa** (MAV) é a comunicação direta entre artérias e veias cerebrais sem interposição de um leito capilar. Como a MAV é um sistema de alto fluxo e baixa resistência, as regiões encefálicas adjacentes podem ser hipoperfundidas em razão do desvio de sangue através da MAV (fenômeno de "roubo"). As apresentações mais comuns

Anestesia para Neurocirurgia **345**

de MAV são HSA, convulsões, cefaleias e, raramente, déficits neurológicos progressivos causados pelo fenômeno de roubo.

1. Pacientes com MAV podem necessitar de cuidados anestésicos durante procedimentos de embolização ou ressecção cirúrgica.

   a. As **embolizações** geralmente têm o propósito de diminuir o fluxo sanguíneo para a MAV antes da ressecção cirúrgica. A embolização pode reduzir o risco de hemorragia intraoperatória e de hiperemia por reperfusão pós-operatória.

   b. As embolizações podem ser feitas sob anestesia geral ou assistência anestesiológica monitorada, o que tem a vantagem de permitir avaliação neurológica contínua.

   c. O anestesiologista deve estar preparado para reações adversas ao contraste (p. ex., anafilaxia e carga osmótica que possa causar insuficiência cardíaca congestiva), perfuração do vaso (perda de sangue súbita e rápida que exige craniotomia imediata) e alterações neurológicas.

2. A **conduta anestésica para ressecção cirúrgica** de MAV é semelhante àquela dos aneurismas cerebrais.

   a. O foco primário é o controle rigoroso da pressão arterial, porque a hipotensão pode acarretar isquemia das regiões hipoperfundidas. A hipertensão pode causar escape súbito e exagerado na pressão de perfusão (*breakthrough*), um fenômeno mal compreendido e aparentemente causado pelo desvio abrupto do fluxo sanguíneo da MAV para o encéfalo adjacente, que antes tinha perfusão limítrofe, com consequente ingurgitamento cerebral súbito e hemorragia. Caso haja *breakthrough* da pressão de perfusão e edema cerebral, o tratamento habitual emprega barbitúricos, hipotermia e diminuição modesta da pressão arterial.

   b. Há possibilidade de grande perda sanguínea nos casos em que a MAV é grande e tem artérias aferentes oriundas de mais de uma parte da rede vascular arterial cerebral ou quando há insucesso da embolização pré-operatória.

   c. A **angiografia pós-operatória** para confirmar a ressecção completa da MAV costuma ser feita logo após a operação, às vezes ainda na sala de cirurgia. Se for detectada MAV residual, é indicada ressecção complementar.

C. Cirurgia da Fossa Posterior

1. Os **tumores da fossa posterior** podem causar paralisia dos nervos cranianos, disfunção cerebelar e hidrocefalia em razão da obstrução do quarto ventrículo. Tumores ou cirurgia em torno dos nervos glossofaríngeo e vago podem comprometer o reflexo do vômito e aumentar o risco de aspiração. A ressecção tumoral que acarreta edema no assoalho do quarto ventrículo pode lesar os centros respiratórios e exigir ventilação mecânica pós-operatória.

2. A **instabilidade cardiovascular** resultante de manipulação cirúrgica é comum. A estimulação do nervo trigêmeo provoca bradicardia intensa e hipertensão arterial súbita. A estimulação do nervo glossofaríngeo ou vago pode ocasionar bradicardia, assistolia ou hipotensão. Nesses casos, o cirurgião deve ser comunicado imediatamente, pois a instabilidade geralmente cessa com a interrupção do estímulo. É rara a necessidade de tratamento farmacológico (p. ex., atropina, glicopirrolato ou efedrina).

3. Às vezes usa-se a **posição sentada** para cirurgia da fossa posterior. As vantagens são melhor exposição cirúrgica, melhor drenagem venosa e do LCE, diminuição da hemorragia por pressões venosas mais baixas e melhor acesso do anestesiologista às vias respiratórias, tórax e membros. A posição sentada também está associada a maior incidência de embolia aérea venosa e instabilidade cardiovascular. Em vista dessas preocupações, pode ser substituída pelo decúbito dorsal modificado, decúbito ventral e posição de três quartos de pronação.

   a. A **embolia aérea venosa** é um risco sempre que o local operado está acima do nível do coração e há uma veia não colabável aberta. Nessas circunstâncias, um seio venoso aberto pode carrear ar e produzir hipoxia, hipercarbia, broncoconstrição, hipotensão e, por fim, colapso cardiovascular. A embolia aérea arterial sistêmica é um risco sempre que houver *shunts* direita-esquerda e pode causar isquemia miocárdica e cerebral. Com frequência usam-se aparelhos de monitoramento para detecção de embolia aérea e cateteres venosos centrais para aspiração de ar quando há risco de embolia aérea venosa.

   b. Os **métodos usados para monitorar a embolia aérea venosa** são ultrassonografia Doppler (que revela um sopro característico em "roda de moinho" quando há entrada de

346 Capítulo 24

ar), capnografia (que pode mostrar diminuição súbita do CO_2 ao fim da expiração), monitoramento do nitrogênio ao fim da expiração e ecocardiografia transesofágica (ETE). Destes, a ETE é o mais sensível dos monitores invasivos e a ultrassonografia Doppler é o mais sensível dos monitores não invasivos.

   c. Se houver detecção de ar, o objetivo é evitar a aspiração adicional e tratar as consequências adversas. Em primeiro lugar, comunica-se o fato aos cirurgiões para que eliminem a fonte de entrada de ar (fechar a dura-máter, colocar cera óssea ou inundar o campo cirúrgico com soro fisiológico), interrompe-se o óxido nitroso e aspira-se o ar do cateter de pressão venosa central. Se o paciente continuar estável, pode ser necessário apenas evitar a entrada adicional de ar. Em caso de hipotensão, pode ser necessário colocar o paciente em posição de Trendelenburg, administrar líquidos e suporte inotrópico.

  4. Ao fim da cirurgia, é preciso verificar as vias respiratórias e a respiração antes da extubação. A manipulação cirúrgica pode ter causado danos nos nervos cranianos ou centros respiratórios do tronco encefálico, com consequente disfunção faríngea ou respiratória. Infarto, edema ou hematoma na fossa posterior pós-operatórios podem causar rápida deterioração clínica. Podem ser necessários observação atenta e suporte imediato, que inclui intubação, ventilação mecânica e controle circulatório.

D. Craniotomia em Paciente Acordado

  1. Recomendada para retirar tumores nas áreas corticais associadas à fala e/ou motricidade e para ressecção de foco epileptogênico. O mapeamento cortical intraoperatório permite ressecção máxima com disfunção neurológica pós-operatória mínima.

  2. Os objetivos são garantir analgesia e sedação adequadas, além de garantir estabilidade hemodinâmica, vias respiratórias permeáveis e cooperação do paciente com testes neurológicos durante estimulação cortical. É necessário anestesia local adequada. Pode-se usar sedação consciente com propofol, dexmedetomidina, remifentanila ou outros agentes. Outra opção é a técnica "dormindo-acordado-dormindo" desde que o paciente coopere plenamente durante o teste. Pode ser necessário usar a ML para manter a permeabilidade das vias respiratórias durante as partes da intervenção em que o paciente estiver dormindo.

  3. O anestesiologista deve estar preparado para tratar uma **crise convulsiva induzida por estimulação cortical**. Nesse caso, deve solicitar que os neurocirurgiões irriguem o córtex com solução salina gelada. Em seguida, a crise convulsiva deve ser interrompida com midazolam ou uma pequena quantidade de barbitúrico (tiopental, 50 mg IV). Essas pequenas doses podem interromper a crise e não causam sedação excessiva, o que permite a continuação dos testes. É importante que o cateter IV não esteja colocado em uma articulação, que pode ser fletida e tornar-se ineficaz durante uma crise tipo grande mal. Antes do procedimento, deve-se verificar o nível de anticonvulsivante do paciente para ter certeza de que é terapêutico.

  4. Permitir acesso adequado às vias respiratórias do paciente. Isso inclui espaço suficiente para ventilação com máscara e inserção de máscara laríngea em caso de necessidade.

E. A **ressecção transesfenoidal da hipófise** é realizada por incisão nasal ou labial.

  1. Embora os **adenomas hipofisários** inativos sejam o tipo mais comum de tumor, alguns pacientes têm deficiências endócrinas decorrentes da compressão hipotálamo-hipofisária. Diversas síndromes de hiperpituitarismo podem estar associadas a adenomas funcionantes, entre elas síndrome de Cushing, acromegalia (com dificuldades associadas das vias respiratórias) e amenorreia-galactorreia.

  2. A PIC não é uma preocupação, pois esses tumores em geral são pequenos e não tendem a prejudicar a complacência intracraniana.

  3. A **hemorragia incontrolável** é rara, mas, por ser oculta, pode ser vultosa e catastrófica. A craniotomia frontal pode ser um último recurso para obter hemostasia.

  4. Monitoramento. O microscópio cirúrgico obstrui o acesso à cabeça do paciente, de modo que o tubo traqueal tem de estar bem fixo. É essencial o monitoramento contínuo da ventilação. Monitores arteriais geralmente não são usados, exceto se houver indicação por outras comorbidades clínicas.

  5. O **tamponamento da faringe** impede acúmulo de sangue no estômago e pode reduzir o vômito pós-operatório. Deve ser removido antes da extubação.

  6. Ao fim da cirurgia, a respiração nasal é obstruída por tampões. Os pacientes devem ser preparados para isso no pré-operatório.

Anesthesia para Neurocirurgia **347**

7. Pode haver **diabetes insípido** após hipofisectomia transesfenoidal (geralmente 4 a 12 h após a operação). Pode ser necessário tratamento IV com líquidos ou vasopressina (ver seção V.E.7). Alguns pacientes podem apresentar insuficiência suprarrenal pós-operatória e necessitar de corticosteroides após a intervenção.

F. A **cirurgia estereotáxica** é realizada por um orifício de trepanação, usando uma armação de referência tridimensional fixada à cabeça com pinos na tábua externa do crânio. Essa conduta permite a localização de uma área bem definida de encéfalo para biopsia ou ablação. Na maioria dos casos, o procedimento pode ser feito sob anestesia local com sedação IV. Como o aparelho de estereotaxia impede o acesso pleno às vias respiratórias, é preciso administrar a sedação com cuidado. Caso haja necessidade de anestesia geral após a colocação da armação, a técnica para garantir as vias respiratórias é escolhida com base na urgência de controle das vias respiratórias e na possibilidade de a armação estereotáxica interferir com a máscara ou a máscara laríngea. Como a armação também pode impedir o posicionamento ideal da cabeça para ventilação com máscara e laringoscopia direta, é preciso ter à mão máscaras laríngeas e equipamento para intubação do paciente acordado, de preferência com um fibrolaringoscópio. A armação estereotáxica pode ser retirada em caso de emergência; os novos modelos podem ser retirados rapidamente para garantir acesso às vias respiratórias.

G. A **cirurgia para epilepsia** é realizada em pacientes com epilepsia de origem focal refratários ao tratamento clínico ou intolerantes aos efeitos colaterais dos anticonvulsivantes.

1. Excisão de um foco epiléptico. O mapeamento eletrofisiológico do foco epiléptico e de outras áreas corticais (p. ex., linguagem, memória ou sensorimotora) é usado com frequência para maximizar a ressecção da lesão epileptogênica e, ao mesmo tempo, minimizar os déficits neurológicos. A craniotomia em paciente acordado sob sedação IV e anestesia local do couro cabeludo permite fazer o mapeamento, que requer a cooperação do paciente. A anestesia geral oferece as vantagens de conforto do paciente, imobilidade, garantia das vias respiratórias e capacidade de controlar a Pa_{CO_2} e outras variáveis. A técnica de anestesia é escolhida por sua capacidade de aumentar (p. ex., enflurano, metoexital, etomidato ou quetamina) ou atenuar (p. ex., benzodiazepínicos, barbitúricos ou isoflurano) o foco epiléptico e sua compatibilidade com o monitoramento intraoperatório (ver seção III). Como é frequente o aumento inicial da atividade convulsiva no pós-operatório, os anticonvulsivantes devem ser prontamente reiniciados.

2. Os **estimuladores do nervo vago** (ENV) podem ser usados na epilepsia refratária ao tratamento clínico. Os eletrodos geralmente são inseridos através de uma incisão na face esquerda do pescoço e, depois, avançados em túnel até um gerador localizado sobre a fáscia peitoral esquerda. Os ENV costumam ser colocados sob anestesia geral com intubação traqueal. Muitas vezes os pacientes usam vários antiepilépticos, que podem causar resistência aos bloqueadores neuromusculares. Além disso, é preciso evitar medicamentos que podem desencadear atividade convulsiva (p. ex., quetamina). No período pós-operatório, deve-se monitorar a ocorrência de hematoma peritraqueal e paralisia das pregas vocais.

H. Traumatismo Cranioencefálico. A anestesia do paciente com traumatismo cranioencefálico é complicada pela associação de caixa craniana "rígida", estômago cheio e possível instabilidade da coluna cervical. Enquanto segue o "ABC" da reanimação, o anestesiologista deve avaliar o mecanismo e a extensão da lesão. Deve-se suspeitar de **lesão da medula espinal cervical** e estabilizar o pescoço até excluir fratura de vértebra cervical.

1. Os pacientes que respondem aos estímulos e apresentam ventilação adequada devem ser tratados com oxigênio suplementar e ser observados com atenção à procura de sinais de deterioração neurológica.

2. Os pacientes comatosos necessitam de intubação traqueal imediata para proteção das vias respiratórias e para evitar hipercarbia e hipoxia, que podem exacerbar aumentos da PIC e contribuir para lesão encefálica secundária.

3. A **intubação traqueal** deve ser rápida, com estabilidade da pressão arterial e sem tosse ou esforço.

a. Em geral, é realizada **indução em sequência rápida**. Caso não tenha sido excluída a fratura da coluna cervical, deve-se imobilizar o pescoço com estabilização manual alinhada (EMA). A parte anterior do colar cervical pode ser removida para aplicar pressão cricóidea suave (a pressão excessiva pode deslocar uma fratura) e obter

348 Capítulo 24

abertura suficiente da boca. Usa-se um agente indutor de ação curta, como propofol, tiopental ou etomidato, para induzir anestesia e, logo depois, administra-se uma dose de relaxante muscular para intubação. A succinilcolina pode ser usada com segurança se não houver contraindicação por outros motivos (ver seção II.C e Capítulo 12, seção III.A). Também podem ser usados relaxantes não despolarizantes. Ao usar a EMA, o laringoscopista deve prever maior probabilidade de má visualização da glote decorrente da extensão limitada do occipúcio, de C1 e de C2.

   b. A **intubação de paciente acordado** (p. ex., intubação nasal às cegas ou com fibroscópio) pode ser defendida por causa da preocupação com o estômago cheio, do risco de agravar lesões cervicais durante a manipulação das vias respiratórias e da previsão de via respiratória difícil decorrente de lesões faciais associadas. As condutas com o paciente acordado muitas vezes são inviáveis ou imprudentes em pacientes com traumatismo cranioencefálico em razão da falta de cooperação, sangramento das vias respiratórias e aumentos da PIC que podem ser induzidos por hipertensão, tosse e esforço.

   c. A **intubação nasal e a passagem de sonda nasogástrica** são relativamente contraindicadas na presença de fratura da base do crânio (p. ex., rinorreia de LCE, otorreia ou fratura facial de Le Fort III).

4. A **hipertensão** em vítimas de traumatismo cranioencefálico pode ser o esforço compensatório do organismo de manter a PPC quando há aumento da PIC. A PPC deve ser mantida em 60 mmHg. A **hipotensão pode ser prejudicial** em pacientes com elevação da PIC e, quando associada à taquicardia, deve levar a suspeitar de hemorragia por outras lesões. As intervenções para interromper a hemorragia e restaurar o volume intravascular devem preceder o tratamento cirúrgico da lesão craniana ou devem ser instituídas junto com esse tratamento.

5. A **hipoxia deve ser tratada intensivamente**, pois sua presença agrava muito o desfecho neurológico em vítimas de traumatismo cranioencefálico.

6. A **hiperglicemia deve ser tratada** para melhorar o desfecho neurológico.

7. Pode-se **monitorar a PIC** quando houver suspeita de hipertensão intracraniana grave ou progressiva.

8. **Crises convulsivas** podem estar associadas à lesão cerebral direta ou indicar a expansão de hematoma intracraniano.

9. A **contusão encefálica** é o tipo mais comum de lesão craniana. A cirurgia geralmente é reservada para hematomas extradurais e subdurais agudos. Os hematomas subdurais são muito mais comuns que os extradurais e têm pior prognóstico. A hipertensão intracraniana é frequente mesmo após a evacuação de hematomas em razão do edema cerebral grave.

10. As **lesões encefálicas penetrantes** exigem desbridamento precoce do tecido lesado e retirada de fragmentos ósseos e hematoma. As fraturas do crânio podem requerer desbridamento, cranioplastia e reparo de lacerações da dura-máter.

11. A **conduta anestésica** segue as regras gerais de manutenção da PPC e redução da PIC e do edema cerebral. É frequente a necessidade de intubação pós-operatória e suporte ventilatório para controle da PIC e proteção das vias respiratórias em pacientes com perda de consciência prolongada ou reflexo de engasgo inadequado. A alteração pré-operatória do nível de consciência ajuda a prever a necessidade de intubação pós-operatória.

12. A **coagulação intravascular disseminada** é uma complicação frequente do traumatismo cranioencefálico agudo, sobretudo quando associado a hematoma subdural. Recomenda-se o monitoramento assíduo da coagulação durante todo o procedimento.

13. Os **corticosteroides não são indicados no traumatismo cranioencefálico** e podem aumentar a morbidade e a mortalidade.

I. **Estimuladores encefálicos profundos** são inseridos em pacientes com distúrbios do movimento (principalmente doença de Parkinson) que não responderam à terapia medicamentosa. Microeletrodos são inseridos através de orifícios de trepanação em localização precisa nos núcleos subtalâmicos, globo pálido ou tálamo. É necessário usar uma armação estereotáxica para identificar e localizar o alvo do eletrodo.

Anestesia para Neurocirurgia   **349**

1. Os pacientes não recebem sua dose matinal de medicamentos dopaminérgicos ou anticolinérgicos para melhorar os registros do eletrodo que guiam a colocação do eletrodo até uma camada celular específica.

2. Os pacientes permanecem acordados e não são sedados durante a colocação do eletrodo. Os sedativos alteram os registros. Uma vez fixados os eletrodos, é desejável sedação apropriada.

J. Derivações de LCE são inseridas em pacientes com hidrocefalia. A DVP é o tratamento mais comum da hidrocefalia. Um cateter ventricular é inserido através de orifício de trepanação frontal e fixado a um reservatório subcutâneo com válvula. Em seguida, estes são conectados ao cateter de drenagem que é inserido por túnel subcutâneo até a parte superior do abdome, onde é feita uma minilaparotomia para introduzir o cateter sob supervisão direta.

1. A conduta anestésica nesses pacientes é determinada principalmente pela velocidade de instalação da doença. A hidrocefalia aguda é uma emergência neurocirúrgica na qual a rápida elevação da PIC poderia causar lesão neurológica isquêmica. O manejo deve concentrar-se em medidas que reduzam a PIC, mantenham uma PCC mínima de 60 mmHg e permitam a rápida descompressão neurocirúrgica. A anestesia na instituição de DVP eletiva ou na revisão emprega anestesia convencional, bem controlada e segura na qual são evitados fatores que causam elevação extrema da PIC.

2. Alguns pacientes com ventrículo bloqueado podem ser tratados por ventriculostomia inserida por orifício de trepanação frontal. Perfura-se o septo ventricular sob observação direta. Esses pacientes são submetidos a anestesia geral, pois a PIC às vezes aumenta por causa da solução de irrigação infundida. Isso pode causar desconforto ou alteração da consciência.

VII. CIRURGIA DA COLUNA VERTEBRAL E DA MEDULA ESPINAL

A cirurgia da coluna vertebral e da medula espinal é feita para tratamento de vários distúrbios, entre eles doença do disco intervertebral, espondilose, estenose, neoplasia, escoliose e trauma. As fisiologias da medula espinal e do encéfalo são semelhantes, embora as taxas absolutas de fluxo sanguíneo e do metabolismo sejam menores na medula espinal. A manutenção da pressão de perfusão na medula espinal (que é igual à PAM menos a pressão extrínseca sobre a medula) e a redução da compressão medular são objetivos do tratamento clínico.

A. A **posição de decúbito ventral** é usada com frequência. A maioria dos pacientes pode ser anestesiada sobre a maca e "rolada em bloco" para a mesa cirúrgica após intubação traqueal. A intubação do paciente acordado deve ser considerada quando o paciente tem condição neurológica delicada, que pode ser agravada por laringoscopia/intubação ou posicionamento (p. ex., pacientes com lesões instáveis da coluna cervical ou torácica). Nessas circunstâncias, deve-se realizar exame neurológico abreviado depois da intubação e da transferência para garantir que não houve lesão. O anestesiologista deve verificar se todos os pontos de pressão estão acolchoados; se o pescoço e os membros estão em posição neutra; se os olhos, orelhas, nariz e órgãos genitais não estão comprimidos; e se todos os monitores e linhas estão fixos no lugar e funcionando. Deve-se dar atenção especial ao tubo traqueal, pois este pode sair do lugar ou dobrar-se no processo de posicionamento. A **neuropatia óptica isquêmica é uma possível complicação** dos procedimentos em decúbito ventral associada à duração do procedimento (geralmente > 5 h), perda de sangue (geralmente > 2 ℓ), hipotensão e reposição volêmica. O aumento do edema facial pode alterar a hemodinâmica venosa no globo, levando à isquemia do nervo óptico e déficits visuais pós-operatórios. Não há diretrizes preventivas padronizadas, mas a manutenção de pressão arterial sistêmica perto dos níveis de referência, avaliações frequentes dos olhos para avaliar se há compressão direta do globo e manutenção de perfusão adequada tendem a ser medidas benéficas.

B. A **cirurgia para corrigir a escoliose** pode ser acompanhada por vultosa perda de sangue. Várias técnicas podem ser usadas para reduzir a transfusão sanguínea homóloga, inclusive a doação autóloga pré-operatória, a hemodiluição intraoperatória, o uso de técnicas intraoperatórias para salvamento de sangue e o posicionamento meticuloso do paciente para evitar o aumento das pressões abdominal e intratorácica, que pode aumentar o sangramento venoso. Em vista da preocupação com as sequelas neurológicas, a hipotensão induzida pode não ser vantajosa nesse procedimento. A cirurgia da escoliose está

350 Capítulo 24

associada a uma incidência de 1% a 4% de complicações neurológicas pós-operatórias graves. A instrumentação e a tração da coluna vertebral podem causar isquemia medular e paraplegia. O monitoramento intraoperatório da função da medula espinal é usado rotineiramente.

1. **O monitoramento dos PESS e do PEM** permite a avaliação contínua da função da medula espinal (ver seção III.B).

2. **O teste de despertar seletivo.** Se, durante a operação, houver dúvida sobre o monitoramento neurofisiológico, a função neuromuscular é garantida quando os pacientes são acordados por um breve período e instruídos a movimentar as pernas. Se não houver movimento da perna, a tração da coluna é liberada até que se observe o movimento. Os pacientes devem ser preparados para isso no pré-operatório. Os testes de despertar podem ser feitos em crianças maiores.

3. A **anestesia IV total** com remifentanila e propofol é escolhida com frequência pela menor tendência a interferir com o monitoramento neurofisiológico que os anestésicos voláteis; no entanto, não permite um teste de despertar intraoperatório rápido e confiável. Opcionalmente, as crianças, que costumam ter boa condução nervosa, podem ser anestesiadas com desflurano, com ou sem óxido nitroso, e narcóticos de ação curta para obter um despertar intraoperatório muito mais rápido. É importante comunicar as intervenções anestésicas ao neurofisiologista clínico ou ao técnico em neurofisiologia.

C. **Após lesão aguda da medula espinal**, pode ser necessária a cirurgia para descompressão e estabilização. O principal objetivo no tratamento inicial da lesão medular aguda é evitar a lesão secundária da medula. Isso é feito por estabilização da coluna vertebral e correção de anormalidades circulatórias e ventilatórias que podem agravar a lesão primária. A lesão da medula cervical deve levar a suspeitar de traumatismo associado da cabeça, face ou traqueia; as lesões da coluna torácica e lombar geralmente estão associadas a trauma torácico ou intra-abdominal.

1. O **choque medular** é caracterizado por vasodilatação e hipotensão. Se a lesão acomete os nervos aceleradores cardíacos simpáticos (T1-4), pode haver bradicardia, bradiarritmias, bloqueio atrioventricular e parada cardíaca por atividade vagal sem oposição. O choque medular é decorrente da transecção funcional da inervação simpática abaixo do nível da lesão e pode persistir durante dias ou semanas. A bradicardia pode ser tratada com atropina. A hipotensão pode ser tratada com administração de líquidos, vasopressores ou ambos. Um cateter na artéria pulmonar é útil quando há outras lesões e a volemia é desconhecida. Os pacientes com lesão alta da medula podem ser excepcionalmente sensíveis aos efeitos depressores cardiovasculares dos anestésicos por causa da incapacidade de aumentar o tônus simpático.

2. **Lesões acima de C3-4 exigem intubação e suporte ventilatório mecânico** em virtude da perda da inervação do diafragma (C3-5). Lesões abaixo de C5-6 ainda podem causar redução de até 70% da capacidade vital e do VEF_1 com prejuízo para a ventilação e a oxigenação.

3. A **atonia do trato gastrintestinal e da bexiga** requer sonda nasogástrica e sonda vesical de demora, respectivamente. Esses pacientes também são **propensos à perda de calor** em virtude da incapacidade de vasoconstrição.

4. A **metilprednisolona** (dose de ataque IV de 30 mg/kg, seguida por infusão de 5,4 mg/kg/h durante 23 h) pode melhorar a recuperação funcional de pacientes com lesões medulares agudas se o tratamento for iniciado nas primeiras 3 h após a lesão. Há alguma controvérsia acerca desse tratamento na lesão da medula espinal, e alguns centros não seguem esse protocolo.

5. As **lesões crônicas da medula espinal** são analisadas no Capítulo 26, seção III.

6. O **controle das vias respiratórias** de vítimas de lesão da coluna cervical é discutido na seção VI.H.

VIII. Muitas vezes, os procedimentos neurorradiológicos são realizados em salas distantes da sala de cirurgia principal. As seções IV e V do Capítulo 32 apresentam uma análise detalhada das questões anestésicas pertinentes aos pacientes submetidos à ressonância magnética ou a procedimentos radiológicos intervencionistas.

Leituras Sugeridas

Cottrell JE, Smith DS, eds. *Anesthesia and neurosurgery*, 4th ed. St. Louis: Mosby, 2001.
Drummond JC, Patel PM. *Neurosurgical anesthesia.* In Miller RD, ed. *Miller's anesthesia.* Philadelphia: Churchill Livingstone, 2005:813–858, 2127–2174.

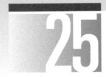

Anestesia para Cirurgia de Cabeça e Pescoço

Brian D. Cauley e Deborah S. Pederson

I. **ANESTESIA PARA CIRURGIA OFTÁLMICA**
   A. **Considerações Gerais**
      1. A **pressão intraocular** (PIO; intervalo normal de 10 a 22 mmHg; anormal > 25 mmHg) é determinada principalmente por (1) volume de humor aquoso (velocidade de produção de humor aquoso em relação à velocidade de drenagem) e (2) volume de sangue nos vasos do olho. Em vista da inelasticidade escleral, pequenas alterações de volume causam grandes alterações da PIO.
         a. Os **fatores que aumentam a PIO** são hipertensão, hipercarbia, hipoxia, laringoscopia e intubação traqueal, congestão venosa, vômito, tosse, esforço, *bucking*, pressão ocular externa, succinilcolina e quetamina.
         b. Os **fatores que reduzem a PIO** são hipocarbia, hipotermia, depressores do sistema nervoso central, bloqueadores ganglionares, maioria dos anestésicos voláteis e intravenosos (IV), relaxantes musculares não despolarizantes, manitol, diuréticos, acetazolamida e elevação da cabeça.
      2. **Glaucoma**
         a. O **glaucoma de ângulo aberto** geralmente é causado pela obstrução crônica da drenagem de humor aquoso e é caracterizado por evolução insidiosa e progressiva que pode ser *indolor*.
         b. O **glaucoma de ângulo fechado** é causado por obstrução aguda da drenagem de humor aquoso decorrente do estreitamento da câmara anterior. Isso ocorre por dilatação pupilar ou edema do cristalino e é *doloroso*.
      3. **Reflexo oculocardíaco**
         a. O reflexo oculocardíaco pode ser desencadeado por aumentos da PIO, manipulação do globo ou tração dos músculos extrínsecos do olho, causando arritmias cardíacas (p. ex., bradicardia ou assistolia). A administração de anestesia regional ocular também pode provocar essa resposta. É mais comum em crianças submetidas a cirurgia de estrabismo.
         b. O **arco aferente** desse reflexo é mediado pelo nervo trigêmeo (quinto nervo craniano) e o **arco eferente** é mediado pelo nervo vago (décimo nervo craniano). O reflexo oculocardíaco deve ser tratado imediatamente por interrupção do estímulo. Caso a arritmia persista, é indicada a administração de atropina (0,01 a 0,02 mg/kg IV). A estimulação repetida logo causa fadiga do reflexo. No entanto, se o reflexo persistir, infiltração de anestésico local perto dos músculos extrínsecos dos olhos ou bloqueio peribulbar ou retrobulbar são medidas eficazes. Opcionalmente, a profilaxia com atropina pode ajudar a evitar o reflexo.
      4. **Fármacos usados com frequência**
         a. **Tópicos.** A maioria dos medicamentos oftálmicos consiste em soluções muito concentradas de administração tópica que podem ter efeitos sistêmicos.
            (1) **Midriáticos**
               (a) Colírios de **fenilefrina** podem causar hipertensão e bradicardia reflexa, sobretudo quando administrados em solução a 10%. Por essa razão, costuma-se usar uma solução a 2,5%, que dilata a pupila e contrai os vasos sanguíneos perioculares.

Anestesia para Cirurgia de Cabeça e Pescoço 353

(b) O **ciclopentolato**, a **atropina** e a **escopolamina** são agentes anticolinérgicos que podem causar intoxicação do sistema nervoso central (p. ex., confusão e convulsões), sobretudo em idosos e jovens. Outros efeitos são rubor, sede, pele seca e taquicardia.

(c) A **epinefrina**, em solução tópica a 2%, diminui a PIO no glaucoma de ângulo aberto por redução da secreção e aumento da drenagem de humor aquoso. As complicações são hipertensão, taquicardia, arritmias e síncope.

(2) **Mióticos.** Os fármacos colinérgicos (p. ex., solução de pilocarpina de 0,25% a 4%) podem provocar bradicardia, salivação, broncorreia e diaforese.

(3) **Fármacos que reduzem a PIO**

(a) **Antagonistas beta-adrenérgicos** (p. ex., timolol ou betaxolol) podem causar bradicardia, hipotensão, insuficiência cardíaca congestiva e broncospasmo.

(b) **Anticolinesterases**, como ecotiopato, deprimem a atividade da colinesterase plasmática por 2 a 4 semanas e podem prolongar a recuperação da succinil-colina e do mivacúrio.

(c) A **apraclonidina**, um agonista α_2-adrenérgico, é usada para diminuir a PIO por redução da produção e aumento da drenagem de humor aquoso. Os efeitos colaterais sistêmicos incluem sedação e sonolência. A hipertensão de rebote pode ser causada por interrupção aguda após tratamento crônico.

b. Sistêmicos

(1) A **acetazolamida**, um inibidor da anidrase carbônica, é administrada sistemicamente para controlar a secreção de humor aquoso. O uso crônico pode levar ao desenvolvimento de hiponatremia, hipopotassemia e acidose metabólica.

B. Conduta Anestésica

1. Avaliação pré-operatória. Em geral, os pacientes submetidos a cirurgia ocular são muito jovens ou idosos e apresentam doenças concomitantes relevantes que exigem avaliação cuidadosa (p. ex., o lactente que nasceu prematuro com displasia broncopulmonar que será submetido a cirurgia da retina ou o paciente idoso com doença cardiovascular candidato à cirurgia de catarata).

2. Pré-medicação

a. Os procedimentos oftálmicos realizados sob anestesia regional demandam um paciente calmo e cooperativo.

b. A pré-medicação comum não aumenta a PIO. Não há sinais de que a pré-medicação com doses habituais de atropina parenteral aumente a PIO, mesmo em pacientes com glaucoma.

c. Os benzodiazepínicos são ansiolíticos eficazes com propriedades amnésticas. Pode-se administrar diazepam (5 a 10 mg VO) ou lorazepam (0,5 a 2 mg VO) uma hora antes da operação. O midazolam (0,5 a 2 mg IV) antes da anestesia é uma opção muito eficaz em adultos. Nas crianças, pode-se administrar midazolam oral (0,5 mg/kg) 20 min antes da operação.

d. Os opioides, se usados, podem ser combinados a um antiemético como a metoclopramida ou a ondansetrona. O uso de agentes antidopaminérgicos em idosos pode estar associado a confusão.

3. É essencial evitar a tosse, os movimentos súbitos e o esforço. Movimentos inesperados do paciente ou do olho durante a delicada cirurgia intraocular microscópica podem causar aumento da PIO, hemorragia coroidal, expulsão de material vítreo ou perda da visão.

4. Anestesia regional (bloqueio retrobulbar ou peribulbar)

a. Os procedimentos oftálmicos como extração de catarata, transplante de córnea, irrigação da câmara anterior e procedimentos oculoplásticos podem ser feitos sob anestesia regional e sedação consciente leve. A anestesia regional também pode ser considerada em procedimentos vitreorretinianos com duração inferior a 3 a 4 h.

b. A cooperação do paciente e a imobilidade da cabeça são importantes para o sucesso dessa técnica. Os pacientes incapazes de compreender em virtude da idade extrema, diminuição da audição, psicose ou barreira linguística ou que não conseguem manter imobilidade relativa em decorrência de tosse crônica, tremor ou artrite podem não ser candidatos à anestesia regional nas delicadas cirurgias oculares.

c. As vantagens da anestesia regional são menor incidência de tosse, esforço e vômito. A anestesia regional foi associada à diminuição da morbidade perioperatória na

354 Capítulo 25

cirurgia oftálmica em comparação com a anestesia geral, supondo-se que evite a sedação intensa. A técnica é útil em pacientes ambulatoriais e propicia analgesia pós-operatória.

d. Pode-se usar **sedação IV** perioperatória. Logo antes da injeção regional, pode-se administrar midazolam (0,25 a 1 mg IV), fentanila (10 a 50 µg IV), remifentanila (0,25 a 0,5 µg/kg/IV) ou propofol (5 a 20 µg IV). É preciso monitorar os pacientes durante bloqueio regional e administrar oxigênio suplementar, se indicado.

e. **Técnica.** A cirurgia intraocular requer bloqueio sensorial e motor adequado do olho e, com frequência, também das pálpebras. A anestesia do olho é feita por injeção de anestésico local no espaço retrobulbar, espaço peribulbar ou espaço episcleral, facilitando o bloqueio neural dos nervos cranianos II a VI. O **bloqueio retrobulbar** é feito por injeção de 4 a 6 mℓ de mistura 50:50 de lidocaína a 2% e bupivacaína a 0,75% (com epinefrina a 1:200.000 a 1:400.000) no cone muscular formado pelos quatro músculos retos e os dois músculos oblíquos. Com o olho em posição neutra, insere-se uma agulha de calibre 23 ou 25 através da pálpebra inferior ou conjuntiva no nível da margem orbital inferior no quadrante inferotemporal. Primeiro, a agulha é avançada cerca de 1,5 cm em sentido ligeiramente inferior e temporal; depois de ultrapassar o equador do olho, a agulha é direcionada em sentido superior e nasal, apontando para o ápice da órbita até uma profundidade aproximada de 3,5 cm, prestando atenção ao "clique" quando a agulha atravessa o cone muscular. No **bloqueio peribulbar**, não há tentativa de entrar no cone muscular. A agulha é avançada ao longo do assoalho inferior da órbita até uma profundidade aproximada de 2,5 cm. São necessários de 8 a 10 mℓ de anestésico local e, com frequência, acrescenta-se hialuronidase (3,75 a 15 unidades/mℓ) para facilitar a dispersão através do cone muscular. Nos dois bloqueios, há necessidade de aspiração cuidadosa antes da injeção, seguida por massagem suave ou compressão da órbita para promover a dispersão do anestésico. Se desejado, o nervo facial também pode ser bloqueado pela infiltração de mais 2 a 4 mℓ de anestésico local ao longo das margens orbitais inferior e superior para evitar que o paciente feche parcialmente os olhos. O bloqueio retrobulbar garante anestesia mais rápida e confiável e acinesia, porém a taxa de complicações é maior que no bloqueio peribulbar. No **bloqueio episcleral (bloqueio subtenoniano)**, o anestésico local é injetado no espaço episcleral com agulha ou cânula. A agulha entra no fórnix em ângulo tangencial ao globo, entre a prega semilunar conjuntival e o globo ocular. Após a penetração na conjuntiva, a agulha é desviada medialmente e avançada em sentido posterior até sentir-se um "clique". O anestésico local é injetado, e volumes acima de 6 mℓ produzem analgesia e acinesia do globo. Usando a técnica da cânula, faz-se aplicação tópica e a conjuntiva bulbar é levantada com pinça no quadrante inferonasal. Uma pequena incisão é feita na conjuntiva e na cápsula de Tenon com tesoura Westcott de ponta romba para ter acesso ao espaço episcleral. Uma cânula romba especial é inserida e avançada até o espaço episcleral e são injetados 3 a 4 mℓ de anestésico local.

f. As **complicações** são raras, mas incluem trauma direto do nervo óptico, hemorragia retrobulbar, compressão transitória do globo com aumento da PIO, perfuração do globo e estimulação do reflexo oculocardíaco. A hialuronidase é tóxica para o olho se injetada no globo. A injeção intravascular de anestésico local pode causar crises convulsivas ou depressão miocárdica. Raramente, pode haver dissecção proximal do anestésico local ao longo da bainha neural do nervo óptico, causando perda temporária (15 min) da consciência sem crises convulsivas (raquianestesia total). Pode haver apneia de curta duração; o tratamento é de suporte.

g. Durante o procedimento, administra-se **ar fresco** a uma vazão de 10 a 15 ℓ/min sob o campo cirúrgico por meio de máscara facial grande. Isso ajuda a remover o dióxido de carbono expirado e a evitar a sensação de sufocação ou claustrofobia que alguns pacientes apresentam. Pode-se usar **oxigênio**, quando indicado, mas o cirurgião deve ser avisado para não usar o eletrocautério durante o fluxo de oxigênio. Durante a suplementação com sedação IV, o paciente não deve perder a capacidade de resposta. A agitação excessiva pode ser um sinal de sedação excessiva no idoso. Pode-se usar monitoramento do dióxido de carbono ao fim da expiração através da máscara facial ou aplicar um estetoscópio precordial, já que a observação da ventilação pode ser prejudicada pelos campos cirúrgicos.

Anestesia para Cirurgia de Cabeça e Pescoço 355

5. Anestesia geral

a. O olho é altamente inervado e muito sensível. A cirurgia oftálmica requer profundidade suficiente da anestesia geral para evitar movimento ocular, tosse, esforço ou hipertensão. A anestesia geral com agente inalatório, suplementada por relaxante muscular não despolarizante, geralmente é satisfatória. A tosse ou esforço com o olho aberto pode levar à hemorragia coroidal catastrófica ou extrusão do vítreo.

b. A ausência de acesso às vias respiratórias durante o procedimento requer intubação traqueal ou máscara laríngea. Se for planejada a intubação, a administração por via intravenosa de lidocaína (1,0 a 1,5 mg/kg) ou a aplicação de *spray* de lidocaína a 4% na laringe e na traqueia podem ajudar a atenuar a reação à laringoscopia (*i. e.*, esforço, *bucking* ou aumento da PIO). A cânula traqueal deve estar bem apoiada e fixada com esparadrapo para evitar desconexão, extubação e estimulação do reflexo da tosse por movimento.

c. A **quetamina** pode causar blefarospasmo, nistagmo e vômito. Pode aumentar a pressão arterial e a PIO. Por essas razões, geralmente é uma escolha insatisfatória na maioria das cirurgias oftálmicas. Em baixas doses, porém, não aumenta a PIO e pode ser útil como complemento da sedação IV no bloqueio retrobulbar ou peribulbar.

d. A **recuperação suave da anestesia e a extubação traqueal** são particularmente desejáveis após cirurgia oftálmica. Isso pode ser facilitado por aspiração minuciosa da parte posterior da faringe enquanto o paciente ainda está profundamente anestesiado, administração de um opioide para reduzir o reflexo da tosse e lidocaína IV (1 a 1,5 mg/kg) 5 min antes da extubação planejada. Em seguida, o paciente pode ser extubado em vigília com reflexos respiratórios intactos. A extubação profunda também é uma opção, mas não garante recuperação sem dificuldades.

C. Procedimentos Específicos

1. Trauma ocular aberto. O trauma penetrante do olho é uma emergência cirúrgica frequente em pacientes que se alimentaram recentemente. Requer anestesia cuidadosa para evitar aspiração e não prejudicar a PIO (ver seção I.A.1). O aumento súbito da PIO pode acarretar extrusão do conteúdo ocular e cegueira permanente. O trauma do olho e da órbita, a cirurgia demorada e complexa e um paciente aos prantos e de estômago cheio geralmente exigem anestesia geral com intubação traqueal.

a. A **succinilcolina** administrada durante indução em sequência rápida aumenta a PIO em cerca de 6 a 12 mmHg por 10 min. O pré-tratamento com relaxantes musculares não despolarizantes pode atenuar, mas não evita essa reação. Todavia, a succinilcolina costuma ser o fármaco de escolha para obter com rapidez condições adequadas para intubação no paciente de cirurgia oftálmica com estômago cheio. Também podem ser usados relaxantes musculares não despolarizantes em doses maiores, mas podem ser necessários 60 a 90 segundos para obter condições adequadas para intubação.

b. É essencial garantir profundidade da anestesia e grau de bloqueio neuromuscular adequados antes da laringoscopia e intubação para minimizar aumentos da PIO (que pode alcançar 40 a 50 mmHg) secundários ao esforço, tosse e *bucking*.

c. Em crianças, se não for possível instituir acesso IV, pode ser necessário indução por inalação usando pressão cricóidea e anestésicos voláteis não irritantes (p. ex., óxido nitroso, sevoflurano ou halotano).

2. A **correção do estrabismo** é uma operação comum em crianças na qual os comprimentos dos músculos extraoculares são alterados por retroinserção ou ressecção.

a. A **administração de succinilcolina** pode interferir no teste de dução forçada por até 20 min; portanto, a laringoscopia e a intubação são facilitadas por um relaxante muscular não despolarizante ou anestesia inalatória adequada.

b. A manipulação cirúrgica frequentemente provoca o **reflexo oculocardíaco** (ver seção I.A.3).

c. **Náuseas e vômito pós-operatórios** (NVPO) são muito comuns (incidência de 40% a 85% em pacientes não tratados). Devem-se considerar as seguintes medidas para reduzir profilaticamente a incidência de NVPO:

(1) Uso mínimo de opioides para controle da dor.

(2) Administração de antieméticos 30 min antes da cirurgia (metoclopramida [0,1 a 0,15 mg/kg IV], dexametasona [0,5 mg/kg IV, máximo de 10 mg], ondansetrona [0,15 mg/kg IV]).

356 Capítulo 25

(3) Descompressão do estômago com sonda orogástrica.
(4) Hidratação adequada do paciente com solução cristaloide IV.
(5) Se possível, evitar o óxido nitroso.
(6) Considerar a infusão de propofol.

d. O risco de **hipertermia maligna** é maior em pacientes com anormalidades musculo-esqueléticas. As crianças com estrabismo estão sob risco de espasmo do músculo masseter e hipertermia maligna. Deve-se obter história familiar completa. É preciso monitorar atentamente a frequência cardíaca, o dióxido de carbono ao fim da expiração, os parâmetros ventilatórios e a temperatura corporal para detecção precoce de hipertermia maligna. O espasmo do músculo masseter decorrente do uso de succinilcolina pode ser um prenúncio de hipertermia maligna; portanto, é necessário cautela na conduta anestésica (ver Capítulo 18, seção XVII).

3. A **cirurgia para deslocamento de retina e hemorragia vítrea** é comum em lactentes prematuros com retinopatia da prematuridade. Os problemas clínicos concomitantes são frequentes; a atenção meticulosa ao controle das vias respiratórias, hidratação, normotermia e transporte pós-operatório é crucial (ver Capítulo 29). Os lactentes prematuros, sobretudo aqueles com menos de 60 semanas de vida, correm risco de apneia central pós-operatória. Antes da alta, deve haver um intervalo de 12 h sem apneia. Pacientes com diabetes ou anemia falciforme também podem necessitar de cirurgia da retina (ver Capítulo 6 e Capítulo 34, seção X.C).

a. A **anestesia regional** é adequada para procedimentos de curta duração (< 2 h) em pacientes cooperativos, embora o movimento inesperado durante o delicado reparo da retina possa causar cegueira. Se for administrada **anestesia geral**, recomenda-se anestesia inalatória profunda, anestesia IV com opioide e/ou propofol, uso de infusão de remifentanila ou uma técnica balanceada com grau adequado de bloqueio neuromuscular. Deve-se evitar tosse pós-operatória, esforço e vômito (ver seção I.B.5.d).

b. Ao fim da operação, pode-se injetar uma bolha de gás intravítrea contendo um gás inerte, de alto peso molecular, baixa capacidade de difusão, como SF6, C3F8, C4F8 ou ar para reduzir o sangramento intravítreo. O óxido nitroso deve ser interrompido no mínimo 20 min antes da injeção da bolha. O óxido nitroso expandiria rapidamente a bolha e aumentaria a PIO; a interrupção do óxido nitroso ao fim da operação causaria retração da bolha e consequente perda de sua vantagem mecânica. Como essas bolhas de gás permanecem por períodos variáveis, a readministração de óxido nitroso deve ser evitada por 5 dias depois da injeção de ar, 10 dias depois da injeção de SF6 e 60 dias depois da injeção de C3F8. *Em vista das alterações de pressão em viagens aéreas, os pacientes devem ser instruídos a evitá-las por 3 a 4 semanas após injeção de gás intravítreo.*

II. ANESTESIA PARA PROCEDIMENTOS OTORRINOLARINGOLÓGICOS

A. Considerações Gerais

1. Vias respiratórias. Em muitos procedimentos cirúrgicos otorrinolaringológicos (ORL), é preciso compartilhar as vias respiratórias com o cirurgião. Doenças, fibrose de cirurgia ou radioterapia prévia, deformidades congênitas, trauma ou manipulação podem causar obstrução crônica ou aguda das vias respiratórias, sangramento e possível dificuldade de controle das vias respiratórias. São essenciais a discussão pré-operatória com o cirurgião e a análise do registro de anestesias prévias no que diz respeito ao controle perioperatório das vias respiratórias, tamanho e posição da cânula traqueal, posicionamento do paciente e uso de óxido nitroso e relaxantes musculares. Pode ser necessário examinar as vias respiratórias com o paciente acordado sob sedação e anestesia tópica ou proceder à intubação com fibroscópio antes de induzir anestesia geral.

2. Os pacientes de cirurgia ORL podem ter história de tabagismo inveterado, alcoolismo, apneia obstrutiva do sono e infecções respiratórias altas crônicas. No período pré-operatório podem ser necessários exames laboratoriais, exames de imagem e avaliação das funções cardíaca, hepática e pulmonar.

3. Além dos monitores convencionais, procedimentos de grande porte podem exigir monitoramento da pressão intra-arterial e do débito urinário.

Anestesia para Cirurgia de Cabeça e Pescoço **357**

4. A **extubação** após qualquer cirurgia das vias respiratórias superiores requer planejamento cuidadoso. É realizada depois da retirada do tamponamento da orofaringe, aspiração da faringe e retorno completo dos reflexos protetores da laringe. Sangramento excessivo, edema ou a patologia das vias respiratórias superiores podem impedir a extubação na sala de cirurgia.

B. Cirurgia do Ouvido

1. Considerações pré-operatórias

a. A **cirurgia do ouvido** geralmente implica dissecção e preservação do **nervo facial (VII nervo craniano).** As principais preocupações anestésicas são posicionamento do paciente, preservação do nervo facial, uso de óxido nitroso, hemostasia adequada, recuperação suave e prevenção de NVPO.

b. A **orelha média** comunica-se com a orofaringe através da tuba auditiva. O comprometimento da permeabilidade da tuba auditiva por trauma, edema, inflamação ou deformidade congênita impede o equilíbrio normal da pressão na orelha média. Nessa situação, uma alta concentração de óxido nitroso pode aumentar a pressão na orelha média para 300 a 400 mmHg em 30 min. Por outro lado, a interrupção aguda do óxido nitroso pode ocasionar rápida reabsorção e pressão negativa efetiva na orelha média. Essas alterações podem causar alteração da anatomia da orelha média, ruptura da membrana timpânica, desarticulação de estribo artificial, ruptura de enxertos cirúrgicos e NVPO.

c. **Posicionamento.** Durante a cirurgia, a cabeça do paciente geralmente é mantida elevada e girada para o lado. Os extremos de posição da cabeça devem ser avaliados no período pré-operatório para determinar os limites da amplitude de movimento, sobretudo em pacientes com artrite ou doença vascular cerebral. Além disso, é necessário ter atenção à drenagem venosa adequada nos extremos de posição da cabeça.

2. A **anestesia** é induzida com um hipnótico e um relaxante muscular de ação curta ou por inalação e, geralmente, é mantida com um anestésico volátil. O uso de óxido nitroso deve ser analisado com o cirurgião; o óxido nitroso deve ser interrompido no mínimo 30 min antes da colocação de um enxerto na membrana timpânica.

a. A delicada microcirurgia do ouvido requer hemostasia adequada. Anestésicos voláteis, remifentanila e antagonistas alfa- ou beta-adrenérgicos são eficazes em induzir pressões arteriais médias de 60 a 70 mmHg. A elevação da cabeceira do leito a cerca de 15° para diminuir a congestão venosa e a aplicação local de epinefrina para vasoconstrição costumam melhorar as condições operatórias.

b. A miringotomia com colocação de tubo é uma das cirurgias pediátricas ambulatoriais mais frequentes. Esses procedimentos são rápidos e geralmente são realizados com anestesia por máscara, com ou sem acesso venoso. Não há necessidade de relaxante muscular, *mas a imobilidade do paciente é essencial durante a colocação da prótese.* Pode-se usar anestesia profunda apenas com anestésicos voláteis ou com associação de remifentanila. Se o procedimento for realizado sem acesso venoso, pode-se usar fentanila (1 a 2 µg/kg) intranasal e paracetamol (20 a 40 mg/kg) oral pré-operatório para alívio da dor pós-operatória.

c. Convém administrar antieméticos, pois o vômito pós-operatório é muito comum na cirurgia de ouvido (ver seção I.C.2.c).

C. Cirurgia do Nariz

1. Técnica anestésica.
A cirurgia nasal pode ser realizada com anestesia local ou geral. Qualquer que seja a técnica, o cirurgião pode, inicialmente, aplicar cocaína a 4% à mucosa nasal, seguida por injeção de lidocaína a 1% a 2% com epinefrina a 1:100.000 a 1:200.000 para hemostasia. Esses agentes podem causar taquicardia, hipertensão e arritmias, sobretudo na presença de halotano. Em um adulto saudável, a dose de cocaína não deve ultrapassar 1,5 mg/kg (cada gota de uma solução a 4% contém cerca de 3 mg de cocaína). É recomendável usar doses menores quando administrada com epinefrina, na presença de halotano, ou a pacientes com doença cardiovascular. A anestesia geral pode ser necessária para garantir imobilidade, proteção das vias respiratórias ou amnésia.

2. Depois de uma **rinoplastia**, o nariz é instável e não convém usar máscara facial. Recuperação e extubação suaves são importantes para reduzir a hemorragia pós-operatória e evitar laringospasmo e a necessidade de ventilação com pressão positiva por máscara.

358 Capítulo 25

3. A **perda de sangue** durante cirurgia nasal pode ser substancial e difícil de estimar. O tamponamento da orofaringe ajuda a reduzir NVPO, uma vez que impede a passagem de sangue para o estômago. Deve ser removido antes da extubação. Pode-se usar sonda orogástrica para retirar o sangue deglutido do estômago.

4. Pacientes com **epistaxe intensa** que serão submetidos à ligadura ou embolização da artéria maxilar interna apresentam, com frequência, ansiedade, cansaço, taquicardia e hipovolemia. Esses pacientes necessitam de tranquilização, hidratação e cuidados imediatos. Eles são considerados de estômago cheio e a indução da anestesia e a intubação traqueal devem ser planejadas de acordo. É preciso controlar a hipertensão para reduzir o sangramento. O tamponamento nasal posterior, embora útil, pode causar edema e hipoventilação. Como é difícil avaliar a extensão da perda sanguínea, deve haver acesso venoso adequado (calibre 14 ou 16) e sangue para transfusão. A retirada do tampão posterior pode estar associada a sangramento substancial.

D. Cirurgia das Vias Respiratórias Superiores

1. Tonsilectomia e adenoidectomia

a. A **avaliação pré-operatória** deve pesquisar história de distúrbios hemorrágicos, infecção respiratória recente, apneia obstrutiva do sono e dentes frouxos. São realizadas provas da coagulação. Os pacientes com apneia obstrutiva do sono podem ser obesos, a ventilação e a intubação podem ser difíceis e os pacientes podem ter maior incidência de complicações respiratórias pós-operatórias. Muitos pacientes têm infecções respiratórias altas crônicas ou recorrentes. Se o paciente tiver uma infecção aguda com febre, tosse produtiva, sintomas relativos às vias respiratórias inferiores, outras comorbidades ou menos de 1 ano de idade, considerar o adiamento do procedimento ou a solicitação de unidade de terapia intensiva pós-operatória para observação.

b. **Na maioria das crianças** procede-se à indução inalatória, seguida por instituição de acesso venoso de calibre apropriado. Em geral, emprega-se uma técnica que consiste em um agente volátil, complementado por um opioide (p. ex., morfina, 0,1 mg/kg IV). Pode-se administrar glicopirrolato (5 a 10 µg/kg IV) para reduzir as secreções, e convém considerar o uso de antieméticos para reduzir náuseas e vômitos pós-operatórios. O relaxamento muscular facilita a intubação, mas não é obrigatório. Há risco de obstrução acidental, desconexão ou deslocamento da cânula traqueal durante a manipulação da cabeça e do abridor de boca. O tubo angulado (RAE) oral garante melhor acesso oral aos cirurgiões e é menos propenso a acotovelamento com a colocação dos afastadores. Os tubos RAE orais, como as outras cânulas traqueais, devem ser bem fixados na linha média da mandíbula para permitir o acesso cirúrgico.

c. **Ao fim da cirurgia**, é preciso remover os tampões da orofaringe, passar sonda orogástrica para retirar do estômago o sangue ingerido e aspirar bem a faringe. Deve-se considerar a administração de agentes antieméticos. Pode-se realizar extubação com anestesia profunda ou quando o paciente está acordado com reflexos íntegros nas vias respiratórias. A tosse sobre a cânula traqueal pode ser atenuada pela administração de lidocaína (1 a 1,5 mg/kg IV) 5 min antes da extubação planejada. A cânula orofaríngea usada após a cirurgia pode causar ruptura da ferida cirúrgica e hemorragia se não for cuidadosamente colocada na linha média. As cânulas nasais são opções úteis.

d. **Depois da extubação**, coloca-se o paciente em decúbito lateral, em posição de Trendelenburg leve, e administra-se oxigênio a 100%. Auscultar para verificar se a respiração está desobstruída antes do transporte para a sala de recuperação pós-anestesia (SRPA). Deve-se transportar os pacientes com oxigênio suplementar. Na SRPA, administra-se oxigênio umidificado por máscara, monitora-se o paciente de acordo com o protocolo e confirma-se a ausência de secreções na faringe antes da alta.

2. Sangramento das tonsilas

a. A **recidiva do sangramento** após tonsilectomia em criança ocorre em cerca de 5% dos casos, geralmente dentro de 24 h após a cirurgia. As manifestações clínicas são hematêmese, taquicardia, deglutição frequente, palidez e obstrução das vias respiratórias. O grau de perda sanguínea costuma ser subestimado, porque o sangue é deglutido.

b. A **hemorragia pós-tonsilectomia** é uma emergência cirúrgica, e a indução de anestesia em uma criança hipovolêmica e com sangramento pode causar hipotensão grave ou parada cardíaca. É necessário acesso IV apropriado, e o paciente deve ser reanimado

Anestesia para Cirurgia de Cabeça e Pescoço **359**

adequadamente (com hemoderivados, se necessário) antes da reoperação. É preciso verificar o hematócrito, o coagulograma e a disponibilidade de hemoderivados. Pode ser necessário reduzir as doses de anestésicos em caso de hipovolemia.

c. Como o estômago está cheio de sangue, deve-se realizar **indução em sequência rápida** com pressão cricóidea em posição de leve cefalodeclive para proteger a traqueia e a glote contra aspiração de sangue ou líquido gástrico. É preciso ter disponíveis dois aspiradores em funcionamento e outra cânula traqueal com estilete de tamanho menor que o previsto. O cirurgião deve estar presente. A extubação é mais segura com o paciente acordado.

3. **Pode haver um abscesso tonsilar ou parafaríngeo** com trismo, disfagia e distorção ou comprometimento das vias respiratórias. O cirurgião pode ser capaz de descomprimir o abscesso por aspiração com agulha antes da indução de anestesia. Se necessário, pode-se realizar intubação com fibroscópio do paciente acordado. A conduta anestésica e os procedimentos de extubação são semelhantes aos da tonsilectomia (ver seção II.D.1). Na angina de Ludwig, a celulite dos espaços submandibular e sublingual pode estender-se até os compartimentos anteriores do pescoço. O trismo, o edema das vias respiratórias e a distorção da anatomia geralmente dificultam a visualização por laringoscopia direta da abertura glótica. A anestesia geral é contraindicada se houver estridor em repouso. *A intubação com fibroscópio do paciente acordado é a conduta mais segura nessa situação.* Se não for possível fazer a intubação com fibroscópio em vigília, considerar traqueostomia sob anestesia local para garantir a via respiratória.

4. A **laringoscopia direta** é indicada para fins diagnósticos (biopsia) ou terapêuticos (retirada de pólipo da prega vocal) e pode ser realizada em pacientes com possível comprometimento das vias respiratórias. A avaliação de imagens (ressonância magnética ou tomografia computadorizada) e exames laboratoriais (alças de fluxo-volume pulmonar) ajuda a identificar anormalidades das vias respiratórias e possíveis problemas perioperatórios. Muitos pacientes têm história de tabagismo e doença cardiopulmonar.

   a. A **conduta anestésica** está descrita no Capítulo 21, seção IV.

   b. É possível a ocorrência de **edema pós-operatório das vias respiratórias.** Se prevista, pode-se administrar dexametasona (4 a 10 mg IV). O tratamento complementar inclui elevação da cabeceira, administração de oxigênio umidificado por máscara e nebulização com epinefrina racêmica. Às vezes, há retorno do edema das vias respiratórias após a interrupção da nebulização com epinefrina racêmica.

5. O *laser* (acrônimo do inglês *light amplification by stimulated emission radiation* [amplificação da luz por emissão estimulada de radiação]) produz um feixe de luz coerente de alta energia e alta densidade que gera calor concentrado ao contato com o tecido. Os meios de emissão usados para produzir a luz monocromática determinam o comprimento de onda.

   a. As emissões do *laser* **de comprimento de onda curto (1 μm)** (gás argônio, rubi, neodímio:ítrio–alumínio–granada [Nd:YAG]) na parte visível vermelho-verde do espectro eletromagnético são mal absorvidas pela água, mas bem absorvidas por tecidos pigmentados, como a retina e os vasos sanguíneos.

   b. As emissões do *laser* **de dióxido de carbono infravermelho (10 μm)** são bem absorvidas pela água e pelas células superficiais e são empregadas com frequência no tratamento de lesões da laringe. Não são transmitidas por fibra óptica.

   c. Os **olhos devem ser protegidos** do feixe de *laser*. A equipe da sala de cirurgia tem de usar óculos de segurança apropriados (lentes verdes para argônio, âmbar para Nd:YAG e transparente para dióxido de carbono). Os olhos dos pacientes devem ser fechados com fita adesiva e cobertos com óculos de segurança.

   d. **A complicação mais grave da cirurgia das vias respiratórias com *laser* é o incêndio nas vias respiratórias.** A probabilidade depende do ambiente gasoso das vias respiratórias, do nível de energia do *laser*, do modo de uso do *laser*, da presença de umidade e do tipo de cânula traqueal. Tanto o oxigênio quanto o óxido nitroso promovem a combustão. Uma mistura gasosa segura durante operação com *laser* das vias respiratórias é oxigênio/ar ou oxigênio/hélio para obter uma fração de oxigênio inspirado de 25% a 30%.

   e. **Uso seguro do *laser*.** O uso do *laser* deve ser intermitente, no modo pulsado e com potência moderada (10 a 15 W). Os cirurgiões não devem usar o *laser* como cauté-

360 Capítulo 25

rio e devem dividir a responsabilidade pela prevenção do fogo, limitando a energia, dando tempo para a dispersão do calor, isolando com gaze umedecida o tecido não operado e os balonetes da cânula traqueal e mantendo a umidade (como dissipador de calor) no campo.

f. Opções de vias respiratórias durante a cirurgia com *laser*. São usadas cânulas traqueais especiais, resistentes ao fogo, impregnadas ou revestidas (p. ex., Xomed Laser-Shield II) e o balonete é preenchido com solução salina corada de azul. Em alguns procedimentos, não é possível porque o cirurgião requer livre acesso ao campo cirúrgico. As opções são:

(1) Técnica de jato de Venturi. Essa técnica dispensa a cânula traqueal, mas ainda pode haver incêndio nas vias respiratórias por ignição do tecido seco. Há risco de barotrauma em todos os pacientes; o risco é maior em crianças, pacientes com enfisema e com doença pulmonar obstrutiva crônica.

(2) Ventilação e oxigenação apneica. O cirurgião opera durante períodos de apneia e faz interrupções intermitentes para permitir que o anestesiologista ventile e oxigene o paciente.

g. Em caso de incêndio nas vias respiratórias, deve-se interromper a ventilação e desconectar imediatamente a cânula traqueal do circuito respiratório, retirar a cânula, irrigar a faringe com solução salina para absorver o calor, aspirar, ventilar com máscara e reintubar com nova cânula. Extinto o incêndio, devem-se examinar as vias respiratórias por broncoscopia. As **complicações** são edema das vias respiratórias, lesão por inalação, formação de tecido de granulação traqueal e laríngeo e estenose das vias respiratórias.

h. A **técnica anestésica** para cirurgia com *laser* é semelhante à descrita anteriormente (II.D.5.f) e no Capítulo 21, seção IV.E. Os objetivos são exposição cirúrgica adequada, prevenção de incêndio e recuperação dos reflexos de proteção das vias respiratórias antes da extubação. Os cirurgiões podem ou não solicitar relaxantes musculares para exame ou manipulação das pregas vocais; portanto, é essencial conversar com a equipe cirúrgica antes da indução. Pode-se usar intubação traqueal, ventilação a jato ou ventilação intermitente com máscara. Qualquer que seja a técnica, é essencial usar uma mistura de oxigênio/ar (< 30% de oxigênio). Em vista da possibilidade de edema das vias respiratórias, administra-se oxigênio umidificado após a operação e observa-se o paciente atentamente na SRPA. Pode ser necessário administrar corticosteroides ou epinefrina racêmica em aerossol.

III. ANESTESIA PARA INTERVENÇÕES NA CABEÇA E PESCOÇO

A. As **principais preocupações do anestesiologista** durante a cirurgia da cabeça e pescoço são estabelecer e manter via respiratória segura, preservar os tecidos e monitorar os nervos.

1. Pode ser necessário usar uma **cânula traqueal aramada** (p. ex., Tovell) para evitar o acotovelamento.

2. Pode ser realizada **traqueostomia eletiva** sob anestesia local antes da indução de anestesia geral em alguns procedimentos extensos ou quando há risco de obstrução aguda das vias respiratórias.

3. **Paralisia da prega vocal.** Cerca de 40% das paralisias do nervo laríngeo recorrente associadas a cirurgia estão relacionadas com a cirurgia da tireoide. Pode-se considerar o uso de uma cânula traqueal com "monitor de integridade dos nervos" (MIN) para monitoramento intraoperatório do nervo laríngeo recorrente. A lesão de um nervo laríngeo recorrente pode causar paralisia unilateral da prega vocal, um distúrbio benigno limitado à rouquidão e voz fraca. A paralisia bilateral das pregas vocais, porém, geralmente aumenta a obstrução das vias respiratórias superiores e provoca estridor, e o paciente é incapaz de emitir sons vocais. A obstrução pode ser aliviada por ventilação com pressão positiva enquanto se fazem os preparos para reintubação. O paciente pode necessitar de traqueostomia para controle das vias respiratórias a longo prazo.

4. A **hemorragia** no local da operação após cirurgia da tireoide ou paratireoide pode comprimir a traqueia e obstruir as vias respiratórias. A abertura da ferida com a introdução de uma pinça hemostática através da incisão permite a saída do sangue retido. Se essa manobra falhar, a obstrução pode ser secundária ao linfedema agudo e pode exigir reintubação imediata.

Anestesia para Cirurgia de Cabeça e Pescoço **361**

5. **A injeção de Teflon nas pregas vocais** tem de ser realizada durante a laringoscopia do paciente acordado para permitir avaliação contínua da qualidade da voz. O procedimento deve ser realizado com anestesia local adequada e sedação leve.

B. Dissecção Radical do Pescoço

1. **Condição do paciente.** Esses pacientes são, com frequência, pessoas idosas, com debilitação crônica, desnutridas e com história de tabagismo e alcoolismo. A intensidade das doenças cardíacas, pulmonares, renais e hepáticas determina a extensão da avaliação pré-operatória e a escolha do monitoramento perioperatório. A dissecção cervical radical de pacientes já submetidos à radioterapia pode estar associada a grande perda de sangue e vias respiratórias difíceis.

2. **Técnica anestésica.** O controle das vias respiratórias é a principal preocupação nessa população de pacientes, sobretudo se houver lesões expansivas. Nos pacientes com comprometimento das vias respiratórias, é indicada a intubação do paciente acordado com fibroscópio ou a traqueostomia do paciente acordado. Em geral, prefere-se um anestésico volátil sem relaxante muscular para permitir que o cirurgião identifique nervos com um estimulador de nervos. O cefaloaclive de 15° a 30° e a hipotensão leve (pressão arterial média de 60 a 70 mmHg), facilitados por um anestésico volátil, vasodilatadores ou antagonistas alfa-adrenérgicos, ajudam a reduzir a perda de sangue. No entanto, a hipotensão acentuada e prolongada e a anemia podem aumentar o risco de cegueira.

3. Durante a dissecção, a tração ou pressão do seio carotídeo pode causar **arritmias** como bradicardia ou assistolia. O tratamento é a interrupção imediata do estímulo. Se necessário, o cirurgião infiltra anestésico local perto do seio. Caso as arritmias persistam, pode-se administrar atropina (0,01 a 0,02 mg/kg IV) ou glicopirrolato (0,01 mg/kg).

4. Caso haja previsão de comprometimento das vias respiratórias pós-operatório, mantém-se a cânula traqueal no lugar ou realiza-se uma traqueostomia eletiva.

5. É desejável a manutenção de normotermia, hidratação adequada com solução cristaloide e minimização do uso de vasoconstritores durante cirurgia de reconstrução com transferência de retalho.

C. Cirurgia Odontológica e Bucomaxilofacial

1. Os pacientes que necessitam de anestesia geral para procedimentos odontológicos podem ser crianças pequenas, adultos com fobias graves ou com transtornos mentais ou físicos; portanto, é comum a necessidade de pré-medicação. O midazolam oral (0,5 a 1,0 mg/kg) ou o metoexital retal (25 mg/kg em solução a 10%) são adequados para crianças com menos de 5 anos. A administração intramuscular de quetamina (3 a 5 mg/kg) com midazolam (0,05 a 0,1 mg/kg) e glicopirrolato (0,01 mg/kg) pode ser necessária no paciente agitado ou não cooperativo.

2. Em geral, é preferida a **intubação nasal**; é imprescindível ter cuidado para não lesar as conchas nasais nem as adenoides. Antes da intubação, a aplicação tópica de oximetazolina (Afrin) na mucosa nasal, o uso de um lubrificante e o aquecimento/amolecimento da cânula traqueal antes da inserção podem ajudar a reduzir a epistaxe. O uso de fenilefrina não diluída (solução a 1%) pode causar hipertensão profunda e edema pulmonar. Deve-se fixar a cânula traqueal com esparadrapo, evitar pressão no septo nasal e proteger os olhos.

3. Pacientes com anomalias ósseas maxilomandibulares, doença temporomandibular, fraturas da face, fixação intermaxilar ou trismo podem necessitar de intubação com fibroscópio.

4. A **anestesia hipotensiva** (pressão arterial média de 60 a 70 mmHg) para cirurgia ortognática pode reduzir a perda de sangue e ser facilitada por anestésicos voláteis, bloqueadores alfa- e beta-adrenérgicos, nitroprussiato e elevação da cabeça. A condição clínica geral do paciente pode impedir o uso de hipotensão controlada.

5. Caso haja fixação intermaxilar com fios de aço, a cânula traqueal só é retirada depois que o paciente acordar, de o animo ceder e o sangramento for controlado. Recomenda-se a administração de antiemético e a descompressão do estômago com sonda nasogástrica antes da extubação. Manter um alicate junto ao leito para o caso de necessidade de acesso à boca em situação de emergência. É preciso aspirar a orofaringe antes da extubação e da fixação do maxilar com fios.

362 Capítulo 25

Leituras Sugeridas

Brimacombe J, Berry A. The laryngeal mask airway for dental surgery—a review. *Aust Dent J* 1995;40:10–14.

Donlon JV Jr. Anesthesia for eye, ear, nose, and throat surgery. In: Miller RD, ed. *Anesthesia*, 6th ed. New York: Churchill Livingstone, 2005:2173–2198.

Ferrari LR, Vassallo SA. Anesthesia for otorhinolaryngology procedures and anesthesia for ophthalmology. In: Coté CJ, Todres ID, Ryan JF, Goudzousian N, eds. *A practice of anesthesia for infants and children*, 3rd ed. Philadelphia: WB Saunders, 2001:461–492.

Litman RS. Anesthesia for pediatric ophthalmologic surgery. In: Litman RS, ed. *Pediatric anesthesia the requisite in anesthesiology*. Philadelphia: Elsevier Mosby, 2004:267–274.

Litman RS, Samadi DS, Tobias JD. Anesthesia for pediatric ENT surgery. In: Litman RS, ed. *Pediatric anesthesia the requisite in anesthesiology*. Philadelphia: Elsevier Mosby, 2004:236–251.

McGoldrick KE, ed. *Anesthesia for ophthalmic and otolaryngologic surgery*. Philadelphia: WB Saunders, 1992.

Rampil IJ. Anesthesia for laser surgery. In: Miller RD, ed. *Anesthesia*, 6th ed. New York: Churchill Livingstone, 2005:2573–2587.

Supkis DE, Dougherty TB, Nguyen DT, et al. Anesthetic management of the patient undergoing head and neck cancer surgery. *Int Anesthesiol Clin* 1998;36:21–29.

Troll GF. Regional ophthalmic anesthesia: safe techniques and avoidance of complications. *J Clin Anesth* 1995;7:163–172.

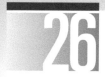

26 Anestesia para Cirurgia Urológica

Kris C. Lukauskis e William R. Kimball

I. ANESTESIA PARA PROCEDIMENTOS UROLÓGICOS ESPECÍFICOS

A. A **cistoscopia e a ureteroscopia** são usadas no diagnóstico e tratamento de lesões das vias urinárias inferiores (uretra, próstata e bexiga) e superiores (ureter e rim).
   1. Usam-se líquidos de irrigação aquecidos para melhorar a visualização e remover sangue, tecido e fragmentos de cálculos.
      a. As **soluções eletrolíticas** (soro fisiológico e Ringer-lactato) são isotônicas e não causam hemólise com a absorção intravascular. Em virtude da ionização, não são seguras em procedimentos com uso de eletrocautério.
      b. A **água destilada estéril** tem visibilidade ótima e não conduz eletricidade. No entanto, a absorção intravascular causa hemólise, hiponatremia e hiposmolalidade.
      c. As **soluções não eletrolíticas** de glicina, sorbitol e manitol proporcionam boa visibilidade e não conduzem eletricidade. A solução quase isotônica minimiza a hemólise, embora a absorção de grande volume possa causar hiponatremia (sem hiposmolalidade significativa).
   2. **Anestesia**
      a. Dependendo do paciente e do procedimento, a anestesia para cistoscopia/ureteroscopia pode ser feita com lubrificação tópica isolada, acompanhamento anestesiológico monitorado, anestesia regional e/ou geral (AG). A inserção de cistoscópio rígido (sobretudo em homens) e a distensão da bexiga e dos ureteres podem ser muito estimulantes. A dor pós-operatória é mínima.
      b. Se for usada anestesia regional, é necessário nível de T6 para manipulação das vias urinárias superiores, enquanto o nível de T10 é adequado para cirurgia das vias inferiores.
      c. A AG pode ser eficaz com anestésicos intravenosos (IV) de ação curta e inalatórios. Pode haver necessidade de relaxamento muscular transitório quando há manipulação de lesões vesicais perto dos nervos obturatórios, pois a estimulação pode causar movimento involuntário das pernas.
      d. A posição de litotomia é mais comum.

B. A **ressecção transuretral da próstata (RTUP)** é realizada para aliviar a obstrução urinária causada por hipertrofia prostática benigna (HPB). Esse procedimento usa um cistoscópio modificado (ressectoscópio) com alça metálica conectada a eletrocautério para ressecção de tecido e coagulação dos vasos com sangramento.
   1. Durante a cirurgia, grandes seios venosos prostáticos são abertos, o que permite a absorção da solução de irrigação. A quantidade de líquido absorvida depende dos seguintes fatores:
      a. Pressão hidrostática da solução de irrigação, proporcional à altura da solução acima do paciente.
      b. Técnica cirúrgica: duração da operação, velocidade do fluxo de irrigação e tamanho do cistoscópio.
      c. Número e tamanho dos seios venosos abertos (influenciados pelo tamanho da próstata).
      d. Pressão venosa periférica (a pressão menor favorece maior absorção).

364 Capítulo 26

2. Anestesia

a. Se for usada AG, é essencial evitar a tosse ou o movimento do paciente, o que pode causar aumento do sangramento ou perfuração da bexiga/cápsula prostática. A ventilação com pressão positiva pode reduzir a absorção da solução de irrigação por elevação da pressão venosa.

b. As vantagens da anestesia regional são atonia vesical (aumento da visualização cirúrgica) e eliminação de espasmos vesicais (hemostasia pós-operatória mais rápida). Além disso, os pacientes acordados podem relatar sintomas que permitem detectar mais cedo a síndrome da RTUP ou a perfuração vesical.

c. A raquianestesia pode ser feita com solução hiperbárica de anestésico local com ou sem opioide, proporcionando anestesia adequada com efeitos hemodinâmicos mínimos. Recomenda-se o nível de T10 em virtude da possível dor por distensão vesical. Pressões venosas menores associadas ao bloqueio do neuroeixo podem reduzir a hemorragia, mas aumentar a absorção de solução de irrigação.

d. Os métodos para monitoramento da absorção intraoperatória de líquidos são balanço hídrico, pesagem gravimétrica e medida do etanol expirado quando se acrescenta uma quantidade conhecida de etanol à solução de irrigação.

3. Complicações

a. A **síndrome da RTUP** é um conjunto de sinais e sintomas neurológicos e cardiovasculares causados por absorção excessiva da solução de irrigação. Pode surgir logo (absorção intravascular direta) ou depois de algumas horas (absorção nos espaços retroperitoneal e perivesical).

(1) Os sintomas relativos ao **sistema nervoso central** são náuseas, agitação, confusão, alterações visuais, crises convulsivas e coma. Esses sintomas provavelmente são multifatoriais e foram atribuídos à hiponatremia/hiposmolalidade, que acarretam edema cerebral, hiperglicinemia e hiperamonemia (a glicina é metabolizada em amônia no fígado), associadas às soluções de glicina e sedativos concomitantes.

(2) Os sintomas **cardiovasculares** são hipertensão/hipotensão, bradicardia, arritmias, edema pulmonar e parada cardíaca, provavelmente secundários a substanciais deslocamentos de fluidos e distúrbios eletrolíticos associados. A hipervolemia ocorre inicialmente com absorção de líquido, seguida por rápida redistribuição da solução de irrigação para o interstício.

(3) É necessário comunicar ao cirurgião, concluir o procedimento o mais rápido possível e tratar a instabilidade hemodinâmica. A literatura diverge sobre o tratamento mais apropriado. A restrição de líquidos e a diurese com furosemida foram defendidas para tratamento da sobrecarga volêmica, reservando-se a solução hipertônica para sintomas graves ou hiponatremia (sódio sérico < 120 mmol/ℓ). Outros sugerem que a estratégia de uso de diuréticos pode agravar a hipovolemia e a hiponatremia e recomendam o uso inicial de solução salina hipertônica (com correção lenta da hiponatremia para minimizar o risco de mielinólise pontina central), reservando os diuréticos para o edema agudo de pulmão. Em qualquer caso, o tratamento deve ser guiado por medidas regulares do nível sérico de sódio e da osmolalidade.

b. **Perfuração da bexiga**

(1) A perfuração extraperitoneal é mais comum e caracteriza-se por aumento do volume suprapúbico, espasmo abdominal ou dor nas regiões suprapúbica, inguinal ou periumbilical.

(2) A perfuração intraperitoneal apresenta-se como dor abdominal alta ou dor referida do diafragma para o ombro. Isso pode acarretar hipertensão, taquicardia e distensão abdominal, seguidos por hipotensão e colapso cardiovascular.

c. A **bacteriemia** pode ser causada por absorção de bactérias através dos seios venosos prostáticos, comumente associada a cateteres urinários de demora ou a prostatite subclínica ou parcialmente tratada.

d. **Perda de sangue e coagulopatia.** É extremamente difícil avaliar a perda de sangue durante a RTUP por causa da diluição pelo líquido de irrigação.

(1) O sangramento pós-operatório contínuo pode ser causado por sangramento cirúrgico, trombocitopenia dilucional, coagulação intravascular disseminada ou liberação de enzimas fibrinolíticas da próstata.

Anestesia para Cirurgia Urológica **365**

(2) As respostas hemodinâmicas à perda de sangue podem ser mascaradas por hipervolemia decorrente da absorção do líquido de irrigação.

4. As opções à RTUP são o tratamento clínico (α-bloqueadores e terapias hormonais) e as novas técnicas minimamente invasivas que incluem ablação com *laser*, termoterapia com micro-ondas e *stents* prostáticos. Uma nova conduta clínica para tratar a HPB emprega a ressecção da próstata com *laser* para reduzir a morbidade perioperatória.

5. Ressecção da próstata com *laser*

a. Tipos de *laser*.

(1) Hólmio (ítrio-alumínio-granada = YAG)

(a) *Laser* pulsado de alta potência de 60 a 80 W. Comprimento de onda = 2.140 nm. A alta absorção pela água limita a penetração tecidual.

(b) Enucleação da próstata – longa curva de aprendizado para uso do *laser*.

(2) KTP (potássio-titânio-fosfato)

(a) *Laser* de alta potência de 60 a 80 W através de cristal. Comprimento de onda = 532 nm. Altamente absorvido pela oxi-hemoglobina, podendo criar um campo sem sangue. Pouco absorvido pela água.

(b) Enucleação da próstata conhecida como "Vaporização Fotosseletiva da Próstata" **(VFP)** – tecnicamente mais simples que o *laser* Hólmio.

b. Vantagens: As propriedades hemostáticas do *laser* limitam a penetração tecidual e criam um campo praticamente sem sangue. Elas oferecem uma opção a todos os pacientes gravemente enfermos (a morbidade da RTUP é de 18%) e àqueles em tratamento com anticoagulantes orais. A VFP é tão eficaz quanto a RTUP (acompanhamento de 2 a 4 anos) para alívio dos sintomas de HPB e reduz a morbidade perioperatória, a irrigação vesical pós-operatória, o tempo de cateterização, a incidência de disfunção sexual e o tempo de internação hospitalar. O *laser* Hólmio permite preservar a arquitetura histológica da próstata (detecção de câncer de próstata). Ambos podem empregar solução de irrigação condutora.

c. Desvantagens: O *laser* KTP altera as amostras histológicas da próstata.

d. Complicações: Irritação vesical (transitória), hematúria macroscópica tardia e disúria transitória.

e. Anestesia: A duração do procedimento é relativamente curta. As opções de anestesia geral, regional (subaracnóidea ou bloqueio caudal) ou talvez até mesmo anestesia local (em pacientes selecionados) são seguras.

C. As **prostatectomias a céu aberto** são usadas para ressecção de grandes massas prostáticas ou, na maioria das vezes, tumores.

1. Anestesia

a. Essas operações podem ser realizadas com segurança sob anestesia geral, geral/peridural, peridural ou raquianestesia. Vários ensaios clínicos prospectivos randomizados, de pequena amostra, compararam a anestesia geral com a peridural e constataram pequenos benefícios da anestesia peridural na redução da perda operatória de sangue, na diminuição da dor pós-operatória e na rapidez da recuperação da função intestinal. Outros estudos que usaram raquianestesia, com ou sem sedação, mostraram melhora significativa desses parâmetros, além de diminuição da sedação pós-anestesia, do tempo de internação hospitalar e dos níveis de dor. No entanto, eventuais benefícios têm de ser avaliados considerando-se que cirurgiões experientes em geral realizam prostatectomias sob AG com perda de sangue mínima, bom controle da dor intraoperatória e pós-operatória, e tempo de internação hospitalar curto.

b. Corantes diagnósticos podem ser usados durante o procedimento para mostrar a integridade do trato urinário reconstruído.

(1) O **azul de metileno** a 1% (1 mℓ) em bolo pode causar hipotensão. Também pode causar erroneamente diminuição na leitura da oximetria de pulso (Sa_{O_2}) a níveis tão baixos quanto 65%, com duração de 10 a 70 segundos.

(2) O **índigo carmim** a 0,8% (5 mℓ) é um alfa-agonista e pode causar hipertensão.

c. As medidas do débito urinário são interrompidas durante a mobilização da uretra prostática.

2. As complicações geralmente estão relacionadas com a perda de sangue, entre elas hipotermia, anemia e coagulopatia. É recomendável usar acesso venoso de grande calibre.

366 Capítulo 26

D. A **nefrectomia** é realizada em casos de neoplasia, transplante, infecção crônica, trauma e litíase ou doença cística grave.

  1. Os pacientes submetidos a nefrectomia para retirada de carcinoma de células renais necessitam de estadiamento pré-operatório. Caso o tumor estenda-se para a veia cava inferior (VCI) ou o átrio direito, não se pode deixar de considerar duas possíveis complicações:

   a. O **tumor pode causar oclusão parcial ou total da VCI**, acarretando retorno venoso insatisfatório e hipotensão. A ressecção total do tumor pode exigir pinçamento temporário da VCI, o que diminui ainda mais o retorno venoso e requer suporte vasopressor. A ecocardiografia transesofágica intraoperatória pode ser usada para monitorar trombo desse tipo de tumor.

   b. Pode haver **embolia pulmonar por fragmentos do tumor.** Consequentemente, o cateterismo da artéria pulmonar e algumas técnicas de acesso venoso central são arriscados se a inserção do cateter deslocar tumor para a VCI ou para o átrio direito. A **circulação extracorpórea** é uma opção para minimizar o risco de embolia pulmonar intraoperatória.

  2. Anestesia

   a. O paciente é colocado em decúbito dorsal para acesso transabdominal ou em decúbito lateral para acesso retroperitoneal. Na posição lateral, é frequente o uso de coxins para apoiar o rim e fletir a mesa para melhorar a exposição. A hipotensão pode ser decorrente do suporte do rim, provavelmente devido à compressão da VCI.

   b. Pode ser necessária incisão toracoabdominal em tumores maiores ou do polo superior.

   c. A combinação de anestesia geral/peridural é usada com frequência para maximizar a analgesia pós-operatória com incisão abdominal superior ou toracoabdominal.

   d. É necessário acesso venoso de grande calibre com ou sem acesso arterial, pois a perda de sangue pode ser vultosa em razão do tamanho e da vascularização do tumor.

E. A **cistectomia radical** com ou sem conduto ileal/colônico é realizada em tumores vesicais invasivos. Os pacientes com neoplasias malignas pélvicas, disfunção vesical neurogênica, obstrução crônica das vias urinárias inferiores ou disfunção vesical pós-radiação podem necessitar de um procedimento de derivação urinária ileal ou colônica.

  1. **Anestesia**

   a. O acesso IV de grande calibre é fundamental, pois pode haver perda de sangue substancial.

   b. Pode ser indicado acesso venoso arterial ou central em virtude da ocorrência de grandes deslocamentos de volume enquanto os ureteres estão desconectados.

   c. Deve-se considerar a combinação de anestesia geral/peridural.

F. A **orquidopexia**, a **orquiectomia** e a **cirurgia plástica urogenital** são realizadas para tratamento de deformidades congênitas, neoplasias e impotência. Os pacientes com torção do testículo podem necessitar de redução de emergência e orquidopexia para evitar isquemia. É necessário nível sensorial de anestesia regional em T9.

G. As **técnicas laparoscópicas** são cada vez mais usadas para realizar procedimentos tradicionalmente a céu aberto, inclusive prostatectomia, nefrectomia, cistectomia, pieloplastia e extração de cálculo. Usam-se aberturas tradicionais para laparoscopia e alguns procedimentos necessitam de incisão limitada para assistência manual. Sistemas robóticos podem controlar a câmera.

  1. As **prostatectomias laparoscópicas** (prostatectomia laparoscópica assistida por robô [PLAR] e a prostatectomia radical laparoscópica [PRL]), em especial, são promovidas por seu caráter invasivo mínimo e desfechos clínicos comparáveis. No entanto, ensaios clínicos recentes, prospectivos, não randomizados, com amostra grande, de comparação da PLAR e PRL não mostraram diferenças significativas de nível de dor pós-operatória, dose de narcóticos administrados, tempo de internação hospitalar, taxas de reinternação e taxas de complicações, elementos que, segundo a conclusão dos autores, podem ser secundários à experiência cirúrgica inicial com essa técnica laparoscópica.

  2. **Sistemas robóticos:** Nos EUA, urologistas têm realizado um número cada vez maior de prostatectomias radicais robóticas com o sistema Da Vinci (originalmente projetado para cirurgias cardíacas em decúbito dorsal).

   a. Vantagens: Visualização cirúrgica laparoscópica/tridimensional combinada, que aumenta a precisão cirúrgica e a destreza, bem como maior conforto para o cirurgião.

   b. Desvantagens: Não há *feedback* tátil dos braços do robô para o cirurgião. São necessárias aberturas de diâmetro maior (em comparação com os instrumentos laparoscó-

Anestesia para Cirurgia Urológica **367**

picos comuns). Há uma curva de aprendizado significativa para operar e configurar o sistema Da Vinci. O custo por procedimento é bem maior que nas intervenções tradicionais ou de PLAR.

3. As considerações anestésicas assemelham-se àquelas para procedimentos laparoscópicos em cirurgia geral ou ginecologia. A insuflação retroperitoneal de dióxido de carbono pode estar associada a aumento da absorção sistêmica em comparação com a insuflação intraperitoneal, embora os relatos sejam conflitantes.

H. O **transplante renal** é realizado em pacientes com doença renal em fase terminal. Os receptores geralmente têm hipertensão e/ou diabetes melito e correm maior risco de doença arterial coronariana e insuficiência cardíaca congestiva. Também é essencial prestar atenção às anormalidades eletrolíticas e acidobásicas, anemia e disfunção plaquetária comuns na uremia. A diálise pré-operatória, se possível, pode melhorar as anormalidades de potássio e acidobásicas.

1. Anestesia

    a. O acesso IV pode ser difícil e convém evitar membros com fístulas ou *shunts*. Os benefícios de outros monitores invasivos (acessos arteriais ou venosos centrais) devem ser avaliados em relação aos riscos da sepse relacionada com o cateter em pacientes imunossuprimidos.

    b. Os pacientes podem apresentar esvaziamento gástrico tardio em consequência de diabetes, uremia e opioides pré-operatórios.

    c. Estudos recentes mostram que o Ringer-lactato pode ser preferencial ao soro fisiológico nesses casos.

    d. A função do enxerto depende de volume intravascular adequado antes e depois da anastomose vascular para manter a perfusão para o rim transplantado. Os expansores do volume intravascular úteis são solução cristaloide, albumina e manitol.

    e. A hipotensão intraoperatória pode comprometer a perfusão renal e deve ser tratada imediatamente por controle de fatores mecânicos, como compressão da VCI ou tratamento da hipovolemia com administração de líquidos. Caso haja necessidade de suporte farmacológico, é preferível usar inotrópicos (dopamina e dobutamina) aos alfa-agonistas (fenilefrina e norepinefrina), que podem elevar a pressão arterial sistêmica, mas diminuir o fluxo sanguíneo por vasoconstrição. Em casos de acidemia intensa, o bicarbonato de sódio pode melhorar a hemodinâmica.

    f. O débito urinário permite avaliação imediata da função renal, que pode ser afetada por hipovolemia, rejeição aguda ou permeabilidade das anastomoses. Tanto o manitol quanto a furosemida podem ser prescritos para promover diurese após anastomose.

II. LITOTRIPSIA EXTRACORPÓREA POR ONDAS DE CHOQUE (LEOC)

A. A **litotripsia extracorpórea por ondas de choque** emite ondas de choque acústicas contra cálculos urinários. Nas interfaces entre materiais de diferentes densidades, como entre os tecidos moles e os cálculos, as reflexões dessas ondas acústicas estabelecem padrões internos de ecos complexos que provocam tensões e fratura dos cálculos. Embora os litotriptores de primeira geração exigissem a imersão do paciente em água, os modelos atuais permitem colocá-lo sobre a mesa de cirurgia e têm menores zonas cutâneas de "entrada de choque".

B. Anestesia

    1. Em geral, a posição é o decúbito dorsal, mas pode ser usado decúbito ventral dependendo da localização do(s) cálculo(s). A posição de litotomia pode ser necessária quando há cistoscopia ou inserção de *stent* concomitante.

    2. Em geral, o acompanhamento anestesiológico monitorado é adequado com os novos litotriptores, pois a dor provocada é muito menos intensa que com os aparelhos de primeira geração. Na maioria das vezes obtém-se analgesia adequada com administração por via intravenosa de opioides de ação curta (*i. e.*, remifentanila e alfentanila) com sedação complementar cuja dose é ajustada de acordo com o bem-estar do paciente. Muitas outras estratégias foram usadas com sucesso, entre elas, o bloqueio do neuroeixo e a AG.

    3. A hidratação IV adequada com administração ocasional de diuréticos pode ajudar a eliminar fragmentos dos cálculos.

    4. As contraindicações absolutas são gravidez, infecções não tratadas ou diáteses hemorrágicas e marca-passos abdominais. As contraindicações relativas são marca-passos/car-

368 Capítulo 26

dioversores desfibriladores implantáveis, aneurismas da aorta abdominal ou da artéria renal, próteses ortopédicas e obesidade mórbida.

C. Complicações
1. A cólica ureteral logo depois do procedimento pode manifestar-se como náuseas, vômito ou bradicardia.
2. A hematúria é comum e tratada com hidratação e diuréticos.
3. Arritmias cardíacas, como bradicardia, extrassístoles atriais e extrassístoles ventriculares são secundárias a sobrecargas mecânicas no sistema de condução cardíaca durante o procedimento. É possível minimizar as extrassístoles ventriculares, se forem frequentes ou sintomáticas, por sincronização das ondas de choque ao ciclo cardíaco.
4. O hematoma renal (subcapsular) pode ser provocado por lesão colateral da rede vascular renal, sobretudo em pacientes hipertensos.
5. A hipertensão acomete principalmente pacientes com disreflexia autônoma.
6. A lesão pulmonar ou intestinal grave é rara e ocorre quando há aplicação acidental de ondas de choque ao pulmão ou intestino, como por um movimento do paciente durante o tratamento.

III. PACIENTES COM DOENÇA DA MEDULA ESPINAL
A. Muitas vezes, a lesão da medula espinal causa retenção urinária, que promove infecções urinárias, nefrolitíase e refluxo vesicoureteral. Os procedimentos urológicos são indicações comuns de operação de pacientes com lesão crônica da medula espinal.
B. A **disreflexia autônoma** é um distúrbio caracterizado por início agudo de hiper-reatividade simpática a determinados estímulos abaixo do nível de lesão medular em pacientes com lesões geralmente situadas no nível de T6-7 ou acima. A síndrome pode ocorrer desde poucos meses até muitos anos após a lesão.
1. Os achados comuns são hipertensão (possivelmente grave), cefaleia, diaforese, rubor ou palidez e bradicardia.
2. Os precipitantes comuns são estimulação visceral, na maioria das vezes distensão vesical, embora haja relatos de infecção urinária, impactação fecal, contração uterina, distensão intestinal e outros estímulos intra-abdominais e cutâneos.
3. Acredita-se que a fisiopatologia implique conexões desorganizadas entre neurônios aferentes e neurônios simpáticos no nível da lesão que provocam vasoconstrição e hipertensão. O sistema nervoso parassimpático não é capaz de neutralizar essa vasoconstrição decorrente da lesão da medula espinal.
4. O tratamento da disreflexia autônoma implica retirada do estímulo, aumento da profundidade anestésica e tratamento farmacológico da hipertensão persistente com agentes de ação rápida, como o nifedipino sublingual ou nitroglicerina ou nitroprussiato IV.
5. A anestesia do neuroeixo tem a vantagem de bloquear os dois ramos do arco reflexo, assim evitando a disreflexia autônoma. No entanto, é difícil determinar o nível de anestesia por testes cutâneos quando já existe déficit sensorial completo. Nos procedimentos de curta duração, a raquianestesia pode ser preferível à anestesia peridural em razão do bloqueio mais confiável sem poupar segmentos.

Leituras Sugeridas

Conacher ID, Soomro NA, Rix D, et al. Anaesthesia for laparoscopic urological surgery. *Br J Anaesth* 2004;93(6):859–864.

Fu Wei-jun, Hong Bao-fa, Yang Yong, et al. Photoselective vaporization of the prostate in the treatment of benign prostatic hyperplasia. *Chinese Med J* 2005;118(19):1610–1614.

Gottschalk A, Smith D, Jobes D, et al. Preemptive epidural analgesia and recovery from radical prostatectomy: a randomized controlled trial. *JAMA* 1998;279(14):1076–1082.

Gravenstein D. Extracorporeal shock wave lithotripsy and percutaneous nephrolithotomy. *Anesthesiol Clin North Am* 2000;18(4):953–971.

Hahn RG. Fluid absorption in endoscopic surgery. *Br J Anaesth* 2006;96(1):8–20.

Hambly PR, Martin B. Anaesthesia for chronic spinal cord lesions. *Anaesthesia* 1998;53:273–289.

Hanson R, Zornow M, Coulin M, et al. Laser resection of the prostate: implications for anesthesia. *Anesth Analg* 2007;105(2):475–479.

O'Malley C, Frumento R, Hardy M, et al. A randomized, double-blind comparison of lactated ringer's solution and 0.9% NaCl during renal transplantation. *Anesth Analg* 2005;100:1518–1524.

Salonia A, Crescenti A, Suardi N, et al. General versus spinal anesthesia in patients undergoing radical retropubic prostatectomy: results of a prospective, randomized study. *Urology* 2004;64(1):95–100.

Streich B, Decailliot F, Perney C, et al. Increased carbon dioxide absorption during retroperitoneal laparoscopy. *Br J Anaesth* 2003;91(6):793–796.

Webster T, Herrell S, Chang S, et al. Robotic assisted laparoscopic radical prostatectomy versus retropubic radical prostatectomy: a prospective assessment of postoperative pain. *J Urol* 2005;174:912–914.

Whalley DG. Anesthesia for radical prostatectomy, cystectomy, nephrectomy, pheochromocytoma, and laparoscopic procedures. *Anesthesiol Clin North Am* 2000;18(4):899–917.

Yokoyama M, Veda W, Hirakawa M, et al. Haemodynamic effects of the lateral decubitus and the kidney rest lateral decubitus position during anaesthesia. *Br J Anaesth* 2000;84(6):753–757.

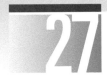

Anestesia em Pacientes Idosos

Zhongcong Xie e Christine Finer

I. **ALTERAÇÕES FISIOLÓGICAS ASSOCIADAS AO ENVELHECIMENTO**
   A. **Cardiovasculares**
      1. As **artérias enrijecem com a idade**, levando à propagação e reflexão mais rápidas da onda de pressão de pulso. A onda refletida aumenta a pressão na raiz aórtica. Com o avanço da idade, a energia refletida chega cada vez mais cedo no ciclo cardíaco, deslocando-se do início da diástole para o fim da sístole. Assim, o envelhecimento diminui a pressão diastólica e aumenta a pressão sistólica (e a pressão de pulso), além de ocasionar espessamento ventricular e ejeção prolongada.
      2. O **relaxamento miocárdico mais lento e a hipertrofia ventricular** ocasionam enchimento diastólico tardio e disfunção diastólica. A contração atrial é importante para manter o enchimento tardio.
      3. A **diminuição da capacitância venosa** reduz o "volume de reserva vascular" disponível para compensar hemorragias.
      4. A **redução dos reflexos barorreceptores** é provocada por aumento do tônus simpático, diminuição do tônus parassimpático, diminuição da sensibilidade dos barorreceptores e redução da sensibilidade à estimulação beta-adrenérgica. Assim, a hipotensão é frequente quando há alterações de volume, posição, profundidade anestésica e bloqueio simpático induzido por anestesia regional.
      5. A **frequência cardíaca máxima diminui com a idade, enquanto o volume sistólico continua constante**, mas o volume diastólico final aumenta e a fração de ejeção diminui.
      6. O **consumo máximo de oxigênio diminui** em virtude da redução da diferença na tensão arteriovenosa de oxigênio e do débito cardíaco.
   B. **Respiratórias**
      1. **Alterações do parênquima.** Entre 20 e 80 anos de idade há perda de cerca de 30% do tecido da parede alveolar, com diminuição da retração elástica e da tração do parênquima que mantêm a permeabilidade das vias respiratórias. As consequências são:
         a. **Aumento do volume residual, do volume de fechamento e da capacidade residual funcional**; diminuição da capacidade vital e do volume expiratório forçado no primeiro segundo.
         b. **Progressivo desequilíbrio entre ventilação e perfusão**, com diminuição da tensão arterial de oxigênio dependente da idade.
         c. **Aumento do espaço morto fisiológico** e redução da capacidade de difusão.
      2. **Alterações da parede torácica:** vários fatores tornam a parede torácica mais rígida, enquanto a massa dos músculos respiratórios diminui.
      3. **Depressão da resposta ventilatória** à hipoxia e à hipercarbia.
      4. **Reflexos protetores das vias respiratórias diminuídos** aumentam o risco de aspiração.
   C. **Sistema Nervoso Central**
      1. A perda progressiva de neurônios e a diminuição da atividade dos neurotransmissores contribuem para a **diminuição das necessidades de anestésicos** que ocorre com todos os agentes.
      2. As respostas autorreguladoras cerebrais à pressão arterial, CO_2 e O_2 são mantidas.
   D. **Renais**
      1. O **nível sérico de creatinina continua estável** com a idade, já que diminuições da depuração de creatinina associadas à idade são compensadas pela diminuição da produção de

Anestesia em Pacientes Idosos **371**

creatinina pelo músculo esquelético. O nível normal de creatinina em idosos não deve ser interpretado como ausência de insuficiência renal. Por exemplo, um paciente saudável de 80 anos deve ter a metade da depuração de creatinina de um paciente de 20 anos, embora ambos possam ter níveis séricos semelhantes de creatinina.

  2. A atrofia progressiva do parênquima renal e a esclerose de estruturas vasculares **diminuem o fluxo sanguíneo renal e a taxa de filtração glomerular.**

  3. Redução da capacidade de corrigir alterações nas concentrações de eletrólitos, no volume intravascular e na água livre.

  4. A **diminuição da taxa de filtração glomerular** retarda a excreção renal de fármacos.

E. Hepáticas

  1. A diminuição da massa hepática e também do fluxo sanguíneo porta e hepático reduz a depuração hepática do fármaco.

  2. A atividade do citocromo P-450 diminui com o envelhecimento.

  3. As reações da fase 1 (oxidação e redução) e fase 2 (conjugação) podem ser deprimidas com o envelhecimento.

F. Composição Corporal e Termorregulação

  1. O metabolismo basal e a produção de calor diminuem em virtude da atrofia do músculo esquelético e da substituição variável por tecido adiposo.

  2. A propensão à hipotermia aumenta em consequência do declínio da termorregulação central e de alterações da composição corporal.

  3. Diminuições da massa muscular e da água corporal total, juntamente com o aumento da gordura corporal, reduzem o volume de distribuição de fármacos hidrossolúveis e aumentam o dos fármacos lipossolúveis.

II. ALTERAÇÕES FARMACOLÓGICAS ASSOCIADAS AO ENVELHECIMENTO

A. Alterações Farmacocinéticas em Idosos

  1. A **ligação dos anestésicos às proteínas é reduzida** em virtude da diminuição da quantidade de proteínas séricas circulantes – por exemplo, albumina. Portanto, os efeitos farmacológicos são potencializados.

  2. A diminuição do volume sanguíneo, o aumento da porcentagem de gordura corporal e a diminuição da função hepática e renal prolongam a eliminação do fármaco e os efeitos anestésicos.

B. Alterações Farmacodinâmicas em Idosos

  1. O encéfalo do idoso é mais sensível aos fármacos. Reduções da densidade neuronal, do fluxo sanguíneo cerebral e do consumo de oxigênio **diminuem a necessidade de anestésicos inalatórios e intravenosos relacionada com a idade.**

  2. A sensibilidade aos fármacos varia com o tipo de fármaco. É difícil prever as respostas a fármacos específicos, que podem variar muito em idosos. Por exemplo, são necessárias doses maiores de catecolaminas para obter efeitos equivalentes, e os efeitos dos benzodiazepínicos são maiores nos idosos.

  3. A taxa de reações adversas aumenta com a idade e com o número de fármacos administrados.

III. CONSIDERAÇÕES ANESTÉSICAS EM PACIENTES IDOSOS

A. Avaliação Pré-operatória

  1. A coexistência de doença relacionada com a idade é um importante previsor de mortalidade e morbidade graves perioperatórias. Nos pacientes idosos, a doença coexistente relacionada com a idade aumenta o risco perioperatório de:

   a. Infarto do miocárdio
   b. Insuficiência cardíaca congestiva
   c. *Delirium*
   d. Acidente vascular cerebral
   e. Aspiração e pneumonia
   f. Sepse
   g. Reações adversas a fármacos
   h. Quedas
   i. Escaras de decúbito

372 Capítulo 27

2. A idade, por si só, é um previsor menor de complicações perioperatórias.
3. **Avaliação do estado de saúde e do estado funcional.** É necessário fazer anamnese e exame físico detalhados, com ênfase na condição física, deambulação, atividades diárias, situação de vida pré-operatória e incapacidades preexistentes.
4. **Exames pré-operatórios. Os exames devem ser baseados em doenças coexistentes e nas diretrizes recomendadas (ver Capítulo 1).** Os exames recomendados em idosos são eletrocardiograma, radiografia de tórax, hemograma completo, dosagem de eletrólitos, ureia, creatinina, potássio (principalmente durante o uso de um diurético) e glicose.

B. Conduta Intraoperatória
1. Os **principais fatores de risco** para eventos adversos graves perioperatórios em idosos são cirurgia de emergência, operação de uma grande cavidade corporal, cirurgia vascular e estado físico precário de acordo com a American Society of Anesthesiologists.
2. Não se pode atribuir diferença relevante das complicações perioperatórias a qualquer anestésico específico ou à anestesia regional em relação à anestesia geral.
3. Em geral, o idoso tem diminuição das reservas funcionais de todos os sistemas orgânicos e do índice terapêutico de intervenções anestésicas. A redução do índice terapêutico é muito variável e imprevisível em virtude de efeitos ambientais, perda do condicionamento físico e doenças não diagnosticadas. A diminuição das reservas funcionais pode manifestar-se apenas em situações de grande estresse, como a cirurgia. Assim, a vigilância e o preparo para qualquer contingência são essenciais ao anestesiar pacientes idosos.

C. Disfunção Cognitiva Pós-operatória (DCPO)
1. Até 25% a 40% dos idosos e 10% de todos os pacientes adultos apresentam DCPO por ocasião da alta hospitalar e 3 meses, respectivamente, após cirurgia não cardíaca de grande porte.
2. Pacientes idosos têm maior taxa de DCPO persistente que adultos jovens e de meia-idade.
3. Os fatores de risco para DCPO persistente são idade avançada, menor nível educacional, história de acidente vascular cerebral (AVC) prévio sem comprometimento residual e DCPO por ocasião da alta.
4. A DCPO está associada ao declínio de desempenho nas atividades diárias.
5. Pacientes com DCPO por ocasião da alta têm maior incidência de mortalidade nos primeiros 3 meses após a operação. Pacientes com DCPO por ocasião da alta e 3 meses depois da operação têm maior incidência de mortalidade no primeiro ano após a anestesia e a operação.
6. A patogenia é obscura e são necessárias outras pesquisas. Supõe-se que pacientes com DCPO persistente possam ter diminuição da reserva cognitiva e, portanto, ser mais suscetíveis à agressão perioperatória.
7. Os dados clínicos atuais sugerem que o tipo de anestesia (geral ou regional) não afeta a incidência de DCPO.

IV. CUIDADOS ANESTÉSICOS EM PACIENTES COM DOENÇAS RELACIONADAS COM O ENVELHECIMENTO

A. Distúrbios do Sistema Nervoso Central
1. O *delirium* é um distúrbio transitório da cognição e consciência caracterizado por início agudo e evolução inconstante.
   a. Os sintomas são agitação, sonolência, isolamento social e psicose.
   b. Os fatores de risco são idade avançada, demência preexistente, uso de fármacos psicoativos e hipoxia, hipercarbia e sepse perioperatórias.
   c. Os fatores precipitantes comuns são fármacos psicoativos (anticolinérgicos, benzodiazepínicos e barbitúricos), infecção, AVC, infarto do miocárdio, anormalidades eletrolíticas, abstinência de drogas e retenção urinária.
   d. O foco é o tratamento de qualquer distúrbio de base, incentivando a interação com a família e ciclos normais de sono e vigília, e evitando restrições, se possível. O haloperidol (VO ou IM) pode ser usado para controlar a agitação aguda.
2. A **demência** é um comprometimento persistente e progressivo da cognição que interfere nas atividades diárias.
   a. A doença de Alzheimer é a causa mais comum de demência em idosos e afeta 30% a 50% das pessoas aos 85 anos de idade.

Anesthesia em Pacientes Idosos **373**

(1) Acredita-se que a patogenia esteja relacionada com a produção anômala e deposição de peptídio $A\beta$, o componente dominante das placas neuríticas. As características patológicas da doença são emaranhados de neurofibrilas, placas neuríticas, proteína de filamento neural e acentuada atrofia cortical com aumento ventricular.

(2) O tratamento atual emprega inibidores da colinesterase, como donepezila, tacrina e rivastigmina, além do antagonista de NMDA, memantina.

(3) As considerações anestésicas são evitar a sedação pré-operatória e os agentes anticolinérgicos de ação central. Também é preciso evitar a hipoxia e a hipocapnia.

b. Outras causas de demência são doença de Pick, demência vascular, doença de Parkinson, hidrocefalia com pressão normal e doença de Creutzfeldt-Jakob.

3. A **doença de Parkinson** é um distúrbio neurológico degenerativo caracterizado por tremor, bradicinesia, rigidez e instabilidade postural.

a. A patogenia é decorrente da degeneração de neurônios dopaminérgicos da substância negra e redução do conteúdo de dopamina no estriado.

b. Cerca de 10% a 15% dos pacientes com doença de Parkinson têm demência.

c. O tratamento propõe-se a controlar sintomas e emprega levodopa, anticolinérgicos, agonistas da dopamina, amantadina e inibidores da monoamina oxidase tipo B.

d. Considerações anestésicas

(1) Os medicamentos antiparkinsonianos devem ser mantidos no período perioperatório em razão da curta meia-vida da levodopa.

(2) Convém evitar as fenotiazinas, butirofenonas e metoclopramida, pois podem agravar sintomas em consequência de sua atividade antidopaminérgica.

(3) Anticolinérgicos e anti-histamínicos podem ser usados nas exacerbações agudas.

(4) Os pacientes podem apresentar disfunção do músculo faríngeo e laríngeo, aumentando o risco de obstrução das vias respiratórias, laringospasmo e aspiração. Nos pacientes com acometimento dos músculos faríngeos/laríngeos deve-se fazer indução em sequência rápida com pressão cricóidea.

(5) A resposta aos relaxantes musculares, despolarizantes e não despolarizantes, é normal.

(6) A indução da anestesia pode causar instabilidade hemodinâmica, sobretudo em pacientes tratados com levodopa durante longo período. Pode ser indicado o monitoramento invasivo da pressão arterial.

(7) A irritabilidade cardíaca pode aumentar o risco de arritmias. A quetamina e os anestésicos locais com epinefrina devem ser usados com cautela.

B. Comprometimento Visual

1. A **catarata** é a opacidade do cristalino que pode afetar a acuidade visual, a sensibilidade ao contraste e a percepção da luz.

a. A prevalência de catarata é de quase 100% em pacientes com 90 anos.

b. A cirurgia de catarata é a operação mais comum em idosos e é o único tratamento eficaz da catarata.

c. A anestesia para cirurgia de catarata pode ser geral ou regional (bloqueio retrobulbar ou peribulbar, ver Capítulo 25).

2. O **glaucoma** é uma neuropatia óptica na qual há perda da visão periférica antes da perda da visão central. É caracterizado por aumento agudo (ângulo estreito) ou crônico (geralmente ângulo aberto) da pressão intraocular.

a. O tratamento emprega betabloqueadores (diminuem a produção de humor aquoso pelos corpos ciliares), colírios mióticos (contraem as pupilas para aumentar a drenagem de humor aquoso), inibidores da anidrase carbônica (diminuem a produção de humor aquoso pelos corpos ciliares) e prostaglandina sintética (diminui a pressão intraocular).

b. O uso de anticolinérgicos associados a anticolinesterásicos para reverter o bloqueio neuromuscular é aceitável, porque esses fármacos não causam midríase relevante.

c. **Convém evitar a escopolamina**, pois pode causar aumento significativo do diâmetro da pupila.

d. O uso de succinilcolina pode causar aumento transitório da pressão intraocular.

3. O **descolamento da retina** é a separação entre os fotorreceptores e o epitélio pigmentar da retina, com acúmulo de líquido ou sangue no espaço virtual. O **óxido nitroso deve ser**

374 Capítulo 27

evitado, pois o gás pode difundir-se para bolhas de gás introduzidas cirurgicamente no globo.

C. Aparelhos Ortopédicos

1. Osteoartrite

  a. A consideração anestésica mais importante em pacientes com osteoartrite diz respeito às **alterações da coluna cervical.**

    (1) Há limitação da extensão e da flexão do pescoço.

    (2) A perda da flexibilidade e extensibilidade da coluna cervical aumenta a distância entre a porção posterior do anel cricoide e a porção anterior do corpo vertebral. Pode ser difícil aplicar pressão cricóidea eficaz.

    (3) A laringoscopia direta pode ser mais difícil em idosos, e a intubação traqueal com fibroscópio pode ser indicada quando há limitação acentuada da mobilidade cervical.

D. Distúrbios Metabólicos

1. Desidratação

  a. Tipos de desidratação

    (1) Isotônica – perda balanceada de sódio e água, como em casos de jejum, diarreia e vômito.

    (2) Hipertônica – as perdas de água são maiores que as perdas de sódio, como na febre.

    (3) Hipotônica – as perdas de sódio são maiores que as perdas de água, como no uso de diuréticos.

  b. O diagnóstico de desidratação pode ser difícil porque os sintomas podem ser vagos ou ausentes no idoso. Os indicadores são:

    (1) Diminuição do turgor cutâneo

    (2) Alta densidade específica da urina

    (3) Hipotensão ortostática ou aumento ortostático da frequência cardíaca

    (4) Razão BUN:creatinina > 25

  c. Tratamento da desidratação

    (1) A necessidade de líquidos em idosos é de aproximadamente **30 mℓ/kg/dia** e a reposição pode ser oral (com bebidas esportivas ou equivalentes) ou parenteral.

    (2) É preciso monitorar atentamente sinais e sintomas de sobrecarga volêmica.

2. Desnutrição

  a. A incidência de desnutrição é de **20% a 40%** em idosos hospitalizados.

  b. Os fatores predisponentes de desnutrição são insuficiência cardíaca congestiva, doença pulmonar obstrutiva crônica e câncer.

  c. Os indicadores de desnutrição são emagrecimento, baixo índice de massa corporal, distúrbio nutricional (p. ex., anemia) e nível de albumina abaixo de 3,5 g/dℓ.

Leituras Sugeridas

Cook DJ. *Geriatric anesthesia.* www.americangeriatrics.org, 2004.

Gibbs J, Cull W, Henderson W, et al. Preoperative serum albumin level as a predictor of operative mortality and morbidity: results from the National VA Surgical Risk Study. *Arch Surg* 1999;134:36–42.

Hines RL, Marschall KE. Geriatric disorders. In: *Stoelting's anesthesia and co-existing disease*, 5th ed. Philadelphia: Churchill Livingstone, 2008:639–649.

Moller JT, Cluitmans P, Rasmussen LS, et al. Long-term postoperative cognitive dysfunction in the elderly: ISPOCD1 study. *Lancet* 1998;351:857–861.

Monk T, et al. Predictors of cognitive dysfunction after major noncardiac surgery. *Anesthesiology* 2008;108:18-30.

Newman MF, Kirchner JL, Phillips-Bute B, et al. Longitudinal assessment of neurocognitive dysfunction after coronary-artery bypass surgery. *NEJM* 2001;344:395–402.

O'Hara DA, Duff A, Berlin JA, et al. The effect of anesthetic technique on post-operative outcomes in hip fracture repair. *Anesthesiology* 2000;84:450–455.

Pedersen T, Eliasen K, Henriksen E. A prospective study of mortality associated with anaesthesia and surgery: risk indicators of mortality in hospital. *Acta Anaesthesiol Scand* 1990;34:176–182.

Williamson J, Chopin JM. Adverse reactions to prescribed drugs in the elderly: a multicentre investigation. *Age Ageing* 1980;9:73–80.

Williams-Russo P, Sharrock NE, Mattis S, et al. Cognitive effects after epidural vs general anesthesia in older adults: a randomized trial. *JAMA* 1995; 274:44–50.

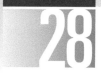

Anestesia nas Emergências Cirúrgicas em Recém-nascidos

James Y. Ko, Lisa Charo Bain, Jonathan H. Cronin e Jesse D. Roberts Jr

I. DESENVOLVIMENTO

A. A **organogênese** está praticamente completa depois da 12ª semana de gestação.

B. Desenvolvimento Respiratório

1. **Anatômico**
   a. Os **pulmões** surgem como brotos do intestino embrionário na quarta semana de gravidez. Quando o broto pulmonar não se separa do intestino, surge, mais tarde, uma **fístula traqueoesofágica (FTE)**.
   b. O **diafragma** forma-se durante a 10ª semana de gestação, dividindo as cavidades abdominal e torácica.
      (1) Se o diafragma não estiver completamente formado quando o intestino médio voltar do saco umbilical para o abdome, o conteúdo abdominal pode entrar no tórax.
      (2) A presença de conteúdo abdominal no tórax interrompe o crescimento pulmonar.
      (3) Os pulmões de pacientes com **hérnia diafragmática congênita (HDC)** têm número reduzido de arteríolas. Além disso, há espessamento e reatividade anormal das artérias pulmonares de ambos os pulmões, com consequente aumento da resistência vascular pulmonar.

2. **Fisiológico**
   a. Antes da 23ª semana de gestação o **desenvolvimento pulmonar** geralmente é insuficiente para a sobrevivência.
   b. A secreção de **surfactante**, que reduz a tensão superficial na parede alveolar e promove a aeração alveolar, costuma ser inadequada até as últimas 4 a 6 semanas de gestação.
      (1) O nascimento antes de 32 semanas de gestação está associado à **síndrome de angústia respiratória (SAR)**.
      (2) Como o metabolismo da glicose afeta a maturação pulmonar, os bebês de mães diabéticas podem ter SAR se nascidos mais tardiamente na gestação.
      (3) O tratamento pré-natal com esteroides está associado à diminuição da incidência e da intensidade da SAR em recém-nascidos prematuros.
   c. Após o nascimento, o início da respiração é estimulado por hipoxemia, hipercarbia, estimulação tátil e diminuição do nível plasmático de prostaglandina E_2. Após aeração e distensão do pulmão, a resistência vascular pulmonar cai e o fluxo sanguíneo aumenta quase 10 vezes. A ausência de redução da resistência vascular pulmonar após o nascimento está associada a *shunt* extrapulmonar de sangue e hipoxemia grave e é denominada **hipertensão pulmonar persistente do recém-nascido (HPPRN)**.

C. Desenvolvimento Cardiovascular

1. **Anatômico**
   a. O **tubo cardíaco** primitivo forma-se durante o primeiro mês de gestação e consiste em sinoátrio, ventrículo, *bulbus cordis* (ventrículo direito primitivo) e *truncus* (artéria pulmonar principal primitiva). Durante o segundo mês de gestação, um coração com dois sistemas paralelos de bombeamento desenvolve-se a partir do sistema inicialmente tubular. Durante esse processo, várias estruturas dividem-se e migram. A ausência de maturação estrutural nessa fase do desenvolvimento causa muitas malformações cardíacas, tais como:

376 Capítulo 28

(1) A ausência de divisão do sinoátrio em dois átrios tem como consequência o átrio único. O fechamento impróprio acarreta **comunicação interatrial.**

(2) A ausência de migração do septo ventricular e da valva atrioventricular para a posição entre o ventrículo primitivo e o *bulbus cordis* ocasiona um **ventrículo esquerdo com dupla via de saída** (ventrículo único). Pequenos defeitos de migração acarretam **comunicações interventriculares.**

(3) A ausência de divisão do *truncus* em artéria pulmonar e aorta leva ao surgimento de *truncus arteriosus.*

b. O sistema do arco aórtico consiste inicialmente em seis pares de arcos.

(1) O sexto par de arcos dá origem às artérias pulmonares. O **canal arterial** desenvolve-se a partir da porção distal do sexto arco direito. Embora a porção proximal do sexto arco esquerdo geralmente se degenere, pode persistir e formar um canal arterial esquerdo aberrante.

(2) A ausência de regressão de várias partes da aorta e do sistema de arcos também pode levar à formação de vasos aberrantes. Por exemplo, a ausência de regressão causa um **arco aórtico duplo.** A regressão dos arcos do lado esquerdo, sem regressão dos arcos do lado direito, pode ocasionar um arco aórtico direito.

2. Fisiológico

a. Circulação fetal: Depois da 12ª semana, o sistema circulatório alcançou sua forma final. O sangue oxigenado da placenta atravessa a veia umbilical e o ducto venoso e volta ao coração. Em seguida, a maior parte do sangue passa ao largo da circulação pulmonar, seguindo da direita para a esquerda através do forame oval e canal arterial até a aorta.

b. Ao nascimento, a circulação umbilical-placentária cessa com a ligadura do cordão umbilical. O fluxo sanguíneo através do ducto venoso diminui e o ducto venoso fecha-se em 3 a 7 dias. A diminuição do retorno venoso também reduz a pressão no átrio direito e provoca o fechamento funcional do forame oval. Ao mesmo tempo, a troca gasosa é transferida da placenta para os pulmões recém-ventilados. A resistência pulmonar diminui à medida que os pulmões são distendidos e ventilados, e a resistência sistêmica aumenta em consequência da exclusão da circulação placentária de alta capacitância. Com o aumento da Pa$_{O_2}$, há constrição do canal arterial. Em geral, a interrupção do fluxo sanguíneo no canal arterial ocorre depois de várias horas ou dias.

D. Composição Corporal

1. O **líquido extracelular** (LEC) diminui à medida que o feto cresce. O LEC representa 90% do peso fetal na 28ª semana, 80% na 36ª semana e 75% a termo.

2. Depois do nascimento, há diurese fisiológica e o neonato a termo perde 5% a 10% do LEC nos primeiros dias de vida. Os prematuros podem perder até 15% do LEC.

3. Antes da 32ª semana de gestação, o **rim neonatal é imaturo** e tem menos capacidade de concentrar a urina ou de eliminar cargas de soluto. A função tubular renal melhora com a idade pós-natal.

II. AVALIAÇÃO GERAL

A. Anamnese

1. Ao fazer a anamnese do recém-nascido, é importante incluir informações sobre eventos pré-natais. O crescimento e o desenvolvimento fetal são afetados por **distúrbios maternos,** entre eles hipertensão, diabetes, uso de drogas, álcool e tabagismo. O poli-hidrâmnio, a α-fetoproteína anormal, as infecções maternas e o trabalho de parto prematuro geralmente estão associados a problemas neonatais. Medicamentos maternos como betabloqueadores, inibidores seletivos da recaptação de serotonina e outros também podem afetar o bebê.

2. A **anamnese perinatal** também inclui idade gestacional, momento de início do trabalho de parto e ruptura das membranas, uso de tocolíticos e monitores fetais, sinais de sofrimento fetal, tipo de anestesia e o modo de parto do recém-nascido (espontâneo, assistido por fórceps ou vácuo, ou cesariana), condição da criança ao nascer e medidas de reanimação imediata necessárias. Deve-se observar o **Apgar,** pois reflete o grau de sofrimento durante o parto e a eficácia da reanimação inicial (Quadro 28.1). Atribuem-se pontos a cinco sinais e a pontuação máxima é 10. Embora o Apgar em 1 min esteja relacionado com as condições intrauterinas, o Apgar em 5 e 10 min correlaciona-se melhor com o

QUADRO 28.1 Índice de Apgar

	Pontuação		
Sinal	**0**	**1**	**2**
Frequência cardíaca	Ausente	< 100/min	> 100/min
Esforço respiratório	Ausente	Irregular	Bom, choro
Tônus muscular	Flácido	Alguma flexão	Movimentos ativos
Irritabilidade reflexa	Ausente	Careta	Tosse ou espirro
Cor	Azul	Acrocianose	Completamente róseo

prognóstico neonatal. Além disso, é preciso perguntar e verificar se foram administradas vitamina K e pomada antibiótica ocular após o parto para evitar, respectivamente, doença hemorrágica do recém-nascido e oftalmia neonatal.

B. Exame Físico

1. É necessária a avaliação sistemática e completa. Não se devem fazer suposições acerca do desenvolvimento, localização ou função dos sistemas orgânicos. A anormalidade de um sistema pode estar associada a anormalidades de outro.
2. Os **sinais vitais** permitem fazer uma avaliação fisiológica de triagem útil da função dos órgãos. Se houver suspeita de anormalidade cardíaca, é necessário fazer radiografia de tórax (RXT), eletrocardiograma (ECG) e medir a pressão arterial nos quatro membros. A saturação de oxigênio pós-ductal deve ser maior que 94%. Além disso, deve-se considerar um ecocardiograma e o parecer de um cardiologista pediátrico. O Quadro 28.2 resume os sinais vitais normais.
3. A **idade gestacional** influencia os cuidados, o tratamento e as possibilidades de sobrevida do recém-nascido. Um neonato é considerado pré-termo quando a idade gestacional é inferior a 37 semanas, a termo entre 37 e 41 semanas e pós-termo com mais de 42 semanas. Embora se possam usar a data de concepção e a ultrassonografia para prever a idade gestacional, deve-se realizar um exame físico para determinar a idade gestacional. O **sistema de pontuação de Dubowitz-Ballard** avalia as características físicas da pele, órgãos genitais externos, orelhas, mamas e comportamento neuromuscular para determinar a idade gestacional.
4. **Peso.** Os neonatos **pequenos para a idade gestacional** (PIG) geralmente têm restrição do crescimento intrauterino. Isso pode ser consequência de anomalias cromossômicas, hipertensão materna, insuficiência placentária crônica, tabagismo ou uso de drogas pela mãe ou infecção congênita. Esses neonatos têm alta incidência de hipoglicemia, hipocalcemia e policitemia. Os neonatos **grandes para a idade gestacional** (GIG) podem ter mães diabéticas. No período pós-natal imediato, convém avaliar se os recém-nascidos GIG apresentam hipoglicemia e policitemia.

QUADRO 28.2 Sinais Vitais Normais

Sinais Vitais	Termo	Pré-termo
Pulso (bpm)	80 a 120	120 a 160
Respiração (incursões/min)	30 a 40	50 a 70
Pressão arterial (mmHg)	60 a 90/40 a 60	40 a 60/20 a 40
Temperatura (°C)	37,5 (retal)	37,5

378 Capítulo 28

5. **Respiratório.** Os sinais de angústia respiratória são taquipneia, gemidos, batimento de asas do nariz, retrações intercostais, estertores, roncos, assimetria do murmúrio vesicular e períodos de apneia. A **oximetria de pulso** é usada para pesquisar os níveis de oxigenação sistêmica em recém-nascidos. A gasometria arterial deve ser avaliada em pacientes com suspeita de anormalidades cardiopulmonares.

6. **Cardiovascular.** Deve-se avaliar o enchimento capilar e se há cianose central. É preciso palpar os pulsos distais, observando se são amplos. Um atraso entre os pulsos braquial e femoral sugere **coarctação da aorta**. Note o caráter e a localização dos sopros e o desdobramento da segunda bulha. Durante as primeiras 48 h, sopros podem surgir quando há alteração dos gradientes de pressão intracardíacos ou desaparecer quando o canal arterial se fecha.

7. **Exame abdominal.** O abdome escavado sugere **hérnia diafragmática**. O cordão umbilical normal tem duas artérias e uma veia – a existência de uma só artéria umbilical está associada a anormalidades renais. O tamanho do fígado, baço e rim e a presença de hérnias ou massas abdominais devem ser determinados por inspeção e palpação. É preciso avaliar a localização e a permeabilidade do ânus.

8. **Neurológico.** O exame completo abrange avaliação da atividade motora, força e tônus muscular e reflexos do recém-nascido (reflexos de Moro, tônico cervical, de preensão, de sucção e de marcha). Os recém-nascidos a termo devem ter sinal de Babinski e reflexos tendíneos profundos rápidos e vigorosos.

9. **Geniturinário.** As gônadas podem ser diferenciadas ou ambíguas, e nos homens os testículos devem ser palpáveis. É preciso localizar a uretra, lembrando que a hipospadia impede a circuncisão.

10. **Musculoesquelético.** Há que notar deformidades, posturas incomuns ou movimento assimétrico dos membros e examinar o quadril à procura de possível luxação. As clavículas podem ser fraturadas durante um parto difícil.

11. **Craniofacial.** Deve-se verificar o perímetro cefálico, a localização e o tamanho das fontanelas e a presença de hematoma ou bossa. A observação do fluxo de ar nasal, a despeito da oclusão de cada narina, exclui atresia dos cóanos.

C. **Exames Laboratoriais.** Os exames laboratoriais iniciais de rotina incluem hematócrito e glicemia. Outros exames devem ser guiados pela situação clínica. Por exemplo, o tipo sanguíneo e o teste de Coombs podem ser indicados em neonatos com risco de hiperbilirrubinemia, como aqueles cujas mães têm sangue tipo O. Além disso, devem ser feitos o hemograma completo (HC) e hemocultura e instituída antibioticoterapia de amplo espectro se houver suspeita de sepse neonatal.

D. **Líquidos**

1. **A necessidade total de líquidos** varia com o peso ao nascimento.
   a. Menos de 1,0 kg, usar 100 mℓ/kg/dia.
   b. 1,0 a 1,5 kg, usar 80 a 90 mℓ/kg/dia.
   c. 1,5 a 2,5 kg, usar 80 mℓ/kg/dia.
   d. Mais de 2,5 kg, usar 60 mℓ/kg/dia.

2. Devem-se usar **soluções isosmolares**.
   a. Não há necessidade de **suplementos eletrolíticos** no primeiro dia de vida ao administrar líquidos de manutenção a neonatos a termo. Nos prematuros, é preciso verificar os eletrólitos com 8 a 12 h de vida e considerar o ajuste da velocidade de infusão de líquidos e/ou o acréscimo de eletrólitos, de acordo com os resultados.
   b. Pode-se administrar **soro glicosado** (SG) (5% a 10%) aos bebês com menos de 1,0 kg e SG a 10% àqueles com mais de 1,0 kg.

3. Podem ser necessários líquidos **para repor as perdas insensíveis de água**.
   a. As necessidades de líquido aumentam à medida que diminui o peso ao nascimento e com o uso de fototerapia e aquecedor radiante e nos bebês com taquipneia.
   b. É imprescindível repor essas perdas, bem como aquelas de causas patológicas (p. ex., onfalocele, gastrosquise e defeito do tubo neural). A composição eletrolítica do líquido de reposição deve ser equivalente àquela que foi perdido.
   c. O sistema respiratório dos neonatos ventilados mecanicamente absorve água livre dos gases úmidos no circuito do ventilador.

4. Vários sinais determinam se a infusão de líquidos é adequada.
   a. Débito urinário mínimo de 0,5 mℓ/kg/h.

Anestesia nas Emergências Cirúrgicas em Recém-nascidos 379

  b. Perda diária de apenas 1% do peso nos primeiros 10 dias de vida.
  c. Estabilidade hemodinâmica e boa perfusão.
E. Eletrólitos
  1. As necessidades habituais de eletrólitos depois das primeiras 12 a 24 h de vida são:
    a. Na^+, 2 a 4 mEq/kg/dia.
    b. K^+, 1 a 2 mEq/kg/dia.
    c. Ca^{2+}, 150 a 220 mEq/kg/dia.
  2. A frequência da dosagem laboratorial dos níveis séricos de eletrólitos é determinada pelas perdas insensíveis.
F. Glicose. Devem-se administrar suplementos de glicose após o nascimento para manter os níveis sanguíneos entre 50 e 125 mg/dℓ.
  1. Na maioria dos pacientes a administração de SG a 10% em dose de manutenção garante níveis adequados de glicose. Essa velocidade de infusão supre a quantidade de glicose de 5 a 8 mg/kg/min necessária para o metabolismo basal.
  2. Crianças com hiperinsulinismo, retardo do crescimento intrauterino ou distúrbios metabólicos podem necessitar de infusões de glicose de até 12 a 15 mg/kg/min.
  3. Pode-se infundir SG até 12,5% em acessos intravenosos (IV) periféricos, e SG a 15% a 20% em acessos centrais.
  4. A **hipoglicemia** (glicose < 50 mg/dℓ) é tratada com um bolo de glicose e aumento da velocidade de infusão.
    a. Administra-se glicose a 200 mg/kg IV durante um minuto (p. ex., SG a 10% a 2 mℓ/kg).
    b. Aumenta-se a velocidade de infusão de glicose a partir do nível corrente ou inicia-se em dose de 8 mg/kg/min IV.
    c. É necessário fazer exames de sangue seriados para determinar a eficácia do aumento da glicose.
G. Nutrição. A atividade gastrintestinal inicia-se depois de 28 semanas de gestação, mas a capacidade é limitada. As necessidades de cada recém-nascido variam.
  1. Calorias. As necessidades são de 100 a 130 kcal/kg/dia.
  2. Proteínas. As necessidades são de 2 a 4 g/kg/dia.
  3. Gorduras. Iniciar com 1 g/kg/dia e aumentar, conforme a tolerância, de modo que 40% das calorias sejam fornecidos por gorduras.
  4. É preciso administrar **vitaminas** A, B, D, E, C e K.
  5. Ferro. As necessidades são de 2 a 4 mg/kg/dia de ferro elementar. A medida da hemoglobina ou do hematócrito e a contagem de reticulócitos permitem avaliar se a suplementação de ferro é adequada.
  6. Minerais. É preciso repor cálcio, fosfato, magnésio, zinco, cobre, manganês e ferro.
  7. Nutrição enteral. Há preferência por uma fórmula que simule o leite humano, com alta proporção entre soro e caseína. Muitas vezes os prematuros têm intolerância à lactose; nesse caso, são usadas fórmulas sem lactose ou com baixo teor de lactose. Neonatos com menos de 32 semanas de gestação costumam ter reflexos de sucção e deglutição insatisfatórios e necessitam de alimentação por gavagem. A alimentação deve ser oferecida em quantidades pequenas, com aumento lentamente progressivo, a todos os prematuros ou recém-nascidos enfermos.
  8. Nutrição parenteral. Quando necessária, a nutrição parenteral deve ser iniciada logo que possível para promover balanço nitrogenado positivo e crescimento. A criança deve ser acompanhada atentamente para ajustar as soluções às suas necessidades e para identificar sinais de intoxicação por hiperalimentação. Os exames habituais são glicose sérica, eletrólitos, osmolalidade, provas de função hepática, ureia, creatinina, lipidograma e contagem de plaquetas.
H. Termorregulação. É essencial verificar a temperatura do recém-nascido e instituir medidas ativas para mantê-lo eutérmico. A cabeça relativamente grande, a incapacidade de ter calafrios ou suar e, em prematuros, a ausência de adipócitos marrons termogênicos favorecem a instabilidade térmica no recém-nascido. As medidas para preservar o calor abrangem o uso de incubadora no transporte de ida e vinda do berçário, manutenção da temperatura ambiente da sala de cirurgia a 30°C e uso de manta térmica, aquecedor radiante, touca e administração de líquidos pré-aquecidos.

380 Capítulo 28

III. PROBLEMAS COMUNS DO RECÉM-NASCIDO
A. Distúrbios Respiratórios
1. **Diagnóstico diferencial.** As doenças a seguir têm apresentação semelhante às doenças do parênquima pulmonar; esses distúrbios devem ser cogitados ao se avaliar um neonato com angústia respiratória.
   a. **Obstrução das vias respiratórias.** Atresia dos cóanos, paralisia das pregas vocais, laringomalácia, estenose traqueal e compressão da traqueia por massas externas (p. ex., higroma cístico, hemangioma e anel vascular).
   b. **Anomalias congênitas.** Fístula traqueoesofágica, hérnia diafragmática congênita, enfisema congênito, sequestro pulmonar e cistos pulmonares.
   c. **Não pulmonares.** Cardiopatia cianótica, hipertensão pulmonar persistente do recémnascido, insuficiência cardíaca congestiva e distúrbios metabólicos.
2. Os **exames laboratoriais** nos pacientes em angústia respiratória devem incluir gasometria arterial, saturação de oxigênio pré e pós-ductal (determinada por oximetria de pulso), hemoglobina ou hematócrito, ECG de 12 derivações e radiografia de tórax. Se esses resultados forem anormais, obter gasometria arterial para avaliação complementar de doença cardíaca enquanto o paciente respira O_2 a 100% (teste de hiperóxia). O parecer cardiológico e o ecocardiograma ajudam a avaliar a possibilidade de cardiopatia congênita.
3. **Apneia**
   a. **Etiologia e tratamentos**
      (1) A **apneia central** é causada por imaturidade ou depressão do centro respiratório (p. ex., narcóticos). Está relacionada com o grau de prematuridade e é exacerbada por distúrbios metabólicos (p. ex., hipoglicemia, hipocalcemia, hipotermia, hipertermia e sepse). A apneia central geralmente é tratada com **metilxantinas**, como o citrato de cafeína.
      (2) A **apneia obstrutiva** é causada pela incapacidade de manter a permeabilidade contínua das vias respiratórias. A causa pode ser o amadurecimento incompleto e a má coordenação da musculatura das vias respiratórias superiores. Essa forma de apneia pode responder a alterações na posição da cabeça, inserção de cânula oral ou nasal ou colocação da criança em decúbito ventral. Às vezes a administração de **pressão positiva contínua nas vias respiratórias** (CPAP) ou de alto fluxo de oxigênio por cânula nasal pode ser benéfica. Esses métodos podem ser particularmente eficazes em crianças que têm a língua volumosa.
      (3) A **apneia mista** representa uma associação de apneia central e obstrutiva.
   b. **Apneia pós-operatória no recém-nascido**
      (1) Pode haver apneia associada à anestesia em bebês nascidos prematuramente. Embora tenha sido associada à anestesia geral, em alguns relatos observou-se apneia em pacientes tratados com anestesia local.
      (2) Se não for possível adiar a cirurgia até o amadurecimento do paciente, é prudente usar **monitoramento de apneia pós-operatória** em recém-nascidos anestesiados antes de 45 semanas pós-concepção.
4. **Síndrome de angústia respiratória**
   a. **Fisiopatologia.** A SAR (antes denominada doença da membrana hialina) é causada pela deficiência do surfactante fisiológico. Há diminuição da complacência pulmonar, instabilidade alveolar, atelectasia progressiva e hipoxemia provocada por *shunt* intrapulmonar de sangue desoxigenado.
   b. Os **prematuros** correm risco de SAR. Bebês sob risco de SAR podem ser identificados no período pré-natal por amniocentese e análise de fosfolipídios no líquido amniótico. A maturidade pulmonar está associada a uma proporção lecitina-esfingomielina maior que 2, nível de fosfatidilcolina saturada acima de 500 µg/dℓ ou presença de fosfatidilglicerol na amostra.
   c. O **tratamento materno com glicocorticoide (betametasona)** no mínimo 2 dias antes do parto reduz a incidência e a intensidade de SAR. É necessário apenas um ciclo completo de glicocorticoide durante a gravidez, que consiste na administração de uma dose diária de glicocorticoide à gestante durante 2 dias.
   d. As **manifestações clínicas** da SAR são taquipneia, batimento das asas do nariz, grunhidos e retrações. A cianose surge logo depois do parto; em vista do *shunt* intrapul-

Anestesia nas Emergências Cirúrgicas em Recém-nascidos **381**

monar através das unidades atelectasiadas, crianças com SAR continuam hipoxêmicas apesar da administração de alta $F_{I_{O_2}}$.

e. A **radiografia de tórax** mostra os baixos volumes pulmonares. Também pode haver padrão em "vidro fosco" dos campos pulmonares e broncogramas aéreos.

f. O **tratamento inicial** inclui administração de oxigênio umidificado e aquecido por tenda ou cânula nasal. É preciso ajustar a $F_{I_{O_2}}$ para manter Pa_{O_2} entre 50 e 80 mmHg (Sa_{O_2} entre 88% e 92%). Caso seja necessária uma $F_{I_{O_2}}$ maior que 60% para manter o paciente oxigenado, deve-se instituir **CPAP nasal**. Na doença mais grave, ou se a CPAP nasal for mal tolerada, pode ser necessário intubar e ventilar com pressão expiratória final positiva. Nos recém-nascidos intubados com SAR, a administração endotraqueal de **surfactante** exógeno reduz a intensidade, a morbidade e a mortalidade da doença. Em bebês com SAR grave, a **ventilação oscilatória de alta frequência** (VOAF) reduz a incidência de vazamentos de ar e de doença pulmonar crônica (DPC).

g. **Antibióticos de amplo espectro** costumam ser instituídos depois da coleta de material para cultura, pois os sinais clínicos e a radiografia de tórax dos pacientes com SAR são indistinguíveis daqueles da pneumonia.

h. Em recém-nascidos mais maduros, a SAR pode ser autolimitada; é comum haver melhora clínica depois de 2 a 3 dias, associada a diurese espontânea. Em recém-nascidos extremamente prematuros, a SAR pode evoluir para DPC.

i. A **morbidade e a mortalidade** de pacientes com SAR estão diretamente relacionadas com o grau de prematuridade, reanimação perinatal e coexistência de outros problemas (p. ex., persistência do canal arterial [PCA] e infecção). A recuperação pode ser complicada por **pneumotórax** e **enfisema intersticial pulmonar,** que podem estar associados à evolução da DPC.

5. Displasia broncopulmonar (DBP)

a. **Etiologia.** A **DBP** é uma DPC em crianças nascidas prematuramente, definida como a necessidade contínua de oxigenoterapia ou ventilação mecânica além de 36 semanas de idade pós-concepção. A DBP também é denominada doença pulmonar crônica (DPC) e está associada a intoxicação por oxigênio, inflamação crônica e lesão mecânica pulmonar. A DBP pode ser agravada pela PCA. No entanto, em alguns prematuros, a DBP ocorre na ausência de lesão pulmonar relevante. Estudos recentes sugerem que a DBP está associada à sinalização excessiva do fator de transformação do crescimento β no pulmão em desenvolvimento lesado.

b. As **manifestações clínicas** incluem retrações, estertores e áreas de hiper e hipoinsuflação pulmonar. Em virtude da ventilação heterogênea, um *shunt* intrapulmonar pode causar hipoxemia e hipercarbia em pacientes com DBP. A hipoxia e a hipercarbia também podem estar associadas a broncospasmo em muitos pacientes com DBP grave. Muitos pacientes com DBP grave apresentam atraso do crescimento e necessitam de alimentação hipercalórica.

c. O **tratamento** consiste em suporte respiratório, nutrição intensiva e diuréticos. Como os pacientes com DBP podem ter segmentos pulmonares com longas constantes de tempo, um padrão ventilatório com baixas frequências respiratórias e aumento dos tempos inspiratório e expiratório pode reduzir o aprisionamento de gás e melhorar a troca gasosa. Além disso, o **tratamento com broncodilatadores** pode salvar a vida de pacientes com DBP e broncospasmo. Às vezes usam-se esteroides sistêmicos no tratamento de pacientes com DPC. No entanto, esse tratamento raras vezes é recomendado em virtude das consequências adversas a longo prazo no desenvolvimento neurológico em crianças tratadas com esteroides sistêmicos. Em alguns pacientes com DBP grave, pode-se observar hipertensão pulmonar. Nesses casos, foram usados vasodilatadores pulmonares, entre eles NO inalado, inibidores da fosfodiesterase e bloqueadores dos canais de cálcio.

d. O **prognóstico** da DBP varia com a gravidade da doença. Vinte por cento das crianças com doença grave morrem no primeiro ano. A maioria das crianças é assintomática aos 2 anos de idade, mas algumas ainda podem ter indícios de aumento da reatividade pulmonar na idade escolar e na vida adulta.

6. Pneumotórax

a. **Etiologia.** O pneumotórax pode ocorrer em recém-nascidos ventilados mecanicamente. Além disso, recém-nascidos a termo não ventilados e normais nos demais aspectos

382 Capítulo 28

também podem ter pneumotórax espontâneo. A incidência é de 2% em pacientes nascidos por cesariana, 10% em pacientes com pele tingida de mecônio e 5% a 10% na SAR.

b. Manifestações clínicas. O diagnóstico deve ser considerado em todo recém-nascido com deterioração aguda da condição clínica (p. ex., cianose e hipotensão súbitas). Às vezes, podem-se observar assimetria dos movimentos torácicos com a ventilação e assimetria do murmúrio vesicular. Nesse caso, porém, é preciso excluir intubação brônquica.

c. Exames complementares. A transiluminação do tórax por uma luz intensa geralmente mostra um hemitórax hipertransparente. No paciente estável, pode-se obter uma radiografia de tórax para confirmar o diagnóstico.

d. Tratamento

(1) Em nascidos a termo estáveis nos demais aspectos e bem oxigenados, com angústia respiratória mínima, a eliminação do nitrogênio mediante respiração de alta concentração de oxigênio pode ocasionar resolução do pneumotórax e pode ser o único tratamento necessário. No entanto, os dados que respaldam esse método de tratamento são mínimos e devem ser avaliados em relação aos novos dados sugestivos de que a hiperóxia está associada a lesão do órgão-alvo. A observação atenta pode ser suficiente.

(2) Na **criança instável**, deve-se proceder à aspiração imediata do espaço pleural com cateter IV. O reacúmulo de ar depois da aspiração justifica a instituição de dreno torácico.

7. Síndrome de aspiração de mecônio

a. O **tingimento do líquido amniótico por mecônio** ocorre em 12% dos partos e pode estar associado ao sofrimento fetal e à depressão perinatal.

b. A fim de **diminuir os efeitos da aspiração**, é prudente intubar e aspirar as vias respiratórias de pacientes nascidos com depressão respiratória e líquido amniótico meconial.

c. A **aspiração de mecônio** pode causar doença dos espaços aéreos pulmonares por obstrução das vias respiratórias com material fecal e provocar pneumonite. A obstrução total das vias respiratórias por mecônio acarreta atelectasia distal; a obstrução parcial pode provocar hiperinsuflação dos espaços aéreos distais por um efeito de válvula, com consequente pneumotórax. A bile presente no mecônio pode causar pneumonite química e edema das vias respiratórias.

d. A **síndrome de aspiração de mecônio** também está associada à HPPRN (ver seção III.B.5).

e. O **suporte respiratório** na aspiração de mecônio depende da causa da troca gasosa insatisfatória. A obstrução das vias respiratórias por mecônio pode exigir ventilação mecânica com tempo de expiração prolongado para reduzir o sequestro de gás. O pneumotórax é tratado com dreno torácico. Às vezes a ventilação oscilatória de alta frequência consegue recrutar segmentos pulmonares fechados e melhorar a troca gasosa. A alcalose e a **inalação de óxido nítrico** foram úteis para reduzir a vasoconstrição pulmonar em pacientes com aspiração de mecônio. O **surfactante** exógeno também foi considerado benéfico, pois o mecônio inibe a atividade do surfactante endógeno.

8. Hérnia diafragmática congênita (HDC)

a. A **HDC** ocorre em 1 a cada 5.000 crianças nascidas vivas. A mortalidade é alta e 50% dos pacientes não sobrevivem ao primeiro ano de vida.

b. Manifestações clínicas. Em geral, o defeito é detectado na ultrassonografia pré-natal. Setenta por cento dos defeitos ocorrem à esquerda. Por ocasião do nascimento, pode-se observar um abdome escavado e ausência de murmúrio vesicular no lado acometido. Raramente, ausculta-se borborigmo no hemitórax afetado. O espectro clínico da HDC pode variar e provavelmente está relacionado com o grau de hipoplasia pulmonar e disfunção cardíaca associada.

c. O **diagnóstico** é confirmado por radiografia de tórax. Observam-se o intestino e o estômago no tórax. Também pode haver acometimento hepático.

d. O **tratamento** consiste em suporte respiratório e cardiovascular, conforme indicado. Para reduzir a entrada de ar no estômago e no intestino, os pacientes geralmente são intubados na sala de parto e submetidos a ventilação mecânica. A insuflação gástrica e intestinal é reduzida a um mínimo pela intubação dos pacientes enquanto respiram

Anestesia nas Emergências Cirúrgicas em Recém-nascidos 383

espontaneamente. Entretanto, quando os pacientes estão apneicos e a intubação é malsucedida, deve-se proceder à ventilação com bolsa e máscara usando pressões mínimas nas vias respiratórias. A aspiração gástrica contínua também reduz a insuflação de ar. Em geral, o tratamento destina-se a reduzir a resistência vascular pulmonar e a facilitar a eliminação de CO_2. Usa-se ventilação convencional ou VOAF. A ventilação com inalação de NO diminui a vasoconstrição pulmonar e a cianose em alguns pacientes com HDC. As principais causas de mortalidade são insuficiência respiratória e hipertensão pulmonar. Pode haver pneumotórax no pulmão não afetado, que frequentemente é a causa de morte durante a reanimação. Hipotensão e choque são comuns. As possíveis causas são hipoxemia sistêmica prolongada, comprometimento cardíaco por deslocamento do conteúdo mediastinal pela hérnia e perda gastrintestinal de líquidos.

e. O **reparo cirúrgico** consiste em reposicionamento do conteúdo abdominal e reparo do diafragma. No passado, procedia-se à operação de urgência do recém-nascido em estado grave. Na atualidade, a maioria dos pacientes é inicialmente estabilizada por tratamento clínico e ventilatório e, como último recurso, por **oxigenação por membrana extracorpórea** (ECMO) antes da cirurgia (ver seção III.B.5.d.3).

f. Considerações anestésicas

(1) Descompressão do tubo digestivo com aspiração nasogástrica contínua.

(2) A instituição de **cateter arterial** é indicada para avaliação frequente do equilíbrio acidobásico, da oxigenação e da ventilação. O bicarbonato de sódio e a hiperventilação são usados para tratar a acidose metabólica e acidose respiratória, respectivamente. Além disso, a alcalose e a inalação de óxido nítrico podem diminuir a vasoconstrição pulmonar.

(3) Embora a **ventilação espontânea** possa evitar a insuflação gástrica e a compressão pulmonar, é comum haver necessidade de suporte ventilatório. Ainda assim, o uso da menor pressão de insuflação eficaz reduz o risco de pneumotórax e de lesão pulmonar induzida por ventilação mecânica (LPIV).

(4) O **óxido nitroso** é evitado porque pode distender o tubo digestivo e comprometer a função pulmonar.

(5) É comum o uso de relaxantes musculares, narcóticos e oxigenoterapia durante a anestesia.

(6) A **temperatura corporal** é mantida com aquecimento da sala de cirurgia, colchão térmico e infusão de líquidos aquecidos. As lâmpadas de aquecimento também podem ser úteis antes e depois da cirurgia.

B. Distúrbios Cardiovasculares

1. Exames complementares. Na criança com sinais e sintomas de doença cardiovascular, os exames relevantes são gasometria arterial, saturação de oxigênio pré-ductal e pós-ductal, determinação da tensão desses gases no sangue arterial durante a inalação de oxigênio puro (**"teste de hiperóxia"**), hemoglobina ou hematócrito, radiografia de tórax e ECG. A ecocardiografia é realizada com frequência para detectar possíveis lesões estruturais do coração.

2. Persistência do canal arterial

a. Manifestações clínicas. A PCA é comum em prematuros e caracteriza-se por sopro na borda esquerda do esterno com irradiação para o dorso, pulsos amplos, aumento da pressão de pulso, indícios de aumento do fluxo sanguíneo pulmonar por radiografia de tórax e ganho ponderal excessivo. A PCA pode ser confirmada por ultrassonografia cardíaca. Em alguns casos, a disfunção cardíaca associada à PCA pode diminuir a pressão arterial sistêmica, a perfusão periférica e o débito urinário e pode estar associada à acidose metabólica.

b. Embora o **tratamento inicial** da PCA consista em restrição hídrica e diuréticos, é importante manter a perfusão sistêmica. Se o grau de *shunt* através do canal arterial for significativo e se as funções renal e plaquetária forem adequadas, pode-se tentar obter o fechamento farmacológico do canal com **indometacina** ou **ibuprofeno**. O **fechamento cirúrgico** da PCA é realizado quando não há fechamento com tratamento clínico ou quando há diminuição da função renal ou plaquetária. Além disso, muitas vezes há indicação de cirurgia em casos de diminuição da oxigenação sistêmica por *shunt* intrapulmonar associado ao canal arterial aberto.

384 Capítulo 28

3. Cianose

a. Etiologia. Há muitas causas de cianose, entre elas anormalidades da difusão pulmonar, *shunts* intra e extracardíacos e policitemia. As causas pulmonares de cianose foram descritas anteriormente.

b. Lesões cardíacas podem causar hipoxemia sistêmica por diminuição do fluxo sanguíneo pulmonar ou mistura de sangue venoso sistêmico e pulmonar via *shunts*.

c. No feto e no recém-nascido, o **canal arterial pode permitir o fluxo sanguíneo pulmonar** em pacientes com transposição das grandes artérias, estenose ou atresia pulmonar, tetralogia de Fallot ou hipoplasia ventricular. A maioria desses neonatos torna-se sintomática com o fechamento do canal arterial, aos 2 ou 3 dias de vida. Caso haja uma lesão dependente do canal, a prevenção do fechamento é crucial para manter o fluxo sanguíneo pulmonar. Isso pode ser feito com infusão de alprostadil (**prostaglandina E$_1$**). Os efeitos colaterais do tratamento com prostaglandina são apneia, hipotensão e atividade convulsiva.

d. Muitos pacientes com **defeitos septais** são assintomáticos durante os períodos fetal e neonatal. No entanto, com o aumento da resistência vascular pulmonar, o *shunt* direita-esquerda de sangue desoxigenado pode causar hipoxemia sistêmica. Mais tarde, a diminuição normal da resistência vascular pulmonar aumenta o fluxo sanguíneo pulmonar e pode causar doença vascular pulmonar e hipertensão pulmonar.

e. A radiografia de tórax e o teste de hiperóxia confirmam o diagnóstico de *shunt* intracardíaco. O exame radiográfico pode mostrar diminuição do fluxo sanguíneo pulmonar. Durante o teste de hiperóxia, a Pa$_{O_2}$ permanece abaixo de 150 mmHg enquanto a criança respira oxigênio a 100%. O ecocardiograma é muito útil na confirmação e quantificação do *shunt* intracardíaco.

4. Arritmias

a. A **taquicardia supraventricular** (TSV) é a arritmia mais frequente em recém-nascidos. A frequência cardíaca superior a 250 bpm associada deve ser autolimitada e bem tolerada. No entanto, é necessário tratamento imediato quando associada a hipotensão ou dessaturação da hemoglobina.

b. O **tratamento da TSV** consiste em manobras vagais, como estimulação nasofaríngea ou aplicação de uma compressa fria ou luva cheia de gelo na face da criança. É preciso evitar a massagem ocular, pois pode acarretar ruptura do cristalino em recém-nascidos. A **adenosina** e o **marca-passo esofágico** também são úteis no tratamento agudo da TVS sintomática.

c. A eletrocardioversão sincronizada é indicada quando há instabilidade hemodinâmica.

5. Hipertensão pulmonar persistente do recém-nascido (HPPRN)

a. Fisiopatologia. A HPPRN, antes denominada persistência da circulação fetal, caracteriza-se por aumento da resistência vascular pulmonar com consequente hipertensão arterial pulmonar, *shunt* direita-esquerda através do forame oval e do canal arterial, e hipoxemia sistêmica.

b. Etiologia. Suspeita-se de que muitos recém-nascidos com HPPRN apresentem muscularização anormal do leito vascular pulmonar distal e reatividade das artérias pulmonares. Embora a HPPRN esteja associada a depressão perinatal, aspiração meconial, pneumonia bacteriana ou sepse, não se conhece o papel exato desses fatores na etiologia da HPPRN.

c. Manifestações clínicas. Os recém-nascidos com HPPRN têm hipoxemia sistêmica grave que não é aliviada pela respiração de alta F$_{I_{O_2}}$. Eles podem apresentar *shunt* evidenciado por maior saturação de oxigênio nos membros superiores em relação aos inferiores. O ECG pode mostrar hipertrofia ventricular direita; a radiografia de tórax pode mostrar diminuição da trama vascular pulmonar. O ecocardiograma pode mostrar desvio de sangue ao nível do canal arterial persistente e/ou do forame oval persistente.

d. Tratamento da HPPRN

(1) Os tratamentos específicos são intubação e ventilação mecânica com O$_2$ e indução de alcalose respiratória ou metabólica. Em quase 50% dos casos, a administração cuidadosa de óxido nítrico por inalação causa rápida vasodilatação pulmonar, diminui o *shunt* e aumenta a oxigenação sistêmica. Nos bebês tratados com gás NO, é preciso medir os níveis de metemoglobina e NO$_2$ (o produto oxidativo do NO) inalado.

Anestesia nas Emergências Cirúrgicas em Recém-nascidos **385**

(2) Os tratamentos inespecíficos e de apoio são suporte intensivo da pressão arterial, narcóticos (p. ex., fentanila) e, às vezes, relaxantes musculares.

(3) A **ECMO** pode salvar a vida de alguns pacientes com HPPRN refratários ao tratamento ventilatório e clínico.

(a) O **circuito de ECMO** é constituído de tubulação, reservatório, bomba, oxigenador de membrana e permutador de calor. O paciente é tratado com heparina para evitar a coagulação. É comum a necessidade de infusão de plaquetas já que há consumo de plaquetas durante a ECMO.

(b) **Acesso.** Há necessidade de anestesia geral para a cateterização obrigatória na ECMO. Em alguns pacientes, a ECMO **venoarterial** é facilitada por cateterização da artéria carótida comum direita e da veia jugular interna ou da artéria e veia femorais. Em outros pacientes, a ECMO **venovenosa** é realizada com um cateter de dupla luz inserido no átrio direito através da veia jugular interna direita.

(c) A ECMO pode estar associada a **potenciais morbidades.** O tratamento com heparina pode causar hemorragia intracraniana e sangramento em outros locais. Acredita-se que lesões cerebrais à direita (crises convulsivas focais do lado esquerdo, hemiparesia esquerda e atrofia cerebral direita progressiva) sejam secundárias a cateterização e ligadura da artéria carótida interna.

(d) Em razão dos possíveis riscos, a ECMO é reservada para neonatos a termo e pré-termo tardios (> 34 semanas) com hipoxemia sistêmica grave. Além disso, a maioria dos neonatos com hemorragia intraventricular é excluída em vista do risco inaceitável de agravamento da hemorragia durante o tratamento com heparina. Também são excluídos os neonatos com múltiplas anomalias congênitas, comprometimento neurológico grave ou cardiopatia cianótica congênita.

C. Distúrbios Hematológicos

1. Doença hemolítica do recém-nascido (eritroblastose fetal)

a. A **anemia hemolítica isoimune** no feto é causada por passagem transplacentária de anticorpos IgG maternos contra os eritrócitos fetais.

b. A **doença hemolítica Rh** é causada pelo anticorpo anti-D. A ausência de antígeno D torna o indivíduo Rh-negativo. A mãe pode ser sensibilizada contra antígenos fetais pela entrada de sangue fetal na circulação materna durante a gravidez, o parto, o aborto ou a amniocentese. Para evitar a sensibilização, administra-se **imunoglobulina anti-D** à mãe Rh-negativa não sensibilizada durante a gravidez e após o parto. A imunoprofilaxia é inútil depois que a mãe é sensibilizada. Mesmo tratada com imunoglobulina, a sensibilização materna ainda pode ocorrer se houver grande transfusão fetomaterna.

c. A **doença hemolítica ABO** pode ocorrer sem sensibilização materna, pois a mãe com sangue do grupo O tem na circulação anticorpos anti-A e anti-B naturais. Como esses anticorpos geralmente são IgM, a doença hemolítica ABO tende a ser mais leve que a doença Rh, com pouca ou nenhuma anemia, hiperbilirrubinemia indireta leve e rara necessidade de exsanguineotransfusão.

d. O **teste de Coombs indireto** no sangue materno detecta anticorpos IgG.

e. O **teste de Coombs direto** no sangue do neonato detecta células já revestidas por anticorpos, assim indicando risco de hemólise.

f. A **hemólise** ocorre quando o anticorpo atravessa a placenta e fixa-se ao antígeno correspondente nos eritrócitos fetais. A hepatoesplenomegalia é causada pelo aumento da hematopoese desencadeado pela hemólise.

g. **Manifestações clínicas.** O exame físico pode revelar hepatoesplenomegalia, edema, palidez ou icterícia.

h. Os **exames laboratoriais** costumam mostrar anemia, trombocitopenia, teste de Coombs direto positivo, hiperbilirrubinemia indireta, hipoglicemia, hipoalbuminemia e elevação do número de reticulócitos proporcional ao grau da doença. É recomendável fazer o acompanhamento seriado do hematócrito e dos níveis de bilirrubina indireta.

i. O **tratamento** é a **fototerapia.** Pode haver necessidade de imunoglobulina intravenosa (IGIV) ou exsanguineotransfusão se o nível de bilirrubina for muito alto ou se a velocidade de elevação da bilirrubina ultrapassar 1 mg/dℓ/h.

386 Capítulo 28

2. Hidropisia fetal

a. A **hidropisia fetal** está associada ao acúmulo excessivo de líquido pelo feto e pode variar de edema periférico leve à anasarca generalizada.

b. Etiologias. A hidropisia fetal pode ocorrer na doença hemolítica e acredita-se que seja causada por aumento da permeabilidade capilar secundário à anemia. Outras causas de hidropisia são anemia (p. ex., hemorragia fetomaterna e transfusão do gêmeo doador para o outro gêmeo), arritmias cardíacas (p. ex., BAV completo e TSV), cardiopatia congênita, malformação vascular ou linfática (p. ex., hemangioma do fígado e higroma cístico) ou infecção (p. ex., viral, toxoplasmose e sífilis).

c. Tratamento. Os principais objetivos do tratamento são prevenção da morte intra ou extrauterina por anemia e hipoxia, restauração do volume intravascular e prevenção da neurotoxicidade por hiperbilirrubinemia.

(1) A transfusão intrauterina através da veia umbilical pode melhorar a sobrevida do feto.

(2) A assistência ao neonato nascido vivo deve incluir correção da hipovolemia e acidose e, talvez, exsanguineotransfusão.

(3) As complicações tardias são anemia, reações enxerto *versus* hospedeiro leves, síndrome da bile espessa (caracterizada por icterícia persistente com elevação da bilirrubina direta e indireta) e trombose da veia porta (complicação do cateterismo da veia umbilical).

D. Distúrbios Gastrintestinais

1. Hiperbilirrubinemia

a. Fisiopatologia. A bilirrubina é formada por decomposição da hemoglobina, ligada à albumina, transportada para o fígado (onde é conjugada com glicuronato) e levada ao intestino na bile. No intestino, é desconjugada por bactérias intestinais e reabsorvida ou é convertida em urobilinogênio e excretada.

b. Etiologia. A hiperbilirrubinemia é consequência da superprodução (p. ex., hemólise, absorção de sangue sequestrado e policitemia), conjugação insuficiente (p. ex., imaturidade ou lesão hepática) ou excreção insuficiente (p. ex., atresia biliar). É frequente na sepse, na asfixia e nos distúrbios metabólicos (p. ex., hipotireoidismo, hipoglicemia e galactosemia), bem como em recém-nascidos saudáveis e lactentes alimentados com leite materno.

c. Efeitos tóxicos. A bilirrubina não conjugada (indireta) é lipossolúvel e capaz de entrar no sistema nervoso central. Níveis tóxicos de bilirrubina lesam os neurônios. Esse processo acarreta **encefalopatia por bilirrubina** ou *kernicterus* e pode causar sintomas que variam de letargia leve e febre a convulsões. Neonatos com angústia respiratória, sepse, acidose metabólica, hipoglicemia, hipoalbuminemia ou doença hemolítica grave estão sob risco de *kernicterus*. Mais tarde, constatou-se que o *kernicterus* causa sequelas neurológicas que variam da diminuição da função cognitiva ao retardamento mental e paralisia cerebral coreoatetoide.

d. A **icterícia fisiológica** é provocada por aumento da renovação dos eritrócitos e imaturidade do sistema de conjugação hepática. Ocorre em 60% dos recém-nascidos a termo e os níveis de bilirrubina atingem o auge do $2^{\underline{o}}$ ao $4^{\underline{o}}$ dia de vida. Os neonatos prematuros têm maior incidência (80%) e um pico de bilirrubina mais tardio ($5^{\underline{o}}$ ao $7^{\underline{o}}$ dia).

e. A **icterícia por leite materno** surge gradualmente na segunda ou terceira semana de vida. Nessa doença, os níveis de bilirrubina alcançam 15 a 25 mg/dℓ e os níveis elevados de bilirrubina podem persistir por 2 a 3 meses. É preciso excluir outras causas de hiperbilirrubinemia antes de fazer esse diagnóstico. A interrupção da amamentação por alguns dias diminui bastante os níveis séricos, e então é possível reiniciá-la. Esse é um tipo benigno de icterícia sem sequelas adversas.

f. Os **exames laboratoriais** são bilirrubina total e direta, teste de Coombs direto, contagem de reticulócitos, esfregaço sanguíneo para avaliação da morfologia dos eritrócitos, eletrólitos, ureia, creatinina e culturas apropriadas se houver suspeita de sepse. Como a hiperbilirrubinemia pode ser o sinal inicial de uma infecção urinária, convém considerar o exame de urina e a urinocultura.

g. Tratamento

(1) O tratamento da icterícia hemolítica fisiológica ou leve é o monitoramento seriado dos níveis de bilirrubina e o início precoce da alimentação para reduzir a circulação êntero-hepática da bilirrubina.

Anestesia nas Emergências Cirúrgicas em Recém-nascidos **387**

(2) A **fototerapia** é usada quando se observam níveis moderados de bilirrubina indireta ou elevação acelerada (p. ex., bilirrubina indireta > 6 em neonato a termo no 1º dia de vida). A fototerapia com comprimento de onda de 420 a 470 nm ocasiona a fotoisomerização da bilirrubina, tornando-a hidrossolúvel. É essencial proteger os olhos durante a fototerapia para evitar lesão da retina.

(3) Na hiperbilirrubinemia grave, há indicação de IGIV e/ou **exsanguineotransfusão** (p. ex., bilirrubina indireta > 25 mg/dℓ em recém-nascido a termo).

2. Atresia do esôfago e FTE

a. A **atresia do esôfago** (AE) geralmente está associada a FTE. A localização da fístula em pacientes com FTE é variável.

b. Fisiopatologia. O coto esofágico cego proximal tem pequena capacidade, o que provoca aspiração por transbordamento. A consequência é a clássica tríade clínica de tosse, sufocação e cianose em pacientes com AE. Às vezes, o escoamento de saliva para fora da boca que requer aspiração frequente é o único sintoma inicial.

c. O **diagnóstico** é confirmado pela incapacidade de introduzir uma sonda nasogástrica até o estômago. A radiografia de tórax com ar ou meio de contraste hidrossolúvel confirma a AE.

d. O objetivo do **tratamento clínico** é reduzir a aspiração. Os recém-nascidos devem ser mantidos em dieta zero. Coloca-se uma sonda nasogástrica para aspiração baixa contínua e a cabeceira do leito é elevada. A pneumonia por aspiração deve ser tratada com antibióticos e oxigênio, conforme a necessidade. Pode haver necessidade de intubação traqueal e ventilação na pneumonia grave. A ventilação, porém, pode ser difícil em caso de FTE.

e. O **tratamento cirúrgico** depende da estabilidade do paciente. Em recém-nascidos com pneumonia grave, geralmente é prudente adiar a cirurgia até a melhora dos pulmões. Caso a distensão gástrica comprometa a função pulmonar, pode-se inserir um tubo de gastrostomia sob anestesia local. Em pacientes estáveis, pode haver reparo definitivo do esôfago e da fístula.

f. Anestesia. É imprescindível, e às vezes difícil, estabelecer a via respiratória em pacientes com FTE. Os cirurgiões devem estar de prontidão durante a indução para o caso de ser necessária a descompressão gástrica de emergência. O paciente deve ser totalmente monitorado; deve-se colocar o estetoscópio sobre o hemitórax esquerdo para ajudar a avaliar a ventilação. Caso tenha sido realizada gastrostomia, o tubo deve ser colocado em selo d'água. Deve ser realizada indução inalatória ou intubação em vigília. O tubo pode ser inserido primeiro no brônquio principal direito para facilitar o posicionamento da ponta da cânula traqueal entre a fístula e a carina. Em seguida, pode ser recuado devagar até auscultar o murmúrio vesicular no hemitórax esquerdo. A diminuição do murmúrio vesicular e a insuflação do estômago ou a saída de gás pelo tubo de gastrostomia sugerem que a extremidade da cânula traqueal está acima da fístula e que deve ser avançada. Quando a cânula estiver bem localizada, é fundamental fixá-la. Em geral, designamos uma pessoa para monitorar a localização da cânula durante toda a operação.

g. Conduta intraoperatória. Convém manter a anestesia inalatória com ventilação espontânea até a realização da gastrostomia. Deve-se tentar a ventilação com pressão positiva antes de administrar um relaxante muscular.

3. Atresia duodenal

a. Manifestações clínicas. A atresia duodenal geralmente apresenta-se com vômito bilioso, distensão abdominal alta e aumento do volume de aspirado gástrico. Está associada à trissomia 21 e pode coexistir com outras malformações intestinais.

b. A **radiografia do abdome** costuma mostrar uma *"dupla bolha"*, que representa ar no estômago e na porção superior do duodeno.

c. O **tratamento** consiste em evitar alimentos orais; fazer aspiração nasogástrica, hidratação adequada e controle dos eletrólitos. A anestesia é constituída de intubação em vigília ou em sequência rápida, evitando o óxido nitroso e, muitas vezes, relaxantes musculares.

4. Estenose pilórica

a. Embora geralmente apresente-se na segunda ou terceira semana de vida, a estenose pilórica pode apresentar-se no período neonatal imediato.

388 Capítulo 28

b. As **manifestações clínicas** são vômito não bilioso persistente, com frequência alcalose metabólica por perda de ácido clorídrico. Na êmese prolongada, o paciente pode apresentar-se com acidose metabólica e choque. É comum haver massa palpável formada por piloro hipertrófico ou "azeitona".

c. A **radiografia do abdome** geralmente mostra dilatação gástrica. O diagnóstico é confirmado por ultrassonografia abdominal ou radiografias contrastadas.

d. O **tratamento** consiste em reidratação, correção da alcalose metabólica e drenagem nasogástrica antes do reparo cirúrgico.

e. **Conduta intraoperatória.** É essencial esvaziar o estômago antes da indução anestésica. Com frequência, a sonda nasogástrica é obstruída por muco ou outro material. Para esvaziamento adequado do estômago, muitas vezes substituímos a sonda nasogástrica por outra nova e aspiramos os pacientes em posição de decúbito dorsal, decúbito lateral e decúbito ventral antes da indução. Em seguida, pode ser realizada intubação em sequência rápida ou vigília. Anestésicos inalatórios ou relaxantes musculares podem ser usados, quando necessário. O recém-nascido deve estar totalmente acordado e respirando adequadamente antes de retirar a cânula traqueal.

5. **Onfalocele e gastrosquise**

a. **Manifestações clínicas.** A **onfalocele** é causada por ausência de migração do intestino para o abdome e fechamento subsequente da parede abdominal com 6 a 8 semanas de gestação. As vísceras permanecem fora da cavidade abdominal, onde não são cobertas por peritônio íntegro. As onfaloceles podem estar associadas a anormalidades genéticas, lesões cardíacas, extrofia da bexiga e síndrome de Beckwith-Wiedemann. A **gastrosquise** ocorre em período mais avançado da vida fetal (12 a 18 semanas de gestação) por interrupção da artéria onfalomesentérica. O defeito paraumbilical resultante permite a exposição do intestino ao ambiente intrauterino sem revestimento peritoneal; com frequência, há edema das alças intestinais, que são cobertas por um exsudato inflamatório.

b. A **estabilização clínica** inclui drenagem nasogástrica, hidratação IV e proteção das vísceras antes do reparo cirúrgico. Se o saco peritoneal estiver íntegro, a onfalocele deve ser coberta com gaze estéril, embebida em soro fisiológico morno para reduzir a perda de água e calor e o risco de infecção. Se houver ruptura do saco ou se o neonato tiver gastrosquise, deve-se usar gaze embebida em soro fisiológico morno para envolver as vísceras expostas; então, o recém-nascido deve ser enrolado em toalhas aquecidas estéreis antes do reparo cirúrgico.

c. **Conduta intraoperatória.** Na sala de cirurgia, medidas especiais são instituídas para compensar o aumento das perdas insensíveis de água e de calor associadas à cirurgia abdominal. Depois do cuidadoso esvaziamento gástrico, é realizada indução em sequência rápida ou intubação em vigília. O relaxamento muscular ajuda os cirurgiões a colocar os órgãos no abdome. É necessário atenção especial para manter a ventilação e o fluxo sanguíneo sistêmico depois que os órgãos são colocados no abdome. Isso pode ser facilitado pela medida das pressões ventilatórias, débito urinário, pressão arterial e saturação sanguínea na parte inferior do corpo. Esses dados ajudam a decidir se a lesão deve ser corrigida em um só procedimento ou em etapas. É muito importante avaliar a ventilação e a oxigenação do paciente antes da extubação; o aumento da pressão intra-abdominal associado ao procedimento pode comprometer a função pulmonar.

6. **Enterocolite necrosante**

a. A **enterocolite necrosante (ECN)** é uma necrose intestinal adquirida na ausência de lesões funcionais (p. ex., doença de Hirschsprung) ou anatômicas (p. ex., má rotação). Ocorre principalmente em prematuros e pode ser endêmica ou epidêmica. Em geral, surge nas primeiras semanas de vida e quase sempre após a instituição de nutrição enteral. A mortalidade pode alcançar até 40%. Os estudos clínicos sugerem que a alimentação com leite materno protege contra a ECN.

b. A **patogenia** é obscura, mas inclui o estresse grave de um tubo digestivo imaturo por agressões isquêmicas, infecciosas ou imunológicas. Aparentemente, a nutrição enteral potencializa a lesão da mucosa.

c. As **manifestações clínicas** são distensão abdominal, íleo paralítico, aumento do aspirado gástrico, eritema da parede abdominal ou sangue nas fezes. A criança pode

Anestesia nas Emergências Cirúrgicas em Recém-nascidos **389**

apresentar instabilidade térmica, letargia, instabilidade respiratória e circulatória, oligúria e diátese hemorrágica.

d. Os **exames complementares** devem incluir radiografia do abdome (que pode mostrar **pneumatose intestinal**, alças intestinais fixas, ar no sistema porta ou ar intraperitoneal livre), hemograma completo (que revela leucocitose, leucopenia e trombocitopenia), gasometria arterial (que mostra acidose), pesquisa de sangue oculto nas fezes (teste do guáiaco frequentemente positivo) e pesquisa de substâncias redutoras nas fezes por Clinitest (que mostra sinais de má absorção de carboidratos). Como o diagnóstico diferencial abrange sepse, também devem ser obtidas culturas de sangue, urina e fezes. Quando a condição do paciente é estável e não há indícios de coagulação intravascular disseminada, deve-se colher líquido cerebrospinal (LCE) por punção lombar para coloração pelo Gram e cultura.

e. **Tratamento.** Quando há suspeita de ECN, a nutrição enteral é interrompida e o estômago é descomprimido com sonda nasogástrica. A alimentação oral é suspensa por no mínimo 10 a 14 dias e mantém-se o paciente com nutrição parenteral. Antibióticos de amplo espectro (ampicilina, um aminoglicosídio e, se houver suspeita de perfuração, metronidazol ou clindamicina) são administrados empiricamente.

f. Há indicação de **parecer cirúrgico**, embora a laparotomia geralmente seja reservada para perfuração intestinal, alça intestinal fixa em radiografias abdominais seriadas ou acidose metabólica persistente.

7. Vólvulo

a. O **vólvulo** pode ser uma lesão primária ou, na maioria das vezes, consequência de má rotação intestinal. Se presente na vida intrauterina, pode haver necrose intestinal ao nascimento e há indicação de ressecção imediata.

b. As **manifestações clínicas** podem incluir distensão abdominal, vômito bilioso e sinais de sepse ou choque.

c. O **diagnóstico** de má rotação é feito por seriografia gastrintestinal alta e do intestino delgado, que mostra a posição anormal do ligamento de Treitz.

d. O **tratamento** inclui reanimação volêmica, inserção de sonda nasogástrica e reparo cirúrgico.

e. **Conduta intraoperatória.** Depois do esvaziamento gástrico, deve-se realizar indução em sequência rápida e manter a anestesia com anestésicos inalatórios ou IV, conforme a tolerância. Evitar o óxido nitroso. O oxigênio deve ser diluído com ar para minimizar o risco de intoxicação pulmonar ou ocular.

E. Distúrbios Neurológicos

1. Convulsões

a. As **convulsões** podem ser generalizadas, focais ou sutis.

b. As **causas** são trauma de parto, hemorragia intracraniana, encefalopatia pós-asfixia, distúrbios metabólicos (hipoglicemia ou hipocalcemia), abstinência de drogas e infecções.

c. **Avaliação laboratorial**

(1) A avaliação inicial consta de eletrólitos, glicose, cálcio, magnésio, gasometria arterial e pH arterial. Caso haja suspeita de doença metabólica, devem-se dosar os aminoácidos séricos/urinários e fazer exame de urina para pesquisa de ácidos orgânicos.

(2) Hemograma completo com contagem diferencial, contagem de plaquetas e culturas apropriadas, inclusive do LCE.

(3) Os exames neurológicos por imagem incluem ultrassonografia, tomografia computadorizada (TC) e/ou ressonância magnética (RM) do crânio. As imagens de RM ponderadas em difusão e T2 são úteis na identificação de áreas hipoxicoisquêmicas do encéfalo.

(4) Eletroencefalograma antes e depois da administração de piridoxina.

d. O **tratamento** inclui cuidados de suporte. É essencial garantir a oxigenação adequada. Além disso, é importante corrigir problemas de base (p. ex., hipoglicemia e hipocalcemia). Inicia-se a administração de anticonvulsivantes e, se houver indicação, administra-se uma dose de teste de piridoxina. Quando se acredita que as convulsões são causadas por um episódio hipoxicoisquêmico próximo do nascimento, ou no momento do nascimento, com consequente encefalopatia, o neonato a termo ou

390 Capítulo 28

pré-termo tardio pode ser candidato ao resfriamento corporal total a 33°C por 72 h. É obrigatório iniciar esse tratamento dentro de 6 h de vida para que haja qualquer eficácia. Recomenda-se a transferência imediata para um centro de hipotermia.

e. Anticonvulsivantes
  (1) Os tratamentos clínicos agudos são:
    (a) Benzodiazepínico (p. ex., lorazepam, 0,1 a 0,3 mg/kg IV).
    (b) Fenobarbital, dose de ataque de 20 mg/kg IV em 10 min; dose de manutenção de 2,5 mg/kg 2 vezes/dia para manter um nível sérico de 20 a 40 μg/mℓ.
    (c) Fosfenitoína, dose de ataque de 15 a 20 mg/kg IV em 15 min; dose de manutenção de 2,5 mg/kg 2 vezes/dia para manter um nível terapêutico de 15 a 30 μg/mℓ.
  (2) O tratamento crônico das convulsões neonatais geralmente emprega fenobarbital.

2. Hemorragia intracraniana
  a. A **hemorragia intraventricular** ocorre em mais de 30% dos bebês com peso ao nascimento abaixo de 1.500 g. As hemorragias subdural e subaracnóidea são muito menos comuns.
  b. Manifestações clínicas. A hemorragia intraventricular geralmente é assintomática, embora possa provocar letargia inexplicada, apneia ou convulsões. Ao exame, há aumento do perímetro cefálico e pode haver abaulamento da fontanela.
  c. Exames complementares. Os exames laboratoriais podem mostrar anemia e acidose. O diagnóstico é feito por ultrassonografia ou TC do crânio.
  d. Classificação da hemorragia intraventricular
    (1) Grau I. Apenas sangramento subependimário.
    (2) Grau II. Sangramento intraventricular sem dilatação dos ventrículos.
    (3) Grau III. Sangramento intraventricular com dilatação dos ventrículos.
    (4) Grau IV. Grau III com sangramento intraparenquimatoso.
  e. A **principal complicação** da hemorragia intraventricular é a obstrução da drenagem de LCE com consequente **hidrocefalia**. O acompanhamento é feito por medida diária do perímetro cefálico e ultrassonografia do crânio seriada. Não raro, há necessidade de derivação intraventricular.
  f. Agentes hipertônicos (p. ex., glicose a 25%) defendidos anteriormente no tratamento da hipoglicemia foram implicados na etiologia da hemorragia intraventricular e devem ser evitados.

3. Retinopatia da prematuridade
  a. Etiologia
    (1) O **risco de retinopatia da prematuridade (RP)** é maior em recém-nascidos prematuros que necessitam de oxigenoterapia. A RP é observada em bebês com peso ao nascimento inferior a 1.500 g e idade gestacional inferior a 30 semanas. Há uma incidência de 80% em neonatos com peso inferior a 1.000 g. **É preciso evitar a hiperóxia** para reduzir a incidência de RP.
    (2) Outros fatores além da exposição hiperóxica e prematuridade podem causar RP, como foi demonstrado em nascidos a termo, com cardiopatia cianótica, natimortos, sem exposição hiperóxica e em apenas um olho de algumas crianças. Os fatores que podem aumentar o risco são anemia, infecção, hemorragia intracraniana, acidose e PCA.
  b. Fisiopatologia. A RP começa na área periférica temporal da retina, que é a última parte da retina a ser vascularizada. A princípio, observa-se uma crista que demarca a retina vascularizada e a não vascularizada. A **proliferação fibrovascular** a partir dessa borda estende-se posteriormente e, em 90% dos pacientes, há resolução gradual a partir desse estágio. Esses pacientes desenvolver estrabismo, ambliopia, miopia ou descolamento periférico da retina mais tarde.
  c. Em 10% dos pacientes, a proliferação fibrovascular estende-se para o vítreo e acarreta hemorragia vítrea, fibrose na periferia da retina, tração temporal do disco e da mácula e deslocamento parcial da retina. Na doença grave, a extensa proliferação fibrovascular pode levar ao surgimento de massa branca atrás do cristalino (leucocoria), descolamento total da retina e perda da visão.
  d. Todos os bebês em risco são examinados por oftalmoscopia indireta com 32 semanas de idade gestacional corrigida. Caso seja identificada RP, a criança é reexaminada a

Anestesia nas Emergências Cirúrgicas em Recém-nascidos **391**

intervalos de 2 semanas até a resolução espontânea. Não ocorrem novos casos de RP após 3 meses de idade.

e. O **tratamento** das manifestações graves de RP incluiu fotocoagulação, diatermia, crioterapia e vitrectomia.

F. Doenças Infecciosas

1. Circunstâncias

a. Os recém-nascidos são muito vulneráveis à infecção. Os sistemas de defesa imune celular e humoral são deficientes e há maior risco de colonização e infecção hospitalar.

b. Prevenção. A transmissão de infecções pode ser reduzida por uso de equipamentos e Isolettes separados para cada neonato, lavagem das mãos antes e depois de cada contato e uso de avental.

2. Fatores de risco para infecção. A ruptura prolongada das membranas está associada a alta incidência de amnionite e subsequente infecção bacteriana e viral ascendente do recémnascido. Febre materna, leucocitose materna e taquicardia fetal também estão associadas à infecção neonatal.

3. Os **exames laboratoriais** incluem hemograma completo com contagem diferencial e hemocultura. Pode haver indicação de punção lombar para cultura e análise do LCE. Se conveniente, devem ser realizadas culturas para vírus.

4. Sepse neonatal

a. Os organismos responsáveis por infecções logo depois do parto geralmente são adquiridos no meio intrauterino ou durante o parto. Incluem estreptococos beta-hemolíticos do grupo B, *Escherichia coli, Listeria monocytogenes* e herpesvírus simples. As infecções de início mais tardio podem ser causadas por *Staphylococcus aureus, Staphylococcus epidermidis, Enterobacter cloacae*, enterococos e *Pseudomonas aeruginosa.*

b. As **manifestações clínicas de sepse** são insuficiência respiratória, convulsões e choque. A princípio, geralmente observam-se sinais sutis, entre eles angústia respiratória, apneia, irritabilidade e diminuição do apetite, que justificam a avaliação.

c. Os **exames complementares** devem incluir cultura de sangue, urina e LCE; hemograma completo com contagem de plaquetas; urinálise e radiografia de tórax.

d. Inicia-se **cobertura antibiótica** com ampicilina e um aminoglicosídio, mantida por 48 a 72 h. Quando as culturas são positivas, o tratamento deve ser mantido, de acordo com a gravidade e a localização da infecção. Convém monitorar os níveis séricos de aminoglicosídios e ajustar as dosagens para evitar efeitos tóxicos.

Leituras Sugeridas

American Academy of Pediatrics. Postnatal corticosteroids to treat or prevent chronic lung disease in preterm infants. *Pediatrics* 2002;109:330–338.

American Academy of Pediatrics Subcommittee on Hyperbilirubinemia. Management of hyperbilirubinemia in the newborn infant 35 or more weeks of gestation. *Pediatrics* 2004;114:297–316

Bartlett RH, Roloff DW, Cornell RG, et al. Extracorporeal circulation in neonatal respiratory failure: a prospective randomized study. *Pediatrics* 1985;76:479–487.

Cronin JH. High frequency ventilator therapy for newborns. *J Intensive Care Med* 1994;9:71–85.

Findlay RD, Taeusch HW, Walther FJ. Surfactant replacement therapy for meconium aspiration therapy. *Pediatrics* 1996;97:48–52.

Friedman S, Shinwell ES. Prenatal and postnatal steroid therapy and child neurodevelopment. *Clin Perinatol* 2004;31:529–544.

Gersony W, Peckham G, Ellison R. Effects of indomethacin in premature infants with patent ductus arteriosus: results of a national collaborative study. *J Pediatr* 1983;102:895–906.

Gregory G. Life-threatening apnea in the ex-premie. *Anaesthesia* 1983;59:495–498.

Hammerman C, Aramburo MJ. Prolonged indomethacin therapy for the prevention of recurrences of patent ductus arteriosus. *J Pediatr* 1990;117:771–776.

Kurth CD, Spitzer AR, Broennle AM, et al. Postoperative apnea in premature infants. *Anesthesiology* 1987;66:483–488.

Liu LMP, Coté CJ, Goudsouzian NG, et al. Life threatening apnea in infants recovering from anesthesia. *Anesthesiology* 1983;59:506–510.

Murphy BP, Inder TE, Huppi PS, et al. Impaired cerebral cortical gray matter growth after treatment with dexamethasone for neonatal chronic lung disease. *Pediatrics* 2001;107:217–221.

Nakanishi H, Sugiura T, Streisand JB, et al. TGF-beta-neutralizing antibodies improve pulmonary alveologenesis and vasculogenesis in the injured newborn lung. *Am J Physiol Lung Cell Mol Physiol* 2007;293(1):L151–L161.

392 Capítulo 28

Ohlsson A, Walia R, Shah S. Ibuprofen for the treatment of patent ductus arteriosus in preterm and/or low birth weight infants. Cochrane Database Syst Rev 2008;(1). Art. No.: CD003481. DOI: 10.1002/14651858. CD003481.pub3.

Roberts JD Jr, Polaner DM, Lang P, et al. Inhaled nitric oxide in persistent pulmonary hypertension of the newborn. *Lancet* 1992;340:818–819.

Roberts JD Jr, Fineman JR, Morin FC 3rd, et al. Inhaled nitric oxide in persistent pulmonary hypertension. *N Engl J Med* 1997;336:605–610.

Roberts JD Jr, Chiche JD, Weimann J, et al. Nitric oxide inhalation decreases pulmonary artery remodeling in the injured lungs of rat pups. *Circ Res* 2000;87:140–145.

Rudolph AM, Yuan S. Response of the pulmonary vasculature to hypoxia and H(super +) ion concentration changes. *J Clin Invest* 1966;45:399–411.

Shankaran S, Laptook AR, Ehrenkranz RA, et al. Whole-body hypothermia for neonates with hypoxic-ischemic encephalopathy. *N Engl J Med* 2005;353:1574–1584.

Shannon DC, Gotay F, Stein IM, et al. Prevention of apnea and bradycardia in low-birthweight infants. *Pediatrics* 1975;55:589–594.

Soll RF, Hoekstra RE, Fangman JJ, et al. Multicenter trial of single dose Survanta for prevention of respiratory distress syndrome (RDS). *Pediatrics* 1990;85:1092–1102.

Spitzer AR. *Intensive care of the fetus and neonate*, 2nd ed. Philadelphia: Elsevier Saunders, 2005.

Steward DJ. Preterm infants are more prone to complications following minor surgery than are term infants. *Anesthesiology* 1982;56:304–306.

Taeusch HW, Ballard RA, Gleason CA. *Avery's diseases of the newborn*, 8th ed. Philadelphia: Elsevier Saunders, 2005.

UK Collaborative ECMO Trial Group. UK collaborative randomized trial of neonatal extracorporeal membrane oxygenation. *Lancet* 1996;348:75–82.

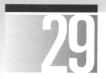

Anestesia para Cirurgia Pediátrica

Susan A. Vassallo e Lisbeth L. Pappas

I. ANATOMIA E FISIOLOGIA

A. Vias Respiratórias Superiores

1. Os **recém-nascidos respiram obrigatoriamente** pelo nariz porque os músculos orofaríngeos são fracos. As narinas são relativamente estreitas e uma parcela considerável do trabalho respiratório é usada para vencer a resistência nasal. A oclusão das narinas por atresia coanal bilateral ou secreções viscosas pode causar obstrução total das vias respiratórias. Pode ser necessário usar cânula oral, máscara laríngea ou tubo traqueal para restabelecer a permeabilidade das vias respiratórias durante sedação ou anestesia.
2. A **língua dos lactentes é relativamente grande**, o que dificulta a ventilação por máscara e a laringoscopia. A língua pode obstruir as vias respiratórias com facilidade se houver pressão mandibular excessiva durante a ventilação com máscara.
3. Os **lactentes e as crianças têm glote mais cefálica** (nível da vértebra C3 em lactentes prematuros, C4 em lactentes e C5 em adultos) e **epiglote estreita, longa e angulada**, o que pode dificultar a laringoscopia.
4. Nos lactentes e crianças pequenas, **a parte mais estreita das vias respiratórias é na altura da cartilagem cricóidea**, e não na glote (como em adultos). Um tubo traqueal que atravesse as pregas vocais ainda pode ser largo demais para a porção distal.
5. Os **dentes decíduos** irrompem no primeiro ano e são trocados entre 6 e 13 anos de idade. Para evitar a perda de um dente frouxo, é mais seguro abrir diretamente a mandíbula, sem introduzir o dedo ou o aparelho na cavidade oral. Dentes frouxos devem ser documentados na avaliação pré-operatória. Em alguns pacientes, convém remover dentes instáveis antes da laringoscopia. Os pais e os pacientes devem ser informados sobre essa possibilidade.
6. A **resistência das vias respiratórias** de lactentes e crianças pequenas pode aumentar muito com alterações sutis em um sistema que já é de pequeno calibre. Até mesmo um leve edema pode elevar significativamente a resistência e comprometer as vias respiratórias.

B. Sistema Pulmonar

1. Os recém-nascidos têm **taxas metabólicas mais altas**, o que eleva o consumo de oxigênio (6 mℓ/kg/min) em comparação com adultos (3 mℓ/kg/min).
2. Os **pulmões do recém-nascido têm altos volumes de fechamento**, que estão na faixa inferior de seu volume corrente normal. Abaixo do volume de fechamento ocorrem colapso alveolar e *shunting*.
3. Para satisfazer a maior demanda de oxigênio, os lactentes têm **maior frequência respiratória e ventilação minuto**. A capacidade residual funcional (CRF) do lactente é quase equivalente à de um adulto (CRF de um lactente, 25 mℓ/kg; adulto, 40 mℓ/kg). Essa proporção aumentada entre ventilação minuto e CRF propicia rápida indução inalatória. O volume corrente de lactentes e adultos é equivalente (6 a 7 mℓ/kg).
4. Os ***shunts*** anatômicos, que incluem persistência do canal arterial e persistência do forame oval, podem provocar fluxo direita-esquerda acentuado com elevações da pressão arterial pulmonar (p. ex., hipoxia, acidose ou pressão positiva nas vias respiratórias).
5. As características do sistema pulmonar do lactente contribuem para a **rápida dessaturação durante apneia**. Pode haver dessaturação profunda quando o lactente tosse ou

394 Capítulo 29

faz força e há colapso alveolar. O tratamento pode exigir aprofundamento da anestesia com fármacos intravenosos (IV) ou o uso de relaxantes musculares.

6. O **diafragma** é o principal músculo respiratório do lactente. Em comparação com o diafragma do adulto, o recém-nascido só tem metade das fibras musculares tipo I, de contração lenta e alta intensidade de oxidação, essenciais para o esforço respiratório aumentado e continuado. Assim, o diafragma do lactente apresenta fadiga mais cedo que o do adulto. Aos 2 anos de idade, o diafragma alcança níveis maduros de fibras tipo I.

7. A **caixa torácica flexível** (parede torácica complacente) do lactente não consegue manter pressão intratorácica negativa com facilidade. Isso diminui a eficácia das tentativas do lactente de aumentar a ventilação.

8. O **espaço morto** do lactente é de 2 a 2,5 mℓ/kg, equivalente ao do adulto.

9. A alta ventilação minuto de base do lactente limita sua capacidade de aumentar ainda mais o esforço ventilatório. Devem-se acompanhar as concentrações de CO_2 no final da expiração se for permitida a ventilação espontânea sob anestesia; pode haver necessidade de ventilação assistida ou controlada.

10. A **maturação alveolar** ocorre entre 8 e 10 anos de idade, quando o número e o tamanho dos alvéolos alcançam os valores para adultos.

11. **Retinopatia da prematuridade** (ver Capítulo 28, seção III.E.3).

12. **Apneia e bradicardia** após anestesia geral são mais frequentes em lactentes prematuros e em lactentes que têm anemia, sepse, hipotermia, doença do sistema nervoso central, hipoglicemia, hipotermia ou outros distúrbios metabólicos. Esses pacientes devem ser submetidos a monitoramento cardiorrespiratório durante no mínimo 24 h após a operação. Tais lactentes não são candidatos à cirurgia ambulatorial. As diretrizes de alta variam de acordo com a instituição. A maioria dos hospitais concorda com o monitoramento pós-operatório de lactentes com menos de 45 a 55 semanas de idade pós-concepção. Toda criança a termo que apresenta apneia após anestesia geral também é monitorada.

C. Sistema Cardiovascular

1. A **frequência cardíaca** e a **pressão arterial** variam com a idade e devem ser mantidas em níveis apropriados para a idade no período perioperatório (Quadros 29.1 e 29.2).

2. O **débito cardíaco** é de 180 a 240 mℓ/kg/min em recém-nascidos, correspondente ao dobro ou triplo do débito cardíaco em adultos. Esse débito cardíaco mais alto é necessário para satisfazer as maiores demandas metabólicas de consumo de oxigênio.

3. Os **ventrículos** são menos complacentes e sua massa muscular contrátil é relativamente menor em recém-nascidos e lactentes. A capacidade de aumentar a contratilidade é

QUADRO 29.1 Relação Entre os Parâmetros Respiratórios Típicos e a Idade

Variável	Recém-nascido	1 Ano	3 Anos	5 Anos	Adulto
Respiração (incursões/min)	40 a 60	20 a 30	Diminuição gradual para 18 a 25	18 a 25	12 a 20
Volume corrente (mℓ)	15	80	110	250	500
CRF (mℓ/kg)	25		35		40
Ventilação minuto (ℓ/min)	1	1,8	2,5	5,5	6,5
Hemoglobina (g/dℓ)	14 a 20	10 a 11	–	–	13 a 17
Hematócrito (%)	47 a 60	33 a 42			40 a 50
pH arterial	7,30 a 7,40	7,35 a 7,45	–	–	–
Pa$_{CO_2}$ (mmHg)	30 a 35	30 a 40	–	–	–
Pa$_{O_2}$ (mmHg)	60 a 90	80 a 100	–	–	–

Anestesia para Cirurgia Pediátrica **395**

QUADRO 29.2	Variáveis Cardiovasculares		

		Pressão Arterial (mmHg)	
Idade	Frequência Cardíaca (bpm)	Sistólica	Diastólica
Recém-nascido pré-termo	120 a 180	45 a 60	30
Recém-nascido a termo	100 a 180	55 a 70	40
1 ano	100 a 140	70 a 100	60
3 anos	84 a 115	75 a 110	70
5 anos	84 a 100	80 a 120	70

limitada; aumentos do débito cardíaco ocorrem por aumento da frequência cardíaca, e não do volume sistólico. A bradicardia é a arritmia mais prejudicial em lactentes, e a hipoxemia é uma causa frequente de bradicardia em crianças.

D. Equilíbrio Hidreletrolítico
1. A **taxa de filtração glomerular** ao nascimento é de 15% a 30% do normal para um adulto. Por volta de 1 ano de idade, o valor é igual ao do adulto. A depuração renal de fármacos e seus metabólitos é menor durante o primeiro ano de vida.
2. O sistema renina-angiotensina-aldosterona dos recém-nascidos é completo, mas os túbulos distais reabsorvem menos sódio em resposta à aldosterona. Assim, os recém-nascidos são "perdedores de sódio obrigatórios" e os líquidos IV devem conter sódio.
3. A **água corporal total** representa 90% do peso corporal da criança pré-termo. Em crianças a termo, representa 80%; e entre 6 e 12 meses, 60%. Essa maior porcentagem de água corporal total afeta o volume de distribuição dos fármacos. As doses de alguns fármacos (p. ex., tiopental, propofol, succinilcolina, pancurônio e rocurônio) são 20% a 30% maiores que a dose igualmente eficaz em adultos.

E. Sistema Hematológico
1. O Quadro 29.1 apresenta os valores normais de hemoglobina e hematócrito. O nível mínimo da anemia fisiológica ocorre aos 3 meses de idade, e a hemoglobina pode alcançar 10 a 11 g/dℓ em um lactente saudável. Os prematuros podem apresentar diminuição da concentração de hemoglobina com apenas 4 a 6 semanas de idade.
2. Por ocasião do nascimento, há predomínio de **hemoglobina fetal** (HbF), mas a síntese de cadeia β ocasiona a mudança para o tipo adulto (HbA) aos 3 ou 4 meses de idade. A HbF tem maior afinidade pelo oxigênio; isto é, há desvio para a esquerda da curva de dissociação da oxi-hemoglobina, mas isso não tem relevância clínica.
3. Ver cálculos do volume sanguíneo e massa de hemácias na seção IX.B.

F. Sistema Hepatobiliar
1. Os **sistemas de enzimas hepáticas**, sobretudo os que participam das reações da fase II (conjugação), são imaturos no lactente. O tempo de eliminação dos fármacos metabolizados pelo sistema P-450 pode ser prolongado.
2. A **icterícia** é comum em recém-nascidos e pode ser fisiológica ou ter causas patológicas.
3. A **hiperbilirrubinemia** e o deslocamento da bilirrubina da albumina pelo fármaco podem provocar *kernicterus*. Em prematuros, o *kernicterus* ocorre em níveis menores de bilirrubina que em neonatos a termo (ver Capítulo 28, seção III.D.1).
4. Os **níveis plasmáticos de albumina** são menores ao nascimento, o que diminui a ligação de alguns fármacos a proteínas e aumenta a concentração de fármaco livre.

G. Sistema Endócrino
1. Os **recém-nascidos**, sobretudo prematuros e pequenos para a idade gestacional, têm menores reservas de glicogênio e são mais suscetíveis à **hipoglicemia**. Neonatos de mães diabéticas têm altos níveis de insulina em razão da exposição prolongada a altos níveis de glicose sérica materna e são propensos à hipoglicemia. As crianças pertencentes a esses grupos podem ter altas necessidades de dextrose (até 5 a 15 mg/kg/min). As concentrações normais de glicose no neonato a termo são ≥ 45 mg/dℓ (2,5 mmol/ℓ).

396 Capítulo 29

2. A **hipocalcemia** é comum em prematuros, os pequenos para a idade gestacional, os que sofreram asfixia, os filhos de mães diabéticas ou os que receberam transfusão de sangue citratado ou de plasma fresco congelado. É preciso monitorar a concentração sérica de cálcio nesses pacientes e administrar cloreto de cálcio se o nível de cálcio ionizado for menor que 4,0 mg/dℓ (1,0 mmol/ℓ).

H. Regulação Térmica

1. Em comparação com os adultos, a proporção entre a área de superfície e o peso corporal em crianças é maior, o que aumenta a perda de calor.
2. Os lactentes têm massa muscular bem menor e não conseguem compensar o frio por calafrios ou adaptação do comportamento para evitar o frio.
3. Os lactentes respondem ao estresse pelo frio com aumento da produção de norepinefrina, o que estimula o metabolismo da gordura marrom. A norepinefrina também produz vasoconstrição pulmonar e periférica, o que pode acarretar *shunt* direita-esquerda, hipoxemia e acidose metabólica. Lactentes enfermos e prematuros têm reservas limitadas de gordura marrom e, portanto, são mais suscetíveis ao frio. As estratégias para evitar o estresse pelo frio são analisadas na seção IV.C.

II. A CONSULTA PRÉ-ANESTÉSICA

Os princípios gerais da consulta pré-anestésica são analisados no Capítulo 1. A consulta pré-operatória é uma excelente oportunidade para abordar as preocupações da criança e dos pais. No mínimo 90% das consultas pré-operatórias são realizadas no consultório.

A. A **anamnese** deve abranger:

1. Saúde materna durante a gestação, inclusive uso de álcool ou drogas, tabagismo, diabetes e infecções virais
2. Exames pré-natais (p. ex., ultrassonografia e amniocentese)
3. Idade gestacional e peso
4. Eventos durante o trabalho de parto e o parto, inclusive Apgar e período de internação hospitalar
5. Hospitalizações/atendimentos em pronto-socorro
6. Anomalias ou síndromes congênitas, cromossômicas ou metabólicas
7. Infecções respiratórias altas recentes, traqueobronquite, laringotraqueobronquite, doença reativa das vias respiratórias (asma), exposição a doenças transmissíveis, episódios cianóticos ou história de ronco
8. Posição de dormir (decúbito ventral, lateral ou dorsal)
9. História de crescimento
10. Vômito e refluxo gastresofágico
11. Saúde dos irmãos
12. Pais tabagistas
13. História pregressa de cirurgias e anestesias
14. Alergias (ambiental, fármacos, alimentos e látex)
15. Diátese hemorrágica

B. O **exame físico** deve constar de:

1. Aparência geral, desperto ou não, cor, tônus, anomalias congênitas, tamanho e formato da cabeça, nível de atividade e interação social
2. Sinais vitais, altura e peso
3. Dentes abalados, anomalias craniofaciais ou tonsilas grandes que possam complicar o controle das vias respiratórias
4. Sinais de infecção respiratória alta e/ou doença reativa das vias respiratórias. O excesso de secreção pode predispor a laringospasmo e broncospasmo durante a indução e a recuperação da anestesia
5. Sopros cardíacos, que podem indicar fluxo através de *shunts* anatômicos
6. Possíveis locais de acesso vascular
7. Força, marcos do desenvolvimento, nível de atividade e habilidades motoras e verbais

C. É preciso obter **dados laboratoriais** apropriados para a doença da criança e a cirurgia proposta. Muitos centros concordam que a "hemoglobina de rotina" é desnecessária em crianças saudáveis. Quando indicados, os exames laboratoriais geralmente podem ser obtidos depois da indução da anestesia geral (p. ex., amostra para o banco de sangue).

Anestesia para Cirurgia Pediátrica **397**

III. DIRETRIZES DE MEDICAÇÃO PRÉ-ANESTÉSICA E JEJUM

A. Medicação Pré-anestésica

1. O desenvolvimento social das crianças é variável. O comportamento pode ser influenciado por experiências ocorridas em casa, na creche ou na escola e durante hospitalizações prévias. A honestidade acerca dos procedimentos e da dor associada é essencial para garantir a confiança da criança, qualquer que seja seu nível de desenvolvimento.
2. Lactentes com menos de 10 meses de idade geralmente toleram curtos períodos de separação dos pais e não necessitam de medicação pré-anestésica.
3. Crianças de 10 meses a 5 anos agarram-se aos pais e podem necessitar de sedação antes da indução da anestesia (ver seção V.B).
4. Crianças maiores costumam responder bem às informações e à tranquilização. A ansiedade dos pais e do paciente pode ser aliviada permitindo que os pais acompanhem o filho até a sala de cirurgia. A medicação pré-anestésica pode ser útil se a criança estiver muito ansiosa. Quinze a vinte minutos antes da cirurgia, pode-se administrar **midazolam**, 0,5 a 0,75 mg/kg VO, que proporciona sedação com depressão respiratória mínima. O **hidrato de cloral** (25 a 50 mg/kg VO ou retal) é usado por pediatras e radiologistas para sedação durante procedimentos. A depressão respiratória provocada é mínima, mas pode ser necessário repetir a administração.
5. Não é recomendada a medicação pré-anestésica com **anticolinérgicos** intramusculares (IM). Quando indicados, os fármacos vagolíticos geralmente são administrados por via IV no momento da indução da anestesia.
6. No caso de **refluxo gastresofágico**, pode-se administrar **ranitidina** (2 a 4 mg/kg VO ou 2 mg/kg IV) juntamente com **metoclopramida** (0,1 mg/kg) 2 h antes da operação para aumentar o pH e reduzir o volume no estômago.
7. As crianças que usam medicamentos para tratamento de problemas clínicos, como doença reativa das vias respiratórias, crises convulsivas ou hipertensão, devem continuar a usar esses medicamentos no período pré-operatório.

B. Orientações de Medicação Pré-anestésica e Jejum

1. A restrição de leite, leite materno, fórmulas lácteas e alimentos sólidos deve ser feita como mostra o Quadro 29.3.
2. A **última alimentação** deve consistir em líquidos claros ou água com açúcar. Os estudos documentam que a oferta de líquidos claros até 2 h antes da operação não aumenta o risco de aspiração. Essa política diminui o risco de desidratação pré-operatória e hipoglicemia, além de contribuir para indução suave e evolução operatória estável. Nós recomendamos a administração de líquidos claros até 2 h antes do horário programado para a cirurgia. A partir daí, a ingestão oral é restrita (ver Quadro 29.3).
3. Em caso de atraso, podem-se administrar líquidos claros. Alguns pacientes podem necessitar de hidratação venosa.

IV. PREPARO DA SALA DE CIRURGIA

A. Circuito Anestésico

1. O **circuito semifechado** usado normalmente em adultos tem algumas desvantagens quando usado em lactentes muito pequenos:
   a. As válvulas inspiratória e expiratória aumentam a resistência durante a ventilação espontânea.

QUADRO 29.3 Orientações de Jejum

Tipo de Alimento	Orientações de Jejum (horas)
Líquidos claros	2
Leite materno	4
Leite não humano	6
Alimentos sólidos	8

398 Capítulo 29

b. O grande volume do sistema absorvedor atua como reservatório para agentes anestésicos.

c. A tubulação tem grande volume de compressão.

2. O **circuito aberto, sem reinalação (Mapleson D)** resolve esses problemas (ver Capítulo 9). A **reinalação** é evitada usando-se fluxos de gás fresco correspondentes a 2 a 2,5 vezes a ventilação minuto para eliminar o dióxido de carbono. A capnografia é essencial para reconhecer a reinalação (CO_2 inspirado > 0) e evitar hiperventilação excessiva. Esse circuito é útil em lactentes muito pequenos que respiram espontaneamente e durante o transporte.

3. Pode-se usar um permutador de calor e umidade com ambos os circuitos.

4. O **volume da bolsa reservatório** deve ser no mínimo igual à capacidade vital da criança, mas pequeno o suficiente para que uma compressão adequada não cause hiperinsuflação torácica. As diretrizes gerais de volume são: recém-nascidos, bolsa de 500 mℓ; 1 a 3 anos, bolsa de 1.000 mℓ; mais de 3 anos, bolsa de 2.000 mℓ.

5. Na **maioria dos lactentes e crianças maiores**, pode-se usar um circuito semifechado com sistema absorvedor, uma bolsa reservatório menor e um circuito respiratório pediátrico com tubulação de pequeno calibre (*i. e.*, sistema circular).

B. Equipamento de Controle das Vias Respiratórias

1. Deve-se escolher uma **máscara** com espaço morto mínimo. As máscaras de plástico transparente são preferidas, pois permitem ver os lábios (cor) e a boca (secreções e vômito).

2. É possível estimar o tamanho apropriado da **cânula oral** segurando-a perto da face da criança. A extremidade da cânula oral deve chegar ao ângulo da mandíbula.

3. Laringoscopia

a. Há preferência por um **cabo estreito**, porque proporciona mais naturalidade quando se usa uma lâmina menor.

b. A **lâmina reta** (Miller ou Wis-Hipple) é recomendada para crianças com menos de 2 anos. A flange menor e a extremidade longa e afilada da lâmina reta permitem melhor visualização da laringe e manipulação da epiglote no espaço limitado de uma cavidade oral pequena.

c. As **lâminas curvas** geralmente são usadas em pacientes com mais de 5 anos.

d. Diretrizes de tamanho da lâmina do laringoscópio (Quadro 29.4).

4. Tubos traqueais. Tradicionalmente, usavam-se tubos sem balonete nas crianças com menos de 6 a 7 anos (tubo traqueal com diâmetro interno de 5,5 mm ou menos). O risco de estenose traqueal é mínimo com os modernos balonetes de baixa pressão e os tubos com balonete podem ser usados quando indicado (p. ex., tonsilectomia ou

---

QUADRO 29.4 Orientações para Escolha das Lâminas do Laringoscópio

Idade	Lâmina
Prematuro e recém-nascido	Miller 0
Lactente até 6 a 8 meses	Miller 0 a 1
9 meses a 2 anos	Miller 1
	Wis-Hipple 1,5
2 a 5 anos	Macintosh 1
	Miller 1 a 1,5
Crianças acima de 5 anos	Macintosh 2
	Miller 2
Adolescente a adulto	Macintosh 3
	Miller 2

Anestesia para Cirurgia Pediátrica **399**

QUADRO 29.5	Orientações de Tamanho dos Tubos Traqueais

Idade	Tamanho (Diâmetro Interno em mm)
Recém-nascido prematuro	2,5 a 3,0
Recém-nascido a termo	3,0
6 a 12 meses	3,5
12 a 20 meses	4,0
2 anos	4,5
Mais de 2 anos	4 + [idade (anos)/4]
6 anos	5,5
10 anos	6,5

Nota: Comprimento do tubo na boca (cm) = [10 + idade (anos)]/2.

obstrução intestinal proximal). É preciso ter o cuidado de não inflar demais o balonete e ter consciência de que pode haver difusão de N_2O para dentro do balonete. No momento da intubação, deve-se ter à mão tubos traqueais um número acima e um número abaixo do tamanho estimado. Técnicas especiais de intubação traqueal são discutidas na seção VI. O Quadro 29.5 contém orientações sobre o tamanho dos tubos traqueais.

C. Controle da Temperatura
1. Deve-se **aquecer a sala de cirurgia** entre 25,5°C e 32°C antes da chegada da criança e colocar um cobertor térmico sobre a mesa de cirurgia. Os lactentes devem ser cobertos com um cobertor e usar um gorro.
2. Um **aquecedor radiante com servocontrole** mantém os lactentes aquecidos durante a indução da anestesia e o posicionamento. A temperatura da pele deve ser medida e não deve ultrapassar 39°C.
3. **Permutadores de calor e umidade passivos** podem ser usados na maioria dos casos de rotina. Alguns profissionais preferem usar gases inspirados ativamente aquecidos e umidificados durante cirurgia prolongada.
4. É preciso aquecer líquidos, hemoderivados e soluções de irrigação.

D. Monitoramento
1. Além do monitoramento tradicional (Capítulo 10), um **estetoscópio precordial ou esofágico** oferece informações sobre a função cardíaca e respiratória.
2. **Pressão arterial**
   a. A braçadeira do esfigmomanômetro deve cobrir no mínimo dois terços do braço, mas sem invadir a axila nem o espaço antecubital.
   b. A braçadeira pode ser colocada na perna se os braços estiverem inacessíveis (p. ex., engessados).
3. A **oximetria de pulso** é importante, não apenas por causa da rápida dessaturação em lactentes e crianças pequenas, mas também para evitar condições hiperóxicas desnecessárias em prematuros.
4. As **medidas de dióxido de carbono ao fim da expiração** observadas geralmente são menores que as esperadas quando se usa um circuito sem reinalação, porque o gás expirado é diluído pelo alto fluxo de gases frescos.
5. Sempre é preciso monitorar a **temperatura**. Em lactentes pequenos, são aceitáveis os sensores esofágicos, retais ou axilares. Uma vez colocados os campos cirúrgicos, há que ajustar a temperatura do cobertor térmico e da sala de modo que não haja hipertermia das crianças (sobretudo de lactentes pequenos).
6. O **débito urinário** é um excelente indicador da volemia em crianças. Em recém-nascidos, 0,5 mℓ/kg/h é adequado; nos lactentes com mais de 1 mês de idade, 1,0 mℓ/kg/h geralmente indica perfusão renal adequada.

400 Capítulo 29

E. Acesso e Equipamento IV
1. Nas crianças que pesam menos de 10 kg, convém usar uma câmara de controle (bureta) para evitar a hidratação excessiva acidental.
2. Nas crianças maiores, usa-se um equipo pediátrico para infusão, no qual 60 gotas equivalem a 1 mℓ.
3. Usa-se tubo de extensão com conexão em T curta para que os pontos de injeção não fiquem fora do alcance, cobertos por campos cirúrgicos. Os fármacos devem ser administrados o mais próximo possível do local de acesso IV para evitar a administração de volume excessivo de solução de irrigação.
4. É preciso ter muito cuidado ao retirar o ar dos equipos IV, pois o lactente pode ter uma comunicação entre os lados direito e esquerdo, por persistência do forame oval. Deve-se usar um filtro de ar em lactentes e crianças com *shunts* intracardíacos conhecidos.

V. TÉCNICAS DE INDUÇÃO
A. **Lactentes com menos de 8 meses** podem ser transportados sem sedação até a sala de cirurgia; em seguida, a anestesia pode ser induzida por técnica inalatória (ver seção V.C). Os órgãos bem vascularizados são proporcionalmente maiores e os grupos musculares e adiposos são menores em recém-nascidos do que em adultos, o que afeta a captação e a distribuição de agentes inalatórios (ver Capítulo 11).
B. As **opções de sedação para crianças de 8 meses a 6 anos** compreendem:
1. **Midazolam oral**, 0,5 a 0,75 mg/kg, dissolvido em xarope doce, geralmente produz sedação em 20 min, embora o tempo até o início da ação possa variar muito. Na maioria das vezes, os pacientes continuam acordados, mas sedados e, em regra, não se lembram de ter saído de perto dos pais ou da indução da anestesia.
2. **Quetamina**, 5 mg/kg VO, produz sedação em 10 a 15 min e tem sinergismo com o midazolam. O tempo de recuperação pode ser prolongado. Isso pode ser parcialmente evitado pela inserção de sonda orogástrica e esvaziamento do estômago após indução.
3. A **oximetria de pulso** faz parte da rotina depois da sedação do paciente.
C. Indução Inalatória
1. Esta é a técnica mais comum em crianças, exceto quando há indicação de indução IV em sequência rápida.
2. É comum a ocorrência de um **"estágio de excitação"** da anestesia durante a indução inalatória. Portanto, convém reduzir a um mínimo o ruído e a atividade na sala de cirurgia. Esse estágio deve ser explicado aos pais, se eles forem assistir à indução.
3. Técnicas
   a. **Crianças de 8 meses a 5 anos** podem ser anestesiadas após a medicação pré-anestésica. A máscara facial é mantida próximo da face da criança, porém sem tocá-la, e inicia-se a administração de oxigênio e óxido nitroso com baixa vazão (1 a 3 ℓ/min). A concentração de sevoflurano é aumentada gradualmente em acréscimos de 0,5%. Quando o reflexo palpebral desaparecer, pode-se aplicar a máscara à face da criança e levantar delicadamente o maxilar.
   b. A **indução inalatória lenta** pode ser usada em crianças de 1 a 2 anos cooperativas e em crianças maiores que não receberam medicação pré-anestésica. Mostra-se à criança como respirar por uma máscara transparente de anestesia. Administram-se oxigênio e N$_2$O por máscara facial, acrescentando-se sevoflurano gradualmente à mistura. Uma história envolvente que inclua instruções respiratórias pode ser muito útil.
   c. A **"indução com respirada única"** pode ser realizada com uma mistura de anestésico volátil e óxido nitroso.
      (1) Pode haver perda da consciência com uma só inspiração de volume equivalente à capacidade vital de uma mistura de sevoflurano a 8% e N$_2$O a 70% em O$_2$. O sevoflurano praticamente substituiu o halotano; causa menor depressão miocárdica e bradicardia durante a indução. O desflurano, um anestésico volátil muito pungente, não é recomendado para indução inalatória.
      (2) O circuito é preenchido com N$_2$O a 70%-O$_2$ e sevoflurano a 7% a 8%. É preciso ocluir a extremidade do circuito com um tampão ou outra bolsa reservatório e deixar aberta a válvula de alívio (*pop-off*) para reduzir a um mínimo o vazamento de anestésico não eliminado pelo sistema antipoluição.

Anestesia para Cirurgia Pediátrica 401

(3) O pincelamento da máscara com aromatizantes pode melhorar a aceitação pelas crianças.

(4) A criança é instruída a inspirar profundamente (capacidade vital) o ar ambiente, expirar todo o ar (expiração forçada) e prender a respiração. Nesse momento, o anestesiologista coloca a máscara com delicadeza sobre a face do paciente. A criança inspira profundamente a mistura de anestésico e, mais uma vez, prende a respiração. Essa sequência é repetida quatro ou cinco vezes.

(5) A maioria das crianças é anestesiada em 60 segundos; às vezes é necessário um tempo maior.

d. As crianças podem estar amedrontadas, não cooperativas e até mesmo agressivas durante a indução inalatória. Nesse caso, é fundamental ter um plano alternativo, como a injeção IM de um sedativo ou hipnótico.

D. Indução Intramuscular. Em crianças extremamente não cooperativas ou que tenham atraso do desenvolvimento, a anestesia pode ser induzida com quetamina (4 a 8 mg/kg IM), cujo efeito leva de 3 a 5 min. Deve-se misturar atropina (0,02 mg/kg IM) ou glicopirrolato (0,01 mg/kg IM) à quetamina para evitar a salivação excessiva. O midazolam, 0,2 a 0,5 mg/kg IM, também pode ser administrado para reduzir o risco de *delirium* durante a recuperação.

E. Indução IV

1. **Em crianças com mais de 8 anos:** Muitas vezes, crianças maiores podem preferir a técnica IV à máscara. A anestesia pode ser induzida com propofol (3 a 4 mg/kg) ou tiopental (4 a 6 mg/kg). Pode-se usar etomidato (0,2 a 0,3 mg/kg) em crianças que sofreram grande traumatismo e apresentam instabilidade hemodinâmica ou em crianças com cardiomiopatia.

2. A indução IV nessa idade geralmente é preferível à indução com máscara, pois muitas crianças maiores têm aversão ao odor dos anestésicos voláteis. Pode-se obter anestesia local antes do acesso venoso com injeção subcutânea de lidocaína a 1%. Outra opção é a aplicação de **creme EMLA** (uma mistura eutética de lidocaína a 2,5% e prilocaína a 2,5%); **creme LMX** (lidocaína a 4%) ou Synera (adesivo tópico aquecido com mistura eutética de lidocaína e tetracaína) à pele cerca de 45 min antes do acesso venoso. O creme EMLA também é útil para aliviar a dor no acesso com Portacath.

F. Crianças de "Estômago Cheio"

1. Na **indução em sequência rápida** geralmente aplicam-se, em lactentes e crianças, os mesmos princípios válidos para adultos. Além disso,

a. Pode-se administrar **atropina** (0,02 mg/kg) IV para evitar bradicardia, sobretudo ao usar succinilcolina.

b. As crianças necessitam de doses maiores de tiopental (4 a 6 mg/kg), propofol (3 a 4 mg/kg) e succinilcolina (1,5 a 2,0 mg/kg) em razão do maior volume de distribuição desses fármacos.

c. Lactentes com distensão gástrica (p. ex., estenose pilórica) devem ser submetidos a descompressão gástrica com sonda orogástrica antes da indução da anestesia. Essa sonda gástrica deve ser aspirada mais uma vez antes da extubação traqueal.

d. Pode-se administrar **ranitidina** (2 a 4 mg/kg) para reduzir o volume gástrico e aumentar o pH gástrico. A **ondansetrona (0,15 mg/kg) pode ser administrada para profilaxia das náuseas e vômitos pós-operatórios.**

e. Não se deve administrar **metoclopramida** se houver suspeita de obstrução do esvaziamento gástrico ou obstrução intestinal.

2. **Laringoscopia e intubação acordado** são opções no lactente agonizante ou com franca anormalidade das vias respiratórias (p. ex., anomalia craniofacial grave) e "estômago cheio".

3. Deve-se considerar o uso de **tubo traqueal com balonete** em uma criança de estômago cheio. Essa opção minimiza a necessidade de substituir um tubo sem balonete que se mostre pequeno demais. O volume do balonete pode ser ajustado para garantir o vazamento adequado de ar.

VI. INTUBAÇÃO TRAQUEAL

A. Acesso Oral

1. Crianças maiores são colocadas em posição "olfatória" usando-se um cobertor. Lactentes e crianças pequenas têm occipúcio grande e a colocação de uma pequena toalha sob as escápulas é mais útil.

402 Capítulo 29

2. Durante a laringoscopia, usa-se a extremidade da lâmina para elevar a epiglote. Se essa técnica não propiciar boa visão da glote, pode-se colocar a lâmina do laringoscópio na valécula, mesmo com uma lâmina reta.

3. A distância entre a glote e a carina é de aproximadamente 4 cm em recém-nascido a termo. Tubos traqueais pediátricos têm uma linha preta simples a 2 cm da extremidade e uma linha preta dupla a 3 cm; essas marcações devem ser observadas enquanto se introduz o tubo além das pregas vocais.

4. Caso haja resistência durante a intubação, deve-se experimentar um tubo meio tamanho menor.

5. Depois da intubação, deve-se examinar o tórax para verificar se há expansão bilateral igual e auscultar os pulmões para confirmar a igualdade. Deve haver vazamento em torno de um tubo sem balonete quando se aplica pressão positiva de 15 a 20 cm H_2O. Se houver vazamento com pressão inferior a 10 cm H_2O, deve-se substituir o tubo traqueal pelo próximo tamanho maior. A capnografia deve demonstrar valores apropriados e coerentes de CO_2 ao fim da expiração.

6. É recomendada a ausculta torácica a cada mudança de posição da cabeça ou do corpo para confirmar a igualdade do murmúrio vesicular. A extensão da cabeça pode acarretar extubação, enquanto a flexão pode levar ao avanço do tubo para um brônquio principal.

7. Devem-se fixar com firmeza os tubos traqueais e anotar as marcações numéricas no tubo mais próximo da gengiva; qualquer alteração nessa relação indica deslocamento do tubo traqueal.

B. Acesso Nasal

1. Esse método geralmente é semelhante ao usado em adultos (ver Capítulo 13).

2. A posição cefálica da laringe do lactente dificulta a intubação sem auxílio; é comum a necessidade de pinça de Magill para guiar a extremidade do tubo através das pregas vocais.

3. A intubação nasal só deve ser usada quando houver indicação específica (p. ex., cirurgia da boca) em virtude do risco de epistaxe no caso de adenoides aumentadas.

C. Os **lactentes apneicos** apresentam hipoxemia em 30 a 45 segundos, mesmo após pré-oxigenação. Em caso de bradicardia, cianose ou dessaturação, devem-se interromper as tentativas de intubação imediatamente e administrar oxigênio a 100% até a melhora da saturação de oxigênio.

D. Relaxantes Musculares

1. Os **relaxantes musculares** são usados com frequência para facilitar a intubação traqueal. Podem ser contraindicados em lactentes e crianças com anormalidade anatômica das vias respiratórias.

2. A **succinilcolina** pode causar bradicardia, possivelmente exagerada com a administração de doses repetidas. Caso não tenha sido administrada atropina antes da primeira dose de succinilcolina, ela deve ser administrada antes da segunda dose. O uso de succinilcolina em crianças com miopatias ocultas pode causar hiperpotassemia com risco à vida, cujas manifestações são bradicardia com complexo largo, taquicardia ventricular, fibrilação ventricular ou assistolia. Pode não haver história de fraqueza muscular leve ou atraso dos marcos físicos apropriados para a idade, pois a distrofia muscular dos tipos de Duchenne e Becker pode só se manifestar a partir dos 4 anos. Qualquer suspeita de fraqueza muscular, sobretudo em lactentes do sexo masculino, requer a dosagem pré-operatória do nível de creatinoquinase. Por isso, a *"black box"* da FDA adverte que "em crianças, a succinilcolina deve ser reservada para intubação de emergência ou casos em que haja necessidade de assegurar imediatamente as vias respiratórias, como no laringospasmo, via respiratória difícil e estômago cheio". Não se deve administrar succinilcolina a crianças com história familiar de hipertermia maligna em parente próximo (ver Capítulo 18, seção XVII).

3. O **rocurônio** (0,6 a 1,2 mg/kg) tem início de ação rápido e, na maioria dos casos, substituiu a succinilcolina quando há necessidade de indução em sequência rápida.

4. O relaxamento neuromuscular de rotina pode ser obtido com **cisatracúrio** (0,1 mg/kg). Pode-se usar uma dose maior (0,2 mg/kg) para intubação.

5. Nos procedimentos muito demorados (p. ex., craniotomia e cirurgia cardíaca), o **pancurônio** (0,1 mg/kg) é uma opção. O bloqueio neuromuscular deve ser revertido com **neostigmina** (0,05 a 0,06 mg/kg) e um anticolinérgico (p. ex., atropina ou glicopirrolato)

Anesthesia para Cirurgia Pediátrica **403**

caso haja sugestão de fraqueza pelo monitor de bloqueio neuromuscular ou pelo exame clínico.

VII. A **máscara laríngea** (ver Capítulo 13, seção IV) revolucionou a anestesia pediátrica. Substituiu a máscara facial em casos simples (p. ex., herniorrafia) e o tubo traqueal em muitos procedimentos (p. ex., ressonância magnética ou tomografia computadorizada).

VIII. ANALGESIA

A analgesia pode ser obtida com não opioides parenterais, como o cetorolaco (0,5 mg/kg), se não houver contraindicações (p. ex., disfunção renal e risco de hemorragia), ou com opioides como a morfina, 0,1 mg/kg; fentanila, 0,5 a 2 μg/kg; hidromorfona, 0,5 a 2 mg/kg ou remifentanila, 0,1 a 0,5 μg/kg.

IX. ADMINISTRAÇÃO DE LÍQUIDOS

Os cálculos a seguir podem ser usados para estimar as necessidades de líquido para lactentes e crianças maiores. Outros reflexos da volemia, inclusive a pressão arterial, a frequência cardíaca, o débito urinário, a pressão venosa central e a osmolaridade, podem guiar ajustes complementares.

A. Necessidades Hídricas de Manutenção

1. Administrar 4 mℓ/kg/h para os primeiros 10 kg de peso corporal (100 mℓ/kg/dia), 2 mℓ/kg/h para os próximos 10 kg (50 mℓ/kg/dia) e, por fim, acrescentar 1 mℓ/kg/h para mais de 20 kg (25 mℓ/kg/dia). Por exemplo, os líquidos de manutenção para uma criança de 25 kg seriam $[(4 \times 10) + (2 \times 10) + (1 \times 5)] = 65$ mℓ/h.

2. A solução habitual para reposição de déficits de líquido e perdas contínuas na criança saudável é a **solução de Ringer-lactato**. Uma segunda solução de glicose a 5% é usada com frequência no período perioperatório em crianças prematuras, recém-nascidos com septicemia, lactentes de mães diabéticas e aqueles em nutrição parenteral total. A glicemia desses pacientes deve ser verificada periodicamente.

B. Volume Sanguíneo Estimado (VSE) e Perdas de Sangue

1. O **VSE** é de 95 mℓ/kg em recém-nascidos prematuros, 80 a 90 mℓ/kg em recém-nascidos a termo, 75 a 80 mℓ/kg em lactentes até 1 ano de idade, e 70 mℓ/kg depois.

2. Perda de sangue aceitável (PSA). A PSA pode ser estimada com uma fórmula simples:

$$PSA = VSE \times (Ht_{inicial} - Ht_{aceitável})/Ht_{inicial}$$

a. Se a quantidade de sangue perdido for inferior a um terço da PSA, a reposição pode ser feita com solução de Ringer-lactato.

b. Se a quantidade de sangue perdido for superior a um terço da PSA, deve-se considerar a reposição com coloide (p. ex., albumina a 5%).

c. Se a quantidade de sangue perdido for maior que a PSA, deve-se repor com concentrado de hemácias e igual quantidade de coloide. As transfusões de plasma fresco congelado e de plaquetas devem ser orientadas pelos resultados das provas de coagulação, estimativas das perdas de sangue atuais e previstas, bem como adequação da formação de coágulo na ferida.

d. Em lactentes e crianças pequenas, a perda de sangue deve ser medida em pequenos recipientes de aspiração e pesagem das compressas. Como, às vezes, é difícil medir com precisão as perdas de sangue de pequeno volume em crianças pequenas, o monitoramento da hemoglobina e do hematócrito ajuda a evitar transfusões desnecessárias e também a alertar o anestesiologista para a necessidade de transfusão sanguínea.

e. A **"hemoglobina e o hematócrito aceitáveis"** não são mais 10 g/dℓ e 30%. Cada paciente é avaliado em relação à necessidade de transfusão de hemácias. Uma criança saudável com função cardíaca normal pode compensar a anemia aguda com o aumento do débito cardíaco. Uma criança debilitada, séptica, submetida a quimioterapia ou cirurgia de grande porte pode necessitar de hemoglobina mais alta.

C. Déficit de líquidos estimado = (líquidos de manutenção por hora) $\times$ horas desde a última ingestão oral. Todo o déficit de líquidos estimado é reposto durante os procedimentos de grande porte; a primeira metade é administrada na primeira hora e o déficit remanescente é infundido ao longo do período de 1 a 2 h subsequente.

404 Capítulo 29

D. As **perdas para o terceiro espaço** podem necessitar de mais 10 mℓ/kg/h de solução de Ringer-lactato ou soro fisiológico se houver extensa exposição do intestino ou íleo paralítico significativo.

X. RECUPERAÇÃO E CUIDADOS PÓS-ANESTESIA
A. Extubação
1. Pode haver **laringospasmo** durante o despertar, sobretudo no período crítico de excitação.
2. Na maioria dos casos, a extubação traqueal é realizada após emergência da anestesia. A tosse não é um sinal de que a criança está pronta para extubação. Em vez disso, as crianças devem mostrar atividade objetiva (p. ex., estender a mão para o tubo traqueal) ou abertura dos olhos antes da extubação. No lactente, a flexão do quadril e caretas fortes são indicações úteis do despertar.
3. Outra opção é extubar a traqueia enquanto o paciente ainda está profundamente anestesiado. Isso pode ser feito em operações como herniorrafia inguinal, na qual a tosse durante a emergência é indesejável ou em pacientes com doença reativa das vias respiratórias. A extubação "profunda" não seria apropriada em uma criança com anormalidade das vias respiratórias ou que comeu recentemente.
B. Durante o transporte para a sala de recuperação pós-anestesia (SRPA), convém monitorar continuamente a cor e o padrão ventilatório da criança. Administra-se oxigênio suplementar, se indicado (p. ex., criança com anemia ou doença pulmonar).
C. Na SRPA, é desejável que haja logo um encontro da criança com os pais.

XI. PROBLEMAS ESPECÍFICOS DA ANESTESIA PEDIÁTRICA
A. Comprometimento das Vias Respiratórias
1. **Etiologias**
   a. Anormalidades congênitas (p. ex., atresia coanal, síndrome de Pierre Robin, estenose traqueal ou membrana laríngea).
   b. Inflamação (p. ex., traqueobronquite ou "crupe", epiglotite e abscesso faríngeo).
   c. Corpos estranhos (CE) na traqueia ou esôfago.
   d. Neoplasias (p. ex., hemangioma congênito, higroma cístico ou linfadenopatia torácica).
   e. Trauma.
2. **Conduta inicial**
   a. Administrar oxigênio a 100% por máscara facial.
   b. Manter a criança mais calma possível. A avaliação deve ser eficiente, porque pode aumentar a agitação e comprometer ainda mais as vias respiratórias. Os pais são muito úteis por sua habilidade para acalmar a criança e devem permanecer com ela enquanto for possível.
   c. É indispensável a presença do anestesiologista durante o transporte para a sala de cirurgia. Oxigênio, bolsa de reanimação e máscara, laringoscópio, atropina, succinilcolina, fármacos adequados para sedação e hipnose, tubos traqueais e máscaras laríngeas apropriadas, cânulas orais e oximetria de pulso têm de estar à mão.
3. **Indução da anestesia**
   a. **Minimizar a manipulação do paciente.** Um estetoscópio precordial e o oxímetro de pulso são monitores adequados durante a indução inicial da anestesia.
   b. A criança pode permanecer em **posição semissentada**, na presença dos pais, se indicado. A **indução inalatória gradual** com sevoflurano é a próxima etapa (ver seção V.C.3). A obstrução das vias respiratórias e a troca de ar insatisfatória prolongam a indução.
   c. Quando a criança estiver inconsciente, solicita-se que os pais saiam da sala e institui-se acesso venoso. Se houver indicação, pode-se administrar atropina nessa ocasião.
   d. Os **pacientes com crupe** podem ser beneficiados pela aplicação cuidadosa de pressão positiva nas vias respiratórias, mas qualquer pressão positiva pode causar obstrução aguda das vias respiratórias em pacientes com epiglotite ou corpos estranhos (CE).

Anestesia para Cirurgia Pediátrica **405**

e. O **tubo traqueal oral** deve ter um guia e ser no mínimo um tamanho menor que o previsto. Se houver previsão de ventilação pós-operatória (p. ex., epiglotite), pode haver indicação de tubo traqueal com balonete.

f. Nesse momento, os pacientes geralmente apresentam hipercarbia (ETCO$_2$ entre 50 e 60 mmHg), mas esta costuma ser bem tolerada. A bradicardia é uma indicação de hipoxemia e requer a obtenção imediata de uma via respiratória permeável.

g. Só realizar laringoscopia quando a criança estiver profundamente anestesiada. A decisão de administrar um relaxante muscular depende da situação. Um relaxante muscular facilita a intubação e evita a necessidade de anestesia profunda em determinadas circunstâncias. Em outros casos, o relaxamento muscular pode comprometer ainda mais as vias respiratórias. Em geral, a intubação orotraqueal deve ser realizada antes de tentar qualquer outro procedimento nas vias respiratórias. A **broncoscopia** é indicada antes da intubação em caso de CE grandes nas vias respiratórias superiores ou de tumores subglóticos friáveis (p. ex., hemangioma).

h. Um **tubo nasal** pode ser mais apropriado nas doenças que exijam vários dias de intubação (p. ex., epiglotite). O tubo orotraqueal pode ser trocado por um tubo nasotraqueal ao fim do procedimento, desde que a intubação oral tenha sido realizada com facilidade. Nunca colocar em risco um tubo traqueal oral seguro para trocá-lo por um tubo traqueal nasal.

i. As crianças devem ser sedadas durante o transporte para a unidade de terapia intensiva; a infusão da associação de um narcótico e um benzodiazepínico ou propofol é eficaz. A respiração pode ser espontânea ou assistida durante o período pós-operatório imediato. O propofol não é aprovado pela FDA para sedação de crianças em unidade de terapia intensiva em razão do risco da síndrome de infusão do propofol e distúrbios metabólicos associados.

4. Conduta na aspiração de corpo estranho (CE)

a. A aspiração de CE geralmente ocorre entre 7 meses e 4 anos de idade. Cerca de 75% dos CE alojam-se na porção proximal das vias respiratórias (laringe, traqueia e brônquio principal direito e esquerdo). A maioria das mortes ocorre no momento da aspiração, e a mortalidade na maioria das séries é igual a zero se a criança chegar viva ao hospital.

b. O **quadro clínico inicial** mais comum é de sufocação e sibilos após uma aspiração testemunhada. A tríade de tosse, sibilos e diminuição do murmúrio vesicular só ocorre em 50% dos casos. A radiografia de tórax pode mostrar objetos radiopacos, enfisema pós-obstrutivo ou pneumonia localizada, mas a taxa de resultados falsonegativos é de 40%.

c. O **tratamento** é a broncoscopia rígida imediata, quaisquer que sejam os achados das radiografias de tórax. É fundamental comunicar-se com o broncoscopista antes e durante o procedimento. Deve-se preparar um *kit* de traqueotomia e toracotomia de emergência. Há duas técnicas de anestesia: ventilação espontânea e ventilação controlada.

d. Ventilação espontânea: Após pré-oxigenação e administração por via intravenosa de atropina ou glicopirrolato, é realizada indução com sevoflurano e oxigênio a 100%. O sevoflurano é preferido ao halotano porque não sensibiliza o coração às catecolaminas endógenas. Mantém-se ventilação espontânea. Uma vez obtida profundidade adequada, borrifa-se lidocaína tópica (a 2% nas crianças em idade escolar e a 1% nos lactentes pequenos) nas pregas vocais e no espaço subglótico. Em seguida, a traqueia é intubada com broncoscópio de ventilação. A profundidade da anestesia deve ser suficiente para evitar movimento e tosse. Convém considerar uma pequena dose de relaxante muscular logo antes da retirada do CE através das pregas vocais. Logo depois, aspira-se o estômago e permite-se a recuperação do paciente respirando por máscara ou tubo traqueal inserido após a retirada do CE. As vantagens dessa técnica são melhor distribuição do fluxo de ar e maior equilíbrio ventilaçãoperfusão, ventilação ininterrupta e capacidade de avaliar imediatamente a mecânica ventilatória depois da retirada do CE. As desvantagens são os riscos de movimento do paciente, tosse, laringospasmo e recuperação prolongada.

e. Ventilação controlada: A anestesia é iniciada com indução em sequência rápida usando propofol e relaxante muscular. A anestesia pode ser mantida com infu-

406 Capítulo 29

são de propofol e remifentanila e com relaxante muscular. A traqueia é intubada com broncoscópio de ventilação, e a ventilação é realizada em coordenação com as intervenções do broncoscopista. Depois de introduzido o broncoscópio, faz-se a ventilação com altas pressões inspiratórias e são necessários longos tempos de expiração para evitar barotrauma. A recuperação é obtida de maneira semelhante à da técnica de ventilação espontânea. As vantagens da ventilação controlada são rápido controle das vias respiratórias, ausência de movimento do paciente e menor necessidade de anestésico. No entanto, há interrupção intermitente da ventilação e risco de deslocamento distal do CE e de barotrauma com hiperinsuflação por mecanismo valvular.

    f. Um grande estudo retrospectivo mostrou que a **técnica ventilatória** não afetou o sucesso da retirada do CE nem influenciou desfechos adversos (hipoxia, hipercarbia, bradicardia e hipotensão).

    g. O edema subglótico, que acarreta crupe pós-extubação, pode ser tratado com oxigênio umidificado. Se os sintomas forem graves, pode-se administrar epinefrina racêmica (0,5 mℓ de solução a 2% em volume de 2 a 4 mℓ).

B. **Infecção Recente das Vias Respiratórias Superiores.** Lactentes e crianças maiores podem ter de seis a dez infecções respiratórias altas por ano. É importante ponderar a intensidade dos sintomas e a urgência da cirurgia. Sibilos, febre e tosse são sinais de inflamação respiratória baixa e estão associados a aumento do risco de complicações respiratórias perioperatórias. Por outro lado, a miringotomia e a colocação de um tubo de timpanostomia podem aliviar a rinorreia associada à otite média crônica.

C. As **malformações intra-abdominais** compreendem estenose pilórica, gastrosquise, onfalocele, atresia do intestino delgado e vólvulo (ver Capítulo 28).

    1. As **emergências gastrintestinais** com frequência provocam desidratação acentuada e anormalidades eletrolíticas. O reparo da estenose pilórica deve ser adiado até a restauração do volume intravascular e a correção da alcalose metabólica hipopotassêmica e hipoclorêmica. A situação é mais urgente com outros diagnósticos (p. ex., atresia duodenal) e a reidratação pode ser mantida durante a operação.

    2. A **distensão abdominal** em lactentes e crianças pequenas causa rápido comprometimento respiratório, portanto, a drenagem nasogástrica é obrigatória. Mesmo assim, alguns lactentes agonizantes podem necessitar de intubação traqueal antes da indução da anestesia.

    3. Crianças com distúrbios fisiológicos menos graves e apenas com distensão leve ou moderada podem ser submetidas a indução em sequência rápida.

    4. Uma criança séptica e com desidratação grave pode necessitar de monitoramento complementar (p. ex., acesso arterial, acesso venoso central e sonda vesical).

    5. Os anestésicos voláteis são apropriados para o lactente previamente saudável e submetido a operação simples (como a piloromiotomia). No caso de uma criança em estado grave (p. ex., perfuração de uma víscera), a anestesia deve incluir uma mistura de O_2 e ar e fármacos que causem depressão miocárdica mínima. Opioides (0,1 a 0,2 mg/kg de morfina IV; 1 a 2 μg/kg de fentanila IV; ou 1 a 2 mg/kg de meperidina IV), benzodiazepínicos e relaxantes neuromusculares geralmente são mais bem tolerados do que os anestésicos voláteis. Deve-se evitar o óxido nitroso, que pode aumentar a distensão abdominal.

    6. **Perda de líquido e de calor.** A exposição e a manipulação do intestino podem acarretar perda excessiva para o terceiro espaço, com necessidade de administração de grande volume de líquido. Mesmo quando se usam todas as estratégias possíveis de aquecimento, a perda de calor pode ser inevitável.

    7. O suporte ventilatório pós-operatório é indicado com frequência até que haja diminuição da distensão abdominal, resolução da hipotermia e diminuição da necessidade de líquido.

D. **Emergências Torácicas**

    1. **Fístula traqueoesofágica.** Ver Capítulo 28, seção III.D.2.

    2. **Hérnia diafragmática congênita.** Ver Capítulo 28, seção III.A.8.

E. **Cardiopatias Congênitas.** Ver Capítulos 2, 23 e 28.

F. **Procedimentos da Cabeça e do Pescoço**

    1. Reparo de estrabismo. Ver Capítulo 25, seção I.C.2.

Anestesia para Cirurgia Pediátrica **407**

2. Tonsilectomia, adenoidectomia e cirurgia de emergência na criança com sangramento nas tonsilas. Ver Capítulo 25, seção II.D.1.

XII. ANESTESIA REGIONAL

A **anestesia regional** em crianças conquistou aceitação em vista da melhor compreensão da farmacocinética e farmacodinâmica dos anestésicos locais em lactentes e crianças e da disponibilidade de equipamentos específicos.

A. Farmacologia dos Anestésicos Locais
1. A **ligação dos anestésicos às proteínas** é menor em recém-nascidos em virtude dos níveis reduzidos de albumina sérica. A concentração livre do fármaco pode ser aumentada, sobretudo da bupivacaína.
2. A **atividade da colinesterase plasmática** pode estar reduzida em lactentes com menos de 6 meses, o que teoricamente reduz a depuração de aminoésteres.
3. Os **sistemas de enzimas microssomais hepáticas** do recém-nascido são imaturos, o que reduz a depuração de aminoamidas.
4. O **volume de distribuição aumentado** no lactente e na criança reduz as concentrações livres de anestésico local no sangue.
5. A **toxicidade sistêmica** é a complicação mais frequente de anestesias regionais e as doses devem ser calculadas com cuidado de acordo com o peso. O risco de acúmulo do fármaco livre após doses repetidas de anestésicos locais é maior em lactentes e crianças.

B. Raquianestesia
1. **Indicações**
   a. Neonatos prematuros com idade pós-concepção inferior a 60 semanas e lactentes com história de apneia e bradicardia, displasia broncopulmonar ou necessidade de suporte ventilatório prolongado correm maior risco de apneia e instabilidade cardiovascular após anestesia geral. A raquianestesia pode reduzir a probabilidade dessas complicações anestésicas pós-operatórias. Essas crianças ainda necessitam de monitoramento cardiorrespiratório durante no mínimo 24 h após a operação, qualquer que seja a técnica anestésica. A sedação durante a raquianestesia pode invalidar todos esses possíveis benefícios.
   b. Crianças em risco de hipertermia maligna.
   c. Crianças com doença crônica das vias respiratórias, como doença reativa das vias respiratórias ou fibrose cística.
   d. Crianças maiores e adolescentes não cooperativos, com estômago cheio e submetidos a cirurgia periférica de emergência (p. ex., fratura do tornozelo).
2. **Anatomia.** Ver Capítulo 16.
3. **Técnica**
   a. O procedimento pode ser realizado com o paciente em decúbito lateral ou sentado. Crianças prematuras e recém-nascidos são colocados em posição sentada para limitar a dispersão rostral do fármaco. A cabeça é apoiada em posição vertical para evitar a obstrução das vias respiratórias superiores. Uma agulha de raquianestesia de calibre 22 e 4 cm de comprimento é usada em lactentes, porque o fluxo de líquido cerebrospinal é muito lento, sobretudo com uma agulha menor. Acima de 2 anos, a agulha de calibre 25 é aceitável.
   b. Deve-se instituir acesso IV antes da raquianestesia e monitorar o paciente durante todo o procedimento. É essencial manter normotermia, sobretudo em prematuros e recém-nascidos. A criança deve permanecer em decúbito dorsal após a administração do anestésico espinal; convém evitar a posição de Trendelenburg, que pode causar a dispersão cefálica do fármaco no espaço subaracnóideo.
4. **Fármacos e doses**
   a. Na maioria das vezes são usadas soluções hiperbáricas de bupivacaína ou tetracaína.
   b. As doses são aumentadas e a duração da ação é reduzida em lactentes.
   c. **Doses recomendadas** para anestesia em nível T6 de lactentes.
      (1) **Bupivacaína** a 0,5% (solução isobárica): 0,5 a 1 mg/kg
      (2) **Bupivacaína** a 0,75% em glicose a 8,25%: 0,5 a 1 mg/kg
      (3) **Tetracaína** a 1% em glicose a 5%, 0,8 a 1,0 mg/kg em lactente e 0,25 a 0,5 mg/kg em criança maior. Essa dose é alta em comparação com a dose administrada a adultos, mas é necessária em lactentes.

408 Capítulo 29

d. A duração média da anestesia cirúrgica é de 90 min, tanto com a tetracaína quanto com a bupivacaína. A duração do bloqueio pode ser prolongada pelo acréscimo de epinefrina, 10 μg/kg (até 0,2 mg), ou fenilefrina, 75 μg/kg (até 2 mg).

5. Complicações e contraindicações

  a. O **nível de anestesia** recua muito mais rapidamente em crianças que em adultos. Se o bloqueio diminuir, a sedação complementar tem de ser usada com cuidado, sobretudo em prematuros e recém-nascidos. Se a anestesia subaracnóidea for inadequada, é melhor iniciar anestesia geral antes do posicionamento.

  b. A **hipotensão** é rara em crianças com menos de 7 a 10 anos, talvez porque o tônus vascular simpático em repouso seja menor que em adultos. Os únicos indícios de raquianestesia alta podem ser manchas cutâneas ou apneia e bradicardia.

  c. As **contraindicações** são semelhantes àquelas em adultos, com atenção especial às anomalias anatômicas congênitas do sistema nervoso central e à história de hemorragia intraventricular.

C. Anestesia Peridural Caudal e Lombar

  1. Indicações. Essas técnicas são úteis associadas à anestesia geral para procedimentos de pequeno e grande portes no tórax, abdome, pelve, bexiga e membros inferiores, sobretudo quando há expectativa de dor pós-operatória intensa (p. ex., cirurgia ortopédica).

  2. A **anatomia** é apresentada no Capítulo 16. Note que o saco dural termina no nível da vértebra S3 no recém-nascido; é necessário cuidado para evitar perfurar a dura-máter durante a introdução da agulha caudal.

  3. A **técnica** é apresentada no Capítulo 16.

  a. A maioria das anestesias peridurais caudais e lombares é administrada depois da indução de anestesia geral.

  b. A **anestesia caudal** pode ser administrada em injeção única de anestésico local com agulha de bisel curto e 4 cm introduzida no espaço peridural caudal. Essa técnica é ideal para procedimentos curtos com dor pós-operatória leve a moderada, como herniorrafia inguinal, orquidopexia e circuncisão. Nos procedimentos mais demorados ou na analgesia pós-operatória prolongada, pode-se introduzir um cateter a partir do espaço peridural sacral. É possível usar bolos intermitentes ou infusão contínua de anestésico local com ou sem opioide. Em lactentes, cateteres caudais de calibre 22 são inseridos através de agulhas Tuohy de calibre 20, com 40 a 50 mm de comprimento; crianças maiores necessitam de cateteres de calibre 20 inseridos através de agulhas Tuohy de calibre 17 ou 18, com 90 a 100 mm de comprimento.

  c. Cateteres caudais podem ser introduzidos até o nível lombar ou torácico em crianças pequenas, porque o espaço peridural ainda não é muito vascularizado. Os níveis recomendados são T6-9 para cirurgia torácica (p. ex., reparo de *pectus excavatum*), T10-12 para cirurgia abdominal (p. ex., fundoplicatura de Nissen ou ressecções intestinais) e L3-4 para procedimentos pélvicos. Em geral, esses cateteres avançam com facilidade; a resistência pode indicar posição errada. Se necessário, pode-se confirmar a posição do cateter com contraste e fluoroscopia. Embora a inserção seja fácil em comparação com um cateter lombar, o cateter caudal está associado a maior risco de contaminação fecal. Além disso, pode haver deslocamento do cateter após a operação.

  d. Os **cateteres peridurais** podem ser inseridos por via lombar ou torácica. A distância entre a pele e o espaço peridural é curta (1 a 2 cm) em crianças e, mais uma vez, é essencial ter cuidado para evitar punção da dura-máter. A perda de resistência geralmente é obtida com a ajuda de soro fisiológico em vez de ar. Em crianças maiores, são usadas agulhas Tuohy de calibre 18 e cateteres de calibre 20. Os cateteres torácicos são úteis no reparo de *pectus excavatum* ou toracotomia. A inserção de cateter peridural torácico em crianças anestesiadas depende da habilidade e da experiência do profissional. Alguns poderiam afirmar que esse método pode causar lesão acidental, enquanto outros acreditam que não se pode confiar que uma criança de 7 anos acordada permaneça imóvel durante o procedimento.

4. Fármacos e doses

  a. Na **anestesia caudal em dose única**, é desejável bloqueio sensorial de longa duração com bloqueio motor mínimo. Administra-se bupivacaína a 0,125% a 0,25% com epinefrina, de acordo com a fórmula de 0,06 mℓ de anestésico local por kg por seg-

Anestesia para Cirurgia Pediátrica **409**

mento, sendo o número de segmentos contado de S5 até o nível de analgesia desejado. Uma posologia alternativa simples é administrar bupivacaína a 0,125% com epinefrina em dose de 1 a 1,25 mℓ/kg. O aumento da concentração de bupivacaína acima de 0,25% não parece melhorar a analgesia. Doses de bupivacaína de 2,5 mg/kg sem epinefrina e 3 mg/kg com epinefrina ocasionam níveis plasmáticos em lactentes e crianças abaixo da faixa tóxica determinada para adultos. A ropivacaína a 2% foi usada com sucesso em anestesia caudal, em doses de 1 mℓ/kg para pequenas cirurgias eletivas. Esses fármacos nessas concentrações parecem não causar ou causar bloqueio motor mínimo.

- **b.** O acréscimo de **clonidina**, 0,5 a 2 µg/kg, à bupivacaína prolonga a duração da analgesia em 2 a 3 h. Pode aumentar a sedação pós-operatória e deve ser evitado em bebês sob risco de apneia (recém-nascidos e lactentes ex-prematuros).
- **c.** **Anestesia com cateter caudal ou peridural**
  Infusão contínua: A bupivacaína de 0,05% a 0,1% ou ropivacaína de 0,5 a 2% pode ser infundida por via peridural em dose de 0,2 a 0,3 mg/kg/h em lactentes e 0,2 a 0,4 mg/kg/h em crianças maiores. Opioides podem ser acrescentados, em doses de µg, à solução de anestésico local: fentanila (1 a 3 µg/mℓ), infundida de 0,3 a 1 µg/kg/h; morfina, 5 a 10 µg/mℓ, infundida de 1 a 5 µg/kg/h ou hidromorfona, 3 a 7 µg/mℓ, infundida de 1 a 2,5 µg/kg/h. Lactentes com menos de 6 a 12 meses geralmente não recebem opioides na infusão peridural, exceto em ambiente de monitoramento atento.
- **d.** A **analgesia pós-operatória** pode ser obtida por infusão com cateter caudal ou peridural. Em geral, uma infusão de bupivacaína a 0,1% com fentanila, de 1 a 3 µg/mℓ, de 0,3 a 1 µg/kg/h, proporciona boa analgesia sem bloqueio motor. No entanto, alguns pacientes beneficiam-se da omissão de anestésico local da infusão e pode-se administrar fentanila, 0,5 a 1 µg/kg/h, a esses pacientes. Em virtude da preocupação com a depressão respiratória pós-operatória, os lactentes com menos de 6 a 12 meses geralmente não recebem opioides na infusão peridural, exceto em ambiente de monitoramento atento. Esses lactentes recebem infusão de bupivacaína a 0,1%, 0,2 ou 0,4 mℓ/kg/h.

5. As **contraindicações** são as mesmas relativas à raquianestesia (ver seção XII.B.5).
6. O Capítulo 16, seção VII.D, analisa as **complicações** da anestesia peridural e caudal.

D. Os **bloqueios do plexo braquial** (na cirurgia do membro superior), os **bloqueios penianos** (na circuncisão) e os **bloqueios ilioinguinais** (para herniorrafia inguinal) são técnicas regionais muito úteis em crianças. (Ver Leituras Sugeridas.)

XIII. QUESTÕES ATUAIS EM ANESTESIA PEDIÁTRICA

A. Síndrome de Infusão de Propofol

1. O propofol havia sido um fármaco popular **não licenciado** (*off-license*) para sedação na unidade de terapia intensiva pediátrica (UTIP) em virtude do seu registro de segurança na sala de cirurgia, ausência de acúmulo e recuperação rápida após interrupção. No entanto, o reconhecimento da síndrome de infusão de propofol (SIP), um distúrbio raro mas geralmente fatal, descrito em crianças gravemente enfermas, modificou a prática de sedação na UTIP.
2. A SIP é **caracterizada** por acidose metabólica progressiva; hiperpotassemia; rabdomiólise; lipemia; bradiarritmias (às vezes, taquiarritmias); e disfunção cardíaca, renal e hepática que geralmente levam à morte.
3. As **anormalidades bioquímicas** são compatíveis com perturbação da oxidação de ácidos graxos e comprometimento do transporte mitocondrial de elétrons, com consequente acúmulo de intermediários tóxicos de metabolismo dos ácidos graxos e comprometimento da respiração celular. Especificamente, os triglicerídios de cadeia longa não entram nas mitocôndrias. Os achados séricos típicos são níveis aumentados de lactato, creatinina, creatininoquinase, troponina I, mioglobina, transaminases e acilcarnitinas (que podem servir como marcador inicial).
4. Os **fatores de risco** são crianças em estado grave, ventiladas mecanicamente, com infecção respiratória alta ou doença/lesão aguda do sistema nervoso central, tratadas com infusão de propofol em altas doses (> 4 mg/kg/h) por longos períodos e com ingestão inadequada de carboidratos (< 6 mg/kg/min). Agora há relatos de SIP em crianças que receberam infusões de propofol por apenas 48 h.

410 Capítulo 29

5. O **tratamento** tem de ser precoce e agressivo e inclui hemofiltração, vasopressores e marca-passo cardíaco. A interrupção da infusão de propofol pode não impedir o avanço clínico da SIP.

B. Aplicações de Dexmedetomidina

1. A dexmedetomidina é um agonista altamente seletivo e específico para os **receptores adrenérgicos** centrais e periféricos. É oito a dez vezes mais específica do que a clonidina e foi aprovada pela FDA para sedação por curto período de adultos em UTI. A meia-vida média de eliminação é de 1,5 a 3 h, é extensamente metabolizada pelo fígado e excretada pelo rim. Tem propriedades ansiolíticas, sedativas e analgésicas. Em crianças, foi usada com sucesso para craniotomia em paciente acordado, cirurgia bariátrica, cirurgia de escoliose, procedimentos radiológicos não invasivos, para sedação durante ventilação mecânica, prevenção de abstinência de opioide na UTIP e na dor pós-operatória refratária.

2. A **posologia** habitual é uma dose de ataque de 0,5 a 1 µg/kg durante 10 min, seguida por infusão de 0,5 a 1,0 µg/kg/h. Pode reduzir a pressão arterial média e ter pequeno efeito sobre a ventilação em pacientes com respiração espontânea. Foi usada para reduzir a agitação durante o despertar em dose de 0,5 µg/kg, mas pode aumentar um pouco o tempo até a recuperação e a extubação.

Leituras Sugeridas

Carollo DS, Nossaman BD, Ramadhyani U. Dexmedetomidine:a review of clinical applications. *Curr Opin Anesthesiol* 2008;21;457–461.

Cloherty JP, Eichenwald EC, Stark AR. *Manual of neonatal care*, 5th ed. Wolters Kluwer Health: Lippincott Williams & Wilkins, 2007.

Coté CJ, Lerman J, Todres ID. *A practice of anesthesia for infants and children*, 4th ed. Philadelphia: Saunders Elsevier, 2009.

Dalens B, Khandwala R. *Regional anesthesia in infants, children, and adolescents*. Baltimore: Williams & Wilkins, 1995.

Dorsch JA, Dorsch SE. *Understanding anesthesia equipment*, 5th ed. Philadelphia: Wolters Kluwer Health, Lippincott Williams & Wilkins, 2008.

Greeley WJ. *Pediatric anesthesia*. New York: Churchill Livingstone, 1999.

Gregory GA. *Pediatric anesthesia*, 4th ed. New York: Churchill Livingstone, 2001.

Johns Hopkins Hospital, Custer JW, Rau RE, Lee CK. *The Harriett Lane Handbook,* 18th ed. Philadelphia: Elsevier Health Sciences, 2008.

Kliegman RM, Behrman RE, Jenson HB, et al. *Nelson textbook of pediatrics*, 18th ed. Philadelphia: WB Saunders Elsevier 2007.

Miller RD, ed. *Anesthesia*, 6th ed. Elsevier-Churchill Livingstone, 2005.

Motoyama EK, Davis PJ. *Smith's anesthesia for infants and children*, 7th ed. St. Elsevier Mosby–Saunders, 2007.

O'Neill JA, Rowe MI, Grosfeld J, et al. *Pediatric surgery*, 5th ed. Mosby–Year Book, 1998.

Phan H, Nahata MC. Clinical Uses of Dexmedetomidine in pediatric patients: *Pediatric Drugs.* 2008;10(1):49–61.

Tobias JD. Dexmedetomidine: applications in pediatric critical care and pediatric anesthesiology. *Pediatr Crit Care Med* 2007;8(2):115–131.

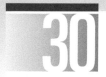

Anestesia para Obstetrícia e Ginecologia

Amy Ortman e Lisa Leffert

I. FISIOLOGIA MATERNA NA GRAVIDEZ (QUADRO 30.1)
A. Sistema Respiratório
1. O **ingurgitamento capilar da mucosa** pode ocorrer em toda a árvore respiratória, com início no primeiro trimestre e aumento ao longo de toda a gravidez. No passado, recomendava-se a intubação com cânula traqueal de 6,0 a 6,5 mm (diâmetro interno) para reduzir a possibilidade de traumatismo das vias respiratórias; no entanto, o uso de cânulas maiores é possível na maioria das pacientes em caso de necessidade. A retenção de líquidos pode causar aumento da língua, o que explica a maior prevalência das classes 3 e 4 de Mallampati de vias respiratórias em parturientes a termo em comparação com a população em geral. Além disso, pode haver alteração do exame das vias respiratórias durante o trabalho de parto, com consequente aumento da classe. Por fim, em virtude do ingurgitamento da mucosa, a intubação nasotraqueal pode provocar epistaxe e é melhor evitá-la em gestantes.
2. A **ventilação minuto aumenta 45%** para satisfazer as maiores necessidades de oxigênio da mãe e do feto, promovida por um aumento proporcional do volume corrente. À medida que avança a gravidez, a elevação do diafragma pelo útero grávido ocasiona queda de 20% da **capacidade residual funcional** materna, o que reduz a reserva de oxigênio em pacientes apneicas.

B. Sistema Cardiovascular
1. O **débito cardíaco aumenta 50%** na gravidez. Durante o trabalho de parto, as contrações do útero ingurgitado proporcionam autotransfusão de 300 a 500 mℓ para a circulação materna, aumentando ainda mais o débito cardíaco. O **débito cardíaco atinge o nível máximo imediatamente após o parto** e pode alcançar 80% a 100% acima dos valores anteriores ao trabalho de parto. A despeito do aumento acentuado do débito cardíaco, não há elevação relevante da pressão arterial a termo em relação aos níveis pré-gravidez por causa da diminuição da resistência vascular periférica.
2. A **hipotensão em decúbito dorsal** geralmente ocorre depois de 20 semanas de gestação quando o útero grávido comprime **a aorta e a veia cava inferior** da paciente em decúbito dorsal. A compressão aortocava reduz o retorno venoso e causa hipotensão materna e diminuição do fluxo sanguíneo uteroplacentário. A manobra de deslocamento do útero para a esquerda com a paciente em decúbito dorsal alivia o problema.

C. Hematologia
1. O **volume sanguíneo aumenta** muito durante toda a gravidez. Como o volume plasmático aumenta mais que a massa de hemácias, há **anemia dilucional** relativa.
2. A gestante apresenta **hipercoagulabilidade** durante toda a gravidez. A concentração da maioria dos fatores da coagulação aumenta na gravidez, assim como a produção, a ativação e o consumo de plaquetas. Esse estado hipercoagulável ajuda a limitar a perda de sangue no parto, embora também aumente a probabilidade de complicações trombóticas.

D. Sistema Nervoso
1. A **concentração alveolar mínima** de anestésicos inalatórios é reduzida em 30% durante a gravidez. A etiologia é incerta, mas pode estar relacionada com as alterações das concentrações de hormônios e endorfina durante a gravidez, com consequente aumento do limiar de dor ou analgesia induzida pela gravidez. No entanto, é preciso ter cuidado

QUADRO 30.1 — Alterações Fisiológicas Associadas à Gravidez

Sistema	Parâmetros	Alterações
Respiratório	*Capacidade/volume*	
	Capacidade pulmonar total	–5%
	Capacidade vital	Sem alteração
	Capacidade residual funcional	–20%
	Volume de reserva inspiratório	+5%
	Volume de reserva expiratório	–20%
	Volume residual	–15
	Capacidade de fechamento	Sem alteração
	Volume corrente	+45%
	Mecânicos	
	VEF_1	Sem alteração
	VEF_1/CVF	Sem alteração
	Ventilação minuto	+45%
	Ventilação alveolar	+45%
	Gasometria arterial	
	Pa_{CO_2}	–10%
	Pa_{O_2}	+5 a 10%
	pH	Sem alteração
	HCO_3	Diminuição
	Consumo de oxigênio	
	P50 a termo	30 mmHg
Cardiovascular	Débito cardíaco	+50%
	Volume sistólico	+25%
	Frequência cardíaca	+20 a 25%
	Resistência vascular sistêmica	–20%
Hematológico	Volume sanguíneo	+45%
	Volume plasmático	+55%
	Volume eritrocitário	+25%
	Fatores da coagulação	
	Fatores VII, VIII, IX, X, XII, fibrinogênio	Aumento
	Protrombina	Sem alteração
	Fatores XI, XIII	Diminuição
	Contagem de plaquetas	Sem alteração ou diminuição
	Proteínas totais (albumina, globulina)	Diminuição
Sistema nervoso central	CAM	Diminuição
	Necessidade de anestésico local	Diminuição
Gastrintestinal	*Esvaziamento gástrico*	
	Primeiro trimestre	Sem alteração

(continua)

Anestesia para Obstetrícia e Ginecologia **413**

QUADRO 30.1 Alterações Fisiológicas Associadas à Gravidez (*Continuação*)

Sistema	Parâmetros	Alterações
	Segundo trimestre	Sem alteração
	Terceiro trimestre	Sem alteração
	Trabalho de parto	Diminuição
	Pós-parto (18 h)	Sem alteração
	Pressão de barreira	
	Primeiro, segundo e terceiro trimestres, trabalho de parto	Diminuição
Hepático	TGO, TGP, LDH, bilirrubina	Aumento
	Fosfatase alcalina	Aumento
Renal	Taxa de filtração glomerular	+50%
	Fluxo plasmático renal	+75%

ao reduzir a concentração de anestésico volátil para evitar o aumento da incidência de consciência durante a anestesia.

2. A dose de **anestésico local** necessária para anestesia regional é menor em parturientes que em pacientes não grávidas. As razões disso são:
   a. A diminuição do nível de **proteínas no líquido cerebrospinal (LCE)** aumenta a proporção de fármaco livre e ativo.
   b. O **pH elevado no LCE** aumenta a fração ionizada de anestésico local.
   c. A **distensão das veias extradurais** durante a gravidez diminui o volume de LCE lombar com aumento da dispersão de anestésico local e diminuição da dose segmentar necessária para **raquianestesia**.
3. Durante a gravidez, o papel do **sistema nervoso simpático (SNS) aumenta**. A parturiente depende muito do SNS para controle hemodinâmico, o que é refletido pela diminuição significativa da pressão arterial observada após anestesia regional. A função do SNS normaliza-se entre 36 e 48 h após o parto.

E. **Sistema Gastrintestinal.** Em virtude do relaxamento do esfíncter esofágico inferior e do deslocamento mecânico do estômago pelo útero grávido, muitas gestantes apresentam refluxo gástrico e pirose. Não se sabe ao certo em que período da gravidez passa a haver aumento do risco de aspiração, embora a pressão de barreira – a diferença entre pressão intragástrica e tônus do esfíncter esofágico inferior – diminua desde o primeiro trimestre. O esvaziamento gástrico não parece ser retardado durante a gravidez, porém é mais lento durante o trabalho de parto – sobretudo após a administração de opioides. Como a paciente em trabalho de parto corre maior risco de aspiração, caso seja planejada anestesia geral, deve-se administrar um antiácido não particulado como parte da rotina, considerar um bloqueador dos receptores da histamina (H_2) e metoclopramida, além de realizar indução em sequência rápida. Em geral, toda paciente com sintomas de refluxo durante a gravidez ou que esteja no segundo e terceiro trimestres deve ter indução em sequência rápida, exceto se contraindicado.

F. **Sistema Renal.** O fluxo plasmático renal e a filtração glomerular podem aumentar em até 50%, com aumento da depuração de creatinina e diminuição dos níveis séricos de ureia e creatinina.

G. **Sistema Musculoesquelético.** O exagero da lordose lombar normal secundário ao aumento do útero pode distender o nervo cutâneo femoral lateral, com possível perda da sensibilidade na face anterolateral da coxa ("meralgia parestésica"). Também pode haver síndrome do túnel do carpo e alargamento da sínfise púbica, aparentemente secundários ao aumento do hormônio relaxina durante a gravidez.

414 Capítulo 30

II. TRABALHO DE PARTO E PARTO

A. O **trabalho de parto** é definido como o início de contrações uterinas que modificam o colo do útero e é dividido em três estágios:

1. O **primeiro estágio** começa com o início de contrações regulares e termina com a dilatação cervical total. É dividido em uma fase latente lenta e uma fase ativa, de avanço rápido e caracterizada por dilatação cervical acelerada.
2. O **segundo estágio** vai da dilatação cervical completa até a saída do concepto.
3. O **terceiro estágio** começa com a saída do concepto e termina com a eliminação da placenta.

B. A **dor** durante a primeira parte do trabalho de parto é causada principalmente por contrações uterinas e dilatação cervical. A dor na primeira parte do trabalho de parto é mediada pelos segmentos T10 a L1 da medula espinal. Na fase ativa do primeiro estágio do trabalho de parto e no início do segundo estágio do trabalho de parto, há outro componente de dor decorrente do estiramento do períneo, que segue através do nervo pudendo e entra na medula espinal nos segmentos S2 a S4.

C. A **avaliação fetal durante o parto** é feita, na maioria das vezes, por **monitoramento da frequência cardíaca fetal (FCF)** – contínuo ou intermitente. O monitoramento contínuo da FCF é usado em até 85% das pacientes em trabalho de parto nos EUA. A FCF normal varia de 110 a 160 batimentos por minuto. A taquicardia fetal pode indicar asfixia fetal, febre materna e corioamnionite ou pode ser consequência de fármacos administrados à mãe. A causa mais comum de bradicardia fetal persistente é a hipoxia; porém, outras causas são bloqueio cardíaco congênito, administração de betabloqueadores à mãe ou hipotermia. Acredita-se que a variabilidade da FCF seja um reflexo da saúde fetal, e traçados invariáveis geralmente justificam avaliação complementar. O monitoramento contínuo da FCF permite avaliá-la em relação às contrações uterinas para identificar padrões associados a uma condição fetal tranquilizadora ou preocupante. Ademais, além da avaliação da frequência basal e da variabilidade, as desacelerações foram classificadas (Figura 30.1) como se segue:

1. As **desacelerações precoces** são desacelerações graduais concomitantes às contrações uterinas – propiciando uma imagem espelhada das contrações, com o nadir da desaceleração ocorrendo no pico da contração. A causa é o aumento do tônus vagal fetal, provavelmente por compressão da cabeça fetal; não há necessidade de intervenção.
2. As **desacelerações tardias** são desacelerações graduais que se iniciam depois do início de uma contração uterina com retorno da FCF ao nível inicial somente depois do fim da contração. As desacelerações tardias sugerem comprometimento da troca de oxigênio materno-fetal; são precipitadas em fetos suscetíveis pela diminuição do fluxo sanguíneo uterino durante cada contração com consequente hipoxia fetal. Quando presentes, a oxigenação fetal deve ser maximizada por correto deslocamento do útero para a esquerda, correção da hipotensão materna e administração de oxigênio por máscara facial à mãe. Se essas intervenções não extinguirem as desacelerações tardias, pode ser necessário fazer o parto.
3. Por definição, as **desacelerações variáveis** são abruptas e têm duração e aparência inconstantes. Podem estar associadas a contrações uterinas, mas também podem ser espontâneas. Desacelerações variáveis estão associadas à compressão do cordão umbilical e à diminuição do fluxo sanguíneo umbilical. Podem acarretar comprometimento fetal quando intensas e/ou repetitivas, e foi demonstrado que a tentativa de reduzi-las ou eliminá-las com amnioinfusão diminui a necessidade de cesariana de emergência. As desacelerações tardias recorrentes ou variáveis profundas, sobretudo em caso de variabilidade mínima ou ausente, causam preocupação.
4. O monitoramento eletrônico da FCF tem várias limitações importantes, entre elas a alta taxa de resultados falso-positivos e a significativa variabilidade intraobservador e interobservador. Por fim, o uso de monitoramento fetal eletrônico foi associado a aumento dos partos cirúrgicos, mas não diminuiu as taxas de paralisia cerebral. Na tentativa de minimizar a intervenção baseada em resultados falso-positivos, diversos exames auxiliares foram usados para avaliar o bem-estar fetal:
   a. **Estimulação do couro cabeludo fetal.** A aceleração em resposta ao estímulo digital (passar o dedo na cabeça do feto) ou de outro tipo está associada a condição fetal tranquilizadora.

Anestesia para Obstetrícia e Ginecologia **415**

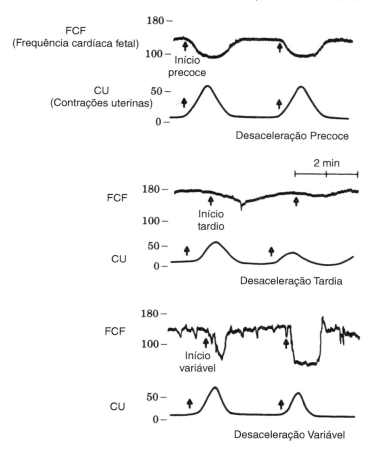

FIGURA 30.1 Padrões de desaceleração periódica da FCF em relação às contrações uterinas.

b. A **determinação do pH sanguíneo no couro cabeludo fetal** é outro método empregado para avaliar acidose fetal quando não é possível corrigir padrões anormais de FCF ou quando seu significado é obscuro. Em geral, o pH acima de 7,25 é aceitável e o trabalho de parto pode prosseguir. O pH inferior a 7,20 sugere acidose fetal e justifica o parto imediato. Se o pH estiver entre 7,20 e 7,25, recomenda-se o monitoramento atento da FCF e a coleta de outra amostra de sangue do couro cabeludo.
c. A **oximetria de pulso fetal** foi criada para melhorar a avaliação da condição fetal por medida contínua da saturação de oxigênio fetal quando o traçado da FCF não é tranquilizador. Infelizmente, estudos mostraram que a tecnologia não está associada à diminuição das taxas de cesariana nem à melhora dos desfechos neonatais.

III. MEDICAMENTOS USADOS COM FREQUÊNCIA NO TRABALHO DE PARTO E NO PARTO
A. **Vasopressores.** Os sintomas de advertência de hipotensão materna são tontura, náuseas, dificuldade respiratória e diaforese; a hipotensão materna pode causar insuficiência uteroplacentária e sofrimento fetal. A anestesia regional provoca bloqueio simpático e diminuição da resistência vascular sistêmica, com risco de hipotensão materna sintomática. A

416 Capítulo 30

hipotensão materna também pode resultar de compressão aortocava ou hemorragia periparto.

O vasopressor ideal para anestesia obstétrica é aquele que aumenta a pressão arterial materna sem diminuir o fluxo sanguíneo uteroplacentário.

1. A **efedrina** é um simpaticomimético indireto que estimula receptores α e β-adrenérgicos. Portanto, provoca estimulação cardíaca com aumento do fluxo sanguíneo periférico e uterino. Em outros tempos, a efedrina era o fármaco de escolha para tratamento de hipotensão materna.

2. No passado, acreditava-se que os agentes α-adrenérgicos puros como a **fenilefrina** aumentassem a pressão arterial materna, mas diminuíssem o fluxo sanguíneo uteroplacentário. No entanto, dados mais recentes indicam que a fenilefrina é segura na gravidez normal e não está associada ao aumento da incidência de acidemia fetal nem à diminuição do índice APGAR.

3. Vasoconstritores mais potentes, como **norepinefrina** e **epinefrina**, geralmente são reservados para casos de hipotensão materna grave refratária à reanimação volêmica e aos vasopressores tradicionais.

B. Os **ocitócicos** são agentes que estimulam as contrações uterinas.

1. **Indicações**
   a. Induzir ou aumentar o trabalho de parto.
   b. Controlar a atonia e o sangramento uterino pós-parto.
   c. Induzir o aborto terapêutico.

2. Os fármacos mais usados são o hormônio hipofisário posterior sintético **ocitocina** (Pitocin); os alcaloides do *ergot* **ergonovina** (Ergotrate) e **metilergonovina** (Methergine); e as prostaglandinas **15-metilprostaglandina** $F_2\alpha$ (Hemabate) e **prostaglandina E₁** (misoprostol).

   a. A **ocitocina** atua no músculo liso uterino e estimula a frequência e a força das contrações. Os efeitos colaterais cardiovasculares da ocitocina são vasodilatação, hipotensão, taquicardia e arritmias. Em altas doses, pode ter um efeito antidiurético e provocar intoxicação hídrica, edema cerebral e convulsões subsequentes na presença de hidratação intravenosa (IV) intensiva. A ocitocina rotineiramente é diluída e administrada por infusão IV contínua.

   b. Em pequenas doses, os **alcaloides do *ergot*** aumentam a força e a frequência das contrações uterinas, mas permitem relaxamento uterino normal. Em doses maiores, as contrações são mais intensas e prolongadas, há aumento do tônus em repouso e ocorrem contrações tetânicas. Portanto, o uso de alcaloides do *ergot* é restrito ao controle do sangramento pós-parto após o terceiro estágio do trabalho de parto. Os efeitos colaterais cardiovasculares são vasoconstrição e hipertensão, que podem ser amplificados na presença de vasopressores. Recomenda-se a administração intramuscular (IM) porque a injeção IV foi associada a hipertensão grave, convulsões, acidente vascular cerebral, descolamento da retina, vasospasmo coronariano, infarto do miocárdio e edema pulmonar. Os alcaloides do *ergot* devem ser usados com cuidado ou evitados em pacientes com doença vascular periférica, pré-eclâmpsia, hipertensão ou doença arterial coronariana.

   c. A **15-metilprostaglandina** $F_2\alpha$ também podem ser usada para provocar contração uterina tetânica como tratamento da atonia uterina. A dose habitual é de 250 µg por via IM ou intramiometrial, com intervalo mínimo de 15 min e uma dose máxima total de 2 mg. Há relato de hipertensão transitória, broncoconstrição intensa e aumento da resistência vascular pulmonar após seu uso. Há contraindicação relativa ao uso de 15-metilprostaglandina $F_2\alpha$ em pacientes com história de asma. Outros efeitos colaterais são febre, náuseas, vômito e diarreia.

   d. A **prostaglandina E₁** aumenta as concentrações intracelulares miometriais de cálcio livre e melhora o tônus uterino. Está disponível em comprimidos de 200 µg administrados VR para tratamento de hemorragia pós-parto. Os efeitos colaterais são menos comuns, porém semelhantes aos da 15-metil-prostaglandina $F_2\alpha$.

C. Os **tocolíticos** são usados para retardar ou interromper o trabalho de parto prematuro em pacientes com fetos viáveis com 34 semanas de gestação ou menos. A dilatação cervical inferior a 4 cm e o apagamento cervical menor que 80% estão associados a maior probabilidade de interrupção do trabalho de parto prematuro.

Anestesia para Obstetrícia e Ginecologia **417**

1. **Indicações**
   a. Interromper as contrações pré-termo.
   b. Retardar ou interromper o trabalho de parto enquanto são instituídas outras medidas terapêuticas (p. ex., betametasona para amadurecer os pulmões fetais).
   c. Permitir a transferência de um hospital comunitário para um centro terciário de assistência com unidade de terapia intensiva neonatal.
2. **Contraindicações**
   a. Corioamnionite.
   b. Sofrimento fetal.
   c. Morte fetal intrauterina.
   d. Hemorragia grave.
3. **Fármacos específicos**
   a. **Agonistas β_2-adrenérgicos** como a **terbutalina** inibem o miométrio através de sistema de mensageiro secundário para inativar a quinase da cadeia leve da miosina e relaxar o músculo liso uterino. A estimulação β_2 também produz broncodilatação, vasodilatação e taquicardia maternas. Os efeitos metabólicos podem incluir hiperglicemia, hipopotassemia, hiperinsulinemia e acidose metabólica. Pode haver edema pulmonar e dor torácica, mas são raros com menos de 24 h de tratamento. Antes de iniciar o tratamento, convém corrigir a hiperglicemia preexistente e considerar um eletrocardiograma de referência nas pacientes com cardiopatia prévia.
   b. O **sulfato de magnésio** é usado na prevenção das crises convulsivas da pré-eclâmpsia e como agente tocolítico. O sulfato de magnésio é antagonista do cálcio intracelular e inibe a contração do miométrio. Os efeitos colaterais do tratamento com sulfato de magnésio são hiporreflexia, letargia e náuseas; em concentrações séricas maiores, pode haver alterações do ECG e edema pulmonar.
   c. Os **inibidores da ciclo-oxigenase**, como a **indometacina**, inibem a conversão do ácido araquidônico em prostaglandinas, que são essenciais no parto. Os efeitos colaterais maternos são raros, mas essa classe de medicamentos deve ser usada com cuidado depois de 32 semanas de gestação (por causa da preocupação com o fechamento prematuro do canal arterial fetal) e em gestações complicadas por oligoidrâmnio.
   d. Os **bloqueadores dos canais de cálcio**, como o **nifedipino**, bloqueiam diretamente a entrada de cálcio através da membrana celular e a liberação subsequente de cálcio do retículo sarcoplasmático, inibindo assim as contrações uterinas. Os bloqueadores dos canais de cálcio são tocolíticos eficazes e bem tolerados, embora haja possibilidade de hipotensão.

IV. **TRANSFERÊNCIA PLACENTÁRIA DE FÁRMACOS**
   A. O **transporte placentário de anestésicos** ocorre principalmente por difusão passiva. Os fármacos com maiores constantes de difusão atravessam as membranas placentárias com mais facilidade. Os fatores que promovem difusão rápida são:
      1. Baixo peso molecular (< 600 Da).
      2. Alta lipossolubilidade.
      3. Baixo grau de ionização.
      4. Fraca ligação às proteínas.
   B. A maioria dos anestésicos inalatórios e IV atravessa facilmente a placenta, pois tem baixo peso molecular, alta lipossolubilidade, é relativamente não ionizada e apresenta ligação mínima às proteínas.
   C. Os **relaxantes musculares** são hidrossolúveis, moléculas ionizadas, com alto peso molecular e, portanto, não atravessam facilmente a placenta.
   D. Os **medicamentos vasoativos** – anti-hipertensivos, antiarrítmicos e vasopressores – atravessam a placenta e têm alguma influência sobre o feto.
   E. Depois que os fármacos atravessam a placenta, a acidose fetal pode causar a retenção de fármacos ionizados.

V. **ANESTESIA PARA TRABALHO DE PARTO E PARTO VAGINAL**
   A. **Parto Natural.** Algumas mulheres optam pelo trabalho de parto e parto sem analgesia. É prudente ter conhecimento prévio da história médica das parturientes caso haja necessidade de cesariana de emergência ou reanimação materna.

418　Capítulo 30

B. Medicação Suplementar. Medicamentos sistêmicos podem ser usados para aliviar a dor e a ansiedade durante o trabalho de parto e o parto. Os fármacos mais usados são agentes agonistas-antagonistas mistos, como o **butorfanol** e a **nalbufina**, e opioides, como a **remifentanila**, a **fentanila** e, às vezes, a **morfina**. Todos esses fármacos atravessam a placenta e podem deprimir o feto; assim, quando esses medicamentos são administrados no trabalho de parto, deve haver equipe hábil no momento do parto para realizar a reanimação neonatal apropriada.

C. O **bloqueio peridural** garante analgesia durante o trabalho de parto e pode ser usado para anestesia durante cesariana. Antes, acreditava-se que a administração de analgesia peridural pudesse retardar bastante o progresso do trabalho de parto e aumentar o risco de cesariana. No entanto, as evidências atuais indicam que a instituição de analgesia neuraxial no início do trabalho de parto proporciona analgesia mais eficaz sem aumento significativo da taxa de cesarianas. O bloqueio peridural durante o trabalho de parto aumenta o risco de parto vaginal assistido.

1. Vantagens
   a. Diminui a necessidade de analgésicos sistêmicos.
   b. A analgesia reduz a secreção endógena de catecolaminas e pode melhorar a perfusão uteroplacentária.
   c. O alívio da dor reduz a hiperventilação, a ventilação minuto e o consumo de oxigênio da mãe.
   d. Caso a parturiente necessite de parto cirúrgico, geralmente é possível usar o bloqueio peridural para anestesia cirúrgica.
   e. Em comparação com a anestesia geral, há menor risco de aspiração pulmonar materna.

2. Desvantagens
   a. Possibilidade de hipotensão e consequente insuficiência uteroplacentária.
   b. O aumento da pressão intra-abdominal distende as veias extradurais, o que torna mais comum a punção sanguinolenta ou a cateterização intravenosa. A injeção intravascular despercebida de anestésico local pode causar efeitos tóxicos sistêmicos.
   c. Risco de bloqueio alto inesperado.
   d. Há punção acidental da dura-máter em cerca de 1% a 2% das pacientes.

3. Contraindicações
   a. Recusa da paciente.
   b. Transtorno da coagulação ou trombocitopenia significativa – adquirida ou hereditária.
   c. Infecção no local de inserção do cateter.
   d. Hipovolemia significativa.
   e. Aumento da pressão intracraniana, que predispõe à herniação.

4. Técnica
   a. Acesso venoso com cateter e infusão de 500 a 1.000 mℓ de solução cristaloide (de preferência aquecida) antes da introdução do cateter peridural. Se não houver contraindicação, a expansão volêmica ajuda a minimizar a hipotensão por vasodilatação periférica.
   b. Administração de uma dose de 30 mℓ de antiácido não particulado antes do procedimento.
   c. Registro dos sinais vitais e da FCF de acordo com o protocolo da instituição.
   d. As pacientes podem estar em decúbito lateral ou sentadas para a inserção do cateter peridural. Convém evitar a posição sentada em pacientes com pré-eclâmpsia tratadas com magnésio.

5. Anestésicos
   a. Pode-se administrar uma **dose-teste** de 3 mℓ de lidocaína a 1,5% com epinefrina a 1:200.000 para verificar se o cateter está em posição subaracnóidea ou intravascular. Na paciente com pré-eclâmpsia, pode-se usar uma dose-teste sem epinefrina para evitar hipertensão grave em caso de injeção intravascular.
   b. O objetivo da analgesia durante o trabalho de parto é propiciar alívio da dor sem bloqueio motor relevante. Os anestésicos locais mais concentrados, como a lidocaína a 2% com epinefrina ou a 2-cloroprocaína a 3%, tendem a produzir maior bloqueio motor e devem ser reservados para cesarianas ou outros procedimentos operatórios.

Anestesia para Obstetrícia e Ginecologia   **419**

A mistura de um anestésico local de ação prolongada diluído, como bupivacaína ou ropivacaína a 0,08%, 0,1% ou 0,125%, e narcótico é usada com maior frequência para bloqueio peridural durante o trabalho de parto. A prática atual é usar bupivacaína a 0,08% e fentanila a 2 μg/mℓ. Depois da dose-teste de 3 mℓ de lidocaína a 1,5% com epinefrina, administra-se um bolo de 15 a 20 mℓ dessa mistura em doses divididas, seguido por infusão contínua com vazão de 12 a 15 mℓ/h. A analgesia começa em 5 a 10 min e continua a aumentar ao longo dos próximos 15 a 20 min. À medida que o trabalho de parto progride, é comum ajustar a velocidade da infusão ou administrar um bolo de anestésico local mais concentrado ou opioide, de acordo com a necessidade. Além disso, à medida que a cabeça fetal desce, a paciente pode queixar-se de pressão retal; a fentanila, na dose de 50 μg, diluída e administrada por via peridural pode ser útil.

c. Sempre que uma dose em bolo é administrada por cateter peridural, deve-se monitorar a pressão arterial a intervalos de poucos minutos até a estabilização e, depois, a cada 15 min. A hipotensão pode ser tratada com 5 a 10 mg de efedrina, por via IV, ou 40 a 80 μg de fenilefrina, por via IV, repetida quando necessário. Recomenda-se a administração cautelosa de pressores em pacientes com pré-eclâmpsia que podem ser mais sensíveis aos seus efeitos.

d. **Analgesia peridural controlada pelo paciente (APCP).** Estudos de comparação da APCP com infusões peridurais contínuas relataram diminuição da dose do fármaco no grupo de APCP e níveis iguais de alívio da dor e sedação entre os dois grupos. A APCP também foi associada a maior satisfação das pacientes e menor bloqueio motor. A APCP pode ser associada a infusão basal contínua ou a bolos intermitentes programados. Como estudos de necropsia mostraram que a distribuição de soluções infundidas no espaço peridural não é uniforme, bolos intermitentes, com suas maiores pressões de infusão, podem proporcionar distribuição mais uniforme de anestésicos e melhor dispersão em comparação com a infusão contínua.

6. **Complicações**

a. A **cefaleia pós-punção da dura-máter (CPPD)**, caracterizada por exacerbação de sintomas em posição ortostática, é a complicação neurológica mais comum após a introdução de cateter peridural durante o trabalho de parto. Estima-se que haja punção acidental da dura-máter em cerca de 1% a 2% dos bloqueios peridurais para analgesia no trabalho de parto, dependendo da experiência e habilidade do profissional. Os fatores de risco para CPPD são idade jovem, sexo feminino, agulhas de grande calibre e cortantes e baixo IMC. Na população obstétrica, estima-se que a incidência de cefaleia após punção da dura-máter com agulha peridural seja de 55% a 80%. Os tratamentos iniciais de escolha são hidratação e analgésicos. As preparações contendo cafeína não alteram a evolução da CPPD, embora sejam úteis no tratamento de cefaleias por abstinência de cafeína. Caso as medidas conservadoras não sejam eficazes ou quando a cefaleia é intensa, deve-se considerar um **tampão sanguíneo peridural (TSP)**. Até 75% das pacientes com CPPD tendem a apresentar alívio sintomático depois de um TSP inicial. As pacientes que não têm alívio inicial podem ser beneficiadas por um segundo tampão; é importante, porém, reavaliar toda paciente com cefaleia persistente ou atípica para excluir outras causas de cefaleia pós-parto. Não se sabe qual é o volume de sangue mais eficaz para o tampão; o êxito do procedimento é mais provável quando realizado mais tarde na evolução.

b. A **injeção intravascular** geralmente está associada a agitação, distúrbios visuais e zumbido, podendo evoluir para arritmias, crises convulsivas e perda da consciência. Caso se note algum desses sintomas, é recomendável interromper a injeção e dar atenção imediata às vias respiratórias e à oxigenação adequada. Pode haver necessidade de intubação traqueal e hiperventilação para garantir a oxigenação fetal e neutralizar a acidose metabólica. Eventuais convulsões podem ser interrompidas com tiopental ou propofol e/ou um benzodiazepínico. Caso haja colapso cardiovascular, é preciso realizar imediatamente reanimação cardiopulmonar (RCP), manobra de deslocamento do útero para a esquerda e cesariana. A literatura relata o tratamento eficaz da intoxicação por anestésico local nas gestantes com tratamento de **Intralipid** ou circulação extracorpórea.

420 Capítulo 30

   c. Raquianestesia total. A injeção subdural ou intratecal acidental de altas doses de anestésico local na realização do bloqueio peridural pode produzir raquianestesia alta ou total. Náuseas, hipotensão e inconsciência podem ser seguidas por parada respiratória e cardíaca. As intervenções cruciais são garantir a via respiratória materna, maximizar a perfusão placentária e tratar a hipotensão com deslocamento do útero para a esquerda e administração de líquidos e pressores, conforme a necessidade.

  D. A **raquianestesia** pode ser usada durante o trabalho de parto; a injeção subaracnóidea de uma pequena dose de opioide lipofílico de ação curta (p. ex., 25 μg de fentanila), com ou sem anestésico local (p. ex., 2,5 a 3 mg de bupivacaína), proporciona analgesia em 5 min, com duração de 1,5 a 2 h. O aumento da dose de anestésico local garante anestesia para o parto vaginal operatório, reparo de lacerações vaginais ou perineais ou remoção de placenta retida.

  E. A **associação de analgesia subaracnóidea e peridural** tornou-se mais comum com o aumento do uso de injeções intratecais para o trabalho de parto. Nessa técnica, o espaço peridural é localizado com a agulha peridural convencional de 3,5 pol, e uma agulha de raquianestesia de 4 pol é introduzida através da agulha peridural até o espaço subaracnóideo. Depois da injeção intratecal, retira-se a agulha de raquianestesia e introduz-se o cateter peridural. A infusão através do cateter peridural é iniciada sem dose-teste nem bolo. A raquianestesia durante o trabalho de parto foi associada a bradicardia fetal logo depois do início, mas não houve aumento da incidência de cesarianas de emergência.

VI. ANESTESIA PARA CESARIANA

As indicações mais frequentes de cesariana são distocia, sofrimento fetal, desproporção cefalopélvica, apresentação pélvica e cirurgia uterina ou cesariana prévia. A escolha do anestésico depende da urgência do procedimento e da condição da mãe e do feto.

  A. Anestesia Regional

   1. A **raquianestesia** é uma técnica rápida e confiável de anestesia para cesariana, se não houver contraindicações. A paciente é hidratada e recebe um antiácido não particulado. Em nossa instituição, costuma-se usar 1,6 mℓ de bupivacaína hiperbárica (solução de bupivacaína a 0,75% e glicose a 8,25%) para obter anestesia no nível de T2 a T4. O acréscimo de fentanila, 10 a 25 μg, ao anestésico local pode reduzir o desconforto visceral. Para analgesia pós-operatória, pode-se acrescentar 0,1 a 0,25 mg de morfina à injeção de anestésico local. Se for usada morfina, deve-se estabelecer um protocolo para monitorar a depressão respiratória tardia e tratar o agravamento de efeitos colaterais como o prurido.

   2. A **anestesia peridural** é uma opção na cesariana eletiva e é comum na transição do trabalho de parto para a cesariana. Na cesariana eletiva, pode-se usar lidocaína a 2% com epinefrina, com ou sem bicarbonato de sódio. A dose de anestésico pode ser ajustada até obter efeito e repetida quando necessário. O acréscimo de fentanila, 50 μg, à anestesia peridural pode aliviar o desconforto da manipulação uterina. A anestesia peridural pode ser usada com eficácia na cesariana de emergência em uma paciente que já tenha um cateter para analgesia no trabalho de parto. Nessa situação, costuma-se usar uma dose em bolo de 15 a 20 mℓ de 2-cloroprocaína a 3% (com ou sem bicarbonato de sódio). Para analgesia pós-operatória, pode-se acrescentar 3 mg de morfina. Como na injeção subaracnóidea, se for administrada morfina peridural, também se deve estabelecer um protocolo para monitorar a depressão respiratória tardia e tratar o agravamento de efeitos colaterais leves, como o prurido.

   3. A **associação de analgesia subaracnóidea e peridural** é outra opção na cesariana. Na maioria das vezes, essa associação é usada em pacientes já submetidas a cesariana ou outra cirurgia abdominal, o que aumenta o tempo de cirurgia.

  B. A **anestesia geral** é a técnica de escolha na cesariana quando a anestesia regional é contraindicada, em algumas situações de emergência ou quando há previsão de hemorragia de vulto.

   1. Vantagens

    a. A indução rápida permite início imediato da cirurgia.

    b. É obtido controle ideal das vias respiratórias e ventilação.

    c. Pode diminuir a incidência de hipotensão no paciente hipovolêmico.

Anestesia para Obstetrícia e Ginecologia 421

2. Desvantagens

a. A incapacidade de intubar a traqueia ainda é o principal receio dos profissionais de saúde, embora a incidência de fracasso da intubação não seja muito diferente da observada na população em geral, e o risco relativo de mortalidade materna na anestesia geral esteja cada vez mais próximo do risco da anestesia regional. Em uma revisão recente de mortes maternas relacionadas com a anestesia, nenhuma paciente morreu por falha da intubação. A hipoventilação por ocasião da recuperação da anestesia geral foi implicada em algumas das mortes maternas, ilustrando a importância da vigilância contínua no período pós-operatório.

b. O risco de aspiração é maior nas pacientes em trabalho de parto que necessitam de anestesia geral.

c. A maioria dos anestésicos atravessa a placenta e pode contribuir para a depressão fetal.

d. Pode haver consciência durante a anestesia para cesarianas de emergência.

3. Técnica

a. Instalam-se acesso venoso e monitoramento convencional. Antes da indução, são administrados 30 mℓ de um antiácido não particulado. Quando indicado, pode-se administrar 10 mg de metoclopramida ou 50 mg de ranitidina por via IV. A paciente é colocada em decúbito dorsal, com deslocamento do útero para a esquerda.

b. A paciente é pré-oxigenada com oxigênio a 100% por 3 min, se houver tempo, ou instruída a inspirar profundamente cinco ou seis vezes. A pré-oxigenação é importante por causa da diminuição da capacidade residual funcional materna, aumento do consumo de oxigênio e risco de complicações nas vias respiratórias. Os obstetras devem preparar e cobrir com campos o abdome, enquanto o anestesiologista faz a pré-oxigenação da paciente.

c. A intubação em sequência rápida com pressão cricoide é realizada com propofol, 2 a 2,5 mg/kg, e succinilcolina, 1,0 a 1,5 mg/kg IV. Pode-se administrar etomidato ou quetamina em vez do propofol nos casos de hipovolemia materna.

d. Até o parto, pode-se usar uma mistura de óxido nitroso e oxigênio a 50% associada a isoflurano ou sevoflurano. Outra opção é escolher concentrações maiores de oxigênio com concentrações aumentadas de anestésicos voláteis ou hipnóticos IV. Embora os níveis de pseudolinesterase possam cair até 30% durante a gravidez, o efeito geralmente não tem importância clínica. Após recuperação da succinilcolina, deve-se administrar um relaxante muscular não despolarizante. Convém evitar a hiperventilação por causa de seus efeitos adversos sobre o fluxo sanguíneo uterino.

e. Os anestésicos voláteis podem ser usados, embora as doses devam ser reduzidas para menos da metade da concentração alveolar mínima depois do nascimento do bebê, uma vez que esses agentes reduzem o tônus uterino. A administração complementar de um agente amnéstico pode ser útil para reduzir ainda mais o risco de consciência intraoperatória em caso de diminuição das concentrações de anestésico volátil. Deve-se administrar ocitocina após a eliminação da placenta para estimular a contração uterina e reduzir a um mínimo a perda de sangue.

VII. PRÉ-ECLÂMPSIA

A pré-eclâmpsia é parte de uma série de distúrbios hipertensivos específicos da gravidez. Embora ainda não se conheça a causa precisa da pré-eclâmpsia, é uma doença que só ocorre na presença de tecido placentário. As manifestações maternas são compatíveis com um processo de disfunção endotelial, vasospasmo, isquemia e alterações do equilíbrio normal de mediadores humorais e autacoides. A pré-eclâmpsia é diagnosticada em 3% a 5% das gestações nos EUA e é mais comum em mulheres nulíparas. Uma gestante atende os critérios para diagnóstico de pré-eclâmpsia se tiver elevação persistente da pressão arterial após 20 semanas de gestação, quando a pressão arterial era previamente normal, e proteinúria acima de 300 mg em 24 h.
A pré-eclâmpsia é dividida em leve e grave de acordo com a presença ou ausência de sinais, sintomas e valores laboratoriais anormais específicos (Quadro 30.2).

A. Dois outros diagnósticos, a **síndrome HELLP** e a **eclâmpsia**, também fazem parte dessa série de doenças.

1. A **síndrome HELLP** (do inglês *Hemolysis*, *Elevated Liver enzymes and Low Platelets* ou, em português, hemólise, elevação das enzimas hepáticas e baixo número de plaquetas)

422 Capítulo 30

QUADRO 30.2 — Sinais e Sintomas de Pré-eclâmpsia Leve e Grave

	Pré-eclâmpsia Leve	Pré-eclâmpsia Grave
Pressão arterial	> 140/90, mas < 160/110 mmHg	> 160/110 mmHg
Proteinúria	0,3 a 5 g em coleta de urina de 24 h, ou 1 a 2+ em exame da urina com fita reagente	> 5 g em coleta de urina de 24 h, ou 3 a 4+ em exame da urina com fita reagente
Outros sinais ou sintomas	Nenhum	Cefaleia persistente
		Distúrbios cerebrais ou visuais
		Comprometimento da função hepática
		Dor epigástrica ou no QSD
		Trombocitopenia
		Edema pulmonar ou cianose
		Restrição do crescimento fetal (RCIU)
		Oligúria < 500 mℓ em 24 h

implica diversas anormalidades laboratoriais e geralmente é considerada um subgrupo de pré-eclâmpsia grave. O diagnóstico da síndrome HELLP também está associado a aumento do risco de resultados adversos, entre eles descolamento prematuro da placenta, insuficiência renal, hematoma subcapsular hepático, ruptura hepática e morte fetal e materna.

2. A **eclâmpsia** é definida como a ocorrência de crises convulsivas em uma mulher com pré-eclâmpsia que não pode ser atribuída a outras causas. As convulsões por eclâmpsia podem ocorrer antes, durante ou depois do parto. A eclâmpsia é uma causa importante de morbidade materna e fetal e ocorre em cerca de 50% das mortes maternas associadas à pré-eclâmpsia.

B. Tratamento

1. **Parto.** O tratamento definitivo da pré-eclâmpsia é a expulsão do feto e da placenta. A escolha do momento do parto é baseada na idade gestacional do feto e na intensidade da doença. É preciso avaliar cada paciente e sua situação clínica para elaborar uma estratégia de tratamento que minimize a morbidade materna e fetal.

2. **Farmacoterapia**

   a. **Profilaxia das crises convulsivas.** As crises convulsivas eclâmpticas, uma complicação grave da pré-eclâmpsia, estão associadas a considerável morbidade e mortalidade materna e fetal. O sulfato de magnésio é o medicamento de escolha na prevenção e no tratamento das crises convulsivas eclâmpticas. O magnésio é administrado durante o trabalho de parto e o parto e por 24 a 48 h depois do parto, com uma dose de ataque IV de 4 g administrada durante 30 min, seguida por infusão de 2 g/h. Em vista do efeito relaxante sobre a musculatura lisa vascular e visceral, o tratamento com magnésio pode reduzir a pressão arterial materna e predispor a paciente a atonia e hemorragia pós-parto.

   b. **Medicamentos anti-hipertensivos**, como **labetalol, hidralazina** e **bloqueadores dos canais de cálcio** são administrados com frequência para controle da pressão arterial. O objetivo do tratamento não é normalizar a pressão arterial, mas evitar a evolução para crise hipertensiva, encefalopatia ou acidente vascular cerebral. Ao administrar medicamentos anti-hipertensivos, é importante lembrar que a placenta é incapaz de fazer a autorregulação do fluxo. Portanto, a queda súbita da pressão arterial materna pode reduzir a perfusão placentária e acarretar comprometimento fetal significativo.

3. **Controle hídrico.** A depleção intravascular deve ser corrigida com a administração criteriosa de solução cristaloide, pois a pré-eclâmpsia aumenta o risco de edema pulmonar.

Anestesia para Obstetrícia e Ginecologia 423

4. **Anormalidades da coagulação.** A trombocitopenia é a anormalidade da coagulação mais comum e indica doença grave. É recomendável verificar os níveis de plaquetas por ocasião da internação, antes da anestesia regional e periodicamente nas pacientes com pré-eclâmpsia grave ou síndrome HELLP.

C. **Anestesia**

1. Historicamente, a **anestesia peridural** tem sido recomendada para cesariana nessa população, sobretudo em pacientes com sinais de hipovolemia ou insuficiência uteroplacentária acentuada. O uso de analgesia peridural durante o trabalho de parto pode ser benéfico na pré-eclâmpsia, melhorando o controle da dor, reduzindo os níveis circulantes de catecolaminas maternas e talvez melhorando a perfusão uteroplacentária. Para início da anestesia neuraxial, devem-se usar as mesmas técnicas, procedimentos e precauções praticadas em pacientes sem pré-eclâmpsia.

2. **Raquianestesia.** Outrora, havia preocupação com o risco de hipotensão materna e diminuição da perfusão uteroplacentária na raquianestesia em pacientes com pré-eclâmpsia. Há cada vez mais evidências que respaldam o uso seguro da raquianestesia na pré-eclâmpsia.

3. A **anestesia geral** geralmente é reservada para cesarianas de emergência ou pacientes com coagulopatia ou outras contraindicações às técnicas regionais. As desvantagens da anestesia geral são possibilidade de estimulação autônoma e hipertensão durante a intubação e a extubação. Também pode haver aumento da probabilidade de intubação difícil. Outrossim, é imprescindível considerar os efeitos sensibilizantes do magnésio sobre os relaxantes musculares ao realizar anestesia geral em pacientes com pré-eclâmpsia.

VIII. HEMORRAGIA PERIPARTO

A hemorragia periparto é a principal causa de mortalidade materna.

A. **Hemorragia Pré-parto.** A causa mais comum de hemorragia pré-parto é a placenta prévia ou o descolamento prematuro da placenta.

1. A **placenta prévia** é a implantação da placenta no orifício cervical ou muito perto dele. O sangramento geralmente é indolor e varia de mínimo a hemorragia vultosa. As pacientes já submetidas a cesariana e com placenta prévia têm maior incidência de **placenta acreta** com necessidade subsequente de histerectomia do útero grávido. A ultrassonografia permite a identificação precoce de placenta prévia e o exame pélvico costuma ser evitado. Pacientes com placenta prévia necessitam de cesariana; pode-se usar raquianestesia ou anestesia peridural em caso de euvolemia.

2. O **descolamento prematuro da placenta** é a separação prematura da placenta com implantação normal. Classicamente, o descolamento prematuro de placenta é doloroso e está associado a hemorragia vaginal visível ou oculta. A conduta anestésica é semelhante à empregada no tratamento da placenta prévia. É preciso avaliar o coagulograma antes de iniciar a anestesia regional no descolamento crônico ou de grande porte, pois pode haver coagulação intravascular disseminada (CID) associada. O parto pode ser vaginal ou cesáreo, dependendo do grau de comprometimento. A anestesia regional pode ser usada em pacientes ressuscitadas sem sinais de sofrimento fetal ou coagulopatia.

B. **Hemorragia Intraparto**

1. **Parto vaginal após cesariana (PVAC).** As pacientes com feto único em apresentação de vértice e história de apenas uma incisão uterina transversal baixa que se apresentam em trabalho de parto espontâneo são as melhores candidatas para uma prova de trabalho de parto. Embora a indução com prostaglandinas seja contraindicada, pode-se administrar ocitocina para potencialização nas pacientes que tentam o PVAC. É aconselhável o monitoramento materno e fetal atento em todas essas pacientes. As técnicas regionais são seguras. Os sinais mais comuns de ruptura uterina são alterações do tônus uterino e do padrão de contração, anormalidades dos traçados de FCF, elevação da estação fetal e dor materna persistente entre as contrações. Em caso de ruptura uterina, o cateter peridural em condições de uso pode garantir um meio de anestesia rápida e segura para intervenção cirúrgica. Se a ruptura uterina causar hemorragia vultosa, a conduta anestésica é igual à empregada em qualquer paciente com sangramento ativo.

2. **Vasa prévia** é um distúrbio no qual o cordão umbilical passa à frente da parte de apresentação do feto. Os vasos do cordão umbilical são vulneráveis a traumatismo durante

424 Capítulo 30

o exame vaginal ou a ruptura artificial das membranas. Como o sangramento ocorre na circulação fetal, há grande risco para o feto e indicação de parto imediato.

C. Hemorragia Pós-parto

1. A **atonia uterina** é a causa mais comum de hemorragia pós-parto e ocorre em 2% a 5% das pacientes. Deve-se fazer reposição adequada com soluções cristaloide, coloide e produtos do sangue, segundo a indicação clínica. A **ocitocina** é a farmacoterapia de primeira linha para profilaxia ou tratamento da atonia uterina. Outros medicamentos administrados para melhorar o tônus uterino são **alcaloides do *ergot* e prostaglandinas**. Caso as medidas conservadoras não tenham êxito, pode ser necessário tratamento cirúrgico ou embolização arterial.

2. A **retenção da placenta** ocorre em até 1% dos partos vaginais. Essa circunstância geralmente requer exploração manual do útero, que pode ser facilitada por bloqueio peridural ou raquianestesia. Se for necessário relaxamento uterino complementar, pode-se usar nitroglicerina em bolos IV de 50 a 100 μg. Para analgesia, podem-se usar pequenas doses de quetamina ou um anestésico inalatório se não tiver sido administrada anestesia regional. Em caso de sangramento significativo e hipovolemia, pode ser necessária a anestesia geral traqueal com agente volátil. Quando houver relaxamento suficiente do útero, deve-se interromper o anestésico volátil para evitar atonia uterina e sangramento subsequente. Muitas pacientes necessitam de outros medicamentos uterotônicos para aumentar o tônus uterino.

3. A **laceração da vagina, do colo uterino ou do períneo** é uma causa comum de hemorragia puerperal. O sangramento pode ser insidioso e difícil de estimar. As pacientes necessitarão de analgesia adequada para facilitar o reparo, o que pode implicar ampliação ou realização de bloqueios regionais, infiltração de anestésicos locais ou anestesia geral.

4. A **retenção de produtos da concepção** pode causar hemorragia puerperal significativa. O tratamento primário é a curetagem uterina para remover os fragmentos remanescentes da placenta. A anestesia pode ser obtida por ampliação do bloqueio peridural usado no trabalho de parto ou indução de anestesia geral.

5. A **inversão uterina** é uma causa rara de hemorragia puerperal que representa uma verdadeira emergência obstétrica. Pode haver necessidade de nitroglicerina em pequenos bolos IV ou de anestesia geral para obter relaxamento uterino adequado e analgesia para reposicionamento. A atonia é comum após reposicionamento do útero e podem ser necessários medicamentos uterotônicos.

IX. EMBOLIA POR LÍQUIDO AMNIÓTICO

A. A **embolia por líquido amniótico (ELA)** é uma complicação rara, mas catastrófica da gravidez. Como a ELA ainda é um diagnóstico de exclusão, a verdadeira incidência é desconhecida, mas é estimada entre 3 e 5 por 100.000 nascidos vivos. Entretanto, a taxa de mortalidade entre parturientes afetadas é de até 85%, e a doença é responsável por até 12% de todas as mortes maternas. Entre as sobreviventes, é comum haver sequelas neurológicas importantes e permanentes.

B. Apresentação Clínica. Classicamente, as pacientes apresentam-se durante o trabalho de parto ou no período puerperal imediato com hipoxia aguda e hipotensão, que se deteriora em colapso cardiovascular, coagulopatia e morte.

C. Fisiopatologia. A etiologia da ELA provavelmente é multifatorial e mal compreendida. Acredita-se que o evento desencadeante seja a ruptura da barreira entre os compartimentos materno e fetal, com introdução de células fetais, líquido amniótico e mediadores inflamatórios na circulação materna.

D. Manifestações. A ELA afeta vários sistemas orgânicos e a apresentação é variável.

1. **Cardiovasculares.** A hipotensão é uma manifestação essencial da doença e está presente em 100% das pacientes com doença grave. Um mecanismo bifásico de choque foi proposto para explicar os achados cardiovasculares em pacientes com ELA. A resposta fisiológica transitória inicial é a hipertensão pulmonar – provavelmente por liberação de substâncias vasoativas – com consequente hipoxia e insuficiência cardíaca direita. As pacientes que sobrevivem à lesão inicial desenvolvem insuficiência cardíaca esquerda e edema pulmonar por motivos que não são bem compreendidos.

2. **Respiratórias.** A hipoxia é uma manifestação inicial de ELA e acredita-se que seja decorrente de hipertensão pulmonar aguda e desequilíbrio ventilação-perfusão. Mais tar-

Anestesia para Obstetrícia e Ginecologia **425**

de, há edema pulmonar associado à disfunção ventricular esquerda. Muitas pacientes também apresentam edema pulmonar não cardiogênico depois que a função ventricular esquerda melhora.

3. **Coagulação.** Há perturbação da cascata da coagulação normal em até dois terços das pacientes. Não está claro se a coagulopatia é consequência de um processo de consumo ou de fibrinólise generalizada.

E. O **tratamento** da ELA requer reanimação intensiva; o tratamento é de suporte para minimizar hipoxia adicional e subsequente lesão do órgão-alvo. Os objetivos do tratamento são manter a oxigenação, manter a circulação e corrigir a coagulopatia.

1. A maioria das pacientes necessita de intubação traqueal, ventilação mecânica e oxigênio suplementar.

2. A instabilidade hemodinâmica deve ser corrigida com reposição volêmica e suporte pressórico, de acordo com a necessidade.

3. **Acessos e monitores** devem incluir acesso venoso adequado, oximetria de pulso contínua, monitoramento invasivo da pressão arterial e cateter na artéria pulmonar e/ou ecocardiografia transesofágica para avaliar a função ventricular.

4. Os **exames laboratoriais** devem ser colhidos periodicamente e a coagulopatia deve ser tratada de modo intensivo. Se o evento ocorrer antes do parto, o feto deve ser retirado de imediato para minimizar a lesão hipóxica do feto e auxiliar a reanimação materna. A literatura descreve a circulação extracorpórea, a oxigenação por membrana extracorpórea e a contrapulsação com balão intra-aórtico como opções eficazes para o tratamento da ELA refratária.

X. **ANESTESIA PARA CIRURGIA NÃO OBSTÉTRICA DURANTE A GRAVIDEZ**

A. Cerca de 0,75% a 2% das mulheres são submetidas a intervenções cirúrgicas não obstétricas durante a gravidez. Os objetivos da conduta anestésica nesses procedimentos são:

1. **Segurança materna.** O plano de anestesia tem de levar em conta o fato de que as alterações fisiológicas da gravidez começam no primeiro trimestre.

2. **Segurança fetal.** Se possível, deve-se evitar a cirurgia no período de organogênese, o primeiro trimestre. Todos os procedimentos cirúrgicos eletivos devem ser adiados até depois do parto. Os procedimentos cirúrgicos não eletivos devem ser realizados no segundo trimestre, se possível. Em geral, deve-se tentar evitar o trabalho de parto pré-termo, manter o fluxo sanguíneo uteroplacentário e evitar substâncias teratogênicas. Nenhum anestésico mostrou-se comprovadamente teratogênico em seres humanos; é provável que os principais problemas sejam hipotensão, hipercapnia, hipocapnia e hipoxia.

B. **Procedimentos Diretamente Relacionados com a Gravidez**

1. A **gravidez ectópica** ocorre quando há implantação anormal do óvulo fertilizado fora do revestimento endometrial do útero. A gravidez ectópica rota é a principal causa de morte materna no primeiro trimestre e é considerada uma emergência cirúrgica que requer laparoscopia ou laparotomia de emergência. Pacientes saudáveis com gravidez ectópica rota podem ser normotensas apesar da hemorragia de grande monta, assim mascarando o grau de perda de sangue real. Portanto, é prudente ter à mão hemoderivados antes de induzir a anestesia.

2. O **abortamento ou aborto** é a perda do feto antes de 20 semanas de gestação ou quando o peso fetal é inferior a 500 g. O **abortamento inevitável** é a dilatação cervical ou ruptura das membranas sem expulsão dos produtos da concepção. O **abortamento completo** é a expulsão espontânea e completa dos produtos da concepção, enquanto a expulsão parcial é denominada **abortamento incompleto**. O **aborto retido** é a morte fetal ignorada. Dilatação e evacuação são indicadas com frequência nos abortamentos incompletos e nos abortos retidos. Pode-se usar acompanhamento anestesiológico monitorado, raquianestesia, anestesia peridural ou anestesia geral depois da avaliação cuidadosa da paciente para verificar o tempo de jejum, a hidratação e a presença de CID ou sepse.

3. A **incompetência cervical** é tratada com cerclagem, na maioria das vezes transvaginal, durante o primeiro ou segundo trimestre. A cerclagem pode ser profilática ou de emergência após o início de alterações cervicais. Em geral, é realizada no primeiro trimestre; a anestesia regional é a técnica de escolha habitual. No entanto, quando há dilatação cervical e planeja-se fazer uma cerclagem de emergência, a anestesia geral pode ser útil porque relaxa o miométrio.

426 Capítulo 30

4. Anestesia para esterilização pós-parto.
  a. Vantagens
    (1) O útero aumentado desloca as tubas uterinas para cima e para fora da pelve, de modo que a operação pode ser feita por pequena incisão de laparotomia intraumbilical.
    (2) Evita-se uma segunda internação hospitalar.
    (3) A probabilidade de gestação subsequente indesejada é minimizada.
    (4) As taxas de complicações cirúrgicas graves são menores na minilaparotomia do que na laparoscopia.
  b. Desvantagens
    (1) As alterações fisiológicas da gravidez podem persistir por 6 semanas depois do parto.
    (2) A ligadura tubária é um procedimento eletivo com opções não cirúrgicas eficazes.
  c. Recomendações. Deve-se considerar a ligadura tubária 6 semanas depois do parto nas pacientes que solicitam ligadura tubária, mas recusam a anestesia regional. Se a paciente teve um parto sem complicações, tem um cateter peridural em condições de uso e foi mantida em jejum após o parto, o procedimento geralmente é realizado assim que houver equipe cirúrgica e recursos. Se o cateter peridural da paciente não estiver em condições de uso, o procedimento é realizado sob raquianestesia. Em comparação com as gestantes, as pacientes pós-parto provavelmente necessitam de uma dose maior de anestésico local para obter nível de anestesia adequado (T4 a T6).
C. Procedimentos Incidentais na Gravidez
  1. Adiar cirurgias eletivas por 6 semanas depois do parto. Os procedimentos cirúrgicos eletivos são relativamente contraindicados na gravidez. Caso a intervenção seja indispensável, o segundo trimestre é o período preferido.
  2. Solicitar o parecer do obstetra antes de qualquer procedimento cirúrgico. Dependendo do local da operação e da idade gestacional do feto, pode-se usar **monitoramento contínuo da FCF** no período perioperatório. Pode-se usar um **tocodinamômetro uterino** para detectar trabalho de parto ou contrações pré-termo, sobretudo no período pós-operatório.
  3. Usar técnicas regionais quando possível.

XI. REANIMAÇÃO CARDIOPULMONAR DURANTE A GRAVIDEZ
A. A parada cardíaca durante a gravidez é rara. Quando ocorre, a reanimação é mais difícil e tem menos êxito do que fora da gravidez.
  1. Depois de 20 semanas de gestação, a **compressão aortocava** pelo útero grávido impede o retorno venoso, o que diminui a eficácia da massagem cardíaca externa.
  2. O aumento das mamas e o deslocamento superior do conteúdo abdominal dificultam a massagem cardíaca externa eficaz.
  3. O aumento da demanda de oxigênio na gravidez aumenta o risco de hipoxia, mesmo quando a ventilação e a perfusão são adequadas.
B. Recomendações. Em caso de parada cardíaca em gestante:
  1. Assegurar **imediatamente** que as vias respiratórias estejam desobstruídas.
  2. Manter o deslocamento do útero para a esquerda em caso de parada cardíaca após 20 semanas de gestação ou no período pós-parto imediato.
  3. Medicamentos vasoativos e **desfibrilação** devem ser empregados da mesma forma que fora da gravidez.
  4. Garantir a presença de equipe apropriada para ressuscitar a criança possivelmente deprimida.
  5. Em caso de parada cardíaca após 24 semanas de gestação, deve-se retirar o feto se não houver êxito da RCP em 4 a 5 min.
  6. Considerar a massagem cardíaca interna ou a **instituição de circulação extracorpórea** em casos de intoxicação por bupivacaína, embolia por líquido amniótico ou embolia pulmonar de vulto.

XII. ANESTESIA PARA CIRURGIA GINECOLÓGICA (VER TAMBÉM CAPÍTULO 20)
A. Os **procedimentos abdominais** podem ser realizados por laparotomia ou técnicas minimamente invasivas via laparoscopia. Quando se emprega laparotomia na cirurgia ginecológica, é

Anestesia para Obstetrícia e Ginecologia 427

comum a incisão abdominal baixa e a anestesia pode ser regional ou geral. Se forem usadas técnicas neuraxiais, é preciso atingir um nível de T4 a T6. O acréscimo de fentanila peridural ou intratecal pode ser útil para minimizar o desconforto por estimulação peritoneal. A anestesia geral pode ser preferível quando é necessário usar a posição de Trendelenburg para facilitar a operação. A anestesia geral também é escolhida nos procedimentos pélvicos e abdominais extensos que impliquem grande perda de sangue e deslocamentos de líquido e nas cirurgias laparoscópicas.

B. Os **procedimentos vaginais** podem ser feitos com anestesia regional ou geral. Como na técnica abdominal, é necessário um nível de T4 a T6 para histerectomia. Nos procedimentos intrauterinos ou vaginais, o nível de T10 costuma ser suficiente. Posição sentada e anestésico local hiperbárico (p. ex., bupivacaína) promovem anestesia sacral. Alguns procedimentos exigem posição de Trendelenburg extrema e de litotomia, que podem comprometer a ventilação e exigir anestesia geral.

XIII. FERTILIZAÇÃO *IN VITRO* E TRANSFERÊNCIA DE EMBRIÕES

A fertilização *in vitro* e a transferência de embriões são técnicas cada vez mais populares para o tratamento da infertilidade. A técnica lança mão da manipulação hormonal para estimular o desenvolvimento e a maturação de vários folículos ovarianos. Os oócitos são colhidos e juntados ao sêmen; os embriões formados são transferidos para a cavidade do útero. A aspiração de folículos guiada por ultrassonografia é o método mais usado para retirada do oócito. O procedimento requer punção e aspiração de folículos com emprego de ultrassonografia transvaginal em tempo real.

A. A **infiltração local** do fórnix da vagina, associada a pequenas doses de sedativos e narcóticos, foi usada com êxito. Essa técnica pode ser inadequada quando os cirurgiões necessitam de imobilidade da paciente para maximizar a retirada de oócitos.

B. A **raquianestesia** garante excelentes condições cirúrgicas. A incidência de CPPD é inferior a 1% com o uso de agulhas com ponta em lápis de pequeno calibre, como a agulha Sprotte 24G ou agulha Whitacre 25G. Na maioria das vezes, usa-se bupivacaína hiperbárica (0,75%) ou mepivacaína hiperbárica (1,5%). Pode-se acrescentar fentanila intratecal, 10 a 25 μg, para reduzir a dor da estimulação peritoneal. Alguns centros evitam a raquianestesia em razão do risco de CPPD e tempo prolongado de alta.

C. A **anestesia geral** pode ser usada para retirada de oócitos. Os efeitos de anestésicos inalatórios sobre a divisão celular e a implantação não são bem compreendidos. Não há indícios conclusivos de que os anestésicos inalatórios usados com frequência afetem adversamente a gravidez e a taxa de nascidos vivos para procedimentos de fertilização *in vitro*. A anestesia geral com um benzodiazepínico, opioide e propofol parece ser uma opção segura à anestesia inalatória para captação de oócitos.

Leituras Sugeridas

Briggs GG, Freeman RK, Yaffe SJ. *Drugs in pregnancy and lactation*, 8th ed. Philadelphia: Lippincott Williams & Wilkins, 2008.

Chestnut DH. *Obstetric anesthesia: principles and practice*, 3rd ed. St. Louis: Mosby–Year Book, 2004.

Eltzschig HK, Lieberman ES, Camann WR. Regional anesthesia and analgesia for labor and delivery. *NEJM* 2003;343:319–332.

Gabbe SG, Niebyl JR, Simpson JL, et al. *Obstetrics: normal and problem pregnancies*, 5th ed. Philadelphia: Churchill Livingstone, 2007.

Goldszmidt E. Principles and practices of obstetric airway management. *Anesthesiology Clin* 2008;26:109–135.

Kodali BS, Chandrasekhar S, Bulich LN, et al. Airway changes during labor and delivery. *Anesthesiology* 2008;108:357–362.

Landon MG, Hauth JC, Leveno KJ, et al. Maternal and perinatal outcomes associated with a trial of labor after prior cesarean delivery. *NEJM* 2004;351:2581–2589.

Macones GA, Hankins GDV, Spong CY, et al. The 2008 National Institute of Child Health and Human Development Workshop Report on Electronic Fetal Monitoring: update on Definitions, Interpretation and Research Guidelines. *Obstet Gynecol* 2008;112:661–666.

Mhyre JM, Riesner MN, Polley LS, et al. A series of anesthesia-related maternal deaths in Michigan, 1985–2003. *Anesthesiology* 2007;106:1096–1104.

Pian-Smith MCM, Leffert L, eds. *Obstetric anesthesia*. New York: PocketMedicine.com, Inc., 2005.

Simhan HN, Caritis SN. Prevention of preterm delivery. *NEJM* 2007;357:477–487.

Wong CA, Scavone BM, Peaceman AM, et al. The risk of cesarean delivery with neuraxial analgesia given early versus late in labor. *NEJM* 2005;352:655–665.

Anestesia Ambulatorial

Christopher J. Hodge e Lisa Wollman

I. SELEÇÃO DE PACIENTES
A. Há um aumento contínuo do número de procedimentos, antes hospitalares, realizados em consultórios e centros cirúrgicos ambulatoriais; cerca de 60% a 70% de todas as intervenções cirúrgicas realizadas nos EUA são feitos em esquema ambulatorial. A cirurgia ambulatorial agora é rotineira em muitos pacientes das classes III e IV da American Society of Anesthesiologists (ASA), que estejam em condições clínicas estáveis, e também em pacientes das classes I e II. Estudos recentes documentaram a segurança dessa prática. As internações hospitalares e as complicações estão relacionadas com o tipo de procedimento, a duração da operação, o uso de anestesia geral e a idade do paciente, e não à classificação da ASA.

B. Pacientes nos quais a Cirurgia Ambulatorial É Imprópria
  1. Crianças
   a. Lactentes que foram prematuros e têm menos de 50 semanas pós-concepção, mesmo quando saudáveis, correm maior risco de apneia pós-anestesia. Qualquer que seja o tipo de anestesia, é recomendável internar esses lactentes para monitoramento de apneia pós-operatória por 24 h.
   b. Lactentes com doenças respiratórias, como displasia broncopulmonar grave, apneia ou broncospasmo.
   c. Lactentes com doença cardiovascular, como insuficiência cardíaca congestiva ou anomalias cardíacas congênitas com repercussão hemodinâmica.
   d. Crianças com febre, tosse, dor de garganta, coriza ou outros sinais de infecção respiratória alta de início recente ou que esteja se agravando.
  2. Adulto
   a. Quando há expectativa de **perda sanguínea vultosa** ou em cirurgias de grande porte.
   b. Pacientes das classes ASA III e IV cuja doença sistêmica é clinicamente instável ou exige monitoramento prolongado ou tratamento pós-operatório.
   c. Pacientes com obesidade mórbida e doença respiratória significativa, inclusive apneia do sono.
   d. Pacientes que necessitam de **controle complexo da dor.**
   e. Pacientes com febre, sibilos, congestão nasal, tosse ou outros sintomas de infecção respiratória alta recente.

II. PREPARO DO PACIENTE
A. Avaliação Pré-operatória. A necessidade de exames pré-operatórios é mínima em pacientes saudáveis. Os exames pré-operatórios devem ser baseados na condição clínica do paciente e no procedimento cirúrgico proposto (ver Capítulo 1).
B. Instruções Pré-hospitalares
  1. Os pacientes são instruídos (no consultório médico ou na área de pré-internação) sobre o horário provável da chegada, roupas apropriadas, restrições alimentares, duração da cirurgia e necessidade de um acompanhante na volta para casa.
  2. Orientações atuais de dieta. As recomendações atuais foram feitas pela recente força-tarefa da ASA sobre jejum pré-operatório. É aceita e segura a ingestão de líquidos claros até 2 h e sólidos até 8 h antes da operação.

3. **Medicamentos.** Os pacientes devem ser instruídos a continuar o uso dos medicamentos cardiovasculares, antiasmáticos, analgésicos, ansiolíticos, anticonvulsivantes e anti-hipertensivos até o momento da operação. O uso de varfarina (Coumadin) deve ser interrompido vários dias antes da cirurgia para permitir a normalização do tempo de protrombina. A heparina subcutânea ambulatorial administrada pelo próprio paciente pode ser usada como ponte se houver necessidade de anticoagulação. Em geral, os diuréticos são suspensos na manhã da cirurgia. O esquema aceito para os pacientes diabéticos é suspender a insulina regular na manhã da operação e administrar metade da dose habitual da insulina de ação prolongada. Quando o paciente vai sozinho para o hospital ou quando o percurso é longo, a insulina pode ser administrada na chegada ao hospital junto com a infusão intravenosa (IV) de glicose.

4. **Consulta pré-anestésica.** Nos pacientes saudáveis e que deambulam, a avaliação do anestesiologista costuma ser feita anteriormente pelo telefone, se possível, ou logo antes do procedimento planejado. Quando um paciente tem um problema possivelmente grave ou um distúrbio clínico complexo, o parecer do anestesiologista deve ser dado com antecedência. A avaliação é feita em uma clínica antes da internação, onde os pacientes são avaliados antes dos procedimentos hospitalares. A anamnese e o exame físico habituais são realizados com atenção especial ao coração, pulmões e vias respiratórias; problemas recentes importantes são investigados (p. ex., sintomas de infecção respiratória alta ou dor torácica inexplicada). O horário da última refeição é confirmado e verifica-se a adesão aos medicamentos pré-operatórios. Todos os exames complementares pré-operatórios necessários também são feitos nessa ocasião. O plano de anestesia é analisado e o termo de consentimento é assinado.

III. ANESTESIA
A. Pré-medicação
1. **Ansiolíticos.** A tranquilização e o bom relacionamento com o paciente provavelmente são suficientes. Além disso, a administração por via intravenosa de 1 a 2 mg de **midazolam** (Versed) faz parte da rotina.
2. **Profilaxia da aspiração.** Os pacientes com ansiedade extrema, obesidade mórbida, refluxo gastroesofágico, gastroparesia diabética, hérnias de hiato sintomáticas ou outros distúrbios causadores de refluxo esofágico correm maior risco de aspiração pulmonar do conteúdo gástrico. Devem ser pré-medicados com um ou mais destes fármacos:
   a. **Antiácidos não particulados** (Bicitra), 30 mℓ VO, pouco antes do procedimento.
   b. **Antagonista do receptor da histamina (H$_2$)** como a ranitidina, na dose de 150 mg VO, de preferência à noite e na manhã da operação, ou 50 mg IV antes da operação.
   c. **Metoclopramida**, 10 mg VO ou IV, antes da operação. A metoclopramida pode ser mais útil para acelerar o esvaziamento gástrico em pacientes com gastroparesia diabética.
3. **Opioides.** Podem-se administrar 50 a 100 μg de fentanila por via IV ou 25 a 50 mg de meperidina, sobretudo se houver dor pré-operatória. A supervisão da enfermagem e o monitoramento da saturação de oxigênio devem ser empregados depois da administração por via intravenosa de sedativos ou opioides na área pré-indução.
B. Acesso Intravenoso.
Com frequência, o cateter IV é inserido em uma veia antecubital ou outra veia periférica maior para aliviar a dor associada à injeção de propofol. Um cateter 20 G é suficiente para quase todos os procedimentos realizados em esquema ambulatorial.
C.
É usado **monitoramento convencional** (ver Capítulo 10), que inclui ECG, oximetria de pulso, sensor térmico e monitoramento da pressão arterial. Além disso, pode-se usar um monitor de índice bispectral (Aspect Medical Systems, Newton, MA) ou outra forma de avaliar a profundidade da anestesia geral; isso pode permitir ajuste mais preciso da dose de hipnóticos, reduzir a incidência de consciência intraoperatória e acelerar a recuperação do paciente ambulatorial.
D. Anestesia Geral
1. **Indução.** O **propofol** é o mais usado para indução em adultos em razão da curta duração de ação, depressão de reflexos faríngeos e diminuição da incidência de vômito pós-operatório em comparação com os barbitúricos. Pode-se acrescentar 20 a 100 mg de **lidocaína** para cada 200 mg de propofol e, assim, diminuir a dor associada à injeção nas pequenas veias. Baixas doses de narcóticos, como a fentanila, podem ser associadas ou administradas

430 Capítulo 31

antes do propofol para reduzir a dose de indução. O **sevoflurano**, o agente inalatório mais usado, também pode ser usado na indução com máscara em crianças e adultos.

2. **Controle das vias respiratórias.** Quando o paciente não relata refluxo gastresofágico e a posição cirúrgica permite, é comum o uso de máscara laríngea tanto em adultos quanto em crianças. Essa técnica substitui quase por completo o controle prévio das vias respiratórias com máscara e permite que sejam evitados os relaxantes musculares. Caso seja necessário garantir a via respiratória, pode-se usar um relaxante muscular como a succinilcolina para facilitar a intubação em procedimentos curtos. O pré-tratamento com pequenas doses de um relaxante muscular não despolarizante pode minimizar a mialgia que sucede a administração de succinilcolina. Nos procedimentos mais demorados, pode-se usar uma dose para intubação de agente não despolarizante de ação curta.

3. **Manutenção.** Anestésicos voláteis (p. ex., isoflurano, desflurano ou sevoflurano), com ou sem óxido nitroso, costumam ser usados com vazão total de gás inferior a 1 ℓ/min (2 ℓ/min no caso do sevoflurano) depois dos primeiros 10 a 15 min para reduzir a perda.

   Além disso, também se pode usar anestesia intravenosa total (TIVA) para garantir a manutenção, com o benefício adicional de redução das náuseas e vômitos pós-operatórios. A anestesia local complementar administrada pelo cirurgião no início do procedimento reduz a necessidade de anestesia geral e assegura analgesia pós-operatória inicial e maior eficiência para recuperação e alta.

E. Anestesia Regional

1. A técnica regional ideal emprega agentes com início de ação rápido para evitar o atraso do procedimento e, nos casos de anestesia neuraxial, de curta duração para facilitar a recuperação rápida e a alta. A seleção de pacientes é importante, uma vez que os benefícios da anestesia regional são perdidos se houver necessidade de sedação intensa. Os bloqueios de nervos periféricos em uma área específica bem antes do horário marcado para a cirurgia diminui o tempo de espera pelo início da anestesia na sala de cirurgia. Agentes de ação prolongada, como a marcaína, são usados com frequência nesses bloqueios para ampliar o máximo possível a duração da analgesia pós-operatória, pois isso não atrasa e pode, na verdade, acelerar a alta desses pacientes. As áreas específicas para bloqueios regionais devem ser totalmente equipadas com monitores convencionais e dispositivos de reanimação para o caso de complicações. Cabe ao anestesiologista acompanhar o caso durante 24 a 48 h para ter certeza de que não houve complicações e de que o bloqueio terminou.

2. **Bloqueios específicos**

   a. **Raquianestesia**

   (1) A **anestesia subaracnóidea** é uma técnica rápida e confiável que garante condições adequadas para cirurgias abdominais baixas, inguinais, pélvicas e nos membros inferiores. A duração pode ser ajustada pela escolha correta do anestésico local.

   (2) **Mepivacaína, lidocaína e bupivacaína** são mais comuns na cirurgia ambulatorial (ver Capítulo 15).

   (3) **Complicações**

   (a) A **cefaleia pós-punção da dura-máter (CPPD)** ocorre em 5% a 10% dos pacientes ambulatoriais. Os pacientes com menos de 40 anos de idade e as mulheres correm maior risco. O consentimento informado compreende a discussão do risco de CPPD e as opções de tratamento. O uso rotineiro de agulha Sprotte 24 a 27 reduziu a incidência de cefaleia pós-punção lombar.

   (b) **Retenção urinária.** O risco de demora na recuperação do tônus vesical e subsequente retenção urinária é maior em homens. Pode ser necessária a cateterização, e a incapacidade persistente de urinar pode justificar a internação. A redução da administração por via intravenosa de líquidos durante a operação pode contribuir para evitar o problema.

   (c) A **irritação radicular transitória** e os sintomas neurológicos concomitantes ao uso de soluções de lidocaína levaram alguns anestesiologistas a usar exclusivamente bupivacaína ou mepivacaína em baixas doses na raquianestesia.

   b. A **anestesia peridural** pode ser usada para reduzir o risco de CPPD. O uso comum depende da possibilidade de iniciar o bloqueio em uma área separada e totalmente monitorada para reduzir o atraso da operação. Quando usada com cateter, propicia anestesia regional para procedimentos apropriados de duração incerta.

Anestesia Ambulatorial **431**

c. Bloqueios de nervos periféricos (ver Capítulo 17). Esses bloqueios podem substituir a anestesia geral nos pacientes adequados ou ser associados à anestesia geral para controle da dor pós-operatória.

(1) Anestesia IV regional para cirurgia da mão ou antebraço. As vantagens são simplicidade, início rápido, alta confiabilidade, bem como recuperação e alta precoces. No paciente médio, administra-se uma dose de 30 a 50 mℓ de lidocaína a 0,5% sem epinefrina. O acréscimo de **clonidina** (1 µg/kg) à lidocaína aumenta muito a duração da analgesia no período pós-operatório. As desvantagens são tempo máximo de intervenção de aproximadamente uma hora em razão da necessidade de um torniquete insuflado, ausência de analgesia pós-operatória e possível risco de intoxicação por anestésico local se os torniquetes falharem nos primeiros minutos depois da injeção.

(2) O **bloqueio do plexo braquial** para intervenções no membro superior geralmente é indicado quando os pacientes preferem a anestesia regional à anestesia geral e quando a condição clínica aumenta os riscos associados à anestesia geral. É comum a associação com anestesia geral para controle da dor pós-operatória. Na cirurgia do ombro, emprega-se o **bloqueio paraescalênico** ou **interescalênico** para anestesia do membro superior acima da linha média do úmero. Na cirurgia do cotovelo ou da mão, o **bloqueio axilar, supraclavicular** ou **infraclavicular** é mais eficaz.

(3) O **bloqueio paravertebral** na cirurgia da mama ou herniorrafia inguinal pode proporcionar analgesia excelente e é uma técnica opcional quando é preferível evitar a anestesia geral.

(4) A **anestesia do membro inferior** com bloqueios do nervo isquiático não é realizada com tanta frequência em razão da necessidade de deambulação precoce e alta. Os **bloqueios poplíteo, femoral e do tornozelo**, porém, podem ser uma excelente opção para o paciente ambulatorial que deseja evitar anestesia geral ou altas doses de narcóticos no período pós-operatório inicial.

d. Cateteres de longa permanência para bloqueio de nervos periféricos. Em pacientes selecionados corretamente, o bloqueio contínuo de nervos periféricos, facilitado pela inserção de cateter de longa permanência com bomba de infusão, pode garantir analgesia superior no período pós-operatório e reduzir a um mínimo o uso de opioides parenterais e as complicações associadas a ele. A educação e o contato adequado com o paciente são imprescindíveis para o controle seguro da analgesia, de complicações (migração do cateter e intoxicação por anestésico local) e da retirada do cateter. Esses cateteres podem ser usados em esquema ambulatorial se houver na instituição uma equipe exclusiva; caso contrário, geralmente é necessário internação.

F. Acompanhamento Anestesiológico Monitorado. No caso de alguns pacientes, o anestesiologista pode ser instruído a monitorar o paciente e a administrar medicamentos, geralmente sedativos ou opioides, complementares à anestesia local realizada pelo cirurgião. Esse método pode ser muito útil em pacientes com problemas clínicos complexos cujas operações seriam normalmente realizadas sob anestesia local ou que estejam ansiosos demais para tolerar o procedimento. O monitoramento clássico sempre deve ser usado, e o anestesiologista deve estar preparado para administrar anestesia geral se a anestesia local mais sedação não for suficiente.

IV. ASSISTÊNCIA PÓS-OPERATÓRIA

A. Internação na Sala de Recuperação Pós-anestesia (SRPA). Os pacientes geralmente saem da sala de cirurgia para a fase I da SRPA. Alguns que estejam acordados após procedimentos de pequeno porte podem ir diretamente da sala de cirurgia para a fase II da sala de recuperação. Atualmente, o protocolo de recuperação convencional para pacientes ambulatoriais submetidos a anestesia geral é um progresso guiado por critérios da sala de cirurgia para a SRPA e daí para a fase II da SRPA, seguido por alta para casa depois de satisfeitos os critérios de alta. Se os critérios usados para dar alta a pacientes da SRPA forem atendidos na sala de cirurgia, geralmente convém usar "sequência rápida", dispensar a SRPA de fase I e transferir o paciente diretamente a fase II. Os critérios para dispensar a SRPA de fase I são paciente acordado e orientado, com sinais vitais estáveis, sem náuseas nem vômito, com dor ou desconforto mínimos e capaz de sentar sem ajuda.

432 Capítulo 31

B. Dor. Se o paciente tiver dor ao chegar à SRPA, administra-se suplementação IV com um opioide.

Quando acordado, e dependendo da intensidade da dor, o paciente geralmente é tratado VO com paracetamol (Tylenol, 975 mg), oxicodona (Percocet, um ou dois comprimidos) ou ibuprofeno (Motrin, 600 mg).

C. Náuseas e Vômito. As náuseas e o vômito são as causas mais frequentes de internações não planejadas e atrasos na alta de pacientes em unidades ambulatoriais. Os fatores predisponentes são história prévia de vômito depois da anestesia, sexo feminino, história de cinetose, uso perioperatório de opioides, procedimentos pélvicos em mulheres jovens, distensão gástrica e dor pós-operatória intensa. Se, no pré-operatório, for constatada uma história pregressa de náuseas e vômito intensos, pode-se administrar 4 a 8 mg de ondansetrona. Outros fármacos usados no tratamento das náuseas e vômitos pós-operatórios são 1,5 mg de escopolamina transdérmica, 1 mg de haloperidol (Haldol) por via IV, 4 mg de dexametasona, 3 mg de prometazina (Fenergan) e 25 mg de efedrina por via SC.

D. Critérios de Alta. Os critérios para a alta das salas de recuperação são ausência de hematoma ou sangramento excessivo no local da operação, estabilidade dos sinais vitais, deambulação, capacidade de urinar após raquianestesia, capacidade de ingerir, ausência de náuseas e vômito, além de controle adequado da dor. O cirurgião ou enfermeiro revê as instruções de alta com o paciente na sala de recuperação.

E. Internação Imprevista. A taxa de internação imprevista depois de cirurgias ambulatoriais é de aproximadamente 1%. Náuseas, vômito, dor, sangramento no local da operação e retenção urinária são as causas mais comuns. Deve haver a possibilidade de prolongar o período de observação ou de internar o paciente que não puder ser liberado depois de um período razoável na sala de recuperação.

Leituras Sugeridas

American Society of Anesthesiologists Task Force on Preoperative Fasting. Report by the American Society of Anesthesiologists Task Force on Preoperative Fasting. Practice guidelines for preoperative fasting and the use of pharmacologic agents to reduce the risk of pulmonary aspiration: application to healthy patients undergoing elective procedures. *Anesthesiology* 1999;90:896–905.

American Society of Anesthesiologists. *ASA guidelines for ambulatory anesthesia and surgery.* Park Ridge, IL: ASA. Amended by ASA House of Delegates, October 15, 2003.

Apfelbaum JL. Bypassing PACU: a cost-saving measure. *Can J Anaesth* 1998;45:R91–R94.

Auroy Y, Benhamou D, Bargues L, et al. Major complications of regional anesthesia in France: the SOS regional anesthesia hotline service. *Anesthesiology* 2002;97:1274–1280.

Bryson GL, Chung F, Finegan BA, et al. Patient selection in ambulatory anesthesia—an evidence-based review: part I. *Can J Anesth* 2004;51:768–781.

Bryson GL, Chung F, Cox RG, et al. Patient selection in ambulatory anesthesia—an evidence-based review: part II. *Can J Anesth* 2004;51:782–794.

Buckenmaier CC, Steele SM, Nielsen KC, et al. Paravertebral somatic nerve blocks for breast surgery in a patient with hypertrophic obstructive cardiomyopathy. *Can J Anesth* 2002;49:571–574.

Cameron D, Gan TJ. Management of postoperative nausea and vomiting in ambulatory surgery. *Anesthesiol Clin North Am* 2003;21:347–365.

Ilfeld BM, Enneking FK. Continuous peripheral nerve blocks at home: a review. *Anesth Analg* 2005;100:1822–1833.

Joshi GP. Inhalational techniques in ambulatory anesthesia. *Anesthesiol Clin North Am* 2003;21:263–272.

Liu SS, Strodtbeck WM, Richman JM, et al. A comparison of regional versus general anesthesia for ambulatory anesthesia: a meta-analysis of randomized controlled trials. *Anesth Analg* 2005;101:1634–1642.

Mayfield J. BIS Monitoring reduces phase 1 PACU admissions in an ambulatory surgical unit. *Anesthesiology* 1999;91(3A):A28.

McGrath B, Chung F. Postoperative recovery and discharge. *Anesthesiol Clin North Am* 2003;21:367–386.

Mulroy MF, McDonald SB. Regional anesthesia for outpatient surgery. *Anesthesiol Clin North Am* 2003;21:289–303.

Pasternak LR. Preoperative screening for ambulatory patients. *Anesthesiol Clin North Am* 2003;21:229–242.

Richman JM, Liu SS, Courpas G, et al. Does continuous peripheral nerve block provide superior pain control to opioids? A meta-analysis. *Anesth Analg* 2006;102:248–257.

Tesniere A, Servin F. Intravenous techniques in ambulatory anesthesia. *Anesthesiol Clin North Am* 2003;21:273–288.

Vaghadia H. Spinal anesthesia for outpatients: controversies and new techniques. *Can J Anaesth* 1998;45(Suppl 5 Part 2):R64–R70.

Anestesia Fora do Centro Cirúrgico

Thomas J. Graetz e John J. A. Marota

I. **CONSIDERAÇÕES GERAIS**
Os mesmos princípios e requisitos adotados em relação ao equipamento de anestesia, padrões de monitoramento, preparo do paciente e cuidados pós-anestésicos descritos nos Capítulos 1, 9, 10 e 35, respectivamente, devem ser seguidos com todos os pacientes que necessitam de anestesia geral ou acompanhamento anestesiológico monitorado (AAM) fora do centro cirúrgico.
   A. **Equipamento Necessário Fora do Centro Cirúrgico**
      1. O anestesiologista tem de verificar se todos os critérios são atendidos antes de iniciar a anestesia.
      2. O **suprimento central de oxigênio** e a **aspiração** são um requisito mínimo: são necessários dois suprimentos independentes de oxigênio e aspiração (**uso do paciente e circuito antipoluente**) no local da anestesia. Além disso, é obrigatório que haja um **cilindro de reserva de oxigênio cheio** para cada paciente. Nos locais que não têm suprimento central de óxido nitroso, é preciso que haja um cilindro de reserva no aparelho. São necessárias **iluminação** adequada e **tomadas elétricas** ligadas a fontes de energia de emergência. Um suprimento de ar comprimido medicinal é desejável, mas não obrigatório.
      3. **Aparelho de anestesia em condições de uso** apropriado para a anestesia. Podem ser necessários chicotes extralongos para fornecimento de gases; o circuito respiratório do aparelho de anestesia pode necessitar de extensões para alcançar o paciente.
      4. O **carrinho com material para anestesia** deve estar em local de fácil acesso e conter o material apropriado e os fármacos necessários para anestesia.
      5. O **equipamento de reanimação** tem de estar em local acessível, contendo desfibrilador, medicamentos e bolsa autoinflável para transporte.
   B. **Área de Trabalho e Acesso ao Paciente**
      1. É preciso que haja espaço adequado para o aparelho de anestesia, equipamento e acesso ao paciente.
      2. Áreas fora do centro cirúrgico onde haja administração periódica de anestesia devem ser designadas pelo hospital como "locais aprovados para anestesia".
      3. É necessário um meio de comunicação direta para a eventualidade de uma emergência.
      4. O monitoramento tem de ser adaptado se não for possível a permanência do anestesiologista na sala (p. ex., durante irradiação); pode ser necessário observar o paciente por uma janela ou circuito fechado de televisão. Prever e providenciar o monitoramento necessário durante o transporte do paciente.
      5. O posicionamento do paciente pode ser difícil nos espaços confinados dos aparelhos de ressonância magnética (RM) e tomografia computadorizada (TC). Pode haver necessidade de acolchoamento adicional para evitar lesão por compressão dos tecidos moles durante procedimentos demorados.
      6. Não raro os exames por imagem exigem que o paciente faça movimentos repetidos de amplitude considerável. É preciso ter extensões adequadas do circuito de ventilação, equipos intravenosos (IV) e cabos de monitoramento; convém fazer um "teste de movimentação" em toda a amplitude de movimento do paciente antes de iniciar o procedimento.
      7. Os anestesiologistas devem tomar precauções apropriadas para reduzir a um mínimo a própria exposição à radiação durante os procedimentos.

434 Capítulo 32

C. Sedação Consciente *versus* Acompanhamento Anestesiológico Monitorado (AAM)

1. Nos EUA, enfermeiros com treinamento especial administram sedação à maioria dos pacientes que necessitam de procedimentos invasivos fora do centro cirúrgico. A **sedação consciente** é definida como um estado clinicamente controlado de depressão do nível de consciência que mantém os reflexos protetores e preserva a capacidade do paciente de manter a permeabilidade das vias respiratórias e de responder adequadamente a estímulos físicos e verbais. A American Society of Anesthesiologists (ASA), a Joint Commission on Accreditation of Healthcare Organizations e as agências estaduais (comitês de licenciamento) elaboraram diretrizes para a administração de sedação consciente por profissionais que não são anestesiologistas nem médicos.

2. O **AAM** é um serviço orientado pelo médico que pode incluir a administração de sedativos e analgésicos. Requer avaliação constante e controle dos problemas clínicos e distúrbios fisiológicos do paciente, com habilidade para converter em anestesia geral, se necessário. É preciso controle do paciente após o procedimento até a recuperação adequada do procedimento e da sedação/anestesia. É necessário que um anestesiologista administre a sedação sempre que o **controle das vias respiratórias** for considerado complexo (*i. e.*, previsão de dificuldade ou impossibilidade de ventilação por máscara ou de possível dificuldade de intubação) ou houver **comorbidade relevante** (*i. e.*, *status* físico ASA classes III e IV) com necessidade de tratamento por um médico.

II. MEIOS DE CONTRASTE

A. Meios de Contraste. Os meios de contraste iônicos e não iônicos são administrados por via intravenosa e intra-arterial para melhorar a imagem; os complexos de gadolínio podem ser administrados tanto na RM quanto em imagens por raios X. Os meios iodados hipo e isoosmolares são usados em vez dos meios hiperosmolares, porque são considerados menos nefrotóxicos. O meio de contraste pode provocar diurese ativa e, às vezes, há necessidade de cateterismo vesical.

B. Reações Agudas aos Meios de Contraste. Reações graves ou fatais são raras, mas imprevisíveis e não estão relacionadas com a dose. São consideradas anafilactoides, pois têm características de anafilaxia, mas não são medidas por IgE.

1. Os fatores de risco são história de reação adversa prévia, asma, alergia sazonal com necessidade de tratamento clínico e uso concomitante de betabloqueadores ou interleucina-2.

2. Os sintomas surgem em 5 a 30 min de exposição e apresentam-se como reações cutâneas generalizadas, obstrução das vias respiratórias, angioedema ou colapso cardiovascular.

3. O tratamento das reações agudas é de suporte. As reações anafilactoides generalizadas devem ser tratadas com administração imediata de corticosteroides, bloqueadores H1 e H2. Oxigênio, epinefrina, agonistas β_2 e intubação podem ser necessários para tratar o broncospasmo e o edema laríngeo; a circulação é mantida com líquidos IV e vasopressores.

4. Nem todos os autores defendem a profilaxia rotineira em todos os pacientes. As estratégias mais usadas são 50 mg de prednisona oral, administrada 13 h, 7 h e 1 h antes do exame por imagem, com 50 mg de difenidramina 1 h antes da administração de contraste. Outra opção é a administração oral de 32 mg de metilprednisolona 12 e 2 h antes da administração de contraste, com ou sem anti-histamínico. Nos procedimentos de emergência, a administração intravenosa de 50 mg de difenidramina e 200 mg de hidrocortisona imediatamente antes do procedimento e a cada 4 h até a sua conclusão tem sido usada com sucesso.

C. Pacientes com Comprometimento da Função Renal

1. Em geral, administra-se *N*-acetilcisteína antes e depois de procedimentos para reduzir a incidência de **nefropatia induzida por contraste**. Os dados que respaldam essa prática são ambíguos. Costuma-se recomendar a hidratação periprocedimento com solução cristaloide, embora não haja defesa de uma posologia ideal. Dados limitados apoiam a hidratação com bicarbonato de sódio em vez de cloreto de sódio.

2. Gadolínio. Há relatos recentes de dermopatia fibrosante nefrogênica, uma doença cutânea esclerosante, após a administração de gadolínio a pacientes com diminuição da função renal.

Anestesia Fora do Centro Cirúrgico **435**

III. ANESTESIA PARA TC

A. A **TC** geralmente é realizada sem anestesia geral. Crianças e adultos não cooperativos (p. ex., vítimas de traumatismo cranioencefálico) podem necessitar de sedação ou anestesia geral para evitar artefatos de movimento; em caso afirmativo, são necessários os monitores convencionais descritos no Capítulo 10. A capnografia oferece dados sobre a ventilação durante a sedação; o acoplamento de um tubo de amostragem lateral à cânula nasal ou máscara facial de oxigênio permite a avaliação qualitativa da ventilação.

B. Adultos. Baixas doses IV de benzodiazepínicos, narcóticos ou hipnóticos de ação curta (p. ex., propofol ou dexmedetomidina) são úteis para sedação; nas infusões contínuas, o gotejamento deve ser ajustado até o efeito desejado.

C. Lactentes com menos de 3 meses de idade podem não necessitar de sedação; a maioria das crianças, porém, necessita de algum nível de sedação ou anestesia geral. As crianças constituem desafios específicos para o anestesiologista, conforme descreve o Capítulo 29.

    1. Sedação

        a. Baixas doses IV de benzodiazepínicos, narcóticos ou hipnóticos de ação curta (p. ex., propofol) são úteis para sedação, seja em bolo, seja em infusões contínuas ajustadas até o efeito desejado.

        b. O **hidrato de cloral** (30 a 50 mg/kg VO ou retal administrados 30 a 60 min antes do procedimento) é um sedativo leve adequado para crianças.

        c. O **metoexital VR** (25 a 30 mg/kg) tem início de ação mais rápido (5 a 10 min) que o hidrato de cloral e dura cerca de 30 min. É útil para indução de anestesia geral; no entanto, os efeitos podem variar porque a absorção é imprevisível. Como pode haver sedação profunda ou anestesia geral, só um anestesiologista deve administrar metoexital com monitoramento apropriado e equipamento para assegurar a permeabilidade das vias respiratórias. O metoexital não é adequado em pacientes em risco de refluxo do conteúdo gástrico.

    2. Pode haver necessidade de **anestesia geral**, mantida com agentes intravenosos ou inalatórios. As vias respiratórias podem ser mantidas naturalmente, com máscara laríngea (ML) ou intubação traqueal, conforme a necessidade.

IV. ANESTESIA PARA RM

A. O ambiente físico da sala de RM apresenta vários desafios para a anestesia dos pacientes.

    1. O túnel longo e estreito do magneto no qual o paciente se deita não permite acesso imediato nem ver o paciente durante o exame por imagens. Os aparelhos estão localizados em recintos blindados que contêm o campo magnético e isolam o ruído de radiofrequência que produziria artefatos de imagem.

    2. O **campo magnético** estático é contínuo e exerce sua força sobre todos os objetos ferromagnéticos (p. ex., cilindros de gás feitos de aço inoxidável, baterias e estetoscópios tradicionais). **Objetos ferromagnéticos próximos do campo magnético podem ser atraídos em direção ao magneto, com risco de ferir as pessoas ou danificar equipamentos que estejam em seu caminho.** O campo estático e os gradientes magnéticos gerados durante o exame podem interferir com os componentes mecânicos (solenoides) em monitores de pressão arterial não invasivos automáticos, ventiladores e bombas de infusão; é necessário equipamento compatível especializado. Apenas estetoscópios de plástico e laringoscópios compatíveis com o magneto podem ser usados nessa área. Cartões de crédito, relógios e telefones celulares têm de ser deixados do lado de fora da sala de exame.

    3. Os **sinais de radiofrequência** e **campos magnéticos variáveis** gerados durante o exame podem provocar artefatos no ECG e oxímetro de pulso.

    4. O campo magnético e a varredura podem deslocar, causar problemas de funcionamento ou provocar danos permanentes em **implantes metálicos (p. ex., próteses articulares, clipes para aneurismas e implantes cocleares) ou aparelhos implantados (p. ex., marca-passos, cardioversores-desfibriladores implantáveis [CDI], bombas de infusão de insulina, bombas intratecais ou estimuladores da medula espinal)** e os sinais de radiofrequência gerados durante o exame podem causar aquecimento. Os pacientes com marca-passos implantados, CDI ou cateteres na artéria pulmonar *não podem* ser submetidos a RM. Os clipes de aneurismas cerebrais não são considerados contraindicação absoluta à RM; é importante, porém, identificar o tipo de clipe presente para determinar a com-

436 Capítulo 32

patibilidade com a RM. Nem todos os clipes são compatíveis. Todas as unidades que realizam RM têm uma lista de dispositivos médicos compatíveis com a RM elaborada pela Food and Drug Administration (FDA). Como os dispositivos médicos podem ser aprimorados ou modificados pelo fabricante sem comunicação à FDA, os centros de RM também devem entrar em contato com o fabricante se houver dúvidas sobre dispositivos específicos.

B. Os **monitores** têm de ser seguros para o paciente, funcionar dentro do campo magnético e interferir o mínimo possível com a imagem. Existe equipamento de monitoramento compatível especializado que pode permanecer dentro do campo magnético e comunicar-se com um monitor "escravo" fora da área protegida do magneto.

1. O eletrocardiograma (ECG) convencional está sujeito a interferência durante a varredura.
2. A varredura interfere nos **oxímetros de pulso** tradicionais, que também podem interferir na aquisição da imagem. Existem sistemas de monitoramento especializados "compatíveis com RM" que usam cabos de fibra óptica.
3. O exame pode gerar muito ruído.
4. Os sensores de temperatura não são usados por causa do risco de queimaduras térmicas.
5. O acompanhamento visual dos pacientes durante o exame é essencial e pode ser feito através de uma janela com proteção ou pelo circuito fechado de vídeo.
6. Correntes elétricas induzidas em fios enrolados durante o exame podem causar queimaduras; é preciso manter os fios tão esticados quanto possível para evitar esse risco.

C. Questões Gerais. A duração do exame por RM varia. A imobilidade só é necessária durante os períodos de varredura, que duram de 3 a 12 min. Há necessidade de anestesia geral na maioria dos lactentes e crianças, geralmente com uso de ML ou cânula traqueal. A anestesia geral pode ser induzida na área do magneto. Também é possível proceder à indução em área fora do campo magnético estático e colocar o paciente anestesiado no aparelho. A manutenção da anestesia é feita por aparelhos especialmente modificados, que só contêm metais não ferrosos. O paciente *tem* de ser removido do campo magnético se houver necessidade de reanimação cardiopulmonar.

V. ANESTESIA PARA PROCEDIMENTOS NEURORRADIOLÓGICOS

A anestesia pode ser necessária tanto em procedimentos diagnósticos (angiografia, teste de oclusão com balão) quanto terapêuticos (embolização e vasospasmo cerebral). Após o início do procedimento, o acesso ao paciente pode ser limitado ao braço e à perna esquerdos.

A. A **embolização endovascular** é empregada para tratar aneurismas cerebrais rotos ou íntegros e para interromper o suprimento sanguíneo de fístulas e malformações arteriovenosas intracranianas e extracranianas, tumores vasculares e vasos hemorrágicos no nariz ou na faringe.

1. A **embolização** requer acesso à árvore vascular, na maioria das vezes através da artéria femoral, e introdução de um pequeno cateter até o aneurisma ou vasos sanguíneos que irrigam a área acometida. Uma vez confirmada a posição por angiografia, aplica-se o material oclusivo vascular (espirais metálicas destacáveis, cola ou pequenas partículas) através do cateter.
2. Os **objetivos da anestesia** são garantir um campo imóvel durante a inserção do microcateter e aplicação do material oclusivo, estabilidade hemodinâmica e recuperação rápida após o procedimento para avaliar a função neurológica. Isso frequentemente requer anestesia geral, que propicia amnésia além de paralisia. A anestesia pode ser induzida com medicamentos IV (propofol, relaxante muscular e narcóticos) e/ou anestésicos voláteis. O óxido nitroso é evitado para reduzir a um mínimo as consequências de embolia aérea arterial acidental. Esses procedimentos são relativamente indolores com pequena estimulação.
3. Os agentes de contraste hipertônicos podem causar diurese; pode haver necessidade de cateterização vesical e hidratação.
4. Muitas vezes é necessário monitoramento invasivo da pressão arterial através da artéria radial para controle hemodinâmico; outra opção é a transdução da pressão arterial a partir da bainha colocada na artéria femoral durante o procedimento.
5. É recomendável evitar **hipertensão**, que pode aumentar o risco de hemorragia ou ruptura do aneurisma. Fármacos vasoativos como a fenilefrina devem ser usados com

Anestesia Fora do Centro Cirúrgico **437**

muito cuidado em pacientes com aneurismas cerebrais não protegidos. Betabloquea-dores, bloqueadores dos canais de cálcio, hidralazina, nitroglicerina e nitroprussiato de sódio podem ser úteis para tratamento da hipertensão.

6. Os procedimentos podem ser demorados e expor o paciente ao risco de eventos embólicos indesejáveis. Com frequência, os pacientes necessitam de **anticoagulantes** (heparina ou argatrobana) durante o procedimento para evitar a disseminação do trombo pelas espirais de embolização ou pelos microcateteres; a anticoagulação é monitorada pelo tempo de coagulação ativada. Inibidores plaquetários como eptifibitida (Integrilin) podem ser administrados em bolo e/ou infusão contínua para reduzir a um mínimo a agregação plaquetária. Podem-se administrar ácido acetilsalicílico e/ou clopidogrel antes de alguns procedimentos. Se necessário, o ácido acetilsalicílico pode ser administrado por supositório durante o procedimento.

7. As complicações durante o procedimento são ruptura do aneurisma, da fístula arteriovenosa ou da malformação, além de dissecção, ruptura ou oclusão acidental de um vaso sanguíneo. Em caso de suspeita de hemorragia intracraniana, pode ser necessária a ventriculostomia imediata para drenar, em caráter de emergência, o líquido cerebrospinal (LCE) e, assim, reduzir a pressão intracraniana (PIC). Ao contrário da ruptura intraoperatória de aneurisma em procedimentos a céu aberto (Capítulo 24), não há perda de sangue relevante porque o crânio está fechado. A elevação da PIC pode exigir hiperventilação, diurese ou indução de coma com barbitúricos. TC imediata pode ser necessária para determinar a dimensão da hemorragia e a necessidade de cirurgia de emergência para descompressão do encéfalo.

B. A **embolização para controle de epistaxe e lesões vasculares extracranianas** apresenta-se com risco potencial de hemorragia, instabilidade hemodinâmica, grande volume de sangue nas vias respiratórias e aspiração. É preciso que haja à disposição bolsas de sangue tipado e cruzado; pode ser necessário acesso venoso calibroso se houver risco de hemorragia aguda. A intubação traqueal pode ser necessária para controle das vias respiratórias, embora possa ser difícil se a afecção acometer as vias respiratórias e/ou a face. O nariz e a nasofaringe podem ser tamponados para evitar outro sangramento.

C. O **teste de oclusão com balão** da artéria carótida é realizado para verificar se a obstrução permanente do vaso causará déficit neurológico. A oclusão endovascular é realizada por insuflação do balão no vaso para obstruir temporariamente o fluxo sanguíneo; se não for observado déficit ao exame neurológico, induz-se e mantém-se hipotensão por 20 a 30 min para provocar sinais de isquemia. Em geral, avalia-se o fluxo sanguíneo cerebral durante o período de hipotensão por meio da injeção IV de um isótopo usado na tomografia por emissão de pósitrons (PET). A PET é realizada depois do procedimento, após a liberação do vaso e a normalização da pressão arterial. Se houver deterioração da função neurológica, o balão é imediatamente esvaziado e a pressão arterial é normalizada. Embora a sedação seja apropriada durante a angiografia inicial e a inserção do balão, **é necessário que o paciente esteja totalmente lúcido e não sedado para a avaliação neurológica durante a oclusão**; os agentes de ação curta são preferidos. **Hipotensão é induzida com agentes de ação rapidamente reversível** (nitroprussiato ou nitroglicerina). Esses agentes podem causar taquicardia, que pode ser controlada com betabloqueadores. Pode ser necessário controle das vias respiratórias em caráter de emergência, inclusive intubação traqueal, se houver convulsões ou obstrução das vias respiratórias durante o teste de oclusão.

D. As **angiografias cerebral e vertebral** em geral são procedimentos diagnósticos indolores. Somente crianças ou adultos não cooperativos necessitam de anestesia geral para angiografia, embora a anestesia geral possa ser usada por questões de conforto, tendo em vista a possibilidade de longa duração do exame. Os pacientes adultos que necessitam de anestesia geral para angiografia intracraniana podem apresentar depressão do estado mental por elevação da PIC, encefalopatia, acidente vascular cerebral recente ou hemorragia intracerebral; a atenção meticulosa aos parâmetros hemodinâmicos pode exigir monitoramento invasivo da pressão arterial. A angiografia vertebral leva várias horas para a identificação de cada vaso que irriga a medula espinal e a conclusão do exame. Às vezes é necessário limitar a duração do procedimento por ter sido alcançada a dose máxima de contraste. Os pacientes são anestesiados para aliviar o desconforto; não há necessidade de monitoramento hemodinâmico invasivo, exceto se exigido por alguma comorbidade.

438 Capítulo 32

E. **Vertebroplastia e cifoplastia** são empregadas no tratamento de fraturas dolorosas do corpo vertebral, na maioria das vezes decorrentes da osteoporose, sobretudo em mulheres idosas e cifóticas. Os procedimentos são realizados em decúbito ventral. Na vertebroplastia, o cirurgião introduz uma cânula por via percutânea, através do pedículo, até o corpo vertebral fraturado. Em seguida, deposita cimento ósseo sob pressão através da cânula. É possível fazer isso em vários níveis por vez e, não raro, o cirurgião introduz cânulas bilaterais em cada nível. Na cifoplastia, insufla-se um balão com contraste no corpo vertebral para recuperar a altura perdida com a fratura; em seguida, deposita-se o cimento. Pode-se usar tanto o AAM quanto a anestesia geral. A sedação pode ser obtida com difenidramina (25 a 50 mg IV), prometazina (5 a 25 mg IV), benzodiazepínicos (midazolam, 1 a 2 mg IV) ou outros agentes. A injeção de cimento pode ser dolorosa, com necessidade de analgésicos. Os pacientes são mantidos em decúbito dorsal por várias horas depois do procedimento para permitir a solidificação total do cimento.

F. A **trombólise no acidente vascular cerebral agudo** é um procedimento de emergência realizado para restaurar o fluxo sanguíneo para vasos cerebrais ocluídos por trombo em pacientes com sintomas de acidente vascular cerebral isquêmico agudo. Atualmente, recomenda-se a terapia trombolítica IV com ativador do plasminogênio tecidual (tPA) até 6 h depois do início dos sintomas. A infusão intra-arterial de tPA diretamente no local do trombo requer angiografia e é recomendada em pacientes com sintomas até 8 h depois do início dos sintomas. Da mesma forma, recomenda-se a ruptura mecânica endovascular ou retirada do trombo até 8 h depois do início dos sintomas. Essas diretrizes evoluem à medida que mais pacientes são tratados dessa forma. A preocupação é que a reperfusão e a anticoagulação depois de isquemia prolongada possam predispor à hemorragia no local do infarto. A angioplastia da placa aterosclerótica ou a inserção de *stent* intra-arterial pode ser usada para complementar a terapia trombolítica e, assim, manter a permeabilidade do vaso ocluído. A anestesia geral com intubação traqueal é preferida na angiografia e nas intervenções terapêuticas invasivas. A anamnese e o exame físico podem ser limitados pela disponibilidade de tempo; em geral, o consentimento é obtido por um neurologista ou radiologista intervencionista. O cateterismo arterial para monitoramento hemodinâmico pode ser adiado até depois do início do procedimento para acelerar o tratamento; o monitoramento invasivo da pressão arterial pode ser realizado pela abertura lateral da bainha femoral até obter outro acesso arterial. Anticoagulantes podem ser administrados depois da recanalização; pode ser necessário administrar eptifibitida (Integrilin), antiagregante plaquetário, por via IV.

G. O **vasospasmo cerebral** é uma complicação tardia comum e com risco de consequências devastadoras da hemorragia subaracnóidea. Pode haver necessidade de angiografia e **infusão intra-arterial** local de vasodilatadores (**papaverina, nicardipino ou milrinona**) com mesmo de angioplastia para aumentar o diâmetro de segmentos dos vasos sanguíneos cerebrais com grande estreitamento. O tratamento clínico compreende **hipervolemia, hemodiluição e hipertensão** para aumentar o fluxo sanguíneo através de segmentos estenóticos dos vasos aferentes; com frequência, são usadas altas doses de vasopressores (fenilefrina, norepinefrina ou vasopressina) para induzir hipertensão. A PIC pode estar elevada por edema cerebral secundário a lesão inicial ou a acidentes vasculares cerebrais isquêmicos.

1. O **monitoramento da PIC** pode ser necessário durante o procedimento, porque a hipertensão intracraniana é comum e a PIC pode aumentar com o tratamento. É preferível usar cateter intraventricular, que permite a drenagem de LCE para corrigir o aumento da PIC. O monitor "Camino" é adequado para monitoramento, mas não é possível drenar o LCE.

2. Os objetivos da anestesia são otimizar a perfusão cerebral por **manutenção de hipertensão sistêmica e normotensão intracraniana**, manter estado cardiovascular hiperdinâmico e administrar anestesia geral rapidamente reversível, de modo que se possa fazer o exame neurológico logo depois da intervenção. Às vezes há necessidade de ventilação mecânica pós-procedimento para controle da PIC. A paralisia e a ventilação mecânica podem ser necessárias para controlar a pressão parcial de dióxido de carbono. Caso não haja aumento da PIC, pode-se realizar anestesia geral com baixa concentração de anestésico volátil complementada por narcóticos e paralisia. A infusão de propofol também pode ser necessária para controlar a PIC.

Anestesia Fora do Centro Cirúrgico **439**

3. A PIC pode aumentar e a pressão arterial pode cair muito com infusões intra-arteriais de **papaverina, nicardipino** ou **milrinona**. Podem ser necessárias altas doses de vasopressores, como fenilefrina ou norepinefrina. A complementação com inotrópicos cardíacos pode ser necessária para manter a pressão arterial.

4. Como a hiperglicemia pode agravar as consequências da isquemia cerebral, os pacientes podem receber infusão de insulina em conjunto com glicose a 5% em soro fisiológico para manter controle rigoroso da glicemia.

5. Os pacientes costumam ter febre. Pode-se manter normotermia com resfriamento superficial; a hipertermia pode agravar as consequências da isquemia cerebral.

H. Neuralgia do Trigêmeo. A neurólise percutânea do gânglio trigeminal e/ou dos nervos terminais é um tratamento eficaz para controle da dor crônica. Muitas vezes, os pacientes também têm esclerose múltipla. A colocação do eletrodo é realizada com o paciente acordado para definir melhor as áreas de ablação; o exame e a avaliação neurológica exigem que o paciente esteja lúcido e plenamente cooperativo. Analgésicos opioides são evitados, pois a dor é o sintoma avaliado; analgésicos opioides podem prejudicar o exame neurológico sensorial para distinguir entre estímulos dolorosos e indolores. Breves períodos de anestesia geral são necessários para inserir o eletrodo no gânglio trigeminal através do forame oval e durante a ablação, que pode ser extremamente dolorosa. Usa-se monitoramento convencional e metoexital (0,5 a 1,0 mg/kg IV) ou propofol (1 a 2 mg/kg IV) para obter inconsciência. A posição correta da agulha é confirmada por fluoroscopia e breve estimulação elétrica para reproduzir a distribuição sensorial da área de dor do paciente. As técnicas neurolíticas são injeção de álcool ou, na maioria das vezes, ablação com lesão por radiofrequência. A hipertensão é comum durante a lesão e pode exigir monitoramento invasivo da pressão arterial em alguns pacientes e tratamento com esmolol, labetalol, nitroglicerina ou nitroprussiato. Pode haver bradicardia e assistolia por estimulação do reflexo oculocardíaco; reações com repercussão hemodinâmica podem exigir tratamento com atropina, glicopirrolato, dopamina, isoproterenol, marca-passo esofágico ou transcutâneo ou compressões torácicas. A ventilação por máscara pode ser difícil quando o eletrodo está no lugar.

VI. ANESTESIA PARA PROCEDIMENTOS RADIOLÓGICOS VASCULARES, TORÁCICOS E GASTRINTESTINAIS/GENITURINÁRIOS

A. A **anastomose portossistêmica intra-hepática transjugular** descomprime o sistema porta em pacientes com hipertensão portal descompensada. É uma técnica menos invasiva, que pode substituir as anastomoses portocava e esplenorrenal abertas. Os pacientes podem apresentar hepatopatia avançada, varizes esofágicas com hemorragia ativa, ascite recorrente volumosa, disfunção hepática grave ou hipoxemia. A oligúria é comum na síndrome hepatorrenal.

1. Depois da cateterização da veia jugular interna direita, um trocarte é inserido na veia hepática e através do parênquima hepático para entrar na veia porta e criar uma conexão de saída do sangue porta para a circulação sistêmica; o conduto é dilatado e a permeabilidade é mantida por *stent*. A veia porta pode ser visualizada por fluoroscopia com insuflação retrógrada de gás dióxido de carbono através da veia hepática.

2. A sedação com AAM e monitores convencionais pode ser suficiente em alguns pacientes, mas a anestesia geral é comum por causa da duração do procedimento e do desconforto.

3. Os pacientes com hemorragia ou ascite devem ser considerados como se estivessem de estômago cheio e receber indução em sequência rápida. É preferível realizar paracentese para drenar a ascite antes da indução da anestesia geral a fim de evitar as consequências da simpatectomia devida à descompressão rápida do sistema porta.

4. De modo geral, os pacientes com insuficiência hepática apresentam hiperdinamismo com baixa resistência vascular sistêmica em virtude de fístulas arteriovenosas no fígado e pulmão. A hipoxemia antes do procedimento pode ser multifatorial, decorrente do desequilíbrio $\dot{V}/\dot{Q}$ ou de síndrome hepatopulmonar com dilatação vascular intrapulmonar associada.

5. Os pacientes com sangramento ativo de varizes podem ser tratados com infusão contínua de octreotida para reduzir o fluxo sanguíneo mesentérico.

B. *Stents* **Arteriais.** Os *stents* carotídeos podem ser implantados sob sedação com AAM ou anestesia geral. O controle hemodinâmico rigoroso é importante; pode haver acidente vascular cerebral e bradicardia durante o procedimento.

440 Capítulo 32

C. **A biopsia pulmonar percutânea** guiada por TC é um procedimento relativamente indolor que pode ser feito sob sedação consciente ou AAM. A pleura é bem inervada e a perfuração com agulha pode ser dolorosa. O monitoramento convencional costuma ser suficiente. O paciente pode ser colocado em decúbito ventral ou dorsal e tem de permanecer imóvel durante a introdução da agulha e a biopsia. **A ablação percutânea de tumores pulmonares por radiofrequência** é semelhante à biopsia, mas se usa um dispositivo de punção maior para inserir uma sonda para ablação do tumor; o procedimento pode ser doloroso. Podem ser necessárias várias ablações de um tumor com reposicionamento da sonda. Ao fim do procedimento, a sonda é retirada e a ferida é imediatamente coberta para evitar aspiração através da parede torácica e pneumotórax. Isso requer que o paciente seja colocado em decúbito ventral ou decúbito dorsal, dependendo do local de inserção, logo após a retirada do eletrodo. Se for administrada anestesia geral, a ventilação deve ser ajustada para minimizar o movimento torácico. **O pneumotórax e o pneumotórax hipertensivo** são preocupações constantes, mesmo depois da conclusão de todos os procedimentos que impliquem penetração através da parede torácica. Todos os pacientes são submetidos a radiografia de tórax depois da recuperação para identificar pneumotórax hipertensivo. A hemoptise também é uma preocupação nas lesões vasculares adjacentes às grandes vias respiratórias. Pode ser necessária a inserção de cânula traqueal de dupla luz ou de bloqueador brônquico para preservar a ventilação no caso de hemorragia ativa.

D. **A inserção percutânea de sondas de gastrostomia, nefrostomia, colecistostomia ou coledocostomia** raramente requer anestesia geral. As comorbidades podem exigir tratamento clínico intensivo durante procedimentos que imponham a presença de um anestesiologista. Os procedimentos são guiados por fluoroscopia ou TC.

VII. ANESTESIA PARA TERAPIA COM FEIXE DE PRÓTONS E RADIOTERAPIA

A. A **radioterapia com feixe de prótons** é usada no tratamento de malformações arteriovenosas, tumores hipofisários, retinoblastomas e um número crescente de outros tumores. A irradiação é indolor, mas as sessões de planejamento e criação de moldes podem levar muitas horas, embora cada sessão de terapia individual seja muito mais curta. Durante a irradiação, a área-alvo tem de permanecer em posição fixa mediante o uso de uma armação estereotáxica presa a um dispositivo de posicionamento.

   1. **Em adultos,** a colocação de pequenos pinos ou parafusos no crânio pode ser realizada sob anestesia local com lidocaína a 2% com epinefrina. Se forem usados "fixadores de orelha", pode-se realizar um bloqueio satisfatório das orelhas por injeção subcutânea de 3 mℓ de lidocaína a 2% com epinefrina no canal auditivo externo. Em geral, a sedação não é recomendada porque há necessidade de cooperação do paciente.

   2. **Em crianças,** geralmente é administrado um anestésico geral. O procedimento costuma ser realizado todos os dias durante cerca de 4 semanas; a indução com propofol (2 a 4 mg/kg IV) e a infusão de manutenção (cerca de 75 a 300 µg/kg/min) através de um cateter de Broviac ou Hickman implantado é uma técnica adequada. Deve-se permitir a ventilação espontânea sempre que possível. A cabeça do paciente é colocada em posição olfatória e faz-se um molde gessado que mantém a cabeça na posição correta para o tratamento. Pode-se administrar oxigênio suplementar por cateter nasal ou máscara facial; uma linha de amostragem lateral permite avaliação qualitativa da ventilação. A ML é considerada quando não é possível manter vias respiratórias naturais. Faz-se monitoramento tradicional e os pacientes e os monitores são observados por circuito fechado de televisão, porque o anestesiologista tem de sair da sala durante o breve período de radiação.

B. **Anestesia para Radioterapia.** As crianças submetidas a radioterapia geralmente precisam de anestesia geral.

   1. O ciclo terapêutico típico é de 3 ou 4 vezes/semana durante 4 semanas. É desejável escolher um anestésico que permita a recuperação rápida com risco mínimo de náuseas e vômito.

   2. A primeira sessão de radioterapia pode ser demorada (de uma a várias horas), porque é preciso fazer medidas e moldes do paciente. As sessões subsequentes geralmente levam menos de 30 min.

   3. Muitos pacientes têm acesso venoso de longa permanência para quimioterapia. Indução IV e manutenção com infusão de propofol é uma técnica adequada. A injeção intra-

Anestesia Fora do Centro Cirúrgico   441

muscular de uma associação de midazolam, glicopirrolato e quetamina pode ser útil em crianças com acesso venoso difícil.

VIII. ELETROCONVULSOTERAPIA

A eletroconvulsoterapia (ECT) é usada no tratamento da depressão maior, catatonia e mania, juntamente com outras indicações de segunda linha, como em pacientes que não responderam a medicamentos, são debilitados por efeitos colaterais graves ou têm pensamentos suicidas. Os pacientes que apresentam delírios, alucinações ou retardo psicomotor acentuado são menos sensíveis aos medicamentos e, portanto, também há preferência pela ECT precoce. Em geral, é necessária uma série de 6 a 12 sessões ao longo de 2 a 4 semanas para obter resposta clínica.

A. Efeitos Fisiológicos da ECT
   1. O estímulo elétrico provoca convulsão tônico-clônica generalizada, constituída de uma fase tônica com duração de 10 a 15 segundos, seguida por uma fase clônica com duração de 30 a 50 segundos.
   2. A descarga vagal inicial pode ocasionar bradicardia intensa e hipotensão leve. A ativação subsequente do sistema nervoso simpático causa hipertensão e taquicardia, que podem persistir por 5 a 10 min. As alterações do ECG são comuns e podem incluir prolongamento do intervalo pulso-frequência, aumento do intervalo QT, inversões da onda Q e arritmias atriais ou ventriculares.
   3. O aumento do fluxo sanguíneo cerebral e da taxa metabólica ocasiona elevação da PIC. Pode haver aumento da pressão intraocular e intragástrica.

B. Objetivos da Anestesia. Proporcionar amnésia e rápida recuperação da consciência, evitar lesão por contraturas tônico-clônicas (p. ex., fraturas de ossos longos), controlar a resposta hemodinâmica e evitar a interferência no início e na duração da crise convulsiva induzida.

C. A única contraindicação absoluta à ECT é a **hipertensão intracraniana** (elevação da PIC). As **contraindicações relativas** são presença de lesão expansiva intracraniana (com PIC normal), aneurisma intracraniano, infarto do miocárdio recente, angina, insuficiência cardíaca congestiva, glaucoma não tratado, fraturas de grandes ossos, tromboflebite, gravidez e descolamento da retina. Pacientes em tratamento de manutenção com benzodiazepínicos ou lítio devem suspender esses tratamentos antes da ECT; os benzodiazepínicos são anticonvulsivantes que podem impedir ou atenuar a crise convulsiva; o lítio está associado a confusão e *delirium* pós-ECT.

D. Conduta Anestésica
   1. A pré-medicação com sedativos não é indicada e pode prolongar a recuperação. Fármacos anticolinérgicos podem ser usados para reduzir secreções e minimizar a bradicardia. A ondansetrona pode ser útil em pacientes com história de náuseas e vômito.
   2. Insere-se um cateter venoso de pequeno calibre para administração de fármacos e aplicam-se os monitores convencionais.
   3. O paciente é pré-oxigenado com oxigênio a 100%; a anestesia é induzida com metoexital (0,5 a 1,0 mg/kg IV) ou propofol (0,5 a 1 mg/kg IV) e succinilcolina (0,5 a 1,0 mg/kg IV). Os pacientes são ventilados com oxigênio a 100% por máscara e ambu. Podem-se administrar baixas doses de relaxante muscular não despolarizante de ação curta em pacientes com contraindicação à succinilcolina. O pré-tratamento com labetalol (10 a 50 mg IV) ou esmolol (40 a 80 mg IV) diminui a resposta hipertensiva e pode ser útil em pacientes com hipertensão ou doença coronariana.
   4. Podem ser usados outros agentes anestésicos de indução; no entanto, o tiopental e o midazolam elevam o limiar convulsivo e podem prolongar a recuperação. Embora o propofol reduza a duração da convulsão, isso não foi um problema em nossa prática clínica. O cetorolaco pode reduzir a dor muscular após ECT.
   5. Rolinhos de gaze colocados bilateralmente como bloqueadores de mordida protegem a gengiva e os lábios contra mordeduras provocadas pelos estímulos elétricos e a subsequente convulsão.
   6. A natureza e a duração das crises de convulsões induzidas são monitoradas por eletroencefalograma ou pela técnica do "braço isolado". Nessa técnica, a insuflação da braçadeira do esfigmomanômetro interrompe o suprimento sanguíneo de um braço antes da injeção do relaxante muscular; a atividade convulsiva é evidente no braço isolado.

442 Capítulo 32

7. Os pacientes são ventilados com oxigênio por máscara facial até a retomada da ventilação espontânea. Em seguida, são colocados em decúbito lateral e monitorados na sala de recuperação até que estejam acordados e alerta. Depois da ECT, pode ocorrer *delirium* e agitação causados por crises convulsivas tardias e que podem ser tratados com baixas doses de propofol ou benzodiazepínicos; também há alguns indícios sugestivos de que isso pode ser causado por altos níveis de lactato e evitado por uma dose maior de succinilcolina.

8. Pacientes com distúrbios clínicos podem necessitar de atenção especial:

   a. Os pacientes com refluxo gastresofágico podem necessitar de profilaxia contra aspiração e intubação em sequência rápida.

   b. Pacientes com disfunção cardíaca grave podem necessitar de monitoramento invasivo.

   c. Pacientes com lesões expansivas intracranianas podem necessitar de monitoramento invasivo da pressão arterial para controle hemodinâmico rigoroso; a hiperventilação antes da indução de uma crise convulsiva pode reduzir a resposta da PIC.

   d. Gestantes podem necessitar de intubação traqueal, monitoramento fetal e deslocamento do útero para a esquerda.

9. Raramente, a crise convulsiva induzida não cessa espontaneamente. A ventilação com oxigênio a 100% é mantida e a crise convulsiva é interrompida em 3 min com propofol (20 a 50 mg IV) ou benzodiazepínicos.

E. **Interações com Medicamentos Psiquiátricos.** Os pacientes que necessitam de ECT podem estar em tratamento com fármacos psicotrópicos que têm potentes efeitos colaterais e interações com os anestésicos.

1. Os **antidepressivos tricíclicos** (p. ex., amitriptilina, nortriptilina, desipramina, imipramina e doxepina) potencializam os efeitos da norepinefrina e serotonina ao impedirem sua recaptação. Os efeitos indesejáveis são hipotensão postural, sedação, boca seca, retenção urinária e taquicardia.

2. Os **inibidores da monoamina oxidase (IMAO)** (p. ex., fenelzina e isocarboxazida) aumentam a disponibilidade de norepinefrina nos receptores pós-sinápticos; pode haver hipotensão ortostática e hipertensão grave. A tiramina, presente em alguns alimentos, pode provocar uma crise hipertensiva em pacientes tratados com IMAO. Embora tenha sido recomendada anteriormente a interrupção do tratamento com IMAO no mínimo 10 dias antes da cirurgia eletiva, o risco de depressão grave é maior que os riscos de interromper o fármaco. As **interações importantes** entre IMAO e anestésicos são hipotensão exagerada durante a raquianestesia e hipertensão grave com vasopressores de ação indireta (efedrina). A administração de **meperidina** (e derivados da meperidina) a pacientes tratados com IMAO foi associada a uma síndrome de excesso de serotonina caracterizada por instabilidade hemodinâmica grave, depressão respiratória, hiperpirexia maligna, crises convulsivas, coma e morte.

3. Os **inibidores seletivos da recaptação de serotonina** (p. ex., fluoxetina, sertralina, fluvoxamina e paroxetina) estão associados apenas a efeitos adversos leves. Não há interações relevantes conhecidas com os fármacos anestésicos.

IX. De modo geral, a endoscopia digestiva alta e baixa é realizada com sedação, mas, às vezes, há necessidade de anestesia geral e intubação. Os procedimentos intervencionistas que abrangem colangiopancreatografia retrógrada endoscópica (**CPRE**) e gastrostomia endoscópica percutânea (**GEP**) podem ser realizados com êxito em adultos com sedação mínima; pacientes não cooperativos ou que têm comorbidade relevante podem necessitar dos cuidados de um anestesiologista. As crianças geralmente precisam de anestesia geral. A endoscopia não é dolorosa e a estimulação é limitada ao procedimento. A endoscopia digestiva alta, a CPRE e a GEP exigem o compartilhamento das vias respiratórias com o endoscopista; pode haver necessidade de intubação traqueal para controle das vias respiratórias. A colonoscopia é feita em posição de decúbito e pode ser realizada com vias respiratórias naturais ou ML, se apropriado. O ar insuflado deve ser removido antes da retirada do endoscópio durante procedimentos endoscópicos altos. Muitas vezes os pacientes têm refluxo ativo com necessidade de indução em sequência rápida e intubação.

Leituras Sugeridas

Albers GW, Amarenco P, Easton JD, et al. Antithrombotic and thrombolytic therapy for ischemic stroke: American College of Chest Physicians Evidence-Based Clinical Practice Guidelines (8th Edition). *Chest* 2008 Jun;133(6 Suppl):630S–669S.

American College of Radiology. Manual on Contrast Media. 2008. http://www.acr.org/SecondaryMainMenu-Categories/quality_safety/contrast_manual.aspx

American Society of Anesthesiology. Distinguishing Monitored Anesthesia Care ("MAC") from Moderate Sedation/Analgesia (Conscious Sedation). http://www.asahq.org/publicationsAndServices/standards/35.pdf

Barrett BJ, Parfrey PS. Preventing nephropathy induced by contrast medium. *NEJM*. 2006; 354:379–386.

Coté CJ. Anesthesia outside the operating room. In: Coté CJ, Todres ID, Goudsouzian NG, Ryan JF, eds. *A practice of anesthesia for infants and children*, 3rd ed. Philadelphia: WB Saunders, 2001:571–583.

Ding Z, White PF. Anesthesia for electroconvulsive therapy. *Anesth Analg* 2002;94:1351–1364.

Dolenc TJ, Habl SS, Barnes RD, et al. Electroconvulsive therapy in patients taking monoamine oxidase inhibitors. *J ECT* 2004;20:258–261.

Gilbertson LI, ed. Conscious sedation. *Int Anesthesiol Clin* 1999;37:1–129.

Jorgensen NH, Messick JM, Gray J, et al. ASA monitoring standards and magnetic resonance imaging. *Anesth Analg* 1994;79:1141–1147.

Marckmann P, Skov L, Rossen K, et al. Nephrogenic systemic fibrosis: suspected causative role of gadodiamide used for contrast-enhanced magnetic resonance imaging. *J Am Soc Nephrol* 2006;17:2359–2362.

Merten GJ, Burgess WP, Gray LV, et al. Prevention of contrast-induced nephropathy with sodium bicarbonate: a randomized controlled trial. *JAMA* 2004;19:2328–2334.

Morcos SK. Acute serious and fatal reactions to contrast media: our current understanding. *Br J Radiol* 2005; 78:686–693.

Oudemans-van Straaten HM. Strategies to prevent contrast nephropathy. *Minerva Cardioangiol* 2005;53:445–463.

Russell, GB. Alternate-site anesthesia: the expanding world of anesthesia outside the operating room. *Curr Opin Anaesthesiol* 1998;11:411.

Schubert A, Deogaonkar A, Lotto M, et al. Anesthesia for minimally invasive cranial and spinal surgery. *Neurosurg Anesthesiol* 2006;18:47–56.

Tramèr MR, von Elm E, Loubeyre P, et al. Pharmacological prevention of serious anaphylactic reactions due to iodinated contrast media: systematic review. *BMJ* 2006;333:675.

Young WL, Pile-Spellman J. Anesthetic considerations for interventional neuroradiology. Anesthesiology 1994;80:427–456.

Anestesia no Trauma e na Queimadura

Vikram Kumar e Keith Baker

I. AVALIAÇÃO INICIAL DO PACIENTE TRAUMATIZADO

A rapidez na avaliação das lesões e na instituição de medidas de reanimação é muito importante para os pacientes traumatizados. A identificação das lesões com risco à vida deve ser imediata com base nas prioridades **A** (*Airway*), vias respiratórias, **B** (*Breathing*), respiração, **C** (*Circulation*), circulação, **D** (*Disability*), disfunção neurológica e **E** (*Environmental*), ambientais. Simultaneamente, instituem-se as medidas de tratamento. É recomendável considerar que todos os pacientes tenham lesão da coluna cervical, estômago cheio e hipovolemia até prova em contrário.

A. Vias Respiratórias

1. A avaliação das vias respiratórias deve incluir inspeção à procura de corpos estranhos, de fraturas da face e laringe (fratura palpável e enfisema subcutâneo) e de hematomas cervicais expansivos. Dispneia, hemoptise, disfonia, estridor e saída de ar através do pescoço também são possíveis sinais de lesão das vias respiratórias. É preciso remover todas as secreções, sangue, vômito e eventuais corpos estranhos (p. ex., próteses dentárias ou dentes).

2. **Restringir o movimento da coluna cervical durante a manipulação das vias respiratórias.** Se for necessário retirar temporariamente os dispositivos de imobilização, um assistente deve manter a cabeça do paciente em posição neutra com imobilização alinhada manual.

3. **Estabelecer** via respiratória definitiva se houver dúvida sobre a capacidade do paciente de manter a integridade das vias respiratórias. Em caso de ferida contusa ou penetrante no pescoço, a intubação traqueal pode agravar uma lesão laríngea ou brônquica. É preciso que o aspirador esteja sempre à mão e em condições de uso porque as vítimas de trauma podem vomitar e aspirar.

    a. **O paciente acordado.** Há várias opções, dependendo dos ferimentos do paciente, da sua capacidade de cooperar e da estabilidade cardiopulmonar (ver Capítulo 13, seção VII.B). A escolha da técnica para garantir a via respiratória deve ser feita com base na preferência do operador e na situação do paciente, já que há poucos dados para defender uma técnica em detrimento de outra.
        (1) A **intubação em sequência rápida** é a conduta que mais usamos para manter a via respiratória.
        (2) A **intubação nasal ou orotraqueal do paciente acordado** com auxílio de laringoscópio ou fibrobroncoscópio é uma opção.
        (3) A **intubação nasal às cegas** pode ser realizada com o paciente respirando espontaneamente.
        (4) A **cricotireoidotomia** ou **traqueostomia** com o paciente acordado pode ser uma boa primeira opção em alguns casos.

    b. **O paciente agitado.** A intubação orotraqueal em sequência rápida muitas vezes é a técnica mais conveniente, desde que não haja impedimentos ao bloqueio neuromuscular. É imprescindível descartar a possibilidade de hipoxemia em pacientes agitados.

    c. **O paciente inconsciente.** A intubação orotraqueal geralmente é a técnica mais segura e mais rápida.

    d. Se o paciente chegar com tubo com obturador de esôfago ou tubo esofagogástrico, realizar **intubação traqueal antes de removê-los**, pois sua retirada costuma provocar vômito.

Anestesia no Trauma e na Queimadura 445

4. O paciente intubado. Verificar a posição da cânula traqueal por ausculta pulmonar bilateral e detecção do CO_2 ao fim da expiração. Fixar a cânula traqueal e garantir ventilação e oxigenação adequadas.

B. Respiração. É necessário avaliar rapidamente a função dos pulmões, do diafragma e da parede torácica. Deve-se administrar oxigênio suplementar a todas as vítimas de trauma, seja por máscara, seja por cânula traqueal.

1. Avaliar a excursão da parede torácica e auscultar os pulmões para verificar se a troca gasosa é adequada. A inspeção e a palpação podem detectar com rapidez lesões como pneumotórax.

2. Pneumotórax hipertensivo, hemotórax de grande monta e contusão pulmonar são três distúrbios comuns que podem causar o comprometimento agudo da ventilação e sempre devem ser identificados. A ventilação com pressão positiva pode agravar o pneumotórax hipertensivo e levar rapidamente ao colapso cardiovascular.

3. É preciso reavaliar a respiração e a troca gasosa do paciente traumatizado depois da intubação ou do início de ventilação com pressão positiva e periodicamente após a avaliação inicial.

C. Circulação

1. A avaliação inicial da **condição hemodinâmica** é feita por palpação dos pulsos e medida da pressão arterial.

2. Acesso intravenoso (IV). Verificar se os acessos IV já instituídos estão em boas condições. É preciso introduzir no mínimo dois cateteres calibrosos (de preferência tamanho 14). Esses acessos devem estar acima do nível do diafragma em pacientes com lesão do abdome (em que é maior o risco de ruptura de grandes veias). O acesso IV abaixo do nível do diafragma é útil quando há suspeita de obstrução ou ruptura da veia cava superior, braquiocefálica ou subclávia.

3. Acesso venoso periférico inadequado. Nesse caso, deve-se realizar punção percutânea da veia subclávia ou femoral. Embora as veias jugulares interna e externa ainda sejam opções, muitas vezes o acesso a essas estruturas é prejudicado por imobilização da cabeça e do pescoço por suspeita de lesão da coluna cervical. Se essas técnicas não tiverem êxito, pode-se recorrer à **dissecção cirúrgica.** A veia safena no tornozelo e o sistema venoso do antebraço são opções aceitáveis. O acesso intraósseo à rede vascular através da tíbia também é uma opção para profissionais especializados nessa técnica.

4. A **reposição volêmica** deve ser personalizada. A maioria das vítimas de trauma apresenta hipovolemia e requer administração de líquido. O tipo de líquido e o momento da administração são cruciais.

a. A administração rápida de solução cristaloide aquecida, sobretudo Ringer-lactato (1 a 3 ℓ em adultos e 20 mℓ/kg em crianças), geralmente propicia no mínimo melhora hemodinâmica transitória para o paciente com hipovolemia. As desvantagens da infusão de solução cristaloide são diluição de fatores da coagulação, diluição do hematócrito e elevação da pressão arterial e do débito cardíaco, que poderiam deslocar um coágulo com consequente aumento do sangramento em paciente sem controle definitivo da hemorragia. O aumento da pressão arterial a despeito da hemorragia descontrolada agravou o desfecho em modelos animais. As evidências obtidas em estudos com seres humanos, porém, são confusas. O trauma craniano é uma clara contraindicação a reanimar a hipotensão.

b. Os pacientes que perderam mais de 30% a 40% do volume sanguíneo são candidatos à transfusão sanguínea e à reposição de fator de coagulação. Os pacientes que não respondem à infusão rápida inicial de cristaloides podem ser tratados com sangue de tipo específico sem prova cruzada ou sangue tipo O Rh-negativo antes da prova cruzada. O início precoce de reposição de fator da coagulação é importante, já que é difícil corrigir a coagulopatia depois de instalada. O plasma fresco congelado e as plaquetas devem ser solicitados logo se o paciente necessitar de transfusão de sangue contínua. É preciso monitorar atentamente a proporção entre plasma fresco congelado e plaquetas e o concentrado de hemácias por meio da dosagem de hemoglobina, do tempo de protrombina e contagem de plaquetas. Mesmo a administração de componentes em uma proporção 1:1 é inferior à administração de sangue total fresco quando se comparam a atividade coagulante e o número de plaquetas, mas a reanimação com sangue total não é uma opção na maioria das situações clínicas,

446 Capítulo 33

com exceção do campo de batalha. A reanimação intensiva com produtos do sangue pode acarretar hipotermia, hiperpotassemia e hipocalcemia. Muitas vezes, é indicado tratamento empírico, pois os resultados laboratoriais podem estar atrasados em relação à situação clínica quando se institui reposição volêmica de grande monta.

5. As **infusões de vasopressores** não devem substituir a reposição volêmica adequada durante a reanimação inicial. Os vasopressores podem ser necessários como medida provisória se a pressão de perfusão for claramente inadequada durante a reposição volêmica.

D. **Disfunção Neurológica.** Um exame neurológico breve oferece informações úteis na avaliação da perfusão ou oxigenação cerebral e pode ser um meio simples e rápido de prever o prognóstico do paciente.

1. O nível de consciência é descrito pela sequência AVDI (A = **a**lerta, V = responde a estímulos **v**erbais, D = responde apenas a estímulos **d**olorosos e I = **i**rresponsivo), mas é preferível fazer uma avaliação quantitativa mais detalhada com a escala de coma de Glasgow (melhor resposta motora, resposta verbal e abertura dos olhos).

2. A alteração do nível de consciência exige a avaliação imediata da oxigenação e circulação do paciente, embora possa ter origem no sistema nervoso central (trauma ou intoxicação).

3. Pode haver rápida deterioração neurológica em pacientes traumatizados, com necessidade de reavaliação neurológica frequente.

E. **Controle Ambiental.** Em geral, as vítimas de trauma apresentam hipotermia ao chegarem ao hospital e são necessários esforços intensivos para manter o calor corporal.

1. É preciso aplicar dispositivos externos de aquecimento, aquecer os líquidos IV antes da infusão e manter o ambiente aquecido.

2. Se houver alguma suspeita de exposição a agentes químicos (como em um campo de batalha), é essencial fazer a descontaminação da vítima antes da entrada no hospital. Isso interrompe a exposição, protege o profissional de saúde e garante o bom funcionamento do hospital.

F. **Exames Complementares**

1. Os **exames laboratoriais** são tipagem sanguínea e prova cruzada, hemograma completo, contagem de plaquetas, tempo de protrombina, tempo de tromboplastina parcial ativada, eletrólitos, glicose, ureia, creatinina, urinálise e, se indicado, pesquisa toxicológica.

2. Os **exames radiológicos** devem incluir radiografia lateral da coluna cervical, radiografia de tórax e incidência anteroposterior da pelve de todas as vítimas de trauma contuso. No mínimo, deve-se fazer uma radiografia de tórax em todos os pacientes com lesões penetrantes do tronco. Outros exames são radiografias da coluna vertebral torácica, lombar e sacral e tomografia computadorizada (TC) do tórax e abdome.

   a. As **radiografias laterais da coluna cervical** têm de incluir a interface C7-T1 e ter qualidade suficiente para delimitar as estruturas de interesse (*i. e.*, tecidos moles e ossos).

   b. Se a condição clínica do paciente permitir outros exames, podem ser obtidas **incidências anteroposterior e do odontoide com a boca aberta** (rotina para trauma da coluna cervical).

   c. Se a avaliação clínica mostrar que o paciente tem dor e dor à palpação intensas no pescoço, mas não houver sinais de fratura nem de luxação em radiografias simples, a TC e a RM ajudam a detectar uma lesão oculta.

3. O **eletrocardiograma (ECG) de 12 derivações** deve ser realizado em todas as vítimas de trauma importante para ajudar a avaliar a existência de lesão miocárdica (p. ex., contusão, tamponamento, isquemia e arritmia).

4. A ultrassonografia do abdome com atenção específica à presença de líquido livre nos espaços peri-hepático, periesplênico, perivesical e pericárdico (**ultrassonografia abdominal no trauma**) é muito útil para excluir hemorragia intraperitoneal de vulto em vítimas de trauma abdominal contuso.

G. O **monitoramento** é determinado pela gravidade das lesões e por problemas clínicos preexistentes.

1. O **acesso arterial** pode ser útil em pacientes com instabilidade hemodinâmica ou insuficiência respiratória.

2. Pode ser necessário um **cateter de pressão venosa central** para avaliar a volemia e administrar fármacos vasoativos.

3. O **cateter de artéria pulmonar** pode ser vantajoso em pacientes com disfunção ventricular, doença coronariana grave, cardiopatia valvar ou acometimento de vários sistemas. A colocação do cateter é planejada de acordo com o tempo disponível e a condição clínica do paciente.

II. LESÕES ESPECÍFICAS
A. Trauma Intracraniano e da Medula Espinal (ver Capítulo 24)
B. Trauma da Face. A força necessária para provocar fraturas da face é considerável. Consequentemente, é comum que essas lesões estejam associadas a outras como trauma intracraniano e da medula espinal, lesão torácica, contusão miocárdica e hemorragia intra-abdominal. Sangramento oral ou nasal intenso, dentes quebrados, vômito ou lesão da língua e faringe podem ocluir as vias respiratórias e complicar seu controle. Essas lesões podem estar associadas a trismo, o que deve ser avaliado antes da indução da anestesia. A cricotireoidotomia ou a traqueostomia de emergência pode salvar a vida do paciente.

1. As **fraturas do maxilar** são agrupadas segundo a **classificação de LeFort** (Figura 33.1).
   a. **Tipo I (transversal ou horizontal).** O corpo do maxilar é separado da base do crânio acima do nível do palato e abaixo do nível do processo zigomático.
   b. **Tipo II (piramidal).** Fraturas verticais através das porções faciais do maxilar estendem-se para cima através dos ossos nasal e etmoide.
   c. **Tipo III (disjunção craniofacial).** As fraturas atravessam as linhas de sutura frontozigomática bilateralmente, as órbitas, a base do nariz e a região etmoidal.
   d. **As fraturas de Le Fort e as fraturas relacionadas** estão frequentemente associadas a fraturas do crânio e a **rinorreia liquórica**. A intubação nasotraqueal e a sondagem nasogástrica são relativamente contraindicadas nessas circunstâncias. No entanto, às vezes é necessário realizar intubação nasal eletiva (ou traqueostomia) antes do reparo cirúrgico. Nesses casos, pode-se usar um fibrobroncoscópio para orientar a cânula traqueal até a traqueia.

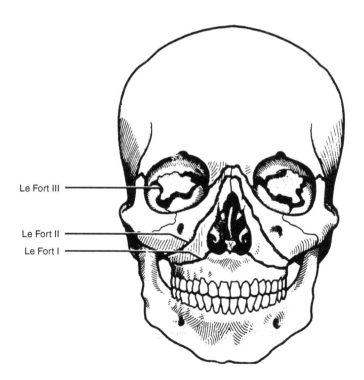

FIGURA 33.1 Classificação de LeFort. (Reproduzido de Rosen P, Baker FJ, Barkin RM et al., eds. *Emergency medicine: concepts and clinical practice*, 2nd ed. St. Louis: Mosby, 1988.)

448 Capítulo 33

 e. Em caso de rinorreia, a ventilação por máscara com pressão positiva pode provocar pneumoencéfalo.
 2. Fraturas da mandíbula
 a. Má oclusão, limitação dos movimentos da mandíbula, dentes frouxos ou perdidos, hematoma sublingual e edema no local da fratura complicam o controle das vias respiratórias.
 b. O **deslocamento posterior da língua** com obstrução respiratória está associado a fraturas condilares ou parassinfisárias bilaterais da mandíbula. A simples tração da língua para a frente costuma proporcionar alívio.
 c. O restabelecimento da oclusão normal pode exigir fixação intermaxilar, que também pode ser associada à fixação rígida. A intubação nasotraqueal do paciente acordado é recomendada quando não há trauma grave do nariz.
 3. Em geral, o reparo do **trauma ocular** requer anestesia geral. O Capítulo 25, seção I.C.1, analisa as considerações especiais nas lesões oculares abertas.
 4. Conduta anestésica. O reparo da maioria das fraturas da face requer anestesia geral. Embora, em regra, seja preciso usar anestesia geral em crianças, muitas lesões dos tecidos moles podem ser tratadas com anestesia local. A manutenção das vias respiratórias desobstruídas é o principal preocupação, e a indução pode exigir intubação nasotraqueal acordado, fibrolaringoscopia ou traqueostomia sob anestesia local.
 C. O **trauma do pescoço** pode causar lesão da coluna cervical, laceração do esôfago, grandes lesões vasculares e lesão das vias respiratórias. A lesão das vias respiratórias pode manifestar-se por obstrução, enfisema subcutâneo, hemoptise, disfonia ou hipoxemia.
 1. As lesões de **"varal"** decorrem do trauma direto das vias respiratórias superiores com possível separação da laringe e da traqueia ou da cartilagem cricóidea e do primeiro anel traqueal. Nem sempre há lesão aberta no pescoço. Outras lesões são transecção laringotraqueal, fraturas da laringe e lesão vascular.
 2. O trauma contuso sobre as artérias carótidas pode provocar ruptura e dissecção da túnica íntima, mesmo quando não há sintomas iniciais. Pode ser necessário angiografia ou ultrassonografia para descartar a possibilidade dessas lesões.
 3. A conduta inicial no **trauma penetrante** é a compressão direta dos vasos acometidos para controlar a hemorragia e evitar embolia aérea.
 4. Lesões torácicas, como pneumotórax e hemorragia por lesão dos grandes vasos, podem acompanhar lesões cervicais inferiores.
 5. Conduta anestésica
 a. A **manutenção de vias respiratórias desobstruídas** é essencial nesses pacientes. É necessária a ação coordenada dos membros da equipe de trauma. A via respiratória cirúrgica ou a intubação direta por uma abertura na via respiratória pode salvar a vida do paciente. A indução anestésica por ventilação espontânea de um potente agente inalatório pode ser útil em caso de ruptura das vias respiratórias. O anestesiologista deve se preparar para intubação com fibroscópio, broncoscopia rígida e via respiratória cirúrgica.
 b. As **lesões de grandes vasos** no pescoço podem exigir acesso venoso nos membros inferiores.
 D. O **trauma torácico** pode ter como consequência lesões da traqueia ou laringe, coração, grandes vasos, ducto torácico, esôfago, pulmão ou diafragma.
 1. As **fraturas de costelas** são comuns nos grandes traumas torácicos e exigem avaliação de pneumotórax por radiografia de tórax. O médico deve estar atento à possibilidade de lesões internas associadas às fraturas da primeira costela, visto que estas exigem grande força. As costelas mais acometidas nas fraturas múltiplas são da 7ª a 10ª e são frequentes as lacerações associadas do baço ou fígado.
 2. A hipoxemia e a insuficiência respiratória que acompanham o **tórax instável** e outras lesões torácicas graves indicam contusão pulmonar. A administração por via intravenosa de líquidos deve ser criteriosa, pois o pulmão lesado é sensível ao excesso de líquidos.
 3. A presença de **enfisema subcutâneo** pode indicar pneumotórax ou trauma laríngeo, traqueobrônquico ou esofágico. O pneumotórax e o hemotórax podem causar colapso respiratório e cardiovascular. Se essas condições estiverem presentes ou houver grande suspeita delas, devem-se inserir drenos torácicos sob anestesia local antes da indução de anestesia geral. Convém evitar o acesso central (sobretudo por via subclávia) no lado oposto à lesão em

Anestesia no Trauma e na Queimadura   449

vista da possível consequência de pneumotórax bilateral. Há que evitar o acesso ipsilateral se houver suspeita de lesão concomitante de uma grande veia.

4. As manifestações clínicas de **lesão traumática do diafragma** são elevação do diafragma, dilatação gástrica, pneumotórax loculado ou hematoma subpulmonar. Deve-se considerar um exame gastrintestinal alto com contraste se não houver certeza do diagnóstico.

5. Conduta anestésica

a. Os pacientes com lesões torácicas de monta quase sempre necessitam de anestesia geral.

b. A necessidade de ventilação mecânica pode estender-se ao período pós-operatório.

c. Evitar o óxido nitroso quando houver suspeita de pneumotórax e ainda não tiver sido instituído dreno torácico. A pressão nas vias respiratórias tem de ser monitorada com atenção durante ventilação com pressão positiva.

d. A hemorragia pulmonar para as principais vias respiratórias requer isolamento do lado íntegro antes que seja inundado por sangue. A inserção de cânula traqueal com luz dupla, a intubação brônquica ou o bloqueio endobrônquico podem salvar o paciente nessas circunstâncias (ver Capítulo 21, seção VIII).

e. A anestesia regional (*i. e.*, bloqueio de nervo intercostal, anestesia peridural torácica ou bloqueios paravertebrais) pode ser útil quando há fraturas de múltiplas costelas com dor. A analgesia adequada reduz a imobilização da parede torácica, a hipoventilação regional e a hipoxemia progressiva.

E. Trauma Cardíaco e de Grandes Vasos

1. O **trauma contuso cardíaco** pode provocar contusão miocárdica, ruptura das câmaras, ruptura valvar, tamponamento ou arritmias.

2. O **trauma cardíaco** pode estar associado a fratura do esterno, hemotórax, tamponamento pericárdico, disfunção miocárdica, disfunção valvar e alterações do ECG (taquicardia sinusal persistente, múltiplas extrassístoles ventriculares e outras arritmias, bloqueio de ramo, alterações inespecíficas do segmento ST e da onda T e isquemia franca).

a. A **tríade de Beck**, que consiste em distensão das veias do pescoço, hipofonese das bulhas cardíacas e hipotensão, ocorre em apenas 30% dos pacientes com tamponamento pericárdico, e o pulso paradoxal é ainda menos confiável. O exame complementar de escolha é a ultrassonografia cardíaca.

b. A **pericardiocentese** pode estabilizar o paciente até que se possa fazer o reparo cirúrgico. A janela pericárdica subxifoide é realizada, de preferência, na sala de cirurgia.

3. O alargamento do mediastino, a falta de nitidez do botão aórtico, o desvio da traqueia para a direita ou o alargamento da linha paravertebral esquerda sem fratura associada na radiografia de tórax justificam avaliação complementar para excluir lesão traumática da aorta. A angiografia era a técnica de referência tradicional, mas atualmente a TC é o método de escolha, e a TC helicoidal é mais sensível que a angiografia. Os pacientes com ruptura aórtica com possibilidade de serem salvos muitas vezes apresentam laceração incompleta perto do ligamento arterial. A integridade da túnica adventícia ou um hematoma circunscrito impedem a morte imediata. Deve-se instituir acesso arterial no braço direito, pois a aorta comprometida pode não transmitir um pulso normal distal à artéria subclávia esquerda e o fluxo na subclávia esquerda pode ser ocluído durante o reparo cirúrgico.

4. A **artéria subclávia** está sujeita à lesão por hiperextensão do pescoço e do ombro.

5. Conduta anestésica

a. Muitas vezes esses pacientes apresentam **hipovolemia grave** e pode haver comprometimento da função cardíaca. Alguns reparos podem exigir a instituição de circulação extracorpórea.

b. O etomidato e a quetamina são boas opções para indução, mas o uso desta última tem de ser avaliado em relação ao risco nos pacientes com trauma da cabeça concomitante.

c. Antes da indução deve-se ter à disposição sangue O Rh-negativo ou sangue do tipo específico submetido a prova cruzada. É preciso que haja agentes inotrópicos e vasopressores à mão para tratar a hipotensão grave.

F. Trauma Abdominal

1. Em pacientes estáveis, sem peritonite, as **feridas abdominais penetrantes** (com exceção de feridas por projéteis de arma de fogo) são avaliadas inicialmente por exploração lo-

450 Capítulo 33

cal da ferida. Caso haja dúvidas depois da exploração, pode-se fazer lavagem peritoneal diagnóstica, ultrassonografia ou TC abdominal.

2. Todos os pacientes com **feridas do abdome por projéteis de arma de fogo** são submetidos a exploração cirúrgica.

3. Nas **lesões por encravamento** (p. ex., lesões perfuroincisas ou quedas sobre objetos pontiagudos), a retirada do objeto penetrante, se ainda estiver presente na ferida, em geral será realizada na sala de cirurgia, após indução anestésica e estabilização do paciente. A retirada pode provocar exsanguinação.

4. O **trauma contuso** pode acarretar hemorragia intra-abdominal ou retroperitoneal.
   a. O **baço** é o órgão abdominal lesado com maior frequência no trauma contuso do abdome. Os sinais e sintomas são dor abdominal ou referida no ombro, rigidez abdominal, queda do hematócrito ou hipotensão. Hematomas esplênicos leves geralmente são tratados sem cirurgia, mas lesões de graus IV (hemorragia ativa) e V (laceração/avulsão do baço) exigem esplenectomia.
   b. A laceração do **fígado** é comum no trauma contuso do abdome. O tratamento das lesões pequenas é não operatório, exceto se houver outras lesões que exijam laparotomia. Assim, as lesões hepáticas que requeiram operação costumam ser complexas, com grande perda de sangue e alta mortalidade. A compressão manual pode obter controle temporário do sangramento e dar tempo para a reposição volêmica. Às vezes o tamponamento peri-hepático (**"cirurgia de controle da lesão"**) com reexploração posterior é uma opção em pacientes com lesões graves.

G. **Trauma Geniturinário**

1. Deve-se colocar uma **sonda de Foley** em todas as vítimas de politrauma. Se houver lesão pélvica ou perineal, indicada por sangue no meato uretral, hematoma perineal ou próstata em posição alta, é recomendável realizar uretrografia retrógrada antes da cateterização uretral.

2. Deve-se fazer radiografia **simples de abdome** e **pielografia IV** ou TC contrastada em todas as vítimas de lesões penetrantes do abdome ou dorso e nos pacientes com hematúria relevante após trauma contuso.

3. O tratamento de 85% das lesões renais é incruento, mas pacientes com hipotensão refratária devem ser levados diretamente para a sala de cirurgia para exploração.
   a. A **laceração ureteral** é tratada com intervenção cirúrgica depois de localizar a ruptura por urografia retrógrada.
   b. O tratamento dos contusões da **bexiga** pode ser incruento, mas a ruptura geralmente requer exploração.
   c. A incapacidade de urinar ou sinais clínicos de lesão indicam **lesão da uretra** (ver seção II.G.1). A uretrografia diagnóstica deve preceder o tratamento com cistostomia suprapúbica para derivação urinária e controle da hemorragia. É possível realizar reparo tardio da maioria das rupturas.

H. **Trauma Vascular Periférico**

1. Palpar os **pulsos periféricos** em todos os membros durante a avaliação de vítimas de trauma. A arteriografia é uma opção para definir melhor as lesões.

2. A **conduta anestésica** deve concentrar-se no reconhecimento da hipovolemia secundária à hemorragia não controlada. As técnicas anestésicas regionais podem ser cogitadas em pacientes estáveis.

I. **Trauma Ortopédico**

1. Todas as **fraturas ou luxações** com prejuízo da função nervosa ou vascular podem ser emergências cirúrgicas (p. ex., lesão do nervo radial nas fraturas do corpo do úmero e necrose asséptica da cabeça do fêmur com luxação de quadril) e têm de ser reduzidas imediatamente. É importante documentar o exame neurovascular logo antes da anestesia e depois do despertar. A anestesia regional pode retardar o diagnóstico de síndrome de compartimento e é relativamente contraindicada se houver previsão de síndrome de compartimento.

2. **Membro superior**
   a. A **depressão ou hiperabdução grave da cintura escapular** pode causar distensão ou laceração do plexo braquial. A lesão da cadeia simpática cervical pode causar síndrome de Horner.
   b. Um golpe lateral forte no ombro pode causar deslocamento superior ou retroesternal da extremidade medial da clavícula. A compressão traqueal na luxação retroesternal pode comprometer as vias respiratórias, com risco à vida.

Anestesia no Trauma e na Queimadura **451**

   c. A luxação da articulação do ombro pode lesar o nervo axilar.

   d. As **fraturas do corpo do úmero**, sobretudo da parte média ou distal, estão frequentemente associadas a lesão do nervo radial.

   e. A **fratura ou luxação do cotovelo** pode comprometer as estruturas neurovasculares do antebraço. Não raro a isquemia periférica é complicada por edema do compartimento anterior, com risco de necrose do nervo e do músculo. Pode haver indicação de fasciotomia.

   f. A compressão do nervo mediano é possível nas **fraturas do punho** ou na luxação do carpo e pode exigir a divisão do ligamento transverso do carpo.

3. Pelve

   a. Os pacientes com lesão pélvica podem ser divididos em três categorias principais:

      (1) **Hemorragia vultosa** por sangramento externo no caso de fraturas expostas ou por hematoma retroperitoneal nas fraturas fechadas (0,5% a 1,0%). Esses pacientes quase sempre apresentam hipotensão grave ou parada cardíaca e raramente respondem a medidas de reanimação.

      (2) **Estabilidade hemodinâmica** com evolução relativamente sem complicações (75%). Pode haver necessidade de cirurgia de urgência ou eletiva para reparo de lesões ósseas e ligamentares na pelve.

      (3) Um **grupo intermediário** em condição crítica com vários graus de lesão generalizada, hemorragia e instabilidade hemodinâmica (25%).

   b. O **tratamento inicial** dessas lesões pode incluir a imobilização compressiva nas fraturas em "livro aberto", angiografia pélvica (com ou sem embolização terapêutica para controlar a hemorragia) e fixação externa da pelve.

   c. As fraturas da pelve sem grande destruição, como a lesão por compressão anteroposterior (CAP) tipo I ou a lesão por compressão lateral tipo I, são tratadas com repouso no leito e, mais tarde, redução cruenta e fixação interna (RCFI). Lesões mais complexas como CAP II (alargamento da articulação sacroilíaca com consequências hemorrágicas e vasculares) exigem fixação externa aguda com conversão ulterior em fixação interna, RCFI imediata ou embolização arterial.

   d. Pode haver **embolia gasosa** nas fraturas pélvicas e dos principais ossos longos (ver Capítulo 18, seção XV.C).

   e. As **lesões por esmagamento** podem estar associadas à **mioglobinúria**. O tratamento precoce da hipovolemia e a alcalinização da urina ajudam a evitar insuficiência renal aguda.

4. Membros inferiores

   a. As fraturas da **tíbia e da fíbula**, lesões ósseas de grande porte mais comuns, podem estar associadas a trauma neurovascular e consequente síndrome de compartimento.

   b. Na fratura do **fêmur**, a perda de sangue pode ser muito maior do que mostra a inspeção superficial.

   c. As **fraturas do quadril** são comuns em idosos, cujo quadro clínico geralmente é dominado por outras doenças complicadoras. A princípio, usa-se tração para alívio da dor, mas a maioria das fraturas requer RCFI para garantir consolidação e recuperação funcional apropriadas e para evitar as complicações decorrentes da imobilização prolongada.

   d. A anestesia regional, a anestesia geral e as técnicas combinadas podem ser consideradas em pacientes com lesões isoladas dos membros inferiores.

5. Reimplante de extremidades

   a. **Indicações.** Em geral, esses procedimentos são realizados nos membros superiores e apenas em pacientes estáveis. Não é possível reimplantar o braço, a mão ou o dedo em caso de esmagamento grave ou de laceração irregular de grandes nervos e vasos sanguíneos. Os reimplantes são procedimentos extremamente demorados, às vezes ultrapassando 24 h.

   b. **Conduta anestésica**

      (1) Em geral, a escolha recai sobre a anestesia geral em vista da longa duração desses procedimentos. A técnica combinada reduz a necessidade de anestésico e propicia analgesia pós-operatória (sobretudo com colocação de cateteres, em vez dos bloqueios do plexo braquial em dose única). A anestesia regional pode melhorar o fluxo sanguíneo por simpatectomia induzida.

452 Capítulo 33

(2) Durante anestesia geral, é essencial avaliar a cabeça e os pontos de pressão a cada 1 a 2 h para evitar lesões por pressão (p. ex., ulceração no couro cabeludo e queda de cabelo). Convém usar colchões de baixa pressão e blocos de espuma revestidos para evitar compressão dos nervos periféricos suscetíveis (p. ex., ulnar, isquiático, fibular ou sural). É preciso avaliar periodicamente a pressão no balonete da cânula traqueal porque há difusão de óxido nitroso para o balonete e aumento da pressão sobre a mucosa traqueal.

(3) Os pacientes devem ser mantidos aquecidos e adequadamente hidratados. Evitar a hiperventilação ou o uso de vasoconstritores.

(4) Considerar o monitoramento hemodinâmico invasivo para otimização da pressão de perfusão e nos casos prolongados. Caso seja usado esfigmomanômetro para medida não invasiva da pressão arterial, deve-se fazer rodízio em vários locais. A necessidade de anticoagulação é determinada durante a operação.

(5) A perda de sangue pode ser muito subestimada. É recomendável enviar amostras de sangue periodicamente ao laboratório para avaliar os níveis de hemoglobina.

III. A CRIANÇA VÍTIMA DE TRAUMA

A. Considerações Gerais

1. É necessário compreender bem as notórias diferenças anatômicas e fisiológicas entre adultos, crianças e lactentes, além de ter um conhecimento prático das considerações anestésicas específicas para essa população de pacientes (ver Capítulos 28 e 29).

2. O **trauma contuso**, geralmente por queda ou acidente automobilístico, é o predominante em crianças. As lesões múltiplas são regra, e não exceção, mas o diagnóstico costuma ser mais difícil porque a criança é incapaz de relatar uma história precisa.

B. Considerações Específicas

1. Embora muitas vezes a criança vítima de trauma apresente grande perda de sangue, a alteração dos **sinais vitais** pode ser mínima. **O uso dos sinais vitais como único critério pode levar a subestimar seriamente a gravidade da lesão.**

2. A intubação orotraqueal com proteção da coluna cervical é o método preferido de controle das vias respiratórias. A intubação nasotraqueal **não** é recomendada em crianças com menos de 12 anos de idade. A **cricotireoidotomia cirúrgica** raramente é realizada em lactentes ou crianças pequenas em função das dificuldades técnicas. Caso não seja possível obter controle das vias respiratórias e instituir ventilação, a cricotireoidotomia com agulha é apropriada como conduta temporária para oxigenação.

3. A **infusão intraóssea** é um procedimento aceitável para crianças com lesão grave nas quais é impossível obter acesso venoso.

4. A criança pequena e **hipotérmica** pode ser refratária ao tratamento do choque. Durante a avaliação e o tratamento inicial, é necessário usar lâmpadas suspensas ou cobertores térmicos para manter a temperatura corporal.

IV. A GESTANTE VÍTIMA DE TRAUMA

A. Considerações Gerais

1. É essencial suspeitar de gravidez em qualquer mulher vítima de trauma em idade fértil (ver, no Capítulo 30, a conduta em gestantes). Todas as mulheres com mais de 24 semanas de gestação devem ser submetidas a monitoramento por cardiotocografia durante no mínimo 4 a 6 h. A análise de Kleihauer-Betke ajuda a determinar o grau de hemorragia feto-materna e deve ser realizada. A hemorragia feto-materna em paciente Rh-negativa indica terapia com imunoglobulina Rh.

2. Como o feto recebe oxigênio da mãe, é essencial que haja **oferta ininterrupta de sangue oxigenado.** Portanto, a reanimação do feto depende da boa reanimação da mãe. O útero é um órgão intrapélvico até a 12ª semana de gestação e alcança o umbigo na 20ª semana. A **compressão da veia cava pelo útero grávido** depois de 20 semanas de gestação reduz o retorno venoso para o coração, diminuindo assim o débito cardíaco e agravando o choque. A gestante deve ser transportada e avaliada com **deslocamento do útero para a esquerda.**

3. Embora a irradiação emitida pelos exames para diagnóstico represente um risco para o feto, devem ser realizadas as radiografias necessárias. Pode-se consultar o radiologista para estimar a dose de radiação total para o feto se forem realizados vários exames com radiação ionizante.

Anestesia no Trauma e na Queimadura 453

4. Se o líquido amniótico tiver acesso ao espaço intravascular, pode ser uma fonte de embolia por líquido amniótico e consequente coagulação intravascular disseminada.

B. Tratamento
1. Se a condição materna for estável, a situação do feto e a extensão da lesão uterina determinam a conduta. É aconselhável consultar o obstetra da paciente.
2. Um feto potencialmente viável e sem sinais de sofrimento deve ser monitorado por ultrassonografia externa. Sempre há risco de trabalho de parto prematuro nessas pacientes e, nesse caso, deve-se iniciar terapia tocolítica.
3. Quando um feto viável exibe sinais de sofrimento a despeito das medidas eficazes de reanimação, é preciso realizar cesariana imediata. Quando o feto é inviável, a conduta pode ser conservadora, mantendo o feto no útero, para otimizar a oxigenação e a circulação maternas.
4. Deve-se tentar o reparo primário de todas as feridas maternas na gestante em estado grave com feto viável, mesmo à custa de sofrimento fetal.
5. A cesariana perimorte deve ser considerada em qualquer gestante agonizante com 24 semanas ou mais de gravidez.

V. GRANDES QUEIMADURAS
A. Implicações Fisiológicas da Queimadura
1. A **lesão térmica profunda** destrói a pele, a barreira que separa o corpo do meio externo. A pele tem função vital na regulação térmica, homeostase hidreletrolítica e proteção contra infecção bacteriana. É frequente a perda acentuada de calor e proteínas, grandes deslocamentos de líquidos e infecções nas vítimas de lesão térmica grave. Nas grandes queimaduras, mediadores circulantes desencadeiam inflamação sistêmica, hipermetabolismo e imunossupressão. Também há alteração difusa da permeabilidade das membranas celulares ao sódio, com consequente edema celular generalizado. A lesão microvascular é decorrente dos danos locais provocados pelo calor e da liberação de substâncias vasoativas pelo tecido queimado. Portanto, há edema tanto nos tecidos queimados quanto nos não queimados.
   a. Efeitos cardiovasculares
      (1) Alterações da permeabilidade microvascular acarretam o fluxo transcapilar de líquido e edema tecidual acentuado 12 a 24 h depois de uma lesão térmica. Há perda de grande quantidade de água, eletrólitos e proteínas para o espaço extravascular, com depleção de líquido intravascular e choque hipovolêmico (choque da queimadura).
      (2) Logo após uma queimadura, é frequente haver redução do débito cardíaco por diminuição da pré-carga e depressão miocárdica, possivelmente por fatores humorais circulantes. A pressão arterial pode ser normal graças ao aumento da resistência vascular sistêmica (RVS). A magnitude dessas alterações fisiopatológicas depende do tamanho e da profundidade da queimadura.
      (3) A resposta cardiovascular 24 a 48 h após reanimação eficaz de uma grande queimadura é caracterizada por *aumento* do débito cardíaco e *redução* da RVS, compatível com a fisiopatologia da síndrome de resposta inflamatória sistêmica.
   b. Há instalação de um **estado hipermetabólico** 3 a 5 dias depois da queimadura. Nas grandes queimaduras, a necessidade calórica estimada é de 1,5 a 1,7 vez a taxa metabólica basal calculada, e a demanda de proteínas é de aproximadamente 2,5 g/kg/dia. O início precoce de alimentação enteral pode reduzir o catabolismo muscular e a translocação bacteriana através da mucosa intestinal. A temperatura ambiente deve ser mantida na faixa neutra para evitar resfriamento e aumento extra da taxa metabólica.
   c. O extravasamento capilar provoca **hemoconcentração** logo depois da lesão. Apesar da reposição de líquidos aparentemente adequada, não raro o hematócrito continua elevado nas primeiras 48 h após a lesão. No entanto, o sangramento das feridas e a diminuição da meia-vida dos eritrócitos podem ocasionar anemia.
   d. A microagregação das plaquetas na pele e no pulmão lesado pela fumaça e a reanimação volêmica intensiva acarretam **trombocitopenia** precoce depois de grandes queimaduras. Há ativação de mecanismos trombóticos e fibrinolíticos, e a coagulação intravascular disseminada pode complicar a evolução de uma grande queimadura. A

454 Capítulo 33

diminuição dos níveis de antitrombina III, proteína C e proteína S aumenta a trombogenicidade desses pacientes mais tarde na evolução clínica e, teoricamente, causa trombose venosa e embolia pulmonar.

    e. A **insuficiência renal aguda** não é rara em pacientes com queimaduras graves e está associada a elevada mortalidade. A diminuição do fluxo sanguíneo renal secundária à hipovolemia e à queda do débito cardíaco, bem como ao aumento dos níveis de catecolaminas, aldosterona e vasopressina, pode contribuir para a insuficiência renal. Outros mecanismos são efeitos nefrotóxicos dos fármacos, rabdomiólise, hemólise e sepse (ver Capítulo 4, seção III).

    f. A **função gastrintestinal** diminui imediatamente após a queimadura, secundária à adinamia gástrica e intestinal. É preciso esvaziar o estômago com sonda nasogástrica.

        (1) **Úlceras de Curling (erosão da mucosa)** ocorrem em momentos variáveis após grandes queimaduras e podem causar hemorragia ou perfuração gástrica. Essas úlceras parecem ser mais comuns em crianças do que em adultos. O tratamento consiste em antiácidos, antagonistas do receptor da histamina (H_2) e inibidores da bomba de prótons.

        (2) **Outras complicações gastrintestinais das queimaduras** são esofagite, fístula traqueoesofágica (por intubação prolongada e presença de sonda nasogástrica), disfunção hepática, pancreatite, colecistite acalculosa e trombose da artéria mesentérica.

    g. A **infecção** de áreas queimadas retarda a cicatrização e leva ao fracasso do enxerto cutâneo. A invasão bacteriana do tecido subjacente pode acarretar septicemia. Os microrganismos comuns implicados são estafilococos, estreptococos beta-hemolíticos e bacilos gram-negativos como espécies de *Pseudomonas* e *Klebsiella*. O tratamento local com antimicrobianos tópicos e o enxerto cutâneo precoce são medidas importantes para reduzir o risco de infecção.

    h. Os **receptores musculares da acetilcolina** proliferam no local da queimadura e em locais distantes da queimadura. O aumento dos receptores da acetilcolina geralmente está associado à resistência aos bloqueadores neuromusculares não despolarizantes e ao aumento da sensibilidade aos relaxantes musculares despolarizantes.

2. Em **queimaduras elétricas**, a corrente produz energia térmica que destrói os tecidos, sobretudo aqueles de alta resistência, como a pele e o osso. A exposição à alta voltagem pode causar síndromes de compartimento, fraturas de ossos longos e da coluna vertebral, lesão miocárdica e rabdomiólise com subsequente lesão renal.

3. Nas **queimaduras químicas**, o grau é lesão depende da substância química, de sua concentração, duração de contato e penetrabilidade e resistência dos tecidos acometidos. Algumas substâncias que causam queimadura química, como o fósforo, são absorvidas sistemicamente, produzindo lesão de monta e, não raro, com risco à vida. A exposição ao ácido fluorídrico causa hipocalcemia grave e requer monitoramento atento dos níveis séricos de cálcio. Podem ser indicados a injeção de gluconato de cálcio sob a escara e o desbridamento da ferida em caráter de emergência.

B. Classificação da Queimadura

1. As queimaduras são classificadas de acordo com a área de superfície corporal total (ASCT) acometida, a profundidade da queimadura e a presença ou não de lesão por inalação.

2. O cálculo da **extensão de uma queimadura** (ASCT) usa o diagrama de Lund-Browder ou outro diagrama de queimadura.

    a. A **regra dos nove** permite fazer uma estimativa (Figura 33.2).

        (1) **Adultos:** A cabeça e cada membro superior representam, cada um, 9% de ASCT. A face anterior do tronco, a face posterior do tronco e cada membro inferior representam, cada um, 18% de ASCT.

        (2) **Lactentes e crianças:** Em razão das diferentes proporções da área de superfície corporal de acordo com a idade do paciente, é preciso consultar o quadro correspondente ao calcular a porcentagem de ASCT a fim de evitar grandes erros (Figura 33.2).

    b. Outro método prático para estimar a porcentagem de ASCT é que a área da mão do paciente corresponde a cerca de 1% da ASCT.

3. A **profundidade da queimadura** determina o tratamento (*i. e.*, conduta conservadora ou excisão e enxerto). É difícil determinar visualmente a profundidade da queimadura; porém, há algumas diretrizes úteis:

Anestesia no Trauma e na Queimadura **455**

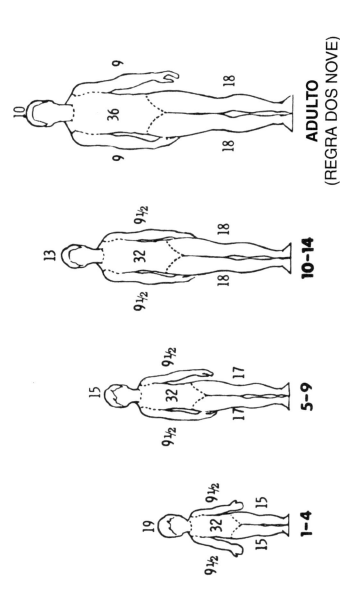

FIGURA 33.2 Regra dos nove (diagrama de Lund e Browder). (Modificado de Ryan JF, Todres ID, Cote CJ et al., eds. *A practice of anesthesia for infants and children*. Philadelphia: WB Saunders, 1986:230.)

456 Capítulo 33

a. A área sob uma **queimadura de espessura parcial (2º grau)** deve ter sensibilidade normal ou aumentada à dor e à temperatura e empalidecer à compressão.

b. A **queimadura de espessura total (3º grau)** é indolor e não empalidece quando comprimida.

C. Avaliação Inicial do Paciente Queimado

1. Vias respiratórias e respiração

a. A breve exposição da epiglote ou da laringe ao ar seco a 300°C ou vapor a 100°C causa edema acentuado e rápida obstrução das vias respiratórias. Os produtos químicos da combustão, como amônia, óxido de enxofre e cloro dissolvem-se na árvore traqueobrônquica, formando ácidos e irritando a mucosa da árvore respiratória.

b. Em geral, é melhor que a intubação traqueal do paciente queimado seja precoce. A intubação sempre deve ser realizada antes que haja edema das vias respiratórias. O edema contínuo e a distorção dos tecidos moles podem evoluir rapidamente, dificultando, se não impossibilitando, a intubação.

c. As **queimaduras circunferenciais de espessura total** do tórax diminuem a complacência da parede torácica, o que pode acarretar hipoxemia e insuficiência respiratória. Podem ser necessárias escarotomias de emergência.

d. A **lesão por inalação de fumaça** pode ocorrer durante um incêndio em espaço fechado ou quando há inalação de vapores nocivos aquecidos.

(1) Deve-se suspeitar de lesão por inalação quando há queimaduras da cabeça ou do pescoço; chamuscamento dos pelos nasais; edema da mucosa do nariz, da boca, dos lábios ou da orofaringe; tosse metálica ou escarro enegrecido. Pode haver acometimento das vias respiratórias superiores e do parênquima pulmonar.

(2) Os **produtos químicos** da combustão combinam-se com a água nas vias respiratórias e formam ácidos e álcalis fortes, causando broncospasmo, edema e ulceração da mucosa. A inalação de gases como fosgênio e ácido sulfúrico pode lesar a membrana alveolar e causar obstrução parcial ou completa das vias respiratórias. Aldeídos como a acroleína prejudicam a função ciliar e causam lesão das superfícies mucosas.

(3) A combustão de produtos contendo poliuretano (p. ex., material isolante e de revestimento de paredes) libera **cianeto de hidrogênio**, que causa asfixia tecidual por inibição da atividade da citocromo oxidase. Os pacientes podem apresentar acidose metabólica com intervalo aniônico e elevação da P_{O_2} venosa mista. Os níveis plasmáticos de lactato correlacionam-se com os níveis de cianeto. O tratamento é de suporte, mas pode incluir a administração de nitrito de sódio (300 mg IV durante mais de 5 min em um volume de 100 mℓ de glicose a 5%), seguido por tiossulfato de sódio (12,5 g), e, em casos graves, nitrito de amila inalado.

(4) O **monóxido de carbono** liga-se à hemoglobina, deslocando oxigênio e desviando a curva de oxi-hemoglobina para a esquerda. Há hipoxia tecidual.

(a) Todos os pacientes queimados, principalmente em espaço fechado, podem ter sofrido algum grau de hipoxia tecidual associada à lesão térmica. A administração de oxigênio deve ser iniciada no local do acidente.

(b) Como a oxi-hemoglobina e a carboxi-hemoglobina (CO) absorvem luz no mesmo comprimento de onda, não é possível usar a oximetria de pulso convencional como indicador de intoxicação por monóxido de carbono. O diagnóstico é baseado na suspeita clínica e no nível arterial ou venoso de carboxi-hemoglobina, medido com espectrofotometria com CO-oxímetro.

(c) A meia-vida da carboxi-hemoglobina está inversamente relacionada com a concentração inspirada de oxigênio ($F_{I_{O_2}}$); é de 5 a 6 h durante a respiração de ar ambiente, mas de 30 a 60 min durante a respiração de oxigênio a 100%.

(d) O tratamento é de suporte e consiste em oxigênio suplementar até a eliminação do monóxido de carbono. Convém considerar o tratamento com oxigênio hiperbárico em pacientes comatosos e naqueles com intoxicação grave por monóxido de carbono.

(e) A **lesão respiratória indireta** e o edema pulmonar podem ocorrer em pacientes queimados sem lesão por inalação. Os mecanismos implicados incluem o efeito de mediadores da queimadura sobre o pulmão, a diminuição da pressão oncótica plasmática e as complicações do tratamento da queimadura.

Anestesia no Trauma e na Queimadura **457**

2. Reanimação cardiovascular
   a. A **reposição de líquidos** é feita com solução cristaloide, geralmente Ringer-lactato, com ou sem acréscimo de solução coloide. Os protocolos clássicos de reposição usam o peso corporal em quilogramas e a porcentagem da ASCT queimada.
   (1) Fórmula de Parkland (mais usada no Massachusetts General Hospital): 4,0 mℓ de Ringer-lactato por kg por % de ASCT queimada por 24 h (ver seção V.C.2.b adiante).
   (2) Fórmula de Brooke: 1,5 mℓ de solução cristaloide por kg por % de ASCT queimada por 24 h mais 0,5 mℓ de coloide por kg por % de ASCT queimada por 24 h mais 2.000 mℓ de soro glicosado a 5% por 24 h (ver seção V.C.2.b adiante).
   b. Metade do déficit de líquido calculado é administrada nas primeiras 8 h após a queimadura, o restante é administrado nas 16 h subsequentes. Ao mesmo tempo, são administradas as necessidades diárias de líquidos de manutenção.
   c. Os objetivos da hidratação são estabilidade hemodinâmica e manutenção de débito urinário adequado. Em queimaduras extensas, a hidratação é ajustada de acordo com monitores invasivos e exames complementares apropriados.
D. Conduta nas Queimaduras
   1. O **desbridamento precoce e o enxerto nas áreas queimadas** é bem aceito e parece reduzir a mortalidade. O procedimento pode ser realizado na sala de cirurgia na fase aguda da lesão, com instabilidade hemodinâmica e disfunção respiratória. É recomendável dar ênfase especial à correção dos distúrbios acidobásicos e eletrolíticos e da coagulopatia. A perda de sangue durante o desbridamento da ferida e o enxerto pode ser de grande monta. Soluções coloides e produtos do sangue apropriados devem ser solicitados antecipadamente. O acesso IV deve ser adequado para reanimação.
   2. Agentes tópicos são usados para minimizar a colonização de feridas durante a cicatrização. Os agentes tópicos comuns são:
      a. O **nitrato de prata** pode causar hiponatremia sérica ou, raramente, metemoglobinemia.
      b. O **acetato de mafenida**, um inibidor da anidrase carbônica, pode causar acidose metabólica, se absorvido.
      c. A **sulfadiazina de prata** pode causar leucopenia, que é reversível depois que o fármaco é interrompido.
   3. A incidência de **sepse** pode ser reduzida pelo uso de curativos biológicos temporários, seja aloenxertos (pele de cadáver ou âmnio), seja xenoenxertos (suínos). A pele artificial (p. ex., Integra), desenvolvida a partir de colágeno e epiderme cultivada por bioengenharia, pode ser usada quando não se dispõe de autoenxerto convencional.
   4. Os **antibióticos sistêmicos** são limitados ao tratamento de infecção sistêmica documentada (diferente da colonização) e também são usados como profilaxia antes de procedimentos cirúrgicos.
E. Considerações Anestésicas
   1. A **queimadura é uma forma de trauma;** portanto, inicialmente deve ser avaliada a mesma sequência A, B, C, D e E já descrita (ver seções I.A a I.E). A idade do paciente, as doenças preexistentes e a extensão da queimadura indicam a provável condição fisiológica do paciente. A alteração da farmacocinética, a tolerância aos fármacos, o acesso IV difícil e os distúrbios anatômicos das vias respiratórias (cicatriz no pescoço ou contratura da boca) são as principais considerações.
   2. Vias respiratórias. O ajuste adequado da máscara pode ser difícil por causa do edema nas fases iniciais da queimadura ou das cicatrizes e contraturas subsequentes. Esses mesmos fatores podem tornar a intubação traqueal dificílima em pacientes queimados.
   3. Monitoramento e acesso IV
      a. Muitas vezes, o acesso IV ainda é o mesmo desde a reanimação inicial. Cateteres IV calibrosos são obrigatórios para permitir a reposição de grandes volumes de líquido.
      b. Nas queimaduras extensas, os eletrodos de ECG podem ser colocados diretamente sobre o tecido desbridado. Outra opção é o uso de eletrodos de agulha.
      c. Os **acessos arteriais** são indispensáveis para monitoramento contínuo da pressão arterial e coleta frequente de sangue. O local da punção depende da disponibilidade de áreas não queimadas. Se todos os locais apropriados estiverem queimados, pode ser necessário implantar o cateter na área queimada depois da antissepsia.

458 Capítulo 33

d. Os **cateteres de pressão venosa central** são úteis tanto para monitoramento das pressões centrais quanto para acesso central para infusão de fármacos.

e. Pode ser necessário um **cateter de artéria pulmonar** para tratamento de pacientes com disfunção miocárdica, oligúria ou hipotensão persistente ou sepse.

4. Relaxantes musculares

a. Os **agentes despolarizantes** (succinilcolina) são seguros somente nas primeiras horas depois da lesão térmica. Eles se tornam perigosos após 12 a 24 h iniciais, pois podem causar hiperpotassemia acentuada e parada cardíaca.

b. Os **relaxantes não despolarizantes** são empregados quando há necessidade de relaxamento muscular. Pacientes queimados parecem resistentes a esses fármacos (*i. e.*, menor resposta a doses convencionais, ver anteriormente); alguns pacientes necessitam de doses três a cinco vezes maiores que as habituais.

5. Anestésicos

a. Não há um agente ou uma associação de agentes preferidos; no entanto, a **quetamina** e o **etomidato** podem ser vantajosos em pacientes instáveis hemodinamicamente.

b. Esses pacientes podem ter **necessidade muito maior de opioides** em função da tolerância e do aumento do volume aparente de distribuição dos fármacos. É importante garantir analgesia adequada, o que pode exigir altas doses de opiáceos.

6. Controle da temperatura. A temperatura corporal mais confortável para o paciente queimado é de aproximadamente 38°C. Na unidade de terapia intensiva de queimados, os pacientes são assistidos em quartos aquecidos e umidificados. É muito importante manter a normotermia durante o transporte e a cirurgia. A sala de cirurgia, os líquidos IV e os hemoderivados devem ser aquecidos e os gases inspirados, aquecidos e umidificados. As crianças devem ser colocadas sob fonte de calor radiante e sobre manta térmica sempre que possível.

7. Imunossupressão. O sistema imune é suprimido durante semanas a meses depois da queimadura, e a própria ferida é um excelente meio para crescimento bacteriano. É importantíssimo empregar técnica asséptica ao manusear os pacientes, aspirar vias respiratórias e instituir acessos intravasculares.

8. Cuidados pós-anestésicos. É importante manter a normotermia ao transportar os pacientes de volta para a unidade de terapia intensiva, já que os calafrios provocam vasoconstrição e poderiam contribuir para a perda do enxerto. Deve-se administrar oxigênio suplementar até que os pacientes estejam plenamente recuperados da anestesia. É comum haver dor intensa e as respostas do paciente variam, o que exige ajuste individual da dose de analgésicos e frequente reavaliação do efeito.

Leituras Sugeridas

American College of Surgeons. *Advanced trauma life support (ATLS) student manual*, 7th ed. Chicago:American College of Surgeons, 2004.

Bickell WH, Wall MJ Jr, Pepe PE, et al. Immediate versus delayed fluid resuscitation for hypotensive patients with penetrating torso injuries. *N Engl J Med* 1994;331:1105–1109.

MacLennan N, Heimbach DM, Cullen BF. Anesthesia for major thermal injury. *Anesthesiology* 1998;89:749–770.

Martyn JA, Richtsfeld M. Succinylcholine-induced hyperkalemia in acquired pathologic states: etiologic factors and molecular mechanisms. *Anesthesiology* 2006;104:158–169.

Neschis DG, Scalea TM, Flinn WR, et al. Blunt aortic injury. *N Engl J Med* 2008;359(16):1708–1716.

Watson D. ABC of major trauma. Management of the upper airway. *BMJ* 1990;300:1388–1391.

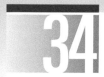

Terapia Transfusional

Shubha V. Y. Raju e Jonathan E. Charnin

I. INDICAÇÕES DE TERAPIA TRANSFUSIONAL

A transfusão de componentes do sangue costuma ser realizada quando há diminuição da produção, aumento do uso, destruição ou perda, ou disfunção de um componente específico do sangue (hemácias, plaquetas ou fatores da coagulação).

A. Anemia

1. **Massa eritrocitária.** O principal objetivo da transfusão de hemácias é manter a capacidade de transporte de oxigênio para os tecidos, determinada fundamentalmente pelo nível de hemoglobina (Hb). Os **indivíduos saudáveis** ou **com anemia crônica** geralmente toleram níveis de Hb de 6,5 a 8 g/dℓ, supondo-se que o volume intravascular seja normal. Já foi prática comum manter o nível perioperatório de Hb acima de 10 g/dℓ. No entanto, uma "prática restritiva de transfusão", cuja meta é um nível de Hb de 7 a 9 g/dℓ, é segura e pode diminuir o risco de morte em comparação com uma meta mais alta de Hb (10 a 12 g/dℓ). Não há explicação clara para a diminuição da mortalidade no grupo submetido a transfusão restritiva, mas os efeitos de imunossupressão da transfusão alogênica foram comprovados em estudos com animais e seres humanos (ver seção VIII.D). Nos **pacientes com doença coronariana**, o risco de isquemia miocárdica decorrente da anemia levou a maioria dos médicos a administrar transfusão até um nível maior de Hb (9 a 10 g/dℓ). Não há, porém, estudos que respaldem essa prática, e os existentes tiveram resultados contraditórios. Um estudo de pacientes com síndrome coronariana aguda também constatou maior taxa de mortalidade atribuível à transfusão de hemácias em pacientes estáveis com hematócrito (Ht) superior a 25%. Em suma, os dados científicos recentes e a opinião consensual de especialistas respaldam a transfusão de hemácias perioperatória de acordo com a necessidade individual, levando em conta os riscos e benefícios da transfusão em vez da busca de metas arbitrárias de Hb ou Ht.
2. Quando um paciente tem anemia pré-operatória, deve-se esclarecer a etiologia. A anemia pode ser secundária à diminuição da produção (mielossupressão ou deficiências nutricionais), ao aumento da perda (hemorragia) ou à destruição (hemólise).
3. **Estimativa da volemia (VS)**
   a. A **transfusão sanguínea intraoperatória** depende da perda de hemácias. É possível fazer uma estimativa aproximada pela medida do sangue nos recipientes de aspiração, pesagem das compressas e verificação do sangue perdido nos campos cirúrgicos.
   b. A **perda sanguínea admissível estimada** (PSAE) é calculada da seguinte forma, usando o Ht (demonstrado adiante) ou a Hb:

   $$\text{PSAE} = [(\text{Ht}_{inicial} - \text{Ht}_{admissível}) \times \text{VS}]/[(\text{Ht}_{inicial} + \text{Ht}_{admissível})/2]$$

   A volemia no adulto corresponde a cerca de 7% da massa corporal magra. O cálculo aproximado é de 70 mℓ/kg no homem adulto normal e 65 mℓ/kg na mulher adulta normal (ver considerações pediátricas no Capítulo 29, seção IX.B). Em obesos, a volemia corresponde a uma menor porcentagem do peso corporal; quanto maior é o grau de obesidade, menor é a volemia estimada por kg de peso. A volemia sugerida para um índice de massa corporal (IMC) de 40 é de 53 mℓ/kg. Em pacientes cujo IMC é 70, estima-se a volemia em 40 mℓ/kg.

460 Capítulo 34

   c. O **volume de sangue a transfundir** é calculado da seguinte forma:

$$\text{Volume a transfundir} = [(Ht_{\text{desejado}} - Ht_{\text{atual}}) \times VS]/Ht_{\text{sangue transfundido}}$$

Uma unidade de concentrado de hemácias tem Ht de 70% a 85% usando o conservante Adsol.

B. A **trombocitopenia** é causada por diminuição da produção na medula óssea (p. ex., quimioterapia, infiltração tumoral ou alcoolismo) ou por aumento do uso ou da destruição (p. ex., hiperesplenismo, púrpura trombocitopênica idiopática, coagulação intravascular disseminada [CID] ou efeitos farmacológicos). Também é observada com a diluição e a perda associada à transfusão maciça (ver seção IX.A.1). A hemorragia espontânea é incomum quando o número de plaquetas é superior a $20.000/mm^3$. Para hemostasia cirúrgica, é preferível que o número de plaquetas esteja acima de $50.000/mm^3$.

C. **Coagulopatia.** O sangramento associado a deficiências de fatores documentadas ou o prolongamento das provas de coagulação (tempo de protrombina [TP] e tempo de tromboplastina parcial [TTP]) requer terapia de reposição para manter a coagulação normal. As seções II e IX comentam a coagulopatia.

II. COAGULOGRAMA

A indicação mais importante de distúrbio hemorrágico clinicamente relevante em paciente saudável ainda é a anamnese. Uma história de anemia que requer reposição de ferro pode sugerir diátese hemorrágica. A ocorrência de sangramento em cirurgia prévia, sangramento gengival, fragilidade capilar, epistaxe ou menorragia deve levantar a suspeita. Há muitos exames que avaliam o sistema da coagulação. No entanto, o clínico tem de lembrar que o sistema da coagulação é uma complexa interação de plaquetas e fatores da coagulação. Não existe um exame único que avalie a integridade de todo o sistema da coagulação.

A. O **tempo de tromboplastina parcial ativada (TTPa)** é realizado pelo acréscimo de material particulado a uma amostra de sangue para ativar o sistema intrínseco da coagulação. O TTPa normal varia de 22 a 34 segundos, de acordo com o reagente e os instrumentos usados pelo laboratório específico. O TTPa avalia fatores da via intrínseca (fatores XI, XII, VIII, IX e de contato) e comum (II, V, X e fibrinogênio) da coagulação. O teste é sensível a quantidades reduzidas de fatores da coagulação e está elevado nos pacientes tratados com heparina. O TTPa é anormal em pacientes que têm hemofilia ou um anticoagulante circulante (p. ex., anticoagulante lúpico ou anticorpos contra o fator VIII). O médico deve lembrar que nem sempre há correlação entre TTPa anormal e sangramento clínico. A correção intensiva de um TTPa anormal em pacientes cirúrgicos nem sempre é indicada, exceto se houver sangramento ativo.

B. O **tempo de protrombina** é uma medida dos fatores das vias extrínseca (fator VII e tecidual) e comum (ver anteriormente) da coagulação e é determinado pelo acréscimo de fator tecidual a uma amostra de sangue. Enquanto o TP e o TTPa são afetados pelos níveis de fatores V e X, protrombina e fibrinogênio, o TP é sensível especificamente a deficiências de fator VII. O TP é normal nas deficiências de fatores VIII, IX, XI, XII, pré-calicreína e cininogênio de alto peso molecular.

C. A **razão normalizada internacional (RNI)** é um meio de padronizar os valores do TP para permitir comparações entre diferentes laboratórios ou em diferentes ocasiões. É a razão entre o TP do paciente e o TP de controle que seria obtido se fossem usados reagentes de referência internacional para executar o teste. Antes do desenvolvimento da RNI, as diferenças na atividade do reagente de tromboplastina impediam comparações úteis dos valores do TP. Hoje, a terapia anticoagulante oral pode ser guiada por uma meta de RNI independente da variação laboratorial do TP. Por exemplo, recomenda-se uma RNI de 2,0 a 3,0 para profilaxia da tromboembolia na fibrilação atrial.

D. O **tempo de sangramento** reflete a interação entre as plaquetas e o endotélio vascular, o que leva à formação de um coágulo inicial. O teste tem várias imperfeições: (i) sua execução exige o cumprimento de um protocolo padronizado; (ii) os resultados dependem do técnico e sua reprodução é insatisfatória e (iii) não há correlação entre os resultados e a hemostasia clínica perioperatória. Por esses motivos, o tempo de sangramento não é um indicador recomendado para avaliação da coagulação perioperatória, e o teste não é mais usado ou não está disponível em muitas instituições.

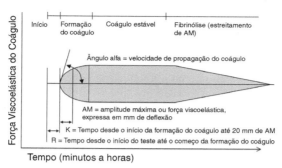

FIGURA 34.1 Tromboelastografia.

E. O **tempo de coagulação ativada (TCA)** é um tempo de coagulação do sangue total modificado no qual se acrescenta terra diatomácea (celite) ou argila (caulim) a uma amostra de sangue para ativar o sistema intrínseco da coagulação. O TCA é o tempo até a formação do coágulo. O TCA normal é de 90 a 130 segundos, dependendo do instrumento usado. O TCA é um teste relativamente fácil e rápido, sendo útil no monitoramento do tratamento com heparina na sala de cirurgia (ver Capítulo 23).

F. **Dímero D e Produtos de Degradação da Fibrina.** Quando há fibrinólise, a plasmina degrada a fibrina e fibrinogênio. Os produtos de degradação da fibrina refletem a degradação do fibrinogênio e fibrina. A dosagem de dímero D, que reflete a degradação da fibrina com ligações cruzadas, é mais específica para diagnóstico de fibrinólise primária e **CID**. O teste mistura contas de látex revestidas por anticorpos ao plasma do paciente em diluições seriadas. A elevação do título de dímero D é comum em pacientes com CID, mas também pode ser observada na trombose venosa profunda, na hepatopatia ou após cirurgia recente (em 48 h). Os fragmentos de fibrina interferem com a coagulação normal, pois comprometem a função plaquetária e a formação normal do coágulo de fibrina.

G. Alguns centros dispõem de **tromboelastografia (TEG)** para uso clínico, com frequência como teste laboratorial no local ou próximo do local de atendimento. Na TEG coloca-se uma pequena quantidade de sangue em uma cubeta oscilante aquecida, dentro da qual há um pino suspenso por um fio de torção. A formação de coágulo na cubeta oscilante gera torque no pino, e o torque é medido e convertido em sinal elétrico. O sinal é registrado por um computador, com a criação de um traçado característico (Figura 34.1) que pode ser analisado para detecção de anormalidades na formação de coágulo. A TEG avalia a formação do coágulo e sua força viscoelástica e fornece informações sobre a adequação dos fatores da coagulação, níveis de fibrina e plaquetas.

III. TIPAGEM SANGUÍNEA E PROVA CRUZADA

A. O **sangue do doador e o sangue do receptor** são submetidos a tipagem usando os **sistemas ABO e Rh** da superfície das hemácias e a pesquisa de anticorpos contra outros antígenos celulares. A prova cruzada "direta" requer a mistura direta do plasma do receptor com as hemácias do doador para garantir que não haja hemólise por anticorpos não detectados. As hemácias de um indivíduo têm os antígenos de superfície A, B, AB ou não têm antígenos de superfície. Quando não têm antígenos de superfície A ou o antígeno de superfície B, são produzidos anticorpos contra eles. Uma pessoa com sangue do tipo B tem anticorpos anti-A no soro, e um indivíduo tipo O (que não tem antígenos de superfície A nem B) tem anticorpos anti-A e anti-B circulantes. Consequentemente, uma pessoa do tipo AB não tem anticorpos contra os antígenos A nem contra os antígenos B e pode receber hemácias de qualquer tipo sanguíneo. O sangue tipo O não tem antígenos de superfície A nem B e pode doar células do sangue para qualquer outro tipo (doador universal de hemácias; Quadro 34.1).

Compatibilidade de Transfusão

Tipo Sanguíneo do Receptor	Doador de Hemácias	Doador de PFC
AB	AB, A, B ou O	AB
A	A ou O	A ou AB
B	B ou O	B ou AB
O	O	A, B, AB ou O
Rh+	Rh+ ou Rh–	Rh+ ou Rh–
Rh–	Rh–	Rh+ ou Rh–

B. Os **antígenos de superfície Rh** estão presentes (Rh-positivo) ou ausentes (Rh-negativo). Os indivíduos Rh-negativos produzem anticorpos contra o fator Rh quando expostos a sangue Rh-positivo. A exposição inicial não causa problemas, mas os anticorpos circulantes causam hemólise nas exposições subsequentes. Isso pode ser um problema maior durante a gravidez. Os anticorpos anti-Rh são IgG e atravessam livremente a placenta. No caso de mães Rh-negativas que produziram anticorpos anti-Rh, há passagem desses anticorpos para o feto. Quando o feto é Rh-positivo, ocorre hemólise intensa. A **imunoglobulina RHO**, um anticorpo bloqueador de Rh, impede que o paciente Rh-negativo produza anticorpos anti-Rh. Deve ser administrado a indivíduos Rh-negativos que recebem transfusão de sangue Rh-positivo e a mães Rh-negativas que dão à luz bebês Rh-positivos (há alguma mistura de sangue materno e fetal por ocasião do parto). A dose recomendada é de 300 μg IM para cada 15 mℓ de sangue Rh-positivo transfundidos.

C. **Anticorpos do receptor** contra outros antígenos das hemácias do doador (na maioria das vezes dos grupos Kell, Kid, Duffy ou Lewis) causam reações transfusionais hemolíticas. Ao testar uma amostra de sangue do paciente e detectar anticorpos contra antígenos nas hemácias do doador, a prova cruzada é complicada e pode haver atraso na disponibilidade de produtos do sangue. Quando o resultado da pesquisa de anticorpos irregulares é positivo, é aconselhável discutir com o banco de sangue a previsão da necessidade de transfusão.

D. **Caso haja necessidade de transfusão sanguínea de emergência**, geralmente é possível obter hemácias tipo-específicas (ABO) em minutos quando se conhece o tipo sanguíneo do paciente. Se não houver sangue do tipo específico à disposição, devem-se administrar hemácias do tipo O Rh-negativo (é possível usar sangue do tipo O Rh-positivo em homens). Devese substituir por sangue do tipo específico assim que possível para reduzir a um mínimo a quantidade de plasma tipo O (que contém anticorpos anti-A e anti-B).

IV. **TERAPIA COM COMPONENTES DO SANGUE**
  A. **Considerações Gerais**
   1. Em geral, uma unidade de **concentrado de hemácias** (Ht aproximado de 70% e volume de cerca de 250 mℓ) aumenta o Ht em 2% a 3% ou a Hb em 1 g/dℓ no adulto euvolêmico depois que há equilíbrio. É essencial que haja compatibilidade ABO entre o concentrado de hemácias e o receptor.
   2. Uma unidade de **plaquetas** aumenta o número de plaquetas em 5.000 a 10.000/mm³. A transfusão habitual de plaquetas é de 1 unidade por 10 kg de peso. Se a causa da trombocitopenia for o aumento da destruição (produção de anticorpos antiplaquetários) ou se houver disfunção das plaquetas, as transfusões de plaquetas são menos eficazes. A transfusão de plaquetas ABO-compatíveis não é obrigatória, embora possa aumentar o número de plaquetas após a transfusão. As plaquetas de um doador único ou HLA-compatíveis podem ser necessárias em pacientes com resposta refratária à transfusão de plaquetas. Uma unidade de plaquetas de doador único fornece o equivalente a cerca de seis unidades de plaquetas de doadores aleatórios.

Terapia Transfusional **463**

3. **O plasma fresco congelado** (PFC), na dose de 10 a 15 mℓ/kg, geralmente aumenta os fatores da coagulação plasmática para 30% do normal, o nível mínimo necessário para hemostasia (exceto o fibrinogênio, que deve ser de 50% do valor normal de 200 a 400 mg/dℓ). Os níveis de fibrinogênio aumentam em 1 mg/dℓ/mℓ de plasma transfundido. Muitas vezes é obtida reversão aguda da varfarina com apenas 5 a 8 mℓ/kg de PFC, embora possa persistir o prolongamento moderado do TP. As transfusões de PFC têm de ser ABO-compatíveis, mas não há necessidade de compatibilidade Rh e de prova cruzada (Quadro 34.1).

4. **O crioprecipitado** é preparado a partir do PFC e contém concentrado de fator VIII, fator XIII, fibrinogênio, fator de von Willebrand (FvW) e fibronectina. As indicações de crioprecipitado são hipofibrinogenemia, doença de von Willebrand, hemofilia A (quando não há fator VIII à disposição) e preparação de cola de fibrina. A posologia é de 1 unidade para 7 a 10 kg, o que eleva o fibrinogênio plasmático em cerca de 50 mg/dℓ em paciente sem sangramento de vulto. Não há obrigatoriedade de compatibilidade ABO para a transfusão de crioprecipitado.

B. **Considerações Técnicas**
1. **Infusões compatíveis.** Os produtos do sangue não devem ser infundidos com soluções de glicose a 5%, porque causam hemólise, nem com Ringer-lactato, que contém cálcio e pode induzir a formação de coágulo. O cloreto de sódio (0,9%), a albumina (5%) e o PFC são compatíveis com as hemácias.

2. **Filtros para sangue.** Os filtros para sangue convencionais (170 a 200 μm) removem resíduos e devem ser usados na transfusão de todos os componentes do sangue.
   a. **A redução de leucócitos é obtida por filtração, seja no banco de sangue, seja à beira do leito.** Os filtros de microagregados (20 a 50 μm), que não devem ser usados para plaquetas, removem 70% a 90% dos leucócitos. Os filtros de terceira geração ou de adesão removem mais de 99,9% dos leucócitos por uma combinação de filtração e adesão de leucócitos. Esses filtros são recomendados para uso em pacientes com história de reações transfusionais não hemolíticas febris; para prevenção de aloimunização contra antígenos leucocitários estranhos (p. ex., no paciente oncológico com expectativa de necessidade de várias transfusões de plaquetas); ou para evitar a transmissão de citomegalovírus (CMV) em receptores de transplante de órgãos. Outros benefícios possíveis, mas ainda não comprovados da redução de leucócitos, são a diminuição do efeito imunomodulador da transfusão alogênica; redução da transmissão de doenças bacterianas, virais ou priônicas; prevenção de lesão pulmonar aguda relacionada com a transfusão (TRALI); e diminuição da incidência de doença enxerto *versus* hospedeiro (DEVH). Diversos países implementaram a leucorredução universal de componentes sanguíneos celulares transfundidos. Os benefícios propostos e a relação custo-eficiência da leucorredução universal são motivo de grande controvérsia na medicina transfusional e a prática não é obrigatória nos EUA atualmente.
   b. Devem-se seguir as recomendações dos fabricantes de filtros específicos usados à beira do leito no que diz respeito ao componente filtrado e ao número de unidades administradas por filtro.
   c. Há relatos de **reação hipotensiva** grave associada ao uso de filtros de leucorredução à beira do leito. A fisiopatologia pode incluir a ativação da bradicinina pelo filtro de leucócitos, e o efeito hipotensivo pode ser exagerado em pacientes tratados com inibidores da ECA. Quando essa reação ocorre, deve-se interromper a transfusão e manter a pressão arterial. Essas intervenções costumam levar à rápida resolução da hipotensão. O risco de reação hipotensiva pode ser menor em produtos leucorreduzidos no banco de sangue, já que a bradicinina é metabolizada rapidamente no sangue armazenado.

C. **Transfusão Maciça.** A transfusão de 10 unidades ou mais de concentrado de hemácias, ou de uma volemia, em 24 h é designada transfusão maciça. É importante a coordenação com o banco de sangue durante esse tipo de transfusão. A proporção de duas unidades de concentrado de hemácias para uma unidade de PFC (2:1) com uma quantidade criteriosa de expansor volêmico cristaloide ou coloide é uma conduta consagrada para reposição de hemácias e fatores da coagulação durante transfusão maciça. Vários autores sugerem outras proporções (como 1:1), mas estas não tiveram seu benefício universal comprovado. Pode-se

464 Capítulo 34

esperar a queda do número de plaquetas pela metade para cada volemia perdida. A transfusão precoce de plaquetas e a consideração de antifibrinolíticos podem ser vantajosas.
D. Substitutos do Sangue. A despeito dos anos dedicados à pesquisa de um substituto do sangue capaz de transportar oxigênio, nenhum deles demonstrou utilidade clínica geral no momento atual. O Fluosol-DA, um perfluorocarbono sintético capaz de transportar oxigênio, foi testado em seres humanos, mas tem aplicação limitada no transporte de oxigênio *in vivo*. As soluções de hemoglobina livre e de hemoglobina encapsulada em lipídios estão sendo avaliadas, mas nenhuma está disponível para uso clínico na América do Norte neste momento. Os problemas que limitam seu uso são a meia-vida plasmática curta (cerca de 8 h) e a hipertensão associada a sua administração.

V. SUBSTITUTOS DO PLASMA
Existem vários produtos coloides à venda. As principais limitações são o custo, possíveis reações alérgicas e efeitos sobre a coagulação.
A. A **albumina** é encontrada na forma de solução isotônica a 5% ou de solução hipertônica a 20% ou 25%. A meia-vida intravascular da albumina é de 10 a 15 dias.
B. A **dextrana** 70 e a dextrana 40 são polissacarídios de alto peso molecular. A dextrana 70, que tem maior peso molecular, não é filtrada pelo rim. As dextranas têm meia-vida relativamente curta (2 a 8 h) e são excretadas ou metabolizadas. A diminuição da adesividade plaquetária e dos níveis de FvW são efeitos colaterais das dextranas, comuns em doses acima de 1,5 g/kg. Reações anafilactoides foram observadas em cerca de 1% dos pacientes. No passado, essas reações anafilactoides eram evitadas pelo pré-tratamento com dextrana 1 (20 mℓ IV), um hapteno que se liga aos anticorpos antidextrana do paciente. Atualmente, a dextrana 1 não está disponível nos EUA.
C. O **amido hidroxietilado** (*hetastarch*) é produzido a partir da amilopectina. Após infusão, o amido hidroxietilado sofre excreção renal e redistribuição tecidual, o que inclui o armazenamento nas células reticuloendoteliais do fígado durante muitas semanas. A degradação metabólica é feita pela amilase sérica; esse processo aumenta a amilase sérica durante vários dias, o que pode confundir o diagnóstico de pancreatite. Os efeitos do amido hidroxietilado sobre a coagulação são diminuição dos níveis de fibrinogênio, FvW e fator VIII, além de diminuição da função plaquetária. Doses de 500 a 1.500 mℓ/dia para uma pessoa de 70 kg são bem toleradas. As reações anafilactoides são raras.

VI. FARMACOTERAPIA
A. A **eritropoetina** aumenta a massa eritrocitária por estímulo da proliferação e do desenvolvimento das células precursoras eritroides. É usada antes de cirurgias eletivas para aumentar a produção de hemácias. Demonstrou-se que a elevação do hematócrito pré-operatório permite maior doação autóloga de hemácias. Os resultados sobre a capacidade da eritropoetina de diminuir a exposição a sangue alogênico no período perioperatório foram contraditórios, e os pacientes com anemia leve inicial são os que parecem obter maior benefício. Estudos recentes em pacientes tratados com diálise observaram aumento das taxas de trombose venosa e arterial com o uso de eritropoetina. O papel no período perioperatório é incerto. Se implementado, o tratamento pré-operatório com eritropoetina deve ser acompanhado por administração de suplementos de ferro. Há vários esquemas posológicos para administração pré-operatória de eritropoetina, entre eles 300 UI/kg SC diariamente durante 15 dias, com início 10 dias antes da cirurgia, ou 600 UI/kg SC semanalmente por 3 semanas antes da cirurgia.
B. **Desmopressina.** A DDAVP é um hormônio antidiurético útil em pacientes com hemofilia A leve e em alguns pacientes com doença de von Willebrand. A desmopressina aumenta a liberação de FvW, fator VIII e ativador do plasminogênio pelas células endoteliais. A desmopressina também é útil em pacientes com distúrbios plaquetários associados à uremia. A dose de desmopressina é de 0,3 µg/kg. Pode haver taquifilaxia se o intervalo entre as doses for menor que 48 h. A dose intravenosa (IV) deve ser administrada lentamente, porque pode provocar hipotensão ou hipertensão.
C. Os **análogos da lisina**, o ácido aminocaproico e o ácido tranexâmico inibem a fibrinólise, o processo endógeno de degradação do coágulo de fibrina. Eles deslocam o plasminogênio da fibrina, reduzindo a conversão de plasminogênio em plasmina e impedindo a ligação

Terapia Transfusional **465**

da plasmina ao fibrinogênio ou aos monômeros de fibrina. O ácido aminocaproico é empregado na profilaxia em cirurgias dentárias em hemofílicos, redução do sangramento em cirurgias prostáticas e diminuição da hemorragia em casos de fibrinólise excessiva. Como a circulação extracorpórea inicia a fibrinólise, o ácido aminocaproico foi usado durante a cirurgia cardíaca para reduzir a drenagem pós-operatória pelo dreno torácico. A eficácia do fármaco em diminuir a transfusão sanguínea só foi demonstrada quando o gatilho para transfusão era baixo (Hb de cerca de 7 g/dℓ). Os riscos teóricos de trombose com o ácido aminocaproico não foram demonstrados clinicamente; todavia, o fármaco é contraindicado na CID. A posologia em adultos é uma dose de ataque IV de 5 g durante 1 h, seguida de infusão IV de 1 a 2 g/h.

D. A **aprotinina** era um inibidor da serina protease eficaz na diminuição da perda de sangue após circulação extracorpórea. Depois que estudos sugeriram que a mortalidade em pacientes tratados com aprotinina é bem maior que em indivíduos tratados com outro antifibrinolítico, seu fabricante, Bayer, suspendeu as vendas e a comercialização a pedido da FDA. Alguns dados sugerem que o fármaco cause grave lesão do órgão-alvo, inclusive insuficiência renal, infarto do miocárdio e acidente vascular cerebral ou encefalopatia. Outras complicações do tratamento com aprotinina são possíveis reações anafilactoides. A aprotinina provoca a inibição dose-dependente da tripsina, plasmina e calicreína. Protege o receptor da glicoproteína Ib nas plaquetas durante a circulação extracorpórea, assim preservando a adesividade plaquetária. Além disso, tem efeitos anti-inflamatórios e antioxidantes. Antes, a aprotinina tinha papel estabelecido em pacientes submetidos a procedimentos cardíacos com alto risco de complicações hemorrágicas. Também era usada para diminuir o sangramento e a necessidade de transfusão em pacientes submetidos a prostatectomia, artroplastia total do quadril e ressecção ou transplante de fígado.

VII. TÉCNICAS DE CONSERVAÇÃO E RECUPERAÇÃO

A. A **doação autóloga** geralmente começa 6 semanas antes da cirurgia e pode reduzir muito a quantidade de sangue homólogo transfundido. O período de pré-doação é limitado pela duração do sangue armazenado, que atualmente é de 42 dias sem congelar o sangue. As diretrizes atuais dos bancos de sangue determinam que o nível mínimo de hemoglobina pré-doação seja de 11 g/dℓ, que a frequência máxima das doações seja a cada 3 dias e que não haja doação nas 72 h que antecedem a cirurgia. A maioria dos pacientes tolera a doação autóloga sem complicações. Os pacientes com estenose aórtica grave ou angina instável não são candidatos à doação autóloga. Os pacientes que doam sangue autólogo devem receber ferro suplementar, porque muitas vezes o esgotamento das reservas de ferro limita a recuperação das hemácias. Outra possibilidade é o tratamento com eritropoetina recombinante (ver seção VI.A). Como há risco de reação transfusional por erro de transcrição de informações, o sangue autólogo só deve ser transfundido se houver indicação clínica de transfusão.

B. Hemodiluição Normovolêmica. A hemodiluição pré-operatória ou intraoperatória requer flebotomia para retirada de uma ou mais unidades de sangue total fresco do paciente, com reposição do volume perdido com solução coloide ou cristaloide. Quando se usa a hemodiluição normovolêmica antes da perda de sangue intraoperatória, há sangue autólogo fresco disponível para reinfusão depois da perda de sangue operatória. Além disso, a perda de sangue após hemodiluição leva a maior perda de plasma e menor perda de hemácias. A hemodiluição também pode ser útil nas situações em que há alteração intraoperatória da função das plaquetas (p. ex., circulação extracorpórea), já que o sangue retirado por flebotomia tem plaquetas e fatores da coagulação normais quando reinfundido. É claro que se a perda de sangue for extrema durante a cirurgia, deve-se transfundir o sangue autólogo fresco antes de qualquer sangue homólogo. Também é preciso lembrar que o sangue autólogo tem hematócrito semelhante ao hematócrito pré-operatório do paciente, ao contrário de uma unidade de concentrado de hemácias, cujo hematócrito é de aproximadamente 70%. Embora a hemodiluição por si só possa não afastar a necessidade de transfusão homóloga, pode diminuir a necessidade de unidades homólogas quando associada à doação de sangue autólogo. A menos que o hematócrito pré-operatório seja alto, que o paciente seja capaz de tolerar a meta de Ht baixo e que a perda de sangue esperada seja grande é modesta a diminuição da necessidade de transfusão homóloga obtida com hemodiluição normovolêmica.

466 Capítulo 34

C. A **autotransfusão intraoperatória** (recuperação celular) emprega sangue colhido do campo cirúrgico por um aspirador de dupla luz. À medida que o sangue perdido é aspirado do campo cirúrgico por uma luz, é misturado com solução anticoagulante (citrato-fosfato-glicose ou heparina) oriunda da outra luz para evitar a coagulação do sangue no reservatório de coleta e filtragem. O sangue passa por uma série de etapas de filtragem, centrifugação e lavagem para retirar resíduos, plasma, Hb livre e anticoagulante. O produto final é uma bolsa de hemácias com Ht de 50% a 70%, pronta para reinfusão depois de cerca de 3 min de processamento. O sangue colhido para autotransfusão intraoperatória é deficiente em plasma, fatores da coagulação e plaquetas. Em regra, a técnica é restrita a campos cirúrgicos não contaminados e a procedimentos não oncológicos, em função do risco de reinfusão de bactérias ou células tumorais.

VIII. COMPLICAÇÕES DA TRANSFUSÃO DE SANGUE
A. Reações Transfusionais
1. As **reações transfusionais hemolíticas agudas** ocorrem quando há transfusão de sangue ABO-incompatível, que acarreta a fixação de anticorpos do receptor aos antígenos das hemácias do doador com formação de complexo antígeno-anticorpo. Esse complexo antígeno-anticorpo ativa o complemento, com consequente hemólise intravascular e liberação do estroma eritrocitário e de Hb livre. A ativação do sistema imune também leva a liberação de bradicinina (com consequente hipotensão) e ativação dos mastócitos (com liberação de serotonina e histamina). O resultado final pode ser choque, insuficiência renal por precipitação de hemoglobina nos túbulos renais e CID (ver seção IX.B). Muitos sinais e sintomas de reação transfusional hemolítica aguda são imediatos e incluem febre, dor torácica, ansiedade, dor nas costas e dispneia. Muitos são mascarados pela anestesia geral, mas os indícios do diagnóstico são febre, hipotensão, hemoglobinúria, sangramento inexplicado ou persistência de baixos níveis de Ht após transfusão. O Quadro 34.2 indica medidas a tomar na suspeita de reação transfusional. A incidência aproximada de reação transfusional hemolítica fatal nos EUA é de 1 em cada 250.000 a 1.000.000 de unidades transfundidas. Erros administrativos são a causa da maioria das reações, e o principal deles é o erro de identificação da unidade de sangue ou do paciente. Nunca é demais ressaltar a importância de seguir normas rigorosas de conferência do sangue e do paciente correto na sala de cirurgia.
2. As **reações transfusionais hemolíticas tardias** devem-se à incompatibilidade de antígenos menores (p. ex., Kidd) e são caracterizadas por hemólise extravascular. Ocorrem em um período de 2 dias a meses após a transfusão. Os pacientes são assintomáticos ou queixam-se de sintomas mínimos, mas podem apresentar sinais de anemia e icterícia. Os exames laboratoriais mostram teste de antiglobulina direta positivo, hiperbilirrubi-

---

QUADRO 34.2 Conduta na Suspeita de Reação Transfusional Hemolítica Aguda

1. *Interromper a transfusão.*
2. Verificar rapidamente se houve erro na identificação do paciente ou da unidade de sangue.
3. Enviar ao banco de sangue a unidade de sangue e nova amostra de sangue para repetição da prova cruzada.
4. Tratar a hipotensão com líquidos e vasopressores, se necessário.
5. Se houver necessidade de transfusão, usar concentrado de hemácias tipo O Rh-negativo e PFC tipo AB.
6. Manter a função renal: primeiro, administrar líquidos para corrigir a hipovolemia e, depois, administrar diuréticos (furosemida ± manitol) para manter franco débito urinário.
7. Monitorar a ocorrência de CID por meio de sinais clínicos e exames laboratoriais apropriados; instituir tratamento de suporte (ver seção IX.B).
8. Enviar amostra de sangue para teste de antiglobulina direta (Coombs), Hb livre e haptoglobina; enviar amostra de urina para dosagem de Hb.

CID, coagulação intravascular disseminada; PFC, plasma fresco congelado.

Terapia Transfusional **467**

nemia, diminuição dos níveis de haptoglobina e hemossiderina na urina. O tratamento é voltado para a correção da anemia.

3. As **reações transfusionais não hemolíticas febris** (RTNHF) são as reações transfusionais mais comuns e ocorrem em cerca de 1% das transfusões de hemácias e até 30% das transfusões de plaquetas. Ocorrem quando anticorpos antileucocitários em um receptor reagem com leucócitos em um produto do sangue transfundido. Os sinais e sintomas são febre, calafrios, taquicardia, desconforto, náuseas e vômito. A primeira medida é a interrupção da transfusão e exclusão de reação transfusional hemolítica aguda ou contaminação bacteriana da unidade de sangue doado. O paracetamol e a meperidina podem reduzir a febre e os calafrios intensos. Uma vez diagnosticada a RTNHF, é possível evitar ou diminuir reações futuras pela administração de produtos leucorreduzidos (ver seção IV.B.2), pré-medicação de pacientes de risco com paracetamol e hidrocortisona (50 a 100 mg IV) e transfusão lenta.

4. As **reações transfusionais alérgicas** são comuns e ocorrem em 1% a 3% das transfusões. Decorrem da resposta de anticorpos do receptor às proteínas plasmáticas do doador. Urticária com prurido e eritema constituem a manifestação mais comum, porém raramente há broncospasmo ou anafilaxia. Muitos pacientes também têm febre. Os pacientes com deficiência de IgA correm maior risco de reação transfusional alérgica em vista da presença de anticorpos anti-IgA que reagem com a IgA transfundida. O tratamento consiste em interromper a transfusão, excluir uma reação mais grave (ver anteriormente) e administrar anti-histamínicos (difenidramina, 50 mg IV, e ranitidina, 50 mg IV). Uma reação grave pode exigir o tratamento com corticosteroide (metilprednisolona, 80 mg IV). O broncospasmo e a anafilaxia devem ser tratados segundo a descrição no Capítulo 18.

5. A **lesão pulmonar aguda relacionada com a transfusão (TRALI)** é um distúrbio de insuficiência pulmonar grave decorrente da transfusão de sangue, PFC, crioprecipitado ou plaquetas. Os sinais e sintomas são febre, dispneia, hipoxemia, hipotensão e edema pulmonar que surge em 4 h a partir da transfusão. A TRALI ocorre quando anticorpos anti-HLA e antileucocitários presentes no plasma do doador levam os leucócitos do receptor a lesar seus próprios tecidos. A incidência, provavelmente subestimada, é de 1 em 5.000 unidades de concentrado de hemácias transfundidas e é mais comum em transfusões de plaquetas e PFC. O tratamento é de suporte, semelhante ao tratamento da síndrome de angústia respiratória aguda, da qual pode ser clinicamente indistinguível. Em geral, há necessidade de ventilação mecânica durante a fase aguda, mas a resolução costuma dar-se em 4 dias. A maioria dos casos ocorre quando os doadores são mulheres que já engravidaram e desenvolveram anticorpos anti-HLA.

6. A **doença enxerto *versus* hospedeiro (DEVH)** é uma complicação rara e quase sempre fatal das transfusões sanguíneas resultante de um ataque de linfócitos do doador imunocompetente ao tecido linfoide do hospedeiro. Após a maioria das transfusões, os linfócitos do doador são destruídos pelo sistema imune do receptor, o que impede a DEVH. No entanto, quando o hospedeiro é imunodeficiente ou quando há um tipo específico de compatibilidade HLA parcial entre o doador e o receptor, é maior a probabilidade de DEVH. Esta pode ocorrer 4 a 30 dias após a transfusão e o paciente geralmente apresenta febre e erupção maculopapular eritematosa, que pode tornar-se generalizada. Outros sintomas são anorexia, vômito, dor abdominal e tosse. O diagnóstico é feito por biopsia cutânea e confirmado pela demonstração de linfócitos circulantes com fenótipo HLA diferente, o que confirma sua origem do doador. A DEVH é pouco sensível aos tratamentos disponíveis. Portanto, a prevenção é importantíssima e obtida por irradiação, com raios gama, de todos componentes que contêm linfócitos, que são inativados. Além dos hospedeiros imunodeprimidos, receptores de doadores com parentesco ou de plaquetas HLA-compatíveis são candidatos à transfusão de componentes do sangue irradiados.

B. **Complicações Metabólicas das Transfusões Sanguíneas**

1. As alterações da concentração de **potássio (K^+)** são comuns na transfusão sanguínea rápida, mas geralmente só têm importância clínica na transfusão maciça ou na insuficiência renal. Durante o armazenamento, as hemácias liberam K^+ para o líquido de armazenamento extracelular. No entanto, a correção é rápida com a transfusão e a reposição das reservas de energia celular.

468 Capítulo 34

2. **Cálcio.** O citrato, que se liga ao cálcio, é usado como anticoagulante em produtos do sangue armazenados. Assim, a transfusão rápida pode diminuir o nível de cálcio ionizado. Em geral, a hipocalcemia não é significativa, já que o fígado metaboliza rapidamente o citrato infundido, mas pode ser um problema importante em pacientes com diminuição da função hepática, durante a fase anepática de transplante hepático, em pacientes hipotérmicos ou em pacientes com diminuição do fluxo sanguíneo hepático. Convém monitorar os níveis de cálcio ionizado, uma vez que o cálcio sérico total mede o cálcio ligado ao citrato e pode não refletir com exatidão o nível sérico de cálcio livre.

3. **Equilíbrio acidobásico.** O sangue armazenado em banco é ácido em virtude do acúmulo de metabólitos das hemácias. No entanto, a carga ácida real para o paciente é mínima. A causa mais provável de acidose na perda de sangue grave é a hipoperfusão, que melhora com a reposição volêmica. A alcalose é frequente após transfusão maciça, porque o citrato é metabolizado em bicarbonato no fígado.

4. **Sangue armazenado.** Um estudo recém-publicado demonstrou aumento das taxas de complicações e mortalidade após cirurgia cardíaca em pacientes que receberam sangue armazenado há mais de 2 semanas. Sabe-se que o sangue armazenado sofre alterações estruturais e funcionais progressivas que reduzem a funcionalidade e a viabilidade das hemácias após a transfusão. O armazenamento prolongado pode reduzir o fluxo na rede microvascular, em vista da diminuição da capacidade de deformação das hemácias. Também há queda da oferta de oxigênio secundária à depleção de 2,3-difosfoglicerato e consequente desvio da curva da oxi-hemoglobina para a esquerda com aumento da adesão e agregação das hemácias. Além disso, há acúmulo de substâncias pró-inflamatórias e *priming* do sistema dinucleotídio nicotinamida adenina fosfato com redução das concentrações de óxido nítrico e trifosfato de adenosina.

C. As **complicações infecciosas das transfusões sanguíneas** diminuíram com o aperfeiçoamento dos testes laboratoriais para doenças transmissíveis. Na exposição a produtos na forma de *pool* (p. ex., crioprecipitado), o aumento do risco é proporcional ao número de doadores.

1. **Hepatite**
   a. **Hepatite B** (ver Capítulo 7, seção III.A.2). O risco de hepatite B por transfusão sanguínea diminuiu desde que o teste do antígeno da hepatite B no sangue doado tornou-se rotina, em 1971. Estima-se que o risco atual seja de 1:60.000 a 1:120.000 unidades transfundidas.
   b. **Hepatite C** (ver Capítulo 7, seção III.A.3). A instituição de teste de rotina para anticorpos contra o vírus da hepatite C (HCV) em 1990 (e, recentemente, o teste de ácidos nucleicos) reduziu o risco de infecção por HCV relacionada com a transfusão para cerca de 1:800.000 a 1:1.600.000 de unidades.

2. **Vírus da imunodeficiência humana (HIV)** (ver Capítulo 7, seção III.A.1). Em vista do aperfeiçoamento da triagem e dos testes, o risco de infecção pelo HIV associado à transfusão foi estimado em cerca de 1:1,4 milhão a 1:2,4 milhões de unidades transfundidas nos EUA.

3. **Citomegalovírus (CMV)** (ver Capítulo 7, seção III.A.5). A prevalência de anticorpos contra o CMV na população adulta geral é de cerca de 70%. A incidência de infecção por CMV associada à transfusão em pacientes previamente não infectados é muito alta. Em geral, a infecção é assintomática, mas em vista do risco de reações graves em pacientes imunossuprimidos e recém-nascidos, pode ser recomendado o uso de sangue negativo para CMV ou leucorreduzido.

4. **Vírus do Oeste do Nilo (VON).** Depois da epidemia de infecção pelo VON em 2002, nos EUA, constatou-se que a transfusão de hemácias, plaquetas e PFC transmite o VON. O risco de ser infectado pelo VON por transfusão sofre variação sazonal e geográfica. A triagem de possíveis doadores com ensaios à base de ácido nucleico para VON pode reduzir o risco.

5. A **sepse bacteriana** causada por produtos do sangue transfundidos é rara. Os doadores com sinais de doença infecciosa são excluídos, e o armazenamento de concentrado de hemácias a 4°C minimiza o risco de infecção. Todavia, o concentrado de hemácias pode ser infectado, na maioria das vezes por *Yersinia enterocolitica*. As plaquetas, armazenadas à temperatura ambiente, causam mais problemas, com taxa estimada de infecção de 1:1.000 a 1:2.000 unidades. Em geral, os organismos associados à contaminação plaquetária são *Staphylococcus* (*aureus* e *epidermidis*) e difteroides. O risco de infec-

Terapia Transfusional **469**

ção está diretamente relacionado com o tempo de armazenamento do produto, e 15% a 25% das unidades transfundidas infectadas causam sepse grave. Os sinais costumam ser aparentes durante a transfusão e devem levar à interrupção imediata da transfusão e ao teste para pesquisa de contaminação. O impacto em cada paciente depende do tamanho do inóculo bacteriano e da imunocompetência do receptor, mas a mortalidade global por sepse adquirida em transfusão é de cerca de 60%.

D. **Imunomodulação por Transfusão Sanguínea.** Sabe-se que a transfusão de sangue alogênico causa imunossupressão. Embora não se conheça o mecanismo exato, as teorias sugerem que a transfusão de leucócitos de doadores possa induzir um estado de "tolerância" imune no receptor. Assim, a transfusão de sangue alogênico tem sido usada, antes e durante a operação, em receptores de transplante renal para melhorar a viabilidade do enxerto. Menos claros e mais controversos são os possíveis efeitos prejudiciais da transfusão intraoperatória de sangue alogênico sobre as taxas de recorrência de câncer, infecções pós-operatórias, ativação de infecções virais latentes e mortalidade pós-operatória. Alguns especialistas afirmam que muitos dos efeitos adversos de imunomodulação provocada pela transfusão de sangue alogênico podem ser reduzidos por leucorredução universal dos hemocomponentes.

IX. COAGULOPATIA PERIOPERATÓRIA

A. A **coagulopatia da transfusão maciça** é incomum antes da transfusão de mais de 1,0 a 1,5 VS, supondo-se que o coagulograma, o número de plaquetas e a função plaquetária sejam normais.

1. **Trombocitopenia.** Muitas vezes o sangramento difuso tipo porejamento e a não formação de coágulos após transfusão maciça são, ao menos parcialmente, decorrentes de trombocitopenia. A diminuição do número de plaquetas é causada por transfusão de hemocomponentes pobres em plaquetas. O sangramento clínico é improvável quando o número de plaquetas é superior a 50.000 células/mm³. Caso seja esperada a perda de 1 VS ou mais, é preciso ter plaquetas disponíveis para transfusão a fim de manter o número acima de 50.000 células/mm³ ou mais quando se espera perda de sangue contínua.

2. **Fatores da coagulação.** O corpo humano normal tem enormes reservas de fatores da coagulação. Além disso, o paciente recebe pequenas quantidades dos fatores da coagulação estáveis no plasma de cada unidade de hemácias. O sangramento por deficiência de fatores durante a transfusão maciça geralmente é causado por níveis diminuídos de fibrinogênio e de fatores lábeis (V, VIII ou IX). A hemorragia por hipofibrinogenemia é incomum, exceto se o nível de fibrinogênio for inferior a 75 mg/dℓ. Em alguns pacientes, os níveis de fator VIII aumentam com a transfusão maciça por causa do aumento da liberação de células endoteliais. Os fatores da coagulação lábeis são administrados na forma de PFC. Seis unidades de plaquetas contêm o equivalente a 1 unidade de PFC. O crioprecipitado é uma fonte de fibrinogênio concentrado para o paciente que não tolera o PFC em razão da sobrecarga volêmica.

B. A **coagulação intravascular disseminada** é a ativação sistêmica difusa anormal do sistema da coagulação. A fisiopatologia implica a formação excessiva de trombina, com consequente formação de fibrina por toda a rede vascular e acompanhada por ativação plaquetária, fibrinólise e consumo de fatores da coagulação. A coagulação de consumo intensa provocada pela CID geralmente acarreta hemorragia.

1. As **causas de CID** são infecção, choque, traumatismo, complicações da gravidez (p. ex., embolia de líquido amniótico, descolamento prematuro da placenta ou aborto séptico), queimaduras e embolia por gordura ou colesterol. A CID é comum no traumatismo cranioencefálico extenso em razão do alto conteúdo de tromboplastina no tecido encefálico. Uma forma crônica de CID pode acompanhar a cirrose hepática, a dissecção aórtica e a neoplasia maligna.

2. As **manifestações clínicas** são petéquias, equimoses, sangramento nos locais de punção venosa e hemorragia franca nas incisões cirúrgicas. As manifestações hemorrágicas da CID são mais óbvias, mas as tromboses microvasculares e macrovasculares difusas geralmente são mais comuns, de tratamento mais difícil e acarretam risco de vida com maior frequência em virtude da isquemia de órgãos vitais. A liberação de bradicinina na CID também pode causar hipotensão.

470 Capítulo 34

3. Os **achados laboratoriais** da CID incluem, em todos os casos, a elevação do dímero D, indicativa de degradação da fibrina pela plasmina. Os produtos de degradação do fibrinogênio (PDF) estão aumentados, mas essa alteração não é específica da CID, porque os PDF podem estar presentes pela formação de fibrina pelo fibrinogênio ou pela degradação de fibrinogênio pela plasmina. Em geral, há prolongamento do TP e do TTP e os exames seriados mostram queda dos níveis de fibrinogênio e do número de plaquetas. Após a determinação do TTP, pode-se reavaliar a curva usada para gerar o TTP à procura de uma deflexão negativa precoce sugestiva de CID.

4. O **tratamento da CID** requer o tratamento da causa precipitante e a transfusão de produtos do sangue apropriados (p. ex., PFC, plaquetas e crioprecipitado) para corrigir o sangramento. Nos casos associados à trombose imprópria, em vez de sangramento, pode-se considerar o uso de heparina para reduzir a formação de fibrina, embora haja risco de hemorragia, que pode ser fatal, na sala de cirurgia. Os inibidores da fibrinólise (p. ex., ácido aminocaproico e aprotinina) não são recomendados para tratamento da CID, em vista da possibilidade de trombose intravascular difusa.

C. **Hepatopatia Crônica.** Com exceção do fator VIII e do FvW, produzidos pelo endotélio, o fígado sintetiza os fatores da coagulação. Os pacientes com disfunção hepática podem apresentar queda da produção de fatores da coagulação e da depuração de fatores ativados. Os pacientes podem ter coagulopatia de consumo persistente, semelhante à CID, se houver aumento dos fatores da coagulação ativados circulantes. Como o fígado também contribui decisivamente para a retirada de produtos intermediários da fibrinólise, pode haver elevação dos produtos da degradação da fibrina circulantes.

D. **Deficiência de Vitamina K.** O fígado necessita de vitamina K para a produção de fatores II, VII, IX e X e das proteínas C e S. Como os seres humanos não sintetizam vitamina K, a interferência com sua absorção causa coagulopatia (ver Capítulo 5, seção IV.B.6) e prolongamento do TP. Esses pacientes podem ser tratados com vitamina K na dose de 10 mg/dia por via SC durante 3 dias. A administração por via intravenosa de vitamina K pode acelerar um pouco a correção do TP, mas está associada a um risco raro de anafilaxia. Quando usada por via IV, a administração deve ser muito lenta. Se houver necessidade de correção mais rápida do TP do que a obtida pela vitamina K, pode-se usar PFC (5 a 8 mℓ/kg).

E. **Intervenção Farmacológica**

1. A **heparina** acelera o efeito da antitrombina III, prolonga o TTP e tem meia-vida curta, de modo que, em geral, há reversão total de seu efeito anticoagulante cerca de 4 h após a interrupção da infusão. Se for necessária reversão mais rápida, pode-se administrar protamina, um antagonista natural.

2. A preparação comercial das **heparinas de baixo peso molecular** é feita por fracionamento da heparina em moléculas de 2.000 a 10.000 Da. O efeito anticoagulante ocorre principalmente por inibição do fator X e não é comum o prolongamento do TTP. A meia-vida desses fármacos é mais longa que a da heparina, e há reversão incompleta pela protamina. A reversão rápida pode necessitar de transfusão de PFC.

3. A **varfarina (Coumadin)** inibe a vitamina K epóxido redutase. Isso causa deficiência de vitamina K e impede a carboxilação hepática de fatores II, VII, IX e X e das proteínas C e S em suas formas ativas. O TP e a RNI estão prolongados em pacientes tratados com varfarina. A meia-vida do fármaco é de aproximadamente 35 h e a reversão leva dias. Se for necessária a rápida reversão da varfarina, podem-se administrar fatores ativos na forma de PFC (5 a 15 mℓ/kg). A vitamina K (2,5 a 10 mg IV ou SC) também pode ser administrada para reversão da varfarina, mas seu efeito leva 6 h ou mais.

4. **Inibidores das plaquetas. O ácido acetilsalicílico** e os **anti-inflamatórios não esteroides (AINE)** inibem a agregação plaquetária por interferência com a via da ciclo-oxigenase. O ácido acetilsalicílico causa inibição permanente da via durante o tempo de vida de 10 dias das plaquetas. Os outros AINE causam inibição reversível da via da ciclo-oxigenase; há reversão dos efeitos dentro de 3 dias após a suspensão do fármaco. O **dipiridamol** é um inibidor da fosfodiesterase que aumenta o cAMP plaquetário e, assim, inibe a agregação plaquetária. A **ticlopidina** e o **clopidogrel** são agentes antiplaquetários que inibem a agregação plaquetária mediada por ADP. O **abciximabe** é um anticorpo monoclonal IV contra o receptor da glicoproteína IIb/IIIa plaquetária. Causa intensa inibição plaquetária e trombocitopenia. Embora a meia-vida plasmática do fármaco seja curta, o comprometimento da função plaquetária pode durar dias e a reversão do

Terapia Transfusional **471**

efeito pode exigir várias transfusões de plaquetas em razão da ligação de anticorpos às plaquetas do doador. A reversão imediata de inibidores plaquetários pode exigir transfusão de plaquetas e não ser eficaz se o inibidor ainda estiver presente no plasma.

5. Os **agentes trombolíticos** dissolvem trombos por conversão do plasminogênio em plasmina, com lise do coágulo de fibrina. O objetivo é reverter a trombose e recanalizar os vasos sanguíneos. Dois agentes trombolíticos, o **ativador do plasminogênio tecidual** e a **estreptoquinase**, são usados com frequência na prática clínica, cada um deles com pequenas diferenças farmacodinâmicas e de efeitos colaterais. Esses dois fármacos provocam hipofibrinogenemia e um grande risco de sangramento. Em geral, são contraindicados no período perioperatório. Caso haja necessidade de cirurgia de emergência após terapia trombolítica, o efeito pode ser revertido por administração de ácido aminocaproico ou tranexâmico. O nível de fibrinogênio pode ser restaurado por transfusão de crioprecipitado ou PFC.

X. CONSIDERAÇÕES ESPECIAIS

A. As **hemofilias** A e B são doenças raras e ligadas ao sexo que afetam quase exclusivamente os homens. A **hemofilia A** é causada por anormalidade do fator VIII, enquanto a **hemofilia B (doença de Christmas)** é causada por anormalidade do fator IX. Nos EUA, a incidência de hemofilia A é de 1:10.000 homens e a de hemofilia B é de 1:100.000 homens.

1. **Manifestações clínicas.** Os pacientes geralmente apresentam-se no início da infância com hemartrose e hematoma dos tecidos moles após traumatismo mínimo. Os exames laboratoriais mostram prolongamento acentuado do TTP, com TP e número de plaquetas normais.

2. O **tratamento** com o fator apropriado (de concentrado recombinante ou liofilizado) deve ser coordenado com o hematologista do paciente. A hemofilia A é tratada com fator VIII para alcançar níveis de atividade pré-operatória de 25% a 100%, dependendo da extensão do procedimento. Alguns pacientes com hemofilia A leve podem responder ao tratamento com DDAVP. Em uma emergência, se não houver fator VIII à disposição, a transfusão de crioprecipitado pode fornecer o fator deficiente. A hemofilia B é tratada com fator IX para obter atividade mínima de 30% a 50% antes da operação.

B. A **doença de von Willebrand** é causada por deficiência ou anormalidade do FvW, uma proteína que participa da fixação de plaquetas ao subendotélio lesado e da estabilização do fator VIII. É o distúrbio hemorrágico hereditário mais comum, que afeta 1% a 2% da população. É autossômica dominante e afeta igualmente ambos os sexos. A doença é classificada em três fenótipos principais: o tipo 1 é caracterizado por deficiências quantitativas leves a moderadas de FvW e fator VIII; o tipo 2 é caracterizado por anormalidade qualitativa do FvW; e o tipo 3 é caracterizado por níveis baixíssimos ou indetectáveis de FvW no plasma com níveis baixos, mas detectáveis de fator VIII.

1. **Apresentação clínica.** A expressão fenotípica é variável, de modo que as manifestações clínicas variam de sangramento leve a intenso. Em geral, os pacientes têm história de fragilidade capilar e sangramento das mucosas, mas em alguns pacientes o diagnóstico de distúrbio hemorrágico só é feito depois de um grande traumatismo ou cirurgia complicada por sangramento. Os exames laboratoriais geralmente revelam tempo de sangramento prolongado.

2. O **tratamento** da doença de von Willebrand depende do subtipo. Muitos pacientes respondem ao tratamento com DDAVP (tipo 1), mas outros (tipos 2 e 3) podem necessitar de crioprecipitado ou de um complexo liofilizado purificado de FvW e fator VIII derivado de *pool* de plasma humano (Humate-P). Os antifibrinolíticos análogos da lisina também foram usados em alguns pacientes para reduzir o sangramento cirúrgico. É recomendável consultar o hematologista do paciente antes da operação.

C. A **anemia falciforme** afeta 1:600 afrodescendentes. A doença é causada pela substituição do ácido glutâmico pela valina na sexta posição na cadeia β da Hb. Os homozigotos para essa substituição (assim como heterozigotos duplos falciformes ou β-talassemia) têm doença falciforme clínica.

1. **Manifestações clínicas.** A Hb anormal sofre polimerização e causa falcização da hemácia em algumas situações (p. ex., hipoxia, hipotermia, acidose e desidratação). As hemácias falciformes causam oclusão da rede microvascular com isquemia e infarto tecidual.

472 Capítulo 34

A apresentação típica da crise falciforme consiste em dor torácica ou abdominal excruciante, febre, taquicardia, leucocitose e hematúria. Os sinais e sintomas podem ser mascarados por anestesia. O tempo de sobrevida das hemácias cai para 12 dias, com consequente anemia e hematopoese extramedular.

2. A **conduta anestésica** nesses pacientes deve evitar situações que promovam falcização (p. ex., hipoxia, hipovolemia, acidemia e hipotermia). Além disso, a transfusão para obter Ht pré-operatório aproximado de 30% impede complicações pós-operatórias com a mesma eficácia que as "exsanguineotransfusões" tradicionais que visavam a reduzir a quantidade de hemoglobina S para 30% da Hb total.

D. Os pacientes **testemunhas de Jeová** geralmente podem recusar transfusões de sangue ou hemoderivados por convicção religiosa, ainda que essa recusa possa levar à morte. Podem ser considerados casos especiais o paciente menor de idade, incompetente ou responsável por seus dependentes, assim como algumas situações de emergência (ver também Capítulo 40, seção I.F). No entanto, em condições eletivas, o médico não é obrigado a concordar em tratar um paciente que recusa a transfusão se isso contrariar seus princípios éticos. As medidas para preservação do sangue são cruciais nesses pacientes (ver seção VII). As testemunhas de Jeová podem permitir a transfusão de sangue obtido por flebotomia intraoperatória (ver seção VII.B) desde que o sangue seja mantido em continuidade com o corpo (*i. e.*, o equipo deve estar sempre conectado ao paciente). Às vezes usa-se eritropoetina para aumentar a massa eritrocitária no período perioperatório. Cabe ao anestesiologista discutir detalhadamente as crenças e decisões do paciente em relação à transfusão e documentar as decisões com clareza no prontuário e nos formulários de consentimento para a operação.

E. O **fator recombinante VIIa (rFVIIa)** foi aprovado pela FDA para o tratamento de hemofílicos com anticorpos inibidores que impedem a normalização da coagulação pelo fator VIII ou IX. A aparente eficácia do fármaco no sangramento cirúrgico ou traumático de grande monta a partir de estudos de casos gerou grande interesse pela maior aplicação do fármaco. Além disso, um ensaio de grande porte mostrou redução da expansão de hematoma intracerebral em casos de acidente vascular cerebral hemorrágico atraumático, o que motivou o apoio entusiasmado de alguns intensivistas para o uso de rFVIIa nesses pacientes. No entanto, um estudo controlado randomizado de acompanhamento, feito pelo mesmo grupo, não mostrou melhora da mortalidade ou do desfecho funcional após hemorragia intracerebral, embora fosse confirmada a diminuição do hematoma. Atualmente o rFVIIa não tem papel bem definido, com exceção do tratamento de hemofílicos com inibidores.

Leituras Sugeridas

American Society of Anesthesiologists Task Force on Perioperative Blood Transfusion and Adjuvant Therapies. Practice guidelines for perioperative blood transfusion and adjuvant therapies. Approved October 22, 1995, last amended October 25, 2005. Available at http://www.asahq.org/publicationsAndServices/practiceparam.htm#blood. Accessed January 22, 2006.

Dutton RP, Hess JR, Scalea TM. Recombinant factor VIIa for control of hemorrhage: early experience in critically ill trauma patients. *J Clin Anesth* 2003;15:184–188.

Goodnough LT, Brecher ME, Kanter MH, et al. Transfusion medicine. I. Blood transfusion. *N Engl J Med* 1999;340:438–447.

Goodnough LT, Brecher ME, Kanter MH, et al. Transfusion medicine: II. Blood conservation. *N Engl J Med* 1999;340:525–533.

Goodnough LT. Risks of blood transfusion. *Crit Care Med* 2003;31(Suppl.):S678–S686.

Gross JB. Estimating allowable blood loss: corrected for dilution. *Anesthesiology* 1983;58:277–280.

Hebert PC, Wells G, Blajchman MA, et al. A multicenter, randomized controlled clinical trial of transfusion requirements in critical care. *N Engl J Med* 1999;340:409–417.

Kopko PM, Holland PV. Transfusion-related acute lung injury. *Br J Haematol* 1999;105:322–329.

Lake CL, Moore RA, eds. *Blood: hemostasis, transfusion, and alternatives in the perioperative period.* New York: Raven Press, 1995.

O'Connell NM, Perry DJ, Hodgson AJ, et al. Recombinant FVIIa in the management of uncontrolled hemorrhage. *Transfusion* 2003;43:1711–1716.

Rao SV, Jollis JG, Harrington RA, et al. Relationship of blood transfusion and clinical outcomes in patients with acute coronary syndromes. *JAMA* 2004;292:1555–1562.

Sharma AD, Sreeram G, Erb T, et al. Leukocyte-reduced blood transfusions: perioperative indications, adverse effects, and cost analysis. *Anesth Analg* 2000;90:1315–1323.

PARTE III: TÓPICOS PERIOPERATÓRIOS

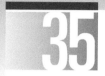

A Sala de Recuperação Pós-Anestesia

Asheesh Kumar e Edward E. George

I. CONSIDERAÇÕES GERAIS

A recuperação da maioria dos pacientes ocorre sem problemas. Todavia, as eventuais complicações pós-operatórias podem ser súbitas e fatais. A finalidade da **sala de recuperação pós-anestesia (SRPA)** é possibilitar monitoramento intensivo e assistência de pacientes durante a recuperação da anestesia e sedação, no período de transição até a consciência plena e antes da transferência para a enfermaria geral. A equipe da SRPA é exclusiva e formada por anestesiologistas, enfermeiros e auxiliares. Está instalada bem próximo à sala de operação (SO), com acesso ao serviço de radiologia e ao laboratório. É essencial que haja fármacos e equipamentos para assistência de rotina (O_2, aspiração e monitores) e suporte avançado (ventilador mecânico, transdutores de pressão, bombas de infusão e carrinho de emergência) em local de fácil acesso.

II. INTERNAÇÃO NA SRPA

A. O transporte da sala de operação é feito sob a supervisão direta do anestesiologista, de preferência com elevação da cabeceira ou com o paciente em decúbito lateral para que a permeabilidade das vias respiratórias seja a maior possível. A administração de oxigênio por máscara facial é indicada na maioria dos pacientes para evitar hipoxemia por hipoventilação ou hipoxia por difusão (ver seção V.A). Pacientes instáveis (p. ex., em uso de vasopressores) geralmente necessitam de monitoramento da saturação de oxigênio, pressão arterial, frequência cardíaca e eletrocardiograma durante o transporte, conforme a avaliação do anestesiologista.

B. Relatório. À chegada, são registrados os sinais vitais e o anestesiologista entrega um relatório completo à equipe da SRPA. O anestesiologista é responsável pela assistência do paciente até que a equipe da SRPA esteja pronta para assumi-la. Se necessário, deve conversar diretamente com o anestesiologista responsável pela SRPA, o cirurgião ou um especialista a respeito de questões de importância especial para o paciente. Em regra, esse relatório é a única descrição formal dos eventos intraoperatórios feita pela equipe cirúrgica à equipe responsável pela assistência pós-operatória imediata. O relatório deve conter:

1. Identificação do paciente, idade, intervenção cirúrgica, diagnóstico, resumo da história patológica pregressa, medicamentos, alergias e sinais vitais pré-operatórios. Problemas específicos como surdez, problemas psiquiátricos, barreiras de linguagem e precauções para controle de infecção também devem ser mencionados.
2. Localização e calibre dos cateteres intravasculares.
3. Pré-medicação, antibióticos, fármacos usados para indução e manutenção da anestesia, opioides, relaxantes musculares e agentes de reversão. É preciso listar fármacos vasoativos, broncodilatadores e outros fármacos relevantes administrados.
4. Natureza exata da intervenção cirúrgica e aspectos cirúrgicos relevantes (p. ex., adequação da hemostasia, cuidados com drenos, restrições de posicionamento etc.).

474 Capítulo 35

5. Evolução da anestesia, enfatizando problemas que possam afetar a evolução pós-operatória imediata, entre eles dados laboratoriais, dificuldade de acesso intravenoso (IV), problemas de controle das vias respiratórias, inclusive dificuldade de intubação, instabilidade hemodinâmica intraoperatória e alterações eletrocardiográficas (ECG).

6. Balanço hídrico, inclusive quantidade, tipo e motivo da reposição hídrica, débito urinário e estimativa da perda de líquido e sangue.

III. MONITORAMENTO

É importantíssima a observação cuidadosa do nível de consciência, padrão respiratório e perfusão periférica. A proporção entre enfermeiros e pacientes nos casos de rotina é um enfermeiro para dois ou três pacientes e aumenta para 1:1 em pacientes de alto risco, como casos de história clínica significativa e de complicações intraoperatórias. Os sinais vitais são monitorados e registrados periodicamente de acordo com a necessidade do paciente. O monitoramento convencional compreende medida da **frequência respiratória** por pletismografia de impedância, **eletrocardiograma** contínuo, medida oscilométrica manual ou automática da **pressão arterial** e **oximetria de pulso**. Também é preciso monitorar e registrar a **temperatura**. Quando necessário, institui-se monitoramento invasivo.

A. Os cateteres arteriais permitem a medida contínua da pressão arterial sistêmica em pacientes com equilíbrio hemodinâmico frágil e garantem acesso para coleta de sangue.

B. É recomendável cogitar a implantação de cateteres venoso central e arterial pulmonar quando a causa da instabilidade hemodinâmica (ver Capítulo 10) for incerta ou quando forem necessários vasopressores que só possam ser administrados no sistema venoso central.

Em caso de aumento da necessidade de monitoramento e assistência e de expectativa de complicações durante a recuperação, convém planejar a transferência do paciente para a unidade de terapia intensiva (UTI).

IV. COMPLICAÇÕES GERAIS

A incidência de complicações na SRPA varia com a população de pacientes e parece ser mais comum em pacientes com doenças coexistentes leves ou moderadas. Os estudos mostram que cerca de 5% dos pacientes admitidos na SRPA têm complicações que causam morbidade, na melhor das hipóteses, moderada. Os problemas mais frequentes na SRPA são:

A. Complicações ventilatórias e das vias respiratórias
B. Perturbações hemodinâmicas
C. Náuseas e vômitos pós-operatórios (ver seção X)
D. Complicações renais
E. Comprometimento neurológico

V. COMPLICAÇÕES VENTILATÓRIAS E DAS VIAS RESPIRATÓRIAS

Um grande estudo australiano constatou complicações ventilatórias e das vias respiratórias em 2,2% de 8.372 pacientes admitidos em SRPA. Os principais eventos foram oxigenação e/ou ventilação inadequada, obstrução das vias respiratórias superiores, laringospasmo e aspiração.

A. Hipoxemia. A anestesia geral está associada à inibição do estímulo ventilatório hipóxico e hipercapneico e à redução da capacidade residual funcional (CRF) pulmonar. Essas alterações podem persistir por um período variável após a operação e predispor a hipoventilação e hipoxemia. Não há consenso na literatura acerca da recomendação de administração profilática de oxigênio a todos os pacientes pós-operatórios. A administração suplementar de oxigênio mascara e retarda a detecção de hipoventilação por oximetria de pulso. Portanto, a decisão de administrar oxigênio suplementar deve ser individualizada. Os sinais de hipoxemia são dispneia, cianose, alteração do estado mental, agitação, obnubilação, taquicardia, hipertensão e arritmias. Há que excluir a hipoxemia antes de instituir tratamento específico para esses sintomas. As causas de hipoxemia são:

1. A **atelectasia**, com subsequente aumento do *shunt* intrapulmonar, é um efeito previsível da diminuição da CRF causada pela anestesia geral. A redução adicional da CRF que ocorre em pacientes obesos e após procedimentos torácicos ou abdominais altos agrava ainda mais a atelectasia. Em pacientes submetidos a anestesia peridural sem anestesia geral a atelectasia não ocorre ou é pequena. A respiração profunda (com ou sem pren-

A Sala de Recuperação Pós-Anestesia **475**

der a respiração) e a espirometria de incentivo são igualmente eficazes na rápida reexpansão de pequenas áreas de colabamento alveolar. A ventilação não invasiva (VNI) diminui a atelectasia e melhora a oxigenação em pacientes pós-operatórios. Às vezes, a hipoxemia persiste e a radiografia de tórax revela colabamento segmentar ou lobar. A fisioterapia torácica ou a fibrobroncoscopia ajudam a reinsuflar o segmento colabado.

2. A **hipoventilação** causa hipoxemia por promoção do colabamento alveolar e aumento da pressão parcial de CO_2 no ar alveolar.

3. A **hipoxia por difusão** pode ocorrer durante a eliminação do óxido nitroso no curso da recuperação da anestesia geral. A alta fração de O_2 inspirado (FI_{O_2}) por máscara facial evita a hipoxemia.

4. Na maioria das vezes a **obstrução respiratória alta** é causada por recuperação inadequada dos reflexos e do tônus das vias respiratórias, sendo comum em pacientes com obesidade e/ou apneia obstrutiva do sono (AOS) preexistente (ver seção V.C).

5. O **broncospasmo** pode causar hipoventilação, retenção de CO_2 e hipoxemia (ver seção V.B.2.e).

6. **Aspiração do conteúdo gástrico** (ver Capítulo 18).

7. O **edema pulmonar** pode ocorrer por insuficiência cardíaca ou aumento da permeabilidade capilar pulmonar. O edema cardiogênico acomete principalmente pacientes com cardiopatia preexistente e é caracterizado por hipoxemia, dispneia, ortopneia, distensão da veia jugular, sibilância e galope com B_3. Pode ser precipitado por hipervolemia, arritmias e isquemia miocárdica. É recomendável obter radiografia de tórax, gasometria arterial e ECG de 12 derivações. A avaliação por cardiologista pode ser conveniente, sobretudo quando se cogita o tratamento intensivo de distúrbios como angina instável ou doença valvular aguda. Agentes inotrópicos, diuréticos e vasodilatadores são a base do tratamento. O uso de ventilação não invasiva pode dispensar a intubação de pacientes com hipoxia grave, dependendo da resposta ao tratamento clínico. O edema de "permeabilidade" pulmonar secundário a sepse, trauma cranioencefálico, aspiração, reação transfusional, anafilaxia, edema pulmonar com pressão negativa ou obstrução das vias respiratórias superiores é caracterizado por hipoxemia sem sinais de sobrecarga do ventrículo esquerdo. Em geral, é necessário continuar o tratamento em UTI (ver Capítulo 36).

8. O **pneumotórax** pode causar hipoventilação, hipoxemia e instabilidade hemodinâmica (ver seção V.B.2.e).

9. A **embolia pulmonar** no pós-operatório imediato é rara. No entanto, deve ser aventada no diagnóstico diferencial de hipoxemia em pacientes com trombose venosa profunda, câncer, politraumatismo e em repouso prolongado no leito.

B. A **hipoventilação** é caracterizada por ventilação minuto muito baixa, com consequente hipercarbia e acidose respiratória aguda. Quando grave, a hipoventilação pode acarretar hipoxemia, narcose por CO_2 e, por fim, apneia. A administração suplementar de oxigênio pode mascarar a detecção precoce da hipoventilação. O declínio da saturação de oxigênio, como sinal de hipoventilação, só é preciso em pacientes que respiram ar ambiente. Portanto, o monitoramento do estado ventilatório no pós-operatório não deve basear-se apenas na oximetria de pulso. As causas da hipoventilação pós-operatória são divididas em dois grupos:

1. **Diminuição do impulso ventilatório**

a. Todos os **agentes halogenados** deprimem o impulso ventilatório (ver Capítulo 11) e podem causar hipoventilação no período pós-operatório. Os **opioides** também são potentes depressores respiratórios. Todos os agonistas do receptor μ aumentam o limiar de apneia. Pacientes tratados com doses excessivas de narcóticos geralmente parecem não sentir dor, apresentam frequência respiratória baixa e tendência a apneia se não houver estímulo. Altas doses de **benzodiazepínicos** também podem inibir o impulso ventilatório. O tratamento mais seguro da hipoventilação relacionada com anestésicos é manter a ventilação mecânica até que a respiração seja adequada. Outra opção é a reversão farmacológica.

(1) A hipoventilação induzida por opioides é revertida por **naloxona**, um antagonista puro nos receptores μ. As doses de 20 a 80 μg IV são ajustadas até obter o efeito. A reversão ocorre em 1 a 2 min e dura 30 a 60 min. O tratamento com naloxona pode induzir efeitos colaterais significativos, como dor, taquicardia, hipertensão

476 Capítulo 35

e edema pulmonar. A duração dos efeitos de depressão respiratória dos opioides pode ser maior que a de uma dose única de naloxona. Assim, deve-se ficar atento à recorrência de hipoventilação induzida por opioides. Há que usar a naloxona com cuidado em pacientes com história conhecida ou presumida de uso crônico de opioides, em vista do risco de precipitar abstinência aguda.

(2) A hipoventilação secundária aos benzodiazepínicos é revertida por **flumazenil** (doses incrementais de 0,2 a 1 mg IV durante 5 min, até a dose máxima de 5 mg). O início da reversão se dá em 1 a 2 min e o auge do efeito ocorre em 6 a 10 min. É recomendável acompanhar atentamente os pacientes após administração de flumazenil já que a sedação pode voltar em razão da meia-vida curta, de 7 a 15 min. O flumazenil deve ser usado com cuidado nos pacientes em uso crônico de benzodiazepínicos, pois pode precipitar crises convulsivas.

b. As causas menos comuns, mas com risco à vida, de diminuição do impulso ventilatório são complicações de cirurgia **intracraniana** e da **artéria carótida, trauma cranioencefálico** e **acidente vascular cerebral** intraoperatório (ver seção VIII).

2. **Insuficiência pulmonar e fraqueza dos músculos respiratórios**

a. A **doença respiratória preexistente** é o fator de risco mais importante de complicações respiratórias pós-operatórias. A **doença pulmonar obstrutiva crônica** (DPOC) altera o equilíbrio entre ventilação e perfusão, com consequente hipoxemia e hipercapnia. O comprometimento da troca gasosa e a limitação do fluxo expiratório intensificam o trabalho ventilatório em circunstâncias normais, situação que é agravada por trauma cirúrgico, anestesia, secreções nas vias respiratórias etc. A **doença restritiva** (p. ex., fibrose pulmonar, derrames pleurais, obesidade, escoliose, ascite volumosa e gravidez) ocasiona menos complicações que a DPOC, sobretudo quando há preservação da força dos músculos respiratórios e a afecção restritiva é extrapulmonar. A ventilação não invasiva pode ser vantajosa em pacientes com DPOC e com doença pulmonar restritiva, já que diminui o trabalho respiratório, aumenta os parâmetros ventilatórios e evita a intubação.

b. A **reversão inadequada do bloqueio neuromuscular** é sugerida por espasmos musculares, fraqueza generalizada, obstrução das vias respiratórias superiores ou por sinais mais sutis, como hipoxemia ou respiração superficial. Em geral, a frequência é maior com os relaxantes musculares de ação prolongada que com os relaxantes de ação média ou curta e quando não são administrados agentes de reversão na sala de operação. É possível avaliar a força muscular clinicamente e com um estimulador de nervo periférico (ver Capítulo 12). Se a fraqueza muscular persistir após reversão farmacológica adequada (p. ex., até 5 mg de **neostigmina** e até 1 mg de **glicopirrolato** em adulto), é melhor instituir ou manter a ventilação mecânica, administrar ansiolíticos adequados e aguardar a recuperação da força muscular. Nesse ponto, devemse considerar situações especiais como miastenia *gravis* e síndromes miastênicas, deficiência de pseudocolinesterase, bloqueio de fase II induzido por succinilcolina, hipotermia, desequilíbrio acidobásico e eletrolítico, além da superdosagem de anticolinesterase.

c. A **analgesia inadequada** após cirurgia torácica ou abdominal alta pode causar imobilização e diminuição da ventilação minuto, com consequente colabamento alveolar, hipercapnia e hipoxemia. Essas perturbações podem ser evitadas por analgesia precoce e incentivo da respiração profunda e tosse. Em comparação com opioides sistêmicos, a analgesia peridural pode reduzir a incidência de complicações respiratórias (atelectasia, infecções pulmonares ou hipoxia).

d. O **broncospasmo** é comum em crianças e também em pacientes com DPOC, asma ou infecções respiratórias recentes. Muitas vezes é precipitado por manipulação das vias respiratórias, sobretudo intubação traqueal. Também é possível auscultar sibilos ao exame torácico de pacientes com edema pulmonar, intubação brônquica, pneumonite por aspiração e pneumotórax. O tratamento é analisado no Capítulo 3.

e. O **pneumotórax** pode complicar alguns procedimentos, como toracotomia, mediastinoscopia, broncoscopia, dissecção retroperitoneal alta para nefrectomia ou adrenalectomia, cirurgia laparoscópica e fusão vertebral. A instituição de acessos venosos centrais e bloqueios de nervos dos membros superiores são outras causas possíveis. O diagnóstico é feito por radiografia de tórax em posição ortostática. Quando há

A Sala de Recuperação Pós-Anestesia **477**

instabilidade hemodinâmica (pneumotórax hipertensivo), é essencial realizar toracostomia com dreno de emergência, mesmo sem confirmação da radiografia de tórax. O tratamento do pneumotórax é analisado no Capítulo 18, seção XIII.

C. A **obstrução das vias respiratórias superiores** pode ocorrer durante a recuperação da anestesia. Os principais sinais são ausência de movimento de ar adequado, retrações intercostais e supraesternais e movimentos paradoxais da parede abdominal e torácica durante a inspiração. A obstrução respiratória alta completa é silenciosa. A obstrução parcial é acompanhada por roncos (quando acima da laringe) ou estridor (quando perilaríngea). A obstrução é mais comum em pacientes com apneia obstrutiva do sono (AOS), obesidade ou obstrução causada por hipertrofia das tonsilas ou adenoides. Muitas vezes, é possível aliviar a obstrução das vias respiratórias por elevação do queixo, com ou sem anteriorização da mandíbula (ver Capítulo 13). Os pacientes com AOS podem ser beneficiados pelo uso de pressão positiva contínua nas vias respiratórias. As causas comuns de obstrução das vias respiratórias superiores são:

1. **Recuperação incompleta** da anestesia geral e/ou bloqueio neuromuscular (ver seção V.B). A diminuição da força e da coordenação da musculatura intrínseca e extrínseca das vias respiratórias causa queda da língua para trás e oclusão das vias respiratórias. A permeabilidade é restabelecida por inserção de cânula nasal ou oral, assistência ventilatória manual ou intubação traqueal.

2. O **laringospasmo** pode ser precipitado por anestesia leve e irritação da glote por secreções, sangue ou corpo estranho (ver Capítulo 18).

3. O **edema das vias respiratórias** pode ocorrer durante broncoscopia, esofagoscopia e cirurgia da cabeça e do pescoço. Também pode suceder intubação traumática, reação alérgica, administração de grande quantidade de líquidos IV ou decúbito ventral prolongado. As crianças são muito suscetíveis à obstrução das vias respiratórias por edema por causa do pequeno diâmetro das vias respiratórias superiores. O teste de vazamento do balonete não é sensível nem específico e não deve ser o único teste ao decidir a extubação de um paciente com suspeita de edema das vias respiratórias. O tratamento do edema das vias respiratórias superiores inclui:

   a. Administração de O_2 **a 100%** umidificado e aquecido por máscara facial.

   b. **Elevação da cabeceira, restrição hídrica** e possível **diurese**.

   c. Nebulização de solução de **epinefrina** racêmica a 2,25%, 0,5 a 1,0 mℓ em soro fisiológico, ou 2 mℓ de uma solução de L-epinefrina a 1:1.000, que pode ser repetida em 20 min, se necessário.

   d. **Dexametasona,** 4 a 8 mg IV a cada 6 h por 24 h.

   e. A administração de **Heliox** (hélio:oxigênio, 80:20) melhora muito a troca gasosa e o trabalho respiratório enquanto se aguarda a resposta a outros tratamentos clínicos. Isso é causado pelo estabelecimento de fluxo de ar laminar, com melhora da troca gasosa nos alvéolos distais.

   f. É essencial cogitar a **reintubação** traqueal desde cedo porque a distorção da anatomia das vias respiratórias pode ocorrer rapidamente, sobretudo nas reações alérgicas.

4. **Hematoma da ferida.** O sangramento no local da operação pode complicar cirurgias da tireoide e paratireoide, dissecções do pescoço e endarterectomia carotídea. A pressão causada por hematoma expansivo nos planos teciduais do pescoço obstrui a drenagem venosa e linfática e causa edema acentuado. Os pacientes queixam-se de dor e pressão local, disfagia e graus variáveis de angústia respiratória e pode haver drenagem no local da cirurgia. É indispensável tratar imediatamente os hematomas da ferida operatória por reexploração de emergência e evacuação na sala de operação. O cirurgião deve ser notificado de imediato e a sala de operação, preparada. O anestesiologista tem de manter a via respiratória com O_2 a 100% por ventilação com máscara, seguida por intubação traqueal sob visualização direta. Caso não seja possível realizar intubação traqueal rápida, a abertura da ferida junto ao leito alivia a congestão tecidual e melhora a permeabilidade das vias respiratórias.

5. A **paralisia da prega vocal (PV)** pode ocorrer após cirurgia da tireoide, paratireoide, do tórax e da traqueia ou intubação traqueal traumática. A paralisia da PV pode ser transitória, resultante da manipulação do nervo laríngeo recorrente, ou permanente, por secção do nervo. A paralisia transitória unilateral da PV é relativamente comum, e a principal preocupação é o risco de aspiração do conteúdo gástrico. A paralisia unila-

478 Capítulo 35

teral permanente da PV é bastante benigna. Com o tempo, a ação compensatória da PV contralateral minimiza a ocorrência de aspiração. A paralisia bilateral da PV ocorre após cirurgia radical de câncer da tireoide ou traqueia quando a infiltração neoplásica torna praticamente impossível a identificação dos nervos laríngeos recorrentes. A paralisia bilateral da PV é uma complicação grave que causa obstrução respiratória alta completa logo após a extubação ou nas primeiras horas após a cirurgia. Requer intubação traqueal de emergência (que pode ser mais difícil em razão das alterações anatômicas das vias respiratórias) e, quando permanente, exige traqueotomia. Lesões uni ou bilaterais do nervo laríngeo superior causam fadiga vocal e voz grave, mas não há dificuldade respiratória.

D. O **paciente intubado** merece considerações especiais. É recomendável que o anestesiologista na SRPA elabore um plano de desmame e extubação ou a possível transferência para a UTI. As possíveis causas de atraso da extubação ao fim da cirurgia são:

1. **Recuperação tardia** da anestesia geral com agentes voláteis ou IV. A reversão pode ser facilitada farmacologicamente, mas, em geral, é prudente manter a ventilação e aguardar a resolução espontânea da depressão respiratória. O estômago cheio requer vigilância adicional para garantir a recuperação da consciência e dos reflexos faríngeos antes da extubação.

2. **Reversão inadequada do bloqueio neuromuscular.** Caso a fraqueza muscular persista após reversão farmacológica adequada, o paciente necessita de ventilação mecânica até que haja recuperação plena.

3. **Troca gasosa inadequada.** A troca inadequada de O_2 e CO_2 costuma melhorar à medida que cessam os efeitos da anestesia, cirurgia e posicionamento. Enquanto se mantém a ventilação, é imprescindível que se investiguem as possíveis causas, analisadas nas seções VI.A e VI.B.

4. Há **possibilidade de obstrução das vias respiratórias** após procedimentos da cabeça e do pescoço, drenagem de abscessos faríngeos, bloqueio da mandíbula com fio de aço ou operações prolongadas, sobretudo em decúbito ventral. A extubação desses pacientes só é indicada depois que estão totalmente acordados. Se houver suspeita de edema das vias respiratórias, o paciente deve ser tratado conforme mostra a seção V.C.3.

5. A **instabilidade hemodinâmica,** quando grave, pode estar associada a grau variável de comprometimento da troca gasosa e/ou da consciência que exige continuação da ventilação mecânica. Deve-se providenciar a transferência para UTI dos pacientes que não melhoram.

6. A **hipotermia** tem muitos efeitos adversos que podem tornar a extubação indesejável logo após a operação (ver seção XI.A).

E. Orientações para Extubação. Não existe um valor isolado ou um parâmetro ventilatório que preveja com certeza o sucesso da extubação. Os critérios adiante podem ser usados ao avaliar o preparo de um paciente pós-operatório para retomar a ventilação sem assistência:

1. **Pressão arterial de oxigênio** (Pa_{O_2}) ou saturação de oxigênio (Sp_{O_2}) adequada.

2. **Padrão respiratório** adequado. Os pacientes devem ser capazes de manter respiração espontânea de baixa frequência sem esforço (< 30 incursões/min) e com volume corrente adequado (> 300 mℓ), o que pode ser verificado facilmente por um teste de 10 min de respiração sem suporte.

3. **Nível de consciência** adequado para cooperação e proteção das vias respiratórias.

4. Plena **recuperação da força muscular.**

5. Antes de proceder à **extubação,** o anestesiologista da SRPA deve conhecer problemas preexistentes das vias respiratórias para o caso de necessidade de reintubação. Administra-se O_2 suplementar; aspira-se a cânula traqueal, a boca e a faringe; e remove-se a cânula depois de respiração com pressão positiva. Em seguida, administra-se oxigênio por máscara facial, quando indicado, monitorando a Sp_{O_2} e verificando se há sinais de obstrução respiratória ou de insuficiência ventilatória.

VI. COMPLICAÇÕES HEMODINÂMICAS

As complicações hemodinâmicas ocorrem em cerca de 1,2% das internações na SRPA, e as mais comumente registradas são hipotensão, arritmias, isquemia miocárdica e edema pulmonar.

A. Hipotensão. O diagnóstico diferencial é auxiliado por revisão da anamnese e da conduta intraoperatória. Pode-se consultar o anestesiologista que fez o caso para ajudar a interpre-

A Sala de Recuperação Pós-Anestesia 479

tar os eventos atuais. O algoritmo de diagnóstico diferencial a seguir é útil na maioria dos casos.

1. A **hipovolemia** é a causa mais comum de hipotensão na SRPA, e a administração de líquido em bolo durante a avaliação inicial costuma ser uma manobra segura. A hemorragia contínua, a reposição volêmica inadequada, a poliúria osmótica e o sequestro de líquido (obstrução intestinal, ascite) estão entre as causas de hipovolemia na SRPA. Os sinais inespecíficos são taquicardia, taquipneia, diminuição do turgor cutâneo, ressecamento das mucosas, oligúria e sede. Uma prova de volume (250 a 1.000 mℓ de solução cristaloide ou volume equivalente de coloide sintético, produtos do sangue ou ambos) deve ser cogitada em situações específicas. A hipotensão persistente após reposição de volume aparentemente adequada requer avaliação complementar, começando com a inserção de sonda vesical seguida, se necessário, por monitoramento mais invasivo.

2. A **diminuição do retorno venoso** ocorre quando forças mecânicas reduzem o retorno venoso para o coração na ausência de queda do volume sanguíneo circulante. As causas comuns são **ventilação com pressão positiva**, hiperinsuflação pulmonar dinâmica com consequente **pressão expiratória final positiva intrínseca** (auto-PEEP), **pneumotórax** e **tamponamento pericárdico**. Os sinais de obstrução ao retorno venoso são semelhantes aos de hipovolemia verdadeira, exceto pela distensão da veia jugular, elevação da pressão venosa central e diminuição do murmúrio vesicular e das bulhas cardíacas. A administração de líquidos é o pilar da terapia sintomática, mas o tratamento da causa é a intervenção definitiva.

3. **Vasodilatação.** Anestesia neuraxial, agentes inalatórios residuais, reaquecimento após hipotermia, reações transfusionais, insuficiência suprarrenal, anafilaxia, inflamação sistêmica, sepse, uso recente de modificadores farmacológicos da via renina-angiotensina-aldosterona para o tratamento de hipertensão crônica e a administração de fármacos vasodilatadores são causas de hipotensão resultante da vasodilatação. A hipovolemia acentua a hipotensão por vasodilatação, mas a reposição de volume não é suficiente para restaurar plenamente a pressão arterial. A farmacoterapia emprega agonistas alfa-adrenérgicos, como **fenilefrina, norepinefrina** e até mesmo **epinefrina**. O diagnóstico e o tratamento da causa específica e o tratamento sintomático devem ser concomitantes.

4. **Diminuição do débito cardíaco.** Isquemia e infarto do miocárdio, arritmias, insuficiência cardíaca congestiva, administração de fármacos inotrópicos negativos (anestésicos, bloqueadores beta-adrenérgicos, bloqueadores dos canais de cálcio e antiarrítmicos), sepse e hipotireoidismo são algumas das possíveis causas de disfunção miocárdica perioperatória. Os sintomas são dispneia, diaforese, cianose, distensão da veia jugular, oligúria, distúrbios do ritmo, sibilos, estertores nas partes em posição inferior do pulmão e galope com B3 à ausculta. A radiografia de tórax, o ECG de 12 derivações e os valores laboratoriais básicos costumam auxiliar o diagnóstico. Em geral, há necessidade de monitoramento invasivo para orientar o tratamento (ver Capítulos 2 e 19), que pode incluir:

    a. **Agentes inotrópicos** como dopamina, dobutamina, epinefrina, norepinefrina e milrinona.

    b. **Redução da pós-carga** com nitratos, bloqueadores dos canais de cálcio ou inibidores da enzima de conversão da angiotensina.

    c. **Diurese** com furosemida na hipervolemia.

    d. **Antiarrítmicos ou cardioversão elétrica** nos distúrbios do ritmo.

B. A **hipertensão** é mais comum em pacientes com doença hipertensiva preexistente, sobretudo quando houve interrupção dos medicamentos anti-hipertensivos antes da operação. Os eventos hipertensivos são mais prováveis depois de alguns tipos de cirurgia, como as intervenções carotídeas, vasculares e intratorácicas. Outras causas pós-operatórias de hipertensão são dor, distensão vesical, hipervolemia, hipoxemia, hipercarbia, hipotermia, aumento da pressão intracraniana (PIC) e administração de agentes vasoconstritores. Em geral, a hipertensão é assintomática, mas os pacientes com hipertensão maligna podem ter cefaleia, distúrbios visuais, dispneia, inquietação e até mesmo dor torácica. Na avaliação inicial, é recomendável verificar a acurácia da medida da pressão arterial, avaliar a história do paciente e a evolução operatória, além de excluir causas passíveis de correção. O objetivo do tratamento da hipertensão é restaurar a pressão arterial a um nível próximo do nível basal do paciente. O controle rigoroso da pressão arterial é importantíssimo após cirurgia

480 Capítulo 35

de aneurisma intracraniano, criação de retalhos musculares vascularizados, cirurgia microvascular e em pacientes com doença vascular grave. Quando possível, o ideal é reinstituir o tratamento anti-hipertensivo crônico oral. Se necessário, pode-se suplementá-lo ou substituí-lo por um medicamento IV de ação curta e início rápido.

1. **Bloqueadores beta-adrenérgicos.** Pode-se usar labetalol (bloqueador α e β), em bolo IV de 5 a 20 mg ou infusão IV de 2 mg/min, esmolol, na dose de 10 a 100 mg IV ou em infusão de 25 a 300 μg/kg/min, e propranolol, em doses incrementais IV de 0,5 a 1,0 mg.

2. **Bloqueadores dos canais de cálcio.** Verapamil, em doses incrementais de 2,5 a 5 mg IV, ou infusão de nicardipino iniciada com 5 a 15 mg/h, seguida por 0,5 a 2,2 mg/h. O nifedipino sublingual não é recomendado já que pode causar queda imprevisível, e às vezes acentuada, da pressão arterial e induzir isquemia miocárdica.

3. **A hidralazina,** em dose de 5 a 20 mg IV, é um vasodilatador puro e pode induzir taquicardia reflexa.

4. **Nitratos.** A nitroglicerina, em dose inicial de 25 μg/min IV, é preferencialmente um venodilatador, útil na isquemia miocárdica coexistente. O nitroprussiato de sódio, com dose inicial de 0,5 μg/kg/min IV, é um potente dilatador arterial e venoso que requer monitoramento invasivo da pressão arterial.

5. O **fenoldopam,** um agonista do receptor dopaminérgico periférico seletivo, pode ser administrado em infusão IV, em dose de 0,1 μg/kg/min até 1,5 μg/kg/min. Os efeitos colaterais são taquicardia, cefaleia e aumento da pressão intraocular.

6. O **enalaprilato,** na dose de 0,625 a 1,25 mg IV, é uma opção útil nos pacientes em tratamento prolongado com inibidores da enzima de conversão da angiotensina ou bloqueadores do receptor da angiotensina quando não toleram medicamentos orais.

C. Arritmias. O aumento dos impulsos simpáticos, a hipoxemia, a hipercarbia, o desequilíbrio eletrolítico e acidobásico, a isquemia miocárdica, o aumento da PIC, a intoxicação por fármacos, a tireotoxicose e a hipertermia maligna são causas possíveis de arritmias perioperatórias. Em regra, as extrassístoles atriais e as extrassístoles ventriculares unifocais não necessitam de tratamento. Quando o paciente apresenta arritmias mais preocupantes, deve-se administrar O_2 suplementar e iniciar tratamento apropriado enquanto se pesquisa a causa.

1. **Arritmias supraventriculares comuns**

   a. A **taquicardia sinusal** pode ser secundária a dor, agitação, hipovolemia, febre, hipertermia, hipoxemia, hipercarbia, insuficiência cardíaca congestiva e embolia pulmonar. O tratamento sintomático com betabloqueadores só deve ser instituído depois de tratar a causa, exceto se houver risco de isquemia miocárdica.

   b. A **bradicardia sinusal** pode ser causada por bloqueio anestésico neuraxial alto, administração de opioide (com exceção da meperidina), estimulação vagal, bloqueio beta-adrenérgico e aumento da PIC. O tratamento sintomático com agentes anticolinérgicos muscarínicos, 0,2 a 0,4 mg de **atropina** IV ou 0,2 mg de **glicopirrolato** IV, é indicado quando há hipotensão ou na bradicardia grave (ver Capítulo 37).

   c. A incidência de **taquiarritmias supraventriculares paroxísticas** é maior em pacientes com mais de 70 anos de idade, após intervenções abdominais, torácicas ou vasculares de grande porte, e em pacientes com extrassístoles atriais pré-operatórias. Elas incluem taquicardia atrial paroxística, taquicardia atrial multifocal, taquicardia juncional, fibrilação, fibrilação e *flutter* atrial. Esses ritmos podem causar hipotensão acentuada.

      (1) Deve-se usar **cardioversão sincronizada** em caso de instabilidade hemodinâmica, como no protocolo de suporte avançado de vida em cardiologia (SAVC) (ver Capítulo 37).

      (2) A administração rápida de 6 mg de **adenosina**, seguidos por 12 mg IV, tem alta taxa de sucesso na conversão da taquicardia atrial paroxística em ritmo sinusal.

      (3) O **verapamil**, em doses fracionadas de 2,5 a 5 mg IV, ou **diltiazem**, 5 a 20 mg em bolo IV ou infusão (bolo de 0,25 a 0,35 mg/kg IV, seguido por infusão de 5 a 15 mg/h IV), diminui a frequência da resposta ventricular.

      (4) A **amiodarona** é o antiarrítmico de escolha para controle da frequência de arritmias atriais em caso de diminuição da função miocárdica.

      (5) Os **betabloqueadores (metoprolol, propranolol, esmolol e atenolol)** (ver seção VI.B.1) também diminuem a resposta ventricular a taquiarritmias supraventriculares.

A Sala de Recuperação Pós-Anestesia **481**

(6) A **digoxina**, em doses incrementais IV de 0,25 mg até 1,0 a 1,5 mg, desacelera a resposta ventricular. Em vista do início de ação tardio (6 h), é usada principalmente como auxiliar de um betabloqueador ou bloqueador dos canais de cálcio.

2. Arritmias ventriculares estáveis. As extrassístoles ventriculares e a taquicardia ventricular não sustentada estável geralmente não exigem tratamento. No entanto, convém pesquisar causas reversíveis (hipoxemia, isquemia miocárdica, acidose, hipopotassemia, hipomagnesemia e irritação por cateter venoso central). A taquicardia ventricular sustentada estável pode ser tratada com cardioversão sincronizada ou recursos farmacológicos. As extrassístoles ventriculares multifocais e que ocorrem em série, ou estão próximas da onda T do batimento prévio, devem ser tratadas, sobretudo em pacientes com cardiopatia estrutural, em vista do risco de transformação em ritmos ventriculares instáveis.

   a. Betabloqueadores. Pode-se usar esmolol, na dose de 10 a 100 mg IV ou como infusão de 25 a 300 μg/kg/min, metoprolol, na dose de 2,5 a 10 mg IV, e propranolol, em doses incrementais de 0,5 a 2,0 mg IV.

   b. A **amiodarona**, 150 mg durante 10 min, seguida por 1 mg/min durante 6 h e, depois, 0,5 mg/min, é indicada em pacientes com diminuição da função miocárdica.

   c. A **lidocaína**, na dose de 1,5 mg/kg IV, seguida por infusão de 1 a 4 mg/min. O tratamento complementar é o mesmo descrito no protocolo de SAVC.

3. O tratamento da **taquicardia ventricular instável** e da **fibrilação ventricular** é descrito no protocolo de SAVC (ver Capítulo 37).

D. Isquemia e Infarto do Miocárdio

1. As **alterações da onda T** (inversão, achatamento e pseudonormalização) podem estar associadas a isquemia e infarto do miocárdio, alterações eletrolíticas, hipotermia, manipulação cirúrgica do mediastino ou posição errada das derivações. As alterações isoladas da onda T têm de ser consideradas no contexto clínico, pois são comuns no pós-operatório e apenas raramente são causadas por isquemia miocárdica.

2. As **alterações do segmento ST**, que incluem elevação e depressão, costumam indicar infarto e isquemia do miocárdio, respectivamente. A elevação do segmento ST também pode ser uma variação normal ou ocorrer em outros distúrbios, como hipertrofia do ventrículo esquerdo, bloqueio de ramo esquerdo e hiperpotassemia. Ao contrário do infarto do miocárdio em situação não cirúrgica, no período pós-operatório, a maioria dos infartos está associada a depressão do segmento ST e tem padrão sem onda Q. Enquanto se administra O_2 suplementar e obtém-se um ECG de 12 derivações, não se pode deixar de analisar e corrigir possíveis fatores precipitantes de alterações do segmento ST. As causas comuns são hipoxemia, anemia, taquicardia, hipotensão e hipertensão. É recomendável monitorar as enzimas cardíacas em pacientes com alterações persistentes. Se o paciente tolerar, acrescenta-se β**-bloqueio**. A nitroglicerina IV deve ser considerada, sobretudo em casos de elevação do segmento ST. O ácido acetilsalicílico e as estatinas podem reduzir a mortalidade de pacientes com síndrome coronariana aguda no período perioperatório. O parecer do cardiologista e a transferência para uma UTI devem ser considerados, sobretudo quando a isquemia contínua exigir a instituição de monitoramento invasivo e/ou tratamento especializado (trombólise, angioplastia percutânea etc.).

3. Em pacientes de alto risco para eventos cardíacos (história de cardiopatia isquêmica, doença vascular cerebral, insuficiência renal, diabetes melito e pacientes submetidos a procedimentos vasculares intratorácicos, intraperitoneais ou suprainguinais), o β-bloqueio pode reduzir o risco de eventos cardíacos adversos perioperatórios. Um **protocolo de bloqueio β perioperatório** já foi usado na maioria das salas de cirurgia e salas de recuperação pós-anestésica, obtendo controle intensivo da frequência cardíaca no pré-operatório e continuando por até 2 semanas no pós-operatório. Evidências recentes puseram em dúvida o uso rotineiro de betabloqueadores em pacientes submetidos a cirurgia de alto risco não cardíaca. Os anestesiologistas têm de avaliar criticamente cada paciente em relação aos riscos e benefícios do uso rotineiro dessas opções.

E. O paciente com marca-passo permanente (MPP) ou desfibrilador intracardíaco (CDI) requer cuidado especial na SRPA. A equipe da sala de cirurgia tem de informar sobre a dependência de marca-passo do paciente e os recursos do aparelho. É indicado monitoramento contínuo por ECG com atenção especial ao ritmo, frequência e estado hemodinâmico. O eletrocauté-

482 Capítulo 35

rio usado durante a cirurgia pode reiniciar os marca-passos, sobretudo modelos antigos. A implantação intraoperatória de um magneto sobre o MPP ou CDI pode desativar, reiniciar ou alterar, em caráter temporário ou permanente, o modo do marca-passo. A comunicação com o serviço de eletrofisiologia antes e depois da operação é altamente aconselhável em vista da possível necessidade de interrogação do aparelho. Pode haver necessidade de interrogação e reprogramação do aparelho de acordo com os parâmetros originais na SRPA após a operação.

VII. COMPLICAÇÕES RENAIS

A insuficiência renal aguda no período pós-operatório aumenta muito a morbidade e a mortalidade do paciente cirúrgico. O Capítulo 4 descreve a fisiologia, o diagnóstico e o tratamento das anormalidades renais. Na SRPA podem ser encontrados três distúrbios principais.

A. A **oligúria** é definida como débito urinário inferior a 0,5 mℓ/kg/h. A **hipovolemia** é a causa mais frequente de oligúria pós-operatória. A administração de líquido em bolo (250 a 500 mℓ de solução cristaloide ou coloide sintética), mesmo quando ainda não foram excluídas outras causas, é aceitável, assim como a instituição de sonda vesical. Devem ser considerados outros exames diagnósticos (p. ex., eletrólitos plasmáticos e urinários) e monitoramento invasivo quando a oligúria persiste. Os **diuréticos** (ver Capítulo 4) só devem ser usados quando necessário, como na insuficiência cardíaca congestiva e na insuficiência renal crônica. O uso injustificado de diuréticos pode agravar a hipoperfusão renal preexistente e a lesão renal. A manutenção temporária de débito urinário por diurese forçada não melhora o prognóstico de insuficiência renal aguda. O algoritmo tradicional das causas pré-renais, pós-renais e intrarrenais é útil no tratamento da oligúria pós-operatória.

1. A oligúria **pré-renal** inclui distúrbios que reduzem a pressão de perfusão renal. Além da **hipovolemia**, outras causas de diminuição do débito cardíaco têm de ser consideradas (ver seção VI.A.4). A síndrome de compartimento abdominal por altas pressões intra-abdominais (*i. e.*, hemorragia intraperitoneal e ascite volumosa) também reduz a perfusão renal. A análise dos eletrólitos urinários (ver Capítulo 4) mostra baixa concentração urinária de sódio (< 10 mEq/ℓ).

2. As causas **intrarrenais** de oligúria pós-operatória são necrose tubular aguda secundária a hipoperfusão (p. ex., hipotensão, hipovolemia e sepse), toxinas (p. ex., fármacos nefrotóxicos e mioglobinúria) e trauma. O exame de urina pode mostrar cilindros granulosos.

3. As causas **pós-renais** são obstrução da sonda vesical, trauma e lesão iatrogênica dos ureteres.

B. A **poliúria**, definida como débito urinário desproporcionalmente alto para determinada ingestão de líquidos, é menos frequente. O tratamento sintomático baseia-se na hidratação para manter a estabilidade hemodinâmica e o equilíbrio hídrico adequado. O equilíbrio eletrolítico e acidobásico pode ser perturbado pela causa do distúrbio ou por grande perda de líquido. O diagnóstico diferencial inclui:

1. Administração **excessiva de líquidos**, que requer apenas observação em indivíduos saudáveis.

2. Diurese **farmacológica**.

3. **Diurese pós-obstrutiva** após resolução de obstrução urinária.

4. **Insuficiência renal não oligúrica**. A necrose tubular aguda pode causar poliúria transitória por perda da capacidade de concentração tubular.

5. A **diurese osmótica** pode ser causada por hiperglicemia, hipercalcemia, intoxicação por álcool e administração de solução salina hipertônica, manitol ou nutrição parenteral.

6. O **diabetes insípido**, secundário à deficiência de hormônio antidiurético, pode ocorrer após trauma cranioencefálico, infecção ou cirurgia intracraniana.

C. Distúrbios Eletrolíticos. A insuficiência renal pode induzir **hiperpotassemia** e acidemia, que ocorrem dentro de horas e precisam ser corrigidas em caráter de emergência para evitar arritmias ventriculares e morte (ver Capítulo 4). A poliúria pode causar desidratação intensa, com grandes perdas de potássio e consequente alcalemia. A **hipopotassemia**, não raro associada à **hipomagnesemia**, também pode desencadear arritmias atriais e ventriculares, embora não tão graves quanto aquelas associadas à hiperpotassemia. A reposição de potássio deve ser cuidadosa para evitar superdosagem. A reposição de magnésio pode tratar com eficácia as arritmias atriais e ventriculares, sobretudo se estas forem *torsade de pointes*.

A Sala de Recuperação Pós-Anestesia **483**

VIII. COMPLICAÇÕES NEUROLÓGICAS

A. Despertar Tardio

1. A causa mais frequente de despertar tardio é a **persistência dos efeitos dos anestésicos** (ver seção VI.B). As causas menos comuns, mas possivelmente fatais, são os eventos cerebrais orgânicos descritos adiante.

2. A **diminuição da perfusão cerebral** por tempo suficiente, durante ou após a operação, pode causar lesão cerebral difusa ou localizada responsável por obnubilação e despertar tardio. Em pacientes com doença cerebrovascular, períodos curtos de hipotensão podem ocasionar redução crítica da perfusão cerebral e lesão encefálica. Se houver suspeita de tal evento, é recomendável obter um parecer neurológico logo que possível e cogitar exames específicos (p. ex., tomografia computadorizada [TC], ressonância magnética [RM] ou angiografia). Se houver suspeita de edema cerebral, o tratamento deve ser iniciado imediatamente (ver Capítulo 24).

3. As **causas metabólicas** de despertar tardio são hipotermia, sepse, encefalopatias preexistentes, hipoglicemia e distúrbios eletrolíticos ou acidobásicos. Há relato de edema cerebral pela infusão acidental de soluções cristaloides hipotônicas.

B. A **lesão neurológica** pode ser consequência de um **acidente vascular cerebral** ou de lesão dos nervos periféricos (ver seção VIII.D). A incidência de acidentes vasculares cerebrais perioperatórios, isquêmicos ou hemorrágicos, é de 0,08% a 2,9%. O diagnóstico precoce de um acidente vascular cerebral pode ser difícil, porque sintomas como fala arrastada, alterações visuais, tontura, agitação, confusão, psicose, dormência, fraqueza muscular e paralisia podem superpor-se às manifestações provocadas por anestésicos residuais. Os **acidentes vasculares cerebrais isquêmicos** são mais comuns em pacientes com doença cerebrovascular, estados hipercoaguláveis e fibrilação atrial, e podem estar associados a hipotensão intraoperatória. A embolia gordurosa secundária a fraturas dos ossos longos também pode causar acidentes vasculares cerebrais. Os **acidentes vasculares cerebrais hemorrágicos** são mais comuns em pacientes com coagulopatias, hipertensão não controlada, aneurismas cerebrais ou malformações arteriovenosas e trauma craniano. Os acidentes vasculares cerebrais são mais frequentes após cirurgia intracraniana, endarterectomia carotídea, cirurgia cardíaca e politraumatismo. O parecer neurológico seguido por TC ou RM do encéfalo é obrigatório para orientar a possível escolha entre as opções de tratamento imediatas e que podem salvar o paciente.

C. O *delirium* **durante a recuperação** da anestesia é caracterizado por alternância de excitação e letargia, desorientação e comportamento impróprio. O *delirium* pode acometer qualquer paciente, porém é mais frequente em idosos e em pacientes com história de dependência química, demência ou outros distúrbios psiquiátricos. Muitos fármacos usados no período perioperatório podem precipitar o *delirium*: quetamina, opioides, benzodiazepínicos, altas doses de metoclopramida, anticolinérgicos (atropina ou escopolamina) e droperidol. O *delirium* pode ser sintoma de um distúrbio como hipoxemia, acidemia, hiponatremia, hipoglicemia, lesão intracraniana, sepse, dor intensa e abstinência de álcool. Além de enfocar as causas, o tratamento é sintomático: O_2 suplementar, reposição hidreletrolítica e analgesia adequada. Pode haver indicação de medicamentos antipsicóticos, como o **haloperidol** (doses fracionadas de 2,5 a 5 mg IV a cada 20 a 30 min). A adição de benzodiazepínicos (**diazepam**, 2,5 a 5 mg IV, **lorazepam**, 1 a 2 mg IV) é admitida quando a agitação é grave. A **fisostigmina** (0,5 a 2,0 mg IV) pode reverter o *delirium* causado por agentes anticolinérgicos.

D. Lesões neurológicas periféricas podem suceder o posicionamento intraoperatório impróprio ou a lesão cirúrgica direta ou podem ser complicações das técnicas de anestesia regional. Na análise de demandas encerradas feita pela American Society of Anesthesiologists (ASA), a lesão do nervo ulnar representou cerca de um terço dos casos de lesão de nervos, seguida pela lesão do plexo braquial e do nervo fibular comum. Os fatores de risco de lesão de nervo após cirurgia são biotipo magro, história prévia de neuropatia, tabagismo e diabetes. Outros locais de possível lesão nervosa são o punho (nervos mediano e ulnar), a face interna do braço (nervo radial) e os pontos de saída dos principais ramos do VII nervo craniano, que pode ser comprimido durante o uso de máscara. A posição de litotomia, sobretudo quando prolongada, pode causar lesão do nervo isquiático, femoral, fibular comum e safeno. O posicionamento impróprio provoca compressão ou estiramento do nervo com desmielinização. Muitas vezes, a remielinização leva à recuperação em 6 a 8 semanas. No entanto, a recuperação pode ser mais demorada e, em alguns casos, as lesões são permanentes. O

Protocolo de Brice Modificado

Qual é a última coisa de que você se lembra antes de ter adormecido para a operação?
Qual é a primeira coisa de que você se lembra depois de ter acordado?
Você se lembra de alguma coisa entre adormecer e acordar?
Você teve algum sonho?
Qual é o fato mais desagradável da operação e da anestesia de que você se recorda?

---

parecer neurológico precoce para diagnóstico e reabilitação é crucial para a recuperação completa.

E. A **consciência intraoperatória e a recordação** dos eventos são complicações raras da anestesia geral (0,13% em um grande ensaio multicêntrico) que podem ser detectadas na SRPA. Em geral, são consequência de técnicas de anestesia superficial e ocorrem principalmente após traumatismo, cirurgia cardíaca e obstétrica. Os fatores de risco são idade jovem, história de abuso de substâncias, estado físico III a V da ASA e uso de relaxantes musculares. Os efeitos a longo prazo da consciência sob anestesia geral variam de ansiedade leve a estado de estresse pós-traumático franco. Convém fazer uma entrevista curta (protocolo de Brice modificado) na SRPA para identificar pacientes que se recordam de eventos intraoperatórios (Quadro 35.1). No caso de recordação, os pacientes devem ser tranquilizados e acompanhados atentamente no hospital e no ambulatório. É recomendável oferecer acompanhamento psicológico.

IX. PRINCÍPIOS DE CONTROLE DA DOR

O Capítulo 38 descreve os princípios de controle da dor. A analgesia adequada começa na sala de cirurgia e continua na SRPA.

A. Os **opioides** (IV ou peridurais) são o esteio da analgesia pós-operatória.
   1. A **fentanila**, um potente opioide sintético com início de ação rápido, costuma ser limitada ao contexto operatório. Às vezes, porém, é possível ajustar baixas doses IV (25 a 50 μg IV) após a operação para obter analgesia rápida.
   2. A **morfina**, na dose de 2 a 4 mg IV, pode ser repetida a cada 10 a 20 min até obter analgesia adequada. Em crianças com idade acima de 1 ano, pode-se administrar com segurança 15 a 20 μg/kg IV ou IM, a intervalos de 30 a 60 min.
   3. A **hidromorfona** é um opioide sintético cerca de oito vezes mais potente que a morfina e que provoca liberação bem menor de histamina. A dose de 0,2 a 0,5 mg IV a cada 10 a 20 min pode ser ajustada até obter o efeito.
   4. A **meperidina**, na dose de 25 a 50 mg IV, tem eficácia semelhante. Não tem o efeito vagotônico de outros opiáceos e pode reduzir os calafrios após a anestesia. **A meperidina tem de ser evitada em pacientes tratados com inibidores da monoamina oxidase** e administrada com cuidado a pacientes com insuficiência renal.

B. Os anti-inflamatórios **não esteroides** (AINE) e o **paracetamol** são complementos eficazes dos opioides. O **cetorolaco**, na dose de 30 mg IV, seguido por 15 mg a cada 6 a 8 h, proporciona acentuada analgesia pós-operatória. Outros AINE não seletivos (**ibuprofeno, naproxeno** e **indometacina**) também são eficazes. As possíveis toxicidades de todos os AINE são diminuição da agregação plaquetária com consequente aumento do risco de sangramento e nefrotoxicidade.

C. Os **analgésicos adjuvantes** abrangem espasmolíticos (**ciclobenzaprina**) e baixas doses de benzodiazepínicos e neurolépticos.

D. Os **bloqueios sensoriais regionais** são muito eficazes no período pós-operatório (ver Capítulo 17).

E. A **analgesia IV controlada pelo paciente** garante maior satisfação do paciente em comparação com a analgesia intermitente administrada pela equipe médica.

F. A **analgesia peridural contínua** deve ser mantida após a operação ou iniciada imediatamente na SRPA, se não foi empregada na sala de cirurgia.

X. NÁUSEAS E VÔMITOS PÓS-OPERATÓRIOS

As náuseas e os vômitos pós-operatórios são complicações comuns da anestesia geral e, com menor frequência, da anestesia regional. A Figura 35.1 apresenta um algoritmo para tratamento das náuseas e vômitos pós-operatórios (NVPO). Antes da operação, os pacientes são classificados de acordo com o risco de NVPO. A incidência de NVPO é maior em mulheres, não fumantes, pacientes com história de NVPO ou cinetose e durante o uso de opioides, óxido nitroso, anestésicos voláteis e neostigmina. Alguns tipos de cirurgia (estrabismo, abdominal, mama, ORL e neurocirurgia) e as operações demoradas também aumentam o risco de NVPO. A profilaxia de NVPO não é recomendada quando o risco é mínimo, como homens jovens submetidos a procedimentos minimamente invasivos (reparo de hérnia). Nos pacientes de maior risco para NVPO, deve-se oferecer, se possível, uma técnica de anestesia regional ou administrar profilaxia antiemética antes ou durante a operação. Recomenda-se a monoterapia ou a associação de dois ou três antieméticos de diferentes classes juntamente com medidas que visem a diminuir os fatores de risco basais para NVPO: administração pré-operatória de ansiolíticos, uso de propofol para induzir e manter a anestesia, anestesia IV total, hidratação adequada e oxigênio suplementar perioperatório. No caso de NVPO em paciente que não recebeu profilaxia, o tratamento deve ser iniciado com antagonista da serotonina e complementado, se necessário, com medicamentos de outras classes. Nos pacientes que receberam profilaxia, a terapia de resgate deve empregar fármacos de classes diferentes daquelas já administradas.

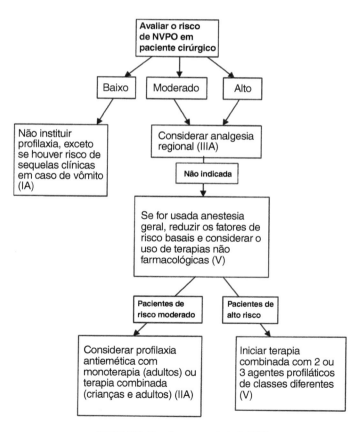

FIGURA 35.1 Algoritmo para controle de NVPO.

486 Capítulo 35

A administração de fármacos da mesma classe nas primeiras 6 h depois da operação não foi eficaz no controle das NVPO. Os agentes comuns são:

A. A **escopolamina transdérmica** (1,5 mg) é eficaz na profilaxia se aplicada no mínimo 4 h antes do fim da operação. Pode causar alterações visuais e sedação.

B. A **dexametasona** (2 a 8 mg IV) é mais eficaz na profilaxia se administrada antes da indução da anestesia. Também pode ser usada como fármaco de resgate.

C. Os **antagonistas da serotonina** (**ondansetrona**, 4 a 8 mg IV, **granisetrona**, 0,35 a 1 mg IV, **dolasetrona**, 12,5 mg IV) são eficientes como antieméticos profiláticos, sobretudo quando administrados ao fim da operação. Na terapia de resgate, pode-se usar cerca de um quarto da dose usada na profilaxia.

D. O **haloperidol** (1 mg IV) pode ser tão eficaz quanto a ondansetrona (4 mg IV) na prevenção e no tratamento das NVPO e é bem mais barato.

E. As **fenotiazinas** (**prometazina**, 12,5 a 25 mg IV, a **proclorperazina**, 5 a 10 mg IV) foram usadas na prevenção e no tratamento das NVPO. Podem estar associadas a sedação significativa.

F. O **dimenidrinato** (1 a 2 mg/kg IV) é usado na profilaxia e no tratamento das NVPO. O principal efeito colateral é a sedação.

G. O **droperidol** (0,625 a 1,25 mg IV) não é mais usado como fármaco de primeira linha na prevenção e no tratamento das NVPO. Em 2001, a FDA publicou uma advertência (*black box warning*) que associava o droperidol a prolongamento do segmento Q-T e *torsade de pointes* em alguns pacientes. São recomendados a documentação de um segmento Q-T normal antes da administração de droperidol e o monitoramento contínuo do ECG por 2 a 3 h depois da administração. Agora, o fármaco geralmente é usado apenas para o tratamento de NVPO refratários a outros fármacos.

XI. ALTERAÇÕES DA TEMPERATURA CORPORAL

A. A **hipotermia** pós-operatória causa vasoconstrição com elevação secundária da pressão arterial, aumento da contratilidade miocárdica e hipoperfusão tecidual; compromete a função plaquetária e a formação de coágulo e pode aumentar o risco de sangramento. Alterações da repolarização cardíaca, como prolongamento do intervalo Q-T, podem induzir arritmias. Além disso, o metabolismo de vários fármacos é retardado, com possibilidade de prolongar a recuperação do bloqueio neuromuscular. Durante o reaquecimento, os calafrios aumentam muito o consumo de O_2 e a produção de CO_2, o que pode ser indesejável em pacientes com reserva cardiopulmonar limitada. A hipotermia no período pós-operatório prolonga a permanência na SRPA e aumenta a taxa de infecção da incisão e a morbidade cardíaca. É recomendável usar mantas aquecidas, mantas com circulação forçada de ar aquecido e soluções IV mornas para corrigir a hipotermia (ver Capítulo 18).

B. As causas de **hipertermia** são infecção, reação transfusional, hipertireoidismo, **hipertermia maligna** e síndrome maligna por neuroléptico. O tratamento sintomático deve ser limitado a situações em que a hipertermia é perigosa, como nas crianças pequenas ou nos pacientes com diminuição da reserva respiratória ou cardíaca. O uso de **paracetamol** (supositórios de 650 a 1.300 mg ou 10 mg/kg em crianças) e de mantas hipotérmicas é comum.

XII. RECUPERAÇÃO DA ANESTESIA REGIONAL

A. Os **bloqueios regionais não complicados** podem não exigir recuperação na SRPA. O monitoramento pós-operatório é indicado em casos de sedação intensa, complicação do bloqueio (p. ex., injeção intravascular de um anestésico local e pneumotórax) ou quando a natureza da operação exigir (p. ex., endarterectomia carotídea).

B. A **recuperação da anestesia raquidiana e peridural** ocorre no sentido cefalocaudal, e o bloqueio sensorial desaparece primeiro. Os pacientes devem apresentar sinais de regressão do bloqueio sensorial e motor antes da alta. Quando a recuperação parece tardia, deve-se realizar um exame neurológico para investigar a possibilidade de hematoma peridural ou lesão da medula espinal.

XIII. CRITÉRIOS DE ALTA

No Massachusetts General Hospital, todos os pacientes que receberam anestesia geral são observados até que estejam prontos para alta, sem tempo de recuperação mínimo obrigatório. São

A Sala de Recuperação Pós-Anestesia **487**

necessários no mínimo 30 min de observação após a última dose de opioide (ou outro depressor respiratório) para garantir a adequação da ventilação e da oxigenação.

A. O paciente tem de satisfazer vários critérios para ter alta da SRPA. Deve ser facilmente despertado e orientado ou estar em seu nível pré-operatório. Os sinais vitais devem ser estáveis e estar dentro de limites normais por no mínimo 30 min. A dor e as náuseas devem estar sob controle e deve haver acesso IV apropriado. Em alguns pacientes a exigência de urinar ou a capacidade de tolerar líquidos sem resíduos são requisitos para a alta. Não deve haver complicações cirúrgicas óbvias (p. ex., sangramento ativo). Depois de anestesia neuraxial, os pacientes devem apresentar sinais de regressão do bloqueio sensorial e motor antes da alta. A comunicação eficaz com a equipe cirúrgica e a enfermaria de destino do paciente acelera a alta da SRPA. Os pacientes ambulatoriais devem receber alta acompanhados de um adulto responsável, com instruções por escrito acerca da dieta após o procedimento, medicamentos etc., e com número de telefone para ligar em caso de emergência.

B. A **recuperação rápida** (*fast-track*) é usada em pacientes que atendem a determinados critérios quando saem da sala de cirurgia e são considerados aptos a dispensar a SRPA tradicional, a critério do anestesiologista. Os pacientes ambulatoriais são transferidos diretamente para uma sala de recuperação de segundo estágio e os pacientes internados, para o andar apropriado. Os critérios de recuperação rápida são:

1. O paciente deve estar consciente, alerta e orientado (ou em seu nível pré-operatório).

2. Os sinais vitais devem ser estáveis (é improvável que exijam intervenção farmacológica).

3. A saturação de oxigênio deve ser de 94% ou mais em ar ambiente (por 3 minutos ou mais) ou igual ao estado basal.

4. Caso tenha sido usado relaxante muscular, o paciente deve ser capaz de manter a cabeça elevada por 5 segundos ou o teste de sequência de quatro estímulos (TOF) não deve indicar fadiga.

5. As náuseas e a dor devem ser mínimas (improvável necessidade de medicamentos parenterais).

6. Não deve haver sangramento ativo.

O uso intraoperatório de fármacos de ação curta (midazolam, propofol, fentanila, succinilcolina, desflurano e sevoflurano) e algumas intervenções cirúrgicas (ortopédicas ou ginecológicas simples) aumentam a probabilidade de recuperação rápida.

XIV. CONSIDERAÇÕES RELATIVAS À RECUPERAÇÃO DE CRIANÇAS

A. **NVPO** são raros em crianças com menos de 2 anos. A partir dessa idade e até a puberdade, a incidência de NVPO em crianças é aproximadamente o dobro da incidência em adultos. Algumas operações (adenotonsilectomia, reparo de estrabismo, reparo de hérnia, orquidopexia e cirurgia peniana) estão associadas a aumento da incidência de NVPO. Os fatores de risco, assim como os princípios gerais de prevenção e tratamento, são semelhantes aos descritos para adultos (ver seção X). Em alguns estudos, os antagonistas da serotonina (**ondansetrona**, 50 a 100 μg/kg IV até 4 mg, **dolasetrona**, 350 μg/kg IV até 12,5 mg) parecem ser superiores a outros fármacos na prevenção e no tratamento das NVPO em crianças. A **dexametasona**, 150 μg/kg IV (até 8 mg), o **dimenidrinato**, 0,5 mg/kg IV, a **perfenazina**, 70 μg/kg IV (até 5 mg), a **prometazina**, 0,25 a 0,5 mg/kg IV (até 25 mg) e o **droperidol**, 50 a 75 μg/kg IV (até 1,25 mg) são opções possíveis. A administração de droperidol requer as mesmas precauções necessárias em adultos.

B. **Obstrução das Vias Respiratórias.** A causa e os princípios de tratamento são semelhantes aos usados em adultos (seção VI.C). As infecções respiratórias altas ativas ou recentes aumentam o risco de laringospasmo pós-operatório, sobretudo em crianças com história de prematuridade ou doença reativa das vias respiratórias. O edema subglótico após extubação (crupe pós-extubação) está associado a infecções respiratórias altas concomitantes, intubações traumáticas, repetidas ou prolongadas, cânulas traqueais sem folga e cirurgias da cabeça e do pescoço. O tratamento está esquematizado na seção VI.C. A colocação das crianças em decúbito lateral após a emergência da anestesia melhora a permeabilidade das vias respiratórias superiores e minimiza o risco de aspiração do conteúdo gástrico em caso de vômito.

C. **Agitação.** Em crianças, a agitação pode ser uma resposta normal durante a recuperação da anestesia em um ambiente estranho, desconhecido e sem a presença dos pais. O uso intraoperatório de anestésicos voláteis (sobretudo o sevoflurano), quetamina e atropina, além

488 Capítulo 35

do tratamento inadequado da dor podem aumentar a incidência de agitação e ansiedade. Outras causas, como hipoxemia, hipercarbia, hipotermia, hipotensão, distúrbios metabólicos e doenças do sistema nervoso central, devem ser consideradas, investigadas e tratadas adequadamente. O bom controle da dor, a tranquilização, o carinho e a presença dos pais junto ao leito podem aliviar os sintomas na maioria das crianças.

XV.   CUIDADOS INTENSIVOS NA SALA DE RECUPERAÇÃO PÓS-ANESTESIA

Cada vez mais, os pacientes são internados na sala de recuperação pós-anestesia para cuidados intensivos de curta duração. Pacientes submetidos a procedimentos torácicos (toracotomia, lobectomia e ressecção em cunha) e vasculares (reparo de aneurisma da aorta abdominal infrarrenal, endarterectomia carotídea etc.) sem complicações, bem como a outros procedimentos que acarretem grande deslocamento de volume, necessitam de assistência pós-operatória mais cuidadosa. Os pontos de cuidados variam de controle intensivo da pressão arterial com medicamentos IV a ventilação mecânica contínua e reanimação hemodinâmica. É importante que a equipe da SRPA elabore um plano de monitoramento e assistência contínuos. Se houver necessidade de cuidados intensivos por mais tempo que o esperado ou se persistirem os distúrbios respiratórios e/ou hemodinâmicos, devem ser implementados planos de assistência contínua na UTI.

Leituras Sugeridas

Amar D. Perioperative atrial tachyarrhythmias. *Anesthesiology* 2002;97:1618–1623.

Apfel CC, Korttila K, Abdalla M, et al. A factorial trial of six interventions for the prevention of postoperative nausea and vomiting. *N Engl J Med* 2004;350:2441–2451.

Apfelbaum JL, Walawander CA, Grasela TH, et al. Eliminating intensive postoperative care in same-day surgery patients using short-acting anesthetics. *Anesthesiology* 2002;97:66–74.

ASA Task Force on Postanesthetic Care. Practice guidelines for postanesthetic care. *Anesthesiology* 2002;96:742–752.

Ballantyne J, Carr D, DeFerranti S, et al. The comparative effects of postoperative analgesic therapies on pulmonary outcome: cumulative meta-analyses of randomized controlled trials. *Anesth Analg* 1998;86:598–612.

Fu ES, Downs JB, Schweiger JW, et al. Supplemental oxygen impairs detection of hypoventilation by pulse oximetry. *Chest* 2004;126:1552–1558.

Gan TJ, Meyer T, Apfel CC, et al. Consensus guidelines for managing postoperative nausea and vomiting. *Anesth Analg* 2003;97:62–71.

Kluger MT, Bullock FM. Recovery room incidence: a review of 419 reports from the Anaesthetic Incident Monitoring Study (AIMS). *Anaesthesia* 2002;57:1060–1066.

Lindenauer PK, Pekow P, Wang K. Perioperative beta-blocker therapy and mortality after major non cardiac surgery. *N Engl J Med* 2005;353:349–361.

POISE Study Group. Effects of extended-release metoprolol succinate in patients undergoing non-cardiac surgery (POISE Trial): a randomized controlled trial. *Lancet* 2008;371:1839–1847.

Priebe HJ. Perioperative myocardial infarction-aetiology and prevention. *Br J Anaesth* 2005;95:3–19.

Sebel PS, Bowdle TA, Ghoneim MM, et al. The incidence of awareness during anesthesia: a multicenter United States study. *Anesth Analg* 2004;99:833–839.

Thompson A, Balser JR. Perioperative cardiac arrhythmias. *Br J Anaesth* 2004;93:86–94.

Wang K, Asinger RW, Marriott HJL. ST-segment elevations in conditions other than acute myocardial infarction. *N Engl J Med* 2003;349:2128–2135.

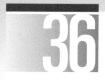

Insuficiência Respiratória Perioperatória

Michael R. Shaughnessy e Luca M. Bigatello

Muitas vezes os anestesiologistas são chamados a ajudar no controle perioperatório das vias respiratórias (Capítulo 13), de problemas pulmonares (Capítulo 3) e do suporte ventilatório. Este capítulo analisa os princípios básicos da insuficiência respiratória aguda no contexto da assistência perioperatória aos pacientes cirúrgicos.

I. FISIOPATOLOGIA DA INSUFICIÊNCIA RESPIRATÓRIA PERIOPERATÓRIA
Três mecanismos principais determinam a troca gasosa entre o ar inspirado e os tecidos: ventilação, difusão e fluxo sanguíneo. A insuficiência respiratória é o comprometimento de uma ou mais dessas funções.
   A. **Insuficiência Ventilatória: Hipoventilação**
      1. Anormalidade do controle da ventilação
         a. O **controle central da ventilação** ocorre por modulação de quimiorreceptores no bulbo. A alteração do **pH do líquido cerebrospinal (LCE)** é o principal estímulo para esses receptores. Alterações agudas da pressão parcial arterial de dióxido de carbono (**Pa_{CO_2}**) afetam rapidamente o pH do LCE em razão da alta permeabilidade da barreira hematencefálica ao CO_2.
         b. Os **quimiorreceptores periféricos**, localizados nos glomos carotídeos, são sensíveis a alterações da pressão arterial parcial de oxigênio (**Pa_{O_2}**) e, em menor escala, da Pa_{CO_2}. Esses receptores estimulam o aumento da ventilação alveolar que ocorre quando a Pa_{O_2} cai abaixo de 60 mmHg. Após cirurgia bilateral da carótida, os pacientes podem perder grande parte da resposta ventilatória hipóxica em razão da interferência mecânica. No entanto, dentro de uma faixa normal de Pa_{O_2}, a **Pa_{CO_2} é o principal determinante da ventilação alveolar.** A ventilação alveolar aumenta em 1 a 3 ℓ/min para cada 1 mmHg de aumento da Pa_{CO_2}.
         c. **Todos os agentes inalatórios halogenados** deprimem o estímulo ventilatório, desde concentrações alveolares de apenas 10% a 30% da **concentração alveolar mínima** (ver Capítulos 11 e 35). Concentrações maiores causam diminuição acentuada da ventilação minuto e um padrão característico de respiração rápida e superficial. Os **opioides** são potentes inibidores do estímulo ventilatório pela hipercapnia. Doses excessivas de narcóticos causam diminuição da frequência respiratória **(FR)** e tendência à apneia se não houver estímulo. Os **benzodiazepínicos** também inibem o estímulo ventilatório, porém em menor escala que os opioides. Outros **fármacos psicotrópicos e sedativos**, como as butirofenonas (droperidol e haloperidol), as fenotiazinas (perclorperazina e prometazina), os antidepressivos tricíclicos (amitriptilina), os anti-histamínicos (difenidramina e hidroxizina) e os novos antipsicóticos (quetiapina e olanzapina), têm efeito mínimo sobre o estímulo ventilatório, a não ser quando administrados em doses muito altas.
         d. **Doenças intracranianas** (p. ex., lesão cerebral traumática, neoplasia ou acidentes vasculares cerebrais graves) que causam edema cerebral ou interrompem o suprimento vascular para o bulbo podem afetar o controle da ventilação.
      2. Disfunção neuromuscular
         a. As lesões do **neurônio motor superior**, dependendo de sua localização, podem acarretar graus variáveis de disfunção ventilatória por interferência com impulsos motores

490 Capítulo 36

QUADRO 36.1 — Vias Motoras da Função Respiratória

Nervos Cranianos/ Espinais	Nervos Periféricos	Músculos	Função
C3-C5	Frênico	Diafragma	Respiração tranquila
T2-T11	Intercostal	Intercostal externo	Inspiração ativa
T2-T11	Intercostal	Intercostal interno	Expiração ativa
NC XI	Acessório espinal	Esternocleidomastóideo	Acessório da inspiração
C3-C8	–	Escaleno (anterior, médio e posterior)	Acessório da inspiração
T7-T11	Toracoabdominal	Reto do abdome	Expiração ativa e tosse
T7-T11, T12	Toracoabdominal e subcostal	Oblíquo externo	Expiração ativa e tosse
T7-T11, L1	Toracoabdominal, ílio-hipogástrico e ilioinguinal	Oblíqua interno e transverso do abdome	Expiração ativa e tosse

descendentes (Quadro 36.1). Essas lesões compreendem neoplasias intracranianas ou do neuroeixo, acidentes vasculares cerebrais, distúrbios desmielinizantes, raquianestesia, siringomielia e traumatismos do sistema nervoso central.

b. Os **neurônios motores inferiores** que suprem os músculos respiratórios podem ser interrompidos por traumatismo, anestesia regional ou doenças dos axônios ou da mielina, como a síndrome de Guillain-Barré, a esclerose lateral amiotrófica e várias outras polineuropatias. O Quadro 36.1 ilustra as vias que podem ser afetadas.

c. Os **distúrbios da junção neuromuscular** são miastenia *gravis*, síndrome de Eaton-Lambert, superdosagem de organofosforados e bloqueio neuromuscular residual (ver Capítulo 12, seção VI).

d. Em pacientes gravemente enfermos por longos períodos, é comum haver **desnutrição, infecção** e **polineuropatia da doença crítica**, que podem ser responsáveis por fraqueza generalizada e respiratória.

e. A **disfunção muscular respiratória** no período perioperatório pode ser causada por todos os fatores já citados. **Processos miopáticos primários**, como as distrofias musculares de Duchenne e Becker e a distrofia miotônica, podem predispor os pacientes à insuficiência respiratória perioperatória. Além disso, a doença respiratória preexistente pode, indiretamente, causar disfunção muscular. Na **doença pulmonar obstrutiva crônica (DPOC)**, a retificação do diafragma diminui a amplitude da contração. Doenças restritivas da parede torácica, como a escoliose, podem alterar muito a mecânica normal dos músculos respiratórios. Há registro de comprometimento ventilatório transitório após cirurgia abdominal alta e torácica, relacionado principalmente à disfunção do diafragma. Embora, em regra, esse comprometimento seja limitado, pode tornar-se significativo quando há coexistência de outros fatores que afetam a ventilação.

3. **Aumento do trabalho ventilatório.** A hipoventilação também pode ocorrer quando a ação dos músculos respiratórios é prejudicada pelo aumento da resistência das vias respiratórias (R_{vr}) ou diminuição da complacência do sistema respiratório (C_{sr}, ver seção VI).

a. O **aumento da R_{vr}** geralmente é causado por broncospasmo, secreções brônquicas abundantes, compressão ou estreitamento das vias respiratórias e cânulas traqueais muito finas (ver Capítulos 3 e 35).

b. A **diminuição da C_{sr}** é consequência de afecções do parênquima pulmonar (edema, pneumonia e fibrose intersticial), da pleura (derrames e pneumotórax) ou do aparelho musculoesquelético (cifoescoliose, aumento da pressão intra-abdominal e imobilização ativa por dor).

Insuficiência Respiratória Perioperatória **491**

B. O **decréscimo da difusão** de O_2 através dos capilares pulmonares é raro, porque o equilíbrio entre a P_{O_2} capilar e a P_{O_2} alveolar (PA_{O_2}) é muito rápido. Quando a difusão é limitada por doença, como asbestose, sarcoidose, doença vascular do colágeno, fibrose pulmonar idiopática e carcinoma das células alveolares, a administração complementar de O_2 corrige a hipoxemia.

C. O **desequilíbrio ventilação-perfusão (V/Q)** é a causa mais comum de hipoxemia associada à insuficiência respiratória aguda. A troca gasosa ideal depende do equilíbrio preciso entre ventilação alveolar e perfusão. A ventilação alveolar em repouso em adultos é de 4 a 5 ℓ/min e o débito cardíaco é de aproximadamente 5 ℓ/min, com uma razão (V/Q) típica de 0,8 a 1,0. Nos dois extremos patológicos do desequilíbrio (V/Q), alvéolos ventilados, mas não perfundidos, representam **espaço morto**, e alvéolos perfundidos, mas não ventilados, representam **shunt verdadeiro** (ver seção VI). A ventilação do espaço morto causa hipercapnia, e o *shunt* causa hipoxemia. Na prática, o desequilíbrio (V/Q) funcional é muito mais frequente que as formas puras de espaço morto alveolar ou *shunt*. Quase todas as doenças pulmonares (pneumotórax, pneumonia, edema pulmonar, síndrome de angústia respiratória aguda [SARA], DPOC, doenças pulmonares intersticiais etc.) podem causar hipoxemia e hipercapnia secundárias ao desequilíbrio (V/Q).

D. A **oferta insuficiente de O_2** é uma causa menos comum de hipoxemia.

1. A **diminuição do débito cardíaco** por hipovolemia ou insuficiência cardíaca congestiva pode comprometer a oferta tecidual de O_2. O aumento subsequente da extração de O_2 pelos tecidos diminui a P_{O_2} venosa (**P_{O_2} venosa mista [Pv_{O_2}]**), o que, por sua vez, pode reduzir a Pa_{O_2}.

2. O **aumento da demanda de O_2** pode causar hipoxemia. O consumo basal médio de O_2 é de 200 a 250 mℓ/min em adultos. Condições hipermetabólicas como febre, aumento da atividade muscular por calafrios, crises convulsivas, hipertireoidismo e, em menor escala, sepse podem aumentar em 2 a 10 vezes o consumo tecidual de O_2. Isso pode diminuir a Pv_{O_2} e, por conseguinte, a Pa_{O_2} (ver seção anterior). Em pacientes com reserva limitada, como na insuficiência respiratória, doença arterial coronariana e doença cerebrovascular, esse fenômeno pode ter alta morbidade.

II. DIAGNÓSTICO DE INSUFICIÊNCIA RESPIRATÓRIA AGUDA

A. **Achados Clínicos.** Os sinais de insuficiência respiratória iminente são dispneia, taquipneia (FR > 30 incursões/min), bradipneia (FR < 6 incursões/min), respirações superficiais, uso dos músculos acessórios, perda da coordenação dos movimentos do tórax e do abdome, cianose e obnubilação.

B. **Gasometria Arterial.** A Pa_{O_2} **normal** ao respirar ar é de 90 a 100 mmHg. Diminui um pouco com a idade em razão da piora progressiva do desequilíbrio (V/Q). A Pa_{O_2} menor que 60 mmHg requer avaliação e tratamento. A Pa_{CO_2} **normal** é de 40 mmHg. O aumento agudo pode indicar insuficiência respiratória iminente. O **pH arterial normal** é de 7,40 ± 0,02. Uma regra simples é considerar que o pH cai 0,08 para cada 10 mmHg de aumento agudo da Pa_{CO_2}. A retenção prolongada de CO_2 está associada a um pH quase normal porque os rins reabsorvem bicarbonato como mecanismo de compensação.

C. A **radiografia de tórax** à beira do leito pode revelar doenças agudas, como edema pulmonar, pneumonia, aspiração, atelectasia, derrame pleural ou pneumotórax. A **tomografia computadorizada (TC)** gera a imagem mais específica e mais sensível do tórax. Ante a suspeita de embolia pulmonar, deve-se realizar **angiografia por TC** ou **angiografia pulmonar** (ver Capítulo 18). Em pacientes idosos e com fatores de risco para doença arterial coronariana, o **eletrocardiograma (ECG) de 12 derivações** pode diagnosticar uma síndrome coronariana aguda que pode ser causa ou consequência da dificuldade respiratória. A **fibrobroncoscopia** pode diagnosticar doenças das vias respiratórias e obter amostras para análise microbiológica e patológica. A broncoscopia também é terapêutica, removendo o excesso de secreções brônquicas e, assim, facilitando a ventilação e a troca gasosa. Em pacientes não intubados ou instáveis, porém, é recomendável que profissionais experientes realizem a broncoscopia para evitar hipoventilação e hipoxemia.

III. TRATAMENTO

A. **O_2 Complementar.** A **hipoxemia pode ser fatal** e é indispensável que o tratamento seja imediato.

1. Os **sistemas de baixo fluxo de O_2** são simples e estão sempre à disposição. Produzem uma concentração de O_2 inspirado (**FI_{O_2}**) limitada e variável, inversamente proporcional ao

492 Capítulo 36

pico de fluxo inspiratório do paciente e à ventilação minuto em razão da entrada de ar ambiente durante a inspiração.

   a. Os **cateteres nasais** aumentam a $F_{I_{O_2}}$ em cerca de 0,03 a 0,04/ℓ/min (3% a 4%) por litro de fluxo de O_2. Fluxos superiores a 4 ℓ/min ressecam a mucosa nasal e podem provocar irritação e sangramento nasal. As vias nasais devem estar desobstruídas, embora não haja necessidade de respiração nasal por causa do reservatório anatômico eficaz das vias respiratórias superiores.

   b. **Máscaras faciais simples** aumentam a $F_{I_{O_2}}$ para 0,55 ou 0,60 em virtude da maior vazão de O_2 e do espaço reservatório.

   c. **Máscaras com bolsa reservatório** (máscaras sem reinalação) aumentam ainda mais a $F_{I_{O_2}}$. Quando há boa vedação, é possível alcançar $F_{I_{O_2}}$ de 0,60 a 0,80.

   d. As **máscaras de Venturi** garantem uma $F_{I_{O_2}}$ mais precisa, de 0,24 a 0,50, pelo arrastamento de uma proporção determinada de ar ambiente para o oxigênio. A $F_{I_{O_2}}$ inspirada independe da taxa de fluxo inspiratório quando as taxas de fluxo máximas estão abaixo de 40 ℓ/min. Quando a $F_{I_{O_2}}$ ultrapassa 0,40, são necessárias maiores taxas de fluxo de oxigênio em razão do maior arrastamento de ar ambiente em relação ao oxigênio; assim, a $F_{I_{O_2}}$ real pode ser menor que a indicada pelo botão de controle.

   2. Os **sistemas de alto fluxo** oferecem fluxos de gás para satisfazer a vazão inspiratória máxima do paciente (30 a 120 ℓ/min). A $F_{I_{O_2}}$ máxima depende principalmente do ajuste da máscara facial e pode se aproximar de 1,0. Os sistemas de alto fluxo sempre devem ser umidificados para evitar o ressecamento excessivo da mucosa respiratória (ver adiante).

B. Eliminação de Secreções. As secreções retidas aumentam a resistência das vias respiratórias e promovem o colapso alveolar. Há várias formas de facilitar a eliminação das secreções.

   1. **Umidificação e aquecimento dos gases inspirados.** A administração de gases secos e frios irrita a mucosa respiratória, resseca as secreções brônquicas e diminui drasticamente a umidade e o calor das vias respiratórias. Os **circuitos respiratórios umidificados** facilitam a umidificação das vias respiratórias distais. Outra opção é o uso de **permutadores de calor e umidade passivos** entre o dispositivo traqueal ou supraglótico e o circuito respiratório.

   2. **Aspiração.** Há diminuição da função ciliar brônquica após anestesia, intubação traqueal e infecções respiratórias. A dor, a sedação e a debilitação geral limitam a capacidade de tossir e eliminar secreções. A aspiração nasotraqueal às cegas é eficaz na limpeza das secreções traqueais e estimula a tosse, mas tem de ser usada com cautela porque pode causar hipoxemia, estimulação vagal, broncospasmo e traumatismo da mucosa.

   3. **Fisioterapia torácica.** Técnicas de percussão, vibração, drenagem postural e exercícios de respiração profunda realizados corretamente são eficazes na eliminação de secreções e prevenção de tampões mucosos. Um ensaio controlado randomizado sugere que a fisioterapia torácica intensiva é tão eficaz quanto a broncoscopia no tratamento da atelectasia. A espirometria de incentivo (inspiração profunda máxima com interrupção da respiração ao fim da inspiração) também ajuda a recrutar alvéolos colabados.

   4. **Mucolíticos.** A instilação local de **acetilcisteína** (Mucomyst, 2 a 5 mℓ de solução de 5% a 20% a cada 6 a 8 h) pode reduzir a viscosidade do muco pela redução das ligações dissulfeto das glicoproteínas. Quando administrada por nebulização, a acetilcisteína pode precipitar broncospasmo; convém misturá-la com 0,5 mℓ de albuterol. Odor desagradável, náuseas e vômito são efeitos colaterais comuns.

   5. A **broncoscopia** remove com eficácia secreções e tampões espessos de muco das vias respiratórias.

C. Farmacoterapia

   1. **Reversão da depressão ventilatória.** Muitos fármacos podem deprimir a ventilação alveolar (ver seção I.A.1.c). Antagonistas farmacológicos como a **naloxona** (de opioides) e o **flumazenil** (de benzodiazepínicos) podem reverter esses efeitos. É preciso cautela ao usar esses antagonistas, de preferência por ajuste cuidadoso até obter o efeito. A rápida reversão da sedação pode estar associada a hipertensão, taquicardia, alterações no ECG (sobretudo com a naloxona), perda aguda dos efeitos terapêuticos do fármaco original e possibilidade de renarcotização posterior em função da curta duração de sua ação.

   2. É recomendável efetuar a **reversão do bloqueio neuromuscular residual** para evitar a insuficiência ventilatória e garantir a proteção das vias respiratórias (ver Capítulo 12).

   3. **Analgesia.** A dor associada a incisões cirúrgicas, trauma e procedimentos invasivos pode diminuir a eficácia da ventilação. Existem muitas opções de analgésicos (ver Capítulo 38).

Insuficiência Respiratória Perioperatória **493**

4. **Broncodilatação.** Agentes usados no tratamento do broncospasmo agudo podem ser administrados por inalação, nebulização ou IV (ver Capítulos 3 e 18). As misturas gasosas **Heliox** (hélio e oxigênio) são menos densas que o ar (nitrogênio e oxigênio) e podem ser usadas para aumentar a ventilação em pacientes com obstrução das vias respiratórias.

5. É essencial instituir o **tratamento da doença de base**, que inclui controle hemodinâmico e tratamento de infecções, arritmias, isquemia miocárdica, anemia etc. **Antibióticos** de amplo espectro devem ser iniciados imediatamente se houver diagnóstico de pneumonia. Mais tarde, a terapia antimicrobiana pode ser ajustada de acordo com o resultado da cultura.

D. A **ventilação mecânica** trata a hipoxemia mediante administração de alta $F_{I_{O_2}}$ e pressão positiva aos alvéolos e trata a hipercapnia por assistência à ventilação minuto do paciente ($\dot{V}_E$).

1. **Ventilação não invasiva**

   a. A ventilação mecânica pode ser administrada sem intubação traqueal. No período perioperatório, a máscara orofacial é a melhor técnica para garantir suporte adequado na forma de **pressão positiva contínua nas vias respiratórias (CPAP)** não invasiva ou **ventilação com pressão positiva** não invasiva **(VPPNI)**. Se não houver ventilador especializado, o ventilador convencional para cuidados intensivos é eficaz. CPAP ou VPPNI dispensam a intubação traqueal em pacientes selecionados com insuficiência respiratória aguda, inclusive aqueles com hipoxemia perioperatória transitória, angústia respiratória após ressecção pulmonar, insuficiência cardíaca congestiva aguda e hipercarbia aguda por hipoventilação. Nessas situações específicas, é possível usar a ventilação não invasiva como medida provisória eficaz durante o tratamento da causa da insuficiência respiratória.

   b. Um profissional experiente (com frequência um terapeuta respiratório) que **ajuste a máscara e o ventilador adequadamente** é fundamental para o sucesso da ventilação não invasiva. A causa mais comum de falha é a incapacidade de o paciente tolerar o desconforto da máscara facial ajustada e o alto fluxo de gás. É importante reconhecer a ineficácia da ventilação não invasiva e prosseguir para intubação traqueal a fim de evitar a exaustão do paciente e a parada respiratória.

   c. Um efeito colateral comum da ventilação não invasiva é a **distensão gástrica** por insuflação de ar, que pode predispor ao vômito e à aspiração. Convém discutir com o cirurgião o uso de ventilação não invasiva logo após cirurgia abdominal. Quando é considerada segura, a distensão gástrica pode ser tratada efetivamente por aspiração nasogástrica contínua.

   d. Os dados atuais sugerem que a ventilação não invasiva **não reduz a necessidade de reintubação** após o insucesso da extubação traqueal, nem reduz a mortalidade a longo prazo. A ventilação não invasiva não é uma medida eficaz de resgate quando a causa da insuficiência respiratória é incerta.

2. A **intubação traqueal** ainda é a técnica mais comum para administrar ventilação com pressão positiva durante a insuficiência respiratória aguda.

E. Modos de Ventilação Mecânica. Muitos pacientes necessitam de um período limitado de ventilação mecânica por motivos relativamente simples, como proteção das vias respiratórias, sedação residual ou bloqueio neuromuscular residual. Nesses casos, o controle da ventilação mecânica é simples. Nos pacientes com insuficiência respiratória aguda que necessitam de um longo período de suporte ventilatório, a implementação da ventilação mecânica é complexa. Diferentes termos são usados para definir **modos de ventilação;** com frequência, modos quase idênticos têm nomes totalmente diferentes. Nas seções a seguir, propomos um sistema simples para designar todos os modos de ventilação usados no momento (Quadro 36.2).

1. **Três elementos são necessários para definir cada incursão respiratória mecânica.**

   a. O **disparo** ou o início da ventilação mecânica pode ser feito pelo **ventilador** ou pelo **paciente.** Quando não é o paciente que dispara a respiração, o ventilador inicia um número fixo de respirações no intervalo de tempo correspondente. Quando o disparo é determinado pelo paciente, o ventilador detecta a alteração da pressão ou do fluxo nas vias respiratórias e administra o ciclo.

   b. O **limite** ou a amplitude de uma ventilação mecânica podem ser configurados no ventilador na forma de **pressão** ou **volume.**

   c. A **ciclagem** ou o fim de um ciclo de respiração mecânica pode ser determinado por volume, tempo ou decréscimo de fluxo.

Sistema Indicador de Todos os Modos Comuns de Ventilação Mecânica

Nomenclatura

	Volume	Pressão
VMI	VMI limitada por volume	VMI limitada por pressão
VAC	VAC limitada por volume	VAC limitada por pressão
VSP	–	VSP

Ventilação controlada por volume *versus* ventilação controlada por pressão

	Controlada por Pressão	Controlada por Volume
Volume corrente	Variável	Fixo
Pressão inspiratória	Limitada por pressão fixada	Variável
Fluxo inspiratório	Variável, curva descendente	Fixo; fluxo constante ou curva descendente
Tempo de inspiração	Fixado diretamente como tempo de inspiração	Determinado pelo fluxo e volume fixados
Frequência respiratória	Fixada no nível mínimo (o paciente pode disparar)	Fixada no nível mínimo (o paciente pode disparar)

VMI, ventilação mandatória intermitente; VAC, ventilação assistido-controlada; VSP, ventilação com suporte pressórico.

---

d. Por exemplo, respirações administradas durante **ventilação com suporte pressórico** (**VSP**, ver adiante) são acionadas pelo paciente, limitadas por pressão e cicladas a fluxo.

2. **Ventilação total *versus* parcial.** Quando o ventilador administra todo o $\dot{V}_E$ (como geralmente ocorre durante anestesia geral), usa-se o termo ventilação **total** ou **mandatória**. Quando o paciente contribui para o V_E, é usado o termo ventilação **parcial** ou **assistida**. Durante a **ventilação assistida**, há diferentes formas de interposição de respirações espontâneas e mandatórias:

   a. **Ventilação mandatória intermitente (VMI).** O ventilador administra por minuto um número fixo de respirações de amplitude fixa, mas pode haver ciclos espontâneos entre os mandatórios. Os ciclos espontâneos podem ser respirações sem suporte, nas quais o paciente faz todo o trabalho respiratório, ou respirações com suporte pressórico (VSP), nas quais o paciente é assistido conforme a descrição adiante. Quando as respirações da VMI são sincronizadas com o esforço do paciente, é denominada VMI sincronizada (VMIS).

   b. **Ventilação assistido-controlada (VAC).** O ventilador administra um número fixo de ciclos por minuto, de amplitude predeterminada. As respirações extras desencadeadas pelo paciente são apoiadas e cicladas de modo idêntico às respirações mandatórias.

   c. **Ventilação com suporte pressórico (VSP).** O ventilador administra uma pressão fixa toda vez que o paciente inicia uma respiração espontânea e mantém essa pressão constante até que a taxa de fluxo inspiratório caia a um valor predeterminado (geralmente 25% do fluxo inspiratório máximo), momento em que cessa a inspiração. Muitos ventiladores permitem ajustar a porcentagem de fluxo inspiratório máximo na qual o ciclo é encerrado (sensibilidade expiratória) para otimizar a sincronia. Esse método variável de terminar a inspiração garante a maior sincronia entre paciente e ventilador dos três modos descritos. Embora a literatura discuta muito se o suporte oferecido realmente é melhor que nos outros modos, a VSP tornou-se muito popular em pacientes perioperatórios em razão de sua simplicidade e eficácia. É importante notar que, como toda respiração tem de ser acionada pelo paciente, a VSP não oferece suporte mandatório basal; por esse motivo, pode ser associada à VMI, como já foi descrito.

3. **Ventilação limitada por volume** *versus* **ventilação limitada por pressão.** A vantagem da **ventilação controlada por volume** é a garantia de $\dot{V}_E$ fixo. No entanto, às vezes isso pode causar elevação perigosa das pressões alveolares. A **ventilação controlada por pressão** determina um limite de pressão inspiratória. Isso, porém, pode ocorrer à custa do $\dot{V}_E$ adequado. Portanto, a escolha entre as duas modalidades pode ser determinada por necessidades individuais. Uma possível vantagem da ventilação limitada por pressão é que ela administra vazão inspiratória alta e variável (até 180 ℓ/min e mais). Esse recurso evita um possível problema da ventilação controlada por volume, na qual muitas vezes o fluxo inspiratório não é compatível com a demanda do paciente, com consequente dissincronia, trabalho respiratório excessivo e fadiga.

4. **Outras configurações do ventilador.**
   a. A $F_{I_{O_2}}$ geralmente é fixada em 1,0 (100%) logo depois da instituição da ventilação mecânica e, depois, é reduzida aos poucos para manter Pa_{O_2} acima de 60 mmHg e/ou saturação arterial de O_2 (Sp_{O_2}) acima de 90%.
   b. A **pressão expiratória final positiva (PEEP)** promove recrutamento alveolar, aumenta a capacidade residual funcional e, portanto, aumenta a Pa_{O_2}. A PEEP de 5 cm H_2O é um ponto de partida razoável ao iniciar ventilação mecânica perioperatória. O termo **CPAP** (ver seção III.D.1) pode ser usado quando se aplica PEEP sem suporte complementar às respirações iniciadas pelo paciente.
   c. A **ventilação minuto (V_E = volume corrente × frequência respiratória)** é o principal determinante da eliminação de CO_2 (seção I.A). Um valor normal de $\dot{V}_E$ é de 5 a 6 ℓ/min. Os pacientes com insuficiência respiratória podem ter aumento da necessidade de ventilação em razão de febre, calafrios ou aumento da fração do espaço morto.

F. Complicações da Ventilação Mecânica

1. **Toxicidade do O_2.** A alta $F_{I_{O_2}}$ (geralmente maior que 0,6) administrada durante longos períodos causa traqueobronquite aguda, diminuição do movimento ciliar e lesão alveolar. No entanto, ao se administrar alta $F_{I_{O_2}}$ por curtos períodos, como no perioperatório, a toxicidade não é uma preocupação importante. Uma possível exceção pode ocorrer em pacientes expostos à **bleomicina**, um quimioterápico que, junto com a alta $F_{I_{O_2}}$ pode ter ação sinérgica de lesão alveolar. Mais relevante para o período perioperatório é que a $F_{I_{O_2}}$ elevada causa **atelectasia por absorção**, uma consequência da absorção do gás alveolar quando há pouco ou nenhum nitrogênio.

2. **Lesão pulmonar induzida por ventilação mecânica (LPIV).** A ventilação mecânica pode lesar o pulmão. Altas pressões alveolares agravam a lesão pulmonar aguda (LPA) preexistente e levam a um mau prognóstico. Ainda que seja incontestável a ocorrência de LPIV durante LPA e síndrome de angústia respiratória aguda, não houve demonstração clara da necessidade de limitar o volume e a pressão em todos os pacientes com insuficiência respiratória aguda. Apesar disso, parece prudente monitorar e **evitar pressão e volume excessivos na ventilação**, mesmo na ausência de LPA/SARA.

3. **Disfunção hemodinâmica**
   a. A **ventilação com pressão positiva aumenta a pressão intratorácica e reduz o retorno venoso** para o coração.
      (1) O **enchimento do ventrículo direito (VD) é limitado** pela redução do retorno venoso. Altas pressões ventilatórias também podem aumentar a resistência vascular pulmonar e a pós-carga do VD, reduzindo ainda mais o débito de VD.
      (2) O **enchimento do ventrículo esquerdo (VE) é limitado** pela diminuição do débito de VD. O aumento de tamanho do VD também afeta o desempenho do VE mediante desvio do septo interventricular para a esquerda e diminuição da complacência diastólica do VE.
      (3) A **reposição volêmica** contrabalança esses efeitos hemodinâmicos da ventilação com pressão positiva.
   b. A **diminuição da pressão intratorácica** durante a interrupção da ventilação com pressão positiva aumenta o retorno venoso e a pressão transmural no VE, com efeitos opostos aos descritos anteriormente. Por conseguinte, pode haver aumento do enchimento do VD e do débito cardíaco em pacientes hipovolêmicos. Por outro lado, pacientes com prejuízo da função do VE podem não tolerar o aumento súbito do retorno venoso e

496 Capítulo 36

apresentar edema pulmonar e/ou isquemia miocárdica. Isso também pode ocorrer quando há redução acentuada da PEEP.

c. **Em geral,** esses efeitos são pouco importantes em pacientes normovolêmicos e saudáveis submetidos a ventilação mecânica perioperatória de curta duração. Eles se tornam clinicamente relevantes em pacientes com insuficiência cardíaca congestiva e hipovolemia ou hipervolemia.

G. **Infecção.** A intubação traqueal prolongada está associada a colonização bacteriana das vias respiratórias e aumento do risco de **pneumonia associada ao ventilador.** A extubação precoce, a ventilação não invasiva, o uso apropriado de antibioticoterapia e as boas práticas de controle de infecção limitam a incidência de pneumonia hospitalar.

H. **Estratégias Ventilatórias Diversas**

    1. **Manobras de recrutamento.** A insuficiência respiratória aguda pode estar associada à atelectasia. Nessas circunstâncias, manobras de recrutamento (*i. e.*, aplicação de pressões mais altas nas vias respiratórias por curtos períodos) são usadas para recrutar áreas pulmonares atelectasiadas. As manobras de recrutamento podem ser feitas de diferentes formas:

        a. **Insuflações prolongadas (IP)** de 30 a 60 segundos a pressões maiores que a pressão de insuflação aumentam a Pa_{O_2} na maioria dos pacientes com atelectasia significativa. **É essencial ter muito cuidado** na seleção de candidatos a IP, porque a geração de alta pressão alveolar pode causar complicações graves como hipotensão e pneumotórax. Nós recomendamos o monitoramento hemodinâmico e respiratório contínuo durante uma IP.

        b. Os **suspiros** são grandes incursões respiratórias periódicas entre as respirações com V_T fixo, que podem desencadear liberação de surfactante e evitar a atelectasia.

        c. Ao observar resposta positiva (aumento da Pa_{O_2}) à IP ou ao suspiro, o **aumento do nível de PEEP** tende a estabilizar o pulmão em estado de insuflação maior e a prolongar o efeito benéfico. Todavia, na maioria das vezes o efeito da manobra de recrutamento é transitório e nenhum estudo demonstrou benefício persistente.

    2. O **bloqueio neuromuscular** facilita a ventilação mecânica já que aumenta a complacência da parede torácica e estimula a sincronia paciente-ventilador. Relaxantes musculares não despolarizantes são administrados por infusão contínua, e seus efeitos são monitorados clinicamente e com estimulador de nervo periférico (ver Capítulo 12). O uso prolongado de relaxantes musculares foi associado a aumento da incidência de **polineuropatia da doença crítica.**

    3. A **inalação de óxido nítrico (NO)** aumenta transitoriamente a Pa_{O_2} por melhora do equilíbrio V/Q. Atualmente, o papel da inalação de NO em pacientes adultos com hipoxemia é limitado à terapia de resgate, como ponte para intervenções permanentes.

IV. DESMAME DA VENTILAÇÃO MECÂNICA

Tratada a causa, o suporte ventilatório é interrompido rapidamente na maioria dos pacientes com insuficiência respiratória perioperatória. A interrupção do suporte ventilatório pode ser difícil em um pequeno número de pacientes. A maioria deles tem distúrbios associados que podem comprometer a capacidade respiratória, inclusive doença pulmonar preexistente, cardiopatia, doença neuromuscular, infecção e desnutrição. A interrupção eficaz da ventilação mecânica requer uma estratégia de tratamento que evite a atrofia muscular, a fadiga, a angústia respiratória e o comprometimento hemodinâmico.

A. **Técnicas de Desmame:**

    1. **Retirada progressiva do suporte ventilatório.** A contribuição do paciente para a ventilação minuto é aumentada gradualmente até alcançar um nível em que o suporte mecânico seja dispensável. A melhor técnica para pôr em prática esse método de interrupção do suporte ventilatório parece ser a **diminuição progressiva do nível de VSP** (ver seção III.E.2.c). Novos modos de ventilação, como a ventilação assistida proporcional **(VAP),** permitem medir e controlar o trabalho respiratório do paciente. Ainda não está claro se a VAP pode aumentar as taxas de desmame.

    2. **Alternância de ventilação mandatória e respiração sem suporte.** A ventilação mandatória, geralmente empregada na VAC (ver seção III.E.2.b), propicia repouso muscular, troca gasosa ideal e estabilidade hemodinâmica. O suporte ventilatório é interrompido ao menos 1 vez/dia, e o paciente respira sem suporte, seja por uma **conexão em T,** seja no ventilador com

Insuficiência Respiratória Perioperatória **497**

pressão inspiratória e PEEP iguais a zero. Este último permite a avaliação contínua dos parâmetros respiratórios no painel do ventilador. É chamado de **teste de respiração espontânea (TRE)**. Os **TRE** dão ao clínico a oportunidade de observar a resposta do paciente à interrupção da ventilação mecânica, sem retirada da cânula traqueal. Quando se julgar seguro, deve-se proceder à extubação. Essa estratégia pode reduzir o risco de extubação prematura e, ao mesmo tempo, evitar o prolongamento desnecessário da ventilação mecânica.

3. As duas técnicas foram consideradas eficazes, e o TRE é a chave para o sucesso. Embora inicialmente descritos apenas associados ao suporte pleno (ver seção IV.A.2), os TRE são usados atualmente como critério de avaliação de toda estratégia de desmame. Estudos mostraram que o protocolo de desmame que inclui **interrupção da sedação e TRE diários** realizados por terapeutas respiratórios antecipou a extubação traqueal bem-sucedida quando comparada à retirada guiada por prescrições médicas tradicionais.

B. Avaliação da Possibilidade de Desmame

1. Para iniciar o processo de retirada da ventilação mecânica, deve haver sinais de melhora da doença de base, troca gasosa e parâmetros hemodinâmicos aceitáveis, estabilização de problemas respiratórios agudos e crônicos (broncospasmo, edema e secreções traqueobrônquicas), estabilidade de distúrbios clínicos concomitantes e condição neurológica que garanta a proteção das vias respiratórias depois da extubação traqueal.

2. Os **sintomas subjetivos de incapacidade** de manter ventilação espontânea são dispneia, fadiga, desconforto torácico, ansiedade, confusão e inquietação.

3. A **avaliação objetiva** inclui a análise do padrão ventilatório, os parâmetros hemodinâmicos associados, a gasometria arterial e a aparência geral do paciente durante o TRE. Muitos previsores de extubação bem-sucedida foram sugeridos, mas a aplicação a cada paciente é limitada. Todavia, os parâmetros clínicos desejáveis em adultos são $V_T > 300$ mℓ, FR < 30 incursões/min, índice de respiração superficial rápida (**FR/V$_T$**) < 105 ℓ/min, capacidade vital suficiente para gerar tosse eficaz (de preferência $\geq$ 700 a 800 mℓ), $\dot{V}_E$ < 10 ℓ/min e pressão inspiratória negativa máxima de 30 cm H_2O ou mais.

V. TUBOS DE TORACOSTOMIA

Os **sistemas comerciais de três frascos** são usados com frequência para drenar o espaço pleural. O frasco proximal recolhe a drenagem, o frasco do meio é o selo de água que impede a entrada de ar e líquido no tórax e o frasco distal controla o nível de aspiração aplicada à cavidade pleural. A pressão negativa independe da força do aspirador de parede, mas depende apenas da altura da coluna de água na câmara de controle de aspiração. Os drenos torácicos são conectados ao selo de água, quando se espera drenagem mínima de ar ou líquido (p. ex., logo após pneumonectomia), ou ao aspirador (geralmente 10 a 20 cm H_2O), quando há previsão de drenagem significativa ou é necessário drenar um pneumotórax. Ao examinar um sistema de drenagem torácica, o nível do selo de água varia com a respiração se o dreno estiver desobstruído. As bolhas na câmara de selo de água durante a inspiração indicam vazamento broncopleural (Figura 36.1).

VI. CÁLCULOS DA FUNÇÃO RESPIRATÓRIA

A. O **fluxo de ar** que entra e sai dos pulmões durante a ventilação espontânea ou mecânica é obstado por duas variáveis mecânicas (ver seção I.A.3): a **complacência do sistema respiratório (C_{sr})** e a **resistência das vias respiratórias (R_{vr})**.

1. Medida da C_{sr} e da R_{vr}. A C_{sr} é definida como a alteração de volume decorrente de alteração da pressão aplicada. Um método clinicamente aceitável para avaliar a complacência é:

$$C_{sr} = V_T/(P_{plat} - PEEP)$$

onde P_{plat} é a pressão inspiratória final medida nas vias respiratórias depois de uma pausa no fim da inspiração. A aplicação de uma pausa ao fim da inspiração (geralmente de 1 segundo) diminui a taxa de fluxo a zero ou quase zero, assim eliminando o componente dinâmico ou resistivo da respiração. O **valor normal de C_{sr} é de 80 a 100 mℓ/cm H_2O**. Pacientes com distúrbios restritivos crônicos ou insuficiência respiratória aguda (p. ex., por SARA) podem ter valores de C_{sr} de apenas 25 mℓ/cm H_2O ou menos. Ao mesmo tempo, é possível calcular a R_{vr}

$$R_{vr} = (P_{IM} - P_{plat})/\dot{V}$$

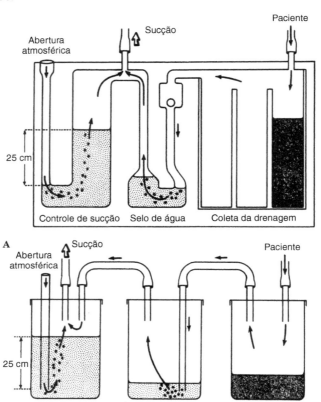

FIGURA 36.1 Sistema de drenagem torácica. **A:** Aparelho comercial. A câmara proximal recolhe a drenagem pleural, a câmara do meio (selo de água) impede a entrada de ar ou líquido no tórax e a câmara distal controla o nível de sucção. **B:** Sistema tradicional de três frascos, mostrado para comparação.

onde P_{IM} é a pressão inspiratória máxima, a pressão alcançada ao fim da inspiração logo antes da manobra de pausa ao fim da inspiração, e V́ é a taxa de fluxo. Os **valores normais de R_{vr} variam de 1 a 3 cm $H_2O/\ell/s$** e elevam-se bem acima de 10 cm $H_2O/\ell/s$ em pacientes com asma e/ou DPOC.

2. **Um método prático para medir a C_{sr} e a R_{vr}** junto ao leito do paciente ventilado mecanicamente é apresentado a seguir. O paciente deve ser muito cooperativo ou estar sedado. Configura-se o ventilador em VAC controlada por volume, V_T de 500 mℓ com padrão de fluxo de onda quadrada de 60 ℓ/min (esses ajustes são escolhidos para simplificar os cálculos). Quando o paciente parecer confortável, com esforço respiratório espontâneo mínimo, aplica-se uma pausa ao fim da inspiração, o que pode ser feito apertando o botão correspondente na maioria dos ventiladores modernos. A Figura 36.2 mostra um traçado representativo da pressão nas vias respiratórias por tempo durante uma manobra de pausa ao fim da inspiração.

3. A **C_{sr} é constituída pelas complacências de cada pulmão e da parede torácica** (caixa torácica e diafragma), que são quase iguais em circunstâncias normais. A diminuição da C_{sr} em um paciente com insuficiência respiratória aguda geralmente é causada por diminuição

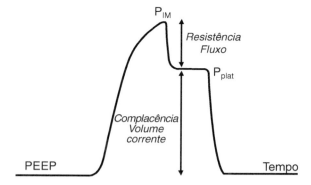

FIGURA 36.2 Traçado da pressão nas vias respiratórias por tempo durante manobra de pausa ao fim da inspiração para medir complacência e resistência respiratórias junto ao leito. P_{IM}, pressão inspiratória máxima, P_{plat}, pressão no platô inspiratório final.

no componente pulmonar (p. ex., pneumonia, edema, aspiração etc.). Às vezes, porém, a diminuição da complacência da parede torácica, e não do pulmão, pode ser significativa o suficiente para comprometer a respiração (p. ex., por aumento da pressão intra-abdominal em razão de distensão abdominal intensa, compressão torácica ou ataduras abdominais, cicatrizes de queimaduras etc.).

B. A **equação do gás alveolar** calcula a P_{O_2} alveolar ($P_{A_{O_2}}$). Uma versão aceitável clinicamente é

$$P_{A_{O_2}} = [(P_{baro} - P_{H_2O}) \times (F_{I_{O_2}})] - [P_{a_{CO_2}}/QR]$$

onde P_{baro} é a pressão barométrica (760 mmHg ao nível do mar), P_{H_2O} é a pressão do vapor de água (47 mmHg a 37°C quando há saturação total) e QR é o quociente respiratório (geralmente 0,8). Consequentemente, a $P_{A_{O_2}}$ normal ao respirar ar ($F_{I_{O_2}}$ de 0,21) com $\dot{V}_E$ normal (*i. e.*, $P_{a_{CO_2}}$ normal) é de 100 a 105 mmHg que, com a fração de *shunt* fisiológico mínimo normal, resulta em $P_{a_{O_2}}$ de aproximadamente 100 mmHg. Essa equação ajuda a compreender os efeitos da respiração de diferentes misturas de O_2 sobre a troca gasosa em diferentes níveis de $P_{a_{CO_2}}$.

C. **Conteúdo de Oxigênio (Ca_{O_2}) do Sangue Arterial**

Ca_{O_2} = O_2 ligado à hemoglobina + O_2 dissolvido no sangue:
Ca_{O_2} = (1,36 mℓ O_2/g hemoglobina) × (g hemoglobina/dℓ)
× (Sa_{O_2}) + (Pa_{O_2} × 0,003 mℓ O_2/mmHg/dℓ)

D. A **equação do *shunt*** estima a mistura venosa com o sangue arterial:

$$\dot{Q}_s/\dot{Q}_T = (Cc_{O_2} - Ca_{O_2})/(Ca_{O_2} - C\bar{v}_{O_2})$$

onde Cc_{O_2} é o conteúdo de O_2 do sangue capilar pulmonar e é calculado a partir da $P_{A_{O_2}}$ (estimado a partir da equação do gás alveolar descrita anteriormente).

E. **Relação Entre Pa_{CO_2} e $\dot{V}_E$**

$$Pa_{CO_2} = P_{A_{CO_2}} = \dot{V}_{CO_2}/\text{ventilação alveolar}$$

onde $\dot{V}_{CO_2}$ é a produção de CO_2. Em indivíduos normais, a $P_{A_{CO_2}}$ e a Pa_{CO_2} podem ser consideradas idênticas. A relação entre ventilação alveolar e Pa_{CO_2} tem importância prática. Por exemplo, se a ventilação alveolar for diminuída pela metade, há duplicação da Pa_{CO_2} desde que a produção de CO_2 seja constante.

F. **Ventilação do espaço morto** refere-se às situações em que há desperdício da ventilação. Isso ocorre nas vias respiratórias proximais (**espaço morto anatômico**) e nos alvéolos ventilados, mas não perfundidos (**espaço morto alveolar**). O termo **espaço morto fisiológico (V_D)** inclui o

500 Capítulo 36

espaço morto anatômico e alveolar e é o determinante final da Pa_{CO_2} a $\dot{V}_{CO_2}$ e $\dot{V}$ constantes. Expresso como uma fração do volume corrente (V_D/V_T), o espaço morto fisiológico é uma medida útil da disfunção pulmonar. Valores de 0,7 ou mais são observados em pacientes com LPA/SARA grave.

$$V_D/V_T = (Pa_{CO_2} - P_{\bar{E}}CO_2)/Pa_{CO_2}$$

onde $P_{\bar{E}}CO_2$ é o CO_2 expirado médio. Se a $P_{\bar{E}}CO_2$ for substituída na equação pelo **CO_2 ao fim da expiração ($P_{et}CO_2$)**, pode-se estimar o espaço morto alveolar. Em circunstâncias normais, a $P_{et}CO_2$ e a Pa_{CO_2} são quase iguais, indicando que o espaço morto alveolar é mínimo. A $P_{et}CO_2$ pode ser medida por capnografia quando há um platô expiratório final nítido e constante.

Leituras Sugeridas

ARDS-*Net* Investigators. Ventilation with lower tidal volumes as compared with traditional tidal volumes for acute lung injury and the acute respiratory distress syndrome. *N Engl J Med* 2000;342:301–308.

Artigas A, Bernard G, Carlet J, et al. The American-European Consensus Conference on ARDS. Part II. *Am J Respir Crit Care Med* 1998;157:1332–1347.

Bigatello LM, Davignon KR, Stelfox HT. Respiratory mechanics and ventilator waveforms in the patient with acute lung injury. *Respir Care* 2005;50:235–244.

Esteban A, Ferguson ND, Meade MO, et al. Evolution of mechanical ventilation in response to clinical research. *Am J Respir Crit Care Med* 2008;177:170–177.

Georgopulous D, Prinianakis G, Kondili Eumorfia. Bedside waveforms interpretation as a tool to identify patient-ventilator asynchronies. *Intensive Care Med* 2006;32:34–47.

Hess D. Ventilator waveforms and the physiology of pressure support ventilation. *Respir Care* 2005;50:166–186.

Laghi F, Tobin JT. Disorders of the respiratory muscles. *Am J Respir Crit Care Med* 2003;168:10–48.

Lumb AB, Nunn JF. *Nunn's applied respiratory physiology*, 6th ed. Boston: Butterworth-Heinemann, 2005.

Marantz S, Patrick W, Webster K, et al. Response of ventilator-dependent patients to different levels of proportional assist. *J Appl Physiol* 1996;80:397–403.

Meade M, Guyatt G, Cook D, et al. Predicting success in weaning from mechanical ventilation. *Chest* 2001;120:400s–424s.

Metha S, Hill NS. Noninvasive ventilation. *Am J Respir Crit Care Med* 2001;163:540–577.

Takala J. Hypoxemia due to increased venous admixture: influence of cardiac output on oxygenation. *Intensive Care Med* 2007; 33:908–911.

Ware LB, Matthay MA. The acute respiratory distress syndrome. *N Engl J Med* 2000;342:1334–1349.

West JB. *Respiratory physiology: the essentials*, 8th ed. Philadelphia: Lippincott Williams & Wilkins, 2008.

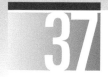

Reanimação de Adultos, Crianças e Recém-nascidos

Richard M. Pino, Bradley E. Randel e Arthur J. Tokarcyzk

I. CONSIDERAÇÕES GERAIS

A **reanimação cardiopulmonar (RCP)** na sala de operação (SO) é responsabilidade do anestesiologista, que conhece a localização e o funcionamento do equipamento de reanimação, delega tarefas e passa tranquilidade à equipe assistente. Os algoritmos descritos adiante foram modificados para atender ao anestesiologista no ambiente hospitalar, mas seguem as *Diretrizes de Reanimação Cardiopulmonar e Tratamento Cardiovascular de Emergência* baseadas em evidências da American Heart Association, de 2005, que incluem suporte básico de vida (SBV) e suporte avançado de vida em cardiologia (SAVC). Essenciais para o imediato retorno da circulação espontânea (RCE) após parada cardíaca súbita (PCS) são a desfibrilação na fibrilação ventricular (FV), a execução imediata de compressões torácicas eficazes, com interrupção mínima, para manter a perfusão cerebral e cardíaca, e a prevenção da hiperventilação, que pode causar hipotensão contínua pela diminuição do retorno venoso para o coração. Compressões eficazes administram oxigênio e substratos energéticos ao miocárdio e aumentam a probabilidade de retorno a um ritmo cardíaco de perfusão após a desfibrilação. É importante que a RCP seja retomada imediatamente após a desfibrilação sem pausa para verificação de pulso nem do ritmo. Quando a desfibrilação interrompe a FV e há retorno da circulação espontânea, geralmente é preciso continuar as compressões torácicas, uma vez que há depleção miocárdica de oxigênio e substratos metabólitos e "atordoamento" do miocárdio. O Quadro 37.1 apresenta as classificações da qualidade das evidências usadas para respaldar a maioria das intervenções do protocolo apresentado neste capítulo.

II. PARADA CARDÍACA

A. Diagnóstico. A ausência de pulso palpável em uma grande artéria periférica (carótida, radial ou femoral) em paciente inconsciente não monitorado é diagnóstica de parada cardíaca. O eletrocardiograma (ECG) pode mostrar ritmo sem perfusão (assistolia, FV, TV) ou um ritmo organizado (como na atividade elétrica sem pulso [AESP]).

QUADRO 37.1 Classificação das Evidências para Intervenção

Classe	Evidência	Uso Clínico
I	Excelente	Definitivamente recomendada
IIa	Boa/muito boa	Aceitável, segura e útil
IIb	Razoável/boa	Aceitável, segura e útil
Indeterminada	Estágio de pesquisa preliminar	Pode ser usada
III	Ausência de evidência positiva ou forte sugestão ou confirmação de dano	Nenhum

502 Capítulo 37

B. Causas. As causas comuns de parada cardíaca são:
1. Hipoxemia.
2. Distúrbios acidobásicos.
3. Distúrbios dos níveis de potássio, cálcio e magnésio.
4. Hipovolemia.
5. Efeitos farmacológicos adversos.
6. Tamponamento pericárdico.
7. Pneumotórax hipertensivo.
8. Embolia pulmonar.
9. Hipotermia.
10. Infarto do miocárdio.
C. Fisiopatologia. Caso a RCP não seja iniciada imediatamente após uma parada cardíaca, a interrupção do fluxo sanguíneo causa hipoxia tecidual, metabolismo anaeróbico, acúmulo de resíduos celulares e lesão permanente dos órgãos. A acidose por metabolismo anaeróbico pode causar vasodilatação sistêmica, vasoconstrição pulmonar e diminuição da sensibilidade às catecolaminas.

III. REANIMAÇÃO DE ADULTOS

A. O **suporte básico de vida (SBV)** abrange os princípios fundamentais ensinados ao público em geral, mas que se aplicam igualmente às situações em sala de operação. Deve-se suspeitar de parada cardíaca em toda pessoa que perde a consciência inesperadamente. Se não for possível despertá-la, deve-se seguir o "ABCD" (vias respiratórias, respiração, circulação, desfibrilação [*Airway, Breathing, Circulation, Defibrillation*]) da reanimação, depois de chamar o socorro. Quando houver apenas um socorrista, ensina-se à população leiga a regra "telefonar primeiro/telefonar rápido" (evidência de classe indeterminada). No caso de adultos e crianças a partir de 8 anos e todas as crianças com alto risco de arritmia, é indicado o acionamento do serviço médico de emergência (192; SAMU) (telefonar primeiro) antes de iniciar as tentativas de reanimação quando o socorrista estiver sozinho. É indicada a tentativa inicial de reanimação seguida pelo acionamento do SAMU ("telefonar rápido") em crianças com menos de 8 anos e em todas as idades em caso de submersão ou quase afogamento, parada cardíaca secundária a trauma e superdosagem de drogas.

1. **Vias respiratórias e respiração.** A ventilação espontânea é avaliada por observação e ausculta e auxiliada por reposicionamento (elevação do queixo e anteriorização da mandíbula) ou inserção de cânula orofaríngea ou nasofaríngea. Em caso de apneia ou ineficácia da respiração espontânea, inicia-se respiração de resgate ou ventilação por bolsa-válvula-máscara com O_2 a 100%. A princípio, aplicam-se duas respirações lentas com baixa pressão nas vias respiratórias (para limitar a distensão gástrica), seguidas por ventilação com frequência respiratória de 8 a 10 incursões/min. Se a ventilação não for possível depois dessas manobras, deve-se tentar desobstruir as vias respiratórias pela retirada de possível corpo estranho (p. ex., manobra de Heimlich, compressões torácicas ou retirada manual).

2. **Circulação.** A circulação é avaliada por palpação da artéria carótida por 5 a 10 segundos. Na ausência de pulso palpável, deve-se instituir circulação artificial por compressões torácicas externas. (A presença de pulso não significa necessariamente que a pressão arterial média seja adequada. Socorristas leigos não verificam mais o pulso, mas aprendem a iniciar as compressões torácicas na ausência de sinais de circulação adequada como movimento, tosse ou respiração.) O paciente deve estar sobre uma superfície firme (p. ex., tábua) com a cabeça no mesmo nível do tórax. O socorrista (cirurgião na sala de operação) comprime o esterno entre os mamilos com a base da mão, estando as mãos superpostas e paralelas (classe IIa), ombros diretamente sobre o paciente e cotovelos travados para deprimir o tórax a uma profundidade de 3,75 a 5 cm em adulto de tamanho normal. A frequência de compressão torácica é de 100/min com uma proporção compressão-relaxamento de 1:1. Quando houver apenas um socorrista, a proporção compressão-ventilação será de 30:2. No paciente em decúbito ventral na sala de operação que não puder ser rapidamente colocado em decúbito dorsal para RCP, um socorrista pode pôr a mão fechada entre a área subxifoide e a mesa enquanto as compressões são feitas sobre a região correspondente no dorso. Se houver via respiratória avançada (*i. e.*, cânula endotraqueal ou máscara laríngea em posição) durante RCP por dois socorristas, as ventilações devem ser adminis-

Reanimação de Adultos, Crianças e Recém-nascidos 503

tradas com frequência de 8 a 10 incursões/min, as compressões torácicas com frequência de 100/min sem pausa para ventilação, e as compressões não são sincronizadas entre as respirações.

3. A **desfibrilação** dentro de 3 min no hospital (evidência de classe I) e 5 min após a chamada do serviço de emergência (juntamente com RCP de alta qualidade imediata) é o principal determinante da reanimação eficaz, já que a FV é a causa mais provável de parada cardíaca em adultos. Os programas de desfibrilação de acesso ao público permitiram que socorristas de "nível I" (p. ex., bombeiros, policiais e comissários de bordo) empregassem desfibriladores externos automáticos (DEA) de fácil acesso. Os DEA são aparelhos pequenos e leves que usam eletrodos adesivos para detectar alterações e administrar choques. Os DEA, após análise da frequência, amplitude e inclinação do sinal de ECG, *exibem* "indicação de choque" ou "sem indicação de choque". O DEA é acionado manualmente e não aplica desfibrilação automática.

4. **Reavaliação.** A RCP deve ser reiniciada logo depois da desfibrilação (sem verificar o pulso nem o ritmo) e mantida por cinco ciclos (ou cerca de 2 min se houver uma via respiratória avançada); depois disso, deve-se avaliar o ritmo. Se houver evidência de ritmo de perfusão, os profissionais de saúde devem avaliar o pulso e verificar se há retorno da circulação espontânea. Caso seja detectado ritmo sem indicação de choque ou ausência de pulso, deve-se reiniciar a RCP, com verificação do ritmo a cada cinco ciclos.

B. O **suporte avançado de vida em cardiologia**, que inclui intubação traqueal, desfibrilação elétrica e intervenção farmacológica, é o tratamento definitivo da parada cardíaca. Deve-se

1. **Intubação.** O controle imediato das vias respiratórias (com interrupção mínima das compressões torácicas e sem atraso na desfibrilação) otimiza a oxigenação e a eliminação de dióxido de carbono durante a reanimação. A intubação traqueal (confirmada por capnografia) pela pessoa mais experiente presente deve interromper o mínimo possível as demais medidas de reanimação. Pode-se usar a cânula traqueal para administrar alguns medicamentos (naloxona, atropina, vasopressina, epinefrina ou lidocaína) se ainda não houver acesso intravenoso (IV). Devem ser usadas doses maiores (o dobro ou o triplo) desses fármacos, diluídas em 10 mℓ de soro fisiológico, já que as concentrações máximas são menores na via endotraqueal que na administração por via intravenosa.

2. **Desfibrilação.** A taquicardia ventricular (TV) sem pulso e a FV são as arritmias mais comuns associadas à parada cardíaca (Figura 37.1). À medida que aumenta a duração de uma parada cardíaca súbita, há agravamento da função cardíaca e torna-se mais difícil a conversão em circulação espontânea. A desfibrilação é a prioridade e não raro é administrada pelo anestesiologista sem comprometer o campo cirúrgico. É responsabilidade do operador do desfibrilador garantir que os membros da equipe de reanimação não estejam em contato com o paciente durante a desfibrilação.

   a. Os **desfibriladores** administram corrente em pulso **bifásico** que flui em direção positiva durante os milissegundos especificados, seguido por inversão do fluxo da corrente na direção negativa. A dose ideal para interromper a FV é 150 a 200 J, indicada na frente do desfibrilador.

   b. A **cardioversão** com descargas bifásicas sincronizadas de 50 a 100 J é empregada nas arritmias supraventriculares, como a taquicardia supraventricular paroxística (TSVP). A cardioversão da TV e da fibrilação atrial (FA) hemodinamicamente estáveis é feita usando-se 100 J como ponto de partida.

3. **Estimulação.** O bloqueio atrioventricular de alto grau com bradicardia intensa é uma causa de parada cardíaca. É recomendável usar estimulação temporária quando a frequência cardíaca não aumenta com farmacoterapia. A estimulação transcutânea é o método mais fácil para aumentar a frequência ventricular. A estimulação atrial transesofágica é eficaz na bradicardia sinusal com condução atrioventricular (AV) mantida e é útil durante a operação para tratamento da hipotensão relacionada com a bradicardia em pacientes estáveis. A estimulação transvenosa por eletrodo temporário nas câmaras cardíacas direitas é uma terceira opção para aumentar a frequência cardíaca enquanto a RCP prossegue. Os cateteres especiais de estimulação da artéria pulmonar são capazes de estimulação AV.

4. O **acesso IV** é imprescindível para o sucesso da reanimação. A via mais desejável é a que dá acesso à circulação central. A escolha do local de inserção (veia jugular interna, jugular externa, subclávia ou femoral) tem como base a anatomia do paciente, a experiência do médico e a facilitação da reanimação. Os cateteres IV periféricos em veias antecubitais

Fibrilação Ventricular/Taquicardia Ventricular sem Pulso

Parada Cardíaca sem Pulso
↓
Algoritmo de SBV
Oxigênio, monitor/desfibrilador
↓
Avaliar o ritmo. Sensível à desfibrilação? → Assistolia/AESP
↓
FV/TV sem pulso
↓
Desfibrilar uma vez, 200 J bifásico
[SAVP: 2 J/kg]
RCP × 5 ciclos[a]
Via respiratória avançada, acesso IV
↓
Ritmo sensível à desfibrilação? → Assistolia/AESP
↓
FV/TV sem pulso
↓
Desfibrilar uma vez
RCP × 5 ciclos[b]
↓
Epinefrina 1:10.000, 1 mg IV/IO, a cada 3 a 5 min
[SAVP: 0,01 mg/kg]
ou
Vasopressina 40 U IV/IO × 1
↓
Ritmo sensível à desfibrilação? → Assistolia/AESP
↓
Desfibrilar uma vez
RCP × 5 ciclos
↓
Amiodarona, 300 mg em bolo IV/IO[c]
ou
Lidocaína 1 a 1,5 mg/kg
ou
Sulfato de magnésio, 1 a 2 g IV/IO
[SAVP: 25 a 50 mg/kg; máx. de 2 g]
(hipomagnesemia, TV polimórfica/*torsade de pointes*)

[a]Para minimizar lapsos na RCP, as compressões devem ser mantidas durante o período de carga do desfibrilador.
[b]A última desfibrilação com resultado positivo deve ser seguida por um ciclo de RCP.
[c]O bolo de amiodarona deve ser administrado em 20 a 30 mℓ de soro fisiológico ou SG5%. Em seguida, é administrada uma infusão de 1 mg/min por 6 h e, depois, 0,5 mg/min. Pode-se readministrar outra dose de 150 mg IV na recorrência de FV ou TV sem pulso.

FIGURA 37.1 Algoritmo para FV e taquicardia ventricular sem pulso. SBV, suporte básico de vida; FV, fibrilação ventricular; TV, taquicardia ventricular; AESP, atividade elétrica sem pulso; SAVP, suporte avançado de vida em pediatria; RCP, reanimação cardiopulmonar; IV intravenoso; IO, intraósseo.

Reanimação de Adultos, Crianças e Recém-nascidos **505**

são adequados quando se usa volume apropriado para levar medicamentos até a circulação central.

5. **Fármacos.** Os fármacos descritos adiante são usados em protocolos de SAVC para tratamento de instabilidade hemodinâmica, isquemia e infarto do miocárdio, além de arritmias. As doses dos fármacos usados no **Suporte Avançado de Vida em Pediatria** (SAVP) estão entre parênteses após os comentários sobre as doses para adultos.

   a. A **adenosina**, um nucleosídio purínico endógeno com meia-vida de 5 segundos, desacelera a condução no nó AV e interrompe as vias de reentrada no nó AV, convertendo a TSVP em ritmo sinusal. Também ajuda no diagnóstico diferencial da taquicardia supraventricular (p. ex., *flutter* atrial com resposta ventricular rápida ou TSVP). A dose inicial é de 6 mg em bolo IV rápido. Há uma breve assistolia, seguida por ondas P, ondas de *flutter* ou ondas de fibrilação, inicialmente sem resposta ventricular. Por vezes, a dose de 6 mg converte a TSVP em ritmo sinusal. Uma segunda injeção de 12 mg pode interromper a TSVP se a primeira dose for ineficaz. A recorrência de TSVP, FA e *flutter* atrial requer fármacos de ação prolongada para tratamento definitivo. A dose de adenosina deve ser aumentada na presença de metilxantinas (inibição competitiva) e reduzida caso se tenha administrado dipiridamol (potencialização por bloqueio do transporte de nucleosídios). (SAVP: 0,1 mg/kg; repetir dose de 0,2 mg/kg; dose máxima de 12 mg.)

   b. A **amiodarona** é o fármaco mais versátil nos algoritmos de SAVC. Tem as propriedades das quatro classes de antiarrítmicos (prolongamento do potencial de ação, bloqueio dos canais de sódio em altas frequências de estimulação, ações antissinápticas não competitivas e cronotropismo negativo). Em vista de sua alta eficácia e baixa incidência de efeitos proarrítmicos, é o antiarrítmico preferido em pacientes com diminuição acentuada da função cardíaca. Na TV e FV sem pulso, administram-se rapidamente 300 mg diluídos em 20 a 30 mℓ de soro fisiológico ou soro glicosado a 5% (SG5%). Nas arritmias estáveis (p. ex., FA com estabilidade hemodinâmica), administram-se 150 mg em 10 min, seguidos por infusão de 1 mg/min durante 6 h e, depois, 0,5 mg/min. A dose diária máxima é de 2 g. Os possíveis efeitos colaterais imediatos são bradicardia e hipotensão. (SAVP: dose de ataque, 5 mg/kg; dose máxima, 15 mg/kg/dia.) A amiodarona é indicada nas seguintes situações de arritmia:

      (1) TV instável (classe de evidência IIb)
      (2) FV após falha da desfibrilação elétrica e do tratamento com epinefrina (classe de evidência IIb).
      (3) Tentativa de controle da frequência durante TV monomórfica estável, TV polimórfica (classe de evidência IIb) ou FA (classe de evidência IIa).
      (4) Tentativa de controle da frequência ventricular em arritmias atriais rápidas quando os digitálicos são ineficazes (classe de evidência IIb) ou quando a taquicardia é secundária a vias acessórias (classe de evidência IIb).
      (5) Necessidade de auxílio à cardioversão elétrica de TSVP refratária (classe de evidência IIa) ou taquicardia atrial (classe de evidência IIb).

   c. A **atropina** é útil no tratamento da bradicardia com repercussão hemodinâmica (classe de evidência I) ou no bloqueio AV em nível nodal (classe de evidência IIa). Aumenta a frequência de descarga do nó sinoatrial e estimula a condução no nó AV por meio de sua atividade vagolítica. A dose de atropina na bradicardia ou no bloqueio AV é de 0,5 mg, repetida a cada 3 a 5 min até uma dose total de 0,04 mg/kg. Na assistolia, administra-se atropina em bolo de 1 mg, repetida em 3 a 5 min, se necessário. O bloqueio vagal pleno é obtido com dose acumulativa de 3 mg. (SAVP: 0,02 mg/kg; dose mínima de 0,1 mg; dose única máxima, 0,5 mg em criança, 1,0 mg em adolescente.)

   d. Os **bloqueadores beta-adrenérgicos** (atenolol, metoprolol e propranolol) têm utilidade comprovada (classe de evidência I) em pacientes com angina instável ou infarto do miocárdio. Esses fármacos reduzem a frequência de isquemia recorrente, reinfarto não fatal e FV pós-infarto. Ao contrário dos bloqueadores dos canais de cálcio, os betabloqueadores não são inotrópicos negativos diretos. Os betabloqueadores são úteis no tratamento agudo do TSVP, FA, *flutter* atrial (classe de evidência I) e taquicardia atrial ectópica (classe de evidência IIb). As doses IV iniciais e subsequentes, se toleradas, são atenolol, 5 mg em 5 min, repetida uma vez em 10 min; metoprolol,

506 Capítulo 37

três doses de 5 mg a cada 5 min; propranolol, 0,1 mg/kg divididos em três doses administradas a cada 2 a 3 min; esmolol, 0,5 mg/kg em 1 min seguido por infusão de dose inicial de 50 µg/min e ajustado de acordo com a necessidade até 200 µg/min. As contraindicações são bloqueio AV de segundo ou terceiro grau, hipotensão e insuficiência cardíaca congestiva grave. Embora possam provocar broncospasmo em um pequeno número de pessoas, os betabloqueadores são tolerados pela maioria dos pacientes com doença pulmonar crônica.

e. O uso de **cálcio** só é indicado durante parada cardíaca nos casos em que há suspeita de hiperpotassemia, hipermagnesemia, hipocalcemia ou toxicidade pelos bloqueadores dos canais de cálcio. O cloreto de cálcio, na dose de 5 a 10 mg/kg IV, pode ser repetido quando necessário. (SAVP: 20 mg/kg.)

f. A **dopamina** tem atividade dopaminérgica (< 2 µg/kg/min), beta-adrenérgica (2 a 5 µg/kg/min) e alfa-adrenérgica (5 a 10 µg/kg/min). Embora as doses citadas sejam "tradicionais", as respostas não são confiáveis (p. ex., pode haver taquicardia com as doses mínimas). A dose inicial de dopamina deve ser baixa (p. ex., 150 µg/min) e ajustada até obter o efeito desejado (p. ex., aumento do débito urinário, aumento da frequência cardíaca/inotropismo ou aumento da pressão arterial) ou até que efeitos colaterais indesejados (p. ex., taquiarritmias) limitem o aumento.

g. A **epinefrina** ainda é a base da farmacoterapia na parada cardíaca. A vasoconstrição alfa-adrenérgica dos leitos vasculares não cerebrais e não coronarianos provoca desvio compensatório de sangue em direção ao encéfalo e ao coração. Doses elevadas podem contribuir para a disfunção miocárdica. A dose recomendada é de 1,0 mg IV repetida a cada 3 a 5 min. A epinefrina usada na bradicardia sintomática é considerada classe IIb. (SAVP: bradicardia, 0,01 mg/kg; parada cardíaca sem pulso, 0,01 mg/kg.)

h. A **ibutilida** é usada na conversão aguda de FA, sozinha ou associada à cardioversão elétrica. Prolonga o potencial de ação e aumenta o período refratário. A dose é de 1 mg administrado em 10 min e pode ser repetida em 10 min. A dose em pacientes com peso inferior a 60 kg é de 0,01 mg/kg. É necessário monitoramento contínuo do paciente durante a administração e por pelo menos 6 h depois, já que o principal efeito colateral da ibutilida é a TV polimórfica (inclusive *torsade de pointes*).

i. O **isoproterenol** é um agonista β_1-adrenérgico e β_2-adrenérgico. É um fármaco de segunda linha usado no tratamento de bradicardia com repercussão hemodinâmica resistente à atropina e à dobutamina quando não se dispõe de marca-passo temporário (classe de evidência IIb). A atividade β_2 causa hipotensão. O isoproterenol é administrado por infusão IV de 2 a 10 µg/min, ajustada para obter a frequência cardíaca desejada.

j. A **lidocaína** pode ser útil para o controle (não para a profilaxia) de ectopia ventricular durante um infarto agudo do miocárdio. A dose inicial é de 1,0 a 1,5 mg/kg IV, que pode ser repetida como um bolo de 0,5 a 0,75 mg/kg a cada 3 a 5 min até uma dose total de 3 mg/kg, seguida por infusão contínua de 2 a 4 mg/min. A dose de lidocaína deve ser reduzida em pacientes com diminuição do débito cardíaco, disfunção hepática ou idade avançada. (SAVP: 1 mg/kg; infusão, 20 a 50 µg/kg/min.)

k. O **magnésio** é um cofator em várias reações enzimáticas, inclusive as da Na⁺, K⁺-ATPase. A hipomagnesemia precipita a FV refratária, além de agravar a hipopotassemia. A reposição de magnésio é eficaz no tratamento da *torsade de pointes* induzida por fármacos. A dose para administração de emergência é de 1 a 2 g em 10 ml de SG5% durante 1 a 2 min. A hipotensão e a bradicardia são os efeitos colaterais da administração rápida. (SAVP: 25 a 50 mg/kg; dose máxima, 2 g.)

l. A administração de **oxigênio** (100%) é recomendada em todas as vítimas de parada cardíaca, por bolsa-válvula-máscara ou ventilação traqueal e, nos pacientes hemodinamicamente estáveis e que estejam respirando, por máscara facial não pressurizada.

m. A **procainamida** converte a FA e o *flutter* atrial em ritmo sinusal (classe de evidência IIa), controla a resposta ventricular à taquicardia supraventricular secundária a vias acessórias (classe de evidência IIb) e é útil durante a cardioversão de taquicardias de complexo largo e origem desconhecida (classe de evidência IIb). Foi praticamente substituída pela amiodarona. A dose de ataque é uma infusão contínua de 20 a 30 mg/min, interrompida quando há supressão da arritmia, hipotensão, alargamento do complexo QRS em 50% do tamanho original ou depois de alcançar uma dose total

Reanimação de Adultos, Crianças e Recém-nascidos **507**

de 17 mg/kg. Quando a arritmia é suprimida, deve-se iniciar infusão de manutenção de 1 a 4 mg/min, com possível redução da dose em caso de insuficiência renal. O monitoramento de alargamento do QRS no ECG deve ser feito ao menos 1 vez/dia. (SAVP: 15 mg/kg.)

n. A administração de **bicarbonato de sódio** é prejudicial na maioria das paradas cardíacas, pois causa acidose intracelular paradoxal (classe de evidência III). Pode ser considerada quando o protocolo convencional de SAVC não surte efeito na presença de acidose metabólica preexistente grave e para o tratamento de hiperpotassemia ou superdosagem de antidepressivos tricíclicos. A dose inicial de bicarbonato é de 1 mEq/kg IV, com administração de doses subsequentes de 0,5 mEq/kg a cada 10 min (guiada pelo pH do sangue arterial e pela pressão parcial de dióxido de carbono [Pa_{CO_2}]). (SAVP: 1 mEq/kg.)

o. A **vasopressina**, um hormônio da neuro-hipófise, tem atividade pressora (V_1) e antidiurética (V_2). Os níveis endógenos de vasopressina estão aumentados em pacientes submetidos a RCP, que acabam por apresentar retorno da circulação espontânea. É mais eficaz que a epinefrina na manutenção da pressão de perfusão coronariana, tem meia-vida maior (10 a 20 min), pode substituir a primeira ou a segunda dose de epinefrina no tratamento da parada cardíaca sem pulso (40 unidades IV). No entanto, embora possa haver alguma vantagem no tratamento da assistolia, são limitadas as evidências de sua eficácia na parada cardíaca.

p. O **verapamil** e o **diltiazem**, bloqueadores dos canais de cálcio que deprimem a condução no nó AV, são usados no tratamento da TSVP de complexo estreito e com estabilidade hemodinâmica resistente às manobras vagais ou à adenosina. A dose inicial de verapamil é de 2,5 a 5,0 mg IV com doses subsequentes de 5 a 10 mg IV administradas a cada 15 a 30 min. O diltiazem é administrado em um bolo inicial de 20 mg. Se necessário, pode-se administrar outra dose de 25 mg e uma infusão de 5 a 15 mg/h. Suas propriedades vasodilatadoras e inotrópicas negativas podem causar hipotensão, exacerbação da insuficiência cardíaca congestiva, bradicardia e estimulação da condução acessória em pacientes com síndrome de Wolff-Parkinson-White. Não raro, a hipotensão é revertida com 0,5 a 1 g de cloreto de cálcio por via IV.

6. As Figuras 37.1 a 37.4 mostram **protocolos específicos de SAVC**:
   a. FV, Fibrilação ventricular/Taquicardia ventricular sem pulso (Figura 37.1)
   b. Assistolia (Figura 37.2)
   c. Bradicardia (Figura 37.3)
   d. Taquicardia instável (Figura 37.4)

7. A **massagem cardíaca interna, com o tórax aberto**, é uma intervenção usada em instituições com recursos apropriados para tratar trauma torácico penetrante, trauma abdominal com parada cardíaca, tamponamento pericárdico, hipotermia ou embolia pulmonar. A massagem cardíaca interna também é indicada em indivíduos com deformidades anatômicas do tórax que impeçam a massagem cardíaca com o tórax fechado.

8. **Interrupção da RCP.** Não há diretrizes absolutas que determinem quando interromper a reanimação ineficaz, mas a probabilidade de sobrevida após 30 min é muito baixa. É o médico responsável quem decide quando a ausência de resposta do sistema cardiovascular à aplicação correta do SBV e do SAVC indica a morte do paciente. A documentação da reanimação deve ser meticulosa e incluir as razões da interrupção da tentativa.

9. A diretiva avançada **"não ressuscitar" (NR)** põe o anestesiologista em posição-chave no que diz respeito à assistência intraoperatória e pós-operatória. É comum a *suposição* errada de que a ordem NR é suspensa no período perioperatório. Devem-se rever as diretrizes escritas de cada instituição. Antes de um procedimento, os médicos e o paciente com ordem NR, ou seu procurador para assuntos de saúde, devem esclarecer as medidas de reanimação compatíveis com os desejos do paciente. Por exemplo, o uso de um fármaco pressor para controlar a hipotensão após indução da anestesia geral pode ser permitido, mas a desfibrilação e a RCP na FV espontânea podem ser proibidas. Quando chamado a fazer uma intubação de emergência fora da sala de operação, o anestesiologista deve perguntar sobre as instruções relativas à reanimação e tem a obrigação ética e legal de limitar o tratamento de acordo com a decisão conhecida.

508 Capítulo 37

Assistolia/AESP

Parada cardíaca sem pulso
↓
Algoritmo de SBV
Oxigênio, monitor/desfibrilador
↓

FV/TV sem pulso ← Avaliar o ritmo. Sensível à desfibrilação?[a]
↓
RCP × 5 ciclos[b]
Via respiratória avançada, acesso IV
Epinefrina 1:10.000, 1 mg IV/IO, a cada 3 a 5 min
[SAVP: 0,01 mg/kg]
ou
Vasopressina 40 U IV/IO × 1
↓
Atropina 1 mg IV/IO, a cada 3 a 5 min (até três doses)
[SAVP: 0,02 mg/kg, repetir uma vez]
(assistolia ou AESP lenta)
↓

FV/TV sem pulso ← Ritmo sensível à desfibrilação
↓ (não)
RCP × 5 ciclos

[a]Se houver incerteza quanto ao ritmo e à possibilidade de FV, tratar como ritmo sensível à desfibrilação/FV
[b]Depois de verificar que o ritmo é insensível ao choque, deve-se considerar a causa para definir o tratamento:
Hipovolemia (administrar líquidos)
Hipoxemia (iniciar oxigênio)
Hipopotassemia (administrar potássio)
Hiperpotassemia (insulina/glicose, cálcio, bicarbonato)
Acidose que responde ao bicarbonato (bicarbonato)
Pneumotórax hipertensivo (toracostomia)
Tamponamento cardíaco (pericardiocentese)
Superdosagem de drogas (tratamento específico)

FIGURA 37.2 Algoritmo para assistolia ventricular e AESP. SBV, suporte básico de vida; FV, fibrilação ventricular; TV, taquicardia ventricular; AESP, atividade elétrica sem pulso. SAVP, suporte avançado de vida em pediatria; RCP, reanimação cardiopulmonar; IV, intravenoso; IO; intraósseo.

IV. REANIMAÇÃO PEDIÁTRICA

A. Suporte Básico de Vida. A necessidade de RCP em crianças é rara depois do período neonatal. As paradas cardíacas em crianças geralmente são causadas por hipoxemia associada a insuficiência respiratória ou obstrução das vias respiratórias. Os esforços iniciais devem ser voltados para garantir a via respiratória e a ventilação adequada. As diretrizes pediátricas aplicam-se a lactentes entre cerca de 1 mês e 1 ano e a crianças com mais de 1 ano. Os recém-nascidos são abordados na Seção V, adiante. Para os profissionais de saúde, a definição de "crianças" compreende pacientes com idades entre 1 ano e o início da puberdade; para o público leigo, criança é aquela que tem de 1 a 8 anos. Ao contrário da diretriz de "telefonar primeiro" para a RCP de adultos, deve-se "telefonar rápido" no caso de lactentes e crianças. Ou seja, o socorrista sozinho deve realizar 5 ciclos (cerca de 2 min) de RCP antes de telefonar para 192. A regra "telefonar rápido" também se aplica à reanimação no afogamento, na parada cardíaca traumática ou na superdosagem de dro-

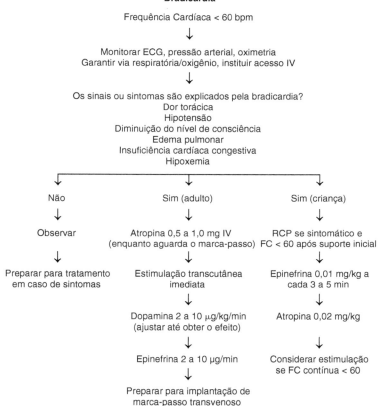

FIGURA 37.3 Algoritmo de bradicardia. ECG, eletrocardiograma; RCP, reanimação cardiopulmonar; IV, intravenoso; FC, frequência cardíaca.

gas. As exceções são paradas cardíacas testemunhadas e súbitas (p. ex., um atleta que cai no campo) ou situações de criança com alto risco conhecido de arritmia súbita. Em vista das diferenças anatômicas e fisiológicas, são necessárias modificações da frequência e da magnitude das compressões e ventilações, bem como da posição da mão para as compressões (Quadro 37.2). As diferenças das técnicas de reanimação de crianças e adultos são detalhadas adiante.

1. **Vias respiratórias e respiração.** As manobras para garantir a via respiratória são as mesmas empregadas em adultos, com algumas ressalvas. As compressões abdominais não são usadas em crianças com menos de 1 ano, porque o trato gastrintestinal é lesado com facilidade. A hiperextensão do pescoço de um lactente para inclinar a cabeça/levantar o queixo pode causar obstrução respiratória em razão do pequeno diâmetro e fácil compressão das vias respiratórias imaturas. A compressão submentoniana ao elevar o queixo também pode obstruir as vias respiratórias ao empurrar a língua em direção à faringe. As ventilações devem ser administradas devagar, com baixas pressões nas vias respiratórias para evitar distensão gástrica, e o volume deve ser suficiente para que haja elevação e depressão do tórax.

Taquicardia Instável

Taquicardia com pulsos
↓
Administrar oxigênio
Avaliar o ritmo
↓
Taquicardia ventricular
Complexo largo, tipo desconhecido
Taquicardia supraventricular paroxística
Fibrilação atrial
Flutter atrial
↓
Considerar instável se:
Dor torácica
Hipotensão
Diminuição do nível de consciência
Edema pulmonar
Insuficiência cardíaca congestiva
Hipoxemia
Infarto agudo do miocárdio
↓
Acesso IV e sedação, se possível
Preparar o equipamento de reanimação
↓
Cardioversão sincronizada
100 J a 120 J bifásico para fibrilação atrial
50 J a 100 J bifásico para *flutter* atrial
100 J inicialmente, depois aumentar para taquicardia ventricular monomórfica

FIGURA 37.4 Protocolo para taquicardia instável em adultos.

2. **Circulação.** A artéria braquial ou femoral é usada para avaliação do pulso em lactentes (pacientes < 1 ano) porque é difícil palpar a artéria carótida. Ao determinar que não há pulso, devem ser iniciadas as compressões torácicas. A razão compressão/relaxamento é de 1:1. Em lactentes, as compressões torácicas são feitas com as pontas de dois dedos sobre o esterno ou usando-se as duas mãos para circundar o tórax e os polegares, um dedo abaixo da linha intermamária, para deprimir o esterno. Em crianças maiores, a posição correta da mão é a mesma usada em adultos, mas só uma mão é usada para deprimir o esterno. O tórax deve ser comprimido em cerca de um terço à metade de sua profundidade anteroposterior. A razão compressão/ventilação é 30:2 na RCP de lactentes e crianças feita por um socorrista, e 15:2 quando há dois socorristas. Caso haja via respiratória avançada durante RCP por duas pessoas, não é necessário sincronizar as respirações entre as compressões. As ventilações devem ser administradas em frequência aproximada de 8 a 10 incursões/min, e as compressões torácicas devem ser administradas em frequência de 100/min sem pausa para ventilação.

Reanimação de Adultos, Crianças e Recém-nascidos **511**

QUADRO 37.2 — Reanimação Cardiopulmonar de Adultos e Crianças

Idade	Ventilações/min	Compressões/min	Razão Ventilação:Compressão	Profundidade das Compressões
Neonato	30	90	3:1 [a,b]	1/3 da profundidade do tórax
Lactente (< 1 ano)	12 a 20	100	30:2[a]/15:2[b]	1/3 a 1/2 da profundidade do tórax
Criança (1 a 8 anos)	12 a 20	100	30:2[a]/15:2[b]	1/3 a 1/2 da profundidade do tórax
Adultos e crianças > 8 anos	10 a 12	100	30:2[a,b]	3,75 a 5 cm

[a]Socorro por uma pessoa.
[b]Socorro por duas pessoas.

B. Suporte Avançado de Vida em Pediatria. A maioria das paradas cardíacas apresenta-se como assistolia e bradicardia, e não como arritmia ventricular. Antes de 1 ano de idade predominam as causas respiratórias e idiopáticas (síndrome de morte súbita do lactente). As diferenças anatômicas e fisiológicas do adulto exigem ajuste do desfibrilador e das doses de acordo com o peso.

1. **Intubação.** O tamanho da cânula traqueal varia com a idade do paciente (tamanho da cânula sem balonete [diâmetro interno em mm] = 4 + [idade/4] em crianças com mais de 2 anos). Atropina, epinefrina, lidocaína e naloxona são administradas por cânula traqueal antes da instituição de acesso IV.

2. **Desfibrilação.** As pás do desfibrilador usadas em lactentes têm 4,5 cm de diâmetro e as pás usadas em crianças maiores, 8 cm. O nível de energia é de 2 J/kg no choque bifásico inicial e 4 J/kg ou o menor nível eficaz anteriormente em todos os choques subsequentes. Hipoxemia, acidose ou hipotermia devem ser consideradas causas tratáveis de parada cardíaca se as tentativas de desfibrilação forem ineficazes. Na cardioversão, a energia inicial é de 0,2 J/kg, com aumento para 1,0 J/kg, se necessário. A configuração das pás pediátricas varia de acordo com o desfibrilador.

3. **Acesso IV.** O acesso venoso central é preferido, mas acessos IV periféricos existentes devem ser usados imediatamente. A veia femoral pode ser usada com um cateter de comprimento adequado. A via intraóssea também é possível com agulhas específicas em crianças.

4. **Medicamentos.** Muitos dos fármacos descritos na seção de SAVC para adulto (III.B.5) aplicam-se ao SAVP, com ajuste das doses de acordo com o peso da criança.

V. REANIMAÇÃO NEONATAL

O período neonatal compreende os primeiros 28 dias de vida. Todos os partos devem contar com a presença de um profissional experiente na reanimação de recém-nascidos. Muitas vezes há necessidade de reanimação durante uma cesariana de emergência por sofrimento fetal. Se o anestesiologista for o único disponível para assistir o recém-nascido, o aquecedor neonatal deve ser levado para a cabeceira da mesa de operação a fim de facilitar o tratamento e o monitoramento da mãe e da criança até a chegada do pediatra.

A. Avaliação. A reanimação neonatal imediata é crucial, pois a ocorrência de hipoxemia intensa é rápida e agravada pela acidose respiratória, que contribui para a persistência da circulação fetal e o *shunt* direita-esquerda. Um neonato que necessite de reanimação provavelmente terá um *shunt* direita-esquerda significativo.

512 Capítulo 37

1. O **índice Apgar** é uma avaliação objetiva do bem-estar fisiológico da criança e é realizado 1 e 5 min após o parto (Quadro 37.2).
2. O índice Apgar de 0 a 2 exige RCP imediata. Neonatos com índices de 3 ou 4 necessitam de ventilação com bolsa e máscara e podem precisar de reanimação mais intensa. O oxigênio suplementar e a estimulação normalmente são suficientes em recém-nascidos com Apgar de 5 a 7. A atividade respiratória é avaliada por observação das excursões torácicas e por ausculta. A frequência cardíaca é avaliada por ausculta ou palpação do pulso umbilical.

B. Quatro Fases da Reanimação de Recém-nascidos. Cerca de 30 segundos são destinados a cada etapa, inclusive a reavaliação após a conclusão da etapa. A decisão de passar à próxima etapa é determinada por avaliação de três sinais vitais: respiração, frequência cardíaca e cor (Figura 37.5).

1. **Estimulação e aspiração.** O neonato intolerante ao frio deve ser totalmente seco depois do nascimento e posto em ambiente pré-aquecido para minimizar a perda de calor e a exacerbação da acidose. A colocação em posição de Trendelenburg lateral com a cabeça em posição "olfatória" para abrir as vias respiratórias auxilia a drenagem de secreções. A boca e o nariz devem ser aspirados com seringa de bulbo para remover sangue, muco e mecônio. A aspiração deve ser limitada a 10 segundos, com administração de oxigênio entre as tentativas. Há que monitorar a frequência cardíaca durante a aspiração, pois a hipoxemia ou os reflexos vagais à estimulação faríngea podem causar bradicardia. A secagem e a aspiração geralmente garantem estimulação respiratória adequada. Outras medidas são esfregar de leve as costas do recém-nascido e dar tapinhas nas plantas dos pés. Nos lactentes nascidos de mães com líquido amniótico meconial, o obstetra aspira as vias respiratórias depois da saída da cabeça, mas antes da saída do tórax (aspiração intraparto). Além disso, foi recomendada a intubação e aspiração rotineira de todos esses lactentes para remover todo mecônio que possa ter sido aspirado (o mecônio espesso é viscoso demais para ser aspirado por cateter). Evidências recentes mostraram que a aspiração intraparto rotineira não é eficaz na redução do risco de síndrome de aspiração e não é mais aconselhada (classe I). A aspiração de lactentes que tenham esforços respiratórios fortes, bom tônus muscular e uma frequência cardíaca superior a 100 batimentos por minuto é inútil (classe I), exceto se houver coloração por mecônio e ausência de vigor, caso em que a aspiração traqueal deve ser realizada logo após o parto. A aspiração é repetida rapidamente para evitar bradicardia até a retirada do mecônio da traqueia.
2. **Ventilação.** Após as etapas iniciais de estimulação e estabilização, deve-se administrar oxigênio suplementar em fluxo livre aos bebês que estejam respirando e tenham frequência cardíaca superior a 100 bpm, mas apresentem cianose central (identificada por exame da face, tronco e mucosas). A acrocianose (cor azulada apenas das mãos e dos pés) geralmente é normal e não é um indicador fidedigno de hipoxemia. A ventilação com pressão positiva com oxigênio a 100% é usada na apneia, cianose e nas frequências cardíacas inferiores a 100 bpm. A princípio, é recomendável tentar a ventilação com bolsa e máscara. A respiração inicial pode exigir pressões nas vias respiratórias de até 30 a 40 cm H_2O por 2 segundos para permitir a expansão pulmonar adequada. Todas as respirações devem ocorrer na menor pressão possível (com a garantia de expansão torácica adequada) para evitar distensão gástrica, que pode comprometer ainda mais a respiração. A ventilação assistida é mantida até que haja respiração espontânea adequada e frequência cardíaca superior a 100 bpm. A intubação traqueal é usada quando a ventilação com máscara é ineficaz, há necessidade de aspiração traqueal (p. ex., aspiração de mecônio) ou previsão de assistência ventilatória prolongada.
3. **Compressões torácicas.** Quando a frequência cardíaca inicial é inferior a 100 bpm, a frequência cardíaca é reavaliada após ventilação adequada com oxigênio a 100% por 30 segundos. Se a frequência cardíaca for inferior a 60 bpm, são necessárias compressões torácicas além da ventilação assistida contínua. Essas devem ser aplicadas no terço inferior do esterno, e o tórax deve ser comprimido em cerca de um terço da profundidade anteroposterior. As compressões e as ventilações devem ser coordenadas para evitar a aplicação simultânea e realizadas em razão de 3:1, com 90 compressões e 30 respirações para alcançar cerca de 120 eventos/min. As compressões são interrompidas aproximadamente a cada 30 segundos para reavaliar a respiração, a frequência cardíaca e a cor, e devem ser mantidas até que a frequência cardíaca espontânea seja maior que 60 bpm.

Reanimação de Adultos, Crianças e Recém-nascidos   513

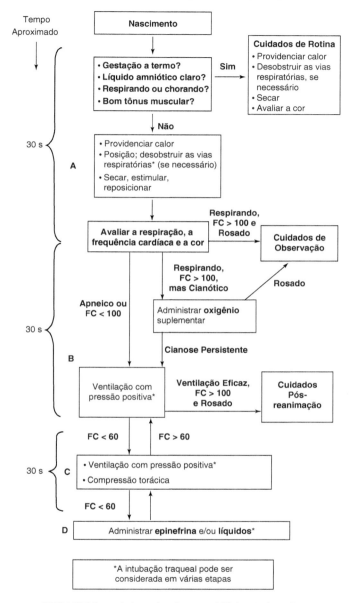

FIGURA 37.5 Protocolo de reanimação neonatal. FC, frequência cardíaca.

4. **Administração de fármacos e líquidos para reanimação.** Os fármacos de reanimação devem ser administrados quando a frequência cardíaca continua abaixo de 60 bpm a despeito da ventilação adequada com oxigênio a 100% e das compressões torácicas. A veia umbilical, a de maior lúmen e parede mais delgada dos três vasos umbilicais, é o melhor acesso

514 Capítulo 37

vascular para reanimação do recém-nascido. Insere-se um cateter umbilical 3,5 a 5,0 Fr depois de preparar o coto umbilical com antisséptico e seccioná-lo. A aplicação de fita umbilical estéril na base do cordão impede o sangramento. O cateter deve ser colocado abaixo do nível da pele com o sangue aspirado livremente, e é essencial ter cuidado para impedir a entrada de ar no sistema. Se não houver acesso vascular, usa-se a cânula traqueal para administrar epinefrina, atropina, lidocaína ou naloxona. Os fármacos podem ser diluídos em 1 a 2 mℓ de soro fisiológico para garantir a chegada à rede vascular pulmonar.

5. Doses de fármacos e líquidos

a. O **oxigênio** suplementar é recomendado sempre que for usada ventilação com pressão positiva, e deve-se administrar oxigênio com fluxo livre a bebês que respirem, mas tenham cianose central (classe indeterminada). Em geral, é usado oxigênio não diluído para ventilação assistida, mas alguns estudos clínicos recentes levantaram novas preocupações com os possíveis efeitos adversos sobre a fisiologia respiratória e a circulação cerebral. Há possível lesão tecidual por radicais livres de oxigênio. Alguns clínicos iniciam a reanimação com uma concentração de oxigênio inferior a 100%, e as últimas recomendações consideram essa técnica "razoável".

b. **Epinefrina.** O efeito beta-adrenérgico da epinefrina aumenta a frequência cardíaca intrínseca durante a reanimação neonatal. A epinefrina deve ser usada em caso de assistolia e frequência cardíaca inferior a 60 apesar da oxigenação e das compressões torácicas adequadas. A dose é de 10 a 30 μg/kg de uma solução IV a 1:10.000 ou por cânula traqueal; é possível repetir as doses a cada 3 a 5 min, de acordo com a necessidade.

c. A **naloxona** é um antagonista específico dos opiáceos usado na depressão respiratória neonatal secundária a narcóticos administrados à mãe. A dose inicial é de 0,1 mg/kg. É indicado o monitoramento do estado respiratório da criança por um período longo após a reversão de narcóticos, pois a duração da ação da naloxona é menor que a de muitos narcóticos. Pode haver precipitação de reação de abstinência aguda na criança cuja mãe seja dependente de narcóticos.

d. O uso de **bicarbonato de sódio** pode ser considerado durante paradas cardíacas prolongadas na tentativa de aliviar a depressão da função miocárdica e o decréscimo da ação das catecolaminas induzido pela acidose acentuada. A hemorragia intraventricular em lactentes prematuros foi associada à carga osmolar decorrente da administração de bicarbonato. Convém usar uma preparação neonatal de bicarbonato de sódio (4,2% ou 0,5 mEq/mℓ) para evitar que isso aconteça. A dose inicial é de 1 mEq/kg IV administrada durante 2 min. Doses subsequentes de 0,5 mEq/kg podem ser administradas a cada 10 min e devem ser guiadas pelo pH e pela Pa$_{CO_2}$ do sangue arterial.

e. Não é recomendado o uso de **atropina, cálcio e glicose** na reanimação neonatal, exceto se houver indicação específica.

f. **Líquidos.** A hipovolemia deve ser considerada em caso de hemorragia periparto, hipotensão, pulsos fracos e palidez persistente apesar da oxigenação e das compressões torácicas adequadas. O líquido de escolha para expansão volêmica na sala de parto é um cristaloide isotônico, e não albumina (classe IIb). O volume infundido deve ser de 10 mℓ/kg, repetido quando necessário. A administração muito rápida de expansores volêmicos a lactentes prematuros foi associada a hemorragia intraventricular.

Leituras Sugeridas

2005 American Heart Association guidelines for cardiopulmonary resuscitation and emergency cardiovascular care. *Circulation* 2005;112(24 suppl):IV1–IV203.

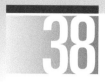

Dor

Karsten Bartels e James P. Rathmell

I. DEFINIÇÃO E TERMINOLOGIA

A. Dor pode ser descrita como uma sensação desagradável e experiência emocional associada a lesão tecidual real ou potencial ou descrita nos termos de dano (Associação Internacional para o Estudo de Dor). Diferentes categorias de dor podem ser definidas de acordo com a duração de tempo, etiologia e percepção de dor.

B. Dor aguda é a dor secundária a uma lesão física e geralmente tem resolução com a cicatrização da ferida. A melhora no controle da dor aguda depois de uma cirurgia tornou-se um foco para a melhoria prática das medidas que conduzem a uma abordagem mais oportuna e diversificada na terapia da dor.

C. Dor crônica é a dor que continua por meses ou mais e muitas vezes é definida como a dor que persiste por mais de 3 a 6 meses. Dores crônicas comuns são dor lombar, síndrome da dor complexa regional, neuralgia pós-herpética, dor do câncer e dor miofascial.

II. TRATAMENTO DA DOR AGUDA PERIOPERATÓRIA

A. Tratamento Farmacológico da Dor

1. **Fármacos anti-inflamatórios não esteroides (AINES, Quadro 38.1)** podem tratar efetivamente a dor leve a moderada, particularmente a dor associada a condições inflamatórias. Os fármacos classificados como AINES têm estruturas químicas diversas, porém todos têm a capacidade de inibir a enzima ciclo-oxigenase e, desta forma, inibir a formação das prostaglandinas a partir do ácido araquidônico.

    a. **Mecanismo de ação e seletividade de COX.** O mecanismo da analgesia dos AINES parece ser a prevenção da sensibilização pela diminuição da produção de prostaglandinas. A ciclo-oxigenase do tipo I (COX-1) é uma enzima expressada constitutivamente, que está presente em vários tipos celulares. Os níveis de COX-1 permanecem relativamente constantes nas células. A COX-1 parece ter papel importante na homeostase celular e está presente nas plaquetas, rins, estômago e musculatura lisa vascular. Os inibidores da COX-2 foram desenvolvidos com o objetivo de reduzir os efeitos adversos de sangramento gastrintestinal associado ao uso de AINES. No entanto, os inibidores da COX-2 têm se mostrado associados a efeitos adversos cardiovasculares (p. ex., infarto agudo do miocárdio e acidente vascular cerebral). Em 2004, o rofecoxibe foi retirado do mercado depois da análise de estudos clínicos randomizados controlados que encontraram elevadas taxas de eventos cardiovasculares no grupo tratamento. Os inibidores da COX-2 deveriam ser administrados com cautela quando estão presentes fatores de risco cardiovascular e contraindicados durante cirurgias coronarianas. O celecoxibe é o único inibidor da COX-2 disponível nos Estados Unidos. Ver Quadro 38.1 para uma visão geral dos AINES quanto à inibição COX e a seletividade para a isoenzima COX-2.

    b. A **toxicidade** dos AINES atinge principalmente os sistemas gastrintestinal (GI), renal e hematológico. A toxicidade clínica mais significativa envolve os sistemas GI, renal, hematológico e hepático.

        (1) **GI.** A dispepsia é o efeito adverso mais comum e os AINE não seletivos levam a úlceras assintomáticas em 20% a 25% dos usuários em 1 semana de administração. As úlceras complicadas, incluindo úlceras perfuradas, sangramento da por-

QUADRO 38.1 — Classificação dos AINES Mais Comuns com Base na Inibição da COX e Seletividade

Ácido acetilsalicílico	Inibição irreversível da COX-1 e COX-2
Ibuprofeno, naproxeno	Inibição reversível e competitiva da COX-1 e COX-2
Indometacina	Inibição lenta, tempo-dependente, porém reversível da COX-1 e COX-2
Celecoxibe	Inibição lenta, tempo-dependente e altamente seletiva da COX-2

ção superior do trato GI e obstrução ocorrem em um grande número de usuários crônicos de AINE. Os fatores de risco que aumentam o risco de toxicidade sobre o trato GI são mostrados no Quadro 38.2.

(2) A disfunção **renal** ocorre em alguns pacientes que utilizam AINE e é resultado da redução da perfusão renal, devido à inibição da síntese de prostaglandinas. Em pacientes com o conteúdo intravascular contraído (p. ex., insuficiência cardíaca congestiva, hemorragia aguda e cirrose hepática), a perfusão renal é mantida pelos efeitos vasodilatadores das prostaglandinas. A toxicidade renal pode manifestar-se como nefrite intersticial aguda ou síndrome nefrótica. A insuficiência renal aguda ocorre em cerca de 5% dos pacientes que usam AINE e pode resolver-se com a suspensão do fármaco anti-inflamatório; raramente progride para insuficiência renal terminal. Os fatores de risco que aumentam o risco de toxicidade renal induzida pelos AINE são mostrados no Quadro 38.3.

(3) A **toxicidade hematológica** associada aos AINE é devida, inicialmente, à inibição da função plaquetária normal. A ativação plaquetária é bloqueada pelos efeitos inibitórios dos AINE sobre a ciclo-oxigenase e, secundariamente, diminuição

QUADRO 38.2 — Fatores de Risco que Aumentam o Risco de Toxicidade sobre o Trato GI Induzida por AINE

Idade acima de 60 anos
História pregressa de doença ulcerosa péptica
Uso de esteroides
Uso de álcool
Uso de múltiplos AINE
Os primeiros 3 meses de uso

QUADRO 38.3 — Fatores de Risco que Aumentam o Risco de Toxicidade Renal Induzida por AINE

Hipovolemia
 – Hemorragia aguda
 – Uso crônico de diuréticos
Baixo débito cardíaco (insuficiência cardíaca)
Cirrose hepática
Insuficiência renal preexistente

Dor **517**

da conversão de prostaglandinas em tromboxano A2 (um ativador plaquetário). O ácido acetilsalicílico promove a acetilação irreversível da ciclo-oxigenase e, deste modo, a inibição plaquetária resultante do uso de ácido acetilsalicílico persiste por 7 a 10 dias, tempo necessário para a formação de novas plaquetas. Os anti-inflamatórios, exceto o ácido acetilsalicílico, inibem as plaquetas de forma reversível, de forma que tal efeito cessa quando a maior parte da droga é eliminada do organismo.

    (4) A **toxicidade hepática** também pode ser resultado da administração de AINE. Pequenas elevações nas enzimas hepáticas podem surgir em 1% a 3% dos pacientes. O mecanismo da lesão hepatocelular parece ser imunológico ou diretamente mediado pelo metabolismo, de forma relacionada à dose, e ocorre com paracetamol e ácido acetilsalicílico. É recomendada a avaliação periódica da função hepática nos usuários crônicos de AINE.

    c. Usos clínicos. Os AINE são administrados amplamente para tratar dor e inflamação associadas às artrites reumáticas e degenerativas. Também servem como adjuvantes aos opioides com a finalidade de controle da dor aguda. Os AINE também podem diminuir a necessidade de opioides e seus efeitos adversos pós-operatórios. Vários fármacos estão disponíveis para administração oral e sem prescrição. Desta maneira, eles estão entre os analgésicos de primeira escolha.

    d. Formulações disponíveis. O cetorolaco é o único anti-inflamatório de uso parenteral aprovado nos EUA. É um analgésico e antitérmico potente, e muitos estudos mostraram sua utilidade no tratamento da dor pós-operatória moderada. O cetorolaco é um AINE não seletivo e, apesar da apresentação parenteral, as administrações IV ou intramusculares estão associadas a toxicidade sobre o trato GI similar à de outros AINE administrados por via oral. A familiaridade com doses e vias de administração de diversos AINE, assim como o cetorolaco, é uma ferramenta importante para aqueles que tratam a dor aguda. Ver Quadro 38.4 para um resumo da eficiência comparada e dosagens habituais dos analgésicos não opioides mais comuns. A associação de um AINE a fármacos opioides no período pós-operatório pode melhorar a analgesia e reduzir os efeitos colaterais dos opioides. É importante evitar os AINE nos pacientes com risco de toxicidade potencial, mas muitos pacientes cirúrgicos podem se beneficiar da sua prescrição.

2. Paracetamol é um derivado para-aminofenólico com propriedades analgésicas e antitérmicas semelhantes às dos AINE. O paracetamol não inibe a produção periférica de prostaglandinas. O paracetamol não leva a uma toxicidade sobre o trato GI significativa, nem disfunção plaquetária, e existem poucos efeitos colaterais com as doses habituais. O paracetamol é totalmente metabolizado no fígado, e metabólitos menores são responsáveis pela hepatotoxicidade associada à superdosagem. A maioria dos analgésicos orais comuns utilizados no tratamento da dor moderada a grave leva paracetamol em combinação com um opioide.

3. A **quetamina** é um anestésico atípico, analgésico potente e antagonista do receptor NMDA. Em contraste com os opioides, a respiração espontânea e os reflexos da via respiratória não são afetados. Um efeito colateral comum, a hipersalivação, pode ser facilmente tratado com a administração de um antissialagogo como o glicopirrolato. A quetamina causa estimulação indireta do sistema nervoso simpático, induzindo a liberação de catecolaminas. Em altas doses, a quetamina leva a um estado "dissociativo" relacionado com efeitos colaterais desagradáveis, como pesadelos, que podem ser atenuados com a administração concomitante de benzodiazepínicos.

4. Opioides. Os opioides estão entre as drogas mais efetivas disponíveis para o tratamento da dor. Morfina, um protótipo dos opioides, é derivada do leite da vagem da papoula oriental, *Papaver somniferum*. Vários outros componentes derivam de mudanças químicas da morfina. Aqueles que derivam diretamente da morfina podem ser chamados de opiatos. Outros componentes sintéticos capazes de ativar receptores opiatos têm sido produzidos – todos os componentes capazes de ativar os receptores de opiatos são chamados de opioides. Como os opioides são universalmente efetivos no controle da dor, eles são a pedra angular do tratamento eficaz da dor. No entanto, os opioides estão associados a efeitos adversos significativos, e a administração crônica é dificultada pela tolerância e possibilidade de adição.

QUADRO 38.4 — Analgésicos Não Opioides Especiais e Eficiência Comparada

Doses de Analgésicos Não Opioides Especiais e Eficiência Comparada aos Padrões

Fármaco	Nomes de Marcas Comuns	Dose Analgésica Média (mg)	Intervalo (h)	Dose Máxima Diária (mg)	Eficiência Analgésica Comparada com Padrões	Meia-vida Plasmática (h)	Comentários
Paracetamol	Tylenol Vários	500 a 1.000 VO	4 a 6	4.000	Comparável à do ácido acetilsalicílico 650 mg	2 a 3	Administrar com cuidado na presença de alcoolismo ou doença hepática Supositório retal está disponível
Ácido acetilsalicílico (*Salicilato*)	Vários	500 a 1.000 VO	4 a 6	4.000		0,25	Devido ao risco de Síndrome de Reye, não administrar a crianças menores de 12 anos com possibilidade de doença viral Supositório retal está disponível
Ibuprofeno (*Ácido propiônico*)	Advil Vários	200 a 400 VO	4 a 6	2.400	Superior na dose de 200 mg em relação ao ácido acetilsalicílico 650 mg	2 a 2,5	
Naproxeno	Naprosyn	500 VO Inicial 250 VO	6 a 8	1.250		12 a 15	
Indometacina	Indocin	25 VO	8 a 12	100	Comparável ao ácido acetilsalicílico 650 mg	2	Não é utilizada rotineiramente pela alta incidência de efeitos colaterais
Cetorolaco (*Ácido pirrolacético*)	Toradol	15 a 30 IV ou IM	6	150 no primeiro dia, 120 a seguir	Comparável à morfina 6 a 12 mg	6	Não usar por mais de 5 dias
Celecoxibe (*Inibidor da COX-2*)	Celebrex	100 a 200 VO	12	400			Não deve ser administrado se alérgico a sulfas

Dor **519**

a. Efeitos colaterais associados ao uso de analgésicos opioides

(1) Depressão respiratória. Redução da resposta dos centros respiratórios no tronco encefálico dose-dependente aos aumentos da tensão arterial de dióxido de carbono (Pa_{CO_2}); manifesta-se como redução da frequência respiratória e, em altas doses, apneia.

(2) Sedação. Mediada pelo sistema límbico.

(3) Miose. Ação excitatória no segmento autônomo do núcleo de Edinger-Westphal do nervo oculomotor.

(4) Náuseas e vômitos. Estimulação direta dos quimiorreceptores da zona gatilho na área postrema da medula.

(5) Constipação intestinal. Redução das contrações peristálticas dos intestinos delgado e grosso.

(6) Bradicardia. Estimulação central do núcleo vagal medular.

(7) Tolerância. Com o uso continuado de opioides, quantidades maiores serão necessárias com o passar do tempo para produzir os mesmos efeitos fisiológicos. Esse fenômeno é chamado de tolerância e é característico da classe dos opioides.

(8) Dependência física é caracterizada pela precipitação da síndrome de abstinência quando os opioides são descontinuados. As manifestações incluem diaforese, hipertensão, taquicardia, cólicas abdominais, náuseas e vômito. A dependência física ocorre em qualquer indivíduo que utilizou dose significativa de opioide por um longo período de tempo e *não é sinônimo* de adição.

(9) Adição é popularmente concebida como uma compulsão ou um impulso avassalador em obter a droga a fim de experimentar seus efeitos psicológicos. A adição aos opioides raramente é induzida de forma iatrogênica; o receio da adição não deveria levar à diminuição da dose durante a tentativa de controle da dor aguda.

b. Opioides orais são agentes prescritos no controle da dor leve a moderada em pacientes capazes de ingerir medicamentos VO. Muitos agentes estão disponíveis como combinações contendo um opioide e paracetamol. A duração do efeito analgésico para os opioides ingeridos VO é similar e varia de 3 a 4 h. Os opioides mais comuns estão listados no Quadro 38.5. Nos pacientes com tolerância aos opioides ou necessidade de opioides além da média, opioides isolados (sem paracetamol) devem ser prescritos a fim de evitar toxicidade hepática.

c. Opioides intravenosos (IV). O tratamento da dor moderada a grave ou nos pacientes incapazes de ingerir comprimidos VO muitas vezes requer administração de opioides IV.

QUADRO 38.5 Opioides Orais Comuns e Combinação de Opioide/Paracetamol Prescritos no Tratamento da Dor Leve a Moderada

Fármaco	Dose Oral Equianalgésica (mg)	Prescrição
Paracetamol	–	Comprimidos de 325, 500 e 625 mg; solução 500 mg/15 mℓ
Codeína	60	Comprimidos de 15, 30 e 60 mg; solução de 15 mg/5 mℓ
Paracetamol com codeína	–	Comprimidos de 300-15; 300-30; 300-60; solução de 120-12/5 mℓ
Hidrocodona	60	(Disponível apenas em combinação com paracetamol)
Paracetamol com hidrocodona	–	Comprimidos de 500-2,5; 500-5; 500-7,5; 660-10 mg; solução de 500-7,5 mg/15 mℓ
Oxicodona	10	Comprimidos de 5 mg; solução de 5 mg/5 mℓ
Paracetamol com oxicodona	–	Comprimidos de 325-5; 500-5 mg; solução de 325-5 mg/5 mℓ
Morfina	10	Comprimidos de 15 e 30 mg; solução de 10, 20 mg/5 mℓ
Hidromorfona	2	Comprimidos de 2, 4, 8 mg; solução de 5 mg/5 mℓ

520 Capítulo 38

O perfil farmacológico dos analgésicos opioides é similar quando administrados por via IM, porém um pouco errático devido às variações no fluxo sanguíneo muscular. No entanto, há um grande desconforto na via de administração intramuscular. Não existe dose máxima para qualquer opioide (oral ou parenteral), e a dose pode ser aumentada até que seja obtida analgesia aceitável ou surjam efeitos adversos de intolerância. Os pacientes que requerem doses maiores de opioides devem ser monitorados atentamente pelo risco de apneia e depressão respiratória.

B. Modalidades Específicas de Tratamento da Dor Usadas no Pós-operatório

1. Na **analgesia controlada pelo paciente (ACP)** o próprio paciente aciona um dispositivo para a administração de opioide. Este método de administração de opioide exige bombas de infusão computadorizadas e programáveis. A ACP consiste na administração de pequenas doses intermitentes de analgésicos que permitem a manutenção da concentração plasmática adequada da droga e, ao mesmo tempo, minimiza os efeitos adversos e períodos de analgesia inadequada, associados frequentemente à administração de drogas IV ou IM intermitente. O dispositivo típico da ACP pode ser programado para liberar uma dose específica de opioide e "bloquear" a administração adicional em um intervalo de tempo específico; a maioria dos dispositivos também pode ser programada para a administração basal contínua requerida por aqueles que apresentam tolerância. Diretrizes da administração da ACP são mostradas no Quadro 38.6. A ACP proporciona analgesia de qualidade superior em diversos cenários de pacientes hospitalizados com dor aguda. Os pacientes aceitam bem essa tecnologia e ficam satisfeitos com o controle da dor que a ACP proporciona. A infusão adicional à basal deve ficar reservada aos pacientes com tolerância aos opioides – a inclusão rotineira de uma infusão basal não melhora a analgesia, apenas aumenta a dose total de opioide e a frequência de efeitos colaterais associados.

   a. **Vantagens da ACP:** A ACP permite a cada paciente controlar o alívio da sua dor, promove rápida administração de analgésicos quando acionado o dispositivo, com elevado grau de satisfação e aceitação do paciente, bem como redução da dose total de opioide e efeitos adversos relacionados.

   b. **Desvantagens da ACP:** A ACP exige capacidade do paciente em compreender e seguir orientações, disponibilidade de uma bomba de infusão específica e está sujeita a erros de programação que podem causar superdosagem ou subdosagem.

2. **Analgesia neuroaxial.** A farmacologia e o uso clínico de opioides intratecais e epidurais, bem como anestésicos locais, foi amplamente discutida no Capítulo 16. Neste capítulo enfocaremos aspectos práticos do uso de técnicas neuroaxiais com o objetivo de promover analgesia pós-operatória.

   a. Os **opioides intratecais** promovem analgesia prolongada depois de uma única injeção. Quando um procedimento cirúrgico pode ser realizado com anestesia espinhal, a administração conjunta de opioide e anestésico local permite analgesia pós-operatória prática e efetiva. A técnica é limitada pelos efeitos colaterais em doses elevadas e a incapacidade de promover analgesia completa nos procedimentos maiores e dolorosos. Existem duas classes de opioides usados na analgesia espinhal: hidrofílicos (p. ex., morfina) e lipofílicos (p. ex., fentanila e sufentanila).

QUADRO 38.6 Diretrizes para a Administração de Opioides IV por ACP

Fármaco (concentração)	Dose de Demanda Típica (média)	Intervalo do Bloqueio de Segurança (média)
Morfina (1 mg/mℓ)	1 mg (0,5 a 3 mg)	10 min (5 a 12 min)
Meperidina[a] (10 mg/mℓ)	10 mg (5 a 30 mg)	10 min (5 a 12 min)
Fentanila (10 μg/mℓ)	10 μg (10 a 20 μg)	10 min (5 a 10 min)
Hidromorfona (0,2 mg/mℓ)	0,2 mg (0,1 a 0,5 mg)	10 min (5 a 10 min)

[a]O uso da meperidina tem diminuído, pois o metabólito intermediário ativo, normeperidina, pode acumular-se e levar a excitação do sistema nervoso e convulsão em doses elevadas.

Dor 521

(1) Os **opioides hidrofílicos** têm instalação mais lenta (pico analgésico ocorre em 20 a 60 min), mas persistem no líquido cerebrospinhal (LCE) em níveis significativos por um longo período de tempo. O agente protótipo hidrofílico é a morfina. Enquanto a morfina promove analgesia, também está associada a pequena incidência de depressão respiratória tardia, entre 18 e 20 h depois da administração. Acredita-se ser devida à persistência de níveis significativos de droga no LCE por mais de 24 h e dispersão rostral da droga no LCE. Doses de morfina entre 0,1 e 0,3 mg podem promover analgesia por 8 a 24 h; entretanto, os pacientes devem permanecer hospitalizados e observados nesse período a fim de detectar e tratar depressão respiratória tardia relacionada com essa droga.

(2) Os **opioides lipofílicos** têm rápida instalação (pico analgésico ocorre em 5 a 10 min) e curta duração de ação (2 a 4 h). A depressão respiratória tardia não tem sido observada com o uso de opioides lipofílicos. A fentanila (10 a 25 μg) ou a sufentanila (2,5 a 10 μg) são muitas vezes combinadas com pequenas doses de anestésico local com a finalidade de promover anestesia cirúrgica e analgesia pós-operatória nos pacientes de cirurgia ambulatorial.

b. Opioides epidurais. Os analgésicos opioides também promovem analgesia satisfatória quando administrados no espaço epidural. Eles podem ser administrados em injeções isoladas em bolo, mas é muito mais comum colocar um cateter e administrar soluções combinadas de opioide e baixa dose de anestésico local com a finalidade de promover analgesia contínua depois de cirurgias. É imperativo compreender a extensão dos dermátomos para cada agente injetado e injetar no ou próximo ao ponto médio do dermátomo da incisão cirúrgica. Os agentes hidrofílicos como a morfina podem ser administrados na região lombar e promovem analgesia para incisões na região torácica, enquanto a fentanila não se dispersa na mesma extensão. No entanto, se uma injeção epidural ou infusão for administrada fora da região correspondente ao dermátomo da incisão, a adição de anestésico local não fornecerá analgesia adicional. Os anestésicos locais promovem analgesia apenas nos dermátomos subjacentes ao local de injeção.

(1) Infusão epidural contínua e analgesia epidural controlada pelo paciente (ACP-E). A infusão epidural contínua de opioides ou combinações de anestésico local-opioide resultam em menores flutuações na concentração de droga analgésica e permitem ao paciente controlar suplementações via ACP-E usando uma bomba de infusão contínua programável, idêntica à utilizada na ACP IV. Conforme discutido anteriormente, a ACP IV baseia-se na administração de doses em bolo intermitentes pelo paciente com a finalidade de promover analgesia, e infusões contínuas são raramente necessárias. Em contraste, quando se usa ACP-E, a infusão contínua propicia a maior parte da analgesia e pequenas doses intermitentes são administradas para suplementar a analgesia.

(2) Efeitos adversos associados à administração de opioides neuroaxiais incluem sedação, prurido, náuseas, vômito e retenção urinária; estes são comuns em pacientes que recebem opioides epidurais ou intratecais. Tomar precauções para essas complicações. As sugestões de precauções estão listadas no Quadro 38.7.

(3) Tratamento da analgesia inadequada em pacientes que recebem infusão epidural contínua necessita de abordagem sistemática. Um membro da equipe de dor aguda deve estar disponível imediatamente para avaliar o paciente e determinar a causa da analgesia inadequada. Um algoritmo comum para avaliar analgesia inadequada em pacientes que recebem analgesia epidural é mostrado no Quadro 38.8.

(4) Evolução diária dos pacientes que recebem analgesia epidural necessita de uma abordagem sistemática a fim de garantir segurança e eficácia do tratamento analgésico. Uma sugestão de checagem diária é mostrada no Quadro 38.9.

(5) Complicações associadas à analgesia epidural. O objetivo da analgesia epidural é promover alívio da dor e minimizar os efeitos colaterais, porém existem inúmeras complicações associadas a sua utilização. Um cateter que migra para o espaço subaracnóideo pode levar ao nível de bloqueio sensorial mais alto e anestesia espinhal total. Cateteres epidurais de demora podem ficar infectados diretamente no local da punção ou por infecção hematogênica da ponta do cateter no espaço epidural. Infecções locais superficiais são comuns e raramente

QUADRO 38.7 Manuseio Farmacológico dos Eventos Adversos Comuns Associados à Administração de Opioides Neuroaxiais

Evento Adverso	Recomendações
Náuseas	• Ondansetrona 1 a 4 mg IV ou dolansetrona 12,5 mg IV • Nalbufina 1 a 3 mg IV ou butorfanol 0,25 a 0,5 mg IV, 4/4 h se necessário
Prurido	• Difenidramina 25 a 50 mg IV, 4/4 h se necessário • Nalbufina 1 a 3 mg IV ou butorfanol 0,25 a 0,5 mg IV, 4/4 h se necessário
Retenção urinária	• Cateterização vesical até a descontinuação da analgesia epidural
Sedação ou depressão respiratória	• Notificar serviço de dor imediatamente se a frequência respiratória for menor que 6 incursões por minuto • Suplementação de oxigênio por cânula nasal, 4 ℓ/min • Administrar naloxona 0,4 mg IV

necessitam de tratamento além da remoção do cateter. A extensão de uma infecção superficial ou implantação pela ponta do cateter levando a um abscesso epidural é rara. A formação de um hematoma epidural também é incomum, mas pode ocorrer após a colocação de um cateter epidural em um paciente em uso de anticoagulantes sistêmicos. Tanto o abscesso quanto o hematoma se apresentam com piora da dor lombar e déficit neurológico (retenção urinária e perda motora e sensorial nos membros inferiores). O reconhecimento e o ma-

QUADRO 38.8 Sugestões de Manuseio de Pacientes com Analgesia Inadequada Recebendo Analgesia Epidural Contínua

1. Avaliar o paciente no leito a fim de determinar a causa da analgesia inadequada. Se não puder responder em tempo útil, considerar outra forma de providenciar a analgesia (p. ex., autorizar uma dose de opioide IV por telefone; considerar a descontinuação da infusão epidural e iniciar ACP IV).
2. Examinar o paciente à procura de sinais de bloqueio unilateral, desconexão ou desalojamento do cateter epidural.
3. Administrar uma dose em bolo de opioide ou opioide-anestésico local combinado com a infusão contínua. Escolher uma dose com base na gravidade da dor e um valor de 30 min a 1 h de medicação (p. ex., 4 a 8 mℓ de fentanila em bolo 4 μg/mℓ/bupivacaína 0,0625% em um paciente recebendo 8 mℓ/h).
4. Se não houver melhora da dor entre 20 e 30 min, considerar dose teste no cateter epidural com 10 mℓ de lidocaína 2%. *Não* administrar dose teste a não ser que o paciente possa ser atendido continuadamente e ter a pressão arterial monitorada a cada 5 min por 20 min depois do bolo. Medidas de tratamento da hipotensão devem estar prontamente disponíveis (acesso venoso e vasopressor como efedrina e fenilefrina prontamente disponíveis).
5. Se nenhum bloqueio sensorial aparecer em 20 min, substituir o cateter ou descontinuar a analgesia epidural e iniciar outra medida de analgesia (p. ex., ACP IV).
6. Se desenvolver bloqueio sensorial unilateral, retirar o cateter um pouco e readministrar uma dose em bolo da medicação usada na infusão contínua.
7. Se bloqueio sensorial ou motor bilateral se desenvolver, readministrar um bolo de medicação epidural usada na solução contínua e aumentar a taxa de infusão. Ficar alerta para causas de analgesia inadequada (p. ex., cateter lombar sendo usado para analgesia após uma toracotomia). Considerar trocar o opioide em uso se a localização do cateter estiver subótima ou se houver uma incisão ampla.

QUADRO 38.9 — Sugestões de Evolução Diária para Manuseio de Pacientes Recebendo Analgesia Epidural

1. Examinar anotações da enfermagem para ajustes e suplementação de analgésicos, bem como medicações para efeitos adversos. Avaliar sinais vitais de febre ou hipotensão.
2. Avaliar se a analgesia foi adequada e efeitos adversos questionando diretamente o paciente. Ficar alerta para sedação, prurido, náuseas, vômito e retenção urinária.
3. Examinar o paciente para detectar sinais de bloqueio unilateral ou sensorial/motor excessivo.
4. Examinar o local do cateter epidural em busca de sinais de infecção e confirmar um curativo oclusivo intacto.
5. Interrogar o paciente quanto à necessidade de doses suplementares, avaliar a bomba de infusão, bem como a programação. Certificar-se de que a medicação prescrita esteja sendo corretamente administrada ao paciente.
6. Documentar a visita no prontuário e solicitar as mudanças necessárias. Documentar trocas antecipadas e descontinuação da terapia.

---

nuseio precoce dessas complicações são discutidos em detalhes no Capítulo 16. Algumas instituições limitam o uso de infusão peridural à unidade de terapia intensiva e recuperação anestésica. Existem diversas evidências de que os pacientes podem receber de forma segura opioides epidurais na enfermaria, desde que um serviço de dor aguda seja responsável por todos os ajustes de analgésicos e sedativos necessários.

3. **Bloqueio contínuo de nervos periféricos** usando cateteres ganhou popularidade nos pacientes internados, bem como nos pacientes ambulatoriais. O foco deste capítulo é traçar uma estratégia de manuseio dos cateteres de bloqueio contínuo de nervos periféricos no período pós-operatório. Para a realização de bloqueios de nervos periféricos, ver Capítulo 17. A disponibilidade de bombas de infusão sofisticadas e leves facilita o uso de infusão perineural contínua de anestésicos locais. O desenvolvimento de cateteres que incorporam um eletrodo isolado na ponta do cateter ajuda o anestesiologista a obter resposta motora e confirmar a proximidade do cateter do nervo. A ultrassonografia tem sido usada como uma ferramenta adicional para guiar a colocação do cateter. Avanços na tecnologia e literatura emergente apoiando a infusão perineural na melhora da analgesia pós-operatória levaram a um uso mais amplo de anestésicos locais em infusões perineurais contínuas.

   a. **Indicações específicas de bloqueio contínuo de nervos periféricos.** O bloqueio contínuo do nervo femoral após artroplastias de joelho promove boa analgesia e reduz a necessidade de suplementação analgésica. Como a porção posterior da articulação do joelho recebe contribuição dos nervos ciático e obturador, o bloqueio do nervo femoral geralmente precisa ser suplementado com analgésicos IV. O bloqueio do plexo braquial usando a infusão contínua também promoveu qualidade na cirurgia de ombro e extremidade superior.

   b. A **escolha do fármaco, concentração e taxa de infusão** dependerá do nervo ou plexo, procedimento cirúrgico, assim como da resposta individual do paciente. A taxa de infusão pode ser fixa ou variável, incluindo a possibilidade de bolo (analgesia regional controlada pelo paciente – ACP-R). O bloqueio contínuo de nervos periféricos é realizado pela infusão apenas de anestésicos locais (p. ex., bupivacaína 0,125% ou ropivacaína 0,2%) em uma taxa de 5 a 10 mℓ/h.

   c. **Manuseio de cateteres de bloqueio contínuo de nervos periféricos.** Uma vez que a extremidade tem sensibilidade diminuída durante a duração do bloqueio, deve-se dar especial atenção à prevenção de lesão dos nervos expostos. Como altas doses de anestésico local acumulam-se, pacientes com insuficiência renal ou hepática não devem receber infusão perineural. Complicações potenciais dos cateteres devem ser reconhecidas precocemente e, se indicado, o cateter deve ser removido. A evolução diária dos pacientes hospitalizados e com cateter perineural deve dar atenção especial aos aspectos listados no Quadro 38.10.

524 Capítulo 38

QUADRO 38.10 Lista de Avaliação Diária dos Pacientes com Cateter Perineural

1. Inspecionar o cateter quanto ao local de inserção, sinais de infecção, vazamentos e deslocamento
2. Assegurar analgesia adequada
3. Avaliar sinais de bloqueio motor e/ou sensorial excessivo
4. Avaliar sinais e sintomas de toxicidade dos anestésicos locais (intoxicação por anestésicos locais é rara no contexto da infusão perineural contínua, mas a dose diária e qualquer efeito colateral associado devem ser avaliados todos os dias)

---

    d. Uso de cateter perineural em pacientes ambulatoriais. Os cateteres perineurais têm sido empregados com sucesso nos pacientes ambulatoriais. Porém, isto requer seleção cuidadosa dos pacientes, pacientes orientados adequadamente e implementação de um protocolo de evolução. A orientação dos pacientes deve incluir instruções de como manusear a bomba, sinais de complicação relacionada com o cateter (como infecção, migração e vazamento), bem como sinais de toxicidade dos anestésicos locais. Os pacientes devem ser alertados sobre o tempo esperado de bloqueio e devem entender a necessidade de não dirigir e operar equipamentos. Deve haver um plano de analgesia de resgate. O cuidador do paciente também deve ser orientado. Uma evolução diária deve ser planejada, e a possibilidade de contato com o anestesiologista deveria ser prevista.

4. **Manejo da dor aguda em pacientes com tolerância a opioides ou adição.** Os pacientes com tolerância aos opioides ou história de adição representam um desafio único ao anestesiologista no período pós-operatório. A adição é definida pela OMS como um estado psíquico e algumas vezes físico resultante da interação entre organismo vivo e outras respostas que sempre incluem compulsão de tomar a droga de forma contínua ou periódica com a intenção de experienciar seus efeitos psíquicos e, algumas vezes, evitar o desconforto da abstinência. A tolerância pode ou não estar presente.

    a. Manuseio perioperatório de pacientes com tolerância aos opioides ou história de dependência aos opioides. Conceitos a considerar no manejo de pacientes em uso de grande quantidade de opioide para dor crônica e adição atual ou prévia estão listados no Quadro 38.11.

QUADRO 38.11 Manejo de Pacientes com Tolerância aos Opioides ou Adição Atual ou Prévia

Considerar uso de anestesia regional (opioides espinhais ou epidurais), pois pode melhorar a analgesia e minimizar os efeitos dos opioides sistêmicos. Altas doses de opioides no neuroeixo podem ser necessárias naqueles com tolerância significativa.

Usar analgésicos adjuvantes sempre que possível para reduzir a necessidade requerida de opioide (p. ex., AINE).

Administrar opioides deliberadamente no período pós-operatório imediato para o controle da dor. *Não* tentar limitar a dose ou desmamar opioide no período pós-operatório imediato. Aqueles com tolerância significativa provavelmente necessitarão de doses maiores que a média para controlar a dor aguda.

Usar as doses de opioides pré-operatórias como base e administrar doses adicionais para controlar a dor aguda. Essa necessidade basal pode ser administrada em uma infusão contínua IV ou como um opioide de longa duração além do uso de ACP.

Considerar consulta com um especialista em dependência química durante a hospitalização nos usuários de opioide ou com história de adição.

Comunicar ao médico da atenção primária o plano de prescrição da dor antes da alta hospitalar. Deve-se planejar o retorno às doses prévias *antes* da alta hospitalar.

Dor **525**

> **QUADRO 38.12** Considerações Perioperatórias para Pacientes Recebendo Buprenorfina por Longo Período

Para pacientes candidatos a cirurgia eletiva, a terapia com buprenorfina pode ser descontinuada e substituída por um opioide agonista total (p. ex., morfina ou hidromorfona) durante a semana anterior à cirurgia eletiva. A dose do opioide pode ser ajustada conforme necessário para tratar dor aguda durante o período perioperatório. Uma vez que a dor aguda tenha sido resolvida, a terapia de manutenção com a buprenorfina pode ser reiniciada utilizando um protocolo de indução. Poderá ser notado que, reinstituindo a terapia com buprenorfina, a dose inicial de buprenorfina pode precipitar sintomas de abstinência. Esta abordagem deve ser coordenada com o médico responsável pela terapia opioide para garantir a segurança e supervisão das mudanças do regime terapêutico.

Para pacientes candidatos a cirurgia de urgência ou emergência, ou quando a conversão para um agonista total não é possível, um agonista de curta duração como a fentanila pode ser titulado até o efeito. Como no caso dos pacientes mantidos com outros opioides agonistas, doses maiores que as usuais serão requeridas para alcançar a analgesia adequada. A dose apropriada de fentanila em paciente recebendo buprenorfina pode, também, ser maior por causa da grande afinidade da buprenorfina pelo receptor µ. Após a terapia com buprenorfina ser descontinuada, os efeitos de um agonista total serão mais evidentes; uma vez que a buprenorfina tenha sido completamente eliminada do corpo, a dose do agonista total precisará ser reduzida. É necessário o monitoramento atento da resposta do paciente à terapia.

b. **Manejo da dor aguda em pacientes na terapia de manutenção com buprenorfina.** A buprenorfina foi introduzida no tratamento ambulatorial de pacientes com adição a opioides. O tratamento da dor aguda nesses pacientes tornou-se um desafio mais comum para o anestesiologista. A buprenorfina é um opioide semissintético, de longa duração de ação, que é de 20 a 50 vezes mais potente que a morfina. É um agonista parcial dos receptores μ, que, em altas doses, tem propriedades antagonistas como diminuição da depressão respiratória e diminuição do efeito analgésico da droga – conhecido como efeito teto.

Quando prescrita para pacientes ambulatoriais, a buprenorfina é misturada com naloxona (Suboxone) para ser usada por via sublingual. A naloxona tem baixa biodisponibilidade depois da administração oral ou sublingual; no entanto, se a combinação da droga for administrada por via intravenosa, a naloxona torna-se disponível em altas concentrações e causará sintomas de abstinência em pacientes dependentes. A adição de naloxona tem a finalidade de limitar o abuso e o desvio da droga. A buprenorfina isolada (Subutex) é usada em testes iniciais antes de iniciar a terapia com buprenorfina – baseada no regime de manutenção dos pacientes com adição aos opioides. O Subutex também ganhou alguma popularidade no tratamento da dor crônica, por causa do limitado potencial de abuso e eficácia significativa como agente analgésico.

Existem poucos dados para manejo de pacientes em uso de buprenorfina que se candidatam a cirurgia. Além dos cuidados gerais de manutenção de pacientes com tolerância aos opioides ou adição discutidos anteriormente, considerações específicas aos pacientes em uso de buprenorfina estão listadas no Quadro 38.12.

Leituras Sugeridas

Alford DP, Compton P, Samet JH. Acute pain management for patients receiving maintenance methadone or buprenorphine therapy. *Ann Intern Med* 2006;144(2):127–134.

Benzon TB, Rathmell JP, Wu CL, Turk DC, et al. *Raj's practical management of pain*, 4th ed. Philadelphia: Mosby Elsevier, 2008.

Boezaart AP. Perineural infusion of local anesthetics. *Anesthesiology* 2006;104(4):872–880.

Ilfeld BM, Enneking FK. Continuous peripheral nerve blocks at home: a review. *Anesth Analg* 2005;100(6):1822–1833.

Joshi GP, Gertler R, Fricker R. Cardiovascular thromboembolic adverse effects associated with cyclooxygenase-2 selective inhibitors and nonselective antiinflammatory drugs. *Anesth Analg* 2007;105(6):1793–1804 (Review).

526 Capítulo 38

Mitra S, Sinatra RS. Perioperative management of acute pain in the opioid-dependent patient. *Anesthesiology* 2004;101(1):212–227.

Rathmell JP, Lair TR, Nauman B. The role of intrathecal drugs in the treatment of acute pain. *Anesth Analg* 2005;101(5 Suppl):S30–S43 (Review).

Rathmell JP, Neal JM, Viscomi CM. *Regional anesthesia. The requisites in anesthesiology.* Philadelphia: Elsevier Mosby, 2004.

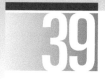

Medicina Complementar e Alternativa

Margaret A. Gargarian e P. Grace Harrell

I. MEDICINA COMPLEMENTAR E ALTERNATIVA

As terapias complementares e alternativas abrangem uma ampla série de modalidades terapêuticas que podem ser integradas à medicina ocidental. A medicina complementar e alternativa (MCA) oferece opções de tratamento aos pacientes, sobretudo no que diz respeito às doenças crônicas e ao alívio dos sintomas. Como médicos, quanto mais informados e à vontade estivermos em relação à MCA, mais poderemos ajudar nossos pacientes a tomar decisões seguras e inteligentes. Como anestesiologistas, devemos perguntar sobre o uso de MCA durante a anamnese convencional, principalmente sobre o uso de fitoterápicos. O conhecimento sobre o uso de MCA ajuda a evitar possíveis riscos durante a cirurgia e a aliviar a dor, a ansiedade, as náuseas e os vômitos.

A. Definições de MCA
1. Práticas não aceitas como corretas ou em conformidade com as convicções do grupo dominante de profissionais médicos em uma sociedade.
2. Intervenções que geralmente não são ensinadas em escolas de medicina nem estão normalmente disponíveis em hospitais.

B. Categorias de Práticas de MCA.
O National Center for Complementary and Alternative Medicine, uma subdivisão do National Institutes of Health, organizou as práticas de MCA em cinco subdivisões principais:
1. Os **sistemas de medicina alternativa** são sistemas teóricos e práticos completos que se desenvolveram em diversas culturas, principalmente antes do surgimento da medicina convencional. Um exemplo é a medicina oriental tradicional, que usa acupuntura, fitoterapia, massagem e *qi gong*.
    a. A **acupuntura** é a inserção de agulhas finas e sólidas em pontos específicos do corpo com fins terapêuticos. Influencia o sistema nervoso em vários níveis e causa liberação de endorfinas, serotonina, norepinefrina e cortisol. Muitas dessas substâncias reduzem a inflamação e a dor.
2. As **intervenções mente-corpo** usam técnicas para facilitar a capacidade mental de afetar as funções corporais. Os exemplos são hipnose, meditação, preces e cura mental.
3. Os **tratamentos de base biológica** coincidem parcialmente com o uso de suplementos alimentares pela medicina convencional. Incluem fitoterapia (ver seção III), dietas especiais, cartilagem de tubarão para tratamento do câncer e pólen de abelha para tratamento de doenças autoimunes.
4. Os **métodos corporais e de manipulação** empregam o movimento ou a manipulação do corpo para restabelecer a saúde. Os exemplos são quiropraxia, massagem e osteopatia.
5. As **terapias energéticas** têm como foco os campos de energia originados no corpo (biocampos) ou em outras fontes (campos eletromagnéticos). Os exemplos são *qi gong*, *reiki* e toque terapêutico.

C. Prevalência da MCA
1. **Segundo** informações divulgadas pelo National Center for Complementary and Alternative Medicine e pelo National Center for Health Statistics, 38,3% dos adultos e 11,8% das crianças já usaram alguma forma de medicina complementar ou alternativa. As modalidades mais usadas são os produtos naturais, a respiração profunda, a meditação e a manipulação quiroprática/osteopática. A despesa total do próprio bolso com MCA é de bilhões de dólares e comparável aos gastos com medicina convencional.

528 Capítulo 39

    2. A maioria das terapias de MCA é usada em distúrbios crônicos, sobretudo dor nas costas e no pescoço, depressão, ansiedade e insônia. O alívio dos sintomas é o principal benefício relatado. A grande maioria das pessoas associa a MCA às terapias convencionais.

    3. Frequência de comunicação. Apenas a minoria dos pacientes comunica aos médicos o uso de terapias de MCA. Isso faz com que seja responsabilidade dos médicos obter essas informações dos pacientes. Um médico informado sobre medicina alternativa pode ajudar os pacientes a evitar efeitos colaterais perigosos e também a fazer escolhas seguras e inteligentes.

II. FITOTERAPIA E ANESTESIA

  A. Os **fitoterápicos e fitofármacos** são plantas ou partes de plantas que contêm princípios biologicamente ativos. Há enorme variação de pureza e potência entre as preparações fitoterápicas. A quantidade do princípio ativo varia muito na mesma espécie, dependendo das condições de cultivo. Às vezes, os produtos à base de plantas são adulterados por substâncias estranhas, entre elas fármacos, bactérias e metais tóxicos. Os **suplementos alimentares** contêm "concentrado, metabólito, constituinte, extrato ou associação de qualquer ingrediente de uma vitamina, mineral, aminoácido, enzima ou planta". As vitaminas são suplementos que contêm substâncias orgânicas ou nutrientes essenciais, necessários em quantidades pequenas para manter as funções do corpo. Os **medicamentos homeopáticos** são derivados de vegetais, animais ou minerais. Acredita-se que estimulem as defesas naturais em doses muito diluídas.

  B. Os fitoterápicos são classificados pela Food and Drug Administration norte-americana como "suplementos alimentares", junto com substâncias como vitaminas e aminoácidos. O fabricante não precisa comprovar a eficácia nem a segurança da substância antes da sua comercialização e os produtos não são submetidos aos mesmos testes rigorosos que os fármacos. Atualmente, algumas indústrias estão usando técnicas como a cromatografia para identificar e padronizar preparações fitoterápicas.

  C. A American Society of Anesthesiologists Recomenda que o Uso de Fitoterápicos Seja Interrompido 2 Semanas Antes de Cirurgias Eletivas. Os fitoterápicos podem ser perigosos quando associados a fármacos prescritos ou de venda livre. Eles podem alterar o metabolismo dos fármacos e foram associados a arritmias e sangramento. O governo federal norte-americano proibiu a venda de éfedra (*ma huang*) depois de uma revisão de eventos adversos que incluíam infarto do miocárdio, acidente vascular cerebral e morte. Há poucos dados na forma de estudos prospectivos ou ensaios clínicos randomizados que documentem os efeitos adversos de fitoterápicos usados no período perioperatório. Os relatos de casos são as principais fontes de dados sobre os efeitos prejudiciais dos fitoterápicos. Por exemplo, houve quatro casos de hemorragia intracraniana espontânea causada pelo uso de ginkgo biloba. O mecanismo pode estar relacionado com a inibição plaquetária.

  D. Estima-se que um em cada cinco norte-americanos tratados com medicamentos prescritos por profissional de saúde também usem vitaminas ou fitoterápicos. As plantas mais usadas são equinácea, ginkgo biloba, hipérico, alho e ginseng.

  E. **Fitoterápicos/suplementos mais usados** e possíveis interações com anestésicos

    1. Equinácea purpúrea (*Echinacea purpurea*)

      a. Usos: em resfriados comuns, feridas e queimaduras, infecção urinária, tosse e bronquite (imunoestimulação por promoção da fagocitose e estimulação de células T inespecíficas).

      b. Problemas e interações: pode causar hepatotoxicidade ou potencializar efeitos hepatotóxicos de esteroides anabólicos, amiodarona, cetoconazol e metotrexato. Por inibição das enzimas microssomais, pode precipitar a toxicidade de fármacos dependentes do metabolismo hepático (p. ex., fenitoína, rifampicina e fenobarbital). Pode reduzir a eficácia de corticosteroides e da ciclosporina.

    2. Éfedra (*Ephedra sinica, ma huang*) – **não aprovada pela FDA**

      a. Usos: em auxiliares das dietas de emagrecimento vendidos sem prescrição; ação antitussígena (simpaticomimético com efeitos inotrópicos/cronotrópicos positivos; agonista alfa e beta-adrenérgico).

      b. Problemas e interações: possíveis interações com glicosídios cardíacos e halotano (arritmias), guanetidina (aumento dos efeitos simpaticomiméticos), inibidores da monoamina oxidase (IMAO; aumento dos efeitos simpaticomiméticos), ocitocina (hipertensão) e hipotensão intraoperatória que responde melhor à fenilefrina que à efedrina.

Medicina Complementar e Alternativa 529

3. **Tanaceto** (*Tanacetum parthenium*, monsenhor-amarelo)
   a. Usos: profilaxia da enxaqueca e antipirético (inibe a liberação de serotonina pelas plaquetas em processo de agregação mediante inibição da liberação de ácido araquidônico).
   b. Problemas e interações: pode inibir a atividade plaquetária (potencializar a ação dos anticoagulantes), cefaleia de rebote em caso de interrupção súbita, e 5% a 15% dos pacientes apresentam úlceras aftosas ou irritação gastrintestinal. Como outras plantas que contêm tanino, o tanaceto interage com preprações de ferro e diminui sua biodisponibilidade.
4. **GBL, BD e GHB** (γ-butirolactona; butirolactona γ; 1,4-butanediol; γ-hidroxibutirato) – **não aprovados pela FDA.**
   a. Usos: fisiculturismo, auxiliar do emagrecimento e auxiliar do sono.
   b. Problemas e interações: morte, convulsões, inconsciência, bradicardia e bradipneia.
5. **Alho** (*Allium sativum*)
   a. Usos: propriedades hipolipemiantes, vasodilatadoras, anti-hipertensivas, antiplaquetárias, antioxidantes e antitrombóticas/fibrinolíticas.
   b. Problemas e interações: pode potencializar os efeitos da varfarina. Há relato de um caso de hematoma extradural espontâneo.
6. **Gengibre** (*Zingiber officinalis*)
   a. Usos: efeitos antieméticos, antivertiginosos e antiespasmódicos.
   b. Problemas e interações: potente inibidor da tromboxano sintetase e possível potencializador dos efeitos anticoagulantes de outros medicamentos.
7. **Ginkgo** (*Ginkgo biloba*)
   a. Usos: estimulante circulatório; antioxidante; no tratamento da claudicação intermitente, zumbido, vertigem, perda de memória, demência e disfunção sexual (inibe o fator de ativação plaquetária, modula o óxido nítrico e tem efeito anti-inflamatório).
   b. Problemas e interações: pode aumentar o sangramento nos pacientes em tratamento com anticoagulante ou antitrombótico (p. ex., ácido acetilsalicílico, anti-inflamatórios não esteroides, varfarina e heparina). Há relatos de hemorragia subaracnóidea e hematomas subdurais espontâneos. Pode reduzir a eficácia de fármacos anticonvulsivantes (p. ex., carbamazepina, fenitoína e fenobarbital).
8. **Ginseng** (*Panax ginseng*)
   a. Usos: como energético e pelos efeitos antioxidantes e supostamente afrodisíacos (acredita-se que aumente a esteroidogênese suprarrenal por um mecanismo central).
   b. Problemas e interações: "síndrome do abuso de *ginseng*" (mais de 15 g/dia) caracterizada por sonolência, hipertonia e edema. Pode haver taquicardia ou hipertensão quando associado a outros estimulantes, hipotensão intraoperatória, mastalgia, sangramento após a menopausa, mania em pacientes tratados com IMAO (fenelzina) e diminuição da eficácia da varfarina. O efeito hipoglicemiante pode exigir monitoramento em diabéticos ou pacientes neurocirúrgicos em tratamento com esteroides.
9. **Hidraste** (*Hydrastis canadensis*)
   a. Usos: diurético, anti-inflamatório e laxante.
   b. Problemas e interações: ação ocitócica, a superdosagem pode causar paralisia (quantidade desconhecida), diurese de água livre (não há excreção de sódio, apenas água livre), anormalidades eletrolíticas e hipertensão.
10. **Kava-kava** (*Piper methysticum*)
    a. Usos: ansiolítico, tratamento da gonorreia e doenças cutâneas.
    b. Problemas e interações: considerada inibidora da norepinefrina; potencializa os efeitos sedativos dos barbitúricos, benzodiazepínicos e pode potencializar os efeitos do etanol. Pode aumentar o risco de suicídio em pacientes com depressão.
11. **Alcaçuz** (*Glycyrrhiza glabra*)
    a. Usos: gastrite, úlcera gástrica e duodenal, tosse e bronquite.
    b. Problemas e interações: o ácido glicirrízico presente no alcaçuz pode causar hipertensão, hipopotassemia e edema. O uso é contraindicado em muitas hepatopatias crônicas, insuficiência renal, hipertonia e hipopotassemia.

12. **Saw palmetto** (*Serenoa repens*, sabal)
    a. Usos: tratamento da hipertrofia benigna da próstata; efeito antiandrogênico.
    b. Problemas e interações: pode haver efeitos aditivos com outras terapias hormonais (inclusive contraceptivos orais e terapia de reposição estrogênica).
13. **Hipérico** (*Hypericum perforatum*, erva-de-são-joão)
    a. Usos: depressão, ansiedade, distúrbios do sono e vitiligo (pode inibir a monoamina oxidase e os receptores do ácido γ-aminobutírico e da serotonina).
    b. Problemas e interações: possíveis interações com IMAO, pode prolongar os efeitos da anestesia e causar fotossensibilização. Há risco de síndrome serotoninérgica (tremor, hipertonia, disfunção autônoma e hipertermia) com o uso concomitante de aminas β-simpaticomiméticas ou inibidores seletivos da recaptação de serotonina, inclusive a fluoxetina e a paroxetina.
14. **Valeriana** (*Valeriana officinalis*, erva-gato)
    a. Usos: tem propriedades sedativas e ansiolíticas leves.
    b. Problemas e interações: potencializa os efeitos dos barbitúricos, pode reduzir sintomas de abstinência de benzodiazepínicos e prolongar a ação dos anestésicos.
15. **Vitamina E**
    a. Usos: retarda o processo de envelhecimento, evita o acidente vascular cerebral e a embolia pulmonar, previne a aterosclerose, promove a cicatrização de feridas e evita a síndrome fibrocística da mama.
    b. Problemas e interações: pode aumentar o sangramento.

III. **ACUPUNTURA PERIOPERATÓRIA**
A. **Uso pré-operatório.** Diversos estudos de acupuntura pré-operatória, inclusive em pontos auriculares, mostram ansiólise relevante. Dois estudos duplo-cegos mostraram alívio da ansiedade por até 48 h com acupuntura auricular pré-operatória em comparação com a acupuntura simulada. Essa diminuição da ansiedade está associada a menor intensidade da dor e ao uso de menores doses de analgésicos no pós-operatório. A acupuntura pode complementar o uso de ansiolíticos no pré-operatório.
B. **Uso intraoperatório.** A acupuntura proporciona analgesia e sedação, mas não relaxamento muscular, supressão dos reflexos autônomos ou inconsciência. Os dados disponíveis mostram que o efeito da acupuntura sobre a necessidade de anestésico é nulo ou mínimo. Um

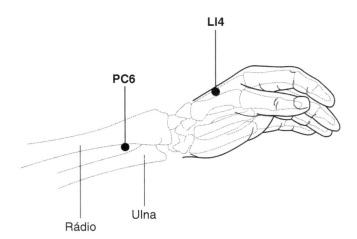

FIGURA 39.1 O ponto PC6 ajuda a aliviar a ansiedade, as náuseas e a cinetose. A estimulação de LI4 é eficaz na cefaleia, dor de dente, sinusite, resfriado e dor na parte superior do corpo. (Reproduzido de Kuhn MA. *Complementary therapies for health care providers*. Philadelphia: Lippincott Williams & Wilkins, 1999:296.)

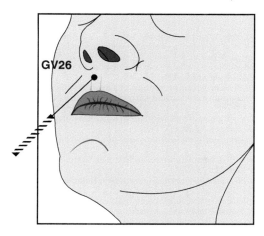

FIGURA 39.2 GV26. (Reproduzido de Helms JM. *Acupuncture energetics, a clinical approach for physicians*. Medical Acupuncture Publishers, 1995:296.)

estudo recente de monitoramento do bloqueio neuromuscular no ponto P6 reduziu bastante a incidência de NVPO por 24 h.
C. **Uso Pós-operatório**
  1. **Controle da dor:** Embora os achados sejam controversos, vários bons estudos indicam alívio significativo da dor pós-operatória com a acupuntura. A modalidade requer um profissional bem treinado que possa elaborar um plano de tratamento complexo para todos os tipos de dor, como a dor visceral e nos dermátomos.
  2. **Náuseas e vômitos pós-operatórios (NVPO):** A acupuntura para tratar NVPO foi bem estudada e é muito eficaz, mesmo em crianças. A estimulação com *laser* do PC6 (Figura 39.1) após indução de anestesia geral em crianças é eficaz na redução de NVPO. A acupuntura pode ser associada ou não a antieméticos convencionais.
  3. **Outras aplicações:** Estudos em cães mostraram o êxito da acupuntura na reanimação cardiovascular. Demonstrou-se que a estimulação do ponto GV26 (Figura 39.2) melhora o débito cardíaco e o volume sistólico. Um estudo pequeno em seres humanos mostrou efeito benéfico da acupuntura pós-operatória na restauração da função intestinal após cirurgia abdominal.

IV. **HIPNOSE**
  A. **Definição.** Hipnose é a indução de um estado mental que permita maior receptividade a sugestões. Em geral, é um estado de relaxamento no qual se deixa de lado o raciocínio crítico.
  B. **Mecanismo.** A hipnose influencia o componente afetivo (cognitivo/avaliador) da dor. As imagens por RM funcional e PET mostram que o processamento afetivo da dor ocorre no tálamo medial com projeção para a parte anterior do giro do cíngulo. A hipnose também reduz a atividade no córtex frontal e pode influenciar vias descendentes que inibem a percepção da dor.
  C. **Possíveis Aplicações.** Muitos estudos concentram-se no uso da hipnose para aliviar a dor perioperatória, a ansiedade e as náuseas. Embora os achados variem, constatou-se que o uso de sugestão hipnótica pré-operatória reduz os vômitos e a necessidade de narcóticos no pós-operatório. As crianças costumam ser receptivas à visualização criativa guiada por hipnose. A hipnoanalgesia é uma associação de técnicas hipnóticas com analgésicos farmacológicos e sedação; foi usada com eficácia na troca de curativos em pacientes queimados. As sugestões positivas aos pacientes anestesiados também podem reduzir as complicações pós-operatórias.

532 Capítulo 39

Leituras Sugeridas

Wobst AHK. Hypnosis and surgery: past, present, and future. *Anesth Analg* 2007;104(5);1199–1208.

Amberger M, Stadelmann K, et al. Monitoring of neuromuscular blockade at the P6 acupuncture point reduces the incidence of postoperative nausea and vomiting. *Anesthesiology* 2007;107(6):903–908.

American Society of Anesthesiologists. What you should know about your patient's use of herbal medicines. http://www.asahq.org. Accessed April 2009.

Astin JA. Why patients use alternative medicine: results of a national study. *JAMA* 1998;279:1548–1553.

Chernyak GV, Sessler D. Perioperative acupuncture and related techniques. *Anesthesiology* 2005;102(5):1031–1049.

Chin S, Cristofaro J, Aston S. Perioperative management of antidepressants and herbal medications in elective plastic surgery. *Plast Reconstr Surg* 2009;377–385.

Jonas W, Levin J, eds. *Essentials of complementary and alternative medicine*. Philadelphia: Williams & Wilkins, 1999.

Kaye AD, Kucera I, Sabar R. Perioperative anesthesia clinical considerations of alternative medicines. *Anesthesiol Clin North Am* 2004;22:125–139.

Kuhn M. *Complementary therapies for health care providers*. Baltimore: Lippincott Williams & Wilkins, 1999.

National Center for Complementary and Alternative Medicine. The use of complementary and alternative medicine in the United States. http://www.nccam.nih.gov. Accessed April 2009.

Stewart JH. Hypnosis in contemporary medicine (review). *Mayo Clin Proc* 2005;80(4):511–524.

Tsen LC, Segal S, Pothier M, et al. Alternative medicine use in presurgical patients. *Anesthesiology* 2000;93:148–151.

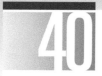

Questões Éticas e Relacionadas com o Fim da Vida

Sheri Berg e Rae M. Allain

Este capítulo explora questões éticas com as quais o anestesiologista se depara com frequência. Costumes, leis, convicções éticas e práticas religiosas variam nas diferentes culturas e sociedades. O capítulo descreve a prática corrente no Massachusetts General Hospital em Boston, Massachusetts.

I. DECISÕES RELATIVAS AO TRATAMENTO

A. A **autonomia do paciente** (*i. e.*, o respeito pelas preferências do indivíduo) é um princípio ético norteador valorizadíssimo na medicina norte-americana. Pacientes adultos competentes podem aceitar ou recusar tratamentos médicos. Quando há dúvidas sobre sua competência, o paciente deve ser avaliado por um psiquiatra, que verifica se ele é capaz de tomar decisões. Para isso, é necessária a faculdade de receber e compreender as informações médicas, discernir as várias opções apresentadas e escolher uma conduta com base nas informações oferecidas e nos próprios valores.

B. A melhor forma de preservar a autonomia é a participação do paciente na decisão médica sempre que possível. A obtenção do **consentimento informado** para procedimentos e terapias é responsabilidade ética do médico que trata o paciente (ver Capítulo 1). Raramente, a condição do paciente e a situação de emergência podem impossibilitar a discussão necessária no processo de consentimento informado. Muitos pacientes em estado grave são incapazes de tomar decisões médicas em virtude da gravidade da doença ou dos sedativos e analgésicos usados para aliviar o sofrimento. Nessas circunstâncias, pode ser útil a diretiva antecipada e/ou a tomada de decisão por um representante.

1. A **diretiva antecipada (testamento vital)** é um documento que especifica os tipos de tratamento que o paciente quer receber ou rejeitar em caso de necessidade futura.
2. Além da diretiva antecipada, ou na sua ausência, o paciente pode designar um **representante legal** (procurador para assuntos de saúde), que é encarregado de executar os desejos do paciente caso ele esteja incapacitado. O representante faz o **julgamento substituto**, tomando decisões que o paciente tomaria se fosse competente. Se o paciente não nomeou um representante antes de se tornar incompetente, o parente mais próximo pode tornar-se o representante de fato. Em algumas circunstâncias em que não há parente vivo ou disponível, um amigo de confiança pode ser o representante.
3. O juiz pode indicar um **curador** legal nos casos raros em que não haja um parente ou amigo capaz de tomar decisões pelo paciente.

C. A melhor maneira de resolver o **conflito** é a discussão permanente com os indivíduos envolvidos. É essencial que o anestesiologista reconheça e respeite diferenças culturais que influenciam as decisões do paciente. Em geral, a comissão de ética institucional é a mais indicada para lidar com conflitos insolúveis entre parentes, entre membros da equipe médica ou entre a família e a equipe médica (ver adiante).

D. A **comissão de ética institucional** geralmente é formada por um grupo de profissionais de saúde especializados em ética médica.

1. O **objetivo** da comissão de ética é educar e orientar os profissionais de saúde no que diz respeito a dilemas éticos e possibilitar a resolução de conflitos éticos. A comissão de ética faz a análise objetiva do caso do paciente e pode valer-se de princípios éticos básicos para guiar o paciente, o médico e a família a um consenso em relação à conduta terapêu-

534 Capítulo 40

tica. O ideal é que todos os membros da equipe médica, o paciente e a família tenham acesso à comissão de ética. Isso diminui desigualdades de poder existentes no ambiente hospitalar e promove um clima de respeito a todos os pontos de vista.

2. Quando a comissão de ética é chamada a emitir parecer sobre um caso, é preciso explicitar com clareza a questão a ser respondida ou a natureza do conflito. Devem-se documentar a condição e o prognóstico do paciente. Os membros da comissão de ética podem ajudar a organizar e/ou participar de uma reunião com a família para facilitar a decisão.

3. A comissão usa princípios éticos norteadores para fazer recomendações à equipe médica, ao paciente e/ou à família. Seu papel é de consultor especializado, não de árbitro em uma disputa. Em situações raras nas quais há diferenças inconciliáveis entre o médico e o paciente e/ou a família, a assistência do paciente pode ser transferida para outro médico que aceite cuidar dele. É ainda mais raro que conflitos éticos sejam resolvidos por intervenção judicial.

E. A **criança** merece consideração especial quando há questões éticas. Legalmente, essas decisões são tomadas pelos pais. Do ponto de vista ético, a criança pode participar das decisões, dependendo de seu nível de desenvolvimento e da capacidade de tomar decisões. Se a criança for imatura demais para participar, confia-se nos pais para tomar decisões que visem ao melhor para a criança, com a incorporação dos valores familiares e a ponderação do benefício e do ônus da terapia planejada. Os anestesiologistas pediátricos têm de ser sensíveis à dinâmica familiar e ao estilo de paternidade ao participar dessas discussões.

F. As **testemunhas de Jeová** geralmente recusam transfusões de sangue ou hemoderivados (p. ex., plasma fresco congelado, plaquetas, crioprecipitado ou albumina) em razão de suas convicções religiosas, ainda que essa recusa possa levar à morte. Alguns pacientes aceitam a autotransfusão ou a transfusão de sangue autólogo recuperado de dreno torácico, sobretudo quando permanece em circulação contígua com sua rede vascular. Considerações especiais acerca da transfusão homóloga podem ser aplicadas quando o paciente é menor de idade, incompetente ou responsável por seus dependentes, e em algumas situações de emergência. A lei e as práticas judiciais variam de um estado para outro nos EUA, e os profissionais de saúde devem conhecer as determinações específicas do seu estado ou buscar orientação do serviço jurídico do hospital. Pode haver um dilema ético em caso de hemorragia inesperada depois de um consenso pré-operatório de não realizar transfusões. A documentação cuidadosa das discussões pré-operatórias e o consentimento informado são imprescindíveis. Em regra, o precedente jurídico confirma a autonomia do paciente no que se refere à aceitação da transfusão.

G. As ordens de **"não ressuscitar (NR)"** na sala de cirurgia não devem ser suspensas automaticamente. Em vez disso, deve-se seguir a política escrita da instituição para essa situação. A American Society of Anesthesiologists reconhece o direito de autodeterminação do paciente e recomenda que diretivas antecipadas preexistentes sejam discutidas com o paciente (ou representante legal) e as outras partes envolvidas (p. ex., cirurgião e médico assistente) antes de iniciar a anestesia para o procedimento proposto. Aspectos específicos da anestesia que poderiam ser considerados reanimação em outra situação (p. ex., intubação traqueal) devem ser discutidos abertamente, inclusive o parecer do anestesiologista acerca da necessidade relativa da intervenção para a eficácia da anestesia e a preferência do paciente em relação à intervenção. As decisões tomadas depois dessas discussões devem ser documentadas no prontuário e usadas para guiar a conduta anestésica. Em regra, há três condutas gerais:

1. Implementação de uma conduta de reanimação plena durante os períodos de anestesia e perioperatório, com suspensão da ordem de "NR".

2. Implementação de uma conduta de reanimação limitada, dirigida ao procedimento, durante os períodos de anestesia e perioperatório. Por exemplo, um paciente pode aceitar a intubação traqueal, que pode ser necessária durante o procedimento cirúrgico, mas recusar a massagem cardíaca em caso de parada cardíaca.

3. Implementação de uma conduta de reanimação limitada, dirigida a um objetivo, baseada nos valores do paciente, durante o período perioperatório. Por exemplo, o paciente pode permitir a reanimação em eventos considerados reversíveis e nas complicações conhecidas do anestésico (p. ex., hipotensão), mas recusá-la em eventos que, na opinião do anestesiologista, provavelmente são irreversíveis (p. ex., fibrilação ventricular por isquemia miocárdica). Da mesma forma, um paciente pode definir *a priori*, de acordo com seus valores, circunstâncias que levariam a qualidade de vida inaceitável e pode solicitar a limitação das terapias de manutenção da vida nessas circunstâncias.

Questões Éticas e Relacionadas com o Fim da Vida 535

Qualquer que seja a conduta de reanimação combinada antes da operação, é preciso definir a duração do plano de reanimação no período pós-operatório. É difícil definir bem esse período, sobretudo quando são prestados cuidados pós-operatórios na unidade de terapia intensiva (UTI). O diálogo frequente com o paciente ou seu representante e a avaliação da eficácia (ou ineficácia) após períodos limitados de tratamento podem ajudar a decidir continuar ou limitar os tratamentos em curso. Se o anestesiologista, por princípios morais, discordar do paciente ou do cirurgião sobre o nível de reanimação perioperatória, não deve participar do tratamento do paciente e tentar providenciar um colega que faça a anestesia.

II. DIAGNÓSTICO DE MORTE POR CRITÉRIOS ENCEFÁLICOS

A. **"Morte encefálica"** é um termo usado para indicar que o diagnóstico de morte foi feito por avaliação da função encefálica. É preciso compreender que a morte encefálica não é diferente de um diagnóstico de morte feito por critérios cardíacos. Na prática, o diagnóstico de morte encefálica significa que um paciente pode ser doador de órgãos sob as condições de consentimento e aceitabilidade médica. **Diretrizes localmente aceitas** são empregadas para fazer o diagnóstico de morte encefálica. Os critérios para diagnóstico clínico de morte encefálica em adultos, adaptados a partir daqueles usados no Massachusetts General Hospital (MGH), são resumidos adiante. Outras instituições podem ter critérios diferentes. No MGH, a morte encefálica só pode ser declarada por um **neurologista assistente** ou **neurocirurgião assistente**.

B. A **morte encefálica** é uma síndrome clínica, definida como a perda irreversível da função clínica de todo o encéfalo, inclusive do tronco encefálico. Os pré-requisitos são:
1. Conhecimento da causa imediata da lesão encefálica, que tem de ser irreversível. É indispensável que haja sinais clínicos ou em imagens neurológicas de um grave distúrbio no sistema nervoso central (SNC) que explique os achados.
2. Exclusão de distúrbios clínicos complicadores que possam confundir a avaliação clínica (p. ex., distúrbio eletrolítico, acidobásico ou endócrino grave).
3. Ausência de sinais de intoxicação farmacológica ou envenenamento. Nos casos em que há conhecimento da administração de depressores do SNC, podem-se solicitar exames encefálicos complementares.
4. Ausência de sinais de bloqueio neuromuscular se houve administração recente ou prolongada de relaxantes musculares.
5. Temperatura central acima de 36,5°C.
6. Na presença de variáveis de confundimento, a morte encefálica ainda pode ser determinada por exames complementares (ver adiante). É necessário um período mínimo de 24 h de observação sem alterações neurológicas clínicas se a causa do coma for desconhecida.

C. Os três principais achados de morte encefálica são (1) **coma**; (2) **ausência de reflexos do tronco encefálico** e (3) **apneia**.

D. Os **exames complementares de confirmação** do diagnóstico de morte encefálica são angiografia, eletroencefalografia, ultrassonografia Doppler transcraniana e cintilografia encefálica com hexametilpropilenoamina oxima marcada com tecnécio 99m. Atualmente, a ARM e a angiografia por TC estão sendo avaliadas como exames complementares para diagnóstico de morte encefálica, mas podem ser aceitáveis no futuro. A precisão dos potenciais evocados somatossensoriais no diagnóstico de morte encefálica foi posta em dúvida e esse exame não é mais usado como único exame complementar no MGH.

III. DOAÇÃO DE ÓRGÃOS

Os pacientes com diagnóstico de morte encefálica e cujos representantes dão consentimento são considerados candidatos à doação de órgãos e tecidos. Além disso, as tentativas recentes de aumentar o número de órgãos disponíveis para transplante levou à consideração de pacientes em estado grave, que dependem de tratamentos de suporte da vida, para doação após morte cardíaca (**DMC**). Nesses casos, há expectativa de morte imediata após a suspensão do tratamento de manutenção da vida. É interessante notar que os dados disponíveis até hoje sugerem que os resultados com órgãos de doadores após morte cardíaca não são muito diferentes daqueles obtidos com doadores após morte encefálica, apesar do tempo de isquemia morna.

A. As **conversas com a família** sobre a doação de órgãos não devem ser conduzidas pelo médico que assiste o paciente em razão de um possível conflito de interesses. Regulamentações

536 Capítulo 40

federais exigem que essas discussões sejam conduzidas por equipe treinada do sistema regional de captação de órgãos. Estudos sustentam que é maior a probabilidade de que as famílias concordem com a doação de órgãos quando abordadas por um profissional treinado do serviço de captação de órgãos. Em geral, o tópico é introduzido perguntando-se à família se o falecido alguma vez expressou sua opinião acerca do uso de seus órgãos após a morte. Muitas famílias são consoladas pela ideia de que partes do corpo de seu ente querido podem salvar a vida de outra pessoa e podem, de certa forma, continuar a vida perdida.

B. A **comunicação precoce** ao serviço de captação de órgãos é crucial em casos de possíveis doadores. Em geral, o serviço de captação de órgãos tem protocolos específicos acerca de medicamentos (p. ex., vasopressores e suporte hormonal), ajustes do ventilador mecânico e exames de sangue laboratoriais a serem realizados.

C. Os **cuidados com o paciente em morte encefálica** para doação de órgãos são um desafio (ver Capítulo 20, seção IV.N). Os problemas frequentes são hipotensão, arritmias, hipoxemia e diabetes insípido. Para o êxito da doação, é necessária a presença de um anestesiologista alerta em conjunto com a orientação do serviço de captação de órgãos.

D. A **captação de órgãos de DMC** é um desafio e exige o cumprimento de princípios éticos norteadores. É preciso rever e seguir a política institucional para captação de DMC quando se planeja captar órgãos de DMC. A maioria dos doadores após morte cardíaca tem lesão neurológica gravíssima, mas não atende os critérios de morte encefálica. A assistência do paciente terminal, aí incluída a administração de medicamentos analgésicos e amnésticos pela equipe de UTI responsável, suplanta o objetivo da captação de órgãos. A política institucional deve definir com clareza o seguinte:

1. Os papéis independentes das equipes que cuidam do doador e do receptor para evitar conflito de interesses.
2. O médico responsável por atestar a morte cardíaca (geralmente o intensivista).
3. O tempo de assistolia para atestar a morte. Atualmente esse tempo é de 5 min no Massachusetts General Hospital (MGH).
4. O procedimento de obtenção de consentimento e a administração de medicamentos ou tratamentos necessários para captação de órgãos, mas que não são benéficos (e podem ser prejudiciais) para o paciente. Os exemplos são administração de heparina ou cateterização da artéria femoral.
5. O procedimento para permitir a presença da família no momento da morte (na UTI ou sala de cirurgia).
6. O período depois do qual se deixa de fazer a captação de órgão em caso de sobrevida inesperada do paciente após a suspensão das terapias de manutenção da vida e o procedimento de retorno à UTI. Atualmente, esse período é de 2 h depois da extubação no MGH.

E. Caso a equipe de transplante da instituição vá participar da retirada ou do transplante de órgãos, convém estabelecer contato com a equipe e informá-la imediatamente sobre qualquer alteração da condição do doador que justifique a antecipação da retirada.

IV. CUIDADOS COM A FAMÍLIA

A. O **apoio** à família depois da morte começa com a comunicação honesta, frequente e compassiva pela equipe médica.

B. A **formação cultural e os valores individuais** influenciam o diálogo. A equipe médica deve buscar a flexibilidade ao se defrontar com cada situação.

1. O profissional de assistência social pode fornecer informações importantes para se compreender a formação religiosa e cultural da família.
2. O apoio religioso pode ser útil e deve ser oferecido à família.
3. O acompanhamento da família pode ser vantajoso tanto para os parentes quanto para a equipe médica e faz parte da rotina do serviço de captação de órgãos nos casos de doação.

V. CONSIDERAÇÕES LEGAIS

Os médicos que mantêm comunicação honesta e aberta com os pacientes e suas famílias acerca de questões éticas e relacionadas com o fim da vida raramente terão que resolver essas questões diante de um tribunal. Todavia, várias sentenças judiciais recentes têm implicações úteis para o médico que se depara com questões éticas.

Questões Éticas e Relacionadas com o Fim da Vida   537

A. A Autonomia do Paciente É Primordial nas Decisões. Várias vezes se afirmou que os pacientes podem recusar terapias de manutenção da vida ou de outro tipo.

B. A Dimensão da Vida Humana Vai Além da Mera Existência Biológica. Assim, a decisão de um representante de suspender a assistência pode ser baseada no potencial de uma existência plena de sentido (**"qualidade da vida"**).

C. O Suporte Implementado Pode Ser Interrompido. Não é válida a ideia de que uma terapia de manutenção da vida implementada não pode ser mais interrompida.

D. As melhores pessoas para tomar decisões relativas ao fim da vida são o médico e o paciente e/ou a família, com a ajuda de facilitadores da instituição (p. ex., comissão de ética), quando necessário. Na maioria dos estados, a permissão para interromper ou não implementar um tratamento não requer "ordem judicial".

E. A Interrupção da Hidratação ou do Suporte Nutricional Não Difere Legalmente da Interrupção de Outro Suporte à Vida. Além das decisões judiciais, esse entendimento teve o respaldo de várias sociedades médicas, entre elas a American Medical Association e a American Academy of Neurology.

F. Os Médicos Não São Obrigados a Prestar Assistência que Considerem Inútil. No entanto, a definição de "inutilidade" pode ser problemática e, em situações de conflito com o paciente ou a família, é aconselhável que o médico tente resolvê-lo de todas as formas, inclusive afastando-se dos cuidados do paciente, antes de tomar uma decisão contra a vontade da família.

G. Em casos incomuns ou questionáveis, convém buscar a orientação do serviço jurídico da instituição antes de decidir.

Leituras Sugeridas

American Society of Anesthesiologists. Ethical guidelines for the anesthesia care of patients with do-not-resuscitate orders or other directives that limit treatment. Approved October 17, 2001, last affirmed October 22, 2008.

Bernat JL. The boundaries of organ donation after circulatory death. *N Engl J Med* 2008;359:669–671.

Jenkins K, Baker AB. Consent and anaesthetic risk. *Anaesthesia* 2003;58:962–984.

Steinbroock R. Organ donation after cardiac death. *N Engl J Med* 2007;357:209–213.

Truog RD, Miller F. The dead donor rule and organ transplantation. *N Engl J Med* 2008; 359:674–675.

Truog RD, Waisel DB, Burns JP. DNR in the OR: a goal-directed approach. *Anesthesiology* 1999;90:289–295.

Van Norman, GA. Another matter of life and death: what every anesthesiologist should know about the ethical, legal, and policy implications of the non-heart-beating cadaver organ donor. *Anesthesiology* 2003;98:763–773.

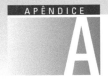

Informações Farmacológicas Complementares

Bishr Haydar

ABCIXIMABE (REOPRO)
Indicações — Evita a formação de trombos após intervenção coronariana percutânea (ICP).
Dosagem — Administração de bolo (0,25 mg/kg) 10 a 60 min antes da ICP, seguido por infusão IV de 10 μg/min.
Efeito — Inibe a glicoproteína IIB/IIIA; evita a adesão e a agregação plaquetária.
Depuração — Rápida diminuição da concentração decorrente da ligação às plaquetas; possibilidade de transferência do medicamento plaqueta a plaqueta. Em geral, há recuperação da função em 48 h, mas pode permanecer na circulação por até 10 dias.
Comentários — Pode haver anafilaxia; hipotensão na administração em bolo. As complicações hemorrágicas e a trombocitopenia são efeitos colaterais comuns. Contraindicações: hemorragia interna ativa ou AVC recente.

ACETATO DE DESMOPRESSINA (DDAVP)
Indicações — 1. Tratamento da coagulopatia na doença de von Willebrand, hemofilia A (mas contraindicado se a atividade do fator VIII > 5%), insuficiência renal. 2. Diabetes insípido central.
Dosagem — Adulto: 1. 0,3 μg/kg IV (diluído em 50 mℓ de soro fisiológico), infundido durante 15 a 30 min. 2. 5 a 20 μg por via intranasal 1 ou 2 vezes/dia.
Efeito — Aumenta os níveis plasmáticos de atividade do fator VIII por liberação de fator de von Willebrand pelas células endoteliais; aumenta a reabsorção renal de água (efeito ADH).
Depuração — Eliminação renal.
Comentários — A clorpropamida, a carbamazepina e o clofibrato potencializam o efeito antidiurético. Doses repetidas a cada 12 a 24 h terão o efeito diminuído em comparação com a dose inicial. Não tem efeito vasopressor.

ACETAZOLAMIDA (DIAMOX)
Indicações — Acidose respiratória com alcalose metabólica. Aumento das pressões intraocular e intracraniana.
Dosagem — 125 a 500 mg IV durante 1 a 2 min ou VO, sem ultrapassar 2 g em 24 h.
Efeito — Inibe a anidrase carbônica, com consequente aumento da excreção renal de bicarbonato.
Comentários — Pode aumentar a necessidade de insulina em pacientes diabéticos; pode causar hipopotassemia, trombocitopenia, nefrolitíase, hiperuricemia e, a princípio, confusão e diurese acentuada. Há risco de reação de hipersensibilidade em pacientes com alergia à sulfa.

ÁCIDO AMINOCAPROICO (AMICAR)
Indicações — Hemorragia por fibrinólise.
Dosagem — Dose de ataque de 5 g/100 a 250 mℓ de soro fisiológico IV, seguida por infusão de 1 g/h.

Informações Farmacológicas Complementares **539**

Efeito	Estabiliza o coágulo formado, inibindo os ativadores do plasminogênio e a plasmina.
Depuração	Principalmente eliminação renal.
Comentários	Contraindicado na coagulação intravascular disseminada.

ÁCIDO ETACRÍNICO (EDECRIN)

Indicações	Edema, insuficiência cardíaca congestiva e insuficiência renal aguda/crônica.
Dosagem	Adulto: VO: 50 a 200 mg/dia divididos em uma a duas doses; IV: 25 a 100 mg IV durante 5 a 10 min; dose acumulativa em 24 h, 400 mg. Criança: VO: dose inicial de 25 mg/dia, aumentar em 25 mg/dia até obter resposta (máximo, 3 mg/kg/dia); IV: 1 mg/kg/dose (cuidado ao repetir as doses em vista do risco de ototoxicidade).
Efeito	Diurético de alça.
Depuração	Metabolizado pelo fígado em conjugado de cisteína ativo (35 a 40%); 30 a 60% são excretados inalterados na bile e na urina.
Comentários	Pode potencializar a atividade de anti-hipertensivos, bloqueadores neuromusculares e digoxina, além de aumentar a necessidade de insulina em pacientes diabéticos. Ao contrário do Lasix/Bumex, não tem radical sulfa.

ADENOSINA (ADENOCARD)

Indicações	Taquicardia supraventricular paroxística.
Dosagem	Adulto: Bolo IV de 6 a 12 mg seguido por irrigação IV rápida com 20 mℓ de solução salina. Criança: 50 μg/kg IV.
Efeito	Retardo ou bloqueio temporário da condução no nó AV e da condução por vias de reentrada (sobretudo as que contam com a participação do nó AV).
Depuração	Metabolismo ultrarrápido por hemácias e células endoteliais.
Comentários	Contraindicada em pacientes com bloqueio AV de segundo ou terceiro grau ou síndrome do nó sinoatrial. Ineficaz na interrupção de *flutter* ou fibrilação atrial, mas pode auxiliar no diagnóstico, pois retarda a resposta ventricular. A assistolia por 3 a 6 segundos após a administração é comum e cessa espontaneamente. Pode causar broncospasmo ou hipotensão. Usar com cuidado em pacientes com síndromes de pré-excitação (p. ex., Wolff-Parkinson-White). O efeito é antagonizado por metilxantinas (*i. e.*, teofilina).

ALBUTEROL (PROVENTIL, VENTOLIN)

Indicações	Broncospasmo.
Dosagem	Aerossol: 2,5 mg em 3 mℓ de soro fisiológico por nebulizador; 180 ou 200 μg (dois jatos) por inalador. VO: 2,5 mg. Criança: 0,1 mg/kg (xarope, 2 mg/5 mℓ).
Efeito	Agonista do receptor β_2, causando relaxamento do músculo liso brônquico.
Comentários	Possível sobrecarga beta-adrenérgica, taquiarritmias. É necessário aumentar a dose ao usar inalador dosimetrado em pacientes intubados (4 a 6 jatos). Pode ser usado no tratamento provisório de pacientes com hiperpotassemia (nebulização de 10 a 20 mg).

AMINOFILINA (TEOFILINA-ETILENODIAMINA)

Indicações	Broncospasmo, crises de apneia em lactentes.
Dosagem	Adulto: ATAQUE: 5,0 mg/kg IV a < 25 mg/min; MANUT: 0,5 a 0,7 mg/kg/h IV. Dose menor em idosos, na ICC e na hepatopatia. Criança: 1 mês a 1 ano, 0,16 a 0,7 mg/kg/h; 1 a 9 anos, 0,8 mg/kg/h.
Efeito	Inibição da fosfodiesterase, antagonista da adenosina, com consequente broncodilatação e efeitos inotrópicos e cronotrópicos positivos.
Depuração	Metabolismo hepático; eliminação renal (10% inalterada).
Comentários	Pode causar taquiarritmias. Janela terapêutica muito estreita.

540 Apêndice A

AMIODARONA (CORDARONE)

Indicações	Taquiarritmias atriais e ventriculares refratárias ou recorrentes.
Dosagem	ATAQUE: 800 a 1.600 mg/dia VO × 1 a 3 semanas, depois 600 a 800 mg/dia VO × 4 semanas; MANUT: 100 a 400 mg/dia VO. IV: dose de ataque de 15 mg/min por 10 min (150 a 300 mg), seguida por 1 mg/min por 6 h (360 mg) e, depois, 0,5 mg/min por 18 h (540 mg).
Efeito	Depressão do nó sinoatrial e prolongamento dos intervalos PR, QRS e QT; bloqueio alfa e beta-adrenérgico.
Depuração	Excreção biliar. Meia-vida de eliminação muito longa.
Comentários	Pode causar bradicardia sinusal grave, arritmias ventriculares, bloqueio AV, anormalidades das provas de função hepática e tireoidiana, hepatite e cirrose. O uso prolongado pode causar fibrose pulmonar. Aumenta os níveis séricos de digoxina, anticoagulantes orais, diltiazem, quinidina, procainamida e fenitoína.

ANRINONA (TAMBÉM CONHECIDA COMO INANRINONA) (INOCOR)

Ver Inanrinona.

APROTININA (TRASYLOL)

Retirado do mercado em maio de 2008 depois que foi constatado que está associada a maior mortalidade em pacientes submetidos a cirurgia cardíaca em comparação com o tratamento com análogos da lisina. *N Engl J Med.* 2008;358(22):2319-2331.

ARGATROBANA

Indicações	**1.** Tratamento ou profilaxia da trombose na trombocitopenia induzida por heparina. **2.** ICP em pacientes que correm risco ou que apresentam trombocitopenia induzida por heparina.
Dosagem	**1.** Infusão contínua IV de 2 μg/kg/min, MÁX. de 10 μg/kg/min, ajustar até que o TTPa no estado estável seja de 1,5 a 3 vezes o valor basal inicial (não ultrapassar 100 segundos). **2.** 350 μg/kg IV durante 3 a 5 min e infusão IV contínua de 25 μg/kg/min, manter TCA entre 300 e 450 segundos. Não foram estabelecidas a segurança e a eficácia abaixo dos 18 anos de idade.
Efeito	Inibidor direto da trombina altamente seletivo, com consequente inibição da formação de fibrina; fatores V, VIII e XIII; proteína C; agregação plaquetária.
Depuração	Metabolismo hepático com excreção biliar de 65% e excreção renal de 22%.
Comentários	Anticoagulante – pode causar sangramento intenso; cuidado em pacientes sob risco de sangramento grave (hipertensão grave, punção lombar/anestesia neuraxial e sangramento cirúrgico). Não é recomendável usar doses de ataque de varfarina. Reduzir a dose na disfunção hepática.

ATENOLOL (TENORMIN)

Indicações	Hipertensão, angina e pós-infarto do miocárdio (pós-IM).
Dosagem	VO: 50 a 100 mg/dia. IV: 5 mg prn
Efeito	Bloqueio dos receptores adrenérgicos β_1-seletivos.
Depuração	Eliminação renal, intestinal.
Comentários	Altas doses bloqueiam os receptores adrenérgicos β_2. Relativamente contraindicado na insuficiência cardíaca congestiva aguda e no bloqueio atrioventricular. Cuidado em pacientes com asma ou em tratamento com bloqueadores dos canais de cálcio e outros agentes que prolonguem a condução AV. Pode haver angina de rebote com a interrupção abrupta.

ATIVADOR DO PLASMINOGÊNIO TECIDUAL (ALTEPLASE, ACTIVASE, TPA)

Indicações	**1.** Lise de trombos arteriais coronarianos em pacientes hemodinamicamente instáveis com IAM. **2.** Tratamento de embolia pulmonar maciça aguda em adultos. **3.** Acidente vascular cerebral embólico agudo.

Informações Farmacológicas Complementares **541**

Dosagem	**1.** ATAQUE: 15 mg (30 mℓ da infusão) IV durante 1 min seguidos por 0,75 mg/kg (não ultrapassar 50 mg) administrados durante 30 min. MANUT: 0,5 mg/kg IV até 35 mg/h durante 1 h logo após a dose de ataque. A dose total não pode ultrapassar 100 mg. **2.** Infusão contínua IV de 100 mg durante 2 h. **3.** Dose total de 0,9 mg/kg IV (máximo de 90 mg); administrar 10% em bolo e o restante durante 60 min.
Efeito	Ativador do plasminogênio tecidual.
Depuração	Depuração hepática rápida.
Comentários	Doses acima de 150 mg foram associadas ao aumento da incidência de hemorragia intracraniana. Contraindicado no sangramento interno ativo, história de acidente vascular cerebral hemorrágico, neoplasia intracraniana, aneurisma ou cirurgia ou trauma intracraniano ou intraespinal recente (nos últimos 2 meses). Deve ser usado com cuidado em pacientes submetidos a compressões torácicas e em pacientes em tratamento com heparina, varfarina ou fármacos antiplaquetários.

ATROPINA

Indicações	**1.** Antissialagogo. **2.** Bradicardia. **3.** Parada cardíaca (protocolo SAVC).
Dosagem	Adulto: **I.** 0,2 a 0,4 mg IV. **2.** 0,4 a 1,0 mg IV. **3.** 1 mg IV. Criança: **1.** 0,01 mg/kg/dose IV/IM (< 0,4 mg). **2.** 0,02 mg/kg/dose IV (< 0,4 mg).
Efeito	Bloqueio competitivo da acetilcolina nos receptores muscarínicos.
Depuração	Metabolismo hepático de 50 a 70%; eliminação renal.
Comentários	Baixas doses podem causar bradicardia paradoxal. Pode causar taquiarritmias, dissociação AV, extrassístoles ventriculares, xerostomia ou retenção urinária. Altas doses causam efeitos no SNC.

AZUL DE METILENO (CLORETO DE METILTIONINA, AZUL DE UROLENO)

Indicações	**1.** Marcador cirúrgico nas intervenções geniturinárias. **2.** Metemoglobinemia.
Dosagem	**1.** 100 mg (10 mℓ de solução a 1%) IV. **2.** 1 a 2 mg/kg IV de solução a 1% durante 10 min; repetir 1/1 h, prn.
Efeito	Baixas doses promovem a conversão de metemoglobina em hemoglobina. Altas doses promovem a conversão de hemoglobina em metemoglobina.
Depuração	Redução tecidual; eliminação urinária e biliar.
Comentários	Pode causar destruição das hemácias (uso prolongado), hipertensão, irritação vesical, náuseas, diaforese. Pode inibir o relaxamento das artérias coronárias induzido por nitrato. Interfere na oximetria de pulso por 1 a 2 min. Pode causar hemólise em pacientes com deficiência de glicose-6-fosfato desidrogenase.

BICARBONATO DE SÓDIO (NaHCO$_3$)

Indicações	Acidose metabólica; alcalinização urinária.
Dosagem	Dose IV em mEq NaHCO$_3$ = (déficit de base × peso [kg] × 0,3) (as doses subsequentes são ajustadas de acordo com o pH do paciente).
Efeito	Neutralização de H$^+$.
Depuração	Metabolismo plasmático em dióxido de carbono; eliminação pulmonar e renal.
Comentários	Incompatível com muitos medicamentos IV. Possibilidade de alcalose metabólica, hipercarbia e hiperosmolalidade. Em recém-nascidos, pode causar hemorragia intraventricular. Atravessa a placenta. A solução a 8,4% tem cerca de 1,0 mEq/mℓ; a solução a 4,2% tem cerca de 0,5 mEq/mℓ.

BUMETANIDA (BUMEX)

Indicações	Edema, hipertensão, hipertensão intracraniana.
Dosagem	0,5 a 1,0 mg IV repetida até a dose máxima de 10 mg/dia.
Efeito	Diurético de alça com efeito principal no ramo ascendente da alça de Henle. Aumenta a excreção de Na$^+$, K$^+$, Cl$^-$ e H$_2$O.

542 Apêndice A

Depuração Metabolismo hepático; excreção renal de 81% (45% na forma inalterada).
Comentários Pode causar hipopotassemia, hipomagnesemia, hipovolemia e ototoxicidade. Pacientes com alergia à sulfa podem apresentar hipersensibilidade à bumetanida. Eficaz na insuficiência renal.

CAPTOPRIL (CAPOTEN)
Indicações Hipertensão e insuficiência cardíaca congestiva.
Dosagem ATAQUE: 12,5 a 25,0 mg VO 3 × dia; MANUT: 25 a 100 mg VO 3 × dia.
Efeito Inibição da enzima de conversão da angiotensina I diminui os níveis de angiotensina II e aldosterona. Diminui a pré-carga e a pós-carga em pacientes com insuficiência cardíaca congestiva.
Depuração Metabolismo hepático; eliminação renal de 95% (40 a 50% na forma inalterada).
Comentários Pode causar hiperpotassemia, tosse, neutropenia, agranulocitose, hipotensão ou broncospasmo. Teratogênico.

CARBOPROSTA (HEMABATE)
Indicações Hemorragia pós-parto refratária.
Dosagem 250 μg IM; pode repetir a cada 15 a 90 min, dose total máxima de 2 mg.
Efeito Prostaglandina $F_{2\alpha}$; causa contração da musculatura uterina.
Comentários Pode causar broncospasmo acentuado, principalmente em pacientes com reatividade das vias respiratórias ou hipertensão.

CETOROLACO (TORADOL)
Indicações Anti-inflamatório não esteroide (AINE) para a dor moderada. Auxiliar na dor intensa quando associado a opioides parenterais ou peridurais.
Dosagem VO: 10 mg a cada 4 a 6 h. IM/IV: 30-60 mg, depois 15 a 30 mg 6/6 h.
Efeito Limita a síntese de prostaglandina por inibição da ciclo-oxigenase.
Depuração Metabolismo hepático inferior a 50%, metabolismo renal; eliminação renal de 91%.
Comentários Os efeitos adversos são semelhantes aos de outros AINE: úlcera péptica, sangramento, diminuição do fluxo sanguíneo renal. A duração do tratamento não deve ultrapassar 5 dias. Cuidado durante o uso em idosos ou em pacientes com disfunção renal preexistente ou hipovolemia acentuada.

CIMETIDINA (TAGAMET)
Indicações Profilaxia da aspiração pulmonar (redução do volume e da acidez gástrica), refluxo gastresofágico, hipersecreção de ácido gástrico, anafilaxia e profilaxia.
Dosagem 300 mg 6/6 h IV/IM/VO (12/12 h na insuficiência renal).
Efeito Antagoniza a ação da histamina em receptores H_2, com inibição da secreção de ácido gástrico.
Depuração Metabolismo hepático; eliminação renal de 75% (na forma inalterada) (dose IV).
Comentários Pode causar pequenas elevações dos níveis de creatinina, trombocitopenia; potente inibidor do citocromo P450 1A2. Hipotensão com bolo IV rápido. Pode causar confusão ou sonolência com doses repetidas. Irritação venosa.

CITRATO DE SÓDIO DI-HIDRATADO/ÁCIDO CÍTRICO MONOIDRATADO (BICITRA)
Indicações Neutralização do ácido gástrico.
Dosagem 15 mℓ em 15 mℓ de água VO (500 mg de citrato de sódio, 334 mg de ácido cítrico por 5 mℓ).
Efeito Absorvido e metabolizado em bicarbonato de sódio.
Depuração Oxidação; 5% excretados na urina (inalterados).
Comentários Contraindicado em pacientes com restrição de sódio ou insuficiência renal grave. Não usar com antiácidos contendo alumínio.

Informações Farmacológicas Complementares 543

CLEVIDIPINO (CLEVIPREX)

Indicações	Tratamento da hipertensão aguda quando o tratamento oral é indesejável/indisponível.
Dosagem	Infusão IV: 1 a 2 mg/h; duplicar a dose a cada 90 s até aproximar-se do objetivo, depois ajustar a cada 5 a 10 min. Dose máxima, 32 mg/h.
Efeito	Bloqueador dos canais de cálcio di-hidropiridínicos; causa redução da pressão arterial ± taquicardia reflexa por diminuição da resistência vascular sistêmica (RVS); pode ter efeitos inotrópicos negativos. Não afeta a pré-carga.
Depuração	Rápida hidrólise via esterase plasmática; não há ajuste da dose na disfunção hepática/renal.
Efeito	Dura 5 a 15 min após a interrupção.
Comentários	O ajuste da dose é rápido. Em emulsão lipídica; desprezar a parte não usada depois de 4 h. Contraindicado em pacientes alérgicos a soja/ovo, com distúrbio do metabolismo lipídico ou na estenose aórtica grave. Risco de hipertensão de rebote com infusão prolongada; risco de fibrilação atrial. Classe C na gravidez.

CLONIDINA (CATAPRES)

Indicações	Hipertensão; hiperatividade autônoma secundária à abstinência de drogas.
Dosagem	0,1 a 1,2 mg/dia VO em doses divididas (dose máxima: 2,4 mg/dia). Disponível também na forma de adesivo transdérmico, que libera 0,1, 0,2 ou 0,3 mg/dia durante 7 dias.
Efeito	Agonista α_2-adrenérgico central; diminui a RVS e a frequência cardíaca.
Depuração	Metabolismo hepático de 50%; eliminação biliar de 20% e renal de 80%.
Comentários	A interrupção abrupta pode causar hipertensão de rebote ou arritmias. Pode causar sonolência, pesadelos, inquietação, ansiedade ou depressão. A injeção intravenosa pode causar estimulação alfa-adrenérgica periférica. Pode reduzir a morbidade cardíaca em pacientes submetidos a cirurgia vascular de grande porte.

CLOPIDOGREL (PLAVIX)

Indicações	Agente antiplaquetário. **1.** Síndrome coronariana aguda. **2.** Intervenção coronariana percutânea (ICP). **3.** IAM recente, acidente vascular cerebral tromboembólico recente ou doença arterial estabelecida. **4.** Profilaxia da estenose de *stent* coronariano.
Dosagem	**1** e **2.** VO: ATAQUE: 300 a 600 mg; MANUT: 75 mg/dia. **3** e **4.** VO: 75 mg/dia.
Efeito	Bloqueio irreversível do receptor de ADP.
Depuração	Metabolismo hepático; excreção renal.
Comentários	O principal efeito colateral é o sangramento. Reduzir a dose na insuficiência hepática. Os inibidores da bomba de prótons podem reduzir a eficácia do clopidogrel. Recomendar a interrupção 7 dias antes de anestesia neuraxial.

CLORETO DE CÁLCIO; GLUCONATO DE CÁLCIO

Indicações	Hipocalcemia, hiperpotassemia e hipermagnesemia.
Dosagem	Cloreto de cálcio: 5 a 10 mg/kg IV prn ($CaCl_2$ a 10% = 1,36 mEq Ca^{2+}/mℓ). Gluconato de cálcio: 15 a 30 mg/kg IV prn (gluconato de cálcio a 10% = 0,45 mEq Ca^{2+}/mℓ).
Efeito	Mantém a integridade da membrana celular, o acoplamento excitação-contração muscular, o acoplamento estimulação-secreção glandular e a função enzimática. Aumenta a pressão arterial.
Comentários	Pode causar bradicardia ou arritmia (principalmente com digitálicos). Irritação das veias. Menor disponibilidade de Ca^{2+} com o gluconato de cálcio que com o cloreto de cálcio em razão da ligação de gluconato. A infusão rápida pode causar vasoconstrição coronariana.

544 Apêndice A

CLOROTIAZIDA (DIURIL)

Indicações	Edema na insuficiência cardíaca e insuficiência renal aguda ou crônica; hipertensão.
Dosagem	Adulto: 250-500 mg em bolo IV de 50 a 100 mg/min, máximo de 2 g em 24 h. Criança: oral, 20 mg/kg/dia em duas doses divididas a cada 12 h.
Efeito	Diurético tiazídico.
Depuração	Eliminação renal.
Comentários	Pode causar hipopotassemia; aumenta a atividade dos anti-hipertensivos, digoxina. Pode aumentar a atividade de diuréticos de alça na insuficiência renal.

DALTEPARINA (FRAGMIN)

Indicações	**1.** Profilaxia da trombose venosa profunda. **2.** Síndromes coronarianas agudas. **3.** Trombose venosa profunda.
Dosagem	**1.** 2.500 a 5.000 unidades SC ao dia. **2.** 120 unidades/kg (dose máxima de 10.000 unidades) SC 12/12 h × 5 a 8 dias com administração concomitante de ácido acetilsalicílico. **3.** 100 unidades/kg SC 2 × dia ou 200 unidades/kg/dia SC.
Efeito	Anticoagulante; inibe o fator Xa e o fator IIa. Ver Heparina.
Depuração	Hepática; excreção renal; reduzir a dose quando a depuração de creatinina < 30 mℓ/min.
Comentários	Igualmente eficaz como heparina não fracionada; características de dose-resposta mais previsíveis. Hematomas subdurais e extradurais foram associados à punção subdural/lombar ou à colocação ou retirada de cateter peridural. Cuidado ao executar ou retirar bloqueio neuraxial em pacientes tratados com Fragmin. É revertido apenas parcialmente pela protamina. Raramente causa trombocitopenia.

DANTROLENO (DANTRIUM)

Indicações	Hipertermia maligna (HM); síndrome maligna por neurolépticos.
Dosagem	Misturar 20 mg em 60 mℓ de água estéril. Aos primeiros sinais de HM, bolo IV de 2,5 mg/kg; se os sinais persistirem após 30 min, repetir a dose, até 10 mg/kg. Não há recomendação de tratamento IV profilático.
Efeito	Reduz a liberação de Ca^{2+} pelo retículo sarcoplasmático; relaxa os músculos esqueléticos.
Depuração	Metabolismo hepático; eliminação renal.
Comentários	Dissolve lentamente em solução. Evitar o extravasamento, pois causa irritação tecidual.

DEXAMETASONA (DECADRON)

Indicações	**1.** Edema cerebral em tumores do SNC; edema das vias respiratórias. **2.** Profilaxia de náuseas e vômitos pós-operatórios.
Dosagem	**1.** ATAQUE: 10 mg IV. MANUT: 4 mg IV 6/6 h (reduzida gradualmente ao longo de 6 dias). **2.** 4 mg IV.
Efeito	Ver Hidrocortisona. Tem 20 a 25 vezes a potência glicocorticoide da hidrocortisona. Efeito mineralocorticoide mínimo.
Depuração	Metabolismo essencialmente hepático; eliminação renal.
Comentários	Ver Hidrocortisona.

DEXMEDETOMIDINA (PRECEDEX)

Indicações	Sedação na UTI.
Dosagem	Sedação na UTI para adultos: ATAQUE: 1 μg/kg durante 10 min; MANUT: 0,2 a 0,7 μg/kg/h; não indicado em infusões que durem > 24 h. Não foram estabelecidas a segurança e a eficácia abaixo dos 18 anos de idade.
Efeito	Agonista seletivo de α_2-adrenorreceptores; atividade α_1 observada em altas doses ou após infusão rápida. Produz sedação e potencializa os efeitos de sedativo-hipnóticos, anestésicos e opioides. Efeitos mínimos sobre a ventilação.

Informações Farmacológicas Complementares **545**

Depuração Metabolismo hepático; excreção renal de 95%.
Comentários Pode causar vasoconstrição, hipertensão com bolo inicial, além de bradicardia, fibrilação atrial, hipotensão e parada sinusal com a infusão. Proporciona sedação, mas não é analgésico.

DEXTRANA 40 (RHEOMACRODEX)

Indicações Inibição da agregação plaquetária; melhora do fluxo sanguíneo em estados de baixo fluxo (p. ex., cirurgia vascular); expansão do volume intravascular.
Dosagem Adulto: ATAQUE: 30 a 50 mℓ IV durante 30 min; MANUT: 15 a 30 mℓ/h IV (solução a 10%). Criança: < 20 mℓ/kg/24 h de dextrana a 10%.
Efeito Expansão do volume plasmático imediata e de curta duração (1,5 h); diminui a adesão plaquetária.
Depuração Eliminação renal.
Comentários Pode causar hipervolemia, anafilaxia, diátese hemorrágica, trombocitopenia, interferência na prova cruzada do sangue ou falsa elevação da glicemia. Há relato de insuficiência renal.

DIFENIDRAMINA (BENADRYL)

Indicações Reações alérgicas, reações extrapiramidais induzidas por drogas; sedação.
Dosagem Adulto: 25 a 50 mg IV a cada 6 a 8 h. Criança: 5,0 mg/kg/dia IV divididos em quatro doses (dose máxima: 300 mg).
Efeito Antagonista da ação da histamina nos receptores H_1; anticolinérgico; depressor do SNC.
Depuração Metabolismo hepático; excreção renal.
Comentários Pode causar hipotensão, taquicardia, tontura, retenção urinária e crises convulsivas. Efeito antiemético leve.

DIGOXINA (LANOXIN)

Indicações Insuficiência cardíaca, taquiarritmias, fibrilação atrial e *flutter* atrial.
Dosagem Adulto: ATAQUE: 0,5 a 1,0 mg/dia IV ou VO em doses divididas; MANUT: 0,125 a 0,5 mg/dia IV ou VO. Criança (IV/IM em doses divididas): ATAQUE: As doses diárias totais geralmente são divididas em duas ou mais tomadas. Recém-nascido: 15 a 30 µg/kg/dia; 1 mês a 2 anos: 30 a 50 µg/kg/dia; 2 a 5 anos: 25 a 35 µg/kg/ dia; 5 a 10 anos: 15 a 30 µg/kg/dia; > 10 anos: 8 a 12 µg/kg/dia. MANUT: 20 a 35% da DOSE DE ATAQUE ao dia (reduzir na insuficiência renal).
Efeito Aumenta a contratilidade miocárdica; diminui a condução no nó AV e nas fibras de Purkinje.
Depuração Eliminação renal (50 a 70% na forma inalterada).
Comentários Pode causar intolerância GI, borramento visual, alterações do ECG ou arritmias. A toxicidade é potencializada por hipopotassemia, hipomagnesemia, hipercalcemia. Cuidado ao prescrever na síndrome de Wolff-Parkinson-White e na desfibrilação. Bloqueio atrioventricular potencializado por bloqueio β e dos canais de cálcio.

DILTIAZEM (CARDIZEM)

Indicações Angina de peito, angina variante por espasmo da artéria coronária, fibrilação/ *flutter* atrial, taquicardia supraventricular paroxística, hipertensão.
Dosagem VO: 30-60 mg 6/6 h. IV: Bolo de 20 mg, seguido por infusão de 10 mg/h.
Efeito Antagonista dos canais de cálcio que retardam a condução nos nós sinoatrial e AV, dilata as arteríolas coronarianas e periféricas, além de reduzir a contratilidade miocárdica.
Depuração Metabolismo essencialmente hepático; eliminação renal.
Comentários Pode causar bradicardia e bloqueio atrioventricular. Pode interagir com betabloqueadores e digoxina, comprometendo a contratilidade. Causa elevação transitória nas provas de função hepática. Evitar o uso em pacientes com vias de condução acessórias, bloqueio AV e taquicardia ventricular ou em tratamento IV com betabloqueadores. O metabólito ativo tem 1/4 a 1/2 do efeito de dilatação coronariana.

546 Apêndice A

DINITRATO DE ISOSSORBIDA (ISORDIL)

Indicações	Angina, hipertensão, IAM e insuficiência cardíaca congestiva.
Dosagem	5 a 20 mg VO 6/6 h.
Efeito	Ver Nitroglicerina.
Depuração	Metabolismo hepático de quase 100%; eliminação renal.
Comentários	Ver Nitroglicerina. Pode haver desenvolvimento de tolerância.

DOBUTAMINA (DOBUTREX)

Indicações	Insuficiência cardíaca.
Dosagem	Solução para infusão: 250 mg em 250 mℓ de SG5% ou soro fisiológico. Adulto: Iniciar infusão a 2 μg/kg/min e ajustar a dose até obter o efeito. Criança: 5 a 20 μg/kg/min.
Efeito	Agonista β_1-adrenérgico.
Comentários	Pode causar hipotensão, arritmias ou isquemia miocárdica. Pode aumentar a frequência ventricular na fibrilação atrial.

DOPAMINA (INTROPIN)

Indicações	Hipotensão, insuficiência cardíaca.
Dosagem	Solução para infusão: 200 a 800 mg em 250 mℓ de SG5% ou soro fisiológico. **1.** Infusão de 5 a 20 μg/kg/min IV, ajustar a dose até obter o efeito.
Efeito	Dopaminérgico; agonista α e β-adrenérgico.
Depuração	Metabolismo pela MAO/COMT.
Comentários	Pode causar hipertensão, arritmias ou isquemia miocárdica. Efeitos essencialmente dopaminérgicos (aumento do fluxo sanguíneo renal) em dose de 1 a 5 μg/kg/min. Efeitos essencialmente α e β-adrenérgicos em dose $\geq$ 10 μg/kg/min.

DOXAZOSINA (CARDURA)

Indicações	Hipertrofia prostática benigna; hipertensão.
Dosagem	Dose inicial de 1 mg/dia VO, pode ser aumentada lentamente (durante semanas) para 4 a 16 mg/dia VO, de acordo com a resposta do paciente.
Efeito	Antagonista α_1-adrenérgico.
Depuração	Predomínio do metabolismo hepático.
Comentários	Efeito significativo de "primeira dose" com hipotensão postural intensa e tontura. Reduções máximas da pressão arterial em 2 a 6 h após a administração. Associado à síndrome da íris flácida intraoperatória em cirurgia oftalmológica.

DROPERIDOL (INAPSINE)

Indicações	**1.** Náuseas, vômito. **2.** Agitação; auxiliar da anestesia.
Dosagem	Adulto: **1.** 0,625 a 2,5 mg IV prn. **2.** 2,5 a 10 mg IV prn. Criança: **1.** 0,05 a 0,06 mg/kg a cada 4 a 6 h.
Efeito	Antagonista do receptor da dopamina (D$_2$). Aparente indiferença psíquica ao ambiente, catatonia, antipsicótico, antiemético.
Depuração	Metabolismo hepático; excreção renal.
Comentários	Administrado isoladamente, pode causar disforia. Causa prolongamento do intervalo QTc relacionado com a dose. Fracos indícios de cardiotoxicidade (*torsade de pointes*) em doses usadas para profilaxia de náuseas e vômitos. Quadro preto de advertência da FDA (*Black Box warning*): evitar o droperidol em pacientes com prolongamento do QTc, reservar o fármaco para situação de ineficácia de outros tratamentos e monitorar o ECG por 2 a 3 h após o tratamento.

EFEDRINA

Indicação	Hipotensão.
Dosagem	5 a 10 mg IV prn.
Efeito	Estimulação α e β-adrenérgica; liberação de norepinefrina nas terminações nervosas simpáticas.

Informações Farmacológicas Complementares **547**

Depuração	Principalmente eliminação renal (inalterada).
Comentários	Pode causar hipertensão, arritmias, isquemia miocárdica, estimulação do SNC, diminuição da atividade uterina e broncodilatação leve. Efeito mínimo sobre o fluxo sanguíneo uterino. Evitar em pacientes tratados com inibidores da MAO. Taquifilaxia com administração repetida. Atravessa a placenta.

ENALAPRIL/ENALAPRILATO (VASOTEC)

Indicações	Hipertensão e insuficiência cardíaca congestiva.
Dosagem	VO: ATAQUE: 2,5 a 5,0 mg/dia; MANUT: 10 a 20 mg 2 × dia. IV: 0,625 a 5,0 mg 6/6 h (na forma de enalaprilato).
Efeito	Inibidor da enzima de conversão da angiotensina; sinérgico com diuréticos.
Depuração	Metabolismo hepático de enalapril em metabólito ativo (enalaprilato); eliminação renal e fecal.
Comentários	Aumenta o nível sérico de potássio e causa hipotensão sensível à administração de volume. As doses subsequentes têm efeito aditivo. Pode causar angioedema, discrasia sanguínea, tosse, intoxicação por lítio ou agravamento da insuficiência renal. Teratogênico.

ENOXAPARINA (LOVENOX)

Indicações	**1.** Profilaxia da trombose venosa profunda. **2.** Síndromes coronarianas agudas. **3.** Tratamento da trombose venosa profunda.
Dosagem	**1.** 30 mg SC, 2 × dia, ou 40 mg/dia SC. **2.** 1 mg/kg SC 2 × dia durante no mínimo 2 dias, associada ao tratamento com ácido acetilsalicílico. **3.** 1 mg/kg SC 12/12 h ou 1,5 mg/kg SC ao dia.
Efeito	Anticoagulante; inibe o fator Xa e o fator IIa. Ver Heparina.
Depuração	Hepática; excreção renal.
Comentários	Igualmente eficaz como heparina não fracionada; características de dose-resposta mais previsíveis. Hematomas subdurais e extradurais foram associados à punção subdural/lombar ou à colocação ou retirada de cateter peridural. Cuidado ao efetuar ou retirar anestesia neuraxial em pacientes tratados com Lovenox. A protamina causa apenas reversão parcial. Raramente causa trombocitopenia.

EPINEFRINA (ADRENALINA)

Indicações	**1.** Insuficiência cardíaca, hipotensão. **2.** Parada cardíaca. **3.** Broncospasmo, anafilaxia. **4.** Edema das vias respiratórias.
Dosagem	Adulto: **1.** Solução para infusão: 1 mg em 250 mℓ SG5% ou soro fisiológico; 1 a 12 μg/min ajustada até obter o efeito. Adulto: **2.** 0,1 a 1 mg IV ou 1 mg intratraqueal 5/5 min prn. **3.** 0,1 a 0,5 mg SC, 0,1 a 0,25 mg IV ou 0,25 a 1,5 μg/min em infusão IV. **4.** Nebulização: 0,5 mℓ de solução a 2,25% em 2,5 a 3,5 mℓ de soro fisiológico a cada 1 a 4/h prn. Criança: **1.** Recém-nascido: 0,01 a 0,03 mg/kg IV ou intratraqueal a cada 3 a 5 min; crianças: 0,01 mg/kg IV ou intratraqueal a cada 3 a 5 h (até 5 mℓ 1:10.000). **2.** 0,01 mg/kg IV até 0,5 mg. 0,01 mg/kg SC 15/15 min × 2 doses até 1 mg/dose. **3.** Nebulização: ver dose para adulto.
Efeito	Agonista α e β-adrenérgico.
Depuração	Metabolismo pela MAO/COMT.
Comentários	Pode causar hipertensão, arritmias ou isquemia miocárdica. Arritmias potencializadas por halotano. A injeção tópica ou local (1:80.000 a 1:500.000) causa vasoconstrição. Atravessa a placenta.

EPINEFRINA RACÊMICA (VAPONEFRIN)

Não está mais disponível; ver Epinefrina (Adrenalina).

548 Apêndice A

EPTIFIBATIDA (INTEGRILIN)
Indicação	Impede a formação de trombo após ICP.
Dosagem	Bolo (180 μg/kg), depois 2 μg/kg/min em infusão contínua.
Efeito	Inibe a glicoproteína IIb/IIIa; evita adesão e agregação plaquetárias.
Depuração	Há recuperação da função plaquetária em 2 a 4 h após a interrupção da infusão.
Comentários	As complicações hemorrágicas e a trombocitopenia são efeitos colaterais comuns.

ERGONOVINA (ERGOTRATE, VER TAMBÉM METILERGONOVINA)
Indicação	Hemorragia pós-parto decorrente de atonia uterina.
Dosagem	Na hemorragia pós-parto: IV (apenas em emergências), 0,2 mg em 5 mℓ de soro fisiológico $\geq$ 1 min; IM, 0,2 mg a cada 2 a 4 h prn $\leq$ 5 doses, depois VO: 0,2 a 0,4 mg a cada 6 a 12 h durante 2 dias ou prn.
Efeito	Constrição do músculo liso uterino e vascular.
Depuração	Metabolismo hepático; eliminação renal.
Comentários	Pode causar hipertensão por vasoconstrição sistêmica (sobretudo na eclâmpsia e na hipertensão), arritmias, espasmo coronariano, tetania uterina ou desconforto GI. A superdosagem pode causar convulsões ou acidente vascular cerebral.

ESCOPOLAMINA (HIOSCINA)
Indicações	Antissialagogo, sedativo, antiemético e cinetose.
Dosagem	0,3 a 0,6 mg IV/IM, adesivo transdérmico de 1,5 mg.
Efeito	Antagonismo colinérgico (muscarínico) periférico e central.
Depuração	Metabolismo hepático; eliminação renal.
Comentários	A depressão excessiva do SNC pode ser revertida por fisostigmina. Pode causar excitação, *delirium*, taquicardia transitória, hipertermia ou retenção urinária. Cuidado ao lidar com o adesivo porque o contato com os olhos pode causar midríase e cicloplegia prolongadas. Atravessa a placenta e a barreira hematencefálica.

ESMOLOL (BREVIBLOC)
Indicações	Taquiarritmias supraventriculares e isquemia miocárdica.
Dosagem	Iniciar com bolo IV de 5 a 10 mg e aumentar 3/3 min prn até total de 100 a 300 mg; infusão de 1 a 15 mg/min.
Efeito	Bloqueio β_1-adrenérgico seletivo.
Depuração	Degradado por esterases eritrocitárias; eliminação renal.
Comentários	Pode causar bradicardia, atraso da condução AV, hipotensão, insuficiência cardíaca congestiva; atividade β_2 em altas doses.

ESTREPTOQUINASE (STREPTASE)
Indicações	**1.** Agente trombolítico usado no tratamento de trombose venosa profunda recente grave ou de grande monta; embolia pulmonar. **2.** IM. **3.** Oclusão de cateteres arteriovenosos.
Dosagem	Adulto: **1.** Tromboses: 250.000 unidades IV durante 30 min, depois 100.000 unidades/h por 24 a 72 h. **2.** IAM: 1,5 milhão de unidades IV durante 1 h; se houver hipotensão, diminuir a velocidade de infusão em 50%; a concentração padronizada é de 1,5 milhão de unidades/250 mℓ. **3.** Oclusão de cateter: 250.000 unidades no cateter, clampear por 2 h, depois aspirar o conteúdo e irrigar com soro fisiológico. Usar com cuidado, considerar o risco de reações adversas que podem ser fatais (p. ex., hipersensibilidade ou sangramento). Criança: A segurança e a eficácia não foram estabelecidas; estudos limitados usaram 3.500 a 4.000 unidades/kg durante 30 min seguidas por 1.000 a 1.500 unidades/kg/h.
Efeito	Agente trombolítico.
Depuração	Eliminada por anticorpos circulantes e através do sistema reticuloendotelial.

Informações Farmacológicas Complementares 549

Comentários Os melhores resultados são obtidos quando é administrada dentro de 5 a 6 h após o IAM; sua eficácia foi demonstrada por até 12 h após oclusão da artéria coronária e início dos sintomas; administrar ácido acetilsalicílico (325 mg) no início da infusão de estreptoquinase; iniciar tratamento com heparina (800 a 1.000 unidades/h) ao fim da infusão de estreptoquinase. Evitar injeções intramusculares e punções vasculares em locais não compressíveis antes, durante e depois do tratamento. Contraindicada na administração recente de estreptoquinase (os anticorpos contra a estreptoquinase permanecem durante 3 a 6 meses após a dose inicial), infecção recente por *Streptococcus*, sangramento interno ativo, AVC recente (no período de 2 meses) ou cirurgia intracraniana ou intraespinal. Relativamente contraindicada após cirurgia de grande porte nos últimos 10 dias, sangramento GI, traumatismo recente ou hipertensão grave. Os efeitos fibrinolíticos duram apenas algumas horas, enquanto os efeitos anticoagulantes persistem por 12 a 24 h.

FAMOTIDINA (PEPCID)

Indicações Profilaxia da aspiração pulmonar e úlcera péptica.
Dosagem 20 mg IV/VO 12/12 h (diluir em 1 a 10 mℓ de SG5% ou soro fisiológico).
Efeito Antagonista da ação da histamina nos receptores H$_2$.
Depuração Metabolismo hepático de 30 a 35%; eliminação renal de 65 a 70%.
Comentários Pode causar confusão e trombocitopenia. A administração por via intravenosa rápida pode aumentar o risco de arritmias cardíacas e hipotensão.

FENILEFRINA (NEO-SYNEPHRINE)

Indicação Hipotensão.
Dosagem Dose inicial de 10 μg/min IV, depois ajustada até obter resposta; bolo IV de 40 a 100 μg/dose. Solução habitual: 10 a 30 mg em 250 mℓ de SG5% ou soro fisiológico.
Efeito Agonista α_1-adrenérgico.
Depuração Metabolismo hepático; eliminação renal.
Comentários Pode causar hipertensão, bradicardia reflexa, constrição da microcirculação, contração uterina ou vasoconstrição uterina.

FENITOÍNA (DILANTIN)

Indicações 1. Crises convulsivas. 2. Arritmias induzidas por digoxina.
Dosagem Adulto: 1. DOSE DE ATAQUE, 10 a 15 mg/kg IV, < 50 mg/min (até 1.000 mg com cuidado e monitoramento do ECG); na profilaxia em neurocirurgia, 100 a 200 mg IV 4/4 h (< 50 mg/min). 2. 5 a 100 mg IV, < 50 mg/min, a cada 10 a 15 min até que cesse arritmia, ocorram efeitos colaterais ou seja administrada a dose máxima de 10 a 15 mg/kg.
Efeito Efeito anticonvulsivante por estabilização da membrana. Efeito antiarrítmico semelhante ao da quinidina ou procainamida.
Depuração Metabolismo hepático; eliminação renal (aumentada por urina alcalina).
Comentários Pode causar nistagmo, diplopia, ataxia, sonolência, hiperplasia gengival, perturbação GI, hiperglicemia ou indução de enzimas microssomais hepáticas. A administração em bolo intravenoso pode causar bradicardia, hipotensão, parada respiratória, parada cardíaca ou depressão do SNC. Irritação tecidual. Atravessa a placenta. A dose necessária para alcançar a concentração terapêutica de 7,5 a 20,0 μg/mℓ varia muito de acordo com o paciente. A determinação dos níveis de fenitoína livre pode ser útil em pacientes com insuficiência renal ou hipoalbuminemia.

FENOBARBITAL

Indicações 1. Sedação, hipnose. 2. Crises convulsivas.
Dosagem 1. Adultos e crianças: 1 a 3 mg/kg VO IM ou IV. 2. Adultos e crianças: ATAQUE: 10 a 20 mg/kg IV, outras doses de 5 mg/kg a cada 15 a 30 min para

550 Apêndice A

controle do estado de mal epiléptico, máximo de 30 mg/kg; MANUT: 3 a 5 mg/kg/dia VO ou IV em doses divididas.

Depuração Metabolismo hepático; eliminação renal de 25 a 50% (na forma inalterada).

Comentários Pode causar hipotensão. Várias interações medicamentosas mediante indução dos sistemas enzimáticos do fígado. Concentração terapêutica de anticonvulsivante em nível mínimo de 15 a 40 μg/mℓ (logo antes da próxima dose).

FENOXIBENZAMINA (DIBENZYLINE)

Indicação	Preparo pré-operatório para ressecção de feocromocitoma.
Dosagem	10 a 40 mg/dia VO (iniciar em 10 mg/dia e aumentar a dose em 10 mg/dia a cada 4 dias, de acordo com a necessidade).
Efeito	Antagonista alfa-adrenérgico não seletivo e não competitivo.
Depuração	Metabolismo hepático; excreção renal/biliar.
Comentários	Pode causar hipotensão ortostática (que pode ser refratária à norepinefrina) e taquicardia reflexa.

FENTOLAMINA (REGITINE)

Indicações	**1.** Hipertensão por excesso de catecolaminas como no feocromocitoma. **2.** Extravasamento de alfa-agonista.
Dosagem	**1.** 1 a 5 mg IV conforme necessário na hipertensão. **2.** 5 a 10 mg em 10 mℓ de soro fisiológico por via SC na área afetada dentro de 12 h após o extravasamento.
Efeito	Antagonista alfa-adrenérgico não seletivo e competitivo.
Depuração	Metabolismo desconhecido; eliminação renal de 10% (na forma inalterada).
Comentários	Pode causar hipotensão, taquicardia reflexa, espasmo vascular cerebral, arritmias, estimulação do trato GI ou hipoglicemia.

FISOSTIGMINA (ANTILIRIUM)

Indicações	*Delirium* pós-operatório, superdosagem de antidepressivos tricíclicos e reversão dos efeitos de fármacos anticolinérgicos no SNC.
Dosagem	0,5 a 2,0 mg IV a cada 15 min prn.
Efeito	Efeitos colinérgicos centrais e periféricos; inibe a colinesterase.
Depuração	Metabolismo pela colinesterase.
Comentários	Pode causar bradicardia, tremor, convulsões, alucinações, depressão do SNC, bloqueio ganglionar leve ou crise colinérgica. Atravessa a barreira hematencefálica. Antagonizada pela atropina. Contém sulfito.

FLUMAZENIL (MAZICON)

Indicações	**1.** Reversão da sedação por benzodiazepínicos. **2.** Reversão da superdosagem de benzodiazepínicos.
Dosagem	**1.** 0,2 a 1,0 mg IV a cada 20 min a 0,2 mg/min. **2.** 3 a 5 mg IV a 0,5 mg/min.
Efeito	Antagonismo competitivo no receptor de benzodiazepínico no SNC.
Depuração	Metabolismo hepático de 100%; eliminação renal de 90 a 95% de metabólitos.
Comentários	Duração da ação menor que o midazolam e outros agonistas. Pode induzir excitação do SNC, inclusive crises convulsivas, abstinência aguda, náuseas, tontura e agitação. Apenas reversão parcial de depressão ventilatória induzida por midazolam. Não reverte a depressão do SNC induzida por não benzodiazepínicos.

FÓSFORO (PHOSPHO-SODA, NEUTRA-PHOS, FOSFATO DE POTÁSSIO, FOSFATO DE SÓDIO)

Indicações	**1.** Tratamento e prevenção da hipofosfatemia. **2.** Tratamento a curto prazo da constipação intestinal. **3.** Evacuação do cólon para exame retal e intestinal.
Dosagem	**1.** Hipofosfatemia leve a moderada: crianças < 4 anos: 250 mg (fósforo) VO 3 a 4 vezes/dia; > 4 anos e adultos: 250 a 500 mg (fósforo) VO 3 × dia ou 0,08 a 0,15 mmol/kg IV durante 6 h. Hipofosfatemia moderada a grave: crianças < 4 anos: 0,15 a 0,3 mmol/kg IV durante 6 h; > 4 anos e adultos: 0,15 a

Informações Farmacológicas Complementares **551**

0,25 mmol/kg IV a cada 6 a 12 h. **2.** Laxante (Phospho-Soda): crianças de 5 a 9 anos: 5 mℓ VO em dose única; 10 a 12 anos: 10 mℓ VO em dose única; crianças > 12 anos e adultos: 20 a 30 mℓ VO em dose única. **3.** Preparação para colonoscopia (Phospho-Soda): oral, adultos, 45 mℓ diluídos em água até 90 mℓ VO, à noite, na véspera do exame e repetido na manhã seguinte.

Efeito	Reposição de eletrólitos.
Depuração	Os rins reabsorvem 80% da dose.
Comentários	Infundir doses IV de fosfato durante um período de 4 a 6 h; os riscos da infusão IV rápida são hipocalcemia, hipotensão, irritabilidade muscular, deposição de cálcio, deterioração da função renal e hiperpotassemia. A prescrição de fosfato IV deve ser feita em milimoles (1 mmol = 31 mg). Cuidado ao prescrever a pacientes com doença cardíaca e insuficiência renal. Não administrar com antiácidos que contenham magnésio e alumínio nem com sucralfato, que podem ligar-se ao fosfato.

FUROSEMIDA (LASIX)

Indicações	Edema, hipertensão, hipertensão intracraniana, insuficiência renal e hipercalcemia.
Dosagem	Adulto: 2 a 40 mg IV (dose inicial, posologia individualizada). Criança: 1 a 2 mg/kg/dia.
Efeito	Aumenta a excreção de Na^+, Cl^-, K^+, PO_4^{3-}, Ca^{2+} e H_2O por inibição da reabsorção na alça de Henle.
Depuração	Metabolismo hepático; eliminação renal de 88%.
Comentários	Pode causar desequilíbrio eletrolítico, desidratação, hipotensão transitória, surdez, hiperglicemia ou hiperuricemia. Pacientes alérgicos à sulfa podem apresentar hipersensibilidade à furosemida.

GLICOPIRROLATO (ROBINUL)

Indicações	**1.** Diminuição da motilidade GI, antissialagogo. **2.** Bradicardia.
Dosagem	Adulto: **1.** 0,1 a 0,2 mg IV/IM/SC; 1 a 2 mg VO. **2.** 0,1 a 0,2 mg/dose IV. Criança: 0,004 a 0,008 mg/kg IV/IM até 0,1 mg.
Efeito	Ver Atropina.
Depuração	Eliminação renal.
Comentários	Ver Atropina. Duração maior e, possivelmente, menor efeito cronotrópico que a atropina. Não atravessa a barreira hematencefálica nem a placenta. Absorção oral incerta.

GLUCAGON

Indicações	**1.** Relaxamento duodenal ou do colédoco. **2.** Efeitos tóxicos refratários de bloqueador β-adrenérgico.
Dosagem	**1.** 0,25 a 0,5 mg IV a cada 20 min prn. **2.** Bolo IV de 5 mg, com 1 a 10 mg/h, ajustado de acordo com a resposta do paciente.
Efeito	Liberação de catecolaminas. Inotrópico e cronotrópico positivo.
Depuração	Proteólise hepática e renal.
Comentários	Pode causar anafilaxia, náuseas, vômito, hiperglicemia ou efeitos inotrópicos e cronotrópicos positivos. Altas doses potencializam os anticoagulantes orais. Cuidado ao prescrever na presença de insulinoma ou feocromocitoma.

HALOPERIDOL (HALDOL)

Indicações	Psicose, agitação, náuseas e vômitos pós-operatórios.
Dosagem	0,5 a 10 mg VO/IM/IV prn (posologia individualizada).
Efeito	Efeitos antipsicóticos por antagonismo do receptor da dopamina (D_2). Depressão do SNC.
Depuração	Metabolismo hepático; eliminação renal/biliar.
Comentários	Pode causar reações extrapiramidais ou leve antagonismo alfa-adrenérgico. Pode prolongar o intervalo QT e provocar arritmias ventriculares, em especial

552 Apêndice A

torsade de pointes, e reduzir o limiar convulsivo. Pode precipitar síndrome maligna por neurolépticos. Contraindicado na doença de Parkinson. Dados recentes indicam que o haloperidol, 1 mg IV, é eficaz na prevenção das náuseas e vômitos pós-operatórios.

HEPARINA DE BAIXO PESO MOLECULAR
Ver as entradas Dalteparina (Fragmin) e Enoxaparina (Lovenox).

HEPARINA NÃO FRACIONADA
Indicações	Anticoagulação em casos de: **1.** Trombose, tromboembolia. **2.** Circulação extracorpórea. **3.** Coagulação intravascular disseminada. **4.** Profilaxia da tromboembolia.
Dosagem	Adulto: **1.** ATAQUE: 50 a 150 unidades/kg IV; MANUT: 15 a 25 unidades/kg/h IV. Ajustar a dose com o tempo de tromboplastina parcial ou tempo de coagulação ativada. **2.** ATAQUE: 300 unidades/kg IV; MANUT: 100 unidades/kg/h IV, ajustar a dose com testes da coagulação. **3.** ATAQUE: 50 a 100 unidades/kg IV; MANUT: 15 a 25 unidades/kg/h IV, ajustar a dose com testes da coagulação. **4.** 5.000 unidades a cada 8 a 12 h SC.
Efeito	Potencializa a ação da antitrombina III; bloqueia a conversão da protrombina e a ativação de outros fatores da coagulação.
Depuração	Principalmente por captação reticuloendotelial e biotransformação hepática.
Comentários	Pode causar sangramento, trombocitopenia, reações alérgicas e diurese (36 a 48 h após uma alta dose). Meia-vida aumentada na insuficiência renal e diminuída na tromboembolia e na hepatopatia. Não atravessa a placenta. Revertida por protamina. Hematomas subdurais e extradurais foram associados à anestesia neuraxial (injeção única ou colocação ou retirada de cateter) e punções lombares em pacientes tratados com heparina.

HIDRALAZINA (APRESOLINE)
Indicação	Hipertensão.
Dosagem	2,5 a 20 mg IV 4/4 h ou prn (posologia individualizada).
Efeito	Reduz o tônus do músculo liso vascular (mais nas arteríolas que nas vênulas).
Depuração	Extenso metabolismo hepático; eliminação renal.
Comentários	Pode causar hipotensão (mais diastólica que sistólica), taquicardia reflexa, síndrome de lúpus eritematoso sistêmico. Aumenta o fluxo sanguíneo coronariano, esplâncnico, cerebral e renal.

HIDROCORTISONA (SOLU-CORTEF)
Indicações	Insuficiência suprarrenal; inflamação e reação alérgica; edema cerebral por tumores do SNC; asma.
Dosagem	10 a 100 mg IV 8/8 h. Reposição fisiológica: IV: 0,25 a 0,35 mg/kg/dia; VO: 0,5 a 0,75 mg/kg/dia.
Efeito	Efeito anti-inflamatório e antialérgico; efeito mineralocorticoide; estimula a gliconeogênese; inibe a síntese periférica de proteínas; tem efeito estabilizador de membranas.
Depuração	Metabolismo hepático; eliminação renal.
Comentários	Pode causar insuficiência do córtex suprarrenal (crise addisoniana) na interrupção abrupta, cicatrização tardia de feridas, distúrbios do SNC, osteoporose ou distúrbios eletrolíticos.

HIDROXIZINA (VISTARIL, ATARAX)
Indicações	Ansiedade, náuseas e vômito, alergias e sedação.
Dosagem	VO: 25 a 200 mg a cada 6 a 8 h; IM: 25 a 100 mg a cada 4 a 6 h. Não é um fármaco IV.
Efeito	Antagonista da ação da histamina nos receptores H_1. Depressão do SNC, antiemético. Alguns indícios de efeito analgésico.

Informações Farmacológicas Complementares **553**

Depuração	Metabolismo hepático (P-450); eliminação renal.
Comentários	Pode causar xerostomia. Depressão cardiorrespiratória mínima. A injeção intravenosa pode causar trombose. Atravessa a placenta.

INANRINONA (TAMBÉM CONHECIDA COMO ANRINONA) (INOCOR)

Indicação	Insuficiência ventricular aguda.
Dosagem	Bolo IV de 0,75 mg/kg durante vários minutos, depois infusão de 5 a 15 μg/kg/min. Soluções para infusão (geralmente 100 mg em 250 mℓ) não podem conter glicose.
Efeito	Inibe a fosfodiesterase, o que causa aumento do débito cardíaco, aumento da contratilidade e vasodilatação direta.
Depuração	Metabolismo hepático variável; excreção renal/fecal.
Comentários	Pode causar hipotensão, arritmias, trombocitopenia e anafilaxia (contém sulfitos).

ÍNDIGO CARMIM

Indicações	Avaliação do débito urinário. Localização de óstios ureterais durante cistoscopia.
Dosagem	40 mg IV lentamente (5 mℓ de solução a 0,8%).
Efeito	A filtração glomerular rápida produz urina de cor azul.
Depuração	Eliminação renal.
Comentários	Hipertensão grave por estimulação alfa-adrenérgica com administração rápida, dura 15 a 30 min após dose IV. A cor do corante pode interferir na oximetria de pulso.

INSULINA (REGULAR, CZI)

Indicações	**1.** Hiperglicemia. **2.** Cetoacidose diabética.
Dosagem	**1.** Individualizada: geralmente 5 a 10 unidades IV/SC prn. **2.** ATAQUE: 10 a 20 unidades IV; MANUT: 0,05 a 0,1 unidade/kg/h IV, ajustar a dose de acordo com o nível plasmático de glicose.
Efeito	Facilita o transporte intracelular de glicose. Desvia K^+ e Mg^{2+} para o meio intracelular.
Depuração	Metabolismo hepático e renal; eliminação renal de 30 a 80%. A insulina inalterada é reabsorvida.
Comentários	Pode causar hipoglicemia, reações alérgicas ou síntese de anticorpos contra insulina. Pode ser absorvida pelo plástico do equipo IV. Quando administrada com glicose, pode ser usada para tratar a hiperpotassemia aguda grave.

ISOPROTERENOL (ISUPREL)

Indicações	Insuficiência cardíaca e bradicardia.
Dosagem	Adulto: 2 μg/min ajustada até 20 μg/min. Criança: Iniciar com 0,1 μg/kg/min IV, ajustar a dose até obter o efeito.
Efeito	Agonista β-adrenérgico; cronotrópico e inotrópico positivo.
Depuração	Metabolismo hepático e pulmonar; excreção renal de 40 a 50% (na forma inalterada).
Comentários	Pode causar arritmias, isquemia miocárdica, hipertensão ou excitação do SNC.

LABETALOL (NORMODYNE, TRANDATE)

Indicações	Hipertensão, angina e hipotensão controlada.
Dosagem	IV: acréscimos de 5 a 10 mg a intervalos de 5 min até 40 a 80 mg/dose. Infusão: ajustar a dose até a resposta desejada, 10 a 180 mg/h.
Efeito	Bloqueio α_1-adrenérgico seletivo com bloqueio β-adrenérgico não seletivo. Proporção entre bloqueio $\alpha/\beta = 1:7$.
Depuração	Metabolismo hepático; eliminação renal.
Comentários	Pode causar bradicardia, atraso da condução AV, broncospasmo em alguns asmáticos e hipotensão postural. Atravessa a placenta.

554 Apêndice A

LEVOTIROXINA (SYNTHROID)

Indicações	Hipotireoidismo.
Dosagem	Ajustar de acordo com a necessidade e a resposta individual. Adultos: VO: 0,1 a 0,2 mg/dia; IV: 75% da dose oral para adultos. Criança: VO: 0 a 6 meses: 25 a 50 μg/dia ou 8 a 10 μg/kg/dia; 6 a 12 meses: 50 a 75 μg/dia ou 6 a 8 μg/kg/dia; 1 a 5 anos: 75 a 100 μg/dia ou 5 a 6 μg/kg/dia; 6 a 12 anos: 100 a 150 μg/dia ou 4 a 5 μg/kg/dia; > 12 anos: mais de 150 μg/dia ou 2 a 3 μg/kg/dia. IV: 75% da dose oral.
Efeito	Tiroxina exógena.
Depuração	Metabolizada no fígado em tri-iodotironina (ativa); eliminada nas fezes e na urina.
Comentários	Contraindicada no IAM recente, tireotoxicose ou insuficiência suprarrenal não corrigida. A fenitoína pode diminuir os níveis de levotiroxina. Aumenta os efeitos dos anticoagulantes orais. Os antidepressivos tricíclicos podem aumentar o potencial tóxico de ambos os fármacos.

LIDOCAÍNA (XYLOCAINE)

Indicações	1. Arritmias ventriculares. 2. Inibição da tosse. 3. Anestesia local.
Dosagem	Adulto: 1. ATAQUE: 1 mg/kg IV × 2 (segunda dose 20 a 30 min após a primeira dose); MANUT: 15 a 50 μg/kg/min IV (1 a 4 mg/min). 2. 1 mg/kg IV. 3. Dose máxima de 5 mg/kg para infiltração ou bloqueio de condução. Criança: 1. ATAQUE: 0,5 a 1 mg/kg IV (segunda dose 20 a 30 min após a primeira dose); MANUT: 15 a 50 μg/kg/min IV. 2. 1 mg/kg IV.
Efeito	Diminui a condutância dos canais de sódio. Efeito antiarrítmico; sedação; bloqueio neural.
Depuração	Metabolismo hepático em metabólitos ativos/tóxicos; eliminação renal (10% inalterada).
Comentários	Pode causar tontura, crises convulsivas, desorientação, bloqueio atrioventricular (com defeito da condução miocárdica) ou hipotensão. Atravessa a placenta. Cuidado em pacientes com síndrome de Wolff-Parkinson-White.

MANITOL (OSMITROL)

Indicações	1. Aumento da pressão intracraniana. 2. Oligúria ou anúria associada a lesão renal aguda.
Dosagem	Adulto: 1. 0,25 a 1,0 g/kg IV em solução a 20% durante 30 a 60 min (em situação aguda, pode-se administrar bolo de 1,25 a 25,0 g durante 5 a 10 min). 2. Dose de teste de 0,2 g/kg durante 3 a 5 min, seguida por 50 a 100 g IV durante 30 min se houver resposta adequada. Criança: 1. Dose de teste de 0,2 g/kg, seguida por 2 g/kg durante 30 a 60 min.
Efeito	Aumenta a osmolalidade sérica, o que reduz o edema cerebral e a pressão intracraniana e intraocular; também causa diurese osmótica e expansão transitória do volume intravascular.
Depuração	Eliminação renal.
Comentários	A administração rápida pode causar vasodilatação e hipotensão. Pode agravar ou causar edema pulmonar, hemorragia intracraniana, hipertensão sistêmica ou hipertensão intracraniana de rebote.

METILERGONOVINA (METHERGINE)

Indicação	Hemorragia pós-parto decorrente de atonia uterina.
Dosagem	IV (*apenas em emergências*, após a saída da placenta): 0,2 mg em 5 mℓ de soro fisiológico, dose durante ≥ 1 min. IM: 0,2 mg a cada 2 a 4 h, prn (< 5 doses). VO (após doses IM ou IV): 0,2 a 0,4 mg a cada 6 a 12 h × 2 a 7 dias.
Depuração	Metabolismo hepático; eliminação renal.
Comentários	Ver Ergonovina. Cuidado em pacientes com hipertensão, embora a resposta hipertensiva seja menos acentuada que com a ergonovina.

Informações Farmacológicas Complementares **555**

METILPREDNISOLONA (SOLU-MEDROL)

Indicações	Ver Hidrocortisona. Lesão da medula espinal.
Dosagem	Adulto: 40 a 60 mg IV 6/6 h. Doses maiores em pacientes transplantados. Criança: 0,16 a 0,8 mg/kg/dia. Estado de mal asmático: ATAQUE: 2 mg/kg; MANUT: 0,5 a 1 mg/kg 6/6 h. Lesão da medula espinal: ATAQUE: 30 mg/kg IV durante 15 min; após 45 min iniciar MANUT: 5,4 mg/kg/h × 23 ou 47 h.
Efeito	Ver Hidrocortisona; tem cinco vezes a potência glicocorticoide da hidrocortisona quase sem atividade mineralocorticoide.
Depuração	Metabolismo hepático; eliminação renal (dependente da dose e da via).
Comentários	Ver Hidrocortisona.

METOCLOPRAMIDA (REGLAN)

Indicações	Refluxo gastresofágico, gastroparesia diabética, profilaxia de aspiração pulmonar e antiemético.
Dosagem	Adulto: 10 mg IV ou VO a cada 6 a 8 h. Criança: 0,1 mg/kg IV ou VO.
Efeito	Facilita o esvaziamento gástrico por aumento da motilidade gástrica; relaxa o esfíncter pilórico e aumenta a peristalse no duodeno e no jejuno. Aumenta o tônus em repouso do esfíncter esofágico inferior. Efeitos antieméticos fracos parecem secundários ao antagonismo de receptores dopaminérgicos centrais e periféricos.
Depuração	Metabolismo hepático; eliminação renal.
Comentários	Evitar em pacientes com obstrução GI, feocromocitoma ou doença de Parkinson. Há reações extrapiramidais em 0,2 a 1% dos pacientes. Pode agravar a depressão.

METOPROLOL (LOPRESSOR)

Indicações	Hipertensão, angina de peito, arritmia, cardiomiopatia hipertrófica, IAM e feocromocitoma.
Dosagem	50 a 100 mg VO a cada 6 a 24 h. Bolos IV de 2,5 a 5 mg a cada 2 min, prn, até 15 mg.
Efeito	Bloqueio β_1-adrenérgico (antagonismo β_2-adrenérgico em altas doses).
Depuração	Metabolismo hepático; eliminação renal.
Comentários	Pode causar bradicardia, broncoconstrição clinicamente significativa (com doses > 100 mg/dia), tontura, fadiga e insônia. Pode aumentar o risco de bloqueio atrioventricular. Atravessa a placenta e a barreira hematencefálica.

MILRINONA (PRIMACOR)

Indicação	Insuficiência cardíaca congestiva.
Dosagem	ATAQUE: 50 μg/kg IV durante 10 min; MANUT: ajustar 0,375 a 0,75 μg/kg/min até obter o efeito.
Efeito	Inibição da fosfodiesterase que causa inotropismo positivo e vasodilatação.
Depuração	Eliminação renal.
Comentários	Tratamento a curto prazo. Pode aumentar a ectopia ventricular e agravar a obstrução da via de saída na ESHI. Pode causar hipotensão. Não é recomendado no IAM.

NADOLOL (CORGARD)

Indicações	Angina de peito e hipertensão.
Dosagem	40 a 240 mg/dia VO.
Efeito	Bloqueio β-adrenérgico não seletivo prolongado (cerca de 24 h).
Depuração	Não há metabolismo hepático; eliminação renal.
Comentários	Pode causar broncospasmo em pacientes suscetíveis (ver Propranolol).

NALOXONA (NARCAN)

Indicação	Reversão de efeitos sistêmicos dos opioides.
Dosagem	Adulto: Doses IV de 0,04 a 0,4 mg, ajustadas a cada 2 a 3 min. Criança: 1 a 10 μg/kg/IV (em acréscimos) a cada 2 a 3 min (até 0,4 mg).

556 Apêndice A

Efeito	Antagonista dos efeitos dos opioides por inibição competitiva.
Depuração	Metabolismo hepático (95%); eliminação essencialmente renal.
Comentários	Pode causar hipertensão, arritmias, edema pulmonar raro, *delirium*, reversão de analgesia ou síndrome de abstinência (em pacientes dependentes de opioides). Pode haver renarcotização, porque o antagonista tem curta duração. Cuidado na insuficiência hepática.

NIFEDIPINO (PROCARDIA)

Indicações	Espasmo da artéria coronária, hipertensão e isquemia miocárdica.
Dosagem	10 a 40 mg VO 3 × dia.
Efeito	Bloqueio dos canais de cálcio lentos, o que produz vasodilatação sistêmica e coronariana e aumenta a perfusão miocárdica.
Depuração	Metabolismo hepático.
Comentários	Pode causar taquicardia reflexa, perturbação GI e efeitos inotrópicos negativos leves. Pequeno efeito sobre a automaticidade e a condução atrial. Pode ser útil na hipertrofia septal assimétrica. A solução do fármaco é fotossensível. Pode causar hipotensão grave em alguns pacientes, sobretudo com a administração sublingual.

NITROGLICERINA (TRINITRATO DE GLICEROL, NITROSTAT, NITROL, NITRO-BID, NITROLINGUAL)

Indicações	Angina, isquemia ou infarto do miocárdio, hipertensão, insuficiência cardíaca congestiva, hipotensão controlada e espasmo esofágico.
Dosagem	Infusão IV inicial de 50 μg/min. Ajustar a dose até obter o efeito, 25 a 1.000 μg/min. Solução habitual: 30 a 50 mg em 250 mℓ de SG5% ou soro fisiológico. SL: 0,15 a 0,6 mg/dose. Tópico: pomada a 2%, 0,5 a 2,5 a cada 6 a 8 h.
Efeito	Provoca relaxamento muscular liso por liberação enzimática de NO, causando vasodilatação sistêmica, coronariana e pulmonar (mais nas veias que nas artérias); broncodilatação; relaxamento das vias biliares, GI e geniturinárias.
Depuração	Metabolismo hepático quase completo; eliminação renal.
Comentários	Pode causar taquicardia reflexa, hipotensão ou cefaleia. A tolerância com o uso crônico pode ser evitada com um período de 10 a 12 h sem nitrato. Pode ser absorvida pelo plástico do equipo IV. Pode causar metemoglobinemia em doses muito altas.

NITROPRUSSIATO (NIPRIDE, NITROPRESS)

Indicações	Hipertensão, hipotensão controlada e insuficiência cardíaca congestiva.
Dosagem	Infusão IV inicial a 0,1 μg/kg/min, ajustada de acordo com a resposta do paciente até a dose máxima de 10 μg/kg/min. Doses menores costumam ser adequadas durante a anestesia geral. Solução habitual: 50 mg em 250 mℓ SG5% ou soro fisiológico.
Efeito	Doador direto de NO, causando relaxamento do músculo liso das arteríolas e veias.
Depuração	Metabolismo eritrocitário e tecidual; eliminação renal.
Comentários	Pode causar hipotensão excessiva e taquicardia reflexa. Acúmulo de cianeto na disfunção hepática; de tiocianato na disfunção renal. Acúmulo de cianeto/tiocianato na infusão prolongada. Evitar na atrofia óptica hereditária de Leber, hipotireoidismo ou deficiência de vitamina B_{12}. A solução e o pó são fotossensíveis e devem ser envolvidos com material opaco.

NOREPINEFRINA (LEVARTERENOL, LEVOPHED)

Indicação	Hipotensão.
Dosagem	1 a 30 μg/min IV, ajustada até obter o efeito desejado. Solução habitual: 4 mg em 250 mℓ de SG5% ou soro fisiológico. Se possível, deve ser administrada por cateter venoso central.
Efeito	Atividade α e β-adrenérgica, com predomínio de atividade α-adrenérgica.

Informações Farmacológicas Complementares 557

Depuração Metabolismo pela MAO/COMT.
Comentários Pode causar hipertensão, arritmias, isquemia miocárdica, aumento da contra-tilidade uterina, constrição da microcirculação ou estimulação do SNC.

OCITOCINA (PITOCIN, SYNTOCINON)

Indicações 1. Hemorragia pós-parto, atonia uterina. 2. Estimulação do trabalho de parto.
Dosagem 1. 10 unidades IM ou 10 a 40 unidades em 1.000 mℓ de solução cristaloide, infundida por via IV na vazão necessária para controlar a atonia (p. ex., 0,02 a 0,04 unidade/min). 2. Indução do trabalho de parto: 0,0005 a 0,002 unida-de/min, aumentando até se estabelecer um padrão de contrações ou alcançar dose máxima de 20 miliunidades/min.
Efeito Reduz a perda de sangue pós-parto por contração do músculo liso uterino. Vasodilatação renal, coronariana e cerebral.
Depuração Metabolismo tecidual; eliminação renal.
Comentários Pode causar tetania e ruptura uterina, sofrimento fetal ou anafilaxia. O bolo intravenoso pode causar hipotensão, taquicardia e arritmia.

OCTREOTIDA (SANDOSTATIN)

Indicações Sangramento do trato GI superior e hemorragia aguda de varizes.
Dosagem 1. Bolo IV de 25 a 50 μg seguido por infusão IV contínua de 25 a 50 μg/h.
Efeito Análogo da somatostatina que inibe a liberação de serotonina, gastrina, pep-tídio intestinal vasoativo, insulina, glucagon e secretina.
Depuração Hepática e renal (32% são eliminados na forma inalterada); diminuída na insuficiência renal.
Comentários Pode causar náuseas, diminuição da motilidade GI e hiperglicemia transitória. A duração do tratamento não deve ultrapassar 72 h em vista da ausência de eficácia documentada depois desse período.

OMEPRAZOL (PRILOSEC)

Indicações Hipersecreção de ácido gástrico ou gastrite e refluxo gastresofágico.
Dosagem 20 a 40 mg/dia VO.
Efeito Inibe a secreção de H$^+$ por ligação irreversível à H$^+$/K$^+$ ATPase.
Depuração Metabolismo hepático extenso; eliminação renal de 72 a 80%; eliminação fecal de 18 a 23%.
Comentários Aumento da secreção de gastrina. Cicatrização mais rápida de úlceras gástricas que com bloqueadores H$_2$. Eficaz em úlceras resistentes ao tratamento com bloqueador H$_2$. Inibe algumas enzimas do citocromo P450.

ONDANSETRONA (ZOFRAN)

Indicações Profilaxia e tratamento de náuseas e vômitos perioperatórios.
Dosagem Adulto: 4 mg IV durante > 30 segundos ou 8 mg VO. Criança: 4 mg VO.
Efeito Antagonista seletivo do receptor 5-HT$_3$.
Depuração Hepática, 95%; excreção renal de 5%.
Comentários Usado em doses muito maiores para náuseas induzidas por quimioterapia. Os efeitos colaterais leves são cefaleia e elevação reversível da transami-nase.

POTÁSSIO (KCl)

Indicações Hipopotassemia e intoxicação por digoxina.
Dosagem Adulto: 20 mEq de KCl administrados por via IV durante 30 a 60 min. Infusão habitual de 10 mEq/h. Criança: 0,02 mEq/kg/min.
Efeito Reposição de eletrólitos.
Depuração Renal.
Comentários A administração intravenosa em bolo pode causar parada cardíaca; a veloci-dade de infusão não deve ultrapassar 1 mEq/min em adultos. É preferível usar acesso venoso central para administração de soluções concentradas.

558 Apêndice A

PROCAINAMIDA (PRONESTYL)

Indicações	Arritmias atriais e ventriculares.
Dosagem	Adulto: ATAQUE: 20 mg/min IV, até 17 mg/kg, até o surgimento de efeitos tóxicos ou até obter o efeito desejado. Interromper se houver alargamento do QRS ≥ 50% ou prolongamento de PR; MANUT: 1 a 4 mg/min. Criança: ATAQUE: 3 a 6 mg/kg durante 5 min, não ultrapassar 100 mg/dose; repetir a cada 5 a 10 min até a dose máxima de 15 mg/kg; MANUT: 20 a 80 μg/kg/min; máximo de 2 g/24 h.
Efeito	Bloqueio dos canais de sódio; antiarrítmico classe I-A.
Depuração	Conversão hepática de 25% em metabólito ativo N-acetilprocainamida (NAPA), um antiarrítmico de classe III; eliminação renal (50 a 60% na forma inalterada).
Comentários	Pode aumentar a resposta ventricular em taquiarritmias atriais, exceto durante o tratamento com digitálicos; assistolia (com bloqueio AV); depressão miocárdica; excitação do SNC; discrasia sanguínea; síndrome lúpica com ANA +; lesão hepática. A administração intravenosa pode causar hipotensão por vasodilatação, acentuada pela anestesia geral. Diminuir a DOSE DE ATAQUE em um terço na insuficiência cardíaca congestiva ou no choque. Reduzir as doses na insuficiência renal ou hepática. Concentração terapêutica de 4 a 10 μg/mℓ (procainamida); 15 a 25 μg/mℓ (NAPA); 10 a 30 μg/mℓ (combinadas). Contém sulfito.

PROCLORPERAZINA (COMPAZINE)

Indicações	Náuseas e vômito.
Dosagem	5 a 10 mg/dose IV (≤ 40 mg/dia); 5 a 10 mg IM a cada 2 a 4 h, prn; 25 mg VR, 12/12 h, prn.
Efeito	Antagonista central da dopamina (D_2) com efeitos neurolépticos e antieméticos. Também tem efeitos antimuscarínicos e anti-histamínicos (H_1).
Depuração	Metabolismo hepático; eliminação renal e biliar.
Comentários	Pode causar hipotensão (sobretudo quando administrada por via IV), reações extrapiramidais, síndrome maligna por neurolépticos, leucopenia e icterícia colestática. Contém sulfitos. Cuidado na hepatopatia. Menos sedativo que a clorpromazina.

PROMETAZINA (PHENERGAN)

Indicações	Alergia, anafilaxia, náuseas e vômito e sedação.
Dosagem	Adulto: 12,5 a 25 mg IV a cada 4 a 6 h prn. Criança: 0,1 a 1 mg/kg IV, IM, VO, VR, a cada 4 a 6 h.
Efeito	Antagonista dos receptores H_1 e muscarínicos. Antiemético e sedativo.
Depuração	Metabolismo hepático; eliminação renal.
Comentários	Doses menores (3 a 6 mg) podem ser eficazes no período pós-operatório imediato para alívio das náuseas e vômitos. Pode causar hipotensão leve ou efeitos anticolinérgicos leves. Atravessa a placenta. Pode interferir com a tipagem sanguínea. Contém sulfito. A injeção intra-arterial pode causar gangrena.

PROPRANOLOL (INDERAL)

Indicações	Hipertensão, arritmias atriais e ventriculares, isquemia ou infarto do miocárdio, hipertensão, tireotoxicose, cardiomiopatia hipertrófica e enxaqueca.
Dosagem	Adulto: Dose de teste de 0,25 a 0,5 mg IV, ajustar a dose ≤ 1 mg/min até obter o efeito. VO: 10 a 40 mg a cada 6 a 8 h; aumentar de acordo com a necessidade. Criança: 0,05 a 0,1 mg/kg IV durante 10 min.
Efeito	Bloqueio beta-adrenérgico inespecífico.
Depuração	Metabolismo hepático; eliminação renal.
Comentários	Pode causar bradicardia, dissociação AV e hipoglicemia. Pode haver broncospasmo, insuficiência cardíaca congestiva e sonolência. Atravessa a placenta e a barreira hematencefálica. A interrupção abrupta pode precipitar angina de rebote.

Informações Farmacológicas Complementares **559**

PROSTAGLANDINA E₁ (ALPROSTADIL, PROSTIN VR)

Indicações	Vasodilatador pulmonar, manutenção de persistência do canal arterial.
Dosagem	Dose inicial de 0,05 a 0,1 μg/kg/min. Ajustar até obter o efeito ou até uma dose máxima de 0,6 μg/kg/min. Solução habitual: 500 μg/250 mℓ de soro fisiológico ou SG5%.
Efeito	Vasodilatação, inibição da agregação plaquetária, relaxamento do músculo liso vascular e estimulação do músculo liso uterino e intestinal.
Depuração	Metabolismo pulmonar; eliminação renal.
Comentários	Pode causar hipotensão, apneia, rubor e bradicardia.

PROTAMINA

Indicação	Reversão dos efeitos da heparina.
Dosagem	1 mg/100 unidades de atividade de heparina IV a ≤ 5 mg/min.
Efeito	O composto polibásico forma complexos com a heparina poliácida.
Depuração	O destino do complexo heparina-protamina é desconhecido.
Comentários	Pode causar depressão miocárdica e vasodilatação periférica com hipotensão ou bradicardia súbita. Pode causar hipertensão pulmonar grave, sobretudo em caso de circulação extracorpórea. O complexo protamina-heparina tem atividade antigênica. A reversão transitória da heparina pode ser seguida por heparinização de rebote. Pode causar anticoagulação se a dose administrada for excessiva em relação à quantidade de heparina circulante (controverso). Monitorar a resposta com tempo de tromboplastina parcial ativada ou tempo de coagulação ativada.

RANITIDINA (ZANTAC)

Indicações	Úlceras duodenais e gástricas, refluxo esofágico; redução do volume gástrico e aumento do pH gástrico.
Dosagem	IV: 50 mg 8/8 h. VO: 150 a 300 mg 12/12 h.
Efeito	Antagonista do receptor H₂ da histamina. Inibe a secreção de ácido gástrico basal, noturna e estimulada.
Depuração	Eliminação renal de 70% (na forma inalterada).
Comentários	A dose deve ser reduzida em 50% na insuficiência renal.

SULFATO DE MAGNÉSIO

Indicações	**1.** Pré-eclâmpsia/eclâmpsia. **2.** Hipomagnesemia. **3.** Taquicardia ventricular polimórfica (*torsade de pointes*).
Dosagem	**1.** ATAQUE: 1 a 8 g IV; MANUT: 1 a 4 g/h. **2.** 1 a 2 g 6/8 h prn. **3.** 1 a 2 g em 10 mℓ de SG5% durante 1 a 2 min; podem-se administrar 5 a 10 g nas arritmias refratárias.
Efeito	Reposição de magnésio sérico; evita e trata as crises convulsivas ou a hiperreflexia associada a pré-eclâmpsia/eclâmpsia.
Depuração	Eliminação renal de 100% dado por via IV.
Comentários	Potencializa o bloqueio neuromuscular (agentes despolarizantes e não despolarizantes). Potencializa os efeitos no SNC dos anestésicos, hipnóticos e opioides. Há efeitos tóxicos com concentração sérica ≥ 10 mEq/ℓ. Pode alterar a condução cardíaca em pacientes digitalizados. Evitar em pacientes com bloqueio atrioventricular. Cuidado em pacientes com insuficiência renal.

TERBUTALINA (BRETHINE, BRICANYL)

Indicações	**1.** Broncospasmo. **2.** Tocólise (inibição do trabalho de parto prematuro).
Dosagem	**1.** Adulto: 0,25 mg SC; repetir em 15 min prn (usar < 0,5 mg/4 h); 2,5 a 5,0 mg VO 6/6 h prn (< 15,0 mg/dia). Criança: 3,5 a 5,0 μg/kg/SC. **1.** Infusão IV de 2,5 a 10 μg/min. Aumentar a dose aos poucos de acordo com a necessidade; geralmente, a dose máxima é de 17,5 a 30 μg/min.
Efeito	Agonista β_2-adrenérgico seletivo.
Depuração	Metabolismo hepático; eliminação renal.
Comentários	Pode causar arritmias, edema pulmonar, hipertensão, hipopotassemia ou excitação do SNC.

560 Apêndice A

UROQUINASE (ABBOQUINASE)

Indicações
1. IAM recente. 2. Trombose venosa profunda. 3. Embolia pulmonar grave ou maciça. 4. Oclusão de cateteres intravenosos. 5. Derrames pleurais loculados e empiemas.

Dosagem
Adultos: 1. IAM: 6.000 unidades/min por via intracoronariana durante até 2 h. 2. Trombose venosa profunda: 4.400 unidades/kg/h IV por 12 h. 3. Lise do coágulo (trombos de grandes vasos): ATAQUE: 4.000 unidades/kg/dose IV durante 10 min; MANUT: 4.400 a 6.000 unidades/kg/h ajustadas para obter lise do coágulo ou permeabilidade do vaso afetado; foram usadas doses até 50.000 unidades/kg/h. O tratamento deve ser iniciado logo que possível após o diagnóstico de trombos e mantido até a dissolução do coágulo (geralmente 24 a 72 h). 4. Oclusão de cateteres IV: 5.000 unidades no cateter, depois aspirar; pode repetir a cada 5 min durante 30 min; se a oclusão persistir, tampar e deixar no cateter por 30 min a 1 h, depois aspirar o conteúdo e irrigar com soro fisiológico. 5. 80.000 unidades/50 mℓ, instiladas em dreno torácico.

Efeito
Agente trombolítico.

Depuração
Hepática; uma pequena quantidade é excretada na urina e na bile.

Comentários
Contraindicada em infecção recente por *Streptococcus*, qualquer sangramento interno, AVC (no período de 2 meses) e carcinoma encefálico. Cuidado ao prescrever a pacientes na hipertensão grave, após punção lombar recente e em pacientes tratados com injeções intramusculares. Aumento do sangramento com anticoagulantes, antiplaquetários, ácido acetilsalicílico, indometacina e dextrana. Evitar injeções intramusculares e punções vasculares em locais não compressíveis antes, durante e depois do tratamento.

VARFARINA (COUMADIN)

Indicação
Anticoagulação.

Dosagem
ATAQUE: 5 mg VO × 2 a 5 dias; MANUT: 2 a 10 mg VO, ajustada de acordo com o tempo de protrombina (a razão normalizada internacional deve ser 2 a 3, de acordo com a indicação).

Efeito
Interfere no uso de vitamina K pelo fígado e inibe a síntese de fatores II, VII, IX e X.

Depuração
Metabolismo hepático; eliminação renal.

Comentários
Pode ser potencializada por etanol, antibióticos, hidrato de cloral, cimetidina, dextrana, tiroxina, diazóxido, ácido etacrínico, glucagon, metildopa, inibidores da monoamina oxidase, fenitoína, uso prolongado de narcóticos, quinidina, sulfonamidas, insuficiência cardíaca congestiva, hipertermia, hepatopatia e má absorção. Pode ser antagonizada por barbitúricos, clordiazepóxido, haloperidol, contraceptivos orais, hipotireoidismo e hiperlipidemia. Atravessa a placenta.

VASOPRESSINA (HORMÔNIO ANTIDIURÉTICO, PITRESSIN)

Indicações
1. Diabetes insípido. 2. Hemorragia GI alta. 3. Taquicardia ventricular sem pulso ou fibrilação ventricular. 4. Choque refratário ao tratamento com líquidos e vasopressores.

Dosagem
1. 5 a 10 unidades IM/SC a cada 8 a 12 h. 2. Infusão IV de 0,1 a 0,4 unidade/min. 3. Bolo IV de 40 unidades (dose única). 4. Infusão IV de 0,04 unidade/min.

Efeito
Aumenta a osmolalidade urinária e diminui o volume de urina; constrição do músculo liso; vasoconstrição da rede vascular esplâncnica, coronariana, muscular e cutânea.

Depuração
Metabolismo hepático e renal; eliminação renal.

Comentários
Pode causar oligúria, intoxicação hídrica, edema pulmonar; hipertensão, arritmias, isquemia miocárdica; cólica abdominal (por aumento da peristalse); anafilaxia; contração da vesícula biliar, bexiga ou útero; vertigem ou náuseas. Os pacientes com doença arterial coronariana geralmente são tratados com nitroglicerina concomitante. Útil em estados de choque, pois o efeito do fármaco não depende do pH.

Informações Farmacológicas Complementares 561

VERAPAMIL (ISOPTIN, CALAN)

Indicações	Taquicardia supraventricular, fibrilação ou *flutter* atrial, síndrome de Wolff-Parkinson-White.
Dosagem	Adulto: 2,5 a 10 mg IV durante ≥ 2 min. Se não houver resposta em 30 min, repetir 10 mg (150 μg/kg). Criança: 0 a 1 ano, 0,1 a 0,2 mg/kg IV; 1 a 15 anos, 0,1 a 0,3 mg/kg IV. Repetir uma vez se não houver resposta em 30 min.
Efeito	Bloqueio dos canais de cálcio lentos no coração. Prolongamento do intervalo PR. Inotrópico e cronotrópico negativo; vasodilatador sistêmico e coronariano.
Depuração	Metabolismo hepático; eliminação renal.
Comentários	Pode causar bradicardia grave, bloqueio AV (principalmente se houver bloqueio beta-adrenérgico concomitante), hipotensão excessiva ou insuficiência cardíaca congestiva. Pode aumentar a resposta ventricular à fibrilação ou *flutter* atrial em pacientes com vias acessórias. O metabólito ativo tem 20% do efeito anti-hipertensivo da substância original.

VERDE DE INDOCIANINA (CARDIO-GREEN)

Indicação	Medida do débito cardíaco por diluição do corante indicador.
Dosagem	5 mg IV (diluídos em 1 mℓ de soro fisiológico) injetados rapidamente na circulação central.
Efeito	Ligação quase completa às proteínas plasmáticas, com distribuição no volume plasmático.
Depuração	Eliminação hepática.
Comentários	Pode causar reações alérgicas ou aumentos transitórios dos níveis de bilirrubina. O espectro de absorção é alterado pela heparina. Uso cauteloso em pacientes com alergia ao iodo (contém iodeto de sódio a 5%).

VITAMINA K (PHYTONADIONE, AQUAMEPHYTON)

Indicações	Deficiência de fatores da coagulação dependentes de vitamina K, reversão da anticoagulação com varfarina.
Dosagem	2,5 a 10 mg IM/SC/VO ou 1 a 10 mg IV a ≤ 1 mg/min (com cuidado). Se o tempo de protrombina não melhorar 8 h após a dose inicial, repetir de acordo com a necessidade.
Efeito	Promoção da síntese dos fatores de coagulação II, VII, IX e X.
Depuração	Metabolismo hepático.
Comentários	Doses excessivas podem tornar o paciente refratário à anticoagulação oral subsequente. Pode ser ineficaz na doença hepatocelular. A administração por via intravenosa rápida em bolo pode causar hipotensão intensa, febre, diaforese, broncospasmo, anafilaxia e dor no local da injeção. Atravessa a placenta.

ABREVIATURAS

ATAQUE, dose de ataque; AV, atrioventricular; COMT, catecol-*O*-metiltransferase; ECG, eletrocardiograma; GI, gastrintestinal; IM, intramuscular; IV, intravenoso; MANUT, dose de manutenção; MAO, monoamina oxidase; prn, quando necessário ou indicado; SC, subcutâneo; SF, soro fisiológico; SG5%, soro glicosado a 5%; SL, via sublingual; SNC, sistema nervoso central; VO, via oral.

ANTIBIÓTICOS INTRAVENOSOS COMUNS

Fármaco	Dose IV Habitual em Adultos	Intervalo Habitual entre as Doses	Comentários
Amicacina	300 mg	A cada 8 h	Preferida nas infecções resistentes a outros aminoglicosídios.
Ampicilina	1 g	A cada 4 h	Pode induzir nefrite intersticial associada ao sulbactam (Unasyn).
Ampicilina-sulbactam (Unasyn)	3 g	A cada 6 h	Ineficaz contra *Pseudomonas* spp.
Anfotericina B (Fungizone)	Dose inicial: 0,25 mg/kg administrados durante 6 h; a dose deve ser aumentada gradualmente, variando até 1 mg/kg/dia ou 1,5 mg/kg em dias alternados.	A cada 1 a 2 dias	Antifúngico de amplo espectro. Dose de teste inicial: 1 mg infundido durante 30 min a 1 h. Não ultrapassar 1,5 mg/kg/dia. Em razão do potencial nefrotóxico da anfotericina, devem ser evitados outros fármacos nefrotóxicos.
Aztreonam	1 g	A cada 8 h	Pode ser usado em pacientes alérgicos a penicilinas ou cefalosporinas.
Cefazolina (Ancef, Kefzol)	1 g	A cada 4 a 8 h	Cefalosporina de primeira geração. Ajustar a dosagem na doença renal.
Cefotetana (Cefotan)	1 a 2 g	A cada 12 h	Cefalosporina de segunda geração. Possível reação tipo dissulfiram.
Ceftazidima	1 g	A cada 8 h	Preferida nas infecções por *Pseudomonas aeruginosa* e pacientes neutropênicos com febre.
Ceftriaxona	1 g	A cada 24 h	É preferida na cobertura empírica da meningite bacteriana.
Cefuroxima	750 mg	A cada 8 h	É preferida na pneumonia comunitária.
Ciprofloxacino	400 mg	A cada 12 h	Boa absorção VO (500 mg 12/12 h).
Clindamicina (Cleocin)	600 mg	A cada 8 h	Associada à colite por *C. difficile*. Pode prolongar o bloqueio neuromuscular.
Cloranfenicol	0,25 a 1 g	A cada 6 h	Ajustar a dose de acordo com a concentração sérica.
Doxiciclina	100 mg	A cada 12 h	Possível hepatotoxicidade. Pode causar hipertensão intracraniana benigna com vitamina A. Ver Tetraciclina.
Eritromicina	0,5 a 1 g	A cada 6 h	Bacteriostático. Gastrite por VO. Irritação venosa.
Fluconazol	200 a 400 mg	A cada 24 h	Boa absorção oral.
Gentamicina	60 a 120 mg (3 a 5 mg/kg/dia)	A cada 8 a 12 h	Diminuir a dose na insuficiência renal. Nefrotoxicidade e ototoxicidade. Precipita-se com a heparina. Pode causar/prolongar o bloqueio neuromuscular.

Imipeném-cilastatina	500 mg	A cada 6 h	É preferida nas infecções bacterianas por gram-negativos resistentes a múltiplos fármacos. Pode causar crises convulsivas, sobretudo na insuficiência renal.
Levofloxacino	500 mg	Diário	L-isômero puro do ofloxacino. Boa absorção oral.
Linezolida (Zyvox)	600 mg	A cada 12 h	Tratamento do enterococo resistente à vancomicina. Boa biodisponibilidade oral. Pode causar Muitos causam mielossupressão. Apresenta leves propriedades de inibidor da MAO; possibilidade de apresentar as mesmas interações de outros inibidores da MAO.
Meropeném	0,5 a 1 g	A cada 8 h	Menor tendência a causar convulsões que o imipeném.
Metronidazol (Flagyl)	500 mg	A cada 8 h	Possível reação tipo dissulfiram, leucopenia, convulsões, psicose tóxica aguda com o dissulfiram.
Nafcilina	1 a 2 g	A cada 4 h	Preferida na cobertura antiestafilocócica.
Penicilina G[a]	500.000 a 2.000.000 U	A cada 4 h	É comum a ocorrência de hipersensibilidade. Pode induzir crises convulsivas em altas doses e causar nefrite intersticial.
Piperacilina	4 g	A cada 6 h	Geralmente associada a aminoglicosídio para tratamento de *Pseudomonas*.
Piperacilina-tazobactam	3,375 g	A cada 6 h	O tazobactam expande a atividade da piperacilina para incluir cepas de *S. aureus* produtoras de betalactamase, *H. influenzae, Enterobacteriaceae, Pseudomonas, Klebsiella, Citrobacter, Serratia, Bacteroides* e outros anaeróbios gram-negativos.
Sulfametoxazol-trimetoprima (Bactrim, Septra)	8 a 10 mg/kg/dia (com base no componente trimetoprima)	A cada 6 a 12 h	As reações alérgicas são comuns. Interfere na eliminação de creatinina e potássio; os valores podem aumentar.
Tetraciclina	250 a 500 mg	A cada 12 h	Contraindicada em crianças (manchas nos dentes). Antagonismo das penicilinas. Atravessa a placenta.
Ticarcilina	3 g	A cada 4 h	Penicilina de escolha contra *Pseudomonas*. Pode causar anormalidades hemorrágicas.
Ticarcilina-clavulanato	3,1 g	A cada 4 h	—
Tobramicina	60 a 120 mg (3 a 5 mg/kg/dia durante 15 a 20 min)	A cada 8 h	Ver Gentamicina.
Vancomicina (Vancocin)	500 mg a 1 g durante 30 a 60 min	A cada 6 a 12 h	Preferida nas infecções estafilocócicas resistentes à oxacilina e em pacientes com alergia à penicilina. Diminuir a dose na doença renal. Liberação de histamina ("síndrome do homem vermelho"), lesão renal, surdez. Pode precipitar-se com outros medicamentos.

Nota: As doses para adultos são aquelas habitualmente administradas a pacientes saudáveis de 70 kg e podem variar com a condição do paciente ou o uso concomitante de fármacos. Pacientes idosos ou debilitados podem necessitar de doses menores.

[a]Cinco a dez por cento dos pacientes alérgicos à penicilina reagem às cefalosporinas.

ÍNDICE ALFABÉTICO

A

AAS, 195
Abboquinase, 560
Abciximabe (Reopro), 194, 310
- comentários, 538
- depuração, 538
- efeito, 538
- indicações, 538
Abdome
- avaliação pré-anestésica, 5
- recém-nascido, 378
- trauma, 449
Ablação percutânea de tumores pulmonares por radiofrequência, 440
ABO, sistema, 461
- doença hemolítica, 385
Abortamento/aborto, 425
- completo, 425
- incompleto, 425
- inevitável, 425
- retido, 425
Abscesso
- peridural na anestesia peridural, 201
- tonsilar, 359
Abuso de drogas, avaliação pré-anestésica, 3
Acarbose, 60
Aceleromiografia, 150
Acetato de desmopressina (DDAVP)
- comentários, 538
- depuração, 538
- dosagem, 538
- efeito, 538
- indicações, 538
Acetazolamida, 42
- comentários, 538
- dosagem, 538
- efeito, 538
- indicações, 538
Acetilcisteína, doença pulmonar, 31
Acetilcolina (ACh), 141
Acetilcolinesterase (AChE), 142
AChR, receptor nicotínico de acetilcolina, 141
- juncionais, 142
Ácido(s)
- acetilsalicílico (AAS)
- - cirurgia cardíaca, 309
- - dose, 518
- - eficiência, 518
- aminocaproico (Amicar), 538
- - comentários, 539
- - depuração, 539
- - dosagem, 538

- - efeito, 539
- - indicações, 538
- etacrínico, 42
- - comentários, 539
- - depuração, 539
- - dosagem, 539
- - efeito, 539
- - indicações, 539
Acompanhamento anestesiológico monitorado, 434
Acromegalia, 75
- vias respiratórias, 155
Activase
- comentários, 541
- depuração, 541
- dosagem, 541
- efeito, 541
- indicações, 540
Actos, 60
Acupuntura, 527
- perioperatória, 530
Adenocard, 539
Adeno-hipófise, 75
- fisiologia, 75
- hiperfunção, 75
- hipofunção, 76
Adenoidectomia, 358
Adenomas hipofisários, 346
Adenosina, 260
- comentários, 539
- depuração, 539
- dosagem, 539
- efeito, 539
- indicações, 539
- suporte avançado de vida, 505
Adrenalina, 547
Agonistas
- alfa, 251
- beta, 251
Água corporal total, 34, 35
- crianças, 395
Agulhas
- anestesia regional, 205
- peridurais, 197
- raquianestesia, 189
AINES (anti-inflamatórios não esteroides), 195, 515
- formulações disponíveis, 517
- mecanismo de ação, 515
- toxicidade, 515
- usos clínicos, 517
Albumina, 49
- níveis plasmáticos, 395
Albuterol

564

Índice Alfabético **565**

- comentários, 539
- dosagem, 539
- efeito, 539
- indicações, 539
Alcaçuz, 529
Alcaloides do *ergot*, parto, 416, 424
Álcool, avaliação pré-anestésica, 3
Aldosterona, 35
Alergia, avaliação pré-anestésica, 2
Alfentanila
- dose, 135
- duração da analgesia, 135
- tempo de efeito máximo, 135
Alho, 529
Alprostadil, 559
Alteplase
- comentários, 541
- depuração, 541
- dosagem, 541
- efeito, 541
- indicações, 540
Amaryl, 60
Ambulatório, anestesia, 428-432
- anestesia, 429
- - acesso intravenoso, 429
- - geral, 429
- - pré-medicação, 429
- - regional, 430
- - peridural, 430
- preparo do paciente, 428
- raquianestesia, 430
- seleção de pacientes, 428
Amicacina, 562
Amicar, 538
Amidas, 178
Amilorida, 42
Aminofilina
- comentários, 539
- depuração, 539
- dosagem, 539
- efeito, 539
- indicações, 539
Aminoglicosídios, 90
- farmacocinética, 45
Amiodarona
- comentários, 540
- depuração, 540
- dosagem, 540
- efeito, 540
- indicações, 540
- suporte avançado de vida, 505
Ampicilina, 562
Anafilaxia, 247
Analgesia
- controlada pelo paciente, 520
- crianças, 403
- neuroaxial, 520
Analisadores de oxigênio, 108
Análogos da lisina, 464
Anamnese
- crianças, 396
- perinatal, 376
- pré-anestesia, 1
Anastomose portossistêmica, 51
- intra-hepática transjugular, 439

Anemia
- falciforme, 471
- hemolítica isoimune, 385
- transfusão sanguínea, 459
Anestesia
- aborto, 425
- acromegalia, 76
- ambulatorial, 428-432
- - anestesia, 429
- - assistência pós-operatória, 431
- - preparo do paciente, 428
- - seleção de pacientes, 428
- aorta
- - infrarrenal, 299
- - - administração de líquidos, 299
- - - conservação de calor, 299
- - - indução, 299
- - - manipulação intestinal, 299
- - - manutenção, 299
- - - pinçamento da aorta, 299
- - - preservação renal, 299
- - - recuperação da anestesia, 300
- - - retirada da pinça da aorta, 300
- - - transporte, 300
- - aparelho, 101-110
- atresia do esôfago, 387
- caudal, 202
- cesariana, 420
- cirurgia
- - abdominal, 262-277
- - bucomaxilofacial, 361
- - cabeça e pescoço, 352-361
- - cardíaca, 307-332
- - - circulação extracorpórea, 315
- - - crianças, 321
- - - educação do paciente, 308
- - - indução, 312
- - - interrupção da CEC, 317
- - - momento da separação efetiva da CEC, 318
- - - monitoramento, 311
- - - período pós-CEC, 319
- - - período pré-CEC, 313
- - - pré-indução, 311
- - - pré-medicação, 308
- - - transferência para UTI, 320
- - dissecção radical do pescoço, 361
- - não obstétrica na gravidez, 425
- - nariz, 357
- - odontológica, 361
- - oftálmica, 352
- - ouvido, 357
- - pediátrica, 393-410
- - tireoide, 68
- - torácica, 278-292
- - urológica, 363-368
- - vascular, 294-306
- - vias respiratórias, 356, 358
- cistectomia radical, 366
- doença renal
- - avaliação pré-operatória, 45
- - intraoperatório, 47
- - pós-operatório, 48
- embolia por líquido amniótico, 424
- esterilização pós-parto, 426
- feocromocitoma, 74

566 Índice Alfabético

- fertilização *in vitro* e transferência de embriões, 427
- fora do centro cirúrgico, 433-442
- - anastomose portossistêmica intra-hepática transjugular, 439
- - angiografias cerebral e vertebral, 437
- - área de trabalho e acesso ao paciente, 433
- - biopsia pulmonar percutânea, 440
- - cifoplastia, 438
- - eletroconvulsoterapia, 441
- - embolização
- - - controle de epistaxe e lesões vasculares extracranianas, 437
- - - endovascular, 436
- - equipamento necessário, 433
- - meios de contraste, 434
- - neuralgia do trigêmeo, 439
- - radioterapia, 440
- - ressonância magnética, 435
- - sedação consciente *versus* acompanhamento anestesiológico monitorado, 434
- - *stents* arteriais, 439
- - teste de oclusão com balão, 437
- - tomografia computadorizada, 435
- - trombólise no acidente vascular cerebral agudo, 438
- - vasospasmo cerebral, 438
- - vertebroplastia, 438
- função pulmonar, 28
- geral, 170-177
- - agitação, 176
- - cesariana, 420
- - consulta pós-operatória, 177
- - despertar tardio, 177
- - estágios, 173
- - extubação, 176
- - inconsciência e amnésia, 172
- - indução, 171
- - líquidos IV, 174
- - manutenção, 172
- - plano, 170
- - preparo pré-operatório, 170
- - profundidade, 172
- - recuperação, 175
- - transporte, 177
- - ventilação, 174, 175
- gravidez ectópica, 425
- hemorragia periparto, 423
- hepatopatia, 56
- hipercalcemia, 70
- hipocalcemia, 71
- hipotireoidismo, 68
- idosos, 370-374
- incompetência cervical, 425
- litotripsia extracorpórea por ondas de choque, 367
- nefrectomia, 366
- neuroaxial, contraindicações, 185
- neurocirurgia, 334-350
- - aneurismas intracranianos, 343
- - cirurgia
- - - coluna vertebral e medula espinal, 349
- - - estereotáxica, 347
- - craniotomia em paciente acordado, 346
- - derivações de LCE, 349
- - epilepsia, 347
- - estimuladores encefálicos profundos, 348
- - farmacologia, 336

- - fisiologia, 334
- - fossa posterior, 345
- - intraoperatório, 340
- - malformação arteriovenosa, 344
- - monitoramento eletrofisiológico, 338
- - pré-operatório, 340
- - ressecção transesfenoidal da hipófise, 346
- - traumatismo cranioencefálico, 347
- peridural, 196-201
- - acessos, 197
- - agulhas, 197
- - anatomia, 196
- - complicações, 200
- - - abscesso peridural, 201
- - - cateter, 200
- - - cefaleia pós-punção da dura-máter, 201
- - - hematoma extradural, 201
- - - injeção subaracnóidea acidental e intravascular, 200
- - - lesão direta da medula espinal, 201
- - - punção, 200
- - - síndrome de Horner, 201
- - - superdosagem de anestésico local, 201
- - crianças, 408
- - duração do bloqueio, 199
- - fisiologia, 196
- - inserção do cateter, 198
- - lombar, 198
- - monitoramento, 197
- - nível de bloqueio, determinantes, 199
- - posição do paciente, 197
- - torácica, 198
- - pré-eclâmpsia, 421
- problemas, 232-249
- - arritmias, 234
- - aspiração, 242
- - broncospasmo, 241
- - débito urinário anormal, 238
- - embolia pulmonar, 244
- - hipercarbia, 238
- - hipertensão, 234
- - hipertermia, 240
- - - maligna, 245
- - hipotensão, 232
- - hipotermia, 239
- - hipoxemia, 237
- - incêndios e riscos elétricos na sala de cirurgia, 247
- - isquemia miocárdica, 243
- - laringospasmo, 241
- - pneumotórax, 242
- - reações anafiláticas e anafilactoides, 247
- - tamponamento cardíaco, 245
- prostatectomia a céu aberto, 365
- raquianestesia, 186-196
- reanimação cardiopulmonar na gravidez, 426
- recém-nascidos na emergência, 375-391
- - apneia, 380
- - arritmias, 384
- - atresia
- - - duodenal, 387
- - - esôfago, 387
- - - avaliação geral, 376
- - - cianose, 384
- - - composição corporal, 376
- - - convulsões, 389

Índice Alfabético **567**

- - desenvolvimento
- - - cardiovascular, 375
- - - respiratório, 375
- - displasia broncopulmonar, 381
- - distúrbios respiratórios, 380
- - enterocolite necrosante, 388
- - eritroblastose fetal, 385
- - estenose pilórica, 387
- - gastrosquise, 388
- - hemorragia intracraniana, 390
- - hérnia diafragmática congênita, 382
- - hidropsia fetal, 386
- - hiperbilirrubinemia, 386
- - hipertensão pulmonar persistente do recém-nascido, 384
- - infecções, 391
- - onfalocele, 388
- - persistência do canal arterial, 383
- - pneumotórax, 381
- - retinopatia da prematuridade, 390
- - síndrome
- - - angústia respiratória, 380
- - - aspiração de mecônio, 382
- - vólvulo, 389
- regional, 205-231
- - agulhas, 205
- - ambulatório, 430
- - avaliação pré-operatória, 205
- - axilar, 217
- - bloqueio de nervos periféricos, 205
- - complicações, 207
- - contraindicações, 207
- - equipamento de ultrassonografia, 206
- - estimuladores de nervo, 206
- - infraclavicular, 215
- - intravenosa, 219
- - membro
- - - inferior, 222
- - - superior, 209
- - nervos
- - - CFL, 224
- - - femoral, 224
- - - ilioinguinal–ílio-hipogástrico, 224
- - - isquiático, 226
- - - mediano, 218
- - - musculocutâneo, 218
- - - obturatório, 226
- - - periféricos do plexo braquial guiado por ultrassonografia, 218
- - - radial, 218
- - - safeno, 228
- - - ulnar, 218
- - pescoço, 208
- - plexo
- - - braquial, 210
- - - lombar, 222, 224
- - - sacral, 223
- - supraclavicular, 213
- - técnicas de localização dos nervos, 206
- - tórax e abdome, 221
- - tornozelo, 229
- ressecção da próstata
- - *laser*, 365
- - transuretral, 365
- risco, 94

- segurança, 94-99
- - controle de qualidade, 97
- - erros cruciais, 96
- - estratégias gerais, 95
- - normas e protocolos, 97
- tireotoxicose, 66
- trabalho de parto/parto, 414-420
- transferência placentária de fármacos, 417
- transplante renal, 367
Anestésicos
- efeitos renais, 41
- - insuficiência renal, 43
- - inalatórios, 137
- - efeitos adversos, 140
- - farmacocinética, 137
- - farmacodinâmica, 139
- - - mecanismo de ação, 137
- - - neurocirurgia, 336
- - - voláteis, 312
- intravenosos, 128-137
- - barbitúricos, 130
- - benzodiazepínicos, 131
- - dexmedetomidina, 134
- - etomidato, 132
- - opioides, 134
- - propofol, 128
- - quetamina, 133
- locais, 178-184
- - associações, 180
- - benzocaína, 181
- - bicarbonato de sódio, 180
- - bupivacaína, 181, 182
- - cloroprocaína, 181, 182
- - epinefrina, 180
- - etidocaína, 181, 182
- - fenilefrina, 180
- - lidocaína, 181, 182
- - mecanismo de ação, 178
- - mepivacaína, 181, 182
- - opioides, 180
- - preparações comerciais, 179
- - procaína, 181
- - química, 178
- - ropivacaína, 181, 182
- - tetracaína, 181
- - tipo amida, 182
- - tipo éster, 182
- - toxicidade, 180, 182
- - queimados, 458
- voláteis, 137
Anestesiologista, 1
- infecção, controle, 81-92
- microrganismos, 84
- troca, *check-list*, 98, 99
Aneurisma(s)
- abdominal, reparo endovascular, 300
- aorta ascendente, 303
- aterosclerótico, 302
- intracranianos, 343
- periféricos, 298
- toracoabdominais, 303
- - achados associados, 303
- - classificação de Crawford, 303
- - proteção da medula espinal, 304
- - reparo endovascular de AAT, 305

568 Índice Alfabético

- - técnica cirúrgica, 304
Anfotericina B, 562
Angiografia
- cerebral, 437
- vertebral, 437
Angioplastia com balão percutânea e implante de
stent, 297
Angiotensina II, 35
Antagonistas beta-adrenérgicos, 255
Antiácidos, avaliação pré-anestésica, 9
Antiarrítmicos, cirurgia cardíaca, 309
Antibióticos na sala de cirurgia, 87
- efeitos adversos, 89
- princípios básicos, 89
Anticoagulantes orais, bloqueio neuroaxial, 202
Anticolinérgico
- avaliação pré-anestésica, 10
- crianças, 397
Anticonvulsivantes, 390
Antieméticos, avaliação pré-anestésica, 10, 11
Antígenos de superfície Rh, 462
Anti-hipertensivos, cirurgia cardíaca, 308
Antilirium, 550
Antiplaquetários, agentes, 204, 310
Anúria, 239
Aorta, cirurgia
- abdominal, 298
- - artéria renal, 300
- - emergência, 301
- - infrarrenal, 298
- - - anestesia, 299
- - - monitoramento, 298
- - - técnica, 298
- - reparo endovascular de aneurisma abdominal, 300
- - suprarrenal, 300
Aparelho de anestesia, 101-110
- acessórios, 108
- análises de gases, 107
- inspeção, recomendação, 109
- próxima geração, 108
- segurança, 106
- sistemas
- - administração de gases, 101
- - antipoluição, 107
- - respiratórios, 103
- - ventiladores, 106
Aparelho justaglomerular, 34
Apendicectomia, 268
Apgar, índice, 376, 377
Apneia
- obstrutiva do sono
- - avaliação pré-anestésica, 4
- - obesidade, 271
- raquianestesia, 196
- recém-nascidos, 380
Apresoline, 552
Aprotinina, 465, 540
Aquamephyton, 561
Argatrobana, 194
- comentários, 540
- depuração, 540
- dosagem, 540
- efeito, 540
- indicações, 540
Arginina vasopressina, 35, 252, 255

Arritmias, 233, 234
- bradicardia sinusal, 234
- recém-nascidos, 384
- recuperação da anestesia, 480
- taquicardias supraventriculares, 235
- transplante de órgãos, 276
- ventriculares, 236
Artéria
- carótida, teste de oclusão com balão, 437
- hepática, 49
- idosos, 370
- renal, cirurgia, 300
- subclávia, 449
Artrite, via respiratória, 155
Ascite, 53
Asma, 25
- avaliação pré-anestésica, 3, 9
Aspiração, 242
- avaliação pré-anestésica, 9
- corpo estranho, crianças, 405
Atarax, 552
Atelectasia, sala de recuperação pós-anestesia, 474
Atenolol, 256
- comentários, 540
- depuração, 540
- dosagem, 540
- efeito, 540
- indicações, 540
Ativador do plasminogênio tecidual, 540
Atonia uterina, 424
Atracúrio, 147
- efeitos colaterais, 144
- farmacologia, 143
Atresia
- duodenal, 387
- esôfago, 387
- - anestesia, 387
- - diagnóstico, 387
- - fisiopatologia, 387
- - tratamento, 387
Atropina
- avaliação pré-anestésica, 10
- comentários, 541
- depuração, 541
- dosagem, 541
- efeito, 541
- indicações, 541
- suporte básico de vida, 505
Aumento da capacitância venosa, 233
Autonomia do paciente, 533
Autorregulação, controle hemodinâmico
perioperatório, 250
Avaliação pré-anestésica, 1-11
- adiamento de procedimentos cirúrgicos, 10
- anamnese, 1
- anestesiologista/paciente, 6
- diretrizes para dieta zero, 8
- exame
- - físico, 4
- - laboratorial, 5
- parecer do anestesiologista, 7
- pré-medicação, 8
Avandia, 60
Azotemia pré-renal, 53
Aztreonam, 562

Índice Alfabético **569**

Azul de metileno
- comentários, 541
- depuração, 541
- dosagem, 541
- efeito, 541
- indicações, 541

B

Bain, sistema respiratório, 105
Barbitúricos, 130
- avaliação pré-anestésica, 10
- dosagem e administração, 130
- efeitos adversos, 130
- farmacocinética, 44, 130
- farmacodinâmica, 130
- insuficiência renal, 43
- mecanismo de ação, 130
- metabolismo, 51
- neurocirurgia, 338
Benadryl, 545
Benzilisoquinolinas, 142
Benzocaína, 181
Benzodiazepínicos, 43, 131
- dosagem e administração, 131
- efeitos, 132
- farmacocinética, 44, 131
- farmacodinâmica, 131
- mecanismo de ação, 131
- metabolismo, 51
Betabloqueadores, avaliação pré-anestésica, 8
Betalactâmicos, 90
Bicarbonato de sódio, 180
- comentários, 541
- depuração, 541
- dosagem, 541
- efeito, 541
- indicações, 541
- suporte básico de vida, 507
Bicitra
- comentários, 542
- depuração, 542
- dosagem, 542
- efeito, 542
- indicações, 542
Bifosfonatos, 69
Biguanidas, 59, 60
Bile, 50
Bilirrubina, 386
Biopsia pulmonar percutânea, 440
Bioquímica sérica, avaliação pré-anestésica, 5
Bivalirudina, 314
Blocadren, 256
Bloqueadores
- beta-adrenérgicos, suporte básico de vida, 505
- brônquicos, 283
- neuromusculares, 51
Bloqueio(s)
- axilar, 217
- cardíaco, 235
- contínuo de nervos periféricos, 523
- episcleral, 354
- infraclavicular, 215
- - complicações, 216
- - guiado por ultrassonografia, 216
- nervo(s)

- - axilar guiado por ultrassonografia, 218
- - frênico, 209
- - intercostais, 286
- - intercostobraquial, 218
- - isquiático, 226
- - mediano, 218
- - musculocutâneo, 218
- - obturatório, 226
- - paravertebrais, 286
- - periféricos, 205
- - periféricos do plexo braquial guiado por ultrassonografia, 218
- - radial, 218
- - safeno, 228
- - ulnar, 218
- neuroaxial, anticoagulação, 202
- neuromuscular, 141-153
- - despolarizante, 142
- - distúrbios que influenciam a resposta, 151
- - escolha clínica, 148
- - junção neuromuscular, 141
- - não despolarizante, 146
- - reversão, 150
- paravertebral torácico para anestesia regional do tórax e do abdome, 221
- - anatomia, 221
- - complicações, 222
- - contraindicações, 221
- - indicações, 221
- - técnica, 221
- peribulbar, 353
- peridural no parto, 418
- - anestésicos, 418
- - complicações, 419
- - contraindicações, 418
- - controlada pelo paciente, 419
- - desvantagens, 418
- - técnica, 418
- - vantagens, 418
- plexo cervical para anestesia regional do pescoço, 208
- - anatomia, 208
- - complicações, 209
- - indicações, 208
- - técnicas, 209
- retrobulbar, 353
- supraclavicular, 213
- - acesso clássico, 213
- - complicações, 214
- - guiado por ultrassonografia, 214
- tornozelo, 229
Boca, exame, 156
Bradiarritmias, 233
Bradicardia sinusal, 234
- etiologias, 234
- recuperação da anestesia, 480
- tratamento, 234
Brethine, 559
Brevibloc, 256, 548
Bricanyl, 559
Brometo de ipratrópio, doença pulmonar, 30
Broncoscopia
- flexível, 279
- rígida, 167, 280
- - complicações, 281
Broncospasmo, 241
- recuperação da anestesia, 475, 476

570 Índice Alfabético

Bronquite crônica, 25
Bumetanida, 42
- comentários, 542
- depuração, 542
- dosagem, 541
- efeito, 541
- indicações, 541
Bumex, 541
Bupivacaína, 181, 182
- raquianestesia, 191
Buprenorfina, 525
- dose, 135
- duração da analgesia, 135
- tempo de efeito máximo, 135
Butirofenonas, 43
Butorfanol
- dose, 135
- duração da analgesia, 135
- tempo de efeito máximo, 135
Byetta, 60
Bypass com enxerto da artéria coronária, 16

C

Cabeça e pescoço
- avaliação pré-anestésica, 4
- exame, 156
Caixa
- craniana, 335
- torácica, crianças, 394
Calafrios, raquianestesia, 196
Calan, 561
Cálcio, 69
- suporte básico de vida, 506
Calcitonina de salmão, 69
Cálculo
- dosagem de fármacos, 260
- função respiratória, 497
Calorias, recém-nascidos, 379
Canal vertebral, 186
Cânula oral, crianças, 398
Canulação arterial na cirurgia cardíaca, 311
Capacidade de transporte de oxigênio, diminuição, 237
Capoten, 542
Captopril
- comentários, 542
- depuração, 542
- dosagem, 542
- efeito, 542
- indicações, 542
Carboidratos, fígado, 50
Carboprosta
- comentários, 542
- dosagem, 542
- efeito, 542
- indicações, 542
Cardiografia de impedância torácica, 123
Cardio-green, 561
Cardiomiopatia
- alcoólica, 53
- hipertrófica, 19
Cardiopatia
- congênita, 19
- - coarctação da aorta, 325
- - comunicação atrioventricular, 327
- - síndrome de hipoplasia do coração esquerdo, 327

- - tetralogia de Fallot, 326
- - transposição das grandes artérias, 326
- - *truncus arteriosus*, 327
- isquêmica, 13
- - avaliação cardíaca, 14
- - *bypass* com enxerto da artéria coronária, 16
- - considerações pré-anestésicas, 16
- - fisiologia, 13
- não coronariana, 17
- - endocardite infecciosa, 17
- - estenose
- - - aórtica, 17
- - - mitral, 18
- - regurgitação
- - - aórtica, 18
- - - mitral, 19
Cardioplegia, 316
Cardioversão, 332
Cardioversor-desfibrilador implantável, 23
Cardizem, 545
Cardura, 546
Cartilagem
- cricóidea, 154
- tireóidea, 154
Catapres, 543
Catarata, 373
Catecolaminas, farmacocinética, 45
Cateter(es)
- peridural, 198
- - complicações, 200
- venosos centrais, inserção, 82
Cateterismo cardíaco, 16
Cateterização
- artéria
- - pulmonar, 118
- - - complicações, 121
- - - distâncias, 120
- - - locais e preparo, 120
- - - técnica, 120
- - radial, 113
- veia jugular, 117
Cefaleia pós-punção da dura-máter na anestesia
- peridural, 201
- raquianestesia, 193
Cefalosporinas, farmacocinética, 45
Cefazolina, 90, 562
Cefepima, 90
Cefotetana, 90, 562
Cefoxitina, 90
Ceftazidima, 90, 562
Ceftriaxona, 90, 562
Cefuroxima, 562
Celecoxibe
- dose, 518
- eficiência, 518
Cesariana, anestesia, 420
Cetoacidose diabética (CAD), 61
- tratamento, 62
Cetorolaco, 286
- comentários, 542
- depuração, 542
- dosagem, 542
- dose, 518
- efeito, 542
- eficiência, 518

Índice Alfabético 571

- indicações, 542
Choque medular, 350
Cianeto, intoxicações, 257
- manifestações clínicas, 257
- tratamento, 258
Cianose, 27
- recém-nascidos, 384
Cifoescoliose, capacidades pulmonares, 27
Cifoplastia, 438
Cilindros de oxigênio, 101
Cilostazol (Pietal), 194, 310
Cimetidina
- avaliação pré-anestésica, 9
- comentários, 542
- depuração, 542
- dosagem, 542
- efeito, 542
- indicações, 542
Cininas, 35
Cintura escapular, depressão ou hiperabdução, 450
Ciprofloxacino, 562
Circuito anestésico, 397
Circulação
- extracorpórea (CEC), 307
- - circuito, 315
- - disfunção pulmonar, 307
- - início, 315
- - interrupção, 317
- - - análise do ECG, 318
- - - avaliação do ritmo, 318
- - - complacência e resistência dos pulmões, 318
- - - considerações anestésicas, 317
- - - desfibrilação, 318
- - - enchimento de VE, 318
- - - inspeção visual do coração, 318
- - - manobras de retirada de ar, 317
- - - momento efetivo, 318
- - - preparo, 317
- - - retirada do clampe aórtico, 317
- - manutenção, 315
- - - acidose metabólica e oligúria, 316
- - - hipotermia, 316
- - - monitoramento hemodinâmico, 316
- - - proteção miocárdica, 315
- - período pós-CEC, 319
- - período pré-CEC, 313
- fetal, 376
- reanimação cardiopulmonar, 502
- - crianças, 510
- - traumatismo, 445
Cirrose, 52
- hepática, 269
Cirurgia
- abdominal, anestesia, 262-277
- - avaliação pré-operatória, 262
- - considerações, 262
- - distúrbios metabólicos e hematológicos, 262
- - duração da operação, 262
- - esofágica, 268
- - esplenectomia, 270
- - gástrica, 268
- - geral, 263
- - hepática, 269
- - indução, 264
- - intestinal, 268
- - laparoscópica, 266

- - manejo, 264
- - manutenção, 264
- - obesos, 270
- - pancreática, 269
- - peritoneal, 268
- - problemas comuns, 266
- - radioterapia intraoperatória, 270
- - regional, 263
- - retirada de órgãos para transplante após a morte, 275
- - técnica combinada, 264
- - técnicas anestésicas, 263
- - terapia intensiva pós-operatória, 273
- - transplante
- - - ortotópico de fígado, 273
- - - pancreático heterotópico, 274
- - vias biliares, 269
- bariátrica, 271
- bucomaxilofacial, 361
- cabeça e pescoço, 352-361
- cardíaca, anestesia, 307-332
- - anestesia, 308-320
- - - crianças, 321-328
- - - procedimentos fora do centro cirúrgico, 331
- - assistência pós-operatória, 320
- - avaliação pré-anestésica, 307
- - dispositivos de assistência ventricular, 330
- - parada circulatória, 330
- - reoperação cardíaca, 329
- - revascularização miocárdica sem CEC, 328
- - tamponamento cardíaco e pericardite constritiva, 329
- - transplante cardíaco, 329
- controle de infecções na sala, 81-92
- - antibióticos, 87
- - bactérias, 87
- - cateter intravascular, 92
- - citomegalovírus, 86
- - endocardite, 91
- - exposição a sangue e líquidos corporais infectados, 84
- - HBV, 85
- - HCV, 86
- - herpesvírus simples, 86
- - HIV, 85
- - imunodeprimidos, 91
- - influenza, 87
- - pneumonia por aspiração, 91
- - precauções, 82, 83
- - responsabilidade do anestesiologista, 81
- - vias de transmissão, 81
- - vírus varicela-zóster, 86
- - esofágica, 268, 289
- - - carcinoma, 290
- - - divertículo esofágico alto, 290
- - - fundoplicatura, 290
- - - lesão traumática, 290
- - estereotáxica, 347
- - gástrica, 268
- - mediastino, 281
- - nível segmentar, 185
- - odontológica, 361
- - oftálmica, 352
- - - conduta anestésica, 353
- - - deslocamento da retina e hemorragia vítrea, 356
- - - estrabismo, 355
- - - fármacos usados, 352
- - - glaucoma, 352
- - - pressão intraocular, 352

572 Índice Alfabético

- - reflexo oculocardíaco, 352
- - trauma ocular aberto, 355
- ouvido, 357
- pancreática, 269
- paratireoide, 71
- pediátrica, anestesia, 393-410
- - administração de líquidos, 403
- - analgesia, 403
- - aplicação de dexmedetomidina, 410
- - consulta pré-anestésica, 396
- - equilíbrio hidreletrolítico, 395
- - indução, técnicas, 400
- - intubação traqueal, 401
- - medicação pré-anestésica, 397
- - peridural caudal e lombar, 408
- - preparo da sala de cirurgia, 397
- - - acesso e equipamento IV, 400
- - - circuito anestésico, 397
- - - controle da temperatura, 399
- - - equipamento de controle das vias respiratórias, 398
- - - monitoramento, 399
- - problemas, 404
- - raquianestesia, 407
- - recuperação e cuidados, 404
- - regional, 407
- - regulação térmica, 396
- - síndrome de infusão de propofol, 409
- - sistema
- - - cardiovascular, 394
- - - endócrino, 395
- - - hematológico, 395
- - - hepatobiliar, 395
- - - pulmonar, 393
- - vias respiratórias superiores, 393
- redução do volume pulmonar, 292
- revascularização miocárdica sem CEC, 328
- tireoide, 68
- torácica, anestesia, 278-292
- - avaliação pré-operatória, 278
- - esofágica, 289
- - fístula broncopleural, 289
- - hemorragia intrapulmonar, 288
- - monitoramento, 279
- - operações mediastinais, 281
- - preparo pré-operatório, 278
- - procedimentos endoscópicos, 279
- - redução do volume pulmonar, 292
- - ressecção pulmonar, 282
- - transplante de pulmão, 290
- - traqueia, 286
- traqueia, 286
- - conduta intraoperatória, 287
- - indução, 287
- - recuperação e extubação, 288
- - ruptura, 288
- urológica, anestesia, 363-368
- - cistectomia radical, 366
- - cistoscopia, 363
- - doença da medula espinal, 368
- - litotripsia extracorpórea por ondas de choque (LEOC), 367
- - nefrectomia, 366
- - orquidopexia, 366
- - orquiectomia, 366
- - plástica urogenital, 366

- - prostatectomias a céu aberto, 365
- - ressecção transuretral da próstata (RTUP), 363
- - técnicas laparoscópicas, 366
- - transplante renal, 367
- - ureteroscopia, 363
- - vascular, anestesia, 294-306
- - aorta
- - - abdominal, 298
- - - torácica, 302
- - avaliação e conduta pré-operatória, 294
- - endarterectomia carotídea, 295
- - medicamentos pré-operatórios, 295
- - membro superior, 298
- - periférica, 297
- - pós-operatório, 306
Cisatracúrio, 143, 147
- crianças, 402
- efeitos colaterais, 144
Cistectomia pilonidal, 268
Cistectomia radical, 366
Cistoscopia, 363
Citomegalovírus (CMV), 86
- transfusão sanguínea, 468
Citrato de sódio di-hidratado/ácido cítrico monoidratado, 542
Clevidipino, 259
- comentários, 543
- depuração, 543
- dosagem, 543
- efeito, 543
- indicações, 543
Cleviprex, 543
Clindamicina, 90, 562
Clonidina, 251
- comentários, 543
- depuração, 543
- dosagem, 543
- efeito, 543
- indicações, 543
Clopidogrel (Plavix), 194, 310
- comentários, 543
- depuração, 543
- dosagem, 543
- efeito, 543
- indicações, 543
Cloranfenicol, 562
Cloreto de cálcio
- comentários, 543
- dosagem, 543
- efeito, 543
- indicações, 543
Cloroprocaína, 181
Clorotiazida, 42
- comentários, 544
- depuração, 544
- dosagem, 544
- efeito, 544
- indicações, 544
Clorpropamida, 60
Coagulação intravascular disseminada, 348, 469
- causas, 469
- manifestações, 469
- tratamento, 470
Coagulograma, 460
- avaliação pré-anestésica, 5
- dímero D e produtos de degradação da fibrina, 461

Índice Alfabético **573**

- razão normalizada internacional, 460
- tempo
- - coagulação ativada, 461
- - protrombina, 460
- - sangramento, 460
- - tromboplastina parcial ativada, 460
- tromboelastografia, 461
Coagulopatia
- avaliação pré-anestésica, 11
- hepatopatia, 54
- perioperatória, 469
- terapia transfusional, 460
Coarctação da aorta, 325
- recém-nascidos, 378
Codeína, doses, 519
Colangiopancreatografia retrógrada endoscópica, 442
Colecistectomia, 269
Colecistojejunostomia, 269
Colecistostomia, 440
Colectomia, 268
Coledocojejunostomia, 270
Coledocostomia, 440
Colestase, 52
Colinesterase plasmática, 145
Colírios, 352
Coluna cervical, mobilidade, 156
Coma mixedematoso, 68
Comissão de ética institucional, 533
Compazine, 558
Complacência intracraniana, 340
Compressão da veia cava, 233
Comunicação atrioventricular, 327
Consciência, nível, 125
Consentimento informado, 185, 205, 533
Constrição bronquiolar reflexa, 241
Consulta pré-anestésica, crianças, 396
Controle hemodinâmico perioperatório, 250-261
- autorregulação, 250
- cálculos da dosagem de fármacos, 260
- farmacologia, 251
- - adenosina, 260
- - arginina-vasopressina (AVP), 255
- - clevidipino, 259
- - clonidina, 251
- - dexmedetomidina, 251
- - diltiazem, 259
- - dobutamina, 254
- - dopamina, 254
- - efedrina, 255
- - enalaprilat, 259
- - enoximona, 255
- - epinefrina, 254
- - esmolol, 257
- - fenilefrina, 251
- - fenoldopam, 259
- - fentolamina, 260
- - hidralazina, 259
- - inanrinona, 255
- - isoproterenol, 251
- - labetalol, 257
- - levosimendana, 255
- - metoprolol, 257
- - milrinona, 255
- - nifedipino, 259
- - nitroglicerina, 258

- - nitroprussiato de sódio, 257
- - norepinefrina, 254
- - propranolol, 255
- - prostaglandina, 260
- - sildenafila, 260
- - verapamil, 259
- fisiologia dos receptores adrenérgicos, 250
- hipotensão induzida, 260
- pressão arterial, 250
Contusão encefálica, 348
Convulsões, 389
- avaliação laboratorial, 389
- causas, 389
- tratamento, 389
Cor pulmonale, 26
Cordarone, 540
Corgard, 256, 555
Córtex da suprarrenal, doença, 71
Corticosteroides
- doença pulmonar, 30
- traumatismo cranioencefálico, 348
Costelas, fraturas, 448
Cotovelo, fratura ou luxação, 451
Coumadin, 560
COX, 515
Craniotomia em paciente acordado, 346
Criança(s)
- anestesia nas cirurgias, 393-410
- - administração de líquidos, 403
- - ambulatorial, 428
- - analgesia, 403
- - aplicação de dexmedetomidina, 410
- - cardíaca, 321
- - - avaliação pré-operatória, 322
- - - cardiopatia congênita, 321
- - - *checklist* do equipamento e dos fármacos, 324
- - - circulação extracorpórea (CEC), 323
- - - conduta, 322
- - - fármacos para reanimação, 323
- - - indução, 323
- - - manejo das cardiopatias congênitas específicas, 323
- - - monitoramento e equipamento, 323
- - - pré-medicação, 322
- - - transição da circulação fetal para circulação adulta, 321
- - consulta pré-anestésica, 396
- - emergências, 375-391
- - - apneia, 380
- - - arritmias, 384
- - - atresias, 387
- - - avaliação geral, 376
- - - cianose, 384
- - - convulsões, 389
- - - displasia broncopulmonar, 381
- - - distúrbios respiratórios, 380
- - - doença hemolítica do recém-nascido, 385
- - - enterocolite necrosante, 388
- - - estenose pilórica, 387
- - - gastrosquise, 388
- - - hemorragia intracraniana, 390
- - - hérnia diafragmática congênita, 382
- - - hiperbilirrubinemia, 386
- - - hipertensão pulmonar persistente do recém-nascido, 384
- - - infecções, 391

574 Índice Alfabético

- - - onfalocele, 388
- - - persistência do canal arterial, 383
- - - pneumotórax, 381
- - - retinopatia da prematuridade, 390
- - - sepse neonatal, 391
- - - vólvulo, 389
- - equilíbrio hidreletrolítico, 395
- - indução, técnicas, 400
- - - crianças com estômago cheio, 401
- - - inalatória, 400
- - - intramuscular, 401
- - - IV, 401
- - - lactentes, 400
- - intubação traqueal, 401
- - medicação pré-anestésica, 397
- - problemas, 404
- - - comprometimento das vias respiratórias, 404
- - - infecção recente das vias respiratórias, 406
- - - malformações intra-abdominais, 406
- - recuperação e cuidados, 404
- - regional, 407
- - regulação térmica, 396
- - sala de cirurgia, preparo, 397
- - - circuito anestésico, 397
- - - equipamento de controle das vias respiratórias, 398
- - - monitoramento, 399
- - - temperatura, controle, 399
- - síndrome de infusão de propofol, 409
- - sistema
- - - cardiovascular, 394
- - - endócrino, 395
- - - hematológico, 395
- - - hepatobiliar, 395
- - - pulmonar, 393
- - vias respiratórias, 393
- ética, questões, 534
- - reanimação, 508
- - neonatal, 511
- - suporte
- - - avançado de vida, 511
- - - básico de vida, 508
Cricotireoidotomia, 167
- percutânea com agulha, 167
Crise
- convulsiva, traumatismo cranioencefálico, 348
- tireotóxica, 66
- - tratamento, 67
Cromoglicato, doença pulmonar, 31
Crupe, 404
Curador, 533
Cycloset, 60

D

Dalteparina (Fragmin), 194
- comentários, 544
- depuração, 544
- dosagem, 544
- efeito, 544
- indicações, 544
Dantrium, 544
Dantroleno
- comentários, 544
- depuração, 544
- dosagem, 544
- efeito, 544

- indicações, 544
Débito
- cardíaco, 122
- - controle hemodinâmico perioperatório, 250
- - crianças, 394
- - gravidez, 411
- - recuperação da anestesia, 479
- urinário anormal, 238
Decadron, 544
Defeitos septais, 384
Deficiência de vitamina K, 470
Delirium, 372
- recuperação da anestesia, 483
Demência, 372
Dentes decíduos, 393
Depuração hepática, 50
Derivação
- axilofemoral, 298
- femorofemoral, 298
- femoropoplítea e revascularização distal dos membros
  inferiores, 297
- - anestesia
- - - geral, 298
- - - regional, 297
- - monitoramento, 297
- gástrica em Y de Roux, 271
- iliodistal, 298
- iliofemoral, 298
- LCE, 349
- peritoniovenosa, 269
Dermátomos cutâneos, 186
Descolamento prematuro da placenta, 423
Desenvolvimento dos recém-nascidos, 375
- cardiovascular, 375
- composição corporal, 376
- fisiológico, 376
- respiratório, 375
Desequilíbrios ventilação-perfusão, 237
Desfibrilação, reanimação cardiopulmonar, 503
- crianças, 511
Desfibrilador
- implantado, 332
- intracardíaco, recuperação da anestesia, 481
Desflurano, 140
Desidratação, idosos, 374
Deslocamento da retina, cirurgia, 356
- idosos, 373
Desmopressina, terapia transfusional, 464
Desnutrição
- doença pulmonar, 27
- idosos, 374
Desoxirribonuclease recombinante, doença pulmonar, 31
Despertar tardio, recuperação da anestesia, 483
Desvio da curva de dissociação de hemoglobina-
  oxigênio para a esquerda, 237
Desvio da traqueia, 27
Dexametasona
- comentários, 544
- depuração, 544
- dosagem, 544
- dose, 11
- efeito, 544
- efeitos colaterais, 11
- indicações, 544
- mecanismo de ação, 11
Dexmedetomidina, 134, 251

Índice Alfabético **575**

- comentários, 545
- controle hemodinâmico perioperatório, 251
- crianças, 410
- depuração, 545
- dosagem, 544
- dosagem e administração, 134
- efeito(s), 134, 544
- farmacocinética, 134
- farmacodinâmica, 134
- indicações, 544
- mecanismo de ação, 134
Dextrana 40
- comentários, 545
- depuração, 545
- dosagem, 545
- efeito, 545
- indicações, 545
Diabetes
- avaliação pré-anestésica, 3, 9
- insípido, 76
- - central, 76
- - considerações anestésicas, 76
- - etiologia, 76
- - manifestações clínicas, 76
- - nefrogênico, 76
- melito, 59-65
- - complicações, 61
- - - cetoacidose diabética, 61
- - - síndrome hiperosmolar
        hiperglicêmica, 61, 62
- - considerações anestésicas, 63
- - doença vascular, 64
- - fisiologia, 59
- - neuropatia, 65
- - obesidade, 65
- - tipos, 59
- - tratamento, 59
- - - análogos da amilina e do GLP-1, 61
- - - hipoglicemiantes orais, 59
- - - insulina, 61
- obesidade, 271
Diaforese, 241
Diafragma
- crianças, 394
- desenvolvimento, 375
- lesões traumáticas, 449
Diálise peritoneal, 40
Diamox, 538
Diarreia, 262
Diazida, 42
Dibenzyline, 550
Difenidramina
- comentários, 545
- depuração, 545
- dosagem, 545
- efeito, 545
- indicações, 545
Digitálicos, cirurgia cardíaca, 308
Digoxina
- comentários, 545
- depuração, 545
- dosagem, 545
- efeito, 545
- farmacocinética, 45
- indicações, 545

Dilantin, 549
Diltiazem, 259
- comentários, 545
- depuração, 545
- dosagem, 545
- efeito, 545
- indicações, 545
- suporte básico de vida, 507
Diluição corporal total, técnica, 122
Dinitrato de isossorbida, 546
Dipiridamol, 310
Disfunção
- cognitiva pós-operatória, 372
- hepática pós-operatória, 57
Displasia broncopulmonar, 381
- etiologia, 381
- manifestações clínicas, 381
- prognóstico, 381
- tratamento, 381
Dispneia, 25
- raquianestesia, 193
Dispositivos de assistência ventricular, 330
- considerações anestésicas, 331
- extracorpóreos, 330
- implantáveis, 330
Disreflexia autônoma, 368
Dissecção
- aórtica, 313
- radical do pescoço, 361
Distância tireomentoniana, 156
Distensão abdominal, 406
Distrofia
- miotônica, 153
- muscular de Duchenne, 152
Diuréticos, 35, 41
- alça, 42
- inibidores da anidrase carbônica, 42
- manitol, 42
- poupadores de potássio, 42
- tiazídicos, 42
Diuril, 544
Doação de órgãos, 535
Dobutamina, 252, 254
- comentários, 546
- dosagem, 546
- efeito, 546
- indicações, 546
Dobutrex, 546
Doença(s)
- arterial coronariana (DAC), avaliação pré-anestésica, 3
- endócrina, 59-80
- - adeno-hipófise, 75
- - carcinoide, 77
- - diabetes melito, 59-65
- - hipoglicemia, 65
- - neuro-hipófise, 76
- - paratireoides, 69
- - porfirias, 78
- - suprarrenal, 71
- - tireoide, 65-68
- enxerto *versus* hospedeiro, 467
- hemolítica do recém-nascido, 385
- - ABO, 385
- - anemia isoimune, 385
- - exames, 385

576 Índice Alfabético

- - manifestações clínicas, 385
- - Rh, 385
- - tratamento, 385
- hepática, 49-57
- - anatomia do fígado, 49
- - anestesia, 56
- - disfunção hepática pós-operatória, 57
- - função hepática, 49
- - hepatopatia, 52
- - metabolismo dos anestésicos, 51
- - risco cirúrgico, 54
- hipofisária, 75
- intersticial pulmonar, 26
- obstrutivas das vias respiratórias, 25
- parênquima, 52
- Parkinson, 373
- pulmonar, 25-33
- - achados físicos, 27
- - anamnese, 26
- - anestesia, efeitos sobre a função pulmonar, 28
- - assistência pós-operatória, 32
- - cirurgia, efeitos sobre a função pulmonar, 28
- - classificação, 25
- - exames diagnósticos, 28
- - obstrutiva crônica, recuperação da anestesia, 476
- - pré-medicação, 31
- - restritiva, 26
- - técnica anestésica, 32
- - tratamento perioperatório, 29
- renal, 34-48
- - anestesia, 45
- - crônica, 39
- - - classificação, 40
- - - epidemiologia, 39
- - - etiologia, 39
- - - manifestações clínicas, 40
- - - tratamento, 40
- - farmacologia, 41-45
- - fisiologia, 34
- - insuficiência renal, 38
- - policística, 41
- respiratória preexistente, recuperação da anestesia, 476
- tubulointersticiais, 41
- von Willebrand, 471
Dopamina, 41, 252, 254
- comentários, 546
- depuração, 546
- dosagem, 546
- efeito, 546
- indicações, 546
- suporte básico de vida, 506
Doppler esofágico, 122
Dor, 515-525
- aguda, 515
- crônica, 515
- perioperatória, tratamento, 515-525
- - AINES (anti-inflamatórios não esteroides), 515
- - analgesia
- - - controlada pelo paciente, 520
- - - neuroaxial, 520
- - bloqueio contínuo de nervos periféricos, 523
- - buprenorfina, 525
- - opioides, 517
- - pacientes tolerantes a opioides ou adição, 524
- - paracetamol, 517
- - quetamina, 517

- recuperação da anestesia (controle), 484
Doxazosina
- comentários, 546
- depuração, 546
- dosagem, 546
- efeito, 546
- indicações, 546
Doxiciclina, 562
Drenagem
- abscesso perirretal, 268
- gástrica, 262
Drogas, avaliação pré-anestésica, 3
Droperidol
- comentários, 546
- depuração, 546
- dosagem, 546
- dose, 11
- efeito, 546
- efeitos colaterais, 11
- indicações, 546
- mecanismo de ação, 11
Dura-máter, 188

E

ECG, avaliação pré-anestésica, 6
Eclâmpsia, 422
Ecocardiografia, 123
Edecrin, 539
Edema
- pulmonar, 26
- - recuperação da anestesia, 475
- vias respiratórias, recuperação da anestesia, 477
Edrofônio, 150
Éfedra, 528
Efedrina, 252, 255
- comentários, 547
- depuração, 547
- dosagem, 546
- efeito, 546
- indicações, 546
- parto, 416
Eletrocardiograma (ECG), 28, 111
Eletroconvulsoterapia, 441
- conduta anestésica, 441
- contraindicações, 441
- efeitos fisiológicos, 441
- interações com medicamentos psiquiátricos, 442
- objetivos da anestesia, 441
Eletroencefalograma (EEG), neurocirurgia, 338
Eletrólitos, recém-nascidos, 379
Eletromiografia, 150
Eletromiograma (EMG), neurocirurgia, 339
Embolectomia periférica, 298
Embolia
- fossa posterior, 345
- líquido amniótico, 424
- - apresentação clínica, 424
- - fisiopatologia, 424
- - manifestações, 424
- - tratamento, 425
- pulmonar, 233, 244
- - aérea, 244
- - cirurgia cardíaca, 313
- - gordurosa, 244
- - recuperação da anestesia, 475

Índice Alfabético 577

Emergência, cirurgia
- aorta abdominal, 301
- recém-nascidos, 375-391
Enalapril/enalaprilato, 259
- comentários, 547
- depuração, 547
- dosagem, 547
- efeito, 547
- indicações, 547
Encefalopatia
- bilirrubina, 386
- hepatopatia, 52
Endarterectomia carotídea, 295
- conduta pós-operatória, 296
- déficits neurológicos pós-operatórios, 296
- International Carotid Stenting Study, 297
- monitoramento, 295
- pinçamento da artéria carótida, 296
- técnica anestésica, 296
Endobolização
- controle de epistaxe e lesões vasculares extracranianas, 437
- endovascular, 436
Endocardite infecciosa, 17
Endocardite, 91
Enfisema
- pulmonar, 25
- tórax, 448
Enoxaparina, 194, 195
- comentários, 547
- depuração, 547
- dosagem, 547
- efeito, 547
- indicações, 547
Enoximona, 255
Enterocolite necrosante, 388
- exames, 389
- manifestações clínicas, 388
- patogenia, 388
- tratamento, 389
Entropia, monitoramento, 126
Enzimas do citocromo P450, 51
Epilepsia, cirurgia, 347
Epinefrina, 180, 252, 254
- comentários, 547
- depuração, 547
- doença pulmonar, 30
- dosagem, 547
- dose máxima, 180
- efeito, 547
- efeito clínico, 254
- indicações, 254, 547
- parto, 416
- suporte básico de vida, 506
Eptifibatida, 194, 310
- comentários, 548
- depuração, 548
- dosagem, 548
- efeito, 548
- indicação, 548
Equilíbrio
- eletrolítico, 35
- hidroeletrolítico das crianças, 395
- osmótico, 35
Equinácea purpúrea, 528

Ergonovina
- comentários, 548
- depuração, 548
- dosagem, 548
- efeito, 548
- indicação, 548
- parto, 416
Ergotrate, 548
Eritroblastose fetal, 385
Eritromicina, 562
Eritropoetina, 38
- terapia transfusional, 464
Esclerodermia, vias respiratórias, 155
Escoliose, cirurgia, 349
Escopolamina
- comentários, 548
- depuração, 548
- dosagem, 548
- dose, 11
- efeito, 548
- efeitos colaterais, 11
- indicações, 548
- mecanismo de ação, 11
Esfincteroplastia transduodenal, 269
Esmolol, 256, 257
- comentários, 548
- depuração, 548
- dosagem, 548
- efeito, 548
- indicações, 548
Esôfago, atresia, 387
- anestesia, 387
- diagnóstico, 387
- fisiopatologia, 387
- tratamento, 387
Espaço
- morto do lactente, 394
- subaracnóideo, 188
Espironolactona, 42
Esplenectomia, 270
Estenose
- aórtica, 17, 312
- mitral, 18, 312
- pilórica, 387
- - manifestações clínicas, 388
- - tratamento, 388
Ésteres, 178
Esternotomia mediana, 281
Esteroides, neurocirurgia, 338
Estimulação elétrica dos nervos, 206
Estimuladores
- encefálicos profundos, 348
- nervos periféricos, 148
Estrabismo, correção, 355
Estreptoquinase
- comentários, 549
- depuração, 548
- dosagem, 548
- efeito, 548
- indicações, 548
Estridor, 27
Etidocaína, 181, 181
Etomidato, 132
- efeitos adversos, 132
- farmacocinética, 44, 132
- farmacodinâmica, 132

578 Índice Alfabético

- insuficiência renal, 43
- mecanismo de ação, 132
- metabolismo, 51
Exame(s)
- físico
- - avaliação pré-anestésica, 4
- - crianças, 396
- laboratoriais, avaliação pré-anestésica, 5
Exenatida, 60
Exposição ocupacional, 84
Extrassístoles
- atriais, 235
- ventriculares, 236

F
Face, trauma, 447
Família, cuidados, 536
Famotidina
- comentários, 549
- depuração, 549
- dosagem, 549
- efeito, 549
- indicações, 549
Faringe, 154
Farmacocinética
- aminoglicosídios, 45
- anestésicos inalatórios, 137
- barbitúricos, 44, 130
- benzodiazepínicos, 44, 131
- catecolaminas, 45
- cefalosporinas, 45
- dexmedetomidina, 134
- digoxina, 45
- etomidato, 44
- inibidores da colinesterase, 44
- naloxona, 136
- nitroprussiato de sódio, 45
- opioides, 44, 134
- penicilina, 45
- propofol, 44, 128
- quetamina, 44, 133
- relaxantes musculares, 44
- vancomicina, 45
Farmacodinâmica
- anestésicos inalatórios, 139
- barbitúricos, 130
- benzodiazepínicos, 131
- dexmedetomidina, 134
- naloxona, 136
- opioides, 135
- propofol, 128
- quetamina, 133
Fatores de coagulação, 469
Fenilefrina, 180, 251
- comentários, 549
- depuração, 549
- dosagem, 549
- efeito, 549
- indicação, 549
- parto, 416
Fenitoína, 549
- comentários, 549
- depuração, 549
- dosagem, 549
- efeito, 549

- indicação, 549
Fenobarbital, 549
- comentários, 550
- depuração, 550
- dosagem, 549
- indicação, 549
Fenoldopam, 41, 258, 259
Fenoxibenzamina
- comentários, 550
- depuração, 550
- dosagem, 550
- efeito, 550
- indicação, 550
Fentanila
- dose, 135
- duração da analgesia, 135
- tempo até o efeito máximo, 135
Fentolamina, 258, 260
- comentários, 550
- depuração, 550
- dosagem, 550
- efeito, 550
- indicação, 550
Feocromocitoma, 74
- considerações anestésicas, 74
- epidemiologia, 74
- manifestações clínicas, 74
- pré-operatório, 74
Feridas abdominais, 449
Ferro, recém-nascidos, 379
Fertilização *in vitro* e transferência de embriões, 427
Fibras nervosas, classificação, 179
Fibrilação
- atrial, 233, 236
- ventricular, 237
Fibrinolíticos, 204
Fibrose pulmonar cística, 26
Fígado
- anatomia, 49
- artéria, 49
- degradação, 50
- disfunção hepática pós-operatória, 57
- estrutura, 49
- fluxo sanguíneo, 49
- função, 49
- hepatopatia, 52-56
- metabolismo
- - anestésicos, 51
- - fármacos, 50
- síntese e armazenamento, 49
- suprimento sanguíneo, 49
Filtros de sangue, 463
Fim da vida, questões éticas, 533
Fisostigmina, 550
Fístula broncopleural, 289
Fitoterápicos, 204, 310, 528
- alcaçuz, 529
- alho, 529
- éfedra, 528
- equinácea purpúrea, 528
- gengibre, 529
- ginkgo, 529
- ginseng, 529
- hidraste, 529
- hipérico, 530
- kava-kava, 529

Índice Alfabético **579**

- *saw palmetto*, 530
- tanaceto, 529
- valeriana, 530
- vitamina E, 530
Fluconazol, 562
Flumazenil, 132
- comentários, 550
- depuração, 550
- dosagem, 550
- efeito, 550
- indicações, 550
Flutter atrial, 233, 236
Fluxo sanguíneo
- cerebral, 334
- hepático, 49
- renal, 34
Fluxômetros, aparelho de anestesia, 103
Fondaparinux (Arixtra), 194
Fortamet, 60
Fósforo
- comentários, 551
- depuração, 551
- dosagem, 550
- efeito, 551
- indicações, 550
Fossa posterior, cirurgia, 345
Fototerapia
- doença hemolítica do recém-nascido, 385
- hiperbilirrubinemia, 387
Fragmin, 544
Fraturas
- costelas, 448
- cotovelo, 451
- mandíbula, 448
- maxilar, 447
- punho, 451
- quadril, 451
- tíbia, 451
- úmero, 451
Frequência cardíaca fetal, 414
Função plaquetária, avaliação pré-anestésica, 5
Fundoplicatura de Nissen, 268
Fungizone, 562
Furosemida, 42
- comentários, 551
- depuração, 551
- dosagem, 551
- efeito, 551
- indicações, 551

G

Gadolínio, 434
Gás, aparelho de anestesia, 101
- análise, 107
Gasometria arterial, 28, 278
Gastrectomia, 268
Gastrojejunostomia, 268
Gastroplastia vertical com banda, 271
Gastrosquise, 388
Gastrostomia, 268, 440
- endoscópica percutânea, 442
Gengibre, 529
Gentamicina, 562
Ginkgo, 529
Ginseng, 529

Glaucoma, 352
- idosos, 373
Gliburida, 59, 60
Glicocorticoides, 71
Glicopirrolato
- avaliação pré-anestésica, 10
- comentários, 551
- depuração, 551
- dosagem, 551
- efeito, 551
- glicopirrolato, doença pulmonar, 30
- indicações, 551
Glicoproteína ácida, 49
Glicose, recém-nascidos, 379
Glimepirida, 60
Glipizida, 60
Glomerulonefropatias, 41
Glote, 154
- crianças, 393
Glucagon
- comentários, 551
- depuração, 551
- dosagem, 551
- efeito, 551
- indicações, 551
Gluconato de cálcio
- comentários, 543
- dosagem, 543
- efeito, 543
- indicações, 543
Glucophage, 60
Glucotrol, 60
Glumetza, 60
Glyset, 60
Gorduras, recém-nascidos, 379
Grandes para a idade gestacional (GIG), 377
Gravidez
- anestesia
- - cesariana, 420
- - cirurgia não obstétrica, 425
- - parto natural, 417
- - procedimentos
- - - abdominais, 426
- - - vaginais, 427
- avaliação pré-anestésica, 4
- capacidades pulmonares, 27
- ectópica, 425
- embolia por líquido amniótico, 424
- fertilização *in vitro* e transferência de embriões, 427
- hematologia, 411
- hemorragia periparto, 423
- pré-eclâmpsia, 421
- reanimação cardiopulmonar, 426
- sistema
- - cardiovascular, 411
- - gastrintestinal, 413
- - musculoesquelético, 413
- - nervoso, 411
- - renal, 413
- - respiratório, 411
- trabalho de parto, 414
- transferência placentária de fármacos, 417
- trauma, 452

H

Haldol, 551

580 Índice Alfabético

Haloperidol
- comentários, 551
- depuração, 551
- dosagem, 551
- dose, 11
- efeito, 551
- efeitos colaterais, 11
- indicações, 551
- mecanismo de ação, 11
HBPM (Lovenox), 194
HBV, 85
HCV, 86
Hemabate, 542
Hematócrito, avaliação pré-anestésica, 5
Hematoma
- da ferida, 477
- espinal, raquianestesia, 193
- extradural na anestesia peridural, 201
Heme, 50
Hemicolectomia, 268
Hemigastrectomia com gastroduodenostomia, 268
Hemodiálise, 38
- hipotensão, 39
- indicações, 39
Hemodiluição normovolêmica, 465
Hemofilias, 471
Hemoglobina fetal, 395
Hemólise
- cirurgia cardíaca, 316
- recém-nascidos, 385
Hemorragia
- gastrintestinal, 262
- intracraniana, 390
- intrapulmonar, 288
- periparto, 423
- pós-tonsilectomia, 358
- subaracnoide, 343
Hemorroidectomia, 268
Heparina(s), 194
- baixo peso molecular, 204
- cirurgia cardíaca, 309
- não fracionada, 204
- - comentários, 552
- - depuração, 552
- - dosagem, 552
- - efeito, 552
- - indicações, 552
Hepatectomia parcial, 269
Hepatite
- halotano, 57
- transfusão sanguínea, 468
Hepatopatia, 52
- anestesia, 56
- coagulopatia, 54
- colestase, 52
- controle glicêmico, 54
- crônica, 470
- deficiência nutricional, 54
- manifestações, 52
- parenquimatosa, 52
- risco cirúrgico, 54
- sistema
- - cardiovascular, 52
- - gastrintestinal, 53
- - nervoso central, 52
- - renal, 53

- - respiratório, 53
Hérnia
- diafragmática congênita, 375, 378, 382
- - diagnóstico, 382
- - manifestações clínicas, 382
- - tratamento, 382
- hiato, avaliação pré-anestésica, 4
Herniorrafias
- femorais, 269
- inguinais, 269
- ventrais, 269
Herpesvírus simples, 86
Hidralazina, 258, 259
- comentários, 552
- depuração, 552
- dosagem, 552
- efeito, 552
- indicações, 552
Hidraste, 529
Hidratação, cirurgia abdominal, 262, 264
Hidrocefalia, 390
Hidrocodona, dose, 519
Hidrocortisona
- comentários, 552
- depuração, 552
- doença pulmonar, 31
- dosagem, 552
- efeito, 552
- indicações, 552
Hidromorfona
- dose, 135, 519
- duração da analgesia, 135
- tempo até o efeito máximo, 135
Hidropsia fetal, 386
- etiologias, 386
- tratamento, 386
Hidroxizina
- comentários, 553
- depuração, 553
- dosagem, 552
- efeito, 552
- indicações, 552
Higiene das mãos, 82
Hiperaldosteronismo primário, 72
Hiperbilirrubinemia, 52, 395
- efeitos tóxicos, 386
- etiologia, 386
- exames, 386
- fisiopatologia, 386
- tratamento, 386
Hipercalcemia, 69
- câncer, 69
- causas, 69
- considerações anestésicas, 70
- manifestações clínicas, 69
- sinais e sintomas, 70
- tratamento, 69
Hipercarbia, 238
Hipercolesterolemia, obesidade, 270
Hiperfunção da adeno-hipófise, 75
Hipérico, 530
Hipernatremia, 36
- hipervolêmica, 36
- hipovolêmica, 36
- normovolêmica, 36
Hiperparatireoidismo, 69

Índice Alfabético 581

Hiperpotassemia, 37
- avaliação pré-anestésica, 5
- etiologia, 37
- manifestações clínicas, 37
- recuperação da anestesia, 482
- tratamento, 37
Hipertensão
- arterial, 234
- - avaliação pré-anestésica, 8
- - etiologias, 234
- - obesos, 270
- - recuperação da anestesia, 479
- - transplante de órgãos, 276
- - tratamento, 234
- - traumatismo cranioencefálico, 348
- portal, 53, 269
- pulmonar, 26, 27
- - persistente do recém-nascido, 384
- - - etiologia, 384
- - - fisiopatologia, 384
- - - manifestações clínicas, 384
- - - tratamento, 384
Hipertermia, 240
- etiologias, 240
- maligna, 245
- - anestesia em pacientes suscetíveis, 246
- - etiologia, 245
- - manifestações clínicas, 245
- - síndromes associadas, 246
- - tratamento, 246
- recuperação da anestesia, 486
- tratamento, 240
Hipervolemia, 35
Hipnose, 531
Hipnóticos na cirurgia cardíaca, 312
Hipocalcemia, 70
- considerações anestésicas, 71
- crianças, 396
- etiologia, 70
- manifestações clínicas, 70
- tratamento, 71
Hipofaringe, 154
Hipofunção
- adeno-hipófise, 76
- córtex suprarrenal, 73
Hipoglicemia, 65
- etiologia, 65
- hepatopatia, 54
- recém-nascidos, 379, 395
- sinais e sintomas, 65
Hipoglicemiantes orais, 59, 63
Hipomagnesemia, recuperação da anestesia, 482
Hiponatremia, 35
- grave, 35
- hipervolêmica, 36
- hipovolêmica, 36
- moderada, 35
- normovolêmica, 36
Hipopotassemia, 36
- avaliação pré-anestésica, 5
- recuperação da anestesia, 482
Hipotensão
- durante a anestesia, 232
- - arritmias, 233
- - contratilidade, 232

- - diminuição da RVS, 232
- - induzida, 260
- - raquianestesia, 188
- - retorno venoso inadequado, 233
- - tratamento, 233
- recuperação da anestesia, 478
Hipotermia, 239
- cirurgia cardíaca, 316
- crianças, 239
- efeitos anestésicos, 239
- grave, 239
- idosos, 239
- neurocirurgia, 338
- prevenção, 239
- recuperação da anestesia, 486
- tratamento, 239
Hipotireoidismo, 67
- considerações anestésicas, 68
- etiologia, 67
- manifestações clínicas, 67
- tratamento, 68
Hipoventilação, 489
- recuperação pós-anestesia, 475
Hipovolemia, 34, 233
- recuperação da anestesia, 479, 482
- sinais físicos, 262
Hipoxemia, 237
- doença obstrutiva respiratória, 25
- etiologias intraoperatórias, 237
- hepatopatia, 53
- sala de recuperação pós-anestesia, 474
- transplante de órgãos, 276
- tratamento, 237
- traumatismo cranioencefálico, 348
Hipoxia
- avaliação pré-anestésica, 11
- recuperação da anestesia, 475
HIV/AIDS, infecção
- sala de cirurgia, 85
- transfusão sanguínea, 468
Hormônio
- corticosteroides, 50
- paratireoidiano, 38

I

Ibuprofeno
- doses, 518
- eficiência, 518
- persistência do canal arterial, 383
Ibutilida, suporte básico de vida, 506
Icterícia, 395
- fisiológica, 386
- leite materno, 386
Idade gestacional, 377
Idosos, 370
- alterações fisiológicas
- - cardiovasculares, 370
- - hepáticas, 371
- - renais, 370
- - respiratórias, 370
- - sistema nervoso central, 370
- - termorregulação, 371
- anestesia, considerações, 371
- - avaliação pré-operatória, 371
- - catarata, 373

582 Índice Alfabético

- - conduta intraoperatória, 372
- - *delirium*, 372
- - demência, 372
- - desidratação, 374
- - deslocamento da retina, 373
- - desnutrição, 374
- - disfunção cognitiva pós-operatória, 372
- - doença de Parkinson, 373
- - glaucoma, 373
- - osteoartrite, 374
- farmacocinética, alterações, 371
- farmacodinâmica, alterações, 371
Imipeném-cilastatina, 563
Imunoglobulina
- anti-D, 385
- RHO, 462
Imunomodulação por transfusão sanguínea, 469
Inanrinona, 255
- comentários, 553
- depuração, 553
- dosagem, 553
- efeito, 553
- indicação, 553
Inapsine, 546
Incompetência cervical, 425
Inderal, 256, 558
Índices
- Apgar, 376
- bispectral (BIS), 125.
- - complicações, 126
- - indicações, 126
- - interpretação, 126
- - mecanismo, 125
- função ventricular, 309
- massa corporal (IMC), 270
- séricos de diagnóstico, 39
- urinários de diagnóstico, 39
Índigo carmim
- comentários, 553
- depuração, 553
- dosagem, 553
- efeito, 553
- indicações, 553
Indometacina
- dose, 518
- eficiência, 518
- parto, 417
- persistência do canal arterial, 383
Indução, crianças (técnicas), 400
- estômago cheio, 401
- inalatória, 400
- intramuscular, 401
- IV, 401
- lactentes, 400
- midazolam, 400
- quetamina, 400
Infarto do miocárdio, recuperação da anestesia, 481
Infecção(ões)
- cirurgia vascular, 295
- raquianestesia, 196
- respiratórias, avaliação pré-anestésica, 3
- sala de cirurgia, controle, 81-92
- - antibióticos, 87
- - bactérias, 87
- - cateter intravascular, 92
- - citomegalovírus, 86

- - doença de Creutzfeldt-Jakob, 87
- - endocardite, 91
- - exposição a sangue e líquidos corporais infectados, 84
- - HBV, 85
- - HCV, 86
- - herpesvírus simples, 86
- - HIV, 85
- - imunodeprimidos, 91
- - kuru, 87
- - medidas, 81
- - pneumonia por aspiração, 91
- - precauções, 82
- - responsabilidade do anestesiologista, 81
- - vias de transmissão, 81
- - vírus influenza, 87
- - VVZ (vírus varicela-zóster), 86
- vias respiratórias, 155
Ingestão de líquidos, 262
Ingurgitamento capilar da mucosa na gravidez, 411
Inibidores
- anidrase carbônica, 42
- apetite, 270
- bomba de prótons, avaliação pré-anestésica, 9
- colinesterase, 45
- - farmacocinética, 44
Injeção de teflon nas pregas vocais, 361
Insuficiência
- aórtica, 312
- hepática, 50
- renal, 38
- - aguda, 38
- - - diagnóstico, 38
- - - epidemiologia, 38
- - - etiologia, 38
- - - prevenção, 38
- - - tratamento, 38
- - - causas específicas, 40
- - crônica, 39
- - respiratória perioperatória, 489-500
- - - diagnóstico, 491
- - - fisiopatologia, 489
- - - tratamento, 491
- suprarrenal, 73
Insulina, 37, 61
- comentários, 553
- depuração, 553
- dosagem, 553
- efeito, 553
- indicações, 553
Integrilin, 548
Interescalênico, acesso, 212
Internação na sala de recuperação pós-anestesia, 473
International Carotid Stenting Study, 297
Intervenção coronariana percutânea, 16
Intropin, 546
Intubação
- crianças, 511
- nasal, 361
- traqueal
- - crianças, 401
- - estilete luminoso, 165
- - fibroscópio, 164
- - guia introdutor, 165
- - nasotraqueal, 164
- - orotraqueal, 161
- - - complicações, 164

Índice Alfabético 583

- - - indicações, 162
- - - técnica, 162
- - paciente acordado, 168
- - retrógrada, 165
- - traumatismo cranioencefálico, 347
Inversão uterina, 424
Isoproterenol, 251, 253
- comentários, 553
- depuração, 553
- doença pulmonar, 30
- dosagem, 553
- efeito, 553
- indicações, 251, 553
- suporte básico de vida, 506
Isoptin, 561
Isordil
- comentários, 546
- depuração, 546
- dosagem, 546
- efeito, 546
- indicações, 546
Isquemia
- cerebral
- - focal, 337
- - global completa, 337
- miocárdica, 13, 243
- - etiologia, 243
- - manifestações clínicas, 243
- - tratamento, 243
Isuprel, 553

J

Januvia, 60
Jejum das crianças, 397
Junção neuromuscular, 141
- farmacologia, 142

K

Kava-kava, 529
Kernicterus, 386
Kwashiorkor, 54

L

Labetal
- comentários, 553
- depuração, 553
- dosagem, 553
- efeito, 553
- indicações, 553
Labetalol, 256-258
Laceração da vagina, colo uterino e períneo, 424
Lanoxin, 545
Laringe, 154
- inervação, 154
Laringofaringe, 154
Laringoscopia, 157
- crianças, 398
- direta, 359
Laringospasmo, 158, 241
- recuperação da anestesia, 477
Lasix, 551
Lei de Ohm, 250
Lesão(ões)
- encefálicas penetrantes, 348
- hepatocelular aguda, 52

- medula espinal cervical, 347
- pulmonar aguda relacionada com transfusão (TRALI), 467
- térmica profunda, 453
- - efeitos cardiovasculares, 453
- - estado hipermetabólico, 453
- - função gastrintestinal, 454
- - hemoconcentração, 453
- - infecção, 454
- - insuficiência renal aguda, 454
- - trombocitopenia, 453
- valvares mistas, 313
- vias respiratórias, 156
Levarterenol, 556
Levofloxacino, 563
Levophed, 556
Levosimendana, 255
Levotiroxina
- comentários, 554
- depuração, 554
- dosagem, 554
- efeito, 554
- indicações, 554
Lidocaína, 181, 182
- comentários, 554
- depuração, 554
- dosagem, 554
- efeito, 554
- indicações, 554
- neurocirurgia, 338
- suporte básico de vida, 506
Ligação de proteínas, 51
Ligamentos
- amarelo, 186
- interespinhoso, 186
- supraespinhoso, 186
Linezolida, 563
Língua dos lactentes, 393
Lipídios, fígado, 50
Líquido
- amniótico, embolia, 424
- cerebrospinal (LEC), 188
- extracelular, 376
- necessidade, recém-nascidos, 378
Liraglutida, 60
Litotripsia extracorpórea por ondas de choque (LEOC), 367
- anestesia, 367
- complicações, 368
Lóbulo, fígado, 49
Lopressor, 256, 555
Lorazepam
- avaliação pré-anestésica, 10
- cirurgia cardíaca, 311
Lovenox, 547
Luvas, uso, 82
Luxação do cotovelo, 451

M

Macrochoque, 248
Magnésio
- neurocirurgia, 338
- suporte básico de vida, 506
Malformação
- arteriovenosa, 344

584 Índice Alfabético

- intra-abdominal, 406
Manitol, 42
- comentários, 554
- depuração, 554
- dosagem, 554
- efeito, 554
- indicações, 554
Mapleson, sistema respiratório, 105
Marasmo, 54
Marca-passos, 21
- avaliação pré-operatória, 22
- controle intraoperatório, 22
- esofágico, 384
- indicações, 22
- perioperatório, 22
- permanente e recuperação da anestesia, 481
Máscara(s)
- crianças, 398, 403
- facial, 157
- - colocação, 157
- - complicações, 158
- - dificuldade de ventilação, 158
- - indicações, 157
- - obstrução das vias respiratórias, 157
- - pacientes edêntulos, 157
- - permeabilidade das vias respiratórias, 157
- - técnica, 157
- laríngea, 158
- - contraindicações, 158
- - Fastrach, 159
- - indicações, 158
- - Proseal, 161
- - tamanhos, 159
- - uso, 158
Massa eritrocitária, 459
Massagem cardíaca, 507
Mecanomiografia, 150
Mediastinoscopia, 281
Medicação pré-anestésica para crianças, 397
Medicamentos, avaliação pré-anestésica, 1
Medicina complementar e alternativa, 527-531
- acupuntura perioperatória, 530
- categorias práticas, 527
- definição, 527
- fitoterapia, 528
- hipnose, 531
- prevalência, 527
Medula
- espinal, 186
- - cervical, lesão, 347
- - cirurgia urológica, 368
- - lesão, cirurgia, 350
- - lesão na anestesia peridural, 201
- suprarrenal, doença, 74
Meglitinidas, 59, 60
Meia-vida dos fármacos
- eliminação, 128
- sensível ao contexto, 128
Meios de contraste, 434
- pacientes com comprometimento da função renal, 434
- reações agudas, 434
Membrana
- cricotireóidea, 154
- sacrococcígea, 202

Membro(s)
- avaliação pré-anestésica, 5
- inferior, anestesia regional, 222
- - anatomia, 222
- - complicações, 230
- - indicações, 223
- - técnicas, 224
- superior, anestesia regional, 209
- - anatomia, 209
- - indicações, 212
- - técnicas, 212
Meninges, 187
Meperidona
- dose, 135
- duração da analgesia, 135
- tempo até o efeito, 135
Mepivacaína, 181, 182
- raquianestesia, 191
Meropeném, 563
Metabolismo
- anestésicos, 51
- barbitúricos, 51
- benzodiazepínicos, 51
- etomidato, 51
- fármacos, 50
- opioides, 51
- propofol, 51
- quetamina, 51
Metadona
- dose, 135
- duração da analgesia, 135
- tempo até o efeito máximo, 135
Metformina, 60
- cirurgia vascular, 294
Methergine, 554
Metilergonovina
- comentários, 554
- depuração, 554
- dosagem, 554
- indicações, 554
- parto, 416
Metilprednisolona
- comentários, 555
- depuração, 555
- doença pulmonar, 31
- dosagem, 555
- efeito, 555
- indicações, 555
Metilxantinas, doença pulmonar, 30
Metoclopramida
- avaliação pré-anestésica, 10
- comentários, 555
- depuração, 555
- dosagem, 555
- dose, 11
- efeito, 555
- efeitos colaterais, 11
- indicações, 555
- mecanismo de ação, 11
Metolazona, 42
Metoprolol, 256, 257
- comentários, 555
- depuração, 555
- dosagem, 555
- efeito, 555

Índice Alfabético 585

- indicações, 555
Metronidazol, 563
Miastenia gravis, 152
Microchoque, 248
Midazolam
- avaliação pré-anestésica, 10
- crianças, 397
Midriáticos, 352
Miglitol, 60
Milrinona, 253, 255
- comentários, 555
- depuração, 555
- dosagem, 555
- efeito, 555
- indicações, 555
Minerais, recém-nascidos, 379
Mineralocorticoides, 71
Miografia acústica, 150
Mivacúrio, 147
- efeitos colaterais, 144
- farmacologia, 143
Mobilidade da coluna cervical, 156
Monitoramento, 11-127
- cirurgia cardíaca, 311
- clássico, 111
- crianças, 399
- sala de recuperação pós-anestesia, 474
- sistema
- - cardiovascular, 111
- - nervoso central (nível de consciência), 125
- - respiratório, 123
- temperatura, 126
Monitores de isolamento de linha, 248
Morfina
- cirurgia cardíaca, 311
- dose, 135, 519
- duração da analgesia, 135
- tempo até o efeito, 135
Morte encefálica, 535
Músculos laríngeos, 154
Mycobacterium tuberculosis, 87

N

Nadolol, 256
- comentários, 555
- depuração, 555
- dosagem, 555
- efeito, 555
- indicações, 555
Nafcilina, 563
Nalbufina
- dose, 135
- duração da analgesia, 135
- tempo até efeito máximo, 135
Naloxona, 136
- comentários, 556
- depuração, 556
- dosagem, 555
- dosagem e administração, 136
- efeito(s), 137, 556
- farmacocinética, 136
- farmacodinâmica, 136
- indicação, 555
- mecanismo de ação, 136
Nanismo, vias respiratórias, 155

Não ressuscitar, 507, 534
Naproxeno
- dose, 518
- eficiência, 518
Narcan, 555
Nariz
- cirurgia, 357
- exame, 156
Nasofaringe, 154
Náuseas e vômitos
- raquianestesia, 196
- recuperação da anestesia, 485
Nefrectomia, 366
Nefrite intersticial
- aguda, 41
- crônica, 41
Nefropatia
- diabética, 41
- induzida por contraste, 434
Nefrosclerose hipertensiva, 41
Nefrostomia, 440
Neostigmina, 150
- crianças, 402
Neo-synephrine, 549
Nervo(s)
- axilar, 212
- estimulação elétrica, 206
- femoral, 223
- fibular, 223
- frênico, bloqueio, 209
- genitofemoral, 222
- glossofaríngeo, 154
- ílio-hipogástrico, 222
- ilioinguinal, 222
- isquiático, 223
- laríngeos, 154
- mediano, 212
- musculocutâneo, 212
- obturatório, 223
- radial, 212
- safeno, 223
- sural, 223
- tibial, 223
- ulnar, 212
Netaglinida, 60
Neuralgia do trigêmeo, 439
Neurocirurgia, anestesia, 334-350
- aneurismas intracranianos, 343
- cirurgia
- - coluna vertebral, 349
- - estereotáxica, 347
- - fossa posterior, 345
- - medula espinal, 349
- craniotomia em paciente acordado, 346
- derivações de LCE, 349
- epilepsia, 347
- estimuladores encefálicos profundos, 348
- farmacologia, 336
- - agonistas adrenérgicos, 337
- - anestésicos
- - - inalatórios, 336
- - - IV, 337
- - proteção cerebral, 337
- - relaxantes musculares, 337
- - vasodilatadores, 337

586 Índice Alfabético

- fisiologia, 334
- intraoperatório, 340
- - controle da administração perioperatória de líquidos, 342
- - cuidados pós-operatórios, 343
- - indução da anestesia, 341
- - manutenção, 341
- - recuperação da anestesia, 341
- malformação arteriovenosa, 344
- monitoramento eletrofisiológico, 338
- - eletroencefalograma, 338
- - potencial evocado, 339
- pré-operatório, 340
- ressecção transesfenoidal da hipófise, 346
- traumatismo cranioencefálico, 347
Neuropatia, diabetes melito, 65
Nifedipino, 259
- comentários, 556
- depuração, 556
- dosagem, 556
- efeito, 556
- indicações, 556
- parto, 417
Nimodipino, neurocirurgia, 338
Nipride, 556
Nitrato de gálio, 69
Nitroglicerina, 258
- comentários, 556
- complicações, 259
- depuração, 556
- dosagem, 556
- efeito, 556
- indicações, 258, 556
Nitropress, 556
Nitroprussiato, 257
- comentários, 556
- depuração, 556
- dosagem, 556
- efeito, 556
- farmacocinética, 45
- indicações, 556
Norepinefrina, 253, 254
- comentários, 557
- depuração, 557
- dosagem, 556
- efeito, 556
- indicação, 556
- parto, 416
Normodyne, 256, 258, 553
Nutrição, recém-nascidos, 379
- enteral, 379

O

Obesidade
- capacidades pulmonares, 27
- cirurgia abdominal, 270
- - anestesia regional, 272
- - atelectasia, 272
- - bariátrica, 271
- - considerações pré-anestésicas, 270
- - intubação traqueal, 272
- - manejo anestésico, 271
- - posologia dos fármacos, 272
- vias respiratórias, 155
Obstetrícia e ginecologia, anestesia, 411-427

- aborto, 425
- embolia por líquido amniótico, 424
- fertilização *in vitro* e transferência de embriões, 427
- gravidez ectópica, 425
- hemorragia periparto, 423
- incompetência cervical, 425
- pré-eclâmpsia, 421
- procedimentos
- - abdominais, 426
- - vaginais, 427
- reanimação cardiopulmonar na gravidez, 426
- trabalho de parto/parto, 414-420
- transferência placentária de fármacos, 417
Obstrução das vias respiratórias, 380
- recuperação da anestesia, 477
Ocitocina
- comentários, 557
- depuração, 557
- dosagem, 557
- efeito, 557
- indicações, 557
- parto, 416, 424
Ocitócitos, parto, 416
Octreotida
- comentários, 557
- depuração, 557
- dosagem, 557
- efeito, 557
- indicações 557
Oligúria, 238
- cirurgia cardíaca, 316
- recuperação da anestesia, 482
- transplante de órgãos, 276
Omalizumabe, doença pulmonar, 31
Omeprazol
- comentários, 557
- depuração, 557
- dosagem, 557
- efeito, 557
- indicações, 557
Ondansetrona
- comentários, 557
- depuração, 557
- dosagem, 557
- dose, 11
- efeito, 557
- efeitos colaterais, 11
- indicações, 557
- mecanismo de ação, 11
Onfalocele, 388
Onglyza, 60
Opioides, 134, 517
- avaliação pré-anestésica, 10
- dosagem e administração, 136
- efeitos colaterais, 519
- efeitos, 136
- epidurais, 521
- espasmo biliar, 266
- farmacocinética, 44, 134
- farmacodinâmica, 135
- hidrofílicos, 520
- insuficiência renal, 43
- intratecais, 520
- intravenosos, 519
- IV na cirurgia cardíaca, 312
- lipofílicos, 521

Índice Alfabético **587**

- mecanismo de ação, 134
- metabolismo, 51
- orais, 519
Órgãos, retirada para transplante após morte cerebral, 275
- conduta anestésica, 275
- problemas, 276
- pulmão/coração-pulmão, 275
Orquidopexia, 366
Orquiectomia, 366
Osmitrol, 554
Osteoartrite, 374
Ouvido, cirurgia, 357
Oxicodona, 519
Óxido nitroso, 137
- cirurgia abdominal, 265
- efeitos adversos, 140
- farmacodinâmica, 139
Oximetria de pulso, 123
- crianças, 399
- fetal, 415
- interpretação, 2
- limitações, 3
- método, 123
- recém-nascidos, 378
Oximorfona
- dose, 135
- duração da analgesia, 135
- tempo até o efeito máximo, 135

P

Pancreatojejunostomia, 270
Pancurônio, 142, 147
- cirurgia cardíaca, 312
- crianças, 402
- efeitos colaterais, 144
- farmacologia, 143
Paracetamol, 517
- doses, 518, 519
- eficiência, 518
Parada
- cardíaca, 501
- - causas, 502
- - diagnóstico, 501
- - fisiopatologia, 502
- circulatória, 330
Paralisia da prega vocal, 360
- recuperação da anestesia, 477
Parassimpaticolíticos, doença pulmonar, 30
Paratireoide, cirurgia, 71
Parede torácica, alterações com a idade, 370
Parênquima, alterações com a idade, 370
Parto, 414
- associação de analgesia subaracnóidea e peridural, 420
- avaliação fetal, 414
- bloqueio peridural, 418
- - anestésicos, 418
- - complicações, 419
- - contraindicações, 418
- - desvantagens, 418
- - técnica, 418
- - vantagens, 418
- couro cabeludo fetal, 414
- desacelerações, 414
- dor, 414

- medicação suplementar, 418
- medicamentos
- - ocitócicos, 416
- - tocolíticos, 416
- - vasopressores, 415
- natural, anestesia, 417
- oximetria de pulso fetal, 415
- raquianestesia, 420
- vaginal após cesariana, 423
Pelve, traumatismo, 451
Penicilina, farmacocinética, 45
Pentazocina
- dose, 135
- duração da analgesia, 135
- tempo de efeito máximo, 135
Pepcid, 549
Peptídio natriurético atrial, 35
Pequenos para a idade gestacional (PIG), 377
Perdas de líquidos na cirurgia abdominal, 262, 265
Perfusão cardiovascular, anormalidades, 111
Pericardiocentese, 449
Peridural, anestesia, 196-201
- ambulatório, 430
- cesariana, 420
- cirurgia abdominal, 263
Persistência do canal arterial, 383
- manifestações clínicas, 383
- tratamento, 383
Pescoço
- bloqueio do plexo cervical para anestesia, 208
- trauma, 448
Peso dos neonatos, 377
Phenergan, 558
Phytonadione, 561
PIC (pressão intracraniana), 334
- elevada, 335
- normal, 335
Pinçamento da artéria carótida, 26
Pioglitazona, 60
Piperacilina, 563
Piridostigmina, 150
Pitocin, 557
Pitressin, 560
Placenta
- acreta, 423
- descolamento prematuro, 423
- prévia, 423
- retenção, 424
Plasma, substitutos, 464
Plavix, 543
Plexo
- braquial, bloqueio, 210
- - indicações, 212
- - técnicas, 212
- cervical, bloqueio para anestesia regional do pescoço, 208
- lombar, 222
- sacral, 223
Pneumatose intestinal, 389
Pneumonia por aspiração, 91
Pneumotórax, 242, 440
- diagnóstico, 243
- efeitos fisiológicos, 243
- etiologias, 242
- hipertensivo, 233
- recém-nascidos, 381

588 Índice Alfabético

- - etiologia, 381
- - exames, 382
- - manifestações clínicas, 382
- - tratamento, 382
- recuperação da anestesia, 475, 476
- tratamento, 243
Poiquilotermia, transplante de órgãos, 276
Poliúria
- recuperação da anestesia, 482
- transplante de órgãos, 276
Porfirias, 78
- agudas, 78
- classificação, 78
- etiologia, 78
- fotossensibilidade, 78
- implicações anestésicas, 78
- não agudas, 78
Posição do paciente para anestesia
- peridural, 197
- raquianestesia, 189
Potássio
- comentários, 557
- depuração, 557
- distúrbios, 36
- dosagem, 557
- efeito, 557
- indicações, 557
Potenciais evocados
- auditivos do tronco encefálico (PEATE), 339
- motores (PEM), 304
- - neurocirurgia, 339
- sensoriais, 339
- somatossensoriais, 339
Prandin, 60
Pranlintida, 60
Pré-anestesia, avaliação, 1-11
- adiamento de procedimentos cirúrgicos, 10
- anamnese, 1
- - alergias e reações a fármacos, 2
- - distúrbios coexistentes, 1
- - drogas e álcool, uso, 3
- - história
- - - anestésica, 2
- - - familiar, 3
- - medicamentos, 1
- - revisão de sistemas, 3
- - tabagismo, uso, 3
- anestesiologista/paciente, 1, 6
- dieta zero, diretrizes, 8
- exame(s)
- - físico, 4
- - laboratoriais, 5
- parecer do anestesiologista, 7
- pré-medicação, 8
Precedex, 544
Precórdio, avaliação pré-anestésica, 5
Precose, 60
Pré-eclâmpsia, 421
- anestesia, 423
- síndrome HELLP, 421
- tratamento, 422
Pré-excitação ventricular, 237
Pré-operatório, avaliação
- anestesia regional, 185
- cardiovascular de cirurgias não cardíacas, 14

Pressão
- arterial, monitoramento, 112
- - aferição não invasiva automática, 112
- - cateterização arterial, 113
- - controle hemodinâmico perioperatório, 250
- - crianças, 399
- - invasivo, 112
- - média, 112
- - sistólica, 112
- intracraniana (v. PIC)
- intraocular, 352
- intratorácica, aumento, 233
- perfusão cerebral (PPC), 334
- venosa central (PVC)
- - análise, 115
- - aumento, 233
- - cateterização da artéria pulmonar e pressões de
    oclusão da artéria femoral, 118
- - complicações, 116
- - débito cardíaco, 122
- - ecocardiografia, 123
- - femoral, 117
- - indicações, 114
- - jugular externa, 118
- - locais, 115
- - monitoramento, 114
- - onda, 114
- - patologia, 115
- - punção da veia jugular interna pela técnica de
    Seldinger, 116
- - subclávia, 117
- - ventilação com pressão positiva, 115
Prilosec, 557
Primacor, 555
Procaína, 181
Procainamida
- comentários, 558
- depuração, 558
- dosagem, 558
- efeito, 558
- indicações, 558
- suporte básico de vida, 506
Procardia, 556
Proclorperazina
- comentários, 558
- depuração, 558
- dosagem, 558
- efeito, 558
- indicações, 558
Prometazina
- comentários, 558
- depuração, 558
- dosagem, 558
- dose, 11
- efeito, 558
- efeitos colaterais, 11
- indicações, 558
- mecanismo de ação, 11
Pronestyl, 558
Propofol, 128
- administração, 129
- ambulatório, 429
- crianças, 409
- dosagem, 129
- efeitos, 129

Índice Alfabético **589**

- farmacocinética, 44, 128
- farmacodinâmica, 128
- insuficiência renal, 43
- mecanismo de ação, 128
- metabolismo, 51
- neurocirurgia, 338
Propranolol, 255
- comentários, 558
- depuração, 558
- dosagem, 558
- efeito, 558
- indicações, 558
Prostaglandina E, 260
- comentários, 559
- depuração, 559
- dosagem, 559
- efeito, 559
- indicações, 559
Próstata, ressecção transuretral, 363
Prostatectomia
- céu aberto, 365
- - anestesia, 365
- - complicações, 365
- laparoscópica, 366
- sistemas robóticos, 366
Proteção cerebral, 337
Proteínas
- fígado, 49, 50
- recém-nascidos, 379
Provas de função pulmonar
- avaliação pré-anestésica, 6
- doença pulmonar, 28
Proventil, 539
Prurido, raquianestesia, 196
Pseudoaneurisma femoral, 298
Pseudocolinesterase, 49
Pseudo-hiponatremia, 35
Pulmões
- avaliação pré-anestésica, 5
- cirurgia, 290
- comprometimento na cirurgia abdominal, 266
- crianças, 393
- desenvolvimento, 375
Punção
- dura-máter na anestesia peridural, 200
- sanguinolenta na anestesia peridural, 200
- veia jugular interna pela técnica de Seldinger, 116
Punho, fraturas, 451

Q

Quadril, fraturas, 451
Queimaduras, 453-458
- avaliação do paciente queimado, 456
- bloqueio neuromuscular, 151
- classificação, 454
- conduta, 457
- considerações anestésicas, 457
- elétrica, 454
- extensão, 454
- lesão térmica profunda, 453
- profundidade, 454
- química, 454
- regra dos nove, 455
- unidades eletrocirúrgicas, 248
Quetamina, 133, 517

- doença pulmonar, 31
- efeitos adversos, 133
- farmacocinética, 44, 133
- farmacodinâmica, 133
- mecanismo de ação, 133
- metabolismo, 51

R

Radiografias de tórax
- avaliação pré-anestésica, 6
- doença pulmonar, 28
Radioterapia, 440
Ranitidina
- avaliação pré-anestésica, 9
- comentários, 559
- depuração, 559
- dosagem, 559
- efeito, 559
- indicações, 559
Raquianestesia, 186-196
- agulha, 189
- alterações fisiológicas, 188
- - bexiga, 188
- - bloqueio neural, 188
- - cardiovasculares, 188
- - intestino, 188
- - neuroendócrinas, 188
- - respiratórias, 188
- - sistema nervoso central, 189
- - termorregulação, 188
- ambulatório, 430
- bloqueio, determinantes
- - duração, 192
- - nível, 191
- canal vertebral, 186
- cesariana, 420
- cirurgia abdominal, 263
- complicações, 192
- - apneia, 196
- - calafrios, 196
- - cefaleia pós-punção da dura-máter, 193
- - dispneia, 193
- - dor nas costas, 192
- - hematoma espinal, 193
- - hipotensão, 193
- - infecção, 196
- - náuseas e vômitos, 196
- - neurológicas, 192
- - parestesias transitórias, 192
- - prurido, 196
- - punção sanguinolenta, 192
- - retenção urinária, 196
- - síndrome neurológica transitória, 192
- - tampão ou selo de sangue peridural, 193
- contínua, 190
- crianças, 407
- - complicações, 408
- - contraindicações, 408
- - fármacos e doses, 407
- - indicações, 407
- - técnica, 407
- espaço subaracnóideo, 188
- ligamentos interlaminares, 186
- líquido cerebrospinal (LEC), 188
- medula espinal, 186

590 Índice Alfabético

- monitoramento, 190
- neurotoxicidade, 191
- níveis cutâneos mínimos sugeridos, 187
- parto, 420
- peridural combinadas, 201
- posição do paciente, 189
- pré-eclâmpsia, 423
- procedimento, 189
- superposição, 191
- técnicas, 189
Razão Normalizada Internacional, 460
Reações
- anestésicos
- - anafilactoides, 247
- - avaliação pré-anestésica, 2
- - locais, 180
- transfusionais, 466
- - alérgicas, 467
- - hemolíticas, 466, 467
- - não hemolíticas, 467
Reanimação cardiopulmonar, 501-514
- crianças, 508
- gravidez, 426
- neonatal, 511
- parada cardíaca, 501
Recém-nascidos
- anestesia nas emergências cirúrgicas, 375-391
- - apneia, 380
- - arritmias, 384
- - atresia
- - - duodenal, 387
- - - esôfago, 387
- - avaliação geral, 376
- - - anamnese, 376
- - - eletrólitos, 379
- - - física, 377
- - - glicose, 379
- - - laboratorial, 378
- - - líquidos, 378
- - - nutrição, 379
- - - termorregulação, 379
- - cianose, 384
- - composição corporal, 376
- - convulsões, 389
- - desenvolvimento
- - - cardiovascular, 375
- - - respiratório, 375, 393
- - displasia broncopulmonar, 381
- - distúrbios respiratórios, 380
- - doença hemolítica, 385
- - enterocolite necrosante, 388
- - estenose pilórica, 387
- - gastrosquise, 388
- - hemorragia intracraniana, 390
- - hérnia diafragmática congênita, 382
- - hidropsia fetal, 386
- - hiperbilirrubinemia, 386
- - hipertensão pulmonar persistente do
  recém-nascido, 384
- - infecções, 391
- - onfalocele, 388
- - persistência do canal arterial, 383
- - pneumotórax, 381
- - respiração, 393
- - retinopatia da prematuridade, 390
- - síndrome

- - - angústia respiratória, 380
- - - aspiração de mecônio, 382
- - vias respiratórias, 393
- - vólvulo, 389
- reanimação, 511
- - avaliação, 511
- - compressão torácica, 512
- - estimulação e a respiração, 512
- - fármacos, 513, 514
- - fases, 512
- - ventilação, 512
Receptores
- adrenérgicos, 250
- colinérgicos, 142
- dopaminérgicos, 251
Recuperação da anestesia (v. Sala de recuperação
  pós-anestesia)
Reflexo(s)
- barorreceptores, 370
- oculocardíaco, 352
Refluxo gastroesofágico, 271
Regitine, 550
Reglan, 555
Regra dos nove, 454, 455
Reguladores de pressão do aparelho de anestesia, 101
Regurgitação
- aórtica, 18
- mitral, 19, 313
Reimplantes de extremidades, 451
Relaxantes musculares, 45
- cirurgia
- - abdominal, 265
- - cardíaca, 312
- crianças, 402
- farmacocinética, 44
- miocárdico dos idosos, 370
- neurocirurgia, 337
- queimados, 458
Remifentanila
- dose, 135
- duração da analgesia, 135
- tempo até o efeito máximo, 135
Reoperação cardíaca, 329
Repaglinida, 60
Reparo endovascular de aneurisma abdominal, 300
- complicações, 301
- monitoramento, 300
- seleção de pacientes, 300
- técnica anestésica, 300
Representante legal, 533
Respiração
- lábios franzidos, 27
- queimados, 456
- traumatismo, 445
Ressecção
- intestino delgado, 268
- pulmonar, 282
- - analgesia pós-operatória, 286
- - bloqueadores brônquicos, 283
- - complicações, 283
- - posicionamento, 284
- - recuperação e extubação, 286
- - técnica anestésica, 285
- - toracotomia lateral ou posterolateral, 282
- - tubo(s)

Índice Alfabético **591**

- - - brônquicos, 282
- - - Univent, 283
- - ventilação monopulmonar, 284
- transesfenoidal de hipófise, 346
- transuretral da próstata (RTUP), 363
- - anestesia, 364
- - complicações, 364
- - *laser*, 365
- traqueal, 286
Ressonância magnética
- anestesia, 435
- neurocirurgia, 340
Retenção da placenta, 424
Retinopatia da prematuridade, 390
- etiologia, 390
- fisiopatologia, 390
Rh, sistema, 461
- doença hemolítica, 385
Rheomacrodex, 545
Rima da glote, 154
Rinoplastia, 357
Rins
- doença, 34-48
- fluxo sanguíneo, 34
- líquidos, regulação, 34
Riomet, 60
Ritmos juncionais, 233, 235
Robinul, 551
Rocurônio, 142, 147
- crianças, 402
- efeitos colaterais, 144
- farmacologia, 143
Ropivacaína, 181, 182
Rosiglitazona, 60

S

Sacro, anatomia, 203
Sala
- cirurgia
- - incêndios e riscos elétricos, 247
- - preparo, cirurgia pediátrica, 397
- - - acesso e equipamento IV, 400
- - - circuito anestésico, 397
- - - controle da temperatura, 399
- - - equipamento de controle das vias respiratórias, 398
- - - monitoramento, 399
- recuperação pós-anestesia, 431, 473-488
- - alta, 486
- - complicações, 474
- - - arritmias, 480
- - - consciência intraoperatória e recordação, 484
- - - *delirium*, 483
- - - despertar tardio, 483
- - - extubação, 478
- - - hiperpotassemia, 482
- - - hipertensão, 479
- - - hipomagnesemia, 482
- - - hipopotassemia, 482
- - - hipotensão, 478
- - - hipoventilação, 475
- - - hipoxemia, 474
- - - isquemia e infarto do miocárdio, 481
- - - lesão neurológica, 483
- - - marca-passo permanente ou desfibrilador intracardíaco, 481

- - - obstrução das vias respiratórias superiores, 477
- - - oligúria, 482
- - - paciente intubado, 478
- - - poliúria, 482
- - controle da dor, 484
- - crianças, 487
- - cuidados intensivos, 488
- - hipertermia, 486
- - hipotermia, 486
- - internação, 473
- - monitoramento, 474
- - náuseas e vômitos, 485
- - regional, 486
Sandostatin, 557
Sangramento das tonsilas, 358
Saw palmetto, 530
Saxagliptina, 60
Sedação consciente, 434
Segurança em anestesia, 94-99
Sepse
- bacteriana, transfusão sanguínea, 468
- neonatal, 391
Sevoflurano, 43, 140
- ambulatório, 430
SIADH, 77
Sibilos, 27, 241
Sildenafila, 260
Simpáticos, doença pulmonar, 30
Sinais vitais, 377
- avaliação pré-anestésica, 4
Síndrome
- angústia respiratória, 375
- - fisiopatologia, 380
- - manifestações clínicas, 380
- - morbidade e mortalidade, 381
- - prematuros, 380
- - radiografia de tórax, 381
- - tratamento, 380, 381
- artéria espinal anterior, 304
- aspiração de mecônio, 382
- carcinoide, 77
- Conn, 72
- Cushing, 72
- HELLP, 421
- hiperosmolar hiperglicêmica (SHH), 61
- - tratamento, 62
- hipoplasia do coração esquerdo, 327
- Horner, anestesia peridural, 201
- miotônicas, 153
- neuroléptica maligna, 246
- - implicações anestésicas, 247
- - manifestações clínicas, 246
- - tratamento, 247
- neurológica transitória, 192
- Wolff-Parkinson-White, 236
Sistema(s)
- administração de gases (aparelho de anestesia), 101
- - suprimento de gás, 101
- - válvulas de controle de fluxo e fluxômetros, 101
- - vaporizadores, 103
- cardiovascular
- - barbitúricos, 130
- - benzodiazepínicos, 131
- - cirurgia vascular, 294
- - crianças, 394

592 Índice Alfabético

- - dexmedetomidina, 134
- - gravidez, 411
- - hepatopatia, 52
- - monitoramento, 111-123
- - opioides, 135
- - propofol, 129
- - quetamina, 133
- - recém-nascidos, 378
- - - distúrbios, 383
- endócrino
- - cirurgia vascular, 294
- - crianças, 395
- gastrintestinal
- - gravidez, 413
- - hepatopatia, 53
- - opioides, 136
- geniturinário do recém-nascido, 378
- hematológico
- - cirurgia vascular, 295
- - crianças, 395
- hepatobiliar, crianças, 395
- musculoesquelético
- - gravidez, 413
- - recém-nascido, 378
- nervoso central
- - benzodiazepínicos, 131
- - cirurgia vascular, 294
- - dexmedetomidina, 134
- - gravidez, 411
- - hepatopatia, 52
- - monitoramento, 125
- - opioides, 135
- - quetamina, 133
- - raquianestesia, efeitos, 189
- neurológico
- - recém-nascido, 378
- - - distúrbios, 389
- - traumatismo, 446
- pontuação de Dubowitz-Ballard, 377
- pulmonar das crianças, 393
- renal
- - cirurgia vascular, 294
- - gravidez, 413
- - hepatopatia, 53
- renina-angiotensina-aldosterona, 34
- respiratório
- - aparelho de anestesia, 103
- - barbitúricos, 130
- - benzodiazepínicos, 131
- - cirurgia vascular, 294
- - dexmedetomidina, 134
- - gravidez, 411
- - hepatopatia, 53
- - obesidade, 270
- - opioides, 136
- - propofol, 129
- - quetamina, 133
- - recém-nascidos, 378
- - - distúrbios, 380
Sitagliptina, 60
Sódio, distúrbios, 35
Solu-cortef, 552
Soluços, 266
Solu-medrol, 555

Sonda nasogástrica, 265
- complicações, 266
- inserção, 265, 266
Starlix, 60
Stents arteriais, 439
Streptase, 548
Substituição da valva aórtica percutânea, 332
Substitutos do sangue, 464
Succinilcolina (SCh), 142
- cirurgia cardíaca, 312
- crianças, 402
- efeitos colaterais, 144
- farmacologia, 143
- trauma ocular aberto, 355
Sudorese, 241
Sufentanila
- dose, 135
- duração da analgesia, 135
- tempo de efeito máximo, 135
Sugamadex, 150, 151
Sulfato
- atropina, 30
- magnésio
- - comentários, 559
- - depuração, 559
- - dosagem, 559
- - efeito, 559
- - indicações, 559
Sulfonilureias, 59, 60
Suporte de vida
- avançado, 503
- - acesso IV, 503
- - crianças, 511
- - desfibrilação, 503
- - estimulação, 503
- - fármacos, 505
- - interrupção da RCP, 507
- - intubação, 503
- - massagem cardíaca, 507
- - protocolos, 507
- básico (SBV), 502
- - circulação, 502
- - crianças, 508
- - desfibrilação, 503
- - reavaliação, 503
- - vias respiratórias/respiração, 502
Suprarrenal, doença
- córtex, 71
- medula, 74
Suprimento inadequado de oxigênio, 237
Surfactante, secreção, 375
Symlin, 60
Synthroid, 554
Syntocinon, 557

T
Tabagismo, 27
- avaliação pré-anestésica, 3
Tagamet, 542
Tamponamento
- cardíaco, 233, 245
- - cirurgia cardíaca, 313
- - manifestações clínicas, 245
- - pericardite constritiva, 329
- - tratamento, 245

Índice Alfabético 593

- faringe, 346
Tanaceto, 529
Taquiarritmias, 233
Taquicardia
- sinusal, 235
- - recuperação da anestesia, 480
- supraventriculares, 235
- - paroxística, 236
- - recém-nascidos, 384
- ventricular, 236
Taquipneia, 27
Taxa
- filtração glomerular das crianças, 395
- metabólica cerebral, 335
Temperatura corporal, monitoramento, 126
- axila, 127
- cirurgia abdominal, 266
- cutânea, 127
- esofágica, 127
- indicações, 126
- mecanismo, 126
- membrana timpânica, 127
- nasofaríngea, 127
- queimados, 458
- retal, 127
- sangue, 127
Tempo
- coagulação ativada, 461
- protrombina, 460
- sangramento, 460
- tromboplastina parcial ativada, 460
Tenormin, 256, 540
Teofilina-etilenodiamina, 539
Terapia
- substituição renal contínua (TSRC), 39
- transfusional, 459-472
- - anemia, 459, 471
- - coagulação intravascular disseminada, 469
- - coagulograma, 460
- - coagulopatia, 460, 469
- - complicações, 466
- - - doença do enxerto *versus* hospedeiro, 467
- - - imunomodulação, 469
- - - infecciosas, 468
- - - lesão pulmonar aguda, 467
- - - metabólicas, 467
- - - reações transfusionais, 466
- - componentes do sangue, 462
- - deficiência de vitamina K, 470
- - doença de von Willebrand, 471
- - farmacoterapia, 464
- - fator recombinante VIIa, 472
- - hemofilias, 471
- - hepatopatia crônica, 470
- - intervenção farmacológica, 470
- - substitutos do plasma, 464
- - técnicas de conservação e recuperação, 465
- - testemunhas de Jeová, 472
- - tipagem sanguínea e prova cruzada, 461
- - trombocitopenia, 460
Terbutalina
- comentários, 559
- depuração, 559
- dosagem, 559
- efeito, 559

- indicações, 559
- parto, 417
Terlipressina, 255
Termo de consentimento livre e esclarecido, 185
Termorregulação
- crianças, 396
- idosos, 371
- recém-nascidos, 379
Testamento vital, 533
Testemunhas de Jeová, 472, 534
Tetracaína, 181
- raquianestesia, 191
Tetraciclina, 563
Tetralogia de Fallot, 326
Tianzaparina, 194, 195
Tiazolidinediona, 60
Tíbia, fratura, 451
Ticarcilina, 563
Ticlopidina, 195, 310
Timectomia, 282
Timolol, 256
Tiocianato, 257
Tiotrópio, doença pulmonar, 30
Tipagem sanguínea e prova cruzada, 461
Tireoide, doença, 65
- avaliação e exames, 66
- cirurgia, 68
- fisiologia, 65
- hipotireoidismo, 67
Tireotoxicose, 66
- causas, 66
- considerações anestésicas, 66
- tratamento, 66
Tirofibana, 195, 310, 314
Tobramicina, 563
Tocolíticos, 416
- contraindicações, 417
- indicações, 417
Tolazamida, 60
Tolbutamida, 60
Tomografia computadorizada
- anestesia, 435
- neurocirurgia, 340
Tonsilectomia, 358
Toracotomia lateral ou posterolateral, 282
Toradol, 542
Tórax, trauma, 448
Tosse, 26
Toxicidade dos anestésicos locais, 180
- cardiovascular, 183
- local, 182
- sistema nervoso central, 183
- sistêmica, 183
TPA, 540
Trabalho de parto, 414
- associação de analgesia subaracnóidea e peridural, 420
- avaliação fetal, 414
- bloqueio peridural, 418
- - anestésicos, 418
- - complicações, 419
- - contraindicações, 418
- - desvantagens, 418
- - técnica, 418
- - vantagens, 418
- dor, 414

594 Índice Alfabético

- estágios, 414
- medicação suplementar, 418
- raquianestesia, 420
Trandate, 256, 258, 553
Transferência placentária de fármacos, 417
Transfusão (v. Terapia transfusional)
Transplante
- cardíaco, 20, 329
- células de ilhotas pancreáticas, 275
- ortotópico de fígado, 273
- - considerações anestésicas, 273
- - estágios, 273
- - manejo anestésico, 274
- pancreático heterotópico, 274
- pulmão, 290
- - após a cirurgia, 292
- - monitores e equipamento, 291
- - técnica anestésica, 291
- renal, 367
- retirada de órgãos após morte cerebral, 275
Transporte placentário de anestésicos, 417
Transposição das grandes artérias, 326
Traqueia, 155
- desvio, 27
Traqueostomia, 156, 167, 360
Trasylol, 540
Traumatismo/trauma, anestesia, 444-453
- abdominal, 449
- avaliação inicial do paciente, 444
- - circulação, 445
- - controle ambiental, 446
- - disfunção neurológica, 446
- - exames, 446
- - monitoramento, 446
- - respiração, 445
- - vias respiratórias, 444
- cardíaco, 449
- cranioencefálico, 347
- - coagulação intravascular disseminada, 348
- - conduta anestésica, 348
- - contusão encefálica, 348
- - corticosteroides, 348
- - crise convulsiva, 348
- - hiperglicemia, 348
- - hipertensão, 348
- - hipoxia, 348
- - intubação traqueal, 347
- - lesões encefálicas penetrantes, 348
- criança, 452
- face, 447
- geniturinário, 450
- gestante, 452
- ocular aberto, 355
- ortopédico, 450
- - fraturas, 450
- - luxações, 450
- - membro
- - - inferior, 451
- - - superior, 450
- - pelve, 451
- - reimplantes de extremidades, 451
- pescoço, 448
- torácico, 448
- vascular periférico, 450
- vias aéreas, 155
Tríade de Beck, 449

Triantereno, 42
Trissomia do 21, vias respiratórias, 155
Trombocitopenia
- induzida por heparina com síndrome trombótica (TIHST), 314
- terapia transfusional, 460, 469
Tromboelastografia (TEG), 461
Tromboêmbolos, 244
Trombólise no acidente vascular cerebral agudo, 438
Trombolíticos, 204
Truncus arteriosus, 327
Tubérculo de Chassaignac, 209
Tubo(s)
- brônquicos, 282
- - inserção, 282
- - opções, 282
- cardíaco, 375
- toracostomia, 497
- traqueais, crianças, 398
- Univent, 283
Tumores
- carcinoides, 77
- fossa posterior, 345
- vias respiratórias, 155

U

Ultrassonografia
- bloqueio de nervos periféricos, 207
- epiaórtica, 315
Úmero, fraturas, 451
Ureteroscopia, 363
Uroquinase, 560
- comentários, 560
- depuração, 560
- dosagem, 560
- efeito, 560
- indicações, 560

V

Valeriana, 530
Válvulas em agulha do aparelho de anestesia, 101
Vancomicina, 90
- farmacocinética, 45
Vaporizadores, aparelho de anestesia, 103
Varfarina, 195
- cirurgia cardíaca, 309
- comentários, 560
- depuração, 560
- dosagem, 560
- efeito, 560
- indicação, 560
Vasa prévia, 423
Vasodilatação, recuperação da anestesia, 479
Vasodilatadores, 257
Vasopressina
- comentários, 560
- depuração, 560
- dosagem, 560
- efeito, 560
- indicações, 560
Vasopressores, 415
- suporte básico de vida, 507
Vasospasmo cerebral, 438
Vasotec, 547
Vecurônio, 142, 147

Índice Alfabético 595

- efeitos colaterais, 144
- farmacologia, 143
Veia(s)
- basílica, 118
- femoral, acesso, 117
- jugular, punção, 116, 118
- porta, 49
- subclávia, acesso, 117
Ventilação
- mecânica, 493
- - assistido-controlada, 494
- - complicações, 495
- - controlada por pressão, 495
- - desmame, 496
- - estratégias, 496
- - infecções, 496
- - intubação traqueal, 493
- - limitada por volume, 495
- - modos, 493
- - não invasiva, 493
- - parcial, 494
- - suporte pressórico, 494
- - total, 494
- monitoramento, 124
- - limites de variação e análise, 124
- - método, 124
- - monopulmonar, 284
- - traçado, 124
Ventiladores para anestesia, 106
Ventolin, 539
Ventrículos, crianças, 394
Verapamil, 259
- comentários, 561
- depuração, 561
- dosagem, 561
- efeito, 561
- indicações, 561
- suporte básico de vida, 507
Verde de indocianina, 561
- comentários, 561
- depuração, 561
- dosagem, 561
- efeito, 561
- indicação, 561
Vertebroplastia, 438
Vertigem, avaliação pré-anestésica, 4
Vesículas sinápticas, 141
Vestimentas, uso, 82

Vias respiratórias, 154-169
- avaliação, 155
- - anamnese, 155
- - exames, 155-157
- cirurgia, 356
- controle, técnicas de emergência, 167
- crianças, 393
- difíceis, 165
- faringe, 154
- glote, 154
- indução em sequência rápida, 167
- inferiores, 155
- intubação
- - paciente acordado, 168
- - traqueal, 161
- laringe, 154
- máscara
- - facial, 157
- - laríngea, 158
- queimados, 456
- reanimação cardiopulmonar, 502
- - crianças, 509
- - trauma, 444
Victoza, 60
Vírus
- Oeste do Nilo, transfusão sanguínea, 468
- varicela-zóster, 86
Vistaril, 552
Vitamina
- D, 38
- E, 530
- K, 54
- - comentários, 561
- - deficiência, 470
- - depuração, 561
- - dosagem, 561
- - efeito, 561
- - indicações, 561
Vólvulo, 389
Vômitos, 262

X
Xylocaine, 554

Z
Zantac, 559
Zofran, 557
Zyvox, 563

Recomendações de Inspeção Antes da Anestesia

Os itens a seguir precisam ser conferidos antes da anestesia. O objetivo é identificar o que conferir, a frequência recomendada de verificação e a pessoa responsável por cada item.

1. Verificar a disponibilidade e o funcionamento do cilindro auxiliar de oxigênio e do ventilador manual autoinflável (Anestesiologista e Técnico).

2. *Verificar se o aspirador é adequado para aspirar as vias respiratórias (Anestesiologista e Técnico).

3. Ligar o sistema de administração de anestesia e testar a rede elétrica (corrente alternada) (Anestesiologista ou Técnico).

4. *Verificar se há os monitores necessários, inclusive com inspeção dos alarmes (Anestesiologista ou Técnico).

5. Verificar se a pressão é adequada no cilindro de oxigênio de reserva acoplado no aparelho de anestesia (Anestesiologista e Técnico).

6. Verificar se a pressão do gás canalizado é $\geq$ 3,5 kgf/cm^2 (Anestesiologista e Técnico).

7. *Verificar se os vaporizadores estão cheios adequadamente e, se for o caso, se os tampões (pino ou tampa rosqueados) de enchimento estão bem fechados (Anestesiologista).

8. Verificar se há vazamento nas linhas de fornecimento de gás entre os fluxômetros e a saída comum de gases (Anestesiologista ou Técnico).

9. Testar o sistema antipoluição (Anestesiologista ou Técnico).

10. Calibrar ou verificar a calibração do monitor de oxigênio e inspecionar o alarme de falha no fornecimento de oxigênio (Anestesiologista ou Técnico).

11. *Verificar se há absorvedor de dióxido de carbono (Anestesiologista ou Técnico).

12. *Pressão no sistema respiratório e teste de vazamento (Anestesiologista e Técnico).

13. *Verificar se há fluxo de gás adequado no circuito respiratório durante a inspiração e a expiração (Anestesiologista e Técnico).

14. *Documentar a conclusão do procedimento de inspeção (Anestesiologista e Técnico).

15. *Confirmar as configurações do ventilador e verificar se está pronto para administrar anestesia (*TIME OUT*) (Anestesiologista).

*Nota: É preciso repetir esses passos antes de cada uso.

Reproduzido de Brockwell RC, Dorsch J, Dorsch S, et al. Recommendations for Preanesthesia Checkout Procedures (2008). Subcommittee of ASA Committee on Equipment and Facilities. American Society of Anesthesiology March 2008.

Hipertermia Maligna (HM)

Nos Estados Unidos, MH Hotline (800) 644-9737
Outros países (315) 464-7079

Para solicitar o nome e o número do telefone do especialista em HM de plantão, disque para MH Hotline da MHAUS (Malignant Hyperthermia Association of the United States). Visite o *website* da MHAUS em www.mhaus.org para obter mais informações. No Brasil, a Hotline é (11) 5575-9873.

Após confirmar o diagnóstico de HM:

1. Interromper a anestesia e abreviar a cirurgia imediatamente. Solicitar ajuda quando necessário.

2. Hiperventilar o paciente com oxigênio a 100%.

3. Administrar dantroleno em dose de 2,5 mg/kg IV, que pode ser repetida a cada 5 a 10 min até uma dose total de 10 mg/kg; pode-se, porém, administrar uma dose maior se os sintomas persistirem.

4. Administrar bicarbonato de sódio em dose de 2 a 4 mEq/kg IV, dependendo dos valores de pH e Pa_{CO_2} arterial.

5. Iniciar o resfriamento.

6. Manter o débito urinário com 25 g de manitol IV, 20 mg de furosemida IV e infusão IV generosa de líquido.

7. Monitorar o paciente e manter o tratamento até que a condição clínica seja estável, continuando até não haver mais risco de outros episódios.